现代心内科学

（上）

王　雷等◎主编

吉林科学技术出版社

图书在版编目（CIP）数据

现代心内科学/ 王雷等主编. -- 长春 ： 吉林科学
技术出版社，2016.10
ISBN 978-7-5578-1307-9

Ⅰ．①现… Ⅱ．①王… Ⅲ．①心脏血管疾病—诊疗
Ⅳ．① R54

中国版本图书馆CIP数据核字(2016) 第227666 号

现代心内科学
XIANDAI XINNEIKEXUE

主　　编	王　雷	范卫泽	昝春辉	顾小霞	刘相勇	赵云峰
副 主 编	鲁文涛	蔡德印	张　莉	申文祥	许睿哲	王丽君
	刘艳丽	何小芳				

出 版 人　李　梁
责任编辑　张　凌　张　卓
封面设计　长春创意广告图文制作有限责任公司
制　　版　长春创意广告图文制作有限责任公司
开　　本　787mm×1092mm　1/16
字　　数　980千字
印　　张　39
版　　次　2016年10月第1版
印　　次　2017年6月第1版第2次印刷

出　　版　吉林科学技术出版社
发　　行　吉林科学技术出版社
地　　址　长春市人民大街4646号
邮　　编　130021
发行部电话/传真　0431-85635177　85651759　85651628
　　　　　　　　　　　　85652585　85635176
储运部电话　0431-86059116
编辑部电话　0431-86037565
网　　址　www.jlstp.net
印　　刷　虎彩印艺股份有限公司

书　　号　ISBN 978-7-5578-1307-9
定　　价　160.00元
如有印装质量问题　可寄出版社调换
因本书作者较多，联系未果，如作者看到此声明，请尽快来电或来函与编辑
部联系，以便商洽相应稿酬支付事宜。
版权所有　翻印必究　举报电话：0431-86037565

编　委　会

主　编

赵德涛　广饶县人民医院

李荔荣　山西省人民医院

张　劼　晋城煤业集团总医院

许新强　河南省确山县人民医院

许建新　河南省确山县人民医院

刘春雷　曲阜市中医院

副主编

张功义　中国人民解放军第一五二中心医院

李世龙　志丹县人民医院

张效珏　兰陵县人民医院

编　委（按姓氏拼音字母排序）

李荔荣　李世龙　刘春雷　刘文祥

马晓明　宁显宾　王　凡　许建新

许新强　杨金福　张功义　张　劼

张效珏　赵德涛

前　　言

随着现代医学科学技术的发展和医疗技术的进步,神经外科疾病的诊疗技术有了突飞猛进的发展。为了进一步提高广大神经外科医务工作者的诊疗水平,帮助神经外科医生正确诊断及防治神经外科各种疾病,降低疾病的发病率,我们特组织多名经验丰富的神经外科专家与一线临床医师共同编写了这本《神经外科学与临床进展》。

全书系统地论述了关于颅脑损伤、颅内肿瘤、中枢神经系统感染性疾病、脊髓疾病、脑血管疾病、先天性疾病、功能性疾病等多种疾病的诊疗,除了重点介绍与神经外科临床密切相关的基础知识,诸如神经系统检查、神经外科基本操作、X线检查、CT检查、MRI检查、脑磁图与脑电图检查、经颅多普勒超声检查、SPECT和PET检查等内容外,还强调了内镜、介入等新兴诊疗技术在神经外科中的应用。本书在内容上重点突出了神经外科理论基础和临床实践并重的理论,并且结合当前医学科学迅速发展的新形势,总结编者自身的临床实践经验和诊疗心得,力求为广大读者呈现一本对神经外科知识阐述全面、完整的临床参考用书。

参与本书编写的既有具备丰富临床经验的神经外科专家,也有优秀的基层骨干医师,他们在繁忙的工作之余,将多年临床实践经验进行整合、撰稿、修改,力争做到最好,但由于编者水平有限,疏漏或谬误恐在所难免,恳请广大读者及同道不吝指正,以供今后修订完善。

目　录

第一章　神经外科病案记录 ………………………………………………………………（1）

第二章　神经系统检查 ……………………………………………………………………（3）

　　第一节　意识 …………………………………………………………………………（3）

　　第二节　脑神经 ………………………………………………………………………（4）

　　第三节　运动系统 ……………………………………………………………………（9）

　　第四节　感觉系统 ……………………………………………………………………（12）

　　第五节　反射 …………………………………………………………………………（12）

　　第六节　自主神经系统 ………………………………………………………………（15）

　　第七节　失语症、失用症、失认症 …………………………………………………（16）

第三章　神经外科基本操作 ………………………………………………………………（17）

　　第一节　腰椎穿刺术 …………………………………………………………………（17）

　　第二节　小脑延髓池穿刺术 …………………………………………………………（19）

　　第三节　外周神经肌肉活检术 ………………………………………………………（19）

　　第四节　脑室穿刺术 …………………………………………………………………（20）

　　第五节　经皮前囟穿刺术 ……………………………………………………………（21）

　　第六节　脊髓造影 ……………………………………………………………………（21）

　　第七节　脑血管造影术 ………………………………………………………………（22）

　　第八节　气脑和脑室造影 ……………………………………………………………（22）

第四章　X线检查 …………………………………………………………………………（24）

　　第一节　脊柱X线检查 ………………………………………………………………（24）

　　第二节　头颅X线检查 ………………………………………………………………（25）

　　第三节　正常X线表现 ………………………………………………………………（27）

　　第四节　神经系统疾病的常见X线检查 ……………………………………………（28）

第五章　CT检查 …………………………………………………………………………（30）

　　第一节　脊柱CT检查 ………………………………………………………………（30）

　　第二节　颅脑CT检查 ………………………………………………………………（31）

　　第三节　CT血管成像和CT骨三维成像 …………………………………………（34）

第六章　MRI检查 ………………………………………………………………………（35）

第七章　电生理检查 …………………………………………………………………（39）

　　第一节　脑磁图（MEG）………………………………………………………（39）

　　第二节　脑电图 ………………………………………………………………（43）

　　第三节　诱发电位 ……………………………………………………………（43）

第八章　DSA 检查 ………………………………………………………………（50）

第九章　经颅多普勒超声 …………………………………………………………（52）

第十章　SPECT 和 PET 检查 ……………………………………………………（55）

　　第一节　SPECT 检查 …………………………………………………………（55）

　　第二节　PET 检查 ……………………………………………………………（56）

第十一章　颅脑损伤 ………………………………………………………………（58）

　　第一节　脑损伤 ………………………………………………………………（58）

　　第二节　头皮损伤 ……………………………………………………………（61）

　　第三节　颅骨损伤 ……………………………………………………………（64）

　　第四节　创伤性脑水肿 ………………………………………………………（66）

　　第五节　外伤性颅内血肿 ……………………………………………………（71）

　　第六节　闭合性颅脑损伤 ……………………………………………………（75）

　　第七节　开放性颅脑损伤 ……………………………………………………（84）

　　第八节　颅脑火器伤 …………………………………………………………（86）

第十二章　颅内肿瘤 ………………………………………………………………（101）

　　第一节　胶质瘤 ………………………………………………………………（101）

　　第二节　脑膜瘤 ………………………………………………………………（117）

　　第三节　脑膜瘤的介入治疗 …………………………………………………（146）

　　第四节　垂体腺瘤 ……………………………………………………………（149）

　　第五节　神经纤维肿瘤 ………………………………………………………（153）

　　第六节　颅骨肿瘤 ……………………………………………………………（180）

　　第七节　脑干占位病变 ………………………………………………………（189）

　　第八节　颅内转移瘤 …………………………………………………………（193）

　　第九节　颅咽管瘤 ……………………………………………………………（201）

　　第十节　其他肿瘤 ……………………………………………………………（208）

第十三章　颅脑疾病引起的昏迷 …………………………………………………（221）

　　第一节　昏迷的病理生理学 …………………………………………………（221）

　　第二节　脑出血引起的昏迷 …………………………………………………（230）

　　第三节　脑栓塞引起的昏迷 …………………………………………………（236）

　　第四节　颅内肿瘤引起的昏迷 ………………………………………………（237）

　　第五节　脑脓肿引起的昏迷 …………………………………………………（241）

　　第六节　脑积水引起的昏迷 …………………………………………………（246）

第七节　脑震荡引起的昏迷……………………………………………（252）

第八节　脑挫裂伤引起的昏迷……………………………………………（253）

第九节　外伤性颅内血肿引起的昏迷……………………………………（261）

第十四章　中枢神经系统感染性疾病………………………………（266）

第一节　头皮炎症…………………………………………………………（266）

第二节　化脓性脑膜炎……………………………………………………（266）

第三节　结核性脑膜炎……………………………………………………（269）

第四节　颅骨感染性疾病…………………………………………………（272）

第五节　螺旋体感染………………………………………………………（273）

第六节　颅内脓肿…………………………………………………………（279）

第七节　新型隐球菌脑膜炎………………………………………………（284）

第八节　脑真菌性肉芽肿…………………………………………………（286）

第九节　寄生虫感染………………………………………………………（287）

第十节　梅毒性肉芽肿……………………………………………………（292）

第十一节　艾滋病的神经系统损害………………………………………（293）

第十五章　脊髓疾病…………………………………………………（295）

第一节　脊髓损伤…………………………………………………………（295）

第二节　椎间盘突出症……………………………………………………（310）

第三节　椎管内肿瘤………………………………………………………（313）

第四节　椎管内转移性肿瘤………………………………………………（314）

第五节　脊髓蛛网膜炎……………………………………………………（317）

第六节　腰椎椎管狭窄……………………………………………………（318）

第七节　硬脊膜外脓肿……………………………………………………（319）

第八节　脊髓空洞症………………………………………………………（319）

第九节　脊髓血管性疾病…………………………………………………（323）

第十节　脊髓动静脉畸形…………………………………………………（324）

第十六章　脑血管疾病………………………………………………（325）

第一节　高血压性脑出血…………………………………………………（325）

第二节　蛛网膜下腔出血…………………………………………………（328）

第三节　颅内动脉瘤………………………………………………………（347）

第四节　海绵状血管畸形…………………………………………………（350）

第五节　脑动静脉畸形……………………………………………………（351）

第六节　巨大动静脉畸形…………………………………………………（366）

第七节　颈动脉系统狭窄…………………………………………………（368）

第八节　脑血管痉挛………………………………………………………（370）

第九节　颈动脉海绵窦瘘…………………………………………………（372）

第十节　脑出血 ……………………………………………………………………（374）

第十一节　非创伤性脑出血 ………………………………………………………（375）

第十二节　小脑出血 ………………………………………………………………（394）

第十三节　烟雾病 …………………………………………………………………（395）

第十四节　缺血性脑血管疾病 ……………………………………………………（396）

第十五节　急性缺血性脑卒中 ……………………………………………………（398）

第十七章　先天性疾病 …………………………………………………………（408）

第一节　先天性脑积水 ……………………………………………………………（408）

第二节　狭颅症 ……………………………………………………………………（409）

第三节　蛛网膜囊肿 ………………………………………………………………（411）

第四节　脊髓分裂症 ………………………………………………………………（414）

第五节　神经管肠源性囊肿 ………………………………………………………（416）

第六节　颈肋 ………………………………………………………………………（416）

第七节　寰枕部畸形 ………………………………………………………………（418）

第八节　颅裂及脑膜脑膨出 ………………………………………………………（421）

第十八章　功能性疾病 …………………………………………………………（423）

第一节　帕金森病 …………………………………………………………………（423）

第二节　面肌痉挛 …………………………………………………………………（433）

第三节　颞叶内侧癫痫 ……………………………………………………………（434）

第四节　三叉神经痛 ………………………………………………………………（435）

第五节　周围神经损伤 ……………………………………………………………（436）

第六节　颞叶外癫痫 ………………………………………………………………（450）

第七节　舌咽神经痛 ………………………………………………………………（451）

第八节　外伤后癫痫 ………………………………………………………………（452）

第九节　脑性瘫痪 …………………………………………………………………（453）

第十节　疼痛及肌张力障碍的治疗 ………………………………………………（454）

第十一节　扭转痉挛 ………………………………………………………………（464）

第十二节　癫痫 ……………………………………………………………………（467）

第十九章　神经外科治疗方法 …………………………………………………（497）

第一节　水、电解质与酸碱平衡 …………………………………………………（497）

第二节　脱水疗法 …………………………………………………………………（501）

第三节　激素疗法 …………………………………………………………………（503）

第四节　冬眠低温疗法 ……………………………………………………………（504）

第五节　高压氧治疗 ………………………………………………………………（505）

第六节　血管介入技术 ……………………………………………………………（506）

第七节　CT/MRI 介导脑立体定向术 ……………………………………………（515）

第八节　神经导航技术 ·· (523)

第九节　神经内镜 ··· (524)

第十节　术中磁共振 ·· (526)

第二十章　神经外科特殊治疗方法 ··· (529)

第一节　神经外科放射治疗 ·· (529)

第二节　显微神经外科技术 ·· (543)

第二十一章　神经外科重症医学 ··· (553)

第一节　格林-巴利综合征 ·· (553)

第二节　神经上皮组织的肿瘤 ·· (556)

第三节　重症肌无力 ·· (566)

第四节　脊髓损伤 ··· (572)

第五节　脑血管性肿瘤 ·· (586)

第六节　颅内压增高 ·· (591)

第七节　颅内压监护 ·· (605)

第八节　脑死亡 ··· (608)

第九节　癫痫持续状态 ·· (610)

第十节　脑脊液循环障碍 ·· (623)

参考文献 ·· (637)

第一章　　神经外科病案记录

一、病史采集

【概述】

病史采集是诊断神经系统疾病的重要依据,是临床治疗方向的基础所在。

1.有些疾病的诊断几乎完全是依据病史得出的,如癫痫大发作,就诊时发作已经过去,诊断主要是依据患者或旁观者对当时症状的描述做出的。偏头痛等某些发作性疾病即使是在发作时来诊,阳性体征也不多,且仅凭可能看到的某些体征如不结合病史,也是无法诊断的。

2.病史有助于神经系统疾病的定性诊断,如血管病多系突然发病,炎症常为急性或亚急性发病,肿瘤或变性疾病多缓慢发生而进行性加重。

3.病史同时还可能提示病变的部位,如一侧肢体的发作性抽搐,表明是对侧大脑中央前回或其附近的病变;一侧上肢持续性的麻木无力,常提示该侧颈、胸神经根损害等。

【采集方法】

病史采取的方法和一般内科疾病相同。主要是耐心听取患者的叙述,必要时可向第三者了解、补充和核实,以求尽快弄清就诊的主要病状及其发生的原因和诱因,了解其发生的时间和病程、起病表现、进展情况、治疗经过以及疗效等。对有关的既往史如心血管疾病、颅脑外伤、寄生虫病、感染发热或类似发作史等,也应加以了解。有的疾病如癫痫、偏头痛、肌病等,还需了解其家族史。小儿患者还应了解围产期情况和生长发育情况。患者所带的其他单位的医学资料,如病历、诊断证明和检验报告等均应仔细参考。

【注意事项】

患者的叙述往往由于记忆不清、主次不分,对某些症状的认识不足以及过于紧张等原因,对一些重要情节常有遗漏,有时因痛苦较大或病情危重,难以长时间地叙述,因此采集病史时还必须抓住重点,主要地方辅以必要的但又不带暗示性的询问,以便如实地弄清对诊断最重要的情节,要做好这一点,一方面取决于医生对各个疾病了解的深度,一方面也取决于问诊的技巧。现就有关问诊中应注意的几个方面叙述如下:

1.对主诉的主要症状必须明确无误　如患者叙述的"头晕",要弄清究竟是有旋转感或视物晃动感的"眩晕",还是仅是头脑昏沉的"头昏"? 又如对所谓的"昏迷",要弄清楚是意识丧失,还是意识朦胧,或仅无力不语卧床不起? 对"肢体瘫痪",要弄清是因肢体疼痛或关节强直致使肢体活动受限,还是确系肢体无力引起的瘫痪等。否则从主诉一开始就可能使诊断陷入歧途。

2.要弄清主诉或主要症状的起病及进展情况　这点有助于明确疾病的性质,即"定性诊断"。如急骤发病的脑部病变多系颅脑或蛛网膜下腔出血、脑梗死、瘤卒中、脑转移瘤、急性炎症及颅脑外伤等,反之缓慢起病逐渐进展应考虑到颅内占位性病变和变性疾病等。对症状的进展情况特别是缓慢起病者,应着重了解病情是持续进展,还是有完全或不完全的缓解? 如有缓解复发,诱因是什么? 某些神经系统疾病如多发性硬化、蛛网膜炎、早期颅内占位性病变等常有不同程度的复发缓解表现。此外,还应注意,在某些急骤起病的病例中,病前一段时间可能已有一些未引起患者注意的症状,了解这些对协助判断病情也有很大帮助。例如,瘤卒中之前,往往已有一段时期的头痛。脑血栓形成之前已有多次短暂性缺血发作所致的眩晕或肢体麻木无力,脊髓肿瘤突发截瘫前已有长期的腰背痛等。

3.对主要症状的确切表现不能含混　例如对"抽风"必须要进一步明确肢体抽搐的形式,确切的抽搐时间,意识是否确实丧失,发作时有无自伤、小便失禁或哭泣、呼号等。这些资料的遗漏或欠缺常易造成误诊。例如,将癫痫大发作以后的昏睡时间和抽搐时间混为一谈,或将清醒过程中的躁动表现误为功能性表现,势必将癫痫误诊为癔症。

4.对与主诉或主要症状相伴随的某些症状应加以了解　这将有助于诊断和鉴别诊断。如头痛伴有发热者多提示为脑膜炎或全身性感染或癌肿等病变引起,伴有呕吐者应考虑脑膜脑炎、颅内占位性病变、颅脑外伤、脑及蛛网膜下腔出血、高血压性脑病、偏头痛、低颅压综合征等。又如对肢体瘫痪,也应了解是否伴有发热、疼痛、麻木、抽搐和意识丧失等。

最后还应指出,对采集病史的可靠性必须慎重衡量。在问诊中,有时由于医生提问用语的暗示性,或陪伴者的代述代答,可使一些不存在的症状被肯定,有的患者因病重不适,或因意识或智力障碍而随口回答,也有的患者对某些病情不愿如实作答(如癔症患者常否认精神因素);有时病史系因陪伴人员代述,可能夹杂有一定的猜测或主观成分,个别情况更有伪造病史者。凡此种种,都应在问诊时或查体后,根据可疑或矛盾之处,进行区别对待,以免延误抢救时机。

关于病史的记录,应在充分掌握病史和进行查体后,对疾病的诊断和鉴别诊断已有一定的考虑或甚至已较明确之后,立即加以整理,并系统而有重点、简明而精确地加以记录。内容及词句表达要简练和重点突出。一方面不能将与诊断无关的患者的繁琐赘述原样地加以记录,另一方面对与诊断及鉴别诊断有关的阴性资料也应加以记载。总之,衡量一份病史是否合格的标准是:在病史完成后能对病变的部位及其可能的性质有初步的了解或近似的诊断。

二、体格检查

1.常规全身系统体格检查　包括头部、面部、颈部、肢体、脊柱等部分。

2.神经系统检查　应进行神经系统的全面检查,对危急患者应重点检查生命体征、意识、瞳孔、眼底、眼姿、肢体活动、深浅反射和病理反射。

(赵德涛)

第二章　神经系统检查

第一节　意识

【分类方法】

1.临床分类法　主要是给予言语和各种刺激,观察患者反应情况并加以判断。如呼叫其姓名、推摇其肩臂、压迫眶上切迹、针刺皮肤、与之对话和嘱其执行有目的的动作等。按其深浅程度或特殊表现分为:

(1)嗜睡:是程度最浅的一种意识障碍,患者经常处于睡眠状态,给予较轻微的刺激即可被唤醒,醒后意识活动接近正常,但对周围环境的鉴别能力较差,反应迟钝,刺激停止又复入睡。

(2)昏睡:较嗜睡更深的意识障碍,表现为意识范围明显缩小,精神活动很迟钝,对较强刺激有反应。不易唤醒,醒时睁眼,但缺乏表情,对反复问话仅能做简单回答,回答时含混不清,常答非所问,各种反射活动存在。

(3)昏迷:意识活动丧失,对外界各种刺激或自身内部的需要不能感知。可有无意识的活动,任何刺激均不能被唤醒。按刺激反应及反射活动等分3度:

浅昏迷:随意活动消失,对疼痛刺激有反应,各种生理反射(吞咽、咳嗽、角膜反射、瞳孔对光反应等)存在,体温、脉搏、呼吸多无明显改变,可伴谵妄或躁动。

深昏迷:随意活动完全消失,对各种刺激皆无反应,各种生理反射消失,可有呼吸不规则、血压下降、大小便失禁、全身肌肉松弛、去大脑强直等。

极度昏迷:又称脑死亡。患者处于濒死状态,无自主呼吸,各种反射消失,脑电图呈病理性电静息,脑功能丧失持续在24小时以上,排除了药物因素的影响。

(4)去大脑皮质状态:为一种特殊类型的意识障碍。它与昏迷不同,是大脑皮质受到严重的广泛损害,功能丧失,而大脑皮质下及脑干功能仍然保存在一种特殊状态。有觉醒和睡眠周期。觉醒时睁开眼睛,各种生理反射如瞳孔对光反射、角膜反射、吞咽反射、咳嗽反射存在,喂之能吃,貌似清醒,但缺乏意识活动,故有"睁眼昏迷"、"醒状昏迷"之称。

(5)谵妄:系一种特殊类型意识障碍。在意识模糊的同时,伴有明显的精神运动兴奋,如躁动不安、喃喃自语、抗拒喊叫等。有丰富的视幻觉和错觉。夜间较重,多持续数日。

2.Glasgow昏迷量表评估法　主要依据对睁眼、言语刺激的回答及命令动作的情况对意识障碍的程度进行评估的方法。其检查内容及评估法如表2-1。

总分 15 分,最低 3 分。按得分多少,评定其意识障碍程度。13～14 分为轻度障碍,9～12 分为中度障碍,3～8 分为重度障碍(多呈昏迷状态)。

表 2-1　Glasgow 昏迷量表

检查项目	反应	评分
睁眼	自动睁眼	4
	呼唤睁眼	3
	刺痛睁眼	2
	针刺无反应	1
语言反应	回答切题	5
	不切题	4
	答非所问	3
	只能发声	2
	无反应	1
运动反应	遵嘱动作	6
	刺痛定位	5
	刺痛躲避	4
	刺痛屈曲	3
	刺痛伸直	2
	无反应	1

(赵德涛)

第二节　脑神经

一、嗅觉检查

【解剖生理】

嗅黏膜上的嗅上皮、嗅细胞组成嗅神经→经筛骨筛板→嗅球→嗅束→可至内侧嗅纹(胼胝体下区);或中间嗅纹(嗅结节);或外嗅纹(梨状皮质——次级皮质中枢)。

功能:嗅球与初级嗅皮质之间的往返联系在识别气味的功能中起重要作用。眶额皮质、岛叶皮质还通过丘脑的背内侧核将嗅觉冲动与味觉、内脏感觉、甚至视觉和一般躯体感觉相整合。

【检查方法和意义】

在鼻孔没有阻塞的情况下,用有气味的物品(如牙膏、香水、樟脑水等)分别测试两侧嗅觉。避免应用有强烈刺激性的物品如氨水等。如果不能感受气味,则说明一侧嗅觉下降。

二、视力和眼底

【解剖生理】

视网膜视觉纤维→视神经乳头→视神经→视神经孔入颅→视交叉(仅视网膜鼻侧纤维交叉)→视束→外侧膝状体→视放射→枕叶视觉皮质(视觉径路)→视束→中脑顶盖前区和上丘→E-W 核→动眼神经(瞳孔光反射径路)。

【检查方法】

1.视力　先排除眼球本身病变,两眼分别检查。通常用视力表,粗测可嘱患者阅读书报,并和正常人对比。视力显著减退者,可让其辨认眼前不同距离处手指数或手指晃动情况,或以手电光试其有无光感。分别用"失明"、"光感"、"眼前手动"、"多少厘米数指"等。

2.视野　眼球正视时所能看到的注视点以外的空间范围称视野。正常单眼视野颞侧约90°,鼻侧及上、下方约为50°～70°。精确的视野检查使用视野计,粗测常用对照法:患者背光与医生相对而坐,嘱闭左眼,医生手指从上、下、左、右周边部逐渐向中心移动,嘱患者见到手指时立即说出。同法再测另一眼。根据正常视野即可比较出患者视野缺损的大致情况。

3.眼底　用检眼镜进行检查。正常眼底视网膜呈现橘红色,视神经乳头位于视网膜靠内侧方向,圆形,边缘清楚,色淡红,中央有色泽较淡之生理凹陷。视网膜中央动脉、静脉穿过视神经乳头中心,分上、下两支及许多小支,彼此不吻合。动脉色鲜红,较细而直,静脉色暗红,较粗而弯曲;动、静脉管径比例约为 2：3。黄斑位于视神经乳头颞侧稍下方约两个视神经乳头距离处,范围有一个视神经乳头大小,色较视网膜深,中央有很亮的中心凹反光点。

注意观察:视神经乳头颜色、大小、形态,边缘是否整齐、有无隆起,中心生理凹陷是否扩大;动静脉精细比例、弯曲度和管壁反光强度;有无动静脉交叉处静脉受压;视网膜及黄斑区有无渗出物、出血、色素沉着及水肿,黄斑中心凹是否存在。

【临床意义】

1.视力、视野改变。

2.视神经乳头水肿　视神经乳头水肿为颅内压增高使眼静脉回流受阻引起。早期视神经乳头充血、变红,边缘模糊,生理凹陷消失。进而视神经乳头隆起,静脉充盈,搏动消失。严重者静脉怒张、迂曲,视神经乳头及其附近有火焰状出血及渗出。

3.视神经萎缩　视神经萎缩为视神经乳头色白,伴视力减退或消失,视野向心性缩小,瞳孔散大,对光反射减弱或消失。原发性者视神经乳头边界清楚,若为一侧性,多系视神经直接受压所致。继发性者视神经乳头边缘模糊,由视神经乳头水肿或视神经炎所致。

4.视网膜动脉硬化　早期视网膜动脉变细,管壁增厚,反光增强,似铜线状;严重者动脉呈银丝状,动静脉交叉处静脉受压变细,甚至中断。

三、眼外肌和瞳孔

【解剖生理】

1.眼外肌　眼球运动由动眼、滑车、展神经支配。由各自核发出后,分别经中脑腹侧、背侧及脑桥腹侧出脑,穿过海绵窦并经眶上裂入眼眶,分别到达上直肌、下直肌、内直肌、下斜肌、上斜肌及外直肌,支配提睑和眼球运动。

2.瞳孔

(1)缩瞳:Edinger-Westphall 核→动眼神经→瞳孔括约肌。

(2)扩瞳:神经纤维发自下丘脑交感中枢,下行至脊髓 C8～T2 侧角(睫状脊髓中枢)发出交感神经,随颈动脉入颅,再随三叉神经眼支到瞳孔扩大肌。

【检查方法】

1.眼裂宽度　观察两眼裂大小,有无眼睑下垂(应排除眼睑本身病变)。附带可检查眼球是否突出或下陷。

2.眼球位置和运动

(1)斜视:嘱患者正视前方,观察有无眼球偏斜。

(2)眼球运动和复视:双眼随医生手指向各方向移动,观察何侧眼球活动受限及其程度,并询问有无复视。

(3)同向偏斜和同向运动麻痹:双眼不同时向一侧注视(侧视麻痹)或向上方、下方注视(垂直运动麻痹)。

(4)集合反射:嘱患者注视前方自远而近的医生手指,观察有无双眼内收障碍。

3.瞳孔

(1)外形:观察瞳孔位置、大小、形状,边缘是否整齐,两侧是否相等。正常瞳孔为圆形,两侧等大,自然光线下直径 2～5mm。

(2)对光反射:用电筒光从侧面照射瞳孔,可见瞳孔缩小,称直接光反射;对侧瞳孔同时也缩小,称间接光反射。

(3)调节反射:作集合反射检查时,在双眼内收同时,双侧瞳孔也见缩小。

【临床意义】

1.同向运动麻痹　见于动眼神经核和展神经核以上的同向运动中枢及其通路的病变,表现为双眼不能同时侧视,或不能同时上视或(和)下视。刺激症状则出现双眼同向偏斜或双眼上视痉挛,详见定位诊断。

2.瞳孔异常　一侧或双侧瞳孔异常扩大或缩小、对光反应迟钝或消失等,可分别由动眼神经、视神经或交感神经病变引起。后者见于脑干以下颈交感神经通路受损害,除同侧瞳孔缩小外,并有眼球内陷、眼裂变小、结膜充血、颜面无汗的症状,称 Horner 综合征。

四、面部感觉和运动

【解剖生理】

1.面部感觉　头面部和五官感觉纤维组成三叉神经眼支、上颌支、下颌支,分别经眶上裂、圆孔、卵圆孔入颅到半月神经节后,再到脑桥相应神经核,发出纤维上升交叉至对侧丘脑及中央后回下部。

2.面部运动

(1)表情肌运动:主要由面神经支配,此外,面神经也传导舌前 2/3 味觉等。面神经核上组核受双侧皮质脑干束支配,下组核仅受对侧皮质脑干束支配。

(2)咀嚼肌运动:由三叉神经运动支支配的颞肌和咬肌完成。

【检查方法】

1.面部感觉　根据三叉神经分布范围,分别用大头针、棉丝测试痛觉和触觉,两侧及上中下三支对比。

2.面肌运动　查上组面肌时,注意眼裂有无变大,嘱做抬额、皱眉和闭眼动作,观察有无额纹消失、变浅以及闭眼无力或不能。查下组面肌时,注意鼻唇沟有无变浅;做示齿、微笑动作时,有无口角偏斜;吹哨和鼓腮时有无漏气或不能。

3.咀嚼运动　观察颞肌、咬肌有无萎缩;测试咀嚼运动时两侧肌力是否相等;观察张口时下颌有无偏斜。

4.角膜反射　嘱向一侧注视,以棉丝从另一侧轻触角膜,引起眼睑敏捷闭合。同侧反应称直接反射,对侧为间接反射。

【临床意义】

1.中枢性面瘫和周围性面瘫　面神经核或(和)面神经的损害,引起同侧上、下组面肌均瘫痪,称周围性面瘫。面神经核以上损害,即一侧中央前回或皮质脑干束的病变,则只引起其支配的对侧下组面肌瘫痪,闭目和抬额不受限,称"中枢性面瘫"。

2.面肌抽搐和痉挛　为一侧面肌的阵发性抽动,或面肌持续性收缩。前者为面神经激惹症状,见于小脑脑桥角病变等;后者多为面神经炎恢复不全的后遗症状。

3.咬肌萎缩和痉挛　前者见于三叉神经运动支毁坏性病变,除咀嚼肌萎缩外,尚有咀嚼无力,张口困难;若一侧受累,张口时下颌偏向病侧。后者则出现牙关紧闭。

4.角膜反射消失　三叉神经第一支、面神经或脑干病变均可引起。但前者角膜感觉消失,面神经病变则角膜感觉存在。

五、听力检查

【解剖生理】

听觉由听神经中的耳蜗神经传导。听神经中的另一神经为前庭神经,司平衡。一侧耳蜗核均与双侧颞叶皮质中枢联系,故一侧皮质或脑干损害一般不产生单侧听力障碍。前庭神经内听道前庭神经节的前庭纤维→前庭神经→内耳孔入颅→小脑脑桥角→脑干前庭核→内侧纵束→眼动神经诸核(眼震通路)。

此外,前庭神经分别通过与大脑顶颞叶前庭代表区、小脑、脊髓以及迷走神经的联系,产生与平衡有关的自我感觉、运动、反射及自主神经反应。

【检查方法】

1.听力　常用(256Hz)音叉试验检查。

(1)Rinne试验:比较一侧耳的气导和骨导时间。将振动后的音叉柄置于耳后乳突上测定颅骨传导时间,待听不到声音时,即刻移至距外耳道口 1cm 处,测定空气传导时间。正常气导长于骨导时间 15 秒以上,两者传导时间之比约为 2∶1,称为 Rinne 试验阳性。

(2)Weber 试验:比较双耳的骨导时间。将振动的音叉柄置于前额中央,音波通过骨传导而达内耳。正常情况两耳听到的声音相等,故 Weber 试验居中。

2.眼球震颤　嘱患者头不动,两眼注视上、下、左、右移动的医生手指(向外侧方向移动时,勿超过 45°),观察有无眼震及其类型、幅度和速度。临床上以有快慢相(以快相为眼震方向)的前庭型眼震最多见,可为水平性、垂直性、旋转性或混合性,表明前庭系统有刺激性病变。当眼震阴性而疑有前庭系统病变时,可用迅速更换体位的方法,观察各个位置是否出现眼震,称位置性眼震试验。

【临床意义】

1.神经性(感音性)耳聋　由内耳或听神经损害引起。不全损害时,音叉试验气导、骨导均缩短,但比例不变,称 Rinne 试验短阳性;Weber 试验偏向健侧。当一耳完全性神经性聋时,由于音波自颅骨传至对侧健耳,造成骨导＞气导假象,应加注意;而 Weber 试验仍偏向健侧,且气导消失,可资鉴别。

2.传导性(传音性)耳聋　由中耳病变或外耳道阻塞所致。音波自颅骨传导到内耳后,部分音波经中耳和外耳道向外传导受阻,从而患耳骨导声音增强,呈现 Rinne 试验骨导＞气导现象,称 Rinne 试验阴性,Weber 试验偏向患侧。

六、软腭、咽喉的运动和感觉

【解剖生理】

舌咽神经传导舌后 1/3 部分的味觉;迷走神经则传导胸腹腔的内脏感觉,其纤维分别源自上神经节和结神经节,传入脑干的孤束核。

【检查方法】

1.腭咽喉运动　了解并观察有无吞咽困难,饮水呛咳或反流,发音嘶哑或鼻音,观察腭垂是否居中,软腭有无下垂。嘱患者发"啊"声,观察软腭能否上举,两侧是否等高。声带运动可用间接喉镜观察。

2.咽壁反射　观察和比较用压舌板轻触左、右咽后壁引起的恶心、呕吐反应情况,并了解感觉的灵敏程度。

【临床意义】

1.真性延髓(球)麻痹　指疑核和舌咽神经、迷走神经受损时出现的一侧或双侧软腭麻痹、咽反射减弱或消失、饮水呛咳、吞咽困难和发音嘶哑的征象。相当于肢体的下运动神经元性瘫痪。

2.假性延髓麻痹　指支配疑核的双侧皮质脑干束受损后出现的腭咽喉诸肌麻痹现象,但咽反射存在,可伴双侧锥体束征等。相当于肢体的上运动神经元性瘫痪。

七、舌肌运动

【检查方法】

嘱张口,观察舌在口腔中位置;再嘱伸舌,看是否偏斜及舌肌有无萎缩或肌纤颤。

【临床意义】

1.中枢性舌瘫　舌下神经核仅受对侧皮质脑干束支配。故一侧中央前回或皮质脑干束损害时,引起对侧舌肌瘫痪,伸舌偏向病变对侧。

2.周围性舌瘫　指舌下神经核或舌下神经病变,除引起同侧舌肌瘫痪(伸舌偏向病变侧)外,尚有该侧舌肌萎缩和舌肌纤颤。

（刘文祥）

第三节　运动系统

【解剖生理】

运动系统主要由以下结构组成:

1.周围(下)运动神经元　由脊髓前角细胞和脑干脑神经运动核以及两者的运动纤维组成,是各种脊髓节段性反射弧的传出通路,参与所支配肌肉的营养功能,并参与肌张力形成。

2.中枢(上)运动神经元　即锥体束。起自皮质中央前回和旁中央小叶运动细胞,发出纤维经内囊、大脑脚下行,分为两支:

(1)皮质脑干束:来自中央前回上 1/3 部分,纤维到达两侧脑神经运动核,但面神经核下部、副神经核中支配斜方肌部分及舌下神经核只受对侧支配。

(2)皮质脊髓束:来自中央前回上 2/3 部分和旁中央小叶,到达延髓下端腹侧时,大部分交叉到对侧(锥体交叉),终止于脊髓前角细胞;小部分下降到脊髓不同平面时再陆续交叉到对侧前角细胞。

上运动神经元支配下运动神经元,使肌肉收缩成为受意识支配的、有目的的自主运动,并抑制和调节下运动神经元的过度活动。

3.锥体外系　包括基底节、黑质、红核、丘脑底核等结构,经过网状结构及顶盖的神经通路,支配下运动神经元。系原始运动中枢,受皮质的抑制调节,并参与肌张力的形成。

4.小脑系统　通过三对小脑脚(绳状体、桥臂、结合臂)与大脑、基底节、脑干、脊髓等联系。主要通过红核及网状结构的下行通路支配下运动神经元,以维持躯体的平衡和自主运动的准确、协调和流利,称为共济运动。

【检查方法及临床意义】

1.肌力　先观察自主活动时肢体动度,再用作对抗动作的方式测试上、下肢伸肌和屈肌的肌力,双手的握力和分指力等。需排除因疼痛、关节强直或肌张力过高所致的活动受限。

轻微肌力减退检查方法：

(1)双手同时迅速握紧检查手指。患侧握手较慢,力量稍轻。

(2)双手指尽力分开后手掌相对,观察两侧指间隙大小。患侧分开较小。

(3)两臂前伸或两腿上举,患臂或患腿逐渐下垂(Barre 试验)。

(4)仰卧、伸直下肢时,可见患侧足外旋;或双腿屈曲,使膝、髋关节均呈直角,可见患侧小腿逐渐下垂(Magazini 试验)。

肌力按六级分法记录,肌力的减退或丧失,称为瘫痪。

"0级"——完全瘫痪。

"1级"至"4级",为不全性瘫痪或轻瘫。

"1级"——有肌肉收缩而无肢体运动。

"2级"——肢体能在床面移动而不能抬起。

"3级"——肢体可抬离床面。

"4级"——能抵抗部分外界阻力。

"5级"——正常肌力。

按瘫痪的性质分为：

(1)下运动神经元性(周围性)瘫痪:见于脊髓前角细胞、前根以及运动神经病变。表现为肌力减退或完全不能活动,肌张力减低,深反射消失,肌肉萎缩,可有肌纤维或肌束震颤。

(2)上运动神经元性(中枢性)瘫痪:见于中央前回或皮质脊髓束损害。也出现肢体肌力减退或完全不能活动,但由于其对下运动神经元的抑制被解除,故出现肌张力痉挛性增高(上肢屈肌下肢伸肌张力增高),深反射亢进,常有髌阵挛、踝阵挛,病理反射阳性,但浅反射减弱或消失。除失用性萎缩外,肌肉无局限性萎缩,亦无肌震颤。但在严重病变的急性期可出现为肌张力降低,深反射消失。

2.肌容积　观察、触摸肢体、躯干乃至颜面的肌肉有无萎缩及其分布情况,两侧对比。必要时用尺测量两侧肢体骨性标志如髌、踝、腕骨上下一定距离处对等位置的周径。

肌萎缩见于下运动神经元性瘫痪,亦可见于各种肌病,如肌营养不良症等。后者称肌源性肌萎缩。失用性肌萎缩见于上运动神经元性瘫痪,关节固定等。肌病时还需注意腓肠肌等处有无假性肥大。

3.肌张力　指肌肉的紧张度。除触摸肌肉测试其硬度外,并测试完全放松的肢体被动活动时的阻力大小,做两侧对比。

(1)肌张力减低:

1)"牵张反射弧"中断时,如下运动神经元性瘫痪和后根、后索病变等。

2)上运动神经元性瘫痪的休克期。

3)小脑病变。

4)某些锥体外系病变,如舞蹈病等。

(2)肌张力增高:

1)痉挛性肌张力增高:见于锥体束病变,系牵张反射被释放而增强所致。上肢屈肌张力增高,呈"折刀状",下肢伸肌张力增高。

2)强直性肌张力增高:见于锥体外系病变,如震颤麻痹等。伸、屈肌张力均增高,呈"铅管样"或"齿轮状"。

此外,脑干前庭核水平以下病变还可见去大脑强直——四肢呈现强直性伸直。皮质广泛病变可见去皮质强直,表现为上肢屈曲内收,前臂紧贴胸前,下肢强直性伸直。

4.共济运动 平衡与共济运动除与小脑有关外,尚有深感觉参与,故检查时应睁、闭眼各做一次。肌力减退或肌张力异常时,此项检查意义不大。

共济运动检查通常采用以下方法:①指鼻试验:嘱用示指尖来回触碰自己的鼻尖及检查者手指,先慢后快;②跟膝胫试验:仰卧,抬起一侧下肢,然后将足跟放在对侧膝盖上,再使足跟沿胫骨前缘向下移动。

此外,也可观察患者作各种精细动作如穿衣、写字时表现。

平衡检查常用 Romberg 试验:并足站立,两臂前伸,观察有无晃动和站立不稳。

(1)小脑性共济失调:睁闭眼均有共济失调表现,肌张力减低。小脑半球病变以肢体共济失调为主,小脑蚓部病变以躯干共济失调即平衡障碍为主。

(2)感觉性共济失调:深感觉缺失所致,故睁眼视力代偿后,共济失调不明显。多累及下肢,出现肌张力减低,腱反射消失,震颤觉和关节位置觉丧失,行走时有如踩棉花感,为此,行走时举足过高,踏地过重,呈现"跨阈步态"。黑暗中症状更加明显。见于后索及严重的周围神经病变。

5.不自主运动 不自主发生的无目的异常运动。注意观察其形式、部位、速度、幅度、频率、节律等,并注意与自主运动、休息、睡眠和情绪改变的关系。两侧对比。

(1)震颤:为主动肌与拮抗肌交替收缩的节律性摆动样运动,可为生理性或病理性;后者按与随意运动的关系,分为:

1)静止性震颤:指肢体静止状态下出现的震颤。如震颤麻痹症,震颤多见于手及手指,典型者呈"搓药丸"样。

2)运动性(意向性)震颤:指肢体运动且指向一定目标时出现的震颤。震颤在肢体快到达目标时开始出现或变得更明显,多见于小脑病变。

(2)肌纤维震颤和肌束震颤:为局限于肌肉的细小、快速或蠕动样颤动,不引起关节的活动。发生于下运动神经元变性期,肌肉极度萎缩时可消失。

(3)抽搐:分为两种:

1)阵挛性抽搐:阵发性发作的主动肌群与拮抗肌群的有节律的交替性收缩。可见于颜面(如面肌抽搐)、肢体(如局限性运动性癫痫)或全身(如强直性痉挛性癫痫发作的痉挛期)。

2)强直性抽搐:阵发性发作的肌肉或肌群持续性强直收缩。可局限于某一肌肉(如腓肠肌痛性痉挛)、某一肌群(如手足搐搦)或全身(如强直性痉挛性癫痫发作的强直期)。

(4)舞蹈样动作:为不规律的、不对称的、幅度不等的急促动作。如突发的肢体伸展、挤眉、眨眼、伸舌、摆头等。见于锥体外系病变。

6.姿势、步态改变 临床上最常见的为偏瘫步态:瘫侧上肢内收、旋前、屈曲,并贴近身体不摆动;下肢则伸直,不能屈曲,行走似画圈。见于锥体束病变恢复期。

此外,尚有双下肢张力增高引起的剪刀(痉挛)步态,小脑病变引起的酒醉(蹒跚)步态,震颤麻痹引起的慌张步态,下肢弛缓性瘫痪如进行性肌营养不良引起的摇摆(鸭行)步态等。

(宁显宾)

第四节　感觉系统

【解剖生理】

感觉分为特殊感觉(视觉、听觉、味觉、嗅觉)和躯体感觉。后者又分为浅感觉(痛觉、触觉、温度觉)、深感觉(肌肉、肌腱和关节觉)和复合觉(也称皮质觉,包括定位觉、两点辨别觉和实体觉)。感觉传导通路由三级神经元组成:以躯体部分的感觉传导通路为例,第一级神经元为后根神经节,系双极细胞,其周围突终止于相应感觉感受器;其中枢突进入脊髓换二级神经元后交叉上升,但不同感觉纤维交叉平面不同。第三级神经元为丘脑外侧腹后核。冲动传入后根后一部分至同侧后索,随深感觉通路上升;一部分至后角换神经元后交叉至对侧脊髓丘脑前束上升。两者至脑干并入脊髓丘脑束,一起上达对侧丘脑与中央后回。

【检查方法】

感觉检查要求患者清醒、合作,并力求客观。先让患者了解检查的方法和要求,然后闭目,嘱受到感觉刺激后立即回答。可按与神经径路垂直的方向(四肢环形,躯干纵形),自内向外或自上向下依次检查;各关节上下和四肢内外侧面及远、近端均要查到,并两侧对比。

1.浅感觉

(1)痛觉:用大头针轻刺皮肤,嘱答"痛"与"不痛","痛轻"或"痛重"。

(2)触觉:用棉絮轻划皮肤,嘱答"有"、"无",也可以说"1、2、3"数字表示。

2.深感觉

(1)关节运动觉:轻握足趾或手指加以活动,嘱说出运动方向。检查活动幅度应由小到大,以了解减退程度。

(2)震颤觉:用振动的音叉(C128 或 C256)柄置于骨突出处,嘱回答有无振动感。

3.皮质复合感觉　在疑有皮质病变且深浅感觉正常的基础上,进行此项检查。以查实体觉为主,即嘱患者指出置于其手中物品的形状、质地、材料、轻重,并说出其名称,先试病侧,再试健侧。

【临床意义】

1.感觉障碍　可有减退、消失和过敏之分。若同一区域内某些感觉减退,而其他感觉保留(如触觉),称分离性感觉障碍。感觉障碍的主观症状可有疼痛、发麻、蚁行感、烧灼感等,可为自发性或在激惹后引起,后者如压痛、牵引痛等,系感觉通路的刺激性病变所致。

2.感觉障碍分布形式　因病变损害部位的不同而不同,可有周围型(神经末梢型)、脊髓节段型(根型)、传导束型和皮质型之分。

(王　凡)

第五节　反射

反射是对感觉刺激的不随意运动反应,通过神经反射弧完成。反射由感受器、传入神经

(感觉神经)、反射中枢(脑和脊髓)、传出神经(运动神经)和效应器(肌肉、腺体等)组成,并受大脑皮质的易化和抑制性控制,使反射活动维持一定的速度、强度(幅度)和持续时间。临床常用的是简单的肌肉收缩反射。

反射检查比较客观,但仍需患者合作,肢体放松,保持对称和适当位置。叩诊锤叩击力量要均匀适当。检查时可采用与患者谈话或嘱患者阅读,咳嗽或两手钩住用力牵拉等方法,使其精神放松,以利反射的引出。

一、腱反射

腱反射是刺激肌腱、骨膜引起的肌肉收缩反应,因反射弧通过深感觉感受器,又称深反射或本体反射。

【检查方法】

1.肱二头肌腱反射(颈5～6,肌皮神经) 前臂半屈,叩击置于肱二头肌腱上的拇指,引起前臂屈曲,同时感到肱二头肌腱收缩。

2.肱三头肌腱反射(颈6～7,桡神经) 前臂半屈并旋前,托住肘部,叩击鹰咀突上方肱三头肌腱,引起前臂伸展。

3.桡骨膜反射(颈5～8,桡神经) 前臂半屈,叩击桡骨茎突,引起前臂屈曲、旋前和手指屈曲。

4.膝腱反射(腰2～4,股神经) 坐位,两小腿自然悬垂或足着地或仰卧,膝稍屈,以手托腘窝,叩击髌骨下缘股四头肌肌腱,引起小腿伸直。

5.跟腱反射(骶1～2,胫神经) 仰卧,膝半屈,两腿分开,以手轻扳其足,使其稍背屈,叩击跟腱,引起足跖屈。

当深反射高度亢进时,如突然牵拉引出该反射的肌腱不放手,使之持续紧张,则出现该牵拉部位的持续性、节律性收缩,称阵挛,主要见于上运动元性瘫痪。

(1)踝阵挛:仰卧、托腘窝使膝髋稍屈,另一手握足底突然背屈并不再松手,引起足踝节律性伸屈不止。

(2)髌阵挛:仰卧,下肢伸直,以拇、示指置髌骨上缘,突然用力向下推并不再松手,引起髌骨节律性上下运动不止。

腱反射的活跃程度以"＋"号表示,正常为(＋＋),减低为(＋),消失为(0),活跃为(＋＋＋),亢进或出现阵挛为(＋＋＋＋)。

【临床意义】

1.减退、消失 提示反射弧受损或中断,亦见于神经肌肉接头或肌肉本身疾病,如重症肌无力,周期性麻痹等。麻醉、昏迷、熟睡、脊髓休克期、颅压增高,尤其颅后窝肿瘤,深反射也降低或消失。

2.亢进 多见于锥体束病变,昏迷或麻醉早期也可出现,系对脊髓反射弧的抑制解除所致;亦见于手足搐搦、破伤风等肌肉兴奋性增高时。癔症或其他神经官能症深反射也常亢进。

正常人深反射也可亢进,老年人跟腱反射可消失,故反射的不对称比增强或消失更有意义。

二、浅反射

为刺激皮肤、黏膜引起的肌肉收缩反应。

【检查方法】

1.腹壁反射(肋间神经,上:胸7～8;中:胸9～10;下:胸11～12)　仰卧,以棉签或叩诊锤柄自外向内轻划上、中、下腹壁皮肤,引起同侧腹壁肌肉收缩。

2.提睾反射(生殖股神经,腰1～2)　以叩诊锤柄由上向下轻划股上部内侧皮肤,引起同侧睾丸上提。

【临床意义】

1.减退、消失　见于反射弧中断时。但腹壁和提睾反射减退或消失,亦可见于锥体束损害,因其除脊髓反射弧外,尚有皮质通路。此外,深睡、麻醉、昏迷、新生儿等,腹壁反射也常消失。

2.亢进　震颤麻痹综合征或其他锥体外系疾病时,偶见浅反射尤其腹壁反射中度亢进,系损伤中脑抑制浅反射的中枢所致。精神紧张和神经官能症时,腹壁反射也可有不同程度的亢进。

三、病理反射

当上运动神经元受损后,被锥体束抑制的屈曲性防御反射变得易化或被释放,称为病理反射。严重时,各种刺激均可加以引出,甚至出现所谓的"自发性"病理反射。

1. Babinski 征　用叩诊锤柄端等物由后向前划足底外缘直到踇趾基部,阳性者踇趾背屈,余各趾呈扇形分开,膝、髋关节屈曲。刺激过重或足底感觉过敏时亦可出现肢体回缩的假阳性反应。此征也可用下列方法引出:①Oppenheim 征:以拇、示指沿胫骨自上向下划;②Chaddock征:由后向前划足背外侧缘;③Gordon 征:用力挤压腓肠肌。

2. Hoffmann 征　为上肢的病理反射。检查时左手握患者手腕,右手示、中指夹住患者中指,将腕稍背屈,各指半屈放松,以拇指急速轻弹其中指指甲,引起患者拇指及其余各指屈曲者为阳性。此征可见于10%～20%的正常人,故一侧阳性者始有意义。

四、脑膜刺激征

为脑脊膜和神经根受刺激性损害时,因有关肌群反射性痉挛而产生的体征,

1.颈强直　颈前屈时有抵抗,头仍可后仰或旋转。

2. Kerning 征　仰卧,屈曲膝关节、髋关节呈直角,再伸小腿,因屈肌痉挛使伸膝受限,小于130°并有疼痛及阻力者为阳性。

3. Brudzinski 征　①颈部征:仰卧,屈颈时引起双下肢屈曲者为阳性;②下肢征:仰卧,伸直抬起一侧下肢时,对侧下肢屈曲为阳性。

脑膜刺激征主要见于脑膜炎、蛛网膜下腔出血、颅内压增高和脑膜转移瘤等。颈部征亦可见于后颅凹、寰枕部或高颈段肿瘤。

（许新强）

第六节　自主神经系统

【解剖生理】

自主神经支配内脏器官、腺体、血管和立毛肌等,分为交感神经和副交感神经两大系统。其中枢部分包括大脑皮质、下丘脑、脑干及脊髓侧角细胞(含骶髓相当于侧角部分)。下丘脑系自主神经系统重要的皮质下中枢,其前部为副交感神经代表区,后部为交感神经代表区。通过大量联系纤维,调节机体水、盐、脂肪代谢和垂体内分泌功能等。脑干则是管理呼吸、心跳和血管运动等的中枢。其周围部分的交感神经系统,节前纤维起自胸 1～腰 2 的脊髓侧角细胞,经相应前根和白交通支进入两侧椎旁由交感神经节(颈部只有上、中、下三个)组成的交感神经干,然后在交感节内或穿越交感干到椎前神经节内,或直达脏器附近或其壁内,更换神经元再发出节后纤维,支配汗腺、立毛肌、胸腹腔脏器和瞳孔扩瞳肌。周围部分的副交感神经系统,其节前纤维起自脑干内脏运动神经核(如涎核、背运动核等)及骶髓 2～4 节侧角区,分别经Ⅲ、Ⅶ、Ⅸ、Ⅹ对脑神经和骶 2～4 前根至头面部及内脏附近或其壁内更换神经元,再发出较短的节后纤维,支配瞳孔括约肌、唾液腺、内脏、膀胱和肛门括约肌等。

【检查方法及临床意义】

1.**皮肤颜色和温度**　观察肤色,触摸其温度,注意有无水肿,以了解血管功能。血管功能的刺激症状为血管收缩、皮肤发白、发凉;毁坏症状为血管扩张、皮肤发红、发热,之后因血流受阻而发绀、发凉,并可有水肿。

皮肤划痕试验:用钝针在皮肤上稍稍用力划过,血管受刺激数秒后收缩,出现白色条纹,继以血管扩张变为稍宽的红色条纹,持续 10 余分钟,为正常反应。若红条纹宽达数厘米且持续时间较长并呈现白色隆起(皮肤划痕征),则表明有皮肤血管功能失调。交感神经损害时,其支配体表区内少汗或无汗;刺激性病变则多汗。

2.**毛发、指甲营养状况**　注意皮肤质地是否正常,有无粗糙、发亮、变薄、增厚、脱落溃疡或褥疮等;毛发有无稀少,脱落;指甲有无起纹、枯脆、裂痕等。周围神经、脊髓侧角和脊髓横贯性病变损害自主神经通路时,均可产生皮肤、毛发、指甲的营养改变。

3.**膀胱和直肠功能**　了解排尿有无费力、急迫和尿意,有无尿潴留和残留尿以及每次排尿的尿量。了解有无大便失禁或便秘。膀胱功能障碍可分两大类:

(1)低(失)张力性膀胱:脊髓排尿反射弧损害引起,常见于圆锥、马尾和后索病变。但也可见于横贯性脊髓病的急性期(休克期)。膀胱逼尿肌张力低或无张力,尿充盈后不引起反射性收缩而致尿潴留。过度充盈后少量尿液被迫进入尿道,形成点滴(溢出性)尿失禁,残尿多,膀胱容量大。如系感觉通路受损,则尿意也消失。

(2)高张力性膀胱:骶髓排尿反射中枢以上部位损害时,排尿反射弧失去高级中枢抑制,逼尿肌张力增高,膀胱容量减少,外括约肌失去自主控制而导致尿失禁,尿次数多而每次排尿量少,见于旁中央小叶病变(失抑制性膀胱,无残尿)和骶髓以上横贯性脊髓损害的慢性期(反射性膀胱,有少量残尿)。但脊髓横贯性损害的早期,则表现为尿急、尿频。

(许新强)

第七节　失语症、失用症、失认症

【失语症】

失语症是言语和(或)文字的表达或感受能力发生障碍的总称。

1.运动性失语症　发音与构音功能正常,而言语的表达发生困难或不能,但能听懂别人的讲话。见于优势半球额下回后部及岛盖区(Broca区)病变。检查时可仔细倾听患者讲话,注意是否流利清楚,词汇是否丰富,要求其复述医生的讲话。

2.命名性失语症　对人名或物名失去记忆,但对其用途和特点仍熟悉,并用描绘其特点的方式加以回答;当告知正确名字或名称后,可立即同意并叫出,但片刻后又忘掉。见于优势半球角回损害或脑部弥散性病变,也见于运动性失语的恢复期,或为感觉性失语的早期或其后遗症。检查时令患者说出所示物品名称,不能回答时可以正确或错误名称告之,看其反应。

3.感觉性失语症　为接受和分析语言的功能发生障碍。轻者仅能听懂简单生活用语,重者对任何言语不能理解。由于患者不能听懂自己的话并及时纠正其错误,因此,虽能说话但多错乱,无法听懂。见于优势半球颞上回后部(Wernick区)的病变。检查时可让患者指出被告知的物品或执行简单的口述动作,如闭眼、张口等,观察其是否理解。

【失用症】

失用症是丧失了正确地使用物件完成一系列有目的性动作的能力的总称。即在无肢体瘫痪或共济失调等运动障碍的情况下,不能或不会按一定顺序正确完成有目的的动作。其中枢主要在优势半球的缘上回,并通过胼胝体和对侧运动区联系,但指导完成各个动作的要领则为整个大脑皮质的功能,故上述部位的病变和大脑广泛性病变,均可引起失用症。检查时可观察患者的各种自发性动作,或将火柴、牙刷、梳子等置于手中,嘱做出用火柴点烟、刷牙、梳头等动作,观察能否正确完成,有无反复而不知所措,或错把火柴放入口中或去别处擦划等情况。

【失认症】

各种感受通路正常,但不能通过感知认识熟悉的物体,如不能识别触摸到的物体(体觉失认症,即实体觉丧失);不能辨别看到的熟人,但可依靠触摸或听音加以识别(视觉失认症)等,分别见于中央后回和枕顶叶交界区的病变。对自己躯体的失认症称"体像障碍",常见者有手指失认(不知手指名称)和左右定向障碍(分不清躯体的左右侧),多见于优势半球顶下小叶病变。也有的表现为病觉(否认一侧肢体是自己的),主要见于优势半球以角回和缘上回为中心的广泛病变。检查时可询问患者手指名称,嘱指出左右侧,有偏瘫者询问有无偏瘫,并了解其是否关心等。

(宁显宾)

第三章　神经外科基本操作

第一节　腰椎穿刺术

【适应证】

（一）诊断性穿刺

一些神经外科的疾病常通过诊断性穿刺确定诊断,如化验脑脊液以了解出血、感染等。

（二）治疗性穿刺

1.排出脑脊液降低颅内压有助于颅内手术的进行,释放血性脑脊液可减少对脑膜及血管的刺激。

2.注入抗生素或其他药物（鞘内治疗）。

【禁忌证】

1.显示有颅内压增高症状。

2.休克期间,病情重危或已出现脑疝体征。

3.躁动不安或难于配合的患者。

4.腰区有脑脊液漏经久不愈。

5.穿刺部位存在感染。

6.严重脊髓压迫,特别是有高颈段脊髓压迫患者。

7.出血性疾病患者,如血友病等。

【操作技术】

1.**体位**　一般采取侧卧位,腰背部表面与床面垂直,腰部后弓,髋关节和膝关节尽量屈曲,头颈稍向前倾,头下垫枕头使与身体保持在同一水平,特殊情况采取坐位（伏在椅靠背上）。

2.**穿刺方法**　穿刺间隙可在第2腰椎棘突间隙以下的任何腰椎棘突间隙选择,并在确定的穿刺点做指甲压痕记号,严格消毒皮肤后,以1‰的利多卡因在穿刺点的各层软组织上做浸润麻醉,但勿注入蛛网膜下腔内。

在选定腰椎间隙的穿刺点,先将腰椎穿刺针刺过皮肤,接着用左手食指和拇指挟持针的前段,右手持针蒂,针尖垂直或稍倾向头侧刺入,针斜面须朝上方,以均匀的力量及速度缓慢推进穿刺针,针尖穿过黄韧带和硬脊膜时有轻度的阻力突破感,此时针尖可能进入蛛网膜下腔,抽出针芯即见脑脊液流出。若无脑脊液流出,转动针芯,缓慢进或退出针直到有脑脊液滴出;或退至皮下,稍稍改变方向后再行刺入。当肿瘤塞满腰池或马尾部严重粘连时,往往没有脑脊液流出。成功穿刺后的患者平卧6小时。如果有头痛、恶心,则延长平卧时间及给予对症处理。

【注意事项】

1.测压,若压力很高,仅将滴出的少量脑脊液送化验,拔针后马上静脉滴注20%甘露醇。

2.奎氏试验(也称压颈)仅在脊髓病变或疑有横窦阻塞的患者进行。目前已很少使用。

【辅助检查】

(一)测压

侧卧位腰椎穿刺测定,成人正常压力为 $0.7\sim2.0$kPa($70\sim200$mmH$_2$O),儿童正常压力为 $0.5\sim1.0$kPa($50\sim100$mmH$_2$O)。高于 2.0kPa(200mmH$_2$O)时称为颅内压增高,低于 0.7kPa(70mmH$_2$O)时称为颅内压降低。

未曾取出脑脊液时的原始压力为初压。初压若超过正常压力,意味着颅腔内容物的体积有增加。初压低于正常,可能有椎管内完全或部分阻塞和枕骨大孔疝等存在。

取出脑脊液后的压力称为终压。

(二)动力学检查

压迫双侧颈静脉,了解脑脊液压力的变化以及脊髓蛛网膜下腔是否有阻塞。但是疑有颅内压增高或颅内出血者禁做此检查,因有可能引起脑疝及加重出血。

1.压腹试验　作为压颈试验的预先试验,腰穿后,助手以手掌压迫患者腹部15秒,压力上升,手放松后下降,则证实穿刺针头位于椎管蛛网膜下腔内。

2.奎氏试验　患者侧卧位,颈部用血压表气袋缠绕,松紧适度,由一人颈部加压,另一人做记录,因较繁琐而少用。常用手指压迫两侧或一侧颈静脉,观察压力变化。

(1)压迫两侧颈静脉20秒,压力(水柱)比初压迅速上升 0.3kPa(30mmH$_2$O)以上,松手后迅速下降至初压水平,表明蛛网膜下腔通畅。

(2)压迫两侧颈静脉20秒,压力上升缓慢不足 30mmH$_2$O,松手后15秒内不能回到初压,表明蛛网膜下腔存在部分阻塞。

(3)压迫两侧颈静脉,压力不能上升,表明蛛网膜下腔完全阻塞。

(4)压迫一侧颈静脉,压力不升,压迫对侧压力升降正常,表明不升侧存在横窦或乙状窦阻塞。

(5)压迫颈静脉,压力上升快、下降慢,表明穿刺针斜面开口一半在蛛网膜内,一半在蛛网膜外。

(三)脑脊液化验

脑脊液化验据病情诊治需要可选做常规检查(外观、显微镜检查)、生化检查(蛋白质、糖、氯化物)及特殊检查(蛋白电泳、免疫球蛋白、酶、瘤细胞等)。

(刘文祥)

第二节　小脑延髓池穿刺术

【适应证】

1.穿刺抽取患者脑脊液,测定颅内压力,注射药物和进行气脑造影或椎管造影检查。

2.椎管内占位病变,需要作椎管内碘油造影。

3.需要作腰椎穿刺患者,因穿刺部位感染、骨质异常或蛛网膜粘连而不能进行腰穿者。

4.为测定有无椎管梗阻进行双重穿刺。

【方法】

1.枕项部局部备皮。

2.气脑造影时患者取坐位,头前屈使眶耳线与地平面成15°角。椎管造影时患者取侧卧位,头略前屈,头下垫枕头,使头与脊柱在同一水平。

3.穿刺点取枕外粗隆至第二颈椎连线中点或两乳突连线中点,皮肤常规消毒铺巾,用1%～2%普鲁卡因或1%利多卡因作局部麻醉。

4.一般用7号或9号腰穿针在4cm处作标记以便掌握穿刺深度。由穿刺点进针后针尖方向应朝向上方指向两眉间,缓慢进针,针尖先触及枕骨大孔后上缘骨质,然后将穿刺针稍后退再调整方向,沿枕骨大孔后缘缓慢进入。穿刺到寰枕韧带及硬脊膜时,有落空感,拔除针芯,有脑脊液溢出则证实针尖已进入小脑延髓池。穿刺深度不能超过6cm。术后患者应平卧2～4小时。

【禁忌证】

1.幼儿、有精神症状及不合作的患者。

2.颅内压高、颅后窝占位病变、枕骨大孔区占位病变或出现枕骨大孔疝者。

3.穿刺部位有局部感染或脊柱结核者。

4.枕骨大孔区畸形者。

【并发症】

1.延髓损伤及高位截瘫。

2.颅后窝继发血肿。

（刘文祥）

第三节　外周神经肌肉活检术

外周神经肌肉活检术适合于诊断各种原因所致的周围神经病,还可用于儿童异染性脑白质营养不良、肾上腺脑白质营养不良和K等的鉴别诊断。最常用于神经活检的部位为腓肠神经,经取材固定后,常规行 HE 染色、刚果红染色、俄酸染色以及各种免疫组织化学染色等,电镜标本还需做铅染色等。腓肠神经活检术应用有其局限性,因为腓肠神经为纯感觉神经,对于纯运动神经病变或以运动神经损害为主的神经病变,不能全面反映神经病理的变化和程度,尚需要做尺神经活检。取肌肉活检时,需注意固定肌纤维的方向,便于病理检查时取材。

(宁显宾)

第四节　脑室穿刺术

【适应证】

1.作为诊断性穿刺

(1)用于脑室造影术,诊断脑室系统梗阻性病变。

(2)进行脑脊液动力学测定并取脑脊液进行细胞、生化和常规检查。

2.作为治疗性穿刺

(1)梗阻性脑积水行穿刺外引流以暂时改善症状,或在出现枕骨大孔疝时所采用的急救措施。

(2)脑室内出血时穿刺抽出部分血液并置管引流作为治疗措施。

(3)颅后窝手术时先进行脑室外引流以便于手术操作。

【方法】

1.前角穿刺术　患者取仰卧位,一般取右侧前角穿刺,以中线旁 2.5m,发际内 2cm 为穿刺点,局部消毒,铺巾,切口以 1%~2% 普鲁卡因或 1% 利多卡因做局部麻醉,皮肤切口长 3cm,切开头皮全层达颅骨,以乳突牵开器牵开切口,颅骨钻孔,显露硬脑膜后十字切开,电灼皮质后用脑室穿刺针穿刺脑室。穿刺时针尖方向指向双侧外耳道连线,一般进入 5cm 时即进入脑室。一次穿刺失败应将穿刺针拔除后重新改变方向后再穿刺,不要在脑实质内任意改变方向。穿刺成功后,拔除脑针,置入硅胶管或 8 号导尿管,脑脊液能从管内引出证实引流管在脑室中,用细丝线缝合头皮切口并固定引流管,引流管另一端接消毒的引流袋。紧急情况下,也可用钻颅锥直接经皮、颅骨并穿过硬膜,拔出锥子置入橡胶管,具体消毒、穿刺点同上述。

2.后角穿刺术　一般选右侧,多采用俯卧位或侧卧位,切口在枕外粗隆上 5~6cm,中线旁 3cm,切口长 3cm。穿刺方向为与矢状线平行指向眉嵴平面,进针深度为 5~6cm,具体操作步骤同前角穿刺术。

3.下角穿刺术　多选右侧,患者左侧卧位,穿刺点位于外耳道后方和上方各 4cm 处,穿刺方向与脑皮质垂直,或略向前上方,进针 4cm 即可进入脑室下角,具体操作同前角穿刺术。

【禁忌证】

1.穿刺部位局部感染。

2.大脑半球占位病变,脑室受压变形明显或脑室狭小者。

【并发症】

1.脑室内出血。

2.硬膜下和硬膜外血肿。

3.脑室系统感染。

（许建新）

第五节 经皮前囟穿刺术

患儿前囟未闭时,可经前囟侧角做硬脊膜下腔、蛛网膜下腔或脑室前角穿刺,用于诊断或治疗颅内病变。

【适应证】

1.疑有硬膜下积液、积脓或血肿。

2.严重颅内压增高并有脑疝危象。

3.外伤或感染疑有脑与脑膜间局限性粘连。

【禁忌证】

1.前囟周围有感染。

2.前额部有巨大头颅血肿。

3.前囟处有脑膜膨出或前囟异常狭小者。

【操作方法】

术前剃除前囟附近头发。患儿仰卧,头近台前,助手固定头部。术者用右手持 19～20 号斜面较短的腰椎穿刺针,或斜面短的普通 7～8 号针头,经前囟侧角穿刺,其方向与前入法穿刺侧脑室额角法相同,前囟大者与矢状面平行稍向内侧刺入;前囟小者,针尖稍向外侧,刺入 0.2～0.5cm 穿过硬脑膜时有突破减压感,表示针尖已进入硬脑膜下腔,再以毫米为进度将针缓慢向前推进,边推进边观察,遇有脑脊液或病理性改变的液体流出即表示进入蛛网膜下腔,当硬脑膜下积血、积液时,可经此交换插入一较粗大的 18 号针头进入硬脑膜下腔,再连接一引流管做持续引流。硬脑膜下血肿流出的血性液体较多,间或呈黄色;脑膜炎并发硬脑膜下积脓时,液体呈淡黄色或脓性。

若硬脑膜下无病理性液体,为明确临床诊断与治疗目的,穿刺方法按以上所述方向推进,深 3～4cm,如有减压感,拔出针芯,见有脑脊液流出,表示穿入脑室。

（王 凡）

第六节 脊髓造影

【适应证】

1.用于显示脊髓,蛛网膜下腔形态及其是否通畅、有无压迫等改变。

2.用于检查椎管内肿瘤性病变、血管畸形、何种原因引起的脊髓、马尾和神经根的压迫症、蛛网膜炎等。

【禁忌证】

碘剂过敏、蛛网膜下腔出血者。

【方法】

1.拍摄腰椎平片及穿刺部位定位。

2.腰椎穿刺过程见腰椎穿刺术。

3.穿刺针进入蛛网膜下腔后,先测压、留脑脊液送常规、生化检查,放出少量脑脊液,并缓慢注入造影剂(优维显或欧乃派克),一般注入 15～20ml,注毕拔出穿刺针,常规摄正侧位片,按照需要摄斜位片。为了显示阻塞部位的下端,取头低脚高位时,应有专人扶持患者头部,在造影剂在椎管内流动过程中摄片。

【并发症】

常见有头痛、头晕、恶心、呕吐、食欲下降、腰痛加剧等,可对症治疗。

(许新强)

第七节　脑血管造影术

脑血管造影术是指直接穿刺或动脉导管插入法做选择性血管造影技术和数字减影血管造影技术(DSA)。

【适应证】

1.脑血管疾病,如动脉瘤、血管畸形、动静脉瘘,以及脑血管栓塞和狭窄等。

2.某些颅内外病变(如颈动脉瘤、头皮血管畸形及脑膜瘤等)引起的血供和静脉回流障碍。

3.血管内介入治疗。

【禁忌证】

1.患有严重出血倾向者。

2.对老年性动脉硬化者要慎重。

3.有严重肝、肾、心脏疾病患者。

4.碘过敏者。

5.脑疝或脑干功能衰竭或休克者。

(张效珏)

第八节　气脑和脑室造影

【定义】

气脑造影是经腰椎穿刺,于蛛网膜下腔注入气体,显示颅内脑沟、脑池和脑室系统的造影方法。脑室造影是经脑室穿刺注入气体或碘液显示脑室系统的检查方法。

【临床应用】

这两种造影对脑积水、脑萎缩和颅内占位性病变的诊断有参考价值,但除脑积水和脑萎缩外,大多不能提供直接和清晰的病变影像。加之其为有创性检查,造影剂刺激性大,可引起患者痛苦和一些并发症,随着 CT 和 MRI 的应用,目前已极少应用于神经系统病变的诊断(包括脊髓造影)。

但在下述情况下仍有其应用价值:

1.患者体内有金属异物不适宜做 MRI 检查,对椎管内占位性病变或蛛网膜粘连可帮助诊断。

2.经腰椎穿刺碘液造影显示脑池并行 CT 扫描提供脑脊液漏口的诊断依据,或通过脊髓造影明确椎管手术后并发脑脊液漏的诊断。

3.经腰椎穿刺注入碘液行脚间池和鞍上池造影对空泡蝶鞍和鞍区囊肿进行鉴别诊断。

(刘春雷)

第四章　X线检查

第一节　脊柱X线检查

【检查方法】

各椎骨的椎孔相连成为椎管,脊髓由其内通过,椎管前为椎体及椎间盘,后为椎板及黄韧带,两侧为椎弓根。椎管两侧相邻椎骨的椎弓切迹形成椎间孔,脊神经由此穿出。椎骨骨折、椎间盘突出、骨质增生及骨质退行性变时,常引起脊髓和脊神经损伤。脊柱前、后位平片用来观察椎管的形态及椎骨骨质结构;侧位片用来观察椎管间隙和椎管的情况;斜位片用来观察椎间孔,椎间孔扩大和破坏是神经根肿瘤常见的征象。在腰椎并可观察椎弓有否断裂。

【结果分析】

1.脊椎X线检查　主要观察脊柱的生理弯曲,椎体有无发育异常、骨质破坏、骨折、脱位、变形或骨质增生、椎弓根的形态及弓根间距有无变化、椎间孔有无扩大、椎间隙有无狭窄、椎板及棘突有无破裂或脊柱裂、脊椎横突有无破坏、椎旁有无软组织阴影。

2.椎管内肿瘤的X线表现　①正位片表现为椎弓根距离增大;侧位片显示椎管前后径增宽。其增大的范围和肿瘤的大小密切相关;②椎体和附件的骨质改变:椎体的变形或破坏最易出现于它的后缘。呈弧形向前凹陷;附件的改变最常见于椎弓根和椎板,亦可延及其他结构,表现为椎弓根变形、变薄甚至消失,椎板的吸收腐蚀等;③椎间孔的改变:表现为椎间孔的扩大或破坏,是神经根肿瘤常见征象;④椎管内异常钙化:见于少数脊膜瘤和血管母细胞瘤,表现为斑片状钙化影;⑤椎旁软组织块影:是肿瘤通过椎间孔向外生长所致。

3.椎体或附件的病变累及脊髓,引起脊髓压迫征　常见的X线表现有:①脊椎外伤性骨折或脱位,脊椎骨折多见为椎体压缩或楔形变,亦可表现为椎体或附件的断裂。脱位为椎体之间位置排列的异常,可向前后或左右移位;②脊柱结核,显示椎间隙狭窄,伴相邻椎体骨质缺损,严重者可累及数个椎体,成后凸畸形、椎旁常有梭形软组织肿胀;③脊柱先天畸形,常见的有脊柱裂、椎体分节不全和半椎体畸形;④脊柱肿瘤,以转移瘤、脊索瘤、血管瘤等多见,可出现骨质破坏和增生。良性肿瘤的破坏边界清楚、边缘常有硬化;恶性肿瘤的骨质破坏边界模糊、形态不规则,一般都不累及椎间盘;⑤脊柱退行性骨关节病及椎间盘病变,可见椎体、附件和关节等有增生肥大,关节面及椎体边缘有硬化增生和骨刺形成。椎间盘突出病变包括变性或突出。

椎间隙狭窄是椎间盘突出常见征象；⑥颈椎病时，X线上常常显示颈椎前凸消失或呈反曲线，椎间隙变窄、骨质增生，斜位片有时可见骨刺，使椎间孔变小，颈脊神经根、椎动脉或颈髓受压而产生上肢麻木、疼痛、椎动脉供血不足及颈髓受压症状；⑦腰椎病时，正侧位显示腰椎侧凸，侧位片可见腰椎生理性前凸消失，病变椎间隙变窄，相邻椎体边缘有骨赘增生，使腰脊神经根受压产生下肢麻、痛等症状。

4.体层摄影　可对颅骨某部或脊椎某段进行检查，发现骨质改变或钙化。

（刘文祥）

第二节　头颅X线检查

常用的投照位置，常规包括正位及侧位，也可以根据病情需要选择投照位置，如疑有视神经孔骨折时，照视神经孔等。

阅片时必须按顺序：头颅的大小和形状，颅骨的厚度、密度和结构（增生、疏松、致密、缺损），颅缝（分离、闭合），脑回压迹，血管沟，蝶鞍，颅底，颅内钙化斑，含气窦。当阅正位片时，要左右对照比较，双侧内听道宽径允许有 0.2mm 左右的差异，矢状窦两侧常常有蛛网膜颗粒，表现为小型密度减低区，勿认为异常影像。当阅侧位片时，要记住 6 岁以上儿童颅盖骨才分为外板、板障、内板三层，部位不同，它的厚度允许有 3~5mm 的差异；切勿将内板呈直线的颅缝误认为骨折线；在成人，脑回压迹很少，若增多，是颅内压增高的征象。蝶鞍扩大伴有骨质吸收，要结合临床表现，其主要原因可能是由颅内压增高或鞍区占位病变所致。

一、颅骨骨折

急性颅脑损伤时，头颅X线平片主要用来了解有无骨折。颅盖骨骨折较常见，可以发生在任何部位，以顶部最多。而颅底骨折较少见，它常见于联合颅盖骨骨折，如额骨骨折线可通过前颅窝，颞骨骨折线通向中颅窝，枕骨骨折线通到枕骨大孔并横过乙状窦等。

1.线性骨折　可发生于颅盖和颅底。平片上显示为僵硬线条状低密度影像，骨折线细者如发丝，最宽者可达 1cm，罕见 1cm 以上者，走向和长短各异。有些骨折在内板与外板不一致，因而在平片上显示两条大致相接近与平行的低密度线状影像。若骨折线通过血管沟或静脉窦，可能发生颅内血肿。骨折线通过鼻窦可发生脑脊液鼻漏、气颅及颅内感染；通过乳突可发生脑脊液耳漏、外耳道出血等。

2.凹陷骨折

（1）平片显示圆锥形凹入：3 岁以下的儿童，凹陷的骨片多如乒乓球凹陷一样，而无明显骨折线，当投影的中心线切过凹入部位时才能显示，可呈圆锥状凹入。成人骨片呈圆锥状凹入，并有碎片重叠。

（2）骨折碎片离开颅盖骨而陷入颅腔，周围可见环形的骨折线与毗邻骨缘重叠，显示较高的密度阴影。有时陷入很深，因此称之为下陷性凹入骨折。

（3）粉碎性骨折：骨折常呈放射状裂成数块，多数碎片重叠，有的嵌入脑内，严重者有颅骨变形。通常穿透伤在进口附近有一堆骨碎片，而金属异物多在弹道顶端，出口处的碎骨片常位于头皮下。

（4）颅底骨折：急性颅脑损伤患者早期不宜照颅底像。待病情稳定后，必要时可做颅底照片。前颅窝底骨折，由于筛板与筛窦骨质菲薄，易累及鼻窦，导致外伤性气颅与脑脊液鼻漏。中颅窝底骨折，往往伴发于颞骨的线形骨伸延至中颅窝，可导致脑脊液耳漏。后颅窝底骨折较少见，要注意骨折线通过横窦、乙状窦或横过枕骨大孔。

二、异物

颅内异物可分为非金属异物与金属异物，一般行头颅 X 线检查主要为定位。除需要照正、侧位像外，可能还要加摄其他部位像，甚至头皮表面置一小的金属作为标志后摄片，测量颅内异物离头皮金属标志物三维坐标的距离，对诊断及处理有重要的参考价值。

三、钙化

1.颅内生理性钙化斑

（1）松果体钙化：正常松果体钙化据统计欧美人较高，约占 50%；亚洲人约为 26.8%。形状多为圆形、卵圆形或不规则斑片，大小不超过 0.8～1cm。正位片上应位于中线，若偏向一侧，则说明对侧可能有占位性病变或本侧有萎缩性病变。侧位观松果体钙化斑计测位置方法很多，其中简易的方法两种：①法兰克福（FranUurt）线计测法：从眼眶外缘通过外耳孔上缘的水平线，再从外耳孔中心与此水平线向上做一垂直线 5cm，其后 1cm 处。②德·克林尼斯和吕斯根法（DeCrlms&Rusken 法）：正常松果体钙化与外耳孔的距离为 1 线，平均约为 37mm，与鞍背尖端的距离为 2 线，平均约为 38mm，两线近乎相等。额叶占位性病变时 2 线值增加，顶叶占位性病变时 1 线值缩短，小脑占位性病变时 1 线值增加。

（2）脉络丛钙化：少见，位于侧脑室体与后角交界区域，多为双侧钙化，常呈球形，直径 0.5～1.5cm。正位片上见于眶上距中线 2.5cm；侧位片见于松果体后下方，颅内占位性病变可使其发生移位。

（3）大脑镰钙化：发生率约为 10%。正位片中呈带状密度高的阴影，亦可呈三角形状；侧位片难发现。此外，上矢状窦、小脑幕游离缘也可有钙化。

（4）蝶鞍前、后床突间韧带钙化：发生率为 3.8%。侧位片可见蝶鞍前、后床突之间硬膜钙化，称之为骨桥。

2.异常钙化

（1）肿瘤性钙化：发生率在 3%～15%，钙化常为肿瘤实体或囊壁包膜一部分，偶见肿瘤全部钙化，它常表示为生长缓慢的良性肿瘤，恶性肿瘤很少发生钙化。①脑胶质瘤钙化发生率约为 15%。以少突胶质细胞瘤最多见，有 54%～80%，为皮质下不规则散在条带状影；星形细胞瘤钙化类似少突胶质细胞瘤或多发斑点状，有 13%～16%；室管膜瘤常为点状聚集成浓密均匀之斑块影,有 27%~38%;髓母细胞瘤钙化约有 6.9%。松果体瘤 40%~64%有钙化;胶质母细胞瘤钙化较少,若有钙化多为条带状。②脑膜瘤钙化发生率 3%~18%,多见于沙粒型脑膜瘤。③颅咽管瘤钙化发生率最高,有 40%~60%,最多可达 90%以上,多位于鞍上、鞍内、鞍后。囊壁钙化呈弧形如蛋壳样,瘤体钙化多为不规则斑团状或点状。④垂体腺瘤发生钙化少见,有 3.2%~6%。⑤皮样囊肿及胆质瘤发生钙化无一定特征,常为部分囊壁。生长于鞍区者应与颅咽管瘤及动脉瘤鉴别。⑥脉络丛乳突状瘤偶见有病理钙化。⑦脊索瘤、血管瘤、脂肪瘤、脑室胶样囊肿均可发生钙化,但较少见。

(2)非肿瘤性病理钙化:①先天性和新生儿的大脑疾病:儿童脑性瘫痪、结节性硬化;②炎症:结核性脑膜炎、结核瘤、梅毒性树胶肿、脑脓肿等;③寄生虫病:脑猪囊尾蚴病、脑棘球蚴病;④血管性疾病:动脉瘤、脑出血、硬膜下血肿、动脉硬化及大脑钙化性动脉内膜炎、颅内血管畸形、面部血管痣综合征(Sturge-Weber 综合征)。

(刘文祥)

第三节　正常X线表现

【头颅平片】

正常头颅因个体、年龄和性别而有明显差别。

1.*颅壁*　儿童较薄,成人较厚,还因部位不同而有差异。成人颅壁分内、外板及板障三层。内、外板为致密骨,呈高密度线状影,板障居其间为松质骨,密度较低。

2.*颅缝*　冠状缝、矢状缝及人字缝为颅盖骨缝,呈锯齿状线状透明影。儿童期比较清楚。后囟和人字缝间有时可见多余之骨块,为缝间骨,数目不定。缝间骨多无病理意义。但不可误认为骨折。

3.*颅壁压迹*　①脑回压迹是大脑脑回压迫内板而形成的局限变薄区,X线表现为圆形或卵圆形的较透明影,见于颅盖骨。其多少与显著程度正常差别较大。2 岁以前和成人较不明显,囟门闭合后,脑发育较快,压迹较显著;②脑膜中动脉压迹是脑膜中动脉对内板压迫所致,侧位上呈条状透明影,分前、后两支,前支较清楚,居冠状缝稍后,后支细小,较不易显示;③板障静脉压迹粗细不均,呈网状或树状排列,多见于顶骨。粗细、多少及分布正常差别较大;④蛛网膜粒压迹表现为边缘清楚而不规则的低密度区,位于额顶骨中线两旁。多在内板,有时形成薄的外突骨壳,甚至造成骨缺损。压迹本身无病理意义,但应同骨破坏鉴别。

4.*蝶鞍*　侧位上可观察蝶鞍大小、形状及结构。正常蝶鞍差别较大。正常蝶鞍前后径为 7~16mm,平均为 11.5mm,深径为 7~14mm,平均为 9.5mm。分为椭圆形、扁平形和圆形。蝶鞍各部厚度与密度不同,老年可因骨质疏松而密度减低。正位上可观察鞍底,呈一平台。正常宽度为 8~20mm,平均为 15mm。

5.*岩骨及内耳道*　后前位片可从眶内观察。内耳道两侧基本对称,大小相差一般不超过 0.5mm。内耳道宽径最大为 10mm,平均为 5.5mm。内耳道口居内端,呈弧状。

6.*颅内非病理性钙斑*　①松果体钙斑:侧位上居岩骨上后方,后前位上居中线。大小、形状及密度不同。成人显影率高达 40％。其位置较恒定,可根据其移位方向,判断肿瘤或血肿的大致位置;②大脑镰钙斑:后前位上呈三角或带状致密影,居中线。显影率近显影率近10％;③床突间韧带骨化:侧位上呈带状致密影居蝶鞍前后床突之间,使蝶鞍呈"桥形"。显影率为 4％;④侧脑室脉络丛球钙斑少见,显影率不到 0.5％。

(宁显宾)

第四节　神经系统疾病的常见 X 线检查

【颅内肿瘤的 X 线检查】

脑瘤在头颅平片可表现为:①出现颅内压增高征;②出现脑瘤定位征,有时可估计其病理性质;③无异常发现,但仍不能除外脑瘤的存在。

1.颅内压增高征　脑瘤由于本身的占位性和继发的脑水肿使颅内容体积增加或者脑瘤梗阻脑脊液循环路径,致使颅内压增高。一般持续 3～6 个月即可出现 X 线变化。

颅内压增高的主要 X 线变化是颅缝增宽,脑回压迹增多而显著,蝶鞍增大及后壁骨破坏。后壁骨吸收自上而下,表现为后床突变小或消失,鞍背变短、变薄或消失。颅缝增宽多见于儿童,蝶鞍变化于成人明显。

颅内压增高多见于脑瘤,但也见于其他疾病,应作进一步检查。

2.脑瘤定位征　头颅平片上可出现以下定位征。

(1)颅壁局限性变化,接近颅壁的脑瘤可压迫或侵蚀颅壁而发生局限性骨破坏或骨增生。多见于颅盖骨。根据骨变化的部位可确定脑瘤的位置。这种变化多见于脑膜瘤。

(2)蝶鞍变化,垂体肿瘤居鞍内,可使蝶鞍呈气球状增大,鞍背还可后移并竖直,出现"鞍内型"改变,可诊断为鞍内肿瘤。蝶鞍上方肿瘤可使鞍背变短,蝶鞍扁平和开口增大,出现"鞍上型"改变。蝶鞍旁肿瘤可使同侧鞍底,甚至鞍背出现双重影像,蝶鞍增大以及同侧前床突上翘或破坏,出现"鞍旁型"改变。

(3)岩骨及内耳道变化,靠近岩骨尖和内耳道的肿瘤,如听神经瘤可使内耳道扩大、岩骨头破坏,晚期可形成骨缺损。

(4)钙斑,脑瘤较易发生钙斑,显影率为 3％～15％。根据钙斑可大致确定脑瘤位置。注意钙斑的位置与形态还能估计性质。例如蝶鞍区弧形或不规则形钙斑多为颅咽管瘤;团块状钙斑为脑膜瘤;幕上条带状钙斑则多为少突胶质细胞瘤。

(5)松果体钙斑移位,根据松果体钙斑移位方向可大致估计脑瘤位置。一侧大脑半球肿瘤使其向对侧移位。额区肿瘤使其向后下方移位,顶区肿瘤使其向下移位。

上述征象可综合出现。例如脑膜瘤可同时出现局限性骨增生、团块状钙斑、松果体钙斑移位颅内压增高等征象。

【颅脑外伤的 X 线检查】

头颅平片是诊断颅骨骨折与颅缝分裂的有效方法,但在病情危重时,则不应勉强进行。在疑有颅底骨折时,也不应作颅底摄影,因为不仅难以显示骨折,而且可加重病情,应在伤情稳定后进行,拍片要求迅速,安全。骨折的出现对于了解颅内外伤也有帮助。如骨折横过脑膜中动脉压迹,又有颅内血肿的临床表现,则在骨折下方可能有硬膜外血肿。

【椎管内肿瘤的 X 线检查】

常有椎管骨质改变,尤其在儿童。平片上于肿瘤所在平面可见椎弓根内缘变平、凹陷、椎弓根变窄或消失,椎弓根间距离增大和椎体后缘凹陷以及椎间孔增大等。增大的椎间孔边缘多整齐、致密,常见于神经纤维瘤。此外,局部还可见骨破坏、钙斑和椎旁软组织块影等。

（王　凡）

第五章　CT检查

第一节　脊柱CT检查

脊柱CT扫描对于椎体骨质观察优于MRI,但对椎管内外软组织的观察不如MRI。

【脊椎退行性变的CT表现】

1.椎间盘脱出和膨出　椎间盘脱出表现为椎间盘的局部突出,弧形超出椎体后缘。硬膜外脂肪消失,硬膜囊受压内凹。椎间盘膨出表现为椎间盘均匀对称性增大,椎体边缘可见一圈软组织影,压迫相应的神经根。

2.骨质增生和小关节增生　椎体的骨质增生表现为椎体边缘毛糙不清,有大量的毛刺样突起,椎体后缘骨质增生还可引起椎管狭窄。小关节增生时可见上下关节突增厚、变尖、前突,关节面毛糙,关节间隙变窄。

3.椎管狭窄和韧带肥厚　椎管的正常形态消失,椎管横断面积变小,可见椎体后缘增生的骨质突入椎管,黄韧带肥厚常超过5mm,后纵韧带钙化常在颈部出现。

【椎管内肿瘤的CT表现】

1.髓内肿瘤　胶质瘤最常见,多为室管膜瘤和星形细胞瘤。平扫可见脊髓密度增高,肿瘤密度稍低或等密度。增强扫描后肿瘤可见强化,椎管造影后CT扫描可见蛛网膜下腔变窄、闭塞、移位,可显示膨大脊髓的外形。血管网状细胞瘤平扫为低密度,脊髓不规则粗大,有时可见不规则多发点状、条状钙化,如有囊变有时可见更低密度影,增强扫描可见肿瘤明显强化。

2.髓外硬膜下肿瘤　神经鞘瘤最常见,平扫可见椎弓根骨质破坏,椎管扩大,一侧椎间孔也扩大,肿瘤密度较脊髓略高,常为圆形实性占位。强化扫描可见肿瘤中度强化,经神经根鞘向椎管外生长,表现为哑铃形。脊膜瘤平扫可见肿瘤多呈圆形或椭圆形实性占位,密度略高,可发生钙化,脊髓受压移位,注药后可见强化。

3.硬膜外占位　表现为椎管内软组织肿块,压迫硬膜囊,使之变形。转移瘤CT常见骨质破坏,肿瘤边界不清,密度与肌肉相似,增强扫描可出现强化。淋巴瘤可见溶骨性骨质破坏,椎旁肿块经椎间孔侵入硬膜外腔,常累及多个节段,增强扫描可见肿瘤边缘不规则强化。

【脊椎外伤的CT表现】

CT扫描可观察椎体和椎板骨折、骨折移位及是否有创伤性椎间盘脱出。出血表现为椎管内高密度影,使脊髓受压移位。脊髓挫裂水肿表现为脊髓外形膨大,内部密度不均,可见点状高密度影。

【其他脊柱病变 CT 表现】

脊柱和脊髓的某些先天发育畸形、脊椎结核寒性脓肿可在 CT 片上得到良好的显示。

(赵德涛)

第二节　颅脑 CT 检查

计算机体层摄影术(CT)的临床应用,使医学影像诊断发生重大突破,促进了医学影像学的发展。CT 检查简便、迅速、安全、无痛苦。CT 图像是断层图像,空间分辨率高、解剖关系清晰、病变显示良好,颅脑疾患诊断的准确率达 95%。此外,由于 CT 可得知不同正常组织与病变组织的 X 线吸收系数,所以可进行定量分析。

CT 扫描是指用 X 线对头部或其他部位做连续断层扫描,测得不同层面、不同组织对 X 线吸收的信息,输入到电子计算机批处理而组成该体层图像的方法。往往以水列 X 线的吸收系数为 0,空气为 −1000,骨骼为 +1000,其他组织的 X 线吸收系数以此为参照,其单位称为 CT 值(吸收值)。过去用 EMI 单位,现用 H 单位(Hounsfield 单位),即以水的 CT 值为 0,空气为 −1000Hu,骨为 +1000Hu,则有 2000 个等级。当病变 CT 值与脑实质相近时,称之为等密度病变,反之,称之为低或高密度病变。在做 CT 扫描时静脉注射造影剂可提高组织的密度对比,称之为增强扫描。富于血管的组织或病变可以增强,反之,增强不明显或不增强。

由于人体各种组织的 CT 值不同,所以要重点观察的组织,需选择在该组织的 CT 值上,才能在显示屏上显示该组织最合适的灰度,即获得该组织最清晰的影像,则该组织 CT 值称之为该组织的窗位。例如,脑组织的 CT 值为 +35Hu,则窗位 +35Hu。而该影像包括 CT 值的范围,称为窗宽。观察脑组织的窗宽一般以 100Hu 为好,窗位为 +35Hu 时,则包括的 CT 值范围为 −15～+85Hu,若为发现与邻近脑组织密度差别较小的病灶,则可用窄的窗宽。

头部 CT 一般扫描主要有横断面与冠状断面。横断面扫描以眶耳线(即外眦与外耳道中心连线)为基线,依次向上连续平行扫描 8～10 个层面,层面厚度据需要选用,一般为 0.5cm 或 1cm。冠状断面扫描多用于诊断鞍区占位或嗅沟、筛板、蝶骨嵴病变,其厚度多为 1mm。造影增强检查是经静脉注入碘剂再行扫描,此法对肾功能不良和对碘过敏者不宜使用。强化是指病灶密度的增高,说明病变组织血供丰富,病变周围组织充血与过度灌注及病变血-脑屏障形成不良或被损害有关。根据病变有无强化、强化程度及其形式,大概可做定性诊断。还可通过腰穿或小脑延髓池穿刺,注入造影剂行脑池造影 CT 扫描,诊断脑脊液鼻漏或耳漏等。近几年来,随着 CT 技术不断改进,出现了 64 排,甚至 256 和 320 排螺旋 CT,对颅内病变的 3D 扫描效果越来越好。

一、颅内占位病变

颅内占位病变包括肿瘤、肉芽肿、寄生虫、血肿及脓肿等。其在 CT 扫描的表现：①脑组织密度异常改变。高于正常脑组织密度者为高密度；反之为低密度；与正常脑组织密度相等者为等密度；若三者混合存在，则称为混合密度。②颅内占位病变，一般均可引起某种程度的占位征象，即颅内正常结构的变形、移位等，系通常定位乃至定性的依据之一。为增加其对比度，可加增强 CT 扫描。

1.幕上星形细胞瘤的 CT 表现　多为以低密度为主的混合密度，亦可显示均匀低密度、等密度病灶，有更低密度者则为囊变，即囊中带瘤或瘤中带囊等，甚至出现瘤中密度更高的钙化，有时边界不清，外周水肿。脑室内肿瘤有时呈铸型样填满脑室，引起不同程度的占位征象。

2.脑膜瘤的 CT 表现　显示清楚的球形或分叶状密度较高的病灶，内可有钙化或低密度的坏死区，非脑内的肿瘤，其基底与颅骨内板或大脑镰、小脑幕相连，邻接的骨质增生或破坏。邻近的脑组织常有轻度水肿，亦可水肿较明显。强化后病灶显示更清楚，并显示脑膜"鼠尾征"。脑室内脑膜瘤深居脑室内，好发于侧脑室三角区。少数肿瘤有弥漫性沙粒样钙化。

3.垂体瘤的 CT 表现　一般都直接做冠状面薄断层 CT 扫描，均需加做增强扫描。

直径＜1cm 的垂体瘤称为垂体微腺瘤，在增强冠状断面扫描的影像中，因正常垂体组织先强化，所以肿瘤的直接征象为增强垂体内的低密度区，多呈圆形或椭圆形，亦可为不规则形。间接征象为垂体上缘变成凸面，垂体高度增大（高于 9mm 应疑为异常），垂体柄移位和鞍底骨质变化。

直径＞1cm 者称为垂体大腺瘤，常先向鞍上池生长，随之可向各方向扩展。平扫显示鞍上池内略高密度或等密度病灶，少数含有坏死和囊变者可呈现为低密度、等密度或混合密度病灶。钙化很罕见。发生垂体卒中时，病灶密度增高。增强后，除坏死、囊变区以外，病灶多为增强，边界光整、清晰。直径＞3cm 者一般称为垂体巨大腺瘤，除有大腺瘤的 CT 表现外，可显示第三脑室前部受压而闭塞室间孔，引起脑积水。

4.颅咽管瘤　CT 片上显示多为鞍上池内边界清晰的囊性或混杂密度病灶，周边可见弧形或斑点状钙化。囊壁常强化，囊内含有胆固醇，其 CT 值常＜0，肿瘤实质部分亦可强化。鞍区胶样囊肿、蛛网膜囊肿、鞍区脂肪瘤多为低密度病灶，且多为无强化。少见的鞍区表皮样囊肿可能 CT 表现与颅咽管瘤相似。

5.听神经瘤的 CT 表现　位于脑桥小脑角部位，平扫时如肿瘤不大，多显示为等密度病灶，少数显示略高密度或低密度病灶。肿瘤较大时，由于瘤内发生坏死和囊变，可呈现混合性密度病灶。内听道多扩大。肿瘤多与岩骨后面有分界线，发生钙化者少见，邻近可能有水肿。增强扫描时，病灶多增强。肿瘤大时，可引起第四脑室向对侧移位，受压变扁，甚至闭塞。还可见脑积水。

脑桥小脑角胆脂瘤，CT 显示通常为一低密度病灶，边界清晰，无强化，内听道无扩大。脑桥小脑角脑膜瘤除具有脑膜瘤的常见特点外，通常侵犯岩骨尖，同时可能与岩骨后面紧密相连，无内听道口改变。三叉神经肿瘤多为高密度病变。

6.颅内转移性肿瘤的CT表现　典型者在平扫时可显示为高密度病灶,有时因病灶小而显示不清,但多数病灶周围水肿很明显。在增强CT扫描时,多数病灶有明显强化,同时大多表现有占位效应。

7.脑脓肿的CT表现　根据脓肿形成的病期而不同。急性局限性脑炎阶段,平扫时病灶显示为边界不清的低密度区,增强扫描时不强化,占位效应较明显。脓肿壁形成阶段,平扫脓肿区为低密度,周围有较高密度的囊壁,根据病程长短,囊壁可以从不完整到完整,厚度也可从薄到厚,其周围有不同程度的水肿带。增强扫描时,囊壁可强化。脑脓肿较小时,往往与颅内炎性肉芽肿鉴别困难。

8.小脑半球星形细胞瘤　多发生于儿童和青少年,其CT表现如同幕上星形细胞瘤的CT图像,不同之处在于易引起阻塞性脑积水。小脑髓母细胞瘤多见于儿童,好发于小脑蚓部,CT扫描图像显示边缘清楚、光滑的圆形密度增高,周围有水肿,常侵入或累及第四脑室,易引起阻塞性脑积水。病灶多为均匀一致的增强。室管膜瘤以第四脑室最多见,主要发生于小儿和青少年,CT平扫常显示为等密度或略高密度病灶,其内有低密度囊变区,同时常见有散在的钙化点。病灶实质可增强,肿瘤形状多不规则,边缘不光整或呈分叶状。因位于脑室,一般周边脑组织无水肿或轻度水肿。常伴发阻塞性脑积水。幕下脑膜瘤其CT表现具有幕上脑膜瘤的基本图像。

二、颅脑损伤

1.颅内血肿　CT诊断血肿不但可以判断其部位、大小、范围及多发性,而且可了解有无并发其他脑损伤。血肿的密度与形状随着血肿的病期(急性、亚急性及慢性期)和部位不同而异。急性期血肿为均匀的高密度病灶。位于硬脑膜外者,其形状典型的表现为颅骨内板下方局限性梭形高密度区;位于硬膜下者,其典型表现为颅骨内板下方的新月形或镰状高密度区;位于脑内者,其典型表现为圆形或不规则形的高密度区。血肿在CT表现的密度随着病期的变化可以由高密度向混杂密度、低密度过渡,直至吸收消失。但有些血肿不能完全吸收,可能形成慢性血肿,多见于慢性硬脑膜下血肿,CT表现呈梭形,依血肿吸收情况可为高、混杂、等或低密度的病灶,伴有脑室变形、中线移位等占位效应。

2.脑挫裂伤　CT显示低密度(脑水肿)区中,分布有散在的小高密度(小出血灶)。病变范围大者可产生占位效应。

3.脑水肿　CT显示为边界清晰的低密度区。

三、颅内脑动静脉畸形(AVM)的CT表现

平扫时可能显示为一局灶性高、低或低、等、混杂密度区,病灶形态不规则,多呈团块状,亦可呈点、线状影,边缘不清。增强扫描显示为团状强化,有时可见迂曲的血管影。最好做CTA(CT血管造影)甚至加重建,完全可以明确诊断。

四、其他

1.颅内动脉瘤的 CT 表现,通过螺旋 CT 或多排 CT 装置行 CT 血管造影(CTA)可以确诊。

2.脑萎缩、脑软化灶、脑穿通畸形、高血压性脑出血等可经 CT 检查明确诊断。

(刘文祥)

第三节　CT 血管成像和 CT 骨三维成像

CT 血管成像(CTA)是一种应用计算机三维重建方法合成的非创伤性血管造影术。一般利用螺旋 CT 快速扫描、图像工作站对采集的图像进行重建。重建方法一般采用 MIP 法或 VR 法,通过调整阈值可获得只有连续的血管影而无周围的组织结构影;或同时显示血管和周围结构的三维图像,并可利用计算机软件进行任意角度的观察和任意方向的切割。适用于诊断颅内动脉瘤、血管畸形、大动脉炎、肺动脉血栓或瘤栓、大动脉或中动脉的狭窄以及内脏血管异常等。

CTA 具有以下特点:无创性;检查快捷,安全;在了解血管情况的同时,还可了解血管与周围组织与病变的关系。但 CTA 对小血管的显示仍欠满意。DSA 是医学界公认的血管病变诊断的金标准,但是,随着 CTA 的进步,CTA 对血管病变的诊断结果与金标准对照比较结果令人满意。

CT 骨三维成像是在二维平面图像的基础上进一步详细的显示骨的三维空间分布情况。三维图像重建一般都在图像工作站中进行,只显示三维骨结构,去除皮肤、肌肉、血管、内脏等结构,特别适合用于发现颅骨、脊柱、肋骨、骨盆、股骨等部位的病变,对了解骨肿瘤、骨病、骨髓炎的病变范围、寰枕畸形、脊柱侧弯等有重要帮助。

(宁显宾)

第六章　MRI 检查

磁共振成像(MRI)在 20 世纪 80 年代以来广泛地作为医学影像技术的重要部分之一。

MRI 与 CT 扫描相比具有下列优点:①组织分辨率好,不但能显示解剖结构,还能显示组织的生理、生化信息。②显示三维图像,即横断面、矢状面和冠状面,还可做各种斜面的体层图像。③具有多种成像序列,且可任意调节成像参数,改善兴趣结构的显示。④没有电离辐射。⑤能对血液循环及脑脊液循环进行流动显影,即做磁共振血管造影(MRA)等。⑥椎管内脊髓病变的显示无骨性伪影,优于 CT。⑦应用造影剂为钆喷酸葡胺(Gd-DTPA),过敏反应罕见,增强扫描造影剂使用剂量少。其缺点:①成像时间比 CT 长。②体内有金属异物(如心脏起搏器及其他刺激器等)时禁忌进行 MRI 检查。③诊断钙化灶及骨结构的病变没有 CT 好。④价格较贵。

MRI 成像序列中最基本、最常用的是自旋回波(SE)序列。通过选择不同的 TR、TE 时间,可获得不同程度的 T_1、T_2 和质子加权像。采用短 TR 和 TE 时,获得的 T_1 加权像(T_1WI)脑脊液为低信号,呈黑色;采用长 TR 和 TE 时,获得的 T_2 加权像(T_2WI)脑脊液为高信号,呈白色。其他成像序列还包括快速自旋回波(FSE)序列、反转恢复(IR)序列、梯度回波(GRE)序列、梯度自旋回波(GSE)序列和回波平面成像(EPI)序列等。此外,临床常用的还有一些特殊扫描技术,如磁共振灌注加权成像(PWI)用于显示脑血流参数的变化;磁共振弥散加权成像(DWI)是基于活体内水分子弥散运动的功能成像技术,DWI 不仅可以通过图像反映组织器官的病理解剖特点,还可以通过 ADC 值等功能成像参数来准确反映组织的分化程度;而弥散张量成像技术(DTI)则可以显示常规磁共振所不能显示的神经纤维的细微解剖结构变化,并可通过三维重建清晰地勾画出脑白质纤维束的走行和分布,是目前唯一无创性活体研究脑白质结构及白质束形态的检查技术。

目前,MRI 主要用于脑肿瘤、炎性疾病、寄生虫病、血管性疾病和椎管内病变,下面就其影像学表现做一简要介绍。

一、颅内占位病变

颅内占位病变包括多种脑肿瘤(如脑胶质瘤、垂体瘤、颅咽管瘤、听神经瘤及转移性肿瘤)、炎性疾病及寄生虫病等。

1.脑胶质瘤的 MRI 表现

(1)幕上胶质细胞瘤:在 T_1WI 为低信号灶,在 T_1WI 为明显高信号灶。信号强度可均匀一致,亦可为不均匀性。钙化显示较 CT 差,为无信号区。增强后多数良性或偏良性肿瘤无增强,大多数恶性程度较高的肿瘤出现不均匀、环状或不规则结节状强化。肿瘤多伴灶周水肿,T_1WI 为低信号,T_2WI 为高信号。高度恶性星形细胞瘤内出血多见,常见到肿瘤内含铁血黄素沉积,颇具特征性。

(2)幕下胶质细胞瘤:小脑肿瘤的囊变率较高,水肿较轻,边界相对较清楚。增强后,肿瘤的实质部位常见强化,而囊变和坏死区不增强。

(3)脑干星形细胞瘤:肿瘤多为实质性,T_1WI 为低信号或低、等混杂信号,T_2WI 上为明显高信号,肿瘤边界较清,灶周水肿不明显。增强后多数明显强化。

2.**垂体瘤的 MRI 表现**　以腺瘤最常见。肿瘤直径小于 10mm,且无明显蝶鞍改变的称垂体微腺瘤。

(1)肿瘤在 T_1WI 呈低或等信号,T_2WI 呈高或较高信号。

(2)Gd-DTPA 增强扫描肿瘤明显强化。

(3)可见肿瘤向鞍隔及鞍旁侵犯。

3.**颅咽管瘤的 MRI 表现**

(1)囊性病灶似下垂的囊袋,囊内因主要成分不同,常有不同信号强度,如坏死呈长 T_1、长 T_2 信号,胆固醇结晶呈短 T_1、短 T_2 信号,角蛋白脱屑呈中等 T_1、长 T_2 信号等。

(2)实质性病灶以等 T_1、长 T_2 信号为主,钙化呈低信号。

(3)Gd-DTPA 增强扫描肿瘤实质部分可强化。

4.**听神经瘤的 MRI 表现**

(1)T_1WI 呈略低或等信号,T_2WI 呈高信号。

(2)增强扫描:瘤体有显著对比增强,囊变区无强化。

(3)瘤内出现囊变或坏死时,总体信号不均匀,内部出现 T_1WI 更低、T_2WI 更高的信号。

5.**转移性肿瘤的 MRI 表现**

(1)T_1WI 呈低信号,T_2WI 呈高信号。

(2)瘤灶较小而周围水肿广泛,占位效应显著。

6.**颅内感染**　化脓性脑炎和脑脓肿。

(1)脑炎阶段:MRI 显示边界不清的长 T_1、长 T_2 病变,有占位效应。增强后显示斑片状或脑回样强化。

(2)化脓及脓肿壁形成阶段:MRI 见病变呈长 T_1、长 T_2 信号,并见环壁。增强见环形强化病灶,环壁光滑,有灶周水肿。

7.**脑寄生虫病**　脑囊虫病。

(1)脑实质型:急性期多发小囊性病变,呈长 T_1、长 T_2 信号,伴灶周水肿,增强后呈小环形结节状强化,其内可见头节,慢性期钙化呈低信号,不强化。

(2)脑膜型:除发现蛛网膜下腔脑囊虫病变外,还可见脑膜炎征象。

(3)脑室型:脑脊液流动成像常可显示脑室内囊泡呈充盈缺损。

二、脑血管性疾病

1.有快速血流的动脉瘤　①T_1WI及T_2WI呈流空信号。②涡流处呈等、低信号。③没有流动补偿时有搏动伪影。④低流速时呈较高信号。

2.动脉瘤伴部分血栓形成时信号复杂　①残留管腔呈流空信号。②血栓信号与时间有关,正铁血红蛋白显高信号,含铁血黄素显低信号。③动脉瘤周边出血或水肿。④瘤壁间再出血引起动脉瘤的扩大。

3. MRA可检查出直径3～4mm的小动脉瘤　对于较大的血栓形成动脉瘤,三维扰相梯度回波序列(3D-SPGR)血管成像较三维多层重叠薄块采集(3D-MOTSA)增强MRA效果更优,不但可以显示残存瘤腔及血栓部分,还可以显示瘤颈与载瘤动脉的关系,显示瘤周水肿、出血及与周围实质的关系,对外科手术帮助极大。

三、椎管内病变

椎管内病变MRI检查一般采用矢状面和横断面成像。MRI可检查大面积的脊髓,这对于临床表现不能清楚提示病变节段的病例尤为重要。在T_2WI上,MRI产生"椎管造影效应";T_1WI则能清楚地分辨软组织的解剖细节。在椎管内病变的影像学检查上,MRI是首选方法。

1.椎管内肿瘤性病变　椎管内肿瘤按生长部位分为脊髓内、髓外硬膜下和硬膜外三种。

(1)髓内肿瘤

1)室管膜瘤:室管膜瘤两个显著的病理特点是种植转移和空洞形成。T_1WI上表现为脊髓增粗,病变呈局限性、均匀性信号减低区。如肿瘤囊变则信号不均匀。T_2WI上表现为肿瘤信号增高。静脉注射Gd-DTPA后,T_1WI肿瘤呈均匀高信号强化。

2)星形细胞瘤:T_1WI上肿瘤信号低于脊髓组织,且不均匀,囊变时信号更低。T_2WI上肿瘤信号明显增高,轮廓更清楚。囊变时信号增高。注射Gd-DTPA后T_1WI扫描肿瘤明显强化。

(2)髓外硬膜下肿瘤

1)神经鞘瘤:T_1WI上肿瘤呈略高于或等于脊髓的信号,边缘较光滑。T_2WI上肿瘤呈高信号,常高于脊髓。增强后肿瘤明显均一强化。

2)脊膜瘤:肿瘤在T_1WI上呈等信号。T_2WI上肿瘤信号多有轻度增强,有时可见肿瘤内更高信号的囊变区。增强后肿瘤呈持久性均一强化。

(3)硬膜外肿瘤:T_1WI上肿瘤信号与椎旁软组织相仿;邻近椎体大多受累,信号减低;椎间盘多正常;脊髓受压有水肿,甚至软化。T_2WI上肿瘤信号增高。静脉注射Gd-DTPA肿瘤一般可强化。

2.先天性畸形

(1)脊髓膨出和脊髓脊膜膨出:矢状面 T_1WI 上可见膨出物全貌,其信号与脑脊液相同,与蛛网膜下腔相通。横断面 T_1WI 可提供囊腔向两侧膨出的范围及内容物的详细情况。T_2WI 囊内液体信号较高,而其内脊髓组织信号较低,有助于囊内脊髓及神经根的观察,包括伴发其他畸形。

(2)脊髓空洞症:T_1WI 表现为脊髓中央低信号的管状扩张;T_2WI 表现为空洞内液呈高信号。空洞多呈圆形,多房性或腊肠状。空洞相应节段脊髓膨大。

3.脊髓损伤　MRI 可以显示脊髓损伤的各种改变,在显示脊髓受压、椎间盘损伤、髓内病变和椎管内出血方面 MRI 明显优于 CT。

4.椎管内血管畸形　脊髓实质内异常血管团,相应脊髓局限性膨大。T_1WI 和 T_2WI 上均呈多条圆形、管状无信号区。Gd-DTPA 增强扫描将有利于异常血管的发现。

(赵德涛)

第七章 电生理检查

第一节 脑磁图（MEG）

　　脑磁图（简称 MEG）是集低温超导、生物工程、电子工程、医学工程等尖端科学技术于一体，直接探测大脑神经功能活动的最新技术。脑磁图技术使人类研究大脑的复杂功能、治疗脑部疾病的能力达到了前所未有的境界。这一前沿科学互相渗透的结晶代表了目前医学仪器发展的最高水准和新的方向。MEG 是一种完全无侵袭、无损伤的脑功能检测技术，可广泛地应用于大脑功能的开发研究和临床脑疾病诊断。MEG 的检测过程，是对脑内神经电流发出的极其微弱的生物磁场信号的直接测量。检测过程安全、简便，对人体无任何副作用。

　　MEG 的研制起始于 1970 年，以超导量子相干器件（SQUID）为其核心技术。初期的 MEG 传感器只有单一信道，在探测脑功能信号时需不断移动传感器探头，其检测过程费时，检测结果重复性差，以致无法进行精深的脑功能研究。随着计算机的飞速发展，和各种应用软件的开发，医学影像信息采集处理迅速发展。MEG 的设计发生了从单一通道到多通道，局部到整个头部的质的变化。20 世纪 90 年代全头型 MEG 测量系统的问世，使检测过程只需经过一次测量就可采集到全头的脑磁图信号。目前，传感器阵列的信道有 100～300 多个，并附带多道 EEG 记录系统，可一次性测量整个大脑皮层神经活动。MEG 测量的是体内神经电流源引发的瞬间磁场。更准确地说，MEG 测量的是与细胞内电流相关的磁场分布，而非 EEG 所测量的体电流。MEG 的探头只能接受到颅内正切方向的磁场。颅内主要的粗大神经位于脑组织表面的沟回里，与皮层表面垂直，MEG 正好可以记录大脑沟回的表面信号。相反，EEG 不适合于记录大脑沟回的表面信号。MEG 记录的是突触后电位引起的细胞内离子电流所产生的磁场，因为没有脑组织和颅骨的衰减，电磁源的定位对于 MEG 相对简单清楚。而 EEG 所记录信号发生源是神经细胞的突触后电位和细胞外的容积传导电流，受到颅内组织的非均匀性和颅骨高阻抗的影响，加上电极的接触电阻使脑电信号衰减失真，信号源定位不准确。EEG 和 MEG 的曲线看起来差不多，但信号来源并不相同。

　　脑磁图的磁场探测系统主要由采集线圈和 SQUID 组成。由于探测系统是处于-269°液氦中超导状态下工作的，这样就确保了探测磁通量产生的微弱信号不受损，并被 SQUID 进一步放大。MEG 不仅能捕捉到每一瞬间的脑细胞活动，而且还将捕获的动态数据与三维 MRI、解剖影像信息叠加整合,形成脑功能解剖学定位,能准确地反映出脑功能的瞬间变化状态,从时间、空间和分辨率三个方面最大限度地提高检测精度,MEG已被广泛应用于神经内外科、小儿科、精神科等各领域。

1. MEG在癫痫外科中的应用　癫痫手术前诊断的主要目的,是确定可经手术切除的大脑皮层致痫病灶,以期通过手术从根本上消除癫痫病的发作,而同时又可避免留下严重后遗症。以前,致痫灶定位需综合采用无侵入性头皮脑电图(EEG)、侵入性脑电图及核磁共振(MRI)和功能性核磁共振(FMRI)等脑结构和脑功能成像技术。遗憾的是,这些繁琐的检查程序常常不足以确定致痫灶区的位置。其原因在于,脑和头皮的不均匀性严重影响无侵入性脑电图的检测记录,而MRI等成像检查又不具定位性。这些技术的局限性在MRI图像无异常的病例中显得尤为严重。即使在致痫区定位方法中最具权威性的侵入性脑电图,其检查花费高和损伤可能性大,结果也还常常模棱两可。其他用于脑功能成像的技术,如功能性核磁共振(FMRI)、正电子射线断层扫描(PET)和单光子断层扫描(SPECT)等,因时间分辨率低而无法测量高速变化的大脑神经活动如癫痫性放电,这些技术只适于测量较为缓慢的脑活动,如氧耗改变和新陈代谢。相比之下,磁源成像技术具有极高的时间分辨率,足以采获与大脑神经活动相关的高频信息。而且,由于脑磁场在穿透脑和头盖骨时并不受到任何影响,所以在头皮外记录到的磁场信息可用来对脑内活动作出精确的定位和定性。脑磁图可以探测到皮层直径小于3mm的癫痫灶活动,分辨率可达1ms,是目前最灵敏的无创性癫痫灶定位方法。它能将捕捉到瞬时磁信号与三维MRI解剖图融合,从而更有效地揭示脑的解剖结构与脑功能之间的内在关系,精确确定致痫灶的解剖部位,有极高的时间和空间分辨率。

(1)MEG与EEG/VEEG的比较:MEG检查在发作间期有较高的检查阳性率,明显高于常规EEG和长程EEG检查。Wheless等对58例难治性癫痫患者术前行MEG、MRI和V-EEG检查,并与术后的疗效进行了比较,结果发现行MEG的患者中52%疗效较好,而行发作期/发作间期EEG的患者中只有33%和45%效果较好。Morioka等认为MEG与EEG比较有三点明显优点:①头皮与颅骨对磁场不产生阻抗,磁信号穿过时无畸变和衰减。②磁信号受细胞内电流影响,只局限于相应皮层,而脑电信号与电流量有关,在整个脑内均有传播,所以MEG可以更准确确定空间部位。③MEG由偶极子磁源定位对应于MRI解剖结构上确定致痫灶位置,而头皮EEG则依赖头皮的体表定位,所以MEG在灵敏度、准确性等方面均优于头皮EEG,在EEG呈弥漫性改变时MEG检查多能明确致痫灶位置。Smith对40例行手术的患者行MEG检查,结果发现21例患者的EEG和MEG基本一致,同时发现如果患者的MEG和EEG结果相同,则其手术后癫痫完全控制,但若MEG和EEG不一致时,则术后的疗效不佳。Whtanabe等总结了274例患者的MEG和EEG结果,发现89%的患者在MEG和EEG上均具有异常,另外4%的患者在EEG上无异常,在MEG检查中有异常,而2%的患者在EEG上有异常,在MEG上却无异常,由此说明MEG较EEG在癫痫的诊断上更敏感。一般认为癫痫波的发现依赖于致痫灶的部位,在额叶癫痫诊断上,MEG优于EEG,而在枕叶癫痫的诊断中,EEG明显优于MEG。在脑磁图检查中,可以见到一侧半球致痫灶产生的棘波经胼胝体传到对侧半球相应部位的信号有一定的相差,脑磁图以其极高的时间分辨率可以将其区分开来,即可将临床上所谓的"镜灶"与原发灶完全区别,这是以往电生理检查难以做到的。Ishibashi 等对 1 例 Lennox-Gastaut 综合征进行了术前和术后 MEG 检查,发现术前 MEG 为双额叶致痫灶,在行胼胝体切开术后复查 MEG 其波幅明显降低,同时发现一侧半球致痫灶发放的间期活动通过胼胝体传到对侧出现类似信号,时间相差为 20ms,且幅度低,相位多。

(2)MEG 与 EEG 的比较:术前侵入性硬膜下皮层电极 EEG 以及术中皮层电极或深部电极 EEG 检查准确性高,目前临床将其作为癫痫灶定位的"金标准"。MEG 检查与侵入性电极检查有极高的符合率。Forss 通过研究发现,MEG 不但可以帮助医生选择外科治疗的癫痫患者,而且还能指导医生将颅内电极放置于准确的位置进行侵入性脑电图监测。置入颅内电极检查是一种有创检查,存在出血、感染等风险,而 MEG 检查以其无痛苦、无风险弥补了侵入性电极检查的不足。在部分性癫痫患者中,MEG 检查基本上与颅内描记结果相符,同时 MEG 能够在术前区分颞叶内侧癫痫、颞叶外侧癫痫以及颞叶以外的癫痫。Eliashiv 等比较了 9 例颞叶癫痫患者的 MEG 和皮层/深部电极 EEG 检查结果,发现 6 例患者的致痫灶在颞叶外侧,其中有 3 例患者的癫痫波向颞叶内侧扩散。在颞叶外侧癫痫患者中,MEG 对致痫灶的定侧和定位与深部/硬膜下电极 EEG 相同。同时他们发现发作期 MEG 较发作间期 MEG 的定位符合率高。Smith 对 50 例准备手术的癫痫患者行 MEG 检查,结果发现 MEG 对那些在影像学无异常的患者特别有帮助,并且使其中 11 例患者避免行侵入性电生理检查。但他们同时也发现 MEG 对那些位于颞叶内侧的致痫灶的定位价值不大,因为他们通常有其他的定位体征如颞叶萎缩或海马硬化,且在蝶骨电极 EEG 上也有异常。

(3)MEG 与 PET/SPECT 的比较:SPECT 和 PET 是目前癫痫术前检查中常用的非侵入性、灵敏度高的检查,是通过局部血流代谢情况来判定致痫灶,对痫灶定位有较高价值,但其只是提供了致痫灶的一些病理生理改变的证据,从而间接证实致痫灶。而 MEG 是由致痫灶棘波放电产生的磁场变化直接定位,所以在时间及空间分辨率上均优于前二者。但是 PET 对颞叶内侧癫痫有较高的诊断价值,MEG 和 PET 联合应用将明显提高准确率。研究表明,若 MEG 和 PET 检查结果相同时,就可以减少侵入性电生理检查。PET 的致痫灶低代谢区常大于 EEG 标记区或病理改变区,而 MEG 则小于该区域,其原因是 PET 代表区域代谢变化,而 MEG 则是指向致痫灶放电源而不能标记放电区域的范围。

(4)MEG 在致痫灶功能区定位的作用:癫痫手术的目的在于彻底切除致痫灶,同时避免功能区受损,所以术前准确的确定脑重要功能区及其与致痫灶的位置关系至关重要。以往多在术中以皮层电刺激方法和感觉诱发电位方法确认,无法在术前完成功能区定位以制定手术计划,而 MEG 的脑功能成像方法可以准确地在术前显示脑的重要功能区,如通过体感诱发磁场标记感觉区空间分布图,确定中央沟位置并确定中央前回运动区;通过视觉诱发磁场及听觉诱发电位确定视觉中枢和听觉中枢。MEG 的语言中枢定位明显优于 Wada 试验,它可以无创地完成语言中枢定位和定侧,标记出语言中枢的皮层区域。目前将 MEG 图像结合手术导航系统应用,可以在术中按计划范围切除致痫灶而同时保护所标记的功能区,使术前制定的手术方案准确无误地在手术当中实施,减少人为操作误差,手术效果及安全性大大提高。

(5)MEG 在癫痫术后复发的应用:MEG 检查对癫痫术后复发有特殊意义,复发有多种原因,致痫灶切除不彻底是其中之一,而通过检查明确残留致痫灶位置才能考虑再次手术。癫痫术后因局部骨瓣、硬脑膜的改变及颅内残腔大量脑脊液充填、脑组织移位等原因,行脑电图检查干扰因素较多,准确性明显下降,而 MEG 的磁信号不受以上因素影响,可对术后残留致痫灶作出准确定位。Kirchberger 等研究了 17 例癫痫术后疗效不佳患者的 MEG 结果,发现有 5 例患者再次行了手术,其中有 4 例患者疗效较好,由此说明 MEG 对癫痫患者在手术前评估有重要的意义。

2.术前功能区定位　用 MEG 做术前功能定位图(PSFM),对正常的感觉、运动、语言等重要功能区在 MRI 上定位,以避免术中损伤重要的功能区。PSFM 对微创技术的应用是十分重要的。当脑的解剖结构受到肿瘤挤压而变形时,当肿瘤和躯体感觉中枢、运动中枢或语言中枢很接近时,术前定位这些正常的脑功能区,对术中保护它们尤为重要。如果这些脑功能区已经受累,MEG 能预测术后恢复的可能性。MEG 可用体感诱发磁场辨别中央后回,运动诱发磁场定位中央前回。MEG 能够辨别大脑皮质中的语言处理和感觉信息相关的语言功能区。听觉中枢、视觉中枢也能用 MEG 定位,采用合适神经电生理方法,MEG 可以广泛地用来对大脑各种功能进行定位和评估。这些功能定位能帮助神经外科医师正确制定手术方案,选择路径。对于有些不适合做手术的病人,MEG 的功能定位还可用于 X-刀、伽马刀做放射治疗。MEG 结合新型神经导航系统在微创神经外科的应用有广阔前景。外科显微导航(SMN)由一部外科显微镜、一个三维光学定位仪和一个支持图像软件的计算机系统组成。MEG 和 MRI 的功能图像信息叠加成磁源成像图(MSI)的 3D 合成资料作为虚拟数据,病人脑手术显微镜视野图像作为真实数据,根据骨及皮肤上的标志,计算机将二者重叠对齐。在显微镜中显示 2 维或 3 维虚拟图像,显微镜的视轴成为一个光标,可增强显示显微镜真实图像,虚拟图像上有病变区和周围重要功能区的偶极子定位标志以及事先制定好的手术路径标志。在显微镜的目镜里,医生还可以看到菜单、按钮和文字信息,以人机对话的方式,导航系统帮助外科医生在虚拟和真实世界揉和在一起的显微镜里做手术。按事先编好的程序省时省事地完成高精度微创外科手术。Canslandt 等人报道,他们用此方法对 50 例脑肿瘤病人手术治疗,96% 的病人改善术前症状,未留后遗症,4% 的病人有功能损伤,其中一人与手术方法无关。

3.脑磁图在颅脑损伤中的应用　近来研究认为,脑磁图与 MRI 融合的磁源成像图(MSI)在鉴别脑震荡后遗症的患者是否存在脑功能障碍方面优于 EEG 或 MRI,比 EEG 或 MRI 在轻型颅脑损伤中提供的客观依据更敏感,脑磁图磁场活性的异常低频表现为脑震荡后综合征提供了客观证据,并与症状恢复程度相关。对严重颅脑损伤后长期昏迷的患者,用 MEG 测量刺激双侧正中神经引起的躯体感觉磁场区域来评估皮质体感功能。弥漫性脑损伤导致躯体感觉传入冲动在原躯体感觉皮层减少与延迟,并引起代偿性反应扩散,通过 MEG 测定的体感诱发区域的中潜伏期变化,对严重颅脑损伤患者是有用的皮层功能测定。

近几年来,MEG 的发展十分迅速,其在临床中的应用也日益扩大,它不仅用于对癫痫的致痫灶定位,同时还广泛应用于神经外科术前功能定位方面,并取得了一定的临床经验。此外,MEG 还广泛应用于神经内科、精神科的基础与临床,它对针灸、气功的原理及效果的研究也大有帮助。

(马晓明)

第二节　脑电图

自 1924 年 Hans Berger 首次获得人类的脑电图后,自 20 世纪 30 年代脑电图开始逐渐走向临床应用。1947 年国际脑电图学和临床生理学会成立,使得脑电图检查成为临床上常规使用的重要检查手段。

脑电图是对人脑生物电的记录。由于脑电信号非常微弱,约为心电强度的千分之一左右。因此容易受到背景信号的干扰。早期的脑电图仪抗干扰能力差,需要采用静电屏蔽才能获得较好的脑电信号。随着技术的不断进步,放大器灵敏度和抗干扰能力的不断提高,常规脑电图检查已经不再需要静电屏蔽。脑电图仪的导联数也由 8 导增加到 16 导、32 导、64 导和 128 导,甚至更多。计算机技术的应用,模拟信号脑电图也被数字信号脑电图取代。并把视频和脑电图同步记录,称之为视频脑电图仪。极大的增加了脑电图的存储能力和应用价值。

目前视频脑电图已经成为日常脑电图仪的标准配置。门诊脑电图以 32 导视频脑电图为主,采用国际标准的 10/20 导联记录,便于标准化和对比研究。

癫痫患者进行术前评估,有时需要埋藏电极行颅内有创脑电图监测,由于颅内电极触点较多,需要 128 导甚至更多导联的数字视频脑电图仪。

数字视频脑电图仪较之模拟信号的走纸脑电图具有以下优点:

1.灵敏度高,采样频率可以高达 10000Hz。

2.可以全方位记录脑电信息。走纸脑电图仅能记录某种特定导联的信息,其他导联的信息被忽略。而数字脑电图可以将同一时间段的脑电图采用不同导联观看,大大提高了异常波形的检查率,提高了准确性。

3.大容量走纸脑电图按照每秒钟 30mm 的速度,记录一小时需要用掉脑电图纸 $60 \times 60s \times 30mm/s = 108m$! 而要记录 24 小时脑电需要 $108 \times 24(h) = 2592m$! 而且走纸脑电图通常只能记录 20 多导脑电。因此走纸脑电图无论在存储和阅读方面,事实上都无法胜任长程脑电监测的任务。而数字视频脑电图仪具有强度的存储能力,可以长时间不间断的脑电监测,是癫痫外科不可缺失的重要设备。

4.将音频和视频与脑电图同步化记录并有机结合,在观看脑电图的同时更可以观察患者发作时的视频影像和声音信息。可以更好地观察患者发作的临床症状学资料,而这是癫痫术前评估中判断致痫区位置的重要方法之一。

（王　凡）

第三节　诱发电位

诱发电位是对神经系统(包括外周或中枢,感觉或运动系统)某一特定部位给予刺激,而在中枢神经系统相应部位产生可测出的电位变化。

一、诱发电位的特点

1.诱发电位的出现与给予刺激之间有一定的时间关系。

2.一种刺激引起的诱发电位在中枢神经系统中有一定空间分布形式。

3.不同形式刺激引起的诱发电位有不同的反应形式。

二、诱发电位的种类

体感诱发电位简称 SEP。

视觉诱发电位简称 VEP。

脑干听觉诱发电位简称 BAEP。

听觉诱发电位简称 AEP。

运动诱发电位简称 MEP。

脊髓诱发电位简称 SCEP。

三叉神经诱发电位简称 TSEP。

感觉神经动作电位简称 SNAP。

事件相关诱发电位简称 ERP。

三、体感诱发电位（SEP）

1.检查方法

（1）刺激电极：上肢主要以刺激正中神经为标准，下肢以刺激胫神经或腓神经为标准。刺激正中神经时电极置于腕部，阴极接近心端，电极间隔 1.5～2cm，在距电极 5cm 的近心端用一环形电极接地线。

（2）记录电极：①记录上肢的诱发电位其头部记录电极的位置为刺激对侧的顶区，即双耳连线中点向后 2cm、中线旁开 7cm，下肢则旁开 2cm。另外两个记录点为颈 7 及 Erb's 点（锁骨中线凹陷处），记录颈髓及臂丛感觉神经动作电位。②参考电极置于额中线 Fz 的部位。刺激一般采用脉冲电流或电压刺激，其方波脉冲的波宽为 0.1～0.5ms，刺激频率 1～5Hz，刺激强度以刺激同侧的大鱼际肌收缩为宜，记录电极的阻抗要求在 5kΩ 以下，仪器的频率范围为 30～2kHz，分析时间按 50～200ms，累加 128 次。

2. SEP 的解剖基础　据实验认为 SLSEP 的主要解剖基础为周围 Ia 类感觉纤维→后索→内侧丘索→丘脑（VPL）→大脑皮层 S_1 区（和 4 区）。脊髓丘脑束可能与 SEP 某些中潜伏期及长潜伏期成分有关。

3.结果分析　SEP 主要从潜伏期、波幅、波形分化来进行分析。

（1）潜伏期：系指刺激开始到波峰的时间，以毫秒计算。通常把向下的波称为阳性波，用

P(positive)代表,向上的波称为阴性波,用 N 代表。SEP 各波峰的正常值由于各家的仪器和实验条件的差异而稍有差别,因此各实验室大多有自己的正常值,各波的命名为 P_1、N_1、P_2、N_2……顺序命名,也有以潜伏期的具体时间来表示。正常 SEP,以刺激正中神经所记录到的短潜伏期远场电位,其来源,N_9 来源于臂丛远端或神经根的电位,N_{13} 为后索突触后电位,N_{14}(P_{14})为内侧丘系的电位,N_{18} 为脑干与丘脑或丘脑与皮层间的电位活动,N_{20} 为冲动到达皮层的电活动。N_{35} 可能与细径纤维经丘脑腹后外侧核投射到皮层感觉一区(S_1)有关,P_{45} 可能系 S_1 周围最近的顶叶为主的感觉皮层联合区反应。N_{60} 个体差异较大,可能为经脑干非特异性上行突触通路的皮层电位,在头部广泛分布,有时其他皮层早成分缺失,而 N_{60} 可保存。

下肢短潜伏期 SEP 各波可能的神经发生源:窝(PF)电位为胫后神经电位,L_3-ICc 记录的马尾电位,第一个 N 波为马尾传入神经电位,第二个 N 波为马尾传出神经电位,T_{12}-ICc 记录的腰髓电位(LP)为腰髓后角突触后电位,头部-ICc 或 KC 记录的 P_1(P_{17}),P_{24} 可能来自腰髓,P_{31} 可能是内侧丘索电位,N_{32} 为对侧头皮中央后回电位,N_{37} 为对侧中央前回运动皮层 4 区,P_{40} 为同侧头皮中央后回(S_1),P_{45} 尚不明确,P_{60} 为顶叶凹面,N_{75} 为非特异上行通路。

N_9 潜伏期延长提示周围神经病损,N_9～N_{13} 峰间潜伏期延长提示颈神经根在臂丛近髓段至髓间的病损。N_{13}～N_{20}。峰间潜伏期延长提示同侧颈髓中段的后索、束核或对侧内侧丘索、丘脑及丘脑皮层放射的病损。

(2)波幅的变化:波幅在正常人变异较大,波幅降级的标准是:正常值下限再减去一个 SD 两侧波幅差 50％才有意义。

(3)波分化不好或缺失。

4.SEP 在临床的应用

(1)周围神经病损评定及神经再生和再生速率判断。

(2)脊髓损伤的评定。

(3)神经系统弥散性病变如变性疾病、遗传代谢性疾病。

(4)对多发性硬化有早期诊断的价值,可以协助检出亚临床病灶。

(5)脑血管病、脑肿瘤、脑外伤时脑功能的评定。

(6)术中监护外周神经及皮层的功能。

四、脑干听觉诱发电位

听觉诱发电位是指给声刺激后从颅顶头皮记录的远场电位,按反应波出现的时间分为早成分、中成分和晚成分。早成分的反应波出现在 10ms 内,其各波来源于听觉传导通路,故又称脑干听觉诱发电位。中成分的反应波出现在 10～50ms 以内。晚成分反应波出现在 50～500ms 以内。

1.检查方法

(1)记录方法:电极位置,通常将记录电极放在颅顶部即鼻枕的中点(Cz),接正极,参考电极放在刺激侧乳突部,接负极,对侧乳突部接地。

(2)刺激方式通常采用波宽为 0.1ms 的方波脉冲产生的短声刺激,刺激频率 10Hz,刺激强度 75～85dB,或声阈加 60dB,对侧耳用低于 40～50dB 的噪声掩蔽。

(3)仪器条件,根据所取电位的时间确定:早成分即脑干听觉诱发电位的条件:带通 1～3kHz,分析时间 10ms,刺激频率 10～20Hz,通常 10Hz,叠加 1000～2000 次,灵敏度 10μV。

中成分:高频 1kHz,低频 10Hz,分析时间 100～500ms,刺激频率 5～10Hz,灵敏度 10～20μV。

晚成分:带通的低频 30Hz,高频 200Hz,分析时间 500ms,刺激频率 5Hz,灵敏度 10μV。

2.结果分析

(1)结果分析主要是看各反应出现的时间与正常值对比,时间延长说明神经传导障碍,尤其是早成分由于它出现的各波的发生源比较明确,因此,对疾病的定位有一定的价值,在临床得到重视和广泛应用。

①早成分的反应波有 7 个,经动物和临床实验证明 7 个波的来源为:Ⅰ波-听神经,Ⅱ波-耳蜗核,Ⅲ波-橄榄核(桥脑),Ⅳ波-外侧丘系(桥脑),Ⅴ波-下丘(中脑),Ⅵ-内侧膝状体,Ⅶ波-听放射(视丘-皮层)。②中成分(10～50ms)有人认为是反映脑部的电位变化。③晚成分是反映原始投射区中神经系统的电位,也有人认为它是额中央区皮层的广泛区域所产生的电位。晚成分临床应用不多。早成分被广泛应用于临床,下面介绍 BAEP 异常的标准。

(2)BAEP 异常的标准主要依据各反应波的绝对潜伏期(PL)、峰间潜伏期(IPL)、波形分化情况和波幅。①波形辨认:BAEP 波形的辨认很重要,首先找到Ⅴ波,因Ⅴ波通常在有效声刺激后约 5.5ms 时出现,是一个最明显的波峰,用 100～3000Hz 的带通滤波其Ⅴ波起始于基线上方。其次是Ⅰ波在刺激后约 1.5ms 出现。Ⅰ、Ⅴ波之间是Ⅲ波。②Ⅱ、Ⅳ波在部分正常人分化不清,故不作为正常标准。峰间期:通常测Ⅰ～Ⅲ IPL,代表脑干下段传导时间,Ⅲ～Ⅴ IPL 反映脑干中、上段传导时间,Ⅰ～Ⅲ和Ⅲ～Ⅴ峰间期的差值前者略长于后者约 0.1～0.2ms。两者潜伏期的差值均为 2ms,故Ⅰ～Ⅴ波则为 4ms 左右,峰间期的标准差约 0.2ms。③波幅:BAEP 波幅变化比较大,同时基线不稳等因素常影响测量的准确性,故有采用同耳不同波或同波不同耳之间的波幅比率作为异常指标,常用 Ⅴ/Ⅰ波幅比,婴幼儿的比率小于或等于 0.5,成人小于或等于 0.5～1.0 均有临床意义。

(3)BAEP 的异常标准:BAEP 的异常标准主要依据各波绝对潜伏期(PL)延长比正常差 2.5～3.0SD,峰间期延长,波幅降低和波形分化不好为标准。①BAEP 各波消失需重复 2 次以上,高频刺激无反应者属异常。②左右耳的 PL 和 IPL 的耳间差(ILD)如果超过 0.4ms 有临床意义。③BAEP 波幅的相对值Ⅴ/Ⅰ≤1。

3. BAEP 在临床的应用

(1)听觉损伤的评定,听力下降者 BAEP Ⅰ～Ⅴ各参量可发生变化,但应注意 BAEP 只代表纯听力图 1000～4000Hz 范围的听敏度。

(2)脑干听觉传导通路的各种疾患常见的有:①听神经瘤。②小脑桥脑脚肿瘤和小脑肿瘤。③脑干内病变(肿瘤、炎症、血管病)。④脑干挫伤。⑤多灶性脑干脱髓鞘病。⑥中脑病变包括松果体瘤、脑血管意外和血管畸形等。

五、视觉诱发电位（VEP）

VEP 系指视网膜给予视觉刺激时在大脑各区,主要是枕叶和颞叶后部记录到的由视觉通路传导并产生的诱发电位反应电位。其传入的视觉通路为视网膜→视神经→视交叉→视束→外侧膝状体→视放射和枕叶视区。一侧视网膜受刺激时,冲动向两侧枕叶皮层投射,产生两侧对称性的 VEP。

1. VEP 的检查方法

（1）刺激方法:最常用的刺激方法有两种,即不成形的闪光和成形的图像刺激。闪光刺激的优点是对视力极差的人或婴儿较容易诱发出 VEP,但容易产生偏高的光线,不易控制所要刺激的确切视野。成形图像有棋盘格、条栅、各种大小的呈同心圆排列的点状图像等。被试者距屏幕 80cm,双眼与屏幕中心平行,屏幕水平视角 25°,垂直角 19°。每个格子视角为 24°,白格光强,168cd/m 里格 35cd/m 对比度 65%,背景光强 3-5/X,屏幕中央有一个约 1 的固定黑格以帮助患者凝视。图形翻转率为 1Hz,翻转时间 10ms,单眼全视野刺激、半视野刺激。

（2）记录方法:记录电极按国际标准 10/20 系统法置于双枕 01、02 的位置,多导同时记录时同时置于 T_6、Ts 的位置,额中（Fz）为公共参考电极。

（3）记录条件:电极阻抗要求在 20kΩ 以下,滤波带通 1～300Hz,分析时间 200～500ms,累加 64～256 次,放大 5μV/cm,刺激方式:单眼全视野或半视野刺激。

2. 结果分析　　正常 VEP 由三个波组成,即 N_1-P_1-N_2 或 N_{75}-P_{100}-N_{145}。P_{100} 的潜伏期在正常人比较稳定,应用图像刺激时,其两眼之间潜伏期差异在 10ms 之内,VEP 的早成分代表视觉皮层的特殊部分,其峰潜伏期说明视觉冲动在视觉通路上传导所需要的时间。正常 VEP 波幅个体差异较大,测量由前一个阴性波峰 N_{75} 到 P_{100} 波峰的幅度,此法常用,另一测量法是测定基线到 P_{100} 波峰的幅度,该方法符合生理,但实际上基线不稳时就难以确定。波幅代表了参与兴奋的神经纤维的数目的多少,在某种程度上也能够反映疾病损伤的程度,正常两眼间 P100 的波幅差不能超过 50%。

3. 视觉诱发电位在临床的应用

（1）视神经炎和球后视神经炎的早期诊断:大量临床研究证实,VEP 对视神经的脱髓鞘疾病的敏感性,有明显视神经炎病史的病人约 90% 的病例 VEP 异常。其中波幅的变化与视敏度的变化极一致,而且比较灵敏。

（2）多发性硬化（MS）:棋盘格翻转刺激的 VEP（PRVEP）在 MS 病人中有较高的异常率,其阳性率在 47%～96% 不等,其特征是 P_{100} 潜伏期延长,一般情况下 P_{100} 超过 10～30ms 可确诊为 MS。

（3）前视路的压迫性病变:①视乳头水肿和良性颅压高患者在视力丧失前数天可见 P100 潜伏期异常。②视神经受压如垂体瘤、颅咽管瘤、蝶骨嵴中颅凹底、前颅凹底肿瘤压迫视神经时,PRVEP 均可异常,其变化的特征是 PRVEP 波形的明显畸变及波幅降低,由于视野缺损还可出现 VEP 在头皮上分布的交叉不对称。

（4）弥散性神经系统病变:①脊髓小脑变性:大约有 PRVEP 异常显示 P100 延长,波形离散。②帕金森氏病:P100 潜伏期延长。

(5)后视路病变:①对枕区的肿瘤和脑梗死可以采用部分视野刺激,显示变异性不对称进行诊断。②癫痫:光敏性癫痫及肌阵挛性癫痫病人的 PRVEP 的波幅明显升高。③皮层盲。④癔病。

六、事件相关诱发电位(ERP)

1.概述　ERP 是一种特殊的诱发电位,属于近场电位之一种,它反映认知过程中大脑的神经电生理改变,因此有人将其称作是"认知电位"。它和经典诱发电位的不同表现在:

(1)ERP 测试时,受试者一般需要意识清醒,要求受试者不单是被动受检,而且还要参与实验。

(2)所用的刺激不是固定不变的,而且还必须是两个以上,并要根据不同的研究目的选用不同的刺激方式。

2.方法

(1)刺激的编制:刺激有视、听、体感,一般常用的是视、听,实验中要求受试者对某一种刺激作计数或按键反应称靶刺激,不需要作出反应的刺激称非靶刺激。两种刺激是随机的,但靶刺激在刺激总数中的比率不能高于 30%,听觉刺激可以有短声、纯音、语音、言语及其他自然或非自然的声音,视觉刺激可以有不同强度和色调的光,单词、语句、图形、图像、照片等,感觉刺激有电流、机械、按压刺激等。

(2)电极位置:按脑电的 10/20 系统放置记录电极 Fz、Cz、Pz、Pz,各点电位最高,参考电极为双耳垂,FPz 接地。

(3)叠加次数一般为 20～50 次,滤波带宽下限为 0.01～1Hz、上限为 30～100Hz,分析时间 1000～1200ms。

3. ERP 的成分与分析方法　狭义地讲,经典的 ERP 成分应只指 P_1、N_1、P_2、N_2、P_3。长期以来以 P_3 作为 ERP 的代称,但它只是 ERP 中最受注意并得到广泛研究的一个内源成分,现在 ERP 这一概念的范围有扩大之势,如 N_{400}、CNV 等也都归入 ERP 中,它们共同的特点是它们都反映了心理活动过程的某些方面如记忆、注意、智能,而不单是大脑的纯生理活动表现,它们必须安排特殊的刺激序列,并需两个以上的刺激。

经典的 ERP 波形包括几个正相波(P)和负相波(N),按出现的先后次序及极性分别命名为 P_1、N_1、P_2、N_3、P_3,或以成分的极性和潜伏期的时间分别依次命名如 N_{200}、P_{300} 等。

ERP 的分析方法与其他诱发电位的分析方法相似着重分析:

(1)波的潜伏期(PL)是指从刺激至从刺激主波峰的时限,以毫秒(ms)表示。与正常值比较有无延长。

(2)波峰间期或称峰间期(IPL):指一个波峰至另一波峰的时间,以毫秒表示。

(3)波形:波形显示是否清晰,正常各成分是否存在,波形的稳定性。

(4)波幅:波幅(AMP)测量方法有以峰值的高度为基准的,也有以基线与波顶垂直线为基准的。

（5）波幅比值与峰间期比值。

（6）波面积：取某一波上升支的最高点与其下降支最低点做连线，此线与该波曲线所包括的面积以毫秒、微伏（μV）表示，或也有以波的上升支及下降支各自与基线相交后两点连线计算此线与该波所包括的面积。

4. ERP 的临床应用　　P_{300} 主要用于由各种原因引起的认知功能障碍的病人，它可以为认知功能障碍的早期诊断、障碍程度提供神经电生理的客观依据，应用较普遍的有以下几方面：

（1）痴呆的早期诊断：老年性痴呆是老年人常见的痴病，以阿尔茨海默型痴呆（AD）和血管性痴呆（VD）为常见。

（2）精神病中的应用：精神分裂症是一类常见的精神病，临床表现为思维、情感、精神活动与环境的不协调，如思维联想过程缺乏连贯性及逻辑性，出现思维松弛，思维破裂，逻辑倒错以及幻觉妄想等，因而事件相关电位 P_{300} 及 N_{400} 的定量分析有助于评定认知功能。

（3）其他方面的应用：①弱智儿童及脑瘫患儿认知功能及其疗效评定的客观指标。②测谎的应用。③智力开发及工效学研究的客观指标。

（马晓明）

第八章　DSA 检查

DSA 是利用计算机处理数字化的影像信息,以消除骨骼和软组织影的减影技术,是目前最常用的血管造影成像技术。

DSA 是影像增强技术、电视技术和计算机技术与常规 X 线血管造影相结合的一种检查方法。与传统 X 线心血管造影检查相比,DSA 的图像消除了骨骼和软组织等背景结构,突出了血管影像,具有很强的对比度,造影剂用量可大为减少,但是其空间分辨率尚不如传统 X 线技术。

【DSA 的成像基本原理与设备】

DSA 是数字 X 线成像(DR)的一个组成部分。DR 是先使人体某部在影像增强器影屏上成像,用高分辨率摄像管对影像增强器上的图像行序列扫描,把所有的连续视频信号转为间断各自独立的信息,有如把影像增强器上的图像分成一定数量的方块,即像素。复经模拟/数字转换器转成数字,并按序排成矩阵。这样,图像就被像素化和数字化了。

数字矩阵可为 256×256、512×512 或 1024×1024。像素越小、越多,则图像越清晰。如将数字矩阵的数字经数字/模拟转换器转换成模拟图像,并于影屏上显示,则这个图像就是经过数字化处理的图像。

DR 设备包括影像增强器、高分辨力摄像管、计算机、磁盘、阴极线管和操作台等部分。

数字减影血管造影的方法有几种,目前常用的是时间减影法,介绍于下。

经导管内快速注入有机碘水造影剂。在造影剂到达目标血管之前,血管内造影剂浓度处于高峰和造影剂被廓清这段时间内,使检查部位连续成像,比如每秒成像一帧,共得图像 10 帧。在这系列图像中,取一帧血管内不含造影剂的图像和含造影剂最多的图像,用这同一部位的两帧图像的数字矩阵,经计算机行数字减影处理,使两个数字矩阵中代表骨骼及软组织的数字被抵消,而代表血管的数字不被抵消。这样,这个经计算机减影处理的数字矩阵经数字/模拟转换器转换为图像,则没有骨骼和软组织影像,只有血管影像,达到减影目的。这两帧图像称为减影对,因系在不同时间所得,故称为时间减影法。时间减影法的各帧图像是在造影过程中所得,易因运动而不尽一致造成减影对的不能精确重合,即配准不良,致使血管影像模糊。

【DSA 的临床应用】

目前,DSA 对动脉的显示已达到或超过常规选择性动脉造影的水平,应用选择性或超选择性插管,对直径 $200\mu m$ 以下的小血管及小病变,也能很好显示。而观察较大动脉,已可不作选择性插管。所用造影剂浓度低,剂量少。还可实时观察血流的动态图像,作为功能检查手段。DSA 可行数字化信息储存。DSA 对显示颈段和颅内动脉均较清楚,可用于诊断颈段动脉狭窄或闭塞、颅内动脉瘤、血管发育异常和动脉闭塞以及颅内肿瘤的供血动脉和肿瘤染色等。DSA 技术发展很快,现已达到三维立体实时成像,更有利于病变的显示。

【神经系统疾病的 DSA】

1.脑瘤 脑瘤推挤邻近的脑和血管。使血管发生移位、集拢或分开、牵直或迂曲。根据所累及的血管可诊断肿瘤的位置。一些恶性胶质瘤、脑膜瘤和转移瘤,肿瘤内血循环较丰富,造影时可显影。借此可能确定肿瘤的性质。但现在除为了解肿瘤的供血动脉外,已较少用脑血管造影检查脑瘤。

2.脑血管疾病 脑动脉瘤、脑血管发育异常和脑血管狭窄闭塞是常见的脑血管疾病。前两者可以引起蛛网膜下腔出血,后者可造成脑供血不全,引起脑梗死。诊断主要靠脑血管造影。

(1)脑动脉瘤:好发于颈内动脉海绵窦段和脑底动脉环及其分支。脑血管造影可指明其位置、大小及其与脑血管的关系。颈内动脉海绵窦段动脉瘤多表现为动脉局部膨大,居蝶鞍旁。脑动脉分支动脉瘤多呈浆果状与动脉相连。如有出血,形成血肿,则邻近血管发生移位。动脉瘤出血也常引起有关动脉痉挛,表现为动脉均匀变细、强直。

(2)脑血管发育异常:常见的是动静脉发育异常。血管造影表现为一簇血管团,与扩大、迂曲的动脉及静脉相连。由于动静脉间有交通,所以病变及引流静脉多提早于动脉期显影。更因血液多流入病变中,以致其他血管显影不良或变细。除非出血形成血肿,不引起血管移位。

(3)脑血管闭塞:多发生于颈内动脉及大脑中动脉。血管造影显示血管于闭塞处突然中断,闭塞以远的血管不显影。远侧的血液供应则来自侧支循环。这些侧支循环可为造影所显示,也是诊断的根据。但疾病早期多不易显示;由于血管闭塞,则发生血流改道,例如大脑中动脉闭塞,则大脑前动脉及颈内动脉分支过度充盈,显影极佳,对诊断也有帮助。

(许新强)

第九章　经颅多普勒超声

超声波用于颅脑疾病的诊断首先是 Leksell 于 1955 年报告用超声脉冲技术测得大脑中线、脑室等的回声,根据其回声变化对大脑占位病变和脑积水等进行诊断。1959 年 Satomura 采用多普勒超声测量颅脑外动脉的血流速度。1982 年 Aaslid 首先用 100 万～200 万 Hz 的多普勒使超声波经过头部不同部位导入颅内,经调控探头的方向、深度、声波束的角度,成功地测得颅底脑的主干动脉的血流速度和声波频谱态图,其超声的变化主要是运动的红细胞反射所产生的超声波变化,此种变化以定性为主,并有一定程度定量地反映大脑动脉血管的机能状态,从而为大脑血管疾患的研究,提供了一个无创简便观测大脑血液动力学变化的客观方法。

一、检查方法

1.超声探测头选择　应用 2MHz 探头进行脉冲多普勒探测颅内血管,选用 4MHz 探头探测颈部血管。

2.探测部位　通常在颅骨较薄对声波衰减较小的颞部,枕骨大孔、眼眶等部位测量,又称颞窗、枕窗、眶窗。

颞窗,受试者取仰卧位,经它测定大脑中动脉,前动脉、后动脉。

枕窗,受试者取坐位,低头,将探测头置于枕骨大孔外,经枕窗可测基底动脉(BA)、椎动脉(VA)及小脑后下动脉(PICA)。

眶窗,受试者仰卧位,两眼闭合,将探测头置于眶上裂,视神经孔的部位,经眶窗要测眼动脉(OA)、颈内动脉(ICA)。

3.各条大动脉的测量方法

(1)大脑中动脉(MCA):采用颞窗测量,采样深度 4.5～5.5cm,血流方向是朝向探头,如出现正相多普勒频谱信号,监听器中所听到较响亮的有节律的嗡嗡的血管搏动时即可认定为 MCA。

(2)大脑前动脉(ACA):从颞窗只能探到前交通支,探测时先找到 MCA 的信号将深度逐渐加深(约 6～7cm),直至血流方向背向探头呈现负相频谱图时可认定是 ACA。

(3)大脑后动脉(PAC):颞窗探测,采样深度 6～7cm,首先接到 MAC 后,将探测深度加深,探头方向稍向斜,一旦出现方向朝向探头的正相多普勒谱图时可认定是 PCA。

(4)基底动脉(BA):受试者取坐位,探头置于枕骨大孔,采样深度 8～10cm,血流方向背离探头,其波形为负相波。

(5)椎动脉(VA):从枕骨大孔探测,采样深度 4~6cm,血流方向背向探头,波形为负相波。

(6)小脑后下动脉(PICA):从枕骨大孔探测,采样深度 5~7cm,由于此动脉行迹一部分沿延髓,其血流方向朝向探头,一部分则背向探头,故其多普勒信号呈双相。

多普勒超声分析的指标通常有血流速度、脉冲指数、多普勒超声频谱形态图及监听器中血流形成的音响等几个方面,应进行综合分析。

二、正常人多普勒的各项指标

1.颅内各动脉的血流速度　　血流速度最快的是 MCA,最快为 105cm/s,平均 69±9cm/s,其次是 ACA,最高速度为 79cm/s,平均 39±7cm/s,再其次是 PCA、BA。Aashid 报告最快是 MCA,然后是 ACA、ICA、BA、PCA、VA、OA,血流速度最慢的是 PICA,两半球的血流速度大致相同,一般左侧比右侧快 1~3cm/s,如果左右的平均流速超过 20cm/s 时则为病理性改变。

2.多普勒超声频谱图型　　正常人的频谱图似一直角三角形的三相波,一般有两个峰,第一个最高的由心脏收缩而形成的垂直上升,外形陡峭的峰称为收缩峰,第二个是血管舒张时形成的波故称舒张波,其频谱图像从高到低,波形清楚,波峰清晰,波形外缘完整。

3.脉动指数　　脉动指数是目前在血流液动力学研究中,常用来表示动脉血管顺应性的指标,动脉顺应性的定义是当动脉血管内血液的压力改变为一个单位时,所对应的动脉体积的变化量,它是反映血管阻力及扩张程度的重要指标。其计算方法是根据收缩期血流速度(S),舒张期血流速度(D),平均血流速度(M)计算,即脉冲指数 $PI=S-D/M$,健康人 PI 值最小,当血流的外周阻力增大,动脉弹性减弱以及血流减少时,PI 值也随之增大。

三、异常多普勒的指标

1.血流速度异常　　颅内病变时常引起颅内血流动力学改变,而致超声血流速度发生变化,由于病变的性质和时期不同,血流速度可以加快,也可以减慢,当血管处于痉挛状态时,血流速度明显加快,如蛛网膜下腔出血引起血管痉挛时、动脉狭窄、动静脉畸形;血流减慢多见于脑动脉硬化、脑供血不足、脑血管栓塞等疾病。

2.超声频谱图像的形态异常　　表现为超声信号的分布不规则,二峰明显增高,波峰增宽,峰顶圆钝,第一二峰融合,分布模糊不清呈双相或逆向分布,有的波峰低平,形态不规则呈团块状,如动静脉畸形的频谱图像多呈不规则的团块状,而动脉硬化、脑供血不足则多为第一二峰融合的圆钝、低平的图像。

3.脉动指数的异常　　在 AVM 的病例中典型的改变就是血流速度明显增高,PI 降低。

4.血流回声异常　　在用监听音响时可以听到病理的血管杂音,如脑血管痉挛时则听到哨鸣样的杂音,而在 VAM 时则可听到轰鸣样的血管杂音。

四、经颅多普勒超声的临床应用

TCD 是无创性的检测颅底动脉的动力学变化的一种客观的方法,它能连续、动态观察其变化过程,对颅内血管疾患的诊断,指导临床治疗及科研均提供了科学有用的信息,因此有着广泛的前景,目前报道较多,最有实际应用价值的有以下几方面:

1.脑血管病的诊断

(1)脑血管闭塞段血流信号消失,其近心端流速降低,闭塞动脉的主要分支血流可加速,可出现湍流杂音,参与侧支循环的动脉血可代偿性加速,也可出现湍流杂音,颞窗探测 MCA 信号消失,而同侧 ACA、PCA 信号存在揭示 MCA 闭塞。CCA 压迫试验可证实颈动脉系统有无闭塞及侧支循环存在。

(2)动脉狭窄:ICA 狭窄时,狭窄段血流加快,狭窄两端流速降低。

2.动静脉畸形的诊断   3D-TCD 对 AVM 诊断的阳性率可达 90%,AVM 供血动脉的各期血流速度异常增高,频谱图像可呈不规则状态,波峰加宽,供血动脉超声信号增粗,走行异常或呈片状,超声信号的异常分布有助于 AVM 的诊断,脉动指数降低,监听时供血动脉可听到轰鸣样的血管杂音。

3.脑血管痉挛的监测   动脉瘤性蛛网膜下腔出血(ASAH)后常引起脑血管痉挛导致缺血性神经系统缺失综合征的发生,可早期诊断。脑血管痉挛的表现主要是 ICA、MCA 流速明显增快,平均流速>120cm/s 为高度危险流速。

（马晓明）

第十章　SPECT 和 PET 检查

ECT 是单光子发射型计算机断层扫描,其原理是利用仪器探测人体内同位素的动态分布而成像;特点是可作功能、代谢方面的影像观察。ECT 包括 SPECT 和 PET。

第一节　SPECT 检查

【定义】

通常所说的 ECT 指的是单光子发射计算机断层扫描,即 SPECT,不仅能显示二维平面图像,更主要的还能给出脏器的断层图像。实际上是一个探头可以围绕患者某一脏器进行 360°旋转的 γ 相机,在旋转时每隔一定角度(3°或 6°)采集一帧图片,然后经电子计算机自动处理,将图像叠加,并重建为该脏器的横断面、冠状面、矢状面或任何需要的不同方位的断层,切面图像,利用专用的核医学应用软件,对断层图像和数据做进一步的分析和处理,为医生提供更多更精确的信息和定量分析的数据,从而极大地提高了诊断的灵敏度和正确性,并且进一步扩大了核医学的应用范围。SPECT 同时也具有一般 γ 相机的功能,可以进行脏器的平面和动态(功能)显像。

【临床应用】

早期冠心病、脑缺血性疾病、恶性肿瘤早期骨转移的检测;还可用于心脏功能显像和多参数分析测定、肺通气功能、肾小球滤过率 GFR 和肾脏有效血流量测定,以及甲状腺疾病的常规检查等方面,是医学影像学中一个独特的分支。在癫痫诊断方面,发作间期癫痫灶表现为低代谢,而癫痫发作期表现为高代谢。其示踪剂适应面广,特异性高,放射性小,不干扰体内环境的稳定,有独到的诊断价值。它的主要特点:保留了 γ 照相机全部平面显像的性能,分层脏器功能观察到脏器功能动态变化,化学物质在脏器内代谢分布、血管量的变化、肿瘤免疫及受体定位等,并以三维立体解像形式和人体生理及病理生理的变化。ECT 的问世明显提高了病变的检测率,原先肝脏占位性病变检出率为 80% 左右,ECT 可达 90% 以上,ECT 可以明确诊断在平面骨显像很难鉴别的椎体、椎旁病变。被称为 20 世纪世纪病的早老痴呆,用 CT、脑血管造影等检查为假阳性的,用 ECT 检查准确性可接近 100%。

（刘文祥）

第二节　PET 检查

【定义】

是近年来应用到临床的核医学显像设备,并被誉为 20 世纪 90 年代世界医学重大发展之一。PET 与其他影像技术相比,PET 显像剂能最大限度地与自然存在于机体内活性分子保持一致。一定意义上,PET 是目前连接分子生物学与临床医学的最佳影像手段。

【优点】

1.能够在分子水平研究活体组织的功能及代谢。

2.能够对恶性肿瘤进行早期诊断及分期。

3.协助临床肿瘤治疗方案的确定及疗效的预测和监测。

4.功能性疾病的诊断(癫痫)。

【工作原理】

使用的放射性核素是小型医用回旋加速器生产的超短半衰期核素。这些核素直接参与人体的代谢,以 $^{11}C(T1/2:20min)$、$^{13}N(T1/2:10min)$、$^{15}O(T1/2:2min)$、$^{18}F(T1/2:110min)$ 等正电子核素通过标记代谢底物、神经介质、神经肽和酶等,可以模拟体内相应生物活动,而不会因分子结构的变动引起大的生物差异,故可保证从分子水平对生理、病理的分子生物学基础进行探测。因此,它是一种新型的代谢和功能显像设备。正电子发射体发射出的正电子(β^+)在极短时间内与其邻近的电子(β^-)发生碰撞而发生湮没辐射,即在两者湮没的同时,产生两个方向相反的能量皆为 511keV 的 γ 光子。两个相对的 γ 闪烁探头加符合电路组成湮没符合探测装置。上述两个方向相反的 γ 光子可以同时分别入射这两个探头,通过符合电路形成一个 Z 信号,而被探测到。湮没辐射发生的位置于这两个探头的有效视野内,故探头视野越小,Z 信号的定位范围越窄,精度(空间分辨率)高。凡在此视野外或在此视野内发生的湮没辐射,所产生的两个 γ 光子不能同时入射两个探头者,皆不能形成符合信号而不能被记录。可见这种位置探测不需要一般的屏蔽型准直器,而依靠两个光子的特殊方向和符合电路来实现的,故称为"光子准直"或"电子准直"。由于免去一般的屏蔽型准直器,极大地提高了探测灵敏度(一般准直器挡去 90% 以上的应该入射视野的射线)。

PET 与 SPECT 相比较具有灵敏度高和能用于较精确定量分析的优点,加上所用放射性核素多为人体组织天然元素的同位素,能进行真正的示踪研究,故 PET 已成为当前最理想的定量代谢显像技术,为医学的进步做出了重要贡献。但它造价昂贵,必须就近配置生产正电子核素的加速器和标记热室(因为常用正电子发射体的物理半衰期都很短),故尚难于推广应用。

【临床应用】

主要包括肿瘤定位及分期;心肌存活的研究;脑部功能及代谢。对于肿瘤的早期诊断、功能代谢性疾病的诊断 PET 是当前影像学科中的最佳选择。PET 主要临床工作:肿块良恶性的鉴别诊断;恶性肿瘤分级;转移性肿瘤原发灶的定性与定位;恶性肿瘤治疗前分期;放疗后坏死、纤维化和术后癌痕与肿瘤残留或复发的鉴别放化疗疗效随访;鉴别心肌是否存活;老年性痴呆的早期诊断与病程评价;癫痫病灶的定位与疗效判断;Parkinson 病的早期诊断与病因探讨;精神病的病因研究和临床用药方案的确定;脑生理研究与认知科学的探索。

（宁显宾）

第十一章 颅脑损伤

第一节 脑损伤

一、脑震荡

【定义】

头部外伤导致轻度脑损伤,引起短暂脑功能障碍。

【诊断依据】

1.临床表现

(1)头部外伤史。

(2)短暂意识障碍,一般不超过半小时。

(3)近事遗忘(逆行性遗忘)。

(4)可有脑干、延髓抑制:心率减慢、血压下降、面色苍白、冷汗、呼吸抑制、四肢松软等。

(5)头痛、头晕、恶心、呕吐、乏力、烦躁等。

(6)神经系统检查无阳性体征。

2.辅助检查

(1)腰穿颅压正常,脑脊液无红细胞。

(2)头颅 CT 检查颅内无损伤改变。

【鉴别诊断】

轻度脑挫裂伤、醉酒、药物中毒。

【治疗原则】

1.卧床休息约 1 周,给予止痛、镇静等对症治疗,消除患者对脑震荡的畏惧心理。

2.监测生命体征和神经系统功能,若有神经功能恶化,及时复查头颅 CT。

二、脑挫裂伤

【定义】

头部外伤后,脑组织的变形和剪性应力导致着力点和对冲部位脑实质损伤,脑实质点片状出血,软脑膜和脑组织断裂、水肿、坏死。

【诊断依据】

1.临床表现

(1)头部外伤史。

(2)意识障碍,其与损伤的部位和程度有关,多为伤后立即昏迷,且时间较长,一般超过半小时。

(3)局灶性神经功能症状和体征,如偏瘫、失语、锥体束征、视野缺损、感觉障碍以及癫痫发作等。

(4)生命体征改变:体温升高、心率加快、呼吸浅快,血压早期下降,后期可增高。

(5)颅内压增高:头痛、恶心、呕吐、烦躁、视神经乳头水肿、Cushing 反应等。

(6)可有脑膜刺激征。

(7)可有脑疝表现:小脑幕裂孔疝——患侧动眼神经麻痹、对侧肢体瘫痪和锥体束征;枕大孔疝——呼吸循环紊乱。

2.辅助检查

(1)血常规有应激表现:白细胞增高等。

(2)肝肾功能、电解质检查可有水电解质紊乱、肾功能受损等。

(3)血气可有低氧血症、高二氧化碳血症。

(4)腰椎穿刺可见血性脑脊液。

(5)头颅 X 线平片可有颅骨骨折。

(6)头颅 CT 可见脑组织呈混杂密度改变,低密度区内有斑片状高密度出血区,呈"胡椒面"样,周围可有水肿,脑室、脑池受压变窄,可有中线移位或蛛网膜下腔出血。

(7)头颅 MRI 可进一步了解受损脑组织部位、范围和周围水肿情况。

【鉴别诊断】

弥漫性轴索损伤、脑震荡、颅内血肿。

【治疗原则】

1.内科治疗

(1)监测生命体征、血氧饱和度和神经系统功能,若有神经功能恶化,及时复查头颅 CT。

(2)保持气道通畅,必要时,可行气管插管。

(3)吸氧,避免低氧血症。

(4)维持血压正常或略偏高。

(5)降低颅内压:头高 15°～30°、甘露醇、呋塞米、轻度过度通气(PCO_2 维持在 25～35mmHg)等。

(6)酌情使用激素。

(7)预防性使用抗癫痫药。

(8)维持水、电解质平衡,适当限制液体入量。

(9)对症降温、镇静。

(10)营养支持。

(11)病情稳定后,可开始康复治疗,包括高压氧、理疗、针灸、功能锻炼等。

2.外科治疗　必要时可行有创颅内压监测,保守治疗颅压仍超过 30mmHg,甚至出现脑疝,CT 显示有占位效应,中线移位;需行去骨瓣减压术和(或)脑损伤灶清除术。

三、弥漫性轴索损伤

【定义】

加速或减速惯性力所致的弥漫性神经轴索损伤,主要位于脑的中轴部位,即胼胝体、脑干、大脑半球灰白质之间、脑室旁等处,病理表现为轴索断裂、轴浆溢出。

【诊断依据】

1.临床表现

(1)头部外伤史。

(2)伤后持续昏迷。

(3)生命体征紊乱,包括呼吸节律紊乱、心率和血压不稳。

(4)瞳孔变化:可时大时小或散大固定,对光反射消失,可有凝视。

(5)四肢肌张力增高,锥体束征,可呈去大脑强直。

(6)可出现脑干生理反射消失,包括头眼垂直反射、头眼水平反射、角膜反射、咀嚼肌反射等。

(7)可出现掌颏反射、角膜下颌反射。

2.辅助检查

(1)血常规可有应激表现,如白细胞增高等。

(2)血气可有低氧血症、高二氧化碳血症。

(3)腰穿颅压可正常。

(4)头颅 CT 和头颅 MRI 可见大脑皮质和白质之间、脑室周围、胼胝体、脑干及小脑内有散在的小出血灶,无显著占位效应。

(5)脑干听觉诱发电位可见病灶以下正常,病灶水平及其上异常或消失。

【分级】

DAI 是一个基本的病理性诊断,外伤后昏迷持续长于 6 小时的常与 DAI 有关。临床判断 DAI 的标准分三级:

1.轻度 DAI　昏迷持续 6 到 24 小时。

2.中度 DAI　昏迷持续超过 24 小时,不伴有去大脑状态。

3.重度 DAI　昏迷持续超过 24 小时,伴去大脑状态或瘫痪。重度 DAI 的死亡率为 50%。

【鉴别诊断】

脑挫裂伤、颅内血肿。

【治疗原则】

1.监测生命体征、血氧饱和度和神经系统功能,若有神经功能恶化,及时复查头颅 CT。

2.保持气道通畅,必要时,可行气管插管或气管切开。

3.纠正呼吸循环紊乱,吸氧,必要时,可用呼吸机辅助呼吸。

4.脱水:甘露醇、呋塞米。

5.激素。

6.维持水、电解质平衡。

7.对症降温、镇静。

8.营养支持。

9.防止各种并发症。

10.病情稳定后,可尽早行康复治疗,包括高压氧、理疗、针灸、功能锻炼等。

(张　劼)

第二节　头皮损伤

　　头皮是颅脑部防御外界暴力的表面屏障,具有较大的弹性和韧性,对压力和牵张力均有较强的抗力。故而暴力可以通过头皮及颅骨传入颅内,造成脑组织的损伤,而头皮却完整无损或有轻微的损伤。头皮的结构与身体其他部位的皮肤有明显的不同,表层毛发浓密、血运丰富,皮下组织结构致密,有短纤维隔将表层、皮下组织层和帽状腱膜层连接在一起,三为一体不易分离,其间富含脂肪颗粒,有一定保护作用。帽状腱膜与颅骨骨膜之间有一疏松的结缔组织间隙,使头皮可赖以滑动,故有缓冲外界暴力的作用。当近于垂直的暴力作用在头皮上,由于有硬组织颅骨的衬垫,常致头皮挫伤或头皮血肿,严重时可引起挫裂伤;近于斜向的或切线的外力,因为头皮的滑动常导致头皮的裂伤、撕裂伤,但在一定程度上又能缓冲暴力作用在颅骨上的强度。

一、头皮血肿

　　头皮富含血管,遭受钝性打击或碰撞后,可使组织内血管破裂出血,而头皮仍属完整。头皮出血常在皮下组织中、帽状腱膜下或骨膜下形成血肿,其所在部位和类型有助于分析致伤机理,并能对颅骨和脑的损伤作出估计。

　　1.皮下血肿　头皮的皮下组织层是头皮的血管、神经和淋巴汇集的部位,伤后易于出血、水肿。由于血肿位于表层和帽状腱膜之间,受皮下纤维隔限制而有其特殊表现:体积小、张力高;疼痛十分显著;扪诊时中心稍软,周边隆起较硬,往往误为凹陷骨折。采用 X 线切线摄片的方法,或在血肿缘加压排开组织内血液和水肿后,即可辨明有无凹陷骨折。

皮下血肿无需特殊治疗,早期给予冷敷以减少出血和疼痛,24～48 小时之后改为热敷以促其吸收。

2.帽状腱膜下血肿 帽状腱膜下层是一疏松的蜂窝组织层,其间有连接头皮静脉和颅骨板障静脉以及颅内静脉窦的导血管。当头部遭受斜向暴力时,头皮发生剧烈的滑动,引起层间的导血管撕裂,出血较易扩散,常致巨大血肿。故其临床特点是:血肿范围宽广,严重时血肿边界与帽状腱膜附着缘一致,前至眉弓,后至枕外粗隆与上项线,两侧达颞弓部,恰似一顶帽子顶在病人头上。血肿张力低,波动明显,疼痛较轻,有贫血外貌。婴幼儿巨大帽状腱膜下血肿,可引起休克。

帽状腱膜下血肿的处理,对较小的血肿亦可采用早期冷敷、加压包扎,24～48 小时后改为热敷,待其自行吸收。若血肿巨大,则应在严格皮肤准备和消毒下,分次穿刺抽吸后加压包扎,尤其对婴幼儿病人,须间隔 1～2 天穿刺一次,并根据情况给予抗生素,必要时尚需补充血容量之不足。

3.骨膜下血肿 颅骨骨膜下血肿,除婴儿因产伤或胎头吸引助产所致者外,一般都伴有颅骨线形骨折:出血来源多为板障出血或因骨膜剥离而致,血液集积在骨膜与颅骨表面之间,其临床特征是:血肿周界止于骨缝,这是因为颅骨在发育过程中,将骨膜夹嵌在骨缝之内,故鲜有骨膜下血肿超过骨缝者,除非骨折线跨越两块颅骨时,但血肿仍将止于另一块颅骨的骨缝。

骨膜下血肿的处理,早期仍以冷敷为宜,但忌用强力加压包扎,以防血液经骨折缝流向颅内,引起硬脑膜外血肿,应在严格备皮和消毒情况下施行穿刺,抽吸积血 1～2 次即可恢复。若反复积血则应及时行 CT 扫描或其他辅助检查。对较小的骨膜下血肿,亦可采用先冷敷,后热敷待其自行吸收的方法;但对婴幼儿骨膜下血肿,往往为时较久即有钙盐沉着,形成骨性包壳,难以消散。对这种血肿宜及时穿刺抽吸,在密切观察下小心加压包扎。

二、头皮裂伤

头皮属特化的皮肤,含有大量的毛囊、汗腺和皮脂腺,容易隐藏污垢、细菌,容易招致感染。所幸,头皮血液循环十分丰富,虽然头皮发生裂伤,只要能够及时施行彻底的清创,感染并不多见。在头皮各层中,帽状腱膜是一层坚韧的腱膜,它不仅是维持头皮张力的重要结构,也是防御浅表感染侵入颅内的屏障。当头皮裂伤较浅,未伤及帽状腱膜时,裂口不易张开,血管断端难以退缩止血,出血反而较多。若帽状腱膜断裂,则伤口明显裂开,损伤的血管断端随伤口退缩、自凝,故而较少出血。

1.头皮单纯裂伤 常因锐器的刺伤或切割伤,裂口较平直,创缘整齐无缺损,伤口的深浅多随致伤因素而异,除少数锐器直接穿戳或劈砍进入颅内,造成开放性颅脑损伤者外,大多数单纯裂伤仅限于头皮,有时可深达骨膜,但颅骨常完整无损,也不伴有脑损伤。处理的原则是尽早施行清创缝合,即使伤后逾时 24 小时,只要没有明显的感染征象,仍可进行彻底清创一期缝合,同时应给予抗菌药物及 TAT 注射。

清创缝合方法:剃光裂口周围至少 8cm 以内的头皮,在局麻或全麻下,用灭菌清水冲洗伤口,然后用消毒软毛刷蘸肥皂水刷净创部和周围头皮,彻底清除可见的毛发、泥沙及异物等,再用生理盐水至少 500ml 以上,冲净肥皂泡沫。继而用灭菌干纱布拭干创面,以碘酒、酒精消毒伤口周围皮肤,对活跃的出血点可用压迫或钳夹的方法暂时控制,待清创时再一一彻底止血。常规铺巾后由外及里分层清创,创缘修剪不可过多,以免增加缝合时的张力。残存的异物和失去活力的组织均应清除。术毕缝合帽状腱膜和皮肤。若直接缝合有困难时可将帽状腱膜下疏松层向周围行分离,施行松解术之后缝合;必要时亦可将裂口作 S 形、三叉形或瓣形延长切口,以利缝合,一般不放皮下引流条。

2.头皮复杂裂伤　常为钝器损伤或因头部碰撞在外物上所致,裂口多不规则,创缘有挫伤痕迹,创内裂口间尚有纤维相连,没有完全断离,即无"组织挫灭"现象,在法医鉴定中,头皮挫裂伤创口若出现"组织挫灭",常暗示系金属类或有棱角的凶器所致。伤口的形态常能反映致伤物的大小和形状。这类创伤往往伴有颅骨骨折或脑损伤,严重时亦可引起粉碎性凹陷骨折或孔洞性骨折穿入颅内,故常有毛发、布屑或泥沙等异物嵌入,易致感染。检查伤口时慎勿移除嵌入颅内的异物,以免引起突发出血。处理的原则亦应及早施行清创缝合,并常规用抗生素及 TAT。

清创缝合方法:术前准备和创口的冲洗清创方法已如上述。由于头皮挫裂伤清创后常伴有不同程度的头皮残缺,故这里主要介绍头皮小残缺修补方法。

对复杂的头皮裂伤进行清创时,应做好输血的准备。机械性清洁冲洗应在麻醉后进行,以免因剧烈疼痛刺激引起心血管的不良反应。对头皮裂口应按清创需要有计划地适当延长,或作附加切口,以便创口能够一期缝合或经修补后缝合。创缘修剪不可过多,但必须将已失去血供的挫裂皮缘切除,以确保伤口的愈合能力。对残缺的部分,可采用转移皮瓣的方法,将清创创面闭合,供皮区保留骨膜,以中厚断层皮片植皮覆盖之。

3.头皮撕裂伤　大多为斜向或切线方向的暴力作用在头皮上所致,撕裂的头皮往往是舌状或瓣状,常有一蒂部与头部相连。头皮撕裂伤一般不伴有颅骨和脑损伤,但并不尽然,偶尔亦有颅骨骨折或颅内出血。这类病人失血较多,但较少达到休克的程度。由于撕裂的皮瓣并未完全撕脱,常能维持一定的血液供应,清创时切勿将相连的蒂部扯下或剪断。有时看来十分窄小的残蒂,难以提供足够的血供,但却出乎意料的使整个皮瓣存活。

清创缝合方法已如前述,原则上除小心保护残蒂之外,应尽量减少缝合时的张力,可采用帽状腱膜下层分离,松解裂口周围头皮,然后予以分层缝合。若张力过大,应首先保证皮瓣基部的缝合,而将皮瓣前端部分另行松弛切口或转移皮瓣加以修补。

三、头皮撕脱伤

头皮撕脱伤是一种严重的头皮损伤,几乎都是因为留有发辫的妇女不慎将头发卷入转动的机轮而致。由于表皮层、皮下组织层与帽状腱膜 3 层紧密相接在一起,故在强力的牵扯下,往往将头皮自帽状腱膜下间隙全层撕脱,有时连同部分骨膜也被撕脱,使颅骨裸露。头皮撕脱的范围与受到牵扯的发根面积有关,严重时可达整个帽状腱膜的覆盖区,前至上眼睑和鼻根,后至发际,两侧累及耳廓甚至面颊部。病人大量失血,可致休克,但较少合并颅骨骨折或脑损伤。

根据病人就诊时间的早迟、撕脱头皮的存活条件、颅骨是否裸露以及有无感染迹象而采用不同的方法处理。

1.头皮瓣复位再植　即将撕脱的头皮经过清创后行血管吻合,原位再植。仅适于伤后2～3小时,最长不超过6小时、头皮瓣完整、无明显污染和血管断端整齐的病例。分组行头部创面和撕脱头皮冲洗、清创,然后将主要头皮供应血管,颞浅动、静脉或枕动静脉剥离出来,行小血管吻合术,若能将其中一对动、静脉吻合成功,头皮瓣即能成活。由于头皮静脉菲薄,断端不整,常有一定困难。

2.清创后自体植皮　适于头皮撕脱后不超过6～8小时,创面尚无明显感染、骨膜亦较完整的病例。将头部创面冲洗清创后,切取病人腹部或腿部中厚断层皮片,进行植皮。亦可将没有严重挫裂和污染的撕脱皮瓣仔细冲洗、清创,剃去头发,剔除皮下组织包括毛囊在内,留下表皮层,作为皮片回植到头部创面上,也常能成活。

3.晚期创面植皮　头皮撕脱伤为时过久,头皮创面已有感染存在,则只能行创面清洁及交换敷料,待肉芽组织生长后再行晚期邮票状植皮。若颅骨有裸露区域,还需行外板多处钻孔,间距约1cm左右,使板障血管暴露,以便肉芽生长,覆盖裸露之颅骨后,再行种子式植皮,消灭创面。

(张　劼)

第三节　颅骨损伤

头部受到外力作用时,在着力点首先发生颅骨的变形,使颅骨暂时向内弯曲;外力作用消失以后,颅骨借助自身弹力回复原形。如果受力处的外力强度超过了颅骨的弹性回复限度,就发生骨折。

颅骨骨折是颅骨受外力作用所致的颅骨结构改变,骨折的形式通常与外力作用的方式和程度有关。外力的作用面积越大、速度越快,颅骨的损伤越重。一般按骨折的部位可以分为颅盖骨折和颅底骨折;按骨折形态可以分为线性骨折(包括骨缝分离)、凹陷骨折和粉碎性骨折;按骨折与外界是否相通,分为开放性与闭合性骨折,开放性骨折和累及鼻窦的颅底骨折有合并骨髓炎和颅内感染的可能。

一、线性骨折

线性骨折分为颅盖骨线性骨折和颅底骨线性骨折。

【病理】

颅骨的线性骨折是颅脑外伤中最常发生的骨折。颅骨呈线状裂纹,X线片可见颅骨的连续性遭到破坏,边缘呈现锐利僵直的长条形透亮区。头部CT骨窗片可见局部颅骨连续性中断。头部三维 CT 更是可重建出颅骨骨折的真实形态。

颅盖骨的单纯性线性骨折一般不需特殊处理,几周以后骨折线内即被纤维结缔组织所充填。对跨越大血管(如静脉窦、脑膜中动脉等)的线性骨折要注意观察病情变化,警惕有发生硬脑膜外(下)血肿的危险。

颅底的线性骨折,根据部位可分为下列三种类型。

1.前颅窝骨折 骨折线多为纵行,累及额骨的眶板和筛骨,出血可经前鼻孔流出,或流入眶内,后者在眼睑中或球结膜下形成瘀斑,出血多时可在眶周形成广泛淤血,导致所谓"熊猫眼"征。脑膜破裂时,脑脊液可经额窦或筛窦从前鼻孔流出,成为脑脊液鼻漏。空气经此途径进颅腔成为外伤性气颅或颅内积气。筛板、视神经孔骨折或当骨折累及眶上裂时,可出现相应的嗅觉、视觉和眼球运动神经的损害症状。

2.中颅窝骨折 骨折线多为横行,受损部位累及蝶骨或蝶窦,出血或脑脊液漏可经蝶窦由鼻孔流出。累及颞骨岩部,脑膜、骨膜和鼓膜均有破裂时,出血或脑脊液漏则经外耳道流出;若鼓膜完整,脑脊液则经咽鼓管流往鼻咽部,可误认为是鼻漏。累及蝶骨或颞骨的内侧部,可损伤垂体或第Ⅱ～Ⅵ脑神经。累及颈动脉海绵窦段,可造成颈动脉海绵窦瘘,形成搏动性突眼和颅内杂音。破裂孔和颈动脉管处的损伤,可造成致命性鼻出血和耳出血。

3.后颅窝骨折 骨折线多为纵行,累及颞骨岩部后外侧时,多在伤后1～2日内出现乳突部皮下淤血(Battle 征);累及枕骨大孔周围时,可合并后组脑神经的受损及颈后皮下淤血。

【诊断】

颅底骨折的诊断主要依靠临床表现来确定,X 线片很难发现骨折线;合并颅内积气时,可以间接诊断颅底骨折。CT 扫描骨窗片时可以发现骨折线,除此以外还可以了解颅内有无并存的脑损伤。颅盖骨骨折,摄 X 线平片优于 CT 扫描。目前最具诊断意义为头部三维立体 CT 颅骨重建,可反映出颅骨骨折的真实形态。

【治疗】

颅底骨折本身无需特殊治疗,重要的是它的并发症。脑脊液漏者应视为开放性颅脑损伤,漏口严禁堵塞,不宜做腰椎穿刺,尽可能避免擤鼻、咳嗽和打喷嚏,这些可能造成颅内积气加重和逆行感染。伤者取头高卧位休息,给予抗生素治疗,绝大多数漏口可在伤后1～2周内自行愈合。如果1个月后仍未停止漏液,可考虑手术修补硬脑膜。颅内积气者,多数不必处理,气体可在1～2周内完全吸收;个别情况可有气体不断增加;有颅内压增高时,可行开颅钻孔放气或直接行瘘口的修补手术。脑神经损伤者,可用神经营养药物或血管扩张药物治疗,不完全损伤者多数可以自愈;伤后早期出现视力下降者,经拍片证实为碎骨片压迫时,应尽早施行视神经孔减压手术。面神经麻痹超过3个月无恢复时,可考虑做面-副神经或面-舌下神经吻合术。

二、凹陷骨折

颅骨的厚薄不一,一般认为颅骨的陷入程度超过了所在区域的颅骨厚度,称之为颅骨凹陷骨折。骨折凹陷时常合并头皮血肿,因此单凭触诊不易诊断,必须依靠 X 线的骨折切线位拍片。头部三维 CT 亦可重建出凹陷骨折的真实形态。

【治疗】

凹陷骨折一般都需要手术复位或将凹陷的骨质切除,位于功能区者更是如此。有些位于静脉窦区的凹陷骨折,在没有充分准备的情况下不要贸然手术,以免发生意想不到的大出血。儿童颅骨较薄,硬度小而弹性大,所谓"乒乓球"样凹陷骨折,随着脑组织的不断发育,凹陷的颅骨有自行复位的可能性。成人的凹陷骨折在手术复位时常发现颅骨的内板比外板的损害要严重得多,手术复位比较困难,最后只有将塌陷的骨质全部取除,其颅骨的缺损部分可用自体骨片立即修复或以后用人工骨再做修复。

三、粉碎性骨折

粉碎性骨折为有游离骨片的骨折,见于外伤时暴力较大,多数合并有开放性损伤。手术清创时应将游离的碎骨片清除,硬脑膜如有裂口应做修补,伤口分层缝合,术后用抗生素治疗。

四、开放性骨折

开放性骨折见于锐器直接损伤或火器伤,受伤的局部头皮全层或部分裂开,其下的颅骨可有不同形式的骨折,伤口内常有异物,如头发、泥土、布屑、弹丸(片)或碎骨片等。

【治疗】

开放性骨折的清创原则如下:

1.线性骨折在没有严重污染时,将头皮分层缝合即可。有污染时应将骨折边缘咬除,以防术后感染。

2.凹陷骨折先将头皮彻底清创,再将骨折片撬起,骨折片无法复位时应将其去除;如硬脑膜颜色正常,脑张力不高,没有颅内血肿迹象,不要轻易切开硬脑膜;硬脑膜如有裂伤,清创后应予缝合,以免感染进入颅内。

3.粉碎性骨折头皮清创时,应将游离碎骨片摘除。

(张　劼)

第四节　创伤性脑水肿

一、发生机理

外伤性脑水肿是指脑实质损伤之后均有轻重不同的脑水肿反应,也是外伤后颅内压增高的常见原因之一。脑水肿可在伤后立即发生,逐日加重,至3～4天达到高潮。实际上脑水肿完全消退约需 7~14 天,而当脑组织损伤严重,局部出血、水肿、缺血及缺氧等反应向周围广泛扩展时,则常导致不可逆的弥漫性水肿、肿胀、威胁病人生命。以往,临床上所看到的脑水肿有湿性与干性之分,前者水分主要积在细胞外间隙,脑回外观扁平、脑沟窄浅,扪之松软,切面有水分渗出,出血点血液流散,称之为水肿;后者水分集于细胞内,脑表面干燥、淤血,扪之韧实,切面无水分渗出,出血点不流散,称之为肿胀。1967 年国外学者将创伤性脑水肿分为血管源性细胞外水肿和细胞毒性细胞内水肿,前者系因血脑屏障破坏,毛细血管通透性增加,使水分、钠、氯及蛋白渗至血管外,形成细胞外间隙水肿,又因白质细胞外间隙大于灰质 4~6 倍,故水肿主要在白质内扩散;后者则属细胞代谢障碍所致,概因缺氧、胶质细胞膜受损、酶系统活动紊乱及钠泵功能不良等故,而使水分进入渗透压较高的细胞内,形成细胞内水肿且灰质与白质均可涉及。有关创伤性脑水肿的发生机理研究很多,提出了不少学说。

1.血脑屏障学说　　血脑屏障结构与功能损害是血管源性脑水肿的病理基础。主要病理特点是脑毛细血管内皮细胞微绒毛形成、胞饮小泡增多、胞饮作用增强以及紧密连接开放。脑损伤后血脑屏障开放、通透性增加,血中大分子物质及水分从血管内移出进入脑组织内,积聚于细胞外间隙,形成血管源性脑水肿。既往认为脑损伤后血脑屏障破坏在伤后 6 小时始出现,伤后 24 小时才明显。有人在实验研究中发现,伤后 30 分钟就已有 5nm 胶体金微粒透过血脑屏障,至伤后 6 小时,血脑屏障通透性增加已达高峰,此时各种大小(5、10 和 15nm)的胶体金微粒均可通过血脑屏障,证明了血脑屏障破坏可能是直接导致创伤性脑水肿的最早和最重要的因素。脑损伤后缺血和缺氧、血管扩张和脑组织本身释放的许多损害因子均可导致血脑屏障破坏。

2.钙通道学说　　钙对神经细胞损害和死亡起着决定性作用。研究发现脑损伤后脑组织内钙的浓度升高,认为其与创伤性脑水肿的发生与发展有关。脑损伤早期大量 Ca^{2+} 进入细胞内,胞浆中游离钙浓度异常升高,可达正常的 10~15 倍,即钙超载,是引起神经细胞损害、血脑屏障破坏和创伤性脑水肿的关键因素。这种改变在伤后 30 分钟即十分明显,伤后 6 小时到达高峰,并一直持续到伤后 72 小时。脑损伤后钙超载的原因:①由于早期缺血缺氧,神经细胞能量供应障碍,Ca^{2+}-Mg^{2+}-ATP 酶的排钙功能受损;②内质网、线粒体的贮钙作用减弱;③特别是细胞膜结构受损、流动性及稳定性降低,钙离子通道开放,细胞外大量钙离子涌入细胞,尤其是神经细胞内,细胞内的低钙离子稳态受到破坏,发生钙离子超载。钙超载产生下列危害:①激活细胞内中性蛋白酶及磷脂酶,或通过钙调蛋白(CaM)的介导,使神经细胞蛋白质及脂质分解代谢增加,细胞膜完整性破坏,细胞外 Na^+、Cl^- 及水等物质进入细胞内,导致细胞内水肿。②Ca^{2+} 沉积于线粒体内,使线粒体氧化磷酸化电子传递脱耦联,无氧代谢增强,释放大量氢离子,细胞内 pH 值降低,造成细胞内酸中毒,Na^+/H^+ 交换使 Na^+ 进入细胞内增多,发生细胞内水肿。③Ca^{2+} 进入微血管壁,通过钙调蛋白或直接作用于微血管内皮细胞,紧密连接开放,血脑屏障通透性增加,导致血管源性脑水肿。④Ca^{2+} 进入脑血管壁,血管平滑肌细胞内 Ca^{2+} 浓度升高,使其收缩,脑血管痉挛,加重脑缺血缺氧和血脑屏障破坏,加剧血管源性脑水肿。近年来的大量实验和临床研究表明,脑损伤早期应用钙离子通道阻滞剂尼莫地平等有效阻止 Ca^{2+} 内流,保护神经细胞和血脑屏障功能,防止脑血管痉挛缺血,能有效减轻细胞内和血管源性脑水肿。

3.自由基学说　氧自由基是指一类具有高度化学反应活性的含氧基团,主要有超氧阴离子(O_2^-)、羟自由基(OH^-)和过氧化氢(H_2O_2)。早在 1972 年,国外学者就开始用自由基学说解释脑水肿的发生机理,随后国内外不少学者在实验中观察到,脑损伤后脑内氧自由基产生增加,脂质过氧化反应增强,是引起神经细胞结构损伤和血脑屏障破坏,导致细胞毒性脑水肿和血管源性脑水肿的重要因素。氧自由基主要产生于神经细胞和脑微血管内皮细胞。脑损伤后上述部位氧自由基产生增多的原因:①不完全性缺血缺氧使线粒体呼吸链电子传递中断,发生"单价泄漏现象",氧分子被还原为 O_2^-;②细胞内能量合成减少,分解增加,大量 ATP 降解为次黄嘌呤,后者在被还原成尿酸过程中生成大量 O_2^-;③细胞内 Ca^{2+} 增多,激活磷脂酶 A_2,使花生四烯酸产生增加,后者在代谢过程中产生 O_2^-;④单胺类神经递质肾上腺素、去甲肾上腺素和 5-羟色胺大量释放,它们自身氧化生成 O_2^-、OH^- 和 H_2O_2;⑤脑挫裂伤出血,以及蛛网膜下腔出血,大量氧合血红蛋白自身氧化成各种氧自由基,血中的铁、铜等金属离子及其络合物催化脂质过氧化反应,又生成氧自由基。氧自由基对生物膜的损害作用最为广泛和严重。神经细胞和脑微血管内皮细胞既是自由基的产生部位,又是受自由基损害最为严重的部位。南于这些细胞的膜都是以脂质双分子层和多价不饱和脂肪酸为框架构成,易于遭受氧自由基的攻击,产生下列病理损害:①神经细胞膜上 Na^+-K^+-ATP 酶、Ca^{2+}-Mg^{2+}-ATP 酶、腺苷酸环化酶、细胞色素氧化酶等重要的脂质依赖酶失活,导致膜流动性和通透性增加,细胞内 Na^+、Ca^{2+} 增多;线粒体膜破坏,细胞能量合成障碍;溶酶体膜破裂,溶酶体内大量水解酶释放,导致细胞内环境紊乱,细胞肿胀,发生细胞毒性脑水肿。②氧自由基破坏脑微血管内皮细胞的透明质酸、胶原和基底膜,使血脑屏障通透性增加,血浆成分漏至细胞外间隙,导致血管源性脑水肿。③氧自由基还攻击脑血管平滑肌及其周围的结缔组织,导致血管平滑肌松弛,同时氧自由基使血管壁对血管活性物质的敏感性下降,血管扩张,微循环障碍加重,加剧脑水肿。目前认为,甘露醇、糖皮质激素、维生素 E 和维生素 C 等具有氧自由基清除作用,能有效地减轻创伤性脑水肿。

4.脑微循环学说　脑损伤可引起脑微循环机能障碍,导致其静力压增高,产生压力平衡紊乱,导致脑水肿。脑微循环障碍包括血管反应性降低、血管自动调节紊乱(血管麻痹或过度灌注)和血液流变学改变。脑血管反应性降低指其对 CO_2 的收缩反应能力低下,当血中 CO_2 分压降低时管壁并不收缩。研究表明,脑损伤 24 小时后血管平滑肌松弛,不论动脉血 CO_2 分压增高或降低,脑血管均呈扩张状态。1985 年,国外学者就对重型脑损伤病人进行头颅 CT 动态扫描发现急性期病人大多数有脑充血表现。一般认为,在重型、特重型脑损伤急性期,脑干血管运动中枢和下丘脑血管调节中枢受损引起广泛性脑血管扩张,脑血流过度灌注。临床观察发现,脑充血多在重型脑损伤后 4~14 小时内发生,实验证明最早可发生在伤后 30 分钟。近年来实验与临床研究证实严重脑损伤后数小时内脑血流量下降,随后脑血流量增加,伤后 24 小时达高峰。脑血管扩张可能是脑组织缺血、缺氧和血管活性物质堆积的继发性反应。在脑损伤组织亦存在脑血管扩张和过度灌注,其主要原因是脑损伤后脑组织缺血缺氧,无氧酵解增加,CO_2 和乳酸堆积,毛细血管后括约肌、微静脉等阻力血管麻痹扩张,而细静脉、小静脉耐受缺氧的能力较强,对 CO_2 和乳酸反应性低,仍处于收缩状态,导致损伤组织过度灌注。脑血流过度灌注可致血脑屏障受损,通透性增加,血浆成分漏出增多,发生和加重血管源性脑水肿,严重者发展为弥漫性脑肿胀。

目前认为脑损伤时由于微血管自动调节机制丧失,局部脑血流的变化主要靠血液流变学调节。脑损伤时脑组织缺血缺氧,大量单胺类神经递质释放,Ca^{2+} 超载等,使红细胞膜 ATP 酶活性降低,变形能力下降。加之脑损伤时血管内皮细胞受损,Ca^{2+} 激活磷脂酶 A_2,分解膜磷脂产生花生四烯酸,导致血栓素 A_2($TX A_2$)生成过多,前列腺素 I_2(PGI_2)生成减少,导致微血管过度收缩、痉挛及血管内皮肿胀,脑微循环灌注减少;甚至出现"无再灌注现象",加重受伤脑组织缺血和水肿。

广泛的脑血管麻痹和脑血流过度灌注与损伤局部脑微循环血栓形成,血管痉挛所致的"无再灌注现象"形成一对矛盾,表现为"盗血现象",脑水肿与脑缺血形成恶性循环。近年来,国内外一些学者都主张采用控制性过度换气的方法,降低动脉血 CO_2 分压($PaCO_2$),使扩张的脑血管收缩,防止受伤区域的"盗血现象",改善微循环。但在使用过度通气时,首先要保持呼吸道畅通,保证氧供,并使用自由基清除剂,以减少因缺氧和高碳酸血症、氧自由基反应所致的血管反应低下。

5.能量代谢学说　细胞能量代谢障碍是细胞毒性脑水肿发生的基础,同时亦引起和加剧血管源性脑水肿。临床观察发现,重型脑损伤后脑缺血缺氧的发生率高达 30%,50% 的病人合并低血压和低氧血症而加重脑组织缺血缺氧。目前认为,脑损伤后脑组织为不完全性缺血缺氧,加之脑细胞能量储备很少,组织中葡萄糖进行无氧酵解,ATP 产生不足,乳酸产生增多,细胞内 pH 值下降,Na^+/H^+ 交换,使 Na^+ 进入细胞内。同时细胞膜 ATP 依赖的 Na^+-K^+-ATP 酶(钠泵)活性受抑制,排 Na^+ 作用减弱,Na^+ 大量贮存于细胞内,Cl^- 随之进入细胞内,使细胞内呈高渗状态,大量水分被动内流,发生细胞内水肿(细胞毒性脑水肿)。在不完全性缺血的同时,毛细血管内血流仍处于瘀积状态,水分从血管内向外移动,脑组织含水量增加,合并血管源性脑水肿。另外,脑缺血缺氧亦可引起微循环障碍、触发 Ca^{2+} 超载及自由基反应等,加重细胞毒性和血管源性脑水肿。临床上采用能量合剂、亚低温和高压氧等治疗脑损伤均能使脑水肿减轻,证实能量代谢障碍是导致并加重创伤性脑水肿的重要因素。值得一提的是,在缺氧条件下若大量补充葡萄糖,由于增加了无氧酵解,加重脑组织酸中毒,可以使脑组织受损和脑水肿加重,应引起注意。

创伤性脑水肿的发生机理是十分复杂的。上述的各种机制也并非孤立存在、单独起作用,而是相互影响、多种机制共同起作用的结果。如脑微循环障碍可加重缺血、缺氧、ATP 合成减少、血脑屏障破坏等。另外单胺类神经递质、谷氨酸、一氧化氮、缓激肽、内皮素、花生四烯酸等的增多也与创伤性脑水肿的发生与发展有关。

另外,与创伤性脑水肿不同的另一种病理变化称为外伤后急性脑肿胀又称弥漫性脑肿胀(DBS)是在严重脑挫裂伤或广泛性脑损伤之后所发生的急性继发损害,发生率约为 10.5%～29%,以青少年为多见。常于伤后 2～4 小时或稍长时间内出现一侧或双侧脑组织广泛肿大,病情恶化迅速,处理较为困难,往往于短期内死于不能遏制的颅内高压,死亡率高达 80% 以上。目前,对发病机理尚无定论,由于脑肿胀的发生与消退较一般脑水肿迅速;CT 扫描显示肿胀的脑白质 CT 值高于正常或等于正常;测定脑血流量有明显增加;及对激素治疗效果甚差等特点看,明显有别于脑水肿,故多数学者同意系因急性脑血管扩张所致脑肿胀。但亦有人认为是由于严重脑外伤累及脑干血管运动中枢,引起血管麻痹、扩张,脑血容量增加所致严重颅内高压,继而造成脑灌注压下降、脑缺血,故而发生较一般为快的急性脑水肿。

二、治疗

由于创伤性脑水肿通常不会单一存在,与其他原发性和继发性病理损伤同时存在,所以,创伤性脑水肿的治疗同急性颅脑损伤病人。

1.脱水治疗　通过提高血内渗透压及利尿的方法达到使脑组织内水分及脑脊液减少从而起到降低颅内压的目的。常用的脱水剂有:20%甘露醇溶液250ml,0.25～1.0g/kg,每4～12小时一次静滴;甘油果糖溶液250ml,每6～12小时一次静滴,亦可同甘露醇交替使用;25%白蛋白注射液5～10g静滴,每日1～2次,借提高血液胶体渗透压减轻脑水肿;50%甘油盐水口服液,1～2ml/kg/次,每日3～4次,可用于缓慢降低颅压,但临床已基本不用。常用利尿剂有:呋喃苯胺酸(速尿)20～40mg,每日2～4次,应以小剂量开始,并注意补钾;醋氮酰胺(乙酰唑胺)250mg,每日2～4次,环戊甲噻嗪250mg,每日1～2次;双氢克尿噻25mg,每日2～3次,注意有诱发高血糖之可能。应予指出,采用强力脱水,虽可迅速缓解颅内高压,但这种效果难以持久,甚至尚有反跳现象,致使颅内压力反而高于脱水之前,故宜于相对平稳地保持脱水状态为佳。国内外大多数医师主张采用速尿+甘露醇+白蛋白联合使用的方法,取得良好的效果。但必须注意,不适当地强力脱水可促使颅内出血或引起迟发性血肿,亦可导致水、电解质紊乱,加重心、肾功能损害。所以,对于局灶性脑挫裂伤、无颅内高压和占位效应的病人,不应该常规使用、更不应该长期使用脱水治疗。

2.激素治疗　主要是利用糖皮质激素具有稳定膜结构的作用减少了因自由基引发的脂质过氧化反应,从而降低脑血管通透性、恢复血管屏障功能、增加损伤区血流量及改善 Na^+-K^+-ATP 酶的功能,使脑水肿得到改善。常用地塞米松10mg,每日1～2次静滴。也有主张采用3～6mg/kg的大剂量地塞米松或甲基强的松龙治疗急性脑损伤病人。但大多数临床实践证明激素的治疗效果有限。其次是利用性激素促进蛋白质合成,抑制其分解代谢,以对抗糖皮质激素的蛋白分解作用。常用有丙酸睾丸酮或苯丙酸诺龙,25～50mg每周2次肌注。女性病人应加用乙烯雌酚1mg。

3.冬眠降温和亚低温治疗　适用于严重脑挫裂伤、脑干及/或丘脑下部损伤伴发高热和去脑强直的病人。目的在于控制高热以降低脑代谢率和脑耗氧量,增强脑组织对缺氧的耐受性,减少脑血容量和颅内静脉压,改善细胞膜的通透性,防止脑水肿的发展。常用药物有:氯丙嗪50mg、异丙嗪50mg及度冷丁100mg(1号合剂,小儿按0.5～1mg/kg计算);或海德琴0.6mg、异丙嗪50mg及度冷丁100mg(Ⅱ号合剂);或酰普马嗪20mg、异丙嗪50mg及度冷丁100mg(Ⅳ号合剂)。加在500ml 5%葡萄糖溶液中滴注,待病人植物神经得到显著抑制、御寒反应减弱或消失后,逐渐开始物理降温。通常每降低1℃,脑耗氧量与血流量即下降4%左右,降温深度依病情而定,以32～35℃为宜,过高达不到降温目的,过低有发生心律失常和低血压的危险。降温过程中切忌发生寒战、冻伤及水电解质失调,一般持续3～5天即可停止物理降温,使病人自然复温,逐渐减少用药乃至停药。复温困难时可加用电热毯,以促进体温的回升。近年来,国内外采用肌松冬眠合剂＋呼吸机＋冰毯降温的正规亚低温治疗方法,取得良好效果。该方法不但能使病人的体温迅速达到亚低温水平(32～35℃),而且无寒战和呼吸对抗所致的颅内压波动。

对于非手术治疗无效,病人颅内高压无法控制时,应该选用标准外伤大骨瓣减压,可挽救病人生命。

(许建新)

第五节　外伤性颅内血肿

外伤性颅内血肿形成后,随血肿体积不断增大,临床症状进行性加重,而引起颅内压增高,导致脑疝形成,危及生命,是临床上常见的继发性脑损伤的主要类型。早期及时清除血肿,可在很大程度上改善预后。

一、血肿分类

1.根据血肿的来源与部位

(1)硬脑膜外血肿。

(2)硬脑膜下血肿。

(3)脑内血肿。

(4)多发性血肿。

2.根据血肿症状出现的时间

(1)急性血肿:伤后 72 小时以内出现症状者。

(2)亚急性血肿:伤后 3 日～3 周内出现症状者。

(3)慢性血肿:伤后 3 周以上出现症状者。

二、硬脑膜外血肿

硬脑膜外血肿是指出血积聚于硬脑膜外腔与颅骨之间。出血来源与颅骨损伤关系密切,当颅骨骨折或颅骨在外力作用下瞬间变形,撕破位于骨沟内的硬脑膜动脉或静脉窦所引起的出血或骨折端的板障出血。在血肿形成过程中,除原出血点外,由于血肿的体积效应不断使硬脑膜与颅骨分离,又可撕破另外一些小血管,使血肿不断增大,最终出现脑受压的症状。

【诊断标准】

1.临床表现

(1)意识障碍:意识改变受原发性脑损伤及其后的血肿形成的继发脑损伤的影响,常见有如下几种类型。

①原发性脑损伤较轻,如脑震荡,有一过性意识障碍,而血肿形成得不是很快,因此在脑疝

形成前有一段数小时的中间清醒期,形成受伤后立即昏迷-清醒-再昏迷过程。

②原发性脑损伤较重,加之血肿形成较为迅速,此时无中间清醒期,仅表现为意识障碍进行性加重。

③原发性脑损伤甚轻或原发性脑损伤很局限,不存在原发昏迷,只当血肿增大脑疝形成后出现昏迷。

(2)头皮血肿或挫伤:往往在血肿形成部位有受力点所造成的头皮损伤。

(3)瞳孔变化:在血肿形成后的早期,患侧瞳孔一过性缩小,随之扩大,对光反应迟钝或消失;同侧上睑下垂。晚期对侧瞳孔亦散大。

(4)锥体束征:早期血肿对侧肢体力弱,逐渐进行性加重。晚期出现双侧肢体的去大脑强直。

(5)生命体征:表现为进行性血压升高、脉搏缓慢,以及体温升高。

(6)其他:昏迷前有头痛、烦躁不安、呕吐、遗尿和癫痫等。

2.辅助检查

(1)头部X线平片:约90%病例伴有颅骨骨折。

(2)头部CT检查:该项检查可明确是否有血肿形成,血肿定位,计算出血量,中线结构有无移位及有无脑挫伤等情况,骨窗像对骨折的认识更加明了。硬膜外血肿典型表现为颅骨内板与脑表面有一双凸镜形密度增高影。

【治疗原则】

1.非手术治疗   仅用于病情稳定的小血肿,适应证如下。

(1)患者意识无进行性恶化。

(2)无神经系统阳性体征或原有神经系统阳性体征无进行性加重。

(3)无颅内压增高症状和体征。

(4)除颞区外,大脑凸面血肿量<30ml,颅后窝血肿<10ml,无明显占位效应(中线结构移位<5mm),环池和侧裂池>4mm,治疗方法基本同脑挫裂伤。但特别需要严密动态观察患者意识、瞳孔和生命体征变化,必要时行头部CT复查。若发现病情变化或血肿增大,应立即行手术治疗。

2.手术适应证

(1)有明显颅内压增高症状和体征的颅内血肿。

(2)CT扫描提示明显脑受压的颅内血肿。

(3)幕上血肿量>30ml,颞区血肿量>20ml,幕下血肿量>10ml。

(4)意识障碍进行性加重或出现昏迷。

三、急性硬脑膜下血肿

硬脑膜下血肿是指颅内出血血液积聚于硬脑膜下腔。硬脑膜下血肿是颅内血肿中发生率最高者,同时可为多发或与其他类型血肿伴发。

急性硬脑膜下血肿是指伤后3日内出现血肿症状者。多数伴有较重的对冲性脑挫裂伤和皮质的小动脉出血,伤后病情变化急剧。

【诊断标准】

1.临床表现

(1)临床症状较重,并迅速恶化,尤其是特急性血肿,伤后仅 1~2 小时即可出现双侧瞳孔散大、病理性呼吸的濒死状态。

(2)意识障碍有中间清醒或好转期者少见,多数为原发性昏迷与继发性昏迷相重叠或昏迷的程度逐渐加深。

(3)颅内压增高的症状出现较早,其间呕吐和躁动比较多见,生命体征变化明显。

(4)脑疝症状出现较快,尤其是特急性硬脑膜下血肿。一侧瞳孔散大后不久,对侧瞳孔散大,并出现去脑强直、病理性呼吸等症状。

(5)局灶症状较多见,偏瘫、失语可来自脑挫伤或(和)血肿压迫。

2.神经影像学检查

(1)头部 X 线:半数病例伴有颅骨骨折。

(2)头部 CT:在脑表面呈新月形或半月形高密度区,有助于诊断。

四、慢性硬脑膜下血肿

慢性硬脑膜下血肿为伤后 3 周以上出现血肿症状者,好发于老年患者。血肿大多广泛覆盖大脑半球的额、顶和颞叶。血肿有黄褐色或灰色结缔组织包膜,血肿内容早期为黑褐色黏稠液体,晚期为黄色或清亮液体。

【诊断标准】

1.临床表现

(1)病史多不明确,可有轻微外伤史或已无法回忆。

(2)慢性颅内压增高症状常于受伤 2~3 个月后逐渐出现头痛、恶心、呕吐、复视、视物模糊、一侧肢体无力和肢体抽搐等。

(3)精神智力障碍表现为记忆力减退、理解力差、智力迟钝、精神失常,有时误诊为神经官能症或精神病。

(4)局灶性症状由于血肿压迫所导致轻偏瘫、失语、同向性偏盲、视盘水肿等。

2.辅助检查

(1)头部 X 线:可显示脑回压迹,蝶鞍扩大和骨质吸收。

(2)头部 CT:颅骨内板下可见一新月形、半月形混杂密度或等、低密度阴影,中线移位,脑室受压。

(3)头部 MRI:可确诊。

3.实验室检查

(1)血常规检查:了解机体状态。

(2)凝血功能及血小板检查:了解凝血因素是否正常。

【治疗原则】

1.非手术治疗　对不适合手术的患者,可采用甘露醇脱水治疗。

2.手术治疗

(1)颅骨钻孔闭式引流术。

(2)骨瓣开颅血肿清除术,适用情况如下。

①闭式引流术未能治愈者。

②血肿内容为大量血凝块。

③血肿壁厚,引流后脑组织不能膨起者,手术旨在将血肿及血肿壁一并切除。

3.手术后并发症

(1)血肿复发或形成积液。

(2)引流管损伤脑组织或皮层血管。

(3)气颅。

(4)手术后感染。

(5)癫痫发作。

五、脑内血肿

脑内血肿多发生在脑挫裂伤最严重的伤灶内,常见的血肿部位有额叶底部、颞极及凹陷骨折处的深部,有时可与硬脑膜下血肿伴发,老年人好发于脑深部白质内。

【诊断标准】

1.临床表现

(1)头部外伤史:受伤机制多为对冲伤。

(2)意识障碍:呈进行性加重或伤后持续性昏迷,很少有中间清醒期。如血肿破入脑室,意识障碍则更加明显。如系凹陷性骨折所致脑内血肿,则患者可能有中间清醒期。

(3)颅内压增高:症状一般较明显。

(4)局灶体征:与血肿所在部位有密切关系,可见有偏瘫、失语、癫痫等。

2.辅助检查

(1)头部 X 线:除外颅骨骨折,特别是凹陷性颅骨骨折。

(2)头部 CT:在脑挫伤灶附近或脑深部白质内见到圆形或不规则高密度或混杂密度血肿影,即可诊断。

六、迟发性外伤性颅内血肿

迟发性外伤性颅内血肿(DTIH)是指头部外伤后首次影像学检查未发现血肿,经过一段时间后重复 CT 扫描,或手术发现的血肿,或原出血处逐渐扩大形成的血肿。迟发性血肿可发生在硬脑膜外、硬脑膜下和脑实质内,短者伤后数小时、数日,长者数周甚至数月。降低外伤性迟发性颅内血肿病死率和致残率的关键在于早期诊断和治疗。

【诊断标准】

1.临床表现　出现以下情况,可考虑本病的可能。

(1)严重的临床症状,剧烈头痛、频繁呕吐、烦躁不安及有意识障碍,但是 CT 所显示的脑损伤却较轻微,少量出血、单纯颅骨骨折、蛛网膜下腔出血等。

(2)经正确恰当地治疗后伤者意识状态无好转或一度好转后又恶化。

(3)观察及治疗过程中出现新的神经系统损害表现,如偏瘫、失语、瞳孔散大等。

(4)出现局限性癫痫发作。

(5)伤后或术后:患者长时间处于低意识水平或减压窗外膨明显且张力较高。

(6)颅内压监测持续升高或一度平稳后突然升高。

2.辅助检查　首选头部 CT 检查,早期复查有助于及时发现原来无血肿区的新的血肿。

3.实验室检查　复查凝血功能,如有异常,则出现迟发性血肿的几率增加,需更加密切监测患者。

【治疗原则】

1.早期发现,及时行血肿清除手术。

2.小血肿无手术指征,可采用保守治疗,脱水、抗生素、抑酸、营养、神经代谢药物等支持治疗,但必须严密观察病情和 CT 监测。

3.积极防治并发症。对并发脑疝病情严重者,清除血肿的同时可行广泛减压颅骨切除术。

4.如血肿发生在颅后窝且并发急性脑积水、急性颅内压增高者,应行脑室体外引流术,随即行血肿清除术。

(张效珏)

第六节　闭合性颅脑损伤

闭合性颅脑损伤是指硬脑膜仍属完整的颅脑损伤,虽然头皮和颅骨已有开放性创口,但颅腔内容物并未与外界交通,故而仍称为闭合性颅脑损伤。根据致伤因素和病理改变,临床上又将脑损伤分为原发性损伤和继发性损害两类,前者是暴力作用在脑组织的一瞬间就已造成的损伤,如脑震荡、脑挫裂伤;而继发性损害为脑原发性损伤之后所产生的一系列病理生理改变如颅内血肿、脑水肿与肿胀等。

一、脑震荡

1.病因与病理　脑震荡系由轻度脑损伤所引起的临床综合症状群,其特点是头部外伤后短暂意识丧失,旋即清醒,除有近事遗忘外,无任何神经系统缺损表现。过去一直认为脑震荡仅仅是中枢神经系统的暂时性机能障碍,并无可见的器质性损害,在人体解剖和病理组织学上均未发现病变,所表现的一过性脑功能抑制,可能与暴力所引起的脑细胞分子紊乱、神经传导阻滞、脑血液循环调节障碍、中间神经元受损以及中线脑室内脑脊液冲击波等因素有关。近代,据神经系统电生理的研究,认为因脑干网状结构受损,影响上行性活化系统的功能才是引起意识障碍的重要因素。但是,这些学说还远不能满意地解释脑震荡的所有现象,比如有因脑震荡而致死的病例,职业拳师发生慢性脑萎缩损害甚至痴呆,以及业余拳击者亦有脑机能轻度障碍的报道。同时,从动物实验中发现,遭受暴力部位的神经细胞,在电子显微镜下可见线粒体肿胀、推移、神经元轴突肿胀并有间质水肿。生物化学研究发现,脑震荡后不仅有脑脊液中乙酰胆碱升高,钾离子浓度增加,而且有许多影响轴突传导或脑细胞代谢的酶系统发生紊乱,导致继发损害。晚近,从新的临床观察中亦发现,轻型脑震荡病人脑干听觉诱发电位,有半数示有器质性损害,国外学者采用前瞻性研究,对连续712例GCS 15分的轻微闭合性颅脑损伤病人作CT扫描检查,发现有急性损伤病变者,占9.6%。由此可见,脑震荡已经不能用"仅属一过性脑功能障碍而无确定的器质性损害"来概括了,随着医学科学的不断深入研究和发现,必将为脑震荡这一诊断名词注入新的含义。

2.症状与体征　颅脑外伤后立即出现短暂的意识丧失,历时数分钟乃至十多分钟,一般不超过半个小时;但偶而有病人表现为瞬间意识混乱或恍惚,并无昏迷;亦有个别出现为期较长的昏迷,甚至死亡者,这可能因暴力经大脑深部结构传导致脑干及延髓等生命中枢所致。病人遭受外力时不仅有大脑和高位脑干功能的暂时中断,同时,也有低位脑干、延髓及颈髓的抑制,而使血管神经中枢及植物神经调节也发生紊乱,引起心率减慢、血压下降、面色苍白、出冷汗、呼吸暂停继而浅弱及四肢松软等一系列反应。在大多数可逆的轻度脑震荡病人,中枢神经机能迅速自下而上,由颈髓-延髓-脑干向大脑皮质恢复;而在不可逆的严重脑震荡则可能是自上而下的抑制过程,使延髓呼吸中枢和循环中枢的功能中断过久,因而导致死亡。

意识恢复之后,病人常有头疼、恶心、呕吐、眩晕、畏光及乏力等症状.同时,往往伴有明显的近事遗忘(逆行性遗忘)现象,即对受伤前后的经过不能回忆。脑震荡的程度愈重、原发昏迷时间愈长,其近事遗忘的现象也愈显著,但对过去的旧记忆并无损害。

脑震荡恢复期病人常有头昏、头疼、恶心、呕吐、耳鸣、失眠等症状,一般多在数周至数月逐渐消失,但亦有部分病人存在长期头昏、头疼、失眠、烦躁、注意力不集中和记忆力下降等症状,其中有部分是属于恢复期症状,若逾时3~6个月仍无明显好转时,除考虑是否有精神因素之外,还应详加检查、分析,有无迟发性损害存在,切勿用"脑震荡后遗症"一言以蔽之,反而增加病人的精神负担。

3.诊断与鉴别诊断　脑震荡的诊断过去主要以受伤史、伤后意识短暂昏迷、近事遗忘、无神经系统阳性体征作为依据。但客观的诊断依据及其与轻度脑挫伤的临床鉴别仍无可靠的方法。因此,常需借助各种辅助检查方法才能明确诊断:如颅骨平片未见骨折;腰穿测压在正常范围、脑脊液没有红细胞;脑电图仅见低至高波幅快波偶而有弥散性δ波和θ波,1~2天内恢复,或少数病人有散在慢波于1~2周内恢复正常;脑干听觉诱发电位可有Ⅰ~Ⅴ波波间期延长、Ⅴ波潜伏期延长或有波幅降低或波形消失;CT检查平扫及增强扫描均应为阴性.但临床上发现有少数病人首次CT扫描阴性,而于连续动态观察中出现迟发性颅内继发病变,应予注意。此外,有学者报告用放射性核素131I-IMP和99mTc-HM-PAO施行单光子发射CT扫描(SPECT),检查青少年脑震荡病人,发现70%有小脑和枕叶血流降低。

4.治疗与预后　脑震荡无需特殊治疗,一般只须卧床休息7~14天,给予镇痛、镇静对症药物,减少外界刺激,做好解释工作,消除病人对脑震荡的畏惧心理,多数病人在2周内恢复正常,预后良好。但有少数病人也可能发生颅内继发病变或其他并发症,因此,在对症治疗期间必须密切观察病人的精神状态、意识状况、临床症状及生命体征,并应根据情况及时进行必要的检查。避免使用影响观察的吗啡类药物,最好选用副作用少的镇痛、镇静剂,如脑震宁、颅通定、布洛芬、萘普生、安定、溴剂、利眠宁和改善植物神经功能药谷维素等。

二、脑挫裂伤

1.伤因与病理　脑挫裂伤是脑挫伤和脑裂伤的统称,因为从脑损伤的病理看,挫伤和裂伤常是同时并存的,区别只在于何者为重或何者为轻的问题。通常脑表面的挫裂伤多在暴力打击的部位和对冲的部位,尤其是后者,总是较为严重并常以额、颞前端和底部为多,这是由于脑组织在颅腔内的滑动及碰撞所引起的。脑实质内的挫裂伤,则常因脑组织的变形和剪性应力引起损伤,往往见于不同介质的结构之间,并以挫伤及点状出血为主。

脑挫裂伤的病理改变,以对冲性脑挫裂伤为例,轻者可见额颞叶脑表面淤血、水肿,软膜下有点片状出血灶,蛛网膜或软膜常有裂口,脑脊液呈血性。严重时脑皮质及其下的白质挫碎、破裂,局部出血、水肿、甚至形成血肿,受损皮质血管栓塞,脑组织糜烂、坏死,挫裂区周围有点片状出血灶及软化灶,呈楔形伸入脑白质。4～5天后坏死的组织开始液化,血液分解,周围组织可见铁锈样含铁血黄素染色,糜烂组织中混有黑色凝血碎块。甚至伤后1～3周时,局部坏死、液化的区域逐渐吸收囊变,周围有胶质细胞增生修复,附近脑组织萎缩,蛛网膜增厚并与硬脑膜及脑组织发生粘连,最后形成脑膜脑瘢痕块。

脑挫裂伤早期显微镜下可见神经元胞浆空泡形成、尼氏体消失、核固缩、碎裂、溶解,神经轴突肿大、断裂,脑皮质分层结构消失,灰白质界限不清,胶质细胞肿胀,毛细血管充血,细胞外间隙水肿明显。此后数日至数周,挫裂伤组织渐液化并进入修复阶段,病损区出现格子细胞吞噬解离的细胞碎屑及髓鞘,并有胶质细胞增生肥大及纤维细胞长入,局部神经细胞消失,终为胶质瘢痕所取代。

2.症状与体征　脑挫裂伤的临床表现因致伤因素和损伤部位的不同而各异,悬殊甚大,轻者可没有原发性意识障碍,如单纯的闭合性凹陷性骨折、头颅挤压伤即有可能属此情况。而重者可致深度昏迷,严重功能损伤,甚至死亡。

意识障碍:是脑挫裂伤最突出的临床表现之一,伤后多立即昏迷,由于伤情不同,昏迷时间由数分钟至数小时、数日、数月乃至迁延性昏迷不等。长期昏迷者多有广泛脑皮质损害或脑干损伤存在。一般常以伤后昏迷时间超过30分钟为判定脑挫裂伤的参考时限。

病灶定位症状:依损伤的部位和程度而不同,如果仅伤及额、颞叶前端等所谓"哑区",可无神经系统缺损的表现;若是脑皮质功能区受损时,可出现相应的瘫痪、失语、视野缺损、感觉障碍以及局灶性癫痫等征象。脑挫裂伤早期没有神经系统阳性体征者,若在观察过程中出现新的定位体征时,即应考虑到颅内发生继发性损害的可能,及时进行检查。

头痛、呕吐:头痛症状只有在病人清醒之后才能陈述;如果伤后持续剧烈头痛、频繁呕吐;或一度好转后又复加重,应究其原因,必要时可行辅助检查,以明确颅内有无血肿。对昏迷的病人,应注意呕吐时可能误吸,有引起窒息的危险。

生命体征:多有明显改变,一般早期都有血压下降、脉搏细弱及呼吸浅快,这是因为受伤后脑机能抑制所致,常于伤后不久逐渐恢复,如果持续低血压,应注意有无复合损伤。反之,若生命体征短期内迅即自行恢复且血压继续升高,脉压差加大、脉搏洪大有力、脉率变缓、呼吸亦加深变慢,则应警惕颅内血肿及/或脑水肿、肿胀。脑挫裂伤病人体温亦可轻度升高,一般约38℃,若持续高热则多伴有下丘脑损伤。

脑膜刺激征:脑挫裂伤后由于蛛网膜下腔出血,病人常有脑膜激惹征象,表现为闭目畏光,蜷屈而卧,早期的低烧和恶心呕吐亦与此有关。颈项抵抗力约于1周左右逐渐消失,如果持续不见好转,应注意有无颅颈交界处损伤或颅内继发感染。

3.诊断与鉴别诊断　脑挫裂伤病人往往有意识障碍,常给神经系统检查带来困难。对有神经系统阳性体征的病人,可根据定位征象和昏迷情况,判断受损部位和程度。凡意识障碍严重,对外界刺激反应差的病人,即使有神经系统缺损存在,也很难确定。尤其是有多处脑挫裂伤或脑深部损伤的病人、定位诊断困难,常需依靠 CT 扫描及其他必要的辅助检查作出确切的诊断。

CT 扫描:对脑挫裂伤与脑震荡可以作出明确的鉴别诊断,并能清楚地显示脑挫裂伤的部位、程度和有无继发损害,如出血和水肿情况。同时,可根据脑室和脑池的大小、形态和移位的情况间接估计颅内压的高低。尤为重要的是,对一些不典型的病例,可以通过定期 CT 扫描,动态地观察脑水肿的演变或迟发性血肿的发生。

MRI(磁共振成像):一般不用于急性颅脑损伤的诊断。MRI 成像时间较长,某些金属急救设备不能进入机房,躁动病人难以合作,故多以 CT 为首选检查项目。但在某些特殊情况下,MRI 优于 CT,如对脑干、胼胝体、颅神经的显示;对微小脑挫伤灶、轴索损伤及早期脑梗死的显示;以及对血肿处于 CT 等密度阶段的显示和鉴别诊断方面,MRI 有其独特的优势,是 CT 所不及的。

腰椎穿刺:有助于了解脑脊液中含血情况,可以此与脑震荡鉴别,同时,能够测定颅内压及引流血性脑脊液。由于 CT 的普及,在病人入院急症时腰椎穿刺不再使用,因为腰椎穿刺不但时间长,有一定危险,而且无法作出定位诊断。另外,对有明显颅内高压的病人,应忌腰穿检查,以免促发脑疝。腰椎穿刺仅用于无明显颅内高压的脑挫裂伤蛛网膜下腔出血的住院病人。

4.治疗与预后　脑挫裂伤的治疗当以非手术治疗为主,应尽量减少脑损伤后的一系列病理生理反应、严密观察颅内有无继发血肿、维持机体内外环境的生理平衡及预防各种合并症的发生。除非颅内有继发性血肿或有难以遏制的颅内高压需手术外,一般不需外科处理。

(1)非手术治疗:①保持呼吸道通畅:此类病人昏迷均较严重,伤后常有剧烈呕吐、舌后坠,有时咳嗽及吞咽机能障碍亦可发生,故极易出现呼吸道机械性阻塞,造成脑缺氧和加重脑水肿。应立即清除呼吸道分泌物,牵出舌头,将病人改为侧卧位。估计昏迷时间较长,合并严重颌面伤及胸部伤,或伤后有呕吐物误吸者,为确保呼吸道通畅,减少肺部并发症,应及时行气管切开。如有高碳酸血症或低氧血症时,必须及早行气管切开和呼吸机维持正常呼吸,使 PaO_2 维持在 9.3kPa(70mmHg)以上,$PaCO_2$ 保持在 4.7～5.3kPa(35～40mmHg)。②伤后严密观察病情:有条件的医院,病人应入住神经外科 ICU 病房。床旁监护仪持续动态监测病人的血压、脉搏、呼吸、SaO_2 等，并随时观察和对比病人的意识及瞳孔改变。入院后即应做好急诊手术准备(如剃头、配血等)。③防治脑水肿：a.卧床：如无明显休克，头部应抬高 15～30°，以利静脉回流及减轻头部水肿。b.严格控制出入量：通常给予每日 1500～2000ml，以等渗葡萄糖盐水和半张(0.5%)盐水为主，不可过多。但在炎夏、呕吐频繁或合并尿崩症等情况时，要酌情增加入量，达到出入量基本平衡，以免过分脱水导致不良后果。另外，每日入量应在 24h 内均匀输入，切忌短时快速输入。c.脱水利尿治疗：目前最常用药物有渗透性脱水药和利尿药两类。渗透性脱水药有：甘露醇、甘油制剂、二甲亚砜(DMSO)、浓缩血浆、人体血清白蛋白等；利尿药有：利尿酸钠、速尿、双氢克尿噻、氨苯喋啶、醋唑磺胺等。甘露醇，常配制成 20% 溶液，成人每次 0.25～1g/kg，每 4～12 小时一次。该药毒性和反跳作用小，降压效果显著，为目前最常用药物。注入速度，一般 100～120 滴/分，紧急时，可从静脉快速推注。甘露醇的药理作用在给药后 15～30 分钟出现，其作用维持 90 分钟至 6 小时。甘油果糖静脉注射 250～500ml，每 8～12 小时一次。浓缩血浆及人体血清白蛋白，为胶体脱水药，不仅可发挥脱水效能，且可补充蛋白质。浓缩血浆系将一单位干燥血浆，用半量稀释液溶解后输注。人体血清白蛋白，常用量为 10 克，每日 2 次，静脉滴注或缓慢推注。利尿酸钠和速尿均为强有力的利尿药物。主要药理作用为抑制肾小管对钠、钾、氯的重吸收，从而产生利尿作用，脑水肿伴心功能不良或肺水肿的病人，更为适用。利尿酸钠成人剂量 25～50mg，速尿成人剂量 20～40mg，肌肉注射，或用 10% 葡萄糖水 20ml 溶解后，由静脉缓缓注入。上述两药，均使大量电解质由尿中排出，故用药期间，要注意电解质变化，随时予以纠正。双氢克尿噻、氨苯喋啶，二药作用机理均为抑制肾小管对钠、氯离子的重吸收。但前者增加钾排出，后者有钾潴留作用，故二药常合并使用。双氢克尿噻成人每次 25mg，一天 3 次；氨苯喋啶 50mg，一天 3 次。醋氮酰胺(醋唑磺胺)，能抑制碳酸酐酶的活性，减少肾小管内氢、钠离子交换，使大量钠离子排除，起到利尿作用。另外，该药尚有抑制脉络丛分泌作用，降低颅内压，成人每次 0.25～0.5g，一天 3 次。脱水药虽可降低颅内压，但使用不当，亦可产生不良后果，所以，需注意以下几点：没有排除颅内血肿(尤其是硬脑膜外血肿)前，不宜于伤后立即给予脱水药物，因脑体积缩小后，反而有助于颅内出血。一旦出现脑疝时，为了争取抢救时间，防止脑干受压过重，发生不可逆性损害，则可在术前快速注入甘露醇等脱水药。脱水利尿药均可使水分、电解质大量丧失，长期用药者，更需密切注意，随时纠正。有心功能损害，而又须用渗透性脱水药者，宜减量或用药前先给予强心剂(如西地兰 0.4mg)，以防止血容量骤然改变时，引起不良后果。休克、严重肾功能不全者，用药应慎重。其他对抗脑水肿措施，尚有高压氧治疗、适当过度换气和巴比妥药物疗法等方法。④亚低温疗法：亚低温的临床治疗方法：目前国内外临床亚低温治疗方法已比较规范。主要包括全身降温和局部降温。头部局部降温通常难以使脑温降至亚低温水平，而全身降温方法比较可靠。病人躺在降温冰毯上，通过体表散热使中心体温和脑温降至所需温度，通常为 32～35℃。根据病情需要维持 2～14 天。由于病人在接受亚低温治疗和复温过程中会发生寒颤，故在实施亚低温治疗时应使用适当剂量肌肉松弛剂和镇静剂以防寒颤。临床通常使用的肌肉松弛剂和镇静剂为卡肌宁、安定和冬眠宁。常用剂量：静推卡肌宁 25mg 或安定 10～20mg；500ml 生理盐水＋卡肌宁 200～400mg＋冬眠宁 100mg 静滴，20～40ml/小时。静滴肌松和镇静剂速度和用量取决于病人的体温、血压、脉搏和肌松程度。若病人的体温已降至亚低温水平、血压和脉搏平稳、肌松状况良好,肌松和镇静剂速度和用量可减少。若病人的体温难以降至亚低温水平,病人躁动不安,应加大肌松和镇静剂速度和用量。特别值得注意的是对于使用适当剂量肌肉松弛剂和镇静剂的病人,必须使用呼吸机,以防肌肉松弛剂和镇静剂所致的呼吸麻痹。另外,婴幼儿及高龄病人、循环机能明显紊乱者,不宜行亚低温疗法。⑤肾上腺皮质激素:目前常用的药物为地塞米松、甲基强地松龙。本药能抑制脂质过氧化反应,稳定细胞膜的离子通道,改善血脑屏障,增加损伤区血循环,减轻脑水肿的作用。伤后用药愈早愈好。常规用药为甲基强地松龙 40mg,每天 1～4 次;地塞米松 5～10mg,每天 2～4 次,静脉注射。近来有人主张"大剂量短程冲击疗法",地塞米松首次 5mg/kg 静脉推注,6 小时重复一次,以后 1mg/kg,6 小时一次,共 6 次,再用常规剂量 3 天,停药。甲基强地松龙首次 30mg/kg 静脉推注,6 小时后重复一次,以后 15mg/kg,6 小时一次,2 天后改常规剂量,用药 3 天停药。但其疗效仍存在较大的争议。⑥其他药物治疗:主要有以下药物:三磷酸腺苷(ATP)、辅酶 A(Co-A)、细胞色素 C。镁制剂、大剂量维生素 C(200mg/kg)、尼莫地平、脑活素、胞二磷胆碱、神经节苷脂、纳洛酮、脑复康和脑复新注射液等。因严重颅脑损伤后病理生理变化十分复杂,至今尚在继续探索中。上述一些药物广泛用于临床均有一定效果,但尚需继续深入完善,方可形成定论。颅脑损伤的治疗是一种综合性治疗,不可单靠哪一种去完善治疗,是要结合临床实际,选择性地应用。⑦对症治疗:包括控制癫痫发作,制止躁动,可应用抗癫痫药物,如苯妥英钠、苯巴比妥钠、丙戊酸钠、安定等口服或注射。极度躁动时,可适当采用冬眠药物,有精神症状可用百优解、奋乃静、喜尔登或三氟拉嗪等。整个治疗中,尚须用抗生素或磺胺类药预防和治疗感染。⑧护理:是艰苦而又细致的工作,尤其在重型颅脑损伤,护理更显得重要。颅脑伤护理的重点,在伤后 3 天左右,以严密观察病情、及时发现继发性病变为主;3 天后,应以预防肺部并发症及其他感染为主,晚期则需保证营养供给,防止褥疮,功能训练等。

(2)手术治疗:原发性脑挫裂伤一般不需要手术治疗,但当有继发性损害引起颅内高压甚至脑疝形成时,则有手术必要。对伴有颅内血肿 30ml 以上、CT 示有占位效应明显、非手术治疗效果欠佳时或颅内压监护压力超过 4.0kPa(30mmHg)或顺应性较差时,应及时施行开颅手术清除血肿。对脑挫裂伤严重,因挫裂组织及脑水肿而致进行性颅内压增高,降低颅压处理无效,颅内压达到 5.33kPa(40mmHg)时,应开颅清除糜烂组织,行内、外减压术,放置脑基底池或脑室引流;脑挫裂伤后期并发脑积水时,应先行脑室引流待查明积水原因后再给予相应处理。近年来国内外采用标准外伤大骨瓣方法治疗严重广泛脑挫裂伤、恶性颅内高压取得良好效果,值得临床推广应用。

标准外伤大骨瓣开颅术不但能达到充分减压的目的,而且还能达到下列手术要求:①清除额颞顶硬脑膜外、硬脑膜下以及脑内血肿;②清除额叶、颞前以及眶回等挫裂伤区坏死脑组织;③控制矢状窦桥静脉、横窦以及岩窦撕裂出血;④控制颅前窝、颅中窝颅底出血;⑤修补撕裂硬脑膜,防止脑脊液漏等。标准外伤大骨瓣开颅手术要点:①手术切口:手术切口开始于颧弓上耳屏前 1cm,于耳廓上方向后上方延伸至顶骨正中线,然后沿正中线向前至前额部发际下。若颅脑伤患者术前病情急剧恶化,出现脑疝症状时,应首先采取紧急颞下减压术。在颞部耳廓上方迅速切开头皮,分离颞肌,颅骨钻孔,用咬骨钳扩大骨窗,放出部分硬脑膜外血肿。若为硬脑膜下血肿,则应迅速切开硬脑膜,放出并吸除部分血肿。紧急颞下减压术能暂时有效地降低颅内高压,缓解病情。然后应该继续行标准外伤大骨瓣开颅术。②骨瓣:采用游离骨瓣或带颞肌骨瓣,顶部骨瓣必须旁开正中线矢状窦2~3cm。③切开硬脑膜:对于已采取紧急颞下减压术的患者,从原来颞部硬脑膜切开处开始作"T"字弧形硬脑膜切开。若未曾采取紧急颞下减压术的患者,应从颞前部开始切开硬脑膜,再作"T"字弧形切开硬脑膜。硬脑膜切开后可以暴露额叶、颞叶、顶叶、前颅窝和中颅窝。④硬脑膜切开后,采用冲洗、吸引和杯状钳等轻柔去除硬脑膜下血肿。血肿清除后,仔细寻找出血来源。对于脑表面动静脉破裂出血者采用双极电凝止血;对于矢状窦静脉出血双极电凝止血无效时,宜采用明胶海绵止血或肌片填塞止血。脑挫裂伤通常发生在额叶前部、额叶底部和颞叶。对于肉眼所见的挫裂伤坏死脑组织应彻底吸除;对于颞上回后部、中央沟附近、顶叶或枕叶等重要功能区挫裂伤组织应慎重处理。若这些功能区挫裂伤组织确实坏死,则应吸除。脑内血肿最常见的部位是额叶和颞叶。脑内血肿可发生于脑浅表组织,多同脑挫裂伤并存,也可单独发生于脑深部组织。对于直径大于1cm的浅表脑内血肿应予以手术清除。对于脑深部血肿应慎重处理,若深部脑内血肿造成颅内高压、脑移位或神经功能障碍时,则应小心分开脑组织,暴露和清除深部脑内血肿;对于未引起颅内高压和神经功能障碍的较小脑深部血肿,则不必采用外科手术清除,血肿可自行吸收。硬脑膜切开后,有时会出现急性脑肿胀和脑膨出。手术过程中急性脑肿胀、脑膨出的原因主要包括:a.脑血管张力自主调节能力丧失,当硬脑膜切开或血肿清除减压后,脑血管被动扩张,脑充血脑肿胀形成。b.手术同侧或对侧术前已存在的颅内血肿或手术过程中形成的新血肿。对于其他颅内血肿应该给予手术清除;对于脑血管张力自主调节能力丧失所致的脑肿胀患者,目前最有效的治疗措施是控制性低血压,收缩压控制在8.0~12.0kPa,时程2~4分钟,以减轻脑充血和脑肿胀。在实施控制性低血压时可同时给予甘露醇和过度通气。控制性低血压时程不宜过长,以免造成缺血性脑损害。目前通常使用的控制性低血压药物是硫贲妥钠。给药方法:成人先静脉注射500mg,必要时加大剂量至75mg/kg。另外,术前或术中给予降温处理,也能有效地减轻脑肿胀和脑充血,绝大多数患者经过上述治疗后能有效地控制脑肿胀和脑膨出。若经过上述治疗措施仍无效,可考虑实施部分额叶或颞叶切除术。缝合硬脑膜和手术切口。⑤颅内手术完毕后,应尽一切可能缝合硬脑膜,若因脑张力大硬脑膜无法缝合时,应采用腱膜或其他组织修补缝合硬脑膜。缝合硬脑膜的理由:①防止术后硬脑膜外渗血进入蛛网膜下腔;②减少术后大脑皮层与皮下组织的粘连;③减少术后脑脊液漏和脑脊液切口漏;④减少术后硬脑膜下脑内感染;⑤防止脑组织从切口膨出,避免脑组织切口疝形成;⑥减少术后外伤性癫痫发生率。硬脑膜缝合完毕,放回并固定骨瓣,缝合手术切口。在手术缝合过程中,手术区放置引流管,用于引流手术部位渗血和渗液。术后脑室放置引流管,用于监测颅内压,颅内压高时可用于释放脑脊液以降低颅内压。

三、脑干损伤

1.伤因与病理　　脑干损伤是一种严重的,甚至是致命的损伤,约有10%~20%的重型颅脑损伤伴有脑干损伤。单纯的脑干损伤并不多见。脑干包括中脑、脑桥和延髓,位于脑的中轴底部,背侧与大、小脑相连,腹侧为骨性颅底,恰似蜗牛趴在斜坡上。当外力作用在头部时,不论是直接还是间接暴力都将引起脑组织的冲撞和移动。脑干除在坚硬的颅底上擦挫致伤之外，还受到背负的大脑和小脑所加予的牵拉、扭转、挤压及冲击等致伤力，其中，尤以鞭索性、旋转性或枕后暴力对脑干的损伤最大。通常前额部受击可使脑干冲撞在斜坡上；头侧方着力易使脑干嵌挫在同侧小脑幕切迹缘上；当头颅在扭转运动中致伤时，因为大脑或小脑的转动，使脑干受到扭曲和牵拉；后枕部受力时，脑干可直接撞在斜坡与枕骨大孔上；头部因突然仰俯运动所致鞭索性损伤中，延髓受损机会较多；双脚或臀部着力时枕骨发生凹陷骨折，则可直接损伤延髓；此外，当头部受击引起颅骨严重变形，通过脑室内脑脊液冲击波亦可造成中脑导水管周围或四脑室底的损伤。

原发性脑干损伤的病理改变常为挫伤伴灶性出血和水肿，多见于中脑被盖区，桥脑及延髓被盖区次之，脑干受压移位、变形使血管断裂引起出血和软化等继发病变。

弥漫性轴索损伤（DAI）：系当头部遭受加速性旋转暴力时，因剪应力而造成的神经轴索损伤。病理改变主要位于脑的中轴部分，即胼胝体、大脑脚、脑干及小脑上脚等处，多属挫伤、出血及水肿。镜下可见轴索断裂、轴浆溢出。稍久则可见圆形回缩球及血细胞溶解含铁血黄素。最后呈囊变及胶质增生。国外学者提出所谓原发性脑干损伤实际上是 DAI 的一部分，不应作为一种独立病征。通常 DAI 均有脑干损伤表现，且无颅内压增高，故需依靠 CT 或 MRI 检查才能诊断。

2.症状与体征　原发性脑干损伤的典型表现多为伤后立即出现持续昏迷状态，轻者对痛刺激可有反应，但严重时生命体征多有早期紊乱。表现为呼吸节律紊乱，心跳及血压明显波动。双侧瞳孔时大时小，眼球位置歪斜或凝视。亦可四肢肌张力增高，去大脑强直，伴有单侧或双侧锥体束征。经常出现高热、消化道出血、顽固性呃逆，甚至伴发脑性肺水肿。

中脑损伤表现：意识障碍较为突出，系因网状结构受损而致，多有程度不同的意识障碍。伤及动眼神经核时，瞳孔可时大时小双侧交替变化，光反应亦常消失，可有眼球歪斜，一侧上外一侧下内呈跷跷板式。严重时双瞳孔散大固定。当脑干在红核与前庭核两者间受伤时，即出现去大脑强直，表现为四肢伸直、角弓反张。病人头眼垂直运动反射和睫状节脊髓反射亦消失。

脑桥损伤表现：除有持久意识障碍之外，双侧瞳孔常极度缩小，角膜反射及嚼肌反射消失。由于呼吸节律调节中枢及长吸中枢均位于脑桥，故易致呼吸紊乱，呈现节律不整；陈施氏呼吸或抽泣样呼吸。若伤及侧视中枢则呈凝视麻痹，头眼水平运动反射消失。

延髓损伤表现：主要为呼吸抑制和循环紊乱，病人呼吸缓慢、间断。脉搏快弱、血压下降、心眼反射消失。当延髓吸气和呼气中枢受损时，可在短时间内停止呼吸，但心跳尚可维持数小时或数日，但已属脑死亡状态。

3.诊断与鉴别诊断　原发性脑干损伤往往与脑挫裂伤或颅内出血同时伴发，临床症状相互参错，难以辨明孰轻孰重、何者为主，特别是就诊较迟的病人，更难区别是原发性损伤还是继发性损害。因此，除少数早期病人于伤后随即出现脑干损伤症状又没有颅内压增高，可确诊外，其余大部分病人均需借助 CT 或 MRI 检查才能明确诊断。在显示脑实质内小出血灶或挫裂伤方面，尤其是对胼胝体和脑干的细微损害，MRI 明显优于 CT。

脑干听觉诱发电位（BAEP），为脑干听觉通路上的电生理活动，经大脑皮层传导至头皮的远场电位。它所反映的电生理活动一般不受其他外在病变的干扰，可以较准确地反映脑干损伤的平面及程度。通常在听觉通路病灶以下的各波正常,病灶水平及其上的各波则显示异常或消失。

颅内压监护连续测压亦有鉴别原发性或继发性脑干损伤的作用,虽然二者临床表现相同,但原发者颅内压正常,而继发者明显升高。

脑干反射与脑干损害平面的对应关系:严重脑损伤时,皮层以下至脑干各平面受损程度和范围不一,其临床表现亦各异。故可从某些生理反射或病理反射的表现,来判断脑干受损的部位,用以指导临床、推测预后。

4.治疗与预后 脑干损伤的治疗与严重脑挫裂伤基本相同。对轻症脑干损伤病人,可按脑挫裂伤处理原则进行治疗,能使部分可逆性脑干损伤获救。对重症则疗效甚差,其死亡率几乎占颅脑损伤死亡率的三分之一,若延髓平面受创,则救治希望甚微。因此,在救治这类病人时,必须认真仔细,精心治疗,耐心护理。同时,密切注意防治各种并发症,有时亦可使部分重型脑干损伤病人获救。在治疗过程中,急性期主要是给予激素、脱水、降温、供氧,纠正呼吸和循环紊乱,尽可能的维持机体内、外环境的平衡,保护脑干功能不再继续受损。如果出现脑干创伤性水肿时,CT 可见脑干肿大、密度减低,脑池压闭,死亡率高达 70%,则应及时给予大剂量激素,强力脱水,冬眠降温及巴比妥治疗。恢复期应着重于脑干功能的改善,可用苏醒药物,高压氧舱治疗,增强机体抵抗力和防治并发症。

四、丘脑下部损伤

1.伤因与病理 丘脑下部是植物神经系统重要的皮质下中枢,与机体内脏活动、内分泌、物质代谢、体温调节、以及维持意识和睡眠有重要关系。因此,丘脑下部损伤后临床表现往往重笃。单纯丘脑下部损伤较少,大多与严重脑挫裂伤/或脑干损伤伴发。通常若颅底骨折越过蝶鞍或其附近时,常致丘脑下部损伤。当重度冲击伤或对冲性脑损伤致使脑底部沿纵轴猛烈前后滑动时,也可造成丘脑下部的损伤,而且往往累及垂体柄和垂体,其损伤病理多为灶性出血、水肿、缺血、软化及神经细胞坏死,偶可见垂体柄断裂和垂体内出血。

2.症状与体征 一般认为丘脑下部前区有副交感中枢,后区有交感中枢,两者在大脑皮层的控制下互相调节,故当丘脑下部受损时,较易引起植物神经功能紊乱。

意识与睡眠障碍:丘脑下部后外侧区与中脑被盖部均属上行性网状激动系统,系维持觉醒的激动机构,是管理觉醒和睡眠的重要所在,一旦受损,病人即可出现嗜睡症状,虽可唤醒,但仍又入睡,严重时可表现为昏睡不醒。

循环及呼吸紊乱:丘脑下部损伤后心血管功能可有各种不同变化,血压有高有低、脉搏可快可慢,但总的来说以低血压、脉速较多见,且波动性大,如果低血压合并有低温则预后不良。呼吸节律的紊乱与丘脑下部后份呼吸管理中枢受损有关,常表现为呼吸减慢甚至停止。视前区损伤时可发生急性中枢性肺水肿。

体温调节障碍:因丘脑下部损伤所致中枢性高热常骤然升起,高达 41℃甚至 42℃,但皮肤干燥少汗,皮肤温度分布不均,四肢低于躯干,且无炎症及中毒表现,解热剂亦无效。有时出现体温不升,或高热后转为体温不升,若经物理升温亦无效则预后极差。

水代谢紊乱:多因丘脑下部视上核和室旁核损伤,或垂体柄内视上一垂体束受累致使抗利尿素分泌不足而引起尿崩症,每日尿量达 4000～10000ml 以上,尿比重低于 1.005。

糖代谢紊乱:常与水代谢紊乱同时存在,表现为持续血糖升高,血液渗透压增高,而尿中无酮体出现,病人严重失水,血液浓缩、休克、死亡率极高,即所谓"高渗高糖非酮性昏迷"。

消化系统障碍:由丘脑下部前区至延髓迷走神经背核有一神经束,管理上消化道植物神经,其任何一处受损均可引起上消化道病变。故严重脑外伤累及丘脑下部时,易致胃、十二指肠黏膜糜烂、坏死、溃疡及出血。其成因可能是上消化道血管收缩、缺血;或因迷走神经过度兴奋;或与胃泌素分泌亢进、胃酸过高有关。除此之外,这类病人还常发生顽固性呃逆、呕吐及腹胀等症状。

3.诊断与鉴别诊断　丘脑下部损伤往往与严重脑挫裂伤、脑干损伤或颅内高压同时伴发,临床表现复杂,常相互参错,故较少单纯的典型病例。一般只要有某些代表丘脑下部损伤的征象,即可考虑伴有此部损伤。近年来通过 CT 和 MRI 检查,明显提高了丘脑下部损伤的诊断水平。不过有时对第三脑室附近的灶性出血,常因容积效应影响不易在 CT 图像上显示,故对于丘脑下部仍以 MRI 为佳,即使只有细小的散在斑点状出血也能够显示,于急性期在 T_1 加权像上为低信号,在 T_2 加权像则呈等信号。亚急性和慢性期 T_1 加权像上出血灶为清晰的高信号,更利于识别。

间脑发作:亦称丘脑下部发作或间脑癫痫,为一种阵发出现的面颈部潮红、出汗、心悸、流泪、流涎、颤抖及胃肠不适感,每次发作历时数分钟至 1～2 小时,但无抽搐,偶有尿意。

4.治疗与预后　丘脑下部损伤的治疗与原发性脑干损伤和严重脑挫裂伤基本相同,只因丘脑下部损伤所引起的神经-内分泌紊乱和机体代谢障碍较多,故在治疗上更为困难和复杂,必须在严密的观察、颅内压监护、血液生化检测和水电解质平衡的前提下,稳妥细心地治疗和护理,才有度过危境的希望。

(张　劼)

第七节　开放性颅脑损伤

颅脑开放性损伤除头部开放创伤外,常有不同程度的脑损伤、出血、水肿、感染等继发损害。与闭合性脑损伤相比较,除损伤原因不同外,因有创口存在,可有失血性休克、易招致颅内感染等特点。

【诊断标准】

1.临床表现

(1)明确病史:询问受伤时间、致伤物种类及经过何种处理。

(2)头部创口检查:应仔细检查创口大小、形状、有无活动性出血、有无异物及碎骨片、脑组织或脑脊液流出。

(3)意识障碍:取决于脑损伤部位和程度。局限性开放性损伤未伤及脑重要结构或无颅内高压患者,通常无意识障碍;而广泛性脑损伤,脑干或下丘脑损伤,合并颅内血肿或脑水肿引起颅内高压者,可出现不同程度的意识障碍。

(4)局灶性症状:依脑损伤部位不同,可出现偏瘫、失语、癫痫、同向偏盲、感觉障碍等。

(5)颅内高压症状:创口小、创道内血肿或(和)合并颅内血肿,以及广泛性脑挫裂伤而引起严重颅内压升高者,可出现头痛、呕吐、进行性意识障碍,甚至发生脑疝。

2.辅助检查

(1)头颅 X 线:了解颅骨骨折的部位、类型、颅内金属异物或碎骨片嵌入的位置等情况。

(2)头部 CT:对诊断颅内血肿、脑挫裂伤、蛛网膜下腔出血、脑中线移位、脑室大小形态等有意义;亦可显示颅内异物及颅骨骨折。

3.实验室检查

(1)血常规检查:了解失血、失液情况。

(2)腰椎穿刺:主要了解有无颅内感染和颅内压情况,但要慎重。

【治疗原则】

1.非火器性颅脑损伤

(1)及时清创处理,预防感染。应尽早清除挫碎组织、异物、血肿,修复硬脑膜及头皮创口,变有污染的开放性伤道为清洁的闭合性伤道,为脑损伤的修复创造有利条件。

(2)清创手术:尽可能在伤后 6～8 小时内行清创,但清创时间多取决于患者伤后来院就诊的时间。目前应用抗生素的条件下,早期清创缝合时间最晚可延长至 48 小时。清创完毕应缝好硬脑膜与头皮。伤道与脑室相通时,应清除脑室内积血,留置脑室引流管。如果脑组织膨胀,术后脑压仍高,可以不缝硬脑膜,并视情况做外减压(颞肌下减压或去骨瓣减压),伤后 24 小时内,肌内注射破伤风抗毒素 1500U。

(3)特殊伤的处理:钢钎、钉、锥等刺入颅内形成较窄的伤道,有时因致伤物为颅骨骨折所嵌顿,在现场急救时不要贸然将其拔除;特别是伤在静脉窦所在处或鞍区等部位时,仓促拔出致伤物可能引起颅内大出血或附加损伤引起不良后果。接诊后应行头部正侧位及必要的特殊位置的 X 线平片,了解伤道及致伤物的大小、形状、方向、深度、是否带有钩刺和伤及的范围。如果异物靠近大血管、静脉窦,可进一步行脑血管造影、CT 等检查,查明致伤物与血管等邻近结构的关系。根据检查所获取的资料,分析可能出现的情况,研究取出致伤物法,做好充分准备再行手术。

(4)静脉窦损伤的处理:首先要做好充分输血准备。上矢状窦伤时,应先在其周边扩大颅骨骨窗,再取出嵌于静脉窦裂口上的骨片,同时立即以棉片压住窦的破口,并小心检查窦损伤情况。小的裂口用止血海绵或辅以生物胶即可止住,大的破裂口则需用肌筋膜片覆盖于裂口处,缝合固定,亦可取人工硬脑膜修补静脉窦裂口,以达到妥善止血。

2.火器性颅脑损伤的处理 火器性颅脑损伤包括及时合理的现场急救,快速安全的转送,在有专科医师和设备的医院进行早期彻底清创和综合治疗。其中颅脑穿透伤伤情较重,可分为:盲管伤,仅有射入口,致伤物停留在伤道末端,无射出口;贯通伤,投射物贯通颅腔,有入口和出口,形成贯通伤道,多为高速枪伤所致,脑损伤广泛而严重,是火器性颅脑损伤最严重者;切线伤,投射物与头部呈切线方向擦过,飞离颅外,射入口和射出口相近,头皮、颅骨,硬脑膜和脑组织浅层皮层呈沟槽状损伤,所以又称沟槽伤。

（1）现场急救与转送。

（2）早期清创处理：清创的目的是把创道内污染物如毛发、泥沙、碎骨片、弹片异物、坏死碎化的脑组织、血块等清除，经清创后使创道清洁、无异物、无出血、无坏死脑组织，然后修补硬脑膜，缝合头皮，由开放伤变为闭合伤。清创要求早期和彻底，同时尽可能不损伤健康脑组织，保护脑功能。伤后24小时内，过敏试验阴性者，应肌内注射破伤风抗毒素1500U。

（3）术后处理：应定时观察意识、瞳孔、生命体征的变化和神经系统体征。观察有无继发性出血、脑脊液漏，必要时行CT动态观察。加强抗感染，抗脑水肿，抗休克治疗，术后常规抗癫痫治疗，加强全身支持治疗；昏迷患者保持呼吸道通畅，吸氧并加强全身护理，预防肺炎、褥疮和泌尿系感染。

（张 劼）

第八节　颅脑火器伤

一、概论

因火药、炸药等发射或爆炸产生的投射物，如枪弹弹丸、各种破片等所致的颅脑伤为火器性颅脑伤。平时尚可见到猎枪、鸟枪发射的霰弹伤。平时所见到的气枪伤，严格讲不属于火器伤，但因其射出的铅弹，进入颅内也可造成伤道，故也放在火器伤内。火器性颅脑伤为一严重的创伤。战时常集中发生，平时在我国因枪支管理严格，较为少见，在西方国家平时枪伤相当多见。在战伤中，颅脑火器伤的发生率因作战情况不同，相差较大，据历次大规模战争统计，约占各部位伤的7%～20%，仅次于四肢伤居第二位。但其阵亡率很高，居各部位伤的第一位。我军抗美援朝战争阵亡人员中颅脑伤占38.4%～46.6%，1979年边境作战中占27%～34%。

20世纪60年代后现代作战武器有很大发展。轻武器逐渐向小型化、轻量化和高速化发展，现代所用的枪弹口径小、质量轻、速度快，杀伤作用更强。现代杀伤榴弹也向高爆性、破片质量小、速度快、密度大发展。高密度的高速小质量破片常造成多个创口并存和复杂的伤道。因而现代火器所造成的颅脑损伤更为复杂和严重，给战伤救治带来很大困难。

颅脑火器伤无论在战时或平时都是十分严重的开放性颅脑损伤。致伤火器常为枪弹、弹片或其他爆炸飞射物。通常按飞射物的速度不同，又分为高速和低速两种，前者多系枪弹伤，后者常为弹片伤。火器致伤的轻重与飞射物的速度、大小、形态及性质有密切关系，其中影响最大的是速度，如果射出速度超过610米/s的颅脑枪伤往往当场死亡。尤其是近程射击，枪弹的动能极大，穿入颅内时，可将冲击波传递至弹道的四壁，对周围的脑组织产生强大的压缩力，从而形成瞬时空腔，这种强力扩张的暂时空腔，直径可达原发创道的数倍乃至数十倍。同时，于此瞬间的颅内压可高达400kPa（3000mmHg），随后，在数毫秒之内空腔又产生负压性回缩。由于正、负压梯度的骤然变化，可使脑组织的损伤大大超过飞射物本身的危害。不仅如此，被击碎的颅骨折片也被嵌入脑组织内，成为继发性投射物，更加重了脑的损伤。此外，在最近的研究中发现,高速颅脑枪伤的动物,除脑本身严重受损之外,于远隔部位的脏器也有不同程度的损害,特别是心、肺等实质性脏器,发生点片状出血较为多见。有学者认为这种远达效应可能是因为强力冲击波,作用于体内充满液体的管道而产生的流体力学剧烈扰动所致,例如,通过椎管和血管即有引起远达效应的机理,应予高度警惕。低速飞射物虽然对脑组织的损伤相对较轻,但若直接击中脑的重要结构,或因弹头在颅腔内壁上反弹,造成复杂性弹道时,亦可因伤势过重、出血及(或)感染而致死。据 Hammon 报道颅脑枪伤术后死亡率 22.73%,弹片伤 7.64%,可见高速火器伤的死亡率显著为高。近 20 年来,我国创伤弹道学研究发展很快,对各种投射物的致伤效应、致伤原理、损伤特点、颅脑火器伤的直接损伤、邻近损伤、远隔部位损伤(远达效应)及其对全身影响的认识逐渐深入,用来指导火器伤的治疗,也取得了良好效果。颅脑火器伤的死亡率目前已降为 9.4%~9.6%。

二、分类及病理

(一)分类

Cushing 曾将火器性颅脑开放伤作如下分类:①单纯头皮创伤不伴有颅骨骨折。②开放性颅骨骨折但硬脑膜仍整。③凹陷性骨折刺破硬脑膜、挫伤脑组织。④沟槽形骨折伴嵌入骨片及脑组织溢出。⑤颅脑穿透性损伤伴异物存留。⑥脑室穿破伤。⑦经颌面穿入颅内的开放伤。⑧颅脑严重受损的贯通性颅脑伤。⑨广泛性爆裂骨折及脑损伤。虽然上述九类颅脑火器性损伤已经囊括了所有的类型,但实践中仍有许多交错的伤情和类别。为了更便于临床判断和治疗,学者综合了 Matson 介绍的实用分类法,略加修改和补充,将颅脑火器伤分为基本类型和特殊类型两大类,分述如下:

1.颅脑火器伤基本类型

(1)非穿透伤:系指硬脑膜仍属完整的颅脑火器伤,主要伤及头皮及/或颅骨,因为硬脑膜未破裂,故对脑组织的损伤仍属闭合性损伤,常见有两种:①浅切线伤:即单纯的头皮创伤或沟槽状损伤所致头皮和颅骨的开放伤,硬脑膜完整无损,局部脑组织可因飞射物动能的冲击而致挫伤、裂伤,甚至引起颅内继发血肿。②反跳伤:系因低速投射物击中头部所致头皮和颅骨开放伤,由于动能较小,金属弹头或弹片自颅骨上反弹跳出,并未穿入颅内,硬脑膜多无损伤,局部颅骨可有折裂或下陷,局部脑组织亦可有挫伤。

(2)穿透伤:属头皮、颅骨和硬膜均被穿破的开放性颅脑火器伤,其致伤形式有三种情况:①沟槽伤:或称深切线伤,射入口与射出口相近,头皮、颅骨、硬脑膜和脑组织均呈沟槽状损伤,常有碎骨片刺入脑内,局部较易引起脑内血肿,但多无金属异物存留。②盲管伤:为动能较小的飞射物所致,仅有射入口,无射出口,头皮伤口恰似致伤物的大小和形态,颅骨呈孔洞形骨折,脑内形成深浅不一的创道,损伤的程度与飞射物的形态、大小及速度有关。创道穿过的部位有无重要脑结构,直接影响病人的预后,虽然创道周围脑组织的损伤不像贯穿伤那样严重,但亦有引起创道内出血的机会,尤其是创道远端硬脑膜下及/或创道内,且在创道近端常有许多碎骨片区分,而远端则往往存留金属异物。偶尔因金属致伤物撞击在颅腔内面骨壁上,发生反弹,尚可造成复杂的折射性创道,造成多处脑损伤。③贯穿伤:多为高速枪伤所致,是颅脑火器伤中最为严重的一种,占 19.8%,既有射入口,也有射出口,二者相距较远,可以分别在两侧半球,或在同侧贯穿多个脑叶,甚至纵贯幕上下,伴有脑室伤或静脉窦伤者各近 1/3。出入口之间的连线即为创道的全长。创道内常有碎骨片残留,金属异物多已穿出颅外,创道周围脑挫裂伤严重,且出口端尤甚于入口端,故远侧创道半数以上继发脑内及/或硬膜下血肿。

2.颅脑火器伤特殊类型 除了基本类型之外,尚可因某些特殊解剖部位或组织结构受伤,而加重伤情,影响预后,同时,在创伤的处理上也有其特殊性,如静脉窦损伤、脑室伤、颅颌伤及霰弹伤等。这些特殊损伤可以单纯发生,也可能同时并存,对颅脑火器伤的判断和处理,甚为重要。

(1)静脉窦损伤:火器性颅脑穿透伤伴有静脉窦损伤的机会较非火器性开放伤为多,占 4% 左右,其中,最常受伤的是上矢状窦,占硬脑膜窦损伤的 70%,其次为横窦约 20%,其他尚有窦汇、直窦、乙状窦等亦偶尔受累。火器伤一旦伤及静脉窦,后果十分严重,失血流向颅外时可致失血性休克,流向颅内时可致颅内血肿,引起脑疝,威胁伤员生命。

(2)脑室穿通伤:系指贯通伤或盲管伤的创道穿过脑室或与脑室相通,主要见于创道较深者,或因飞射物反弹形成多个创道,致伤金属异物穿过或停留于脑室内。在颅脑穿透性损伤中脑室伤约占 18%,其中 89.2% 为一侧脑室,累及双侧及多处脑室伤者占 7.0%;三、四脑室伤极少,各占 3.3% 及 0.5%,多于伤后早期即死亡。脑室伤的主要危险是脑室内积血和继发感染。

(3)颅颌面伤:这类损伤是指飞射物经颌面部射入颅内所引起的颅脑穿透伤,包括:经眶、经额窦、经筛窦、经鼻腔、经耳颞等处进入颅内的穿透伤,由于飞射物是通过具有污染性的,甚至是已有感染的黏膜腔,经颅底进入颅腔,不仅易于导致感染,同时,常引起颅底血管损伤及脑脊液漏。病人即使早期未因大量失血或脑重要结构损伤而致死,后期也往往死于颅内继发感染,预后不良。此外,还有一种少见的经颅底弹道伤,大多由经颌面射入的枪伤所致,金属弹头切近颅底穿行,并未进入颅内,但却造成中枢神经系统损伤,约有 60%,其致伤机理与切线伤相似,系因子弹擦过颅底时的冲击波而致脑组织及/或脑血管损伤。

(4)颅后窝伤:飞射物穿透颅后窝的病例较少,仅占颅脑火器伤的 2.6%,因颅后窝容量较小,又系生命中枢所在,故这类伤员往往伤后迅即毙命,鲜有存活的机会,故而病例较少。射入后窝的部位,可由枕部、颈部、耳颞部,亦可经额、顶或面颌进入。故脑干及颅底血管,特别是椎动脉受损者较多,易于引起中枢性衰竭。

(5)霰弹伤:颅脑霰弹伤是由猎枪、鸟枪或子母弹发射的散粒弹丸所引起的特殊类型颅脑火器伤,其特点是多数散射的弹丸,少者数粒,多者数 10 粒同时射入颅内。其飞行速度一般稍低于枪弹,故常常为盲管伤,多数金属异物存留颅内。弹丸在颅内的分布范围取决于致伤的距离,射距愈近愈集中,伤情亦愈重,反之则轻。由于弹丸体积及冲击力较小,故瞬时空腔及远达效应都较小或没有。不过射入口较集中时皮肤及颅骨破损严重多呈蜂窝状,甚至有灼伤,随着伤距的增加,弹丸亦相应分散,间距加宽,致伤程度亦减轻。其危害除原发性脑损伤之外,继发颅内出血及感染是致死的主要原因。残伤率高达 43%,死亡率达 14%。

(二)病理

根据伤后不同时期的病理和病理生理改变,颅脑火器伤可分为急性期、早期和晚期三个阶段。

1.急性期病理改变 系指火器伤当时对颅脑所产生的机械性破坏作用及伤后 3 天内的脑组织出血、水肿及坏死等改变。飞射物体积较大,形态不规则者,所造成的射入口较大,眍入颅内的骨碎片亦多,例如,弹片伤即是,且颅内常有金属异物存留。当飞射物体积较小,形态光滑时,如枪弹伤,则所造成的射入口小而整齐,颅内碎骨片也较少,特别是击中颅骨菲薄的部位时,可以没有碎骨片进入脑内,且弹头较易贯穿颅脑而飞逝。如果弹头发生变形或具有爆炸性,则往往入口小而出口大,故创道远端的脑组织、颅骨及头皮的伤情多较严重。

火器性颅脑伤的创伤弹道特点:现代火器性致伤物的特点是速度快、质量轻。速度快则动能大,空腔就大,其致伤作用强。质量轻,击中组织后减速快,能量释放快,能量传递率(碰击能量/组织吸收能量)大,造成的损伤也重。因而,目前广泛应用的 5.54～5.56mm 枪弹所造成的损伤远较过去应用的 7.62mm 枪弹为重。贯通伤时常常造成较大出口,形成出口大于入口,即使入、出口等大,其伤道内组织损伤的范围及程度均严重,切勿为出、入口的假象迷惑。近距离击中时,入口常大于出口。高速小质量破片伤如为贯通伤为,入口大于出口。小破片盲管伤发生率很高,约为贯通伤的 4 倍,钢珠弹伤几乎全为盲管伤。因破片的形状不同,其入口也不同,三角形、方形或不规则破片,其入口较大,常呈不规则撕裂,钢珠弹入口一般为圆形的边缘整齐的圆孔,有时因皮肤弹性未破坏,可仅有一小破孔,为血块所掩盖,容易遗漏。质量轻的致伤物稳定性差,遇到不同密度的组织,易改变弹道方向,因而在颅内可形成走行方向复杂的伤道。投射物击中颅骨时形成的骨碎片,作为继发性投射物作用于伤道,不仅增大伤腔,且可形成许多继发性伤道,更增加了伤道的复杂性。

火器性颅脑伤与非火器性颅脑伤病理改变不同,一般分为如下 3 个区域。

(1)原发伤道区:是投射物直接造成的。伤道内充满破碎毁损的脑组织,杂以血块、血液、渗出物和随致伤物进入的异物,如碎骨片、头发、皮肤碎屑、泥沙、布片等。碎骨片通常散布于伤道近端。盲管伤致伤物多停留在伤道远端。脑膜或脑组织出血可形成血肿,血肿可在硬脑膜外、硬脑膜下或伤道内,如伤道较长,则伤道血肿可在近端、中段或远端,分别形成伤道近端血肿、中段血肿、远端血肿,清创时且勿遗漏伤道远端血肿。盲管伤如伤道远端已达对侧脑表面,应警惕对侧的硬脑膜下血肿。

(2)脑挫裂伤区:在原发伤道周围,由于空腔效应,脑组织形成表面参差不齐、范围广泛的挫裂伤区。病理表现为血管断裂或破裂,形成点、片状出血、脑细胞结构不清、胶质细胞肿胀或崩解,血管周围间隙增大、组织水肿。其损伤程度和范围取决于致伤物传递给周围组织的能量。有学者 7.62mm 枪弹脑贯通伤实验研究证明,距伤道中心 4.5cm 处仍有镜下可见的脑组织损伤。除伤道周围外,尚可见大脑凸面、脑底、丘脑下部、小脑、脑干等处有蛛网膜下腔出血。

(3)震荡区:脑组织挫裂伤区外为震荡区。组织结构完整,神经元及神经纤维可因震荡而发生暂时性功能抑制,不伴有其他继发性损害,日后常能恢复。震荡区的大小不一,范围与传递给组织的能量有关。破片伤中,震荡区多集中于入口附近,近盲管伤末端或贯通伤出口处可完全没有震荡区,这与破片能量大都在近入口处释放有关。

2.早期病理改变 颅脑火器伤如未经及时、合理的处理,随着时间的推移,4～5 天之后创道内坏死的组织及血凝块开始液化,创道周围失去活力的挫伤组织也逐渐坏死、液化,与正常组织分离。如果没有继发感染,则创道将被增生胶质所包裹,形成条状管腔,内贮由坏死组织、血凝块及脑脊液组成的混浊液体,此后逐渐吸收,进入修复阶段,为期约3个月,即使侥幸存活,伤残亦较重,且晚期并发症甚多。若发生感染,则预后不良,其发生率高达20%～30%,常因化脓性脑炎、脑室炎、脑膜炎及显著的脑水肿,导致颅内高压,脑膨出脑蕈形成。严重时往往伴有多发性脑脓肿,每以创道内的异物为感染核心。

3.晚期病理改变　即火器伤后3个月以上的远期改变。此时,创道已为胶质细胞和纤维细胞所修复,创道口端于硬脑膜破孔处常有大小不一的结缔组织团块形成,封闭裂口,并呈楔形向创内延伸至不同的深度,这种脑膜脑疤痕往往容易引发癫痫。由于异物的存留,脑肿胀甚至可在多年之后发生,并表现明显的颅内压升高和局部征象。此外,脑积水、脑穿通畸形、外伤性动脉瘤及脑部某些功能区受损所造成的神经机能减退或废损,亦属常见的并发症或后遗症。

三、临床表现及检查

(一)临床表现

颅脑火器伤的临床表现与一般颅脑开放性创伤大同小异,不过从损伤机理上看,高速飞射物所致颅脑开放伤显然破坏性严重得多,但是低速火器伤,除金属异物存留于颅内的机会较多之外,则与非火器性颅脑创伤极其相似。

1.生命体征紊乱　火器性颅脑伤后的生命体征变化相差很大,轻者可无或仅有轻微变化,重者则有明显的变化,甚至呼吸、循环衰竭,迅速致死。投射物击中颅脑当时由于压力波的作用及急剧的颅内压升高,多立即出现呼吸暂停、频率不规则、缓慢或间歇性呼吸,同时血压一过性下降,脉搏细弱,心率减慢,是为原发性休克或脑休克期。其持续时间和严重程度与损伤程度及损伤部位有关,如伤及重要生命中枢如脑干、下丘脑或动能很大的枪弹伤、大破片伤,常不能恢复,迅速中枢衰竭死亡。一般穿透伤原发性生命体征紊乱,持续数十秒或数分钟后逐渐恢复。浅层小破片伤可无原发性生命体征改变。

火器性颅脑伤休克发生率远高于平时伤,多因创口大合并有大量外出血、脑室伤大量脑脊液丢失或合并其他部位的多发伤引起。伤员有面色苍白、出冷汗、脉搏细弱、心率快、血压低或测不到、烦躁不安等创伤性休克表现。

如颅内有血肿形成,出现进行性颅内压增高,则表现为呼吸慢而浅,脉搏变慢宏大有力,血压升高等脑受压表现。

2.意识障碍　颅脑火器伤大都表现有意识障碍,仅少数低速性弹片伤或远距离枪弹伤,可无原发意识障碍。通常脑贯通性枪伤:由于瞬间空腔的作用,伤员几乎均立即陷入昏迷,其程度和时间则与飞射物动能的大小及原发伤的部位与轻重有关。有时飞射物击中颅骨时已是强弩之末,动能大为衰减,如果属单纯的盲管伤,没有伤及脑重要结构,则伤员可无意识障碍。笔者曾遇一例,被高空坠下的弹头经右顶穿入颅内,伤员当时只感左下肢突然发麻、无力而下跪,神志始终清醒。手术发现弹头自后中央回上端穿入,止于颅中窝底,术后如期痊愈。此外,应该提出的是药物对意识的影响,有时休克也能掩盖病人神志表现,须慎加分析。

3.神经机能缺损　根据受伤的部位而异,因飞射物直接破坏脑实质所引起的机能缺损,即原发性脑损伤以瘫痪、失语及视野缺损为多见,偶尔亦可有感觉障碍、癫痫发作及颅神经麻痹等征象。不过,如果伤员处于昏迷状态,对外界刺激缺乏反应则神经缺损症状往往被掩盖,很难如实表现神经系统受损的症状与体征。常须结合受伤的部位,并通过连续的观察和比较来确定神经机能缺损的情况,特别是对继发性损害所引起的局限性脑功能障碍的动态变化,应倍加重视,有助于判断颅内继发性病变的发生和发展。

4.颅内压增高　火器性颅脑开放伤伴有颅内压增高时,多有挫碎糜烂的脑组织、血凝块和脑脊液自创口溢出,但常因创口较小很快就被疝出的脑组织及(或)血凝块所堵塞。若创口较大,脑组织将从创口膨出常常加重神经机能缺损。引起颅内压增高的原因,早期主要是颅内继发血肿和脑水肿。晚期多为颅内继发感染、脑脓肿或脑脊液循环受阻。在急性期若病人有躁动不安、频繁呕吐、意识障碍加重及新的定位体征出现,如一侧瞳孔散大,对侧肢体偏瘫,则应首先想到颅内继发血肿的可能。脑贯通伤伴发颅内血肿的机会最多,高达59.1%,其中,以出口侧创道内及/或硬膜下血肿为多。盲管伤伴发血肿次之,约有24.3%,伴发脑脓肿约5.3%。

(二)颅脑火器伤检查

对颅脑火器伤病人进行全面的身体检查常有困难,但有目的地重点检查很有必要,除了应注意有无其他部位的合并伤之外,还应想到由远达效应而引起的心、肺、脊髓及其他脏器的损伤。特别是被子母弹、霰弹或爆炸致伤时,更应仔细检查,以防漏诊。

1.伤口检查　甚为重要,多数病人的伤口暴露在外,一目了然。但有时射入口十分隐蔽,必须剪去长发认真检查才能发现。如系贯通伤尚应识别射入口与射出口。通常入口较小,出口往往明显为大。据一组病例的测定,射入口约在0.5~1.4cm之间,射出口为0.8~6cm,创道内径约为1~2.5cm大小。偶而射出口位置特殊,隐在口腔、鼻腔,甚至颈部软组织内,才有误诊为盲管伤的可能,应予注意。查明出入口的位置对判断颅内创道的方向,估计脑损伤的程度有重要参考价值。在检查伤口时,若发现有糜烂的脑浆外溢或有脑脊液流出,即表明硬脑膜已穿透。如果脑脊液源源不断地向外浸,则暗示脑室已被穿通。若随着病人挣扎、咳嗽、用力时,有血凝块被挤出创口,则暗示颅内已有血肿。对嵌在创内的毛发、异物、骨碎片等,检查时暂勿触动,更不要用探针或镊子试探,尤其是在靠近静脉窦附近的伤口,应视为禁忌,只有在手术室,当做好一切术前准备时,才能检查创内情况。

对晚期颅脑火器伤,若已有感染及炎变脑组织突出于创口,形成脑蕈的病人,局部常有脓性分泌物、坏死的脑组织和血块溶解的残渣,这种情况下不宜直接探查创口,应借助于影像学检查,首先了解颅内情况,以免引起炎症的扩散。

2.神经系统检查　颅脑火器伤的神经系统检查要求简捷、侧重,既要照顾全面,又要抓住重点。首先是伤员的意识状态、有无颅内压增高症状、神经系统是否出现机能缺损。其次是有无脑疝征象或所谓一侧化体征。对清醒的伤员要迅速检查语言、视力、视野、感觉、运动、小脑功能及颅神经受损情况;对意识障碍的病人则应侧重眼部体征,肢体活动情况及GCS记分,并以此为基线,定时复查,进行分析、比较,以便及时发现颅内继发病变。颅脑火器伤病人早期出现双侧瞳孔散大、四肢软瘫、一切反射消失为不祥之兆,不论手术与否,多在48小时内死亡,常因原发性损伤过重所致;单侧瞳孔散大固定多为本侧半球的广泛损伤或眼眶直接受损而致,早期较完全的一侧肢体软瘫,伴有中枢性面瘫时,说明对侧大脑半球缺损严重;如属轻瘫、单瘫或痉挛性偏瘫,则常为局限性大脑半球损伤,尤其是上肢重于下肢的不全硬瘫,往往有一定程度的恢复;双下肢痉挛性截瘫偶见于上矢状窦的损伤;双侧腱反射亢进、病理反射阳性、颈项强直往往表示蛛网膜下腔广泛出血;一侧腱反射亢进、病理反射阳性、肌张力增高常暗示对侧大脑半球凸面有继发血肿;颅神经的损伤则表明颅底有相应的损伤存在。

3.辅助检查

(1)头颅 X 线摄片:火器性颅脑伤伤员均应常规拍摄 X 线头颅正侧位片,以了解颅骨骨折情况、射入口及射出口位置,颅内碎骨片及异物的数目、大小、形态和部位,对判断伤情,指导清创有重要意义。必要时可加拍切线位、汤氏位、颌面或颅颈区 X 线片,以检查颌面或颈颅伤。

(2)CT 扫描:平时或在后方固定医院才有条件进行 CT 扫描。对了解伤道的位置、方向、异物及颅内出血、血肿、脑损伤情况,损伤晚期合并脑脓肿等有重要意义。有条件时应尽量争取行 CT 扫描,对伤员的处理有非常重要的作用。1983 年中东战争时以色列已将 CT 扫描列入火器性颅脑伤常规检查。1979 年中越边境战争中,我国云南也有应用 CT 扫描的报道,对指导火器性颅脑伤治疗起到重要作用。

(3)磁共振(MRI)检查:有金属异物存留时不宜采用。对晚期脑损伤情况、并发症的诊断有其特殊意义,如颅内感染、脑脓肿、外伤性癫痫等。

(4)脑血管造影:对诊断火器伤后血管性并发症如脑血管栓塞、外伤性动脉瘤、动静脉瘘有决定性意义。

(5)腰椎穿刺:应用的目的是测量颅内压,发现和治疗蛛网膜下腔出血和颅内感染。清创术前一般不用。

四、处理

(一)处理原则

1.急救与后送　战争环境下,对大批伤员强调合理的分级医疗救护。根据具体情况一般分一线、二线和后方区三级医疗救护。现代战争条件下也可简单分为前方区和后方区。有神经外科手术组加强的一线医院只限于处理危及生命的颅内血肿、大出血和频危的伤员,不可将大批颅脑伤伤员集中在一线医院行手术处理。早期清创处理,应在二线医院或后方区专科医院进行。因而强调分类后送,颅脑火器伤伤员可采用越级后送,采用快速运送工具,尽快将伤员送至可进行确定性处理的医疗单位。Cushing 在第一次世界大战后期提出著名的"早期一次彻底清创术"的经验,使颅脑火器伤的死亡率,从战争初期的 55% 下降到他最后一批伤员的约 28.8%,可说是成功之举。20 世纪 60 年代美军在越南战争中,颅脑伤员 95% 用直升机后送,平均 46 分钟即可得到神经外科专科治疗;苏军在阿富汗战争中,由于医疗力量前伸,尽量缩短伤员后送及采用直升机快速后送,2 小时内 69.7% 的伤员即可获得优良的专科治疗,6 小时内获专科治疗者达 92.4%,大大提高了救治效果。所以,及时战地急救、早期前方输血、抗菌药物的应用以及直升飞机快速将伤员后送至有专科医师和设备的医院,进行有效地清创、修复术及相应的非手术综合治疗措施等是提高颅脑火器伤救治水平的必要环节。其中,及时合理的现场急救和迅速安全的后送,则是救治成功的基本保证。

(1)急救:无论是战时还是平时,对颅脑火器伤伤员的急救都必须是先将伤员转移到安全地带,脱离再次受伤的危险环境,同时,保持气道畅通,避免窒息。然后立即用急救包中无菌敷料包扎创口,以减少出血和污染。对头皮的活跃性出血可采用局部压迫止血;或用纱布卷、水杯置于伤口周边,再加压包扎;或有条件时,可行暂时性缝合止血。对创口内部的出血,则不宜盲目填塞或加压包扎,应适当抬高伤员头部,保持安静及气道畅通,然后用止血棉纱、明胶或可利用的灭菌敷料贴附于出血处轻压片刻,待其凝结后,再予以包扎,以免搬动或后送时继续失血,对昏迷的伤员宜采侧俯卧位,避免血液或分泌物逆流入气道;若有呼吸不畅应放置口咽通气管,必要时视条件而定可行气道内插管或气管切开。

对休克的伤员应认真分析引起休克的原因,如系失血性休克,除注意头部创口出血外,尚应注意有无合并伤,以免遗误。若为严重的脑挫裂伤、脑干损伤或丘脑下部损伤所致濒死状态或中枢性休克,预后极差,则应就地急救,只有在伤情稳定或好转时,始能考虑搬动。

对颅内继发血肿的伤员,虽然伴有失血,但往往因颅内压增高的代偿性反应,临床上可以无明显血压下降及脉搏细弱等表现,反而貌似稳定,容易误诊,迨至脑干受压、中枢衰竭时,可突然休克死亡,切勿大意。

战地或现场急救的水平和措施,依条件而定,高质量的急救,可以做到剃(剪)发、清洁创口、包扎止血、补液输血、气管插管、气管切开,甚至必要的药物治疗以及某些降低颅压措施,均可在急救现场或后送途中进行。

(2)后送:战时火器伤与平时意外损伤不同,前者常在短时间内有大批伤员,因此,伤员的急救与后送,必须有合理的布署,各级救治单位的规模与任务都有一定的要求。伤员应迅速分类、填写伤票、记录伤情,按不同伤情逐级后送,不能集积在前沿救护所。对有希望救治的颅脑火器伤伤员,更应尽早后送以缩短受伤至有效处理的间期。

后送的原则须根据伤情和战况而定,有时受战争情况所限,暂时不能后送,可以根据当时条件尽量给予必要的处理,稳定病情,待机后送。就伤情而言,则可将伤员分为三级(Heaton,1966):Ⅰ级,清醒、没到中度神经功能障碍,如轻瘫或偏盲;Ⅱ级,昏睡、严重的神经功能障碍,如偏瘫等;Ⅲ级,濒死或深昏迷、双侧瞳孔散大、眼球固定、呼吸困难、慢且不规则。其中,前两级伤员均应及时后送,救治希望较大。对濒死的直级伤员,不宜急于后送,而应就地积极抢救,如有转机,可待情况改善,伤情稳定时再行后送,否则,常常牺牲于途中。

2.创伤的后期处理　颅脑火器伤伤员虽然理应尽早施行手术清创和修复,但由于影响伤员及时就诊的因素较多,在临床实践中仍有不少伤员是于伤后不同时期来院治疗的,故须按创伤后的不同分期,分别进行处理。

(1)早期处理(伤后3天以内):早期到达医院的伤员,经必要的术前检查和准备之后,尽早施行彻底颅脑清创术和修复术。对创口有活动性出血或颅内继发血肿有脑疝征象者应紧急手术;对颅脑穿透伤伴有脑室伤、颅后窝或静脉窦损伤者应提前处理;对合并胸腹、四肢其他危及生命的损伤时,则应根据何者为主要危险,依次施行手术,必要时也可以采取两组手术同时进行,以争取时间。若伤员全身情况较差,生命体征不稳定,应先行积极的救治和支持治疗,让伤员有机会恢复、稳定数小时乃至十几小时,对不论有无休克的病人都是有益而无害的,待伤情稳定好转之后,再施行彻底的一次清创术更为安全有利。

(2)延期处理(伤后3天至1周):伤后创口未经处理或虽经处理但不彻底,此时常已有感染情况,创面有脓性分泌物,或创口已闭合(或缝合),但局部有炎性反应,水肿、隆起,应分开或切开创口,使引流通畅。局部分泌物及时行细菌培养及药敏试验,以便选择适当的抗菌药物。应及时作颅骨 X 线及 CT 检查,了解颅内伤道、异物及有无血肿或感染灶,以便决定下一步处理的方法及时机。若创口感染不明显,无急性炎症性表现,亦可施行清创术,排出积血,清除糜烂组织和异物,争取修复硬脑膜,全层缝合头皮或部分缝合,或次期缝合。

(3)晚期处理(伤后 1 周以上):创口多有明显感染,此时不宜彻底施行清创术,只须扩大创口增加引流,排出局部或创内浅部的炎性坏死组织、血凝块、脓液及异物。同时,加强全身性抗菌治疗及支持疗法,待炎症局限、伤口进入慢性炎症阶段或肉芽愈合时,再图进一步处理。不过,对少数感染较轻的病人,虽然为时已愈一周,但在当前具有强力抗菌药物的条件下,由娴熟的专科医师施行适当的清创处理,亦有一期愈合的机会,特别是创口较小、感染表浅者,这也是枪弹伤的另一特点。

(二)清创术

第一次世界大战期间,Cushing 氏等根据手术治疗的需要即提出了火器性颅脑伤的九种分类,并倡导:早期一次彻底清创和缝合创口。彻底清创术要求彻底清除坏死的脑组织,取出嵌入脑组织的金属异物、颅骨碎片及其他异物、清除血块,彻底止血,然后严密缝合硬脑膜和头皮软组织。实行彻底清创使颅脑火器伤的感染率和死亡率均明显下降。颅脑火器伤死亡率从第一次世界大战前期的 55% 下降到 29%。

第二次世界大战早期,Ascroft 和 Wannamaker 等英美军医曾试图对颅脑火器伤行简单估息清创,即所谓的"微清创术"。这种方法不刻意追求彻底清除嵌入脑组织中的所有弹片和碎骨片,旨在最大限度地保存脑组织。但该方法在当时以失败而告终。因为该方法使术后感染率和死亡率均有所提高,许多神经外科医生注意到,用这种方法清创后,遗留在脑组织内的碎骨片经常导致颅内感染,再次探查发现大多数病例碎骨片周围有坏死脑组织和小脓腔,对这些碎骨片进行培养,细菌阳性率非常高。因而,第二次世界大战中仍然广泛应用彻底清创术,以后一直延用到朝鲜战争和越南战争。彻底清创术和抗生素相结合,使术后感染率从 53% 降至 15%,术后死亡率从 25% 降至 4%。早期一次彻底清创术已成为火器性颅脑伤治疗的经典方法。

20 世纪 80 年代,中东战争中,CT 已被常规用于颅脑火器伤检查,军医可根据 CT 结果和临床表现决定治疗方案。对颅顶穹隆部点状入口或投射物穿过颅底的伤员,如 CT 未发现颅内占位性损伤,GCS 不低于 8 分时,仅行入口周围简单清创,并颅骨钻孔一个,置入硬脑膜下导管监测颅内压。对于入口较大,有脑组织外溢的伤员,则行开颅伤道内清创,清除坏死脑组织和异物碎片,并严密缝合硬脑膜。如 CT 提示远隔部位有颅内血肿,则除行创口清创外,还以血肿为中心行骨窗开颅清除血肿。颅内清创的主要目的在于清除肉眼所见的污染异物和碎化的脑组织,清除血肿。清创时应最大限度的保护脑组织,不刻意追求取出嵌入脑内的所有骨碎片和弹片,只取出那些在冲洗过程及止血操作过程中遇到的异物和碎化脑组织,不需强力牵开伤道,有节制的使用吸引器。清创后均应缝合硬脑膜和头皮创口。对于术前 GCS4～8 分或临床上有颅内压增高征象者,常规硬脑膜下置管监测颅内压,无颅内压持续升高者,一般在 48 小时内拔管。

火器性颅脑伤清创后,尤其"微清创术"后,颅内异物残留的机会较多,常见的是骨片和金属弹片或弹头,一般认为脑脓肿的发生与颅内异物有关,特别是碎骨片较金属异物更易引起感染。但第二次世界大战期间,Maltby 等人对 17 例脑脓肿形成的患者研究,发现只有 3 例脑内留有碎骨片。与此同时,Piplyk 等人通过实验进行了研究,他们把碎骨片植入狗的脑组织中,发现"清洁"的与污染的碎骨片导致脑脓肿的发生率分别为 8％和 4％,但一旦把碎骨片与头发或头皮碎屑一起植入脑内,则脑脓肿形成的发生率猛增至 70％。这证明单一的碎骨片并不一定会导致术后脑脓肿形成。Brandvold 等 1990 年曾随访 22 例颅内碎骨片残留的伤员,历时 5 年另 9 个月,亦均未发现感染或癫痫。此外,越南战争的经验也充分证明了这一点。中东战争中"微清创术"治疗的患者,术后癫痫的发生率为 22％,而越南战争中"彻底清创"治疗的患者,术后癫痫的发生率为 44％,彻底清创术后癫痫的发生率明显高于微清创术。Salazar 等人认为,最大限度的保留脑组织可以减少癫痫发生率。目前认为:清创时伤道内的碎骨片,应随清除碎化的脑组织、血液及凝血块的同时尽量取除,对深入脑实质内的碎骨片,尤其细小的骨片,不必强求取除,以免增加脑组织损伤。金属异物引起感染的机会不多,约为 10％～13％,尤其小于 1cm 直径的金属异物,很少导致感染,除在伤道清创中随同取除外,对位于脑深部,尤其部位重要功能区的金属异物不必强求取除。

目前,对火器性颅脑伤的清创术的意见虽有差异,但在以下几点上是一致的:

(1)清创术应尽早进行。战时在前线地区,主要对合并有颅内血肿、脑受压、致命性外出血、脑室伤大量脑脊液漏的危重病人,进行紧急清创救治。

(2)一般颅脑穿透伤,应实行快速、越级后送至有条件行专科处理的单位行清创处理。

(3)清创术要求彻底的头皮颅骨创口清创,对脑伤道只清除伤道内已碎化坏死的脑组织,不作伤道周围挫灭组织的切除。清除伤道内的积血、血块,彻底止血。

(4)对伤道内异物,应彻底清除伤道内的头发、头皮软组织碎屑、泥沙、帽子碎片等异物。碎骨片尽量随清除伤道碎化组织摘除,对伤道周围脑组织内,尤其深部的、细小的骨碎片不强求摘除。伤道内金属异物,在不增加脑损伤情况下尽量取除。细小的金属异物存留,不是必需取除的指征。

(5)早期清创后应争取缝合或修补硬脑膜及头皮软组织。

凡开放性颅脑损伤不论是火器性或非火器性均应进行早期清创术,其手术原则和方法大致相同,术前准备、麻醉选择和术后处理亦相似。由于火器伤在致伤因素上有其特殊性,在手术方案和技术上有其独具的特点,常须根据不同伤情,采用不同的清创方法,故下面按基本类型和特殊类型两类颅脑火器伤加以讨论。

1.基本类型颅脑火器伤清创术

(1)切线伤的清创术:切线伤系飞射物以切线方向穿过头皮和颅骨所致,常引起头皮裂伤、颅骨的槽沟伤或粉碎凹陷骨折,子弹或弹片往往已经飞逝。虽然对头皮和颅骨的清创方法无异于一般头皮和颅骨的开放伤,但必须指出,由于飞射物的冲击波作用,可以造成硬脑膜及/或脑组织的损伤,甚至是在硬脑膜完整的情况下,脑实质发生挫裂伤,并有继发出血的可能。同时,在施行清创术前,最好拍摄 X 线颅骨平片,了解有无骨片刺入脑内,或行 CT 扫描检查以明确脑组织受损情况。于清创术中可根据硬脑膜的张力、颜色及有无破损,决定有无切开硬脑膜探查的必要。

清创方法：必须重视头皮创口的机械性清洁、冲洗。头皮清创时皮缘不可修剪过多，以免缝合困难。颅骨骨折区清创时应注意附近有无大静脉窦，以防摘除骨片时引起大出血。切除颅骨时勿将硬脑膜一并咬除，骨窗以显露出硬脑膜破损周界为度。硬脑膜应尽量保护，不必修剪，以便缝合，如有缺损，可采用骨膜、帽状腱膜或颞肌筋膜加以修复。挫碎糜烂的脑组织、血凝块和碎骨片应悉数清除，充分止血。清创完毕，必须将硬膜严密缝合，头皮分层缝合，若不能闭合头皮创口，则须行头皮成形术。

（2）盲管伤的清创术：盲管伤的特点是只有射入口，金属异物存留颅内，创道较深较窄，其方向及有无反弹创道，需靠辅助检查确定。特别是颅骨 X 线片及 CT 扫描检查，可以显示异物位置和创道行径，对脑深部创道的清创和异物摘除，具有重要指导意义。

清创方法：创口清洁、冲洗及消毒同前。头皮创口按创道方向予以适当延长，颅骨破孔稍事扩大，使成 5cm 左右之骨窗二若原创口已超过 5cm 则应以显露硬脑膜破损区为度。在良好的深部照明（集光头灯）情况下，采用边冲洗边吸引的方法，将吸引器徐缓伸入创道，小心清除废损组织、血凝块及异物，严格限定在创道范围内，循创道的中心，渐渐深入，同时，以小号或中号脑压板轻轻托起创道上壁，以防下陷。通常，挫碎糜烂的组织极易吸除，只要没有超出创道造成新的损伤，则不致加重神经废损。清创过程中，如遇活跃出血点，应及时用双极电凝止住，切勿用明胶填压。摘出的骨片应该计数，并与颅骨平片所见折片进行比较，以便估计清创的彻底与否。对位于脑深部，特别是重要功能区的骨片或金属异物不必强求全部摘除，以免造成过多的脑组织废损。残留脑内的异物，如无症状，此后亦无需再行摘除。一般于脑内创道清创完毕时，脑压也多随之下降，脑搏动亦恢复正常。若清创后脑压不降，或有血液及挫碎组织经创道不断流出，则往往表示清创不够彻底，或另有反弹创道或血肿存在，应结合影像学发现，进一步认真探查，避免遗误。术毕，硬脑膜和头皮均严密缝合，颅骨缺损留待后期成形。单一创道的清创术：盲管伤只有单一创道者，其方向和深度可以用射入口至金属异物的连线来测定。当创道较短且限于一侧半球时，可以通过射入口的进路，于创道清创的同时摘除金属异物。若盲管伤较深，创道已达对侧或本侧对面皮质下时，脑组织损伤严重且异物所在侧容易伴发硬膜下及脑内血肿。这种情况下应该先经射入口进路行本侧创道清创，再经对侧金属异物所在处行清创摘除异物、排除血肿。

复杂创道的清创术：盲管伤有多个复杂创道者，均系飞射物在颅腔内壁上反弹而致，多数呈 V 形，偶而有两次反弹的 N 形创道。这种情况术前不易作出创道的准确定位，须借助于 CT 扫描检查先行分析和估计，然后决定手术方案：其一，只作主要创道清创，即经射入口行损伤较重的原发弹道清创，而由反弹所造成的继发弹道及金属异物暂不处理，留待观察。后者损伤往往较轻，飞射物常停留在深部脑实质内或位于脑镰、天幕附近，手术探查势必造成新的损伤，故除非有其他继发性损害需另行剖颅者外，一般不必急于摘出异物。

其二，是主要创造和反跳创道分别清创，即先经射入口作原发弹道的清创，然后于反弹的继发弹道侧剖入清创。此法常用于反弹创道侧损伤严重、糜烂组织及异物较多且伴有继发血肿或并发脑室穿通伤时。对复杂创道清创的秩序，应以损伤较重的创道或合并血肿侧为先。手术方法则宜采用颅骨钻孔探查再扩大为骨窗开颅为佳。

(3)贯通伤的清创术:贯通伤几乎均系高速枪伤所致,子弹穿过颅腔已飞逝。通过射入口至射出口的连线,即代表弹道的行径,据此可以估计脑内结构受损的情况。这类损伤往往严重,出口端尤甚于入口端,创道内多有碎骨片残留,半数以上合并颅内血肿,约32％伴有脑室穿通伤或静脉窦损伤。其手术死亡率为18.2％,伤残率高达50％,故早期彻底的清创处理殊为重要。具体手术方案,应依伤情、出入口部位及有无继发血肿而定。其一,是出口侧及入口侧先后分别清创,适用于射入口和射出口距较远的贯通伤。一般先行出口端清创或按有无脑受压为序。其二,是连通出入口同时清创,适用于出入口相近位于一侧半球或双额贯通伤,尤其是伴有广泛硬脑膜下血肿者,将出入口之间头皮呈弧形或冠状切开,同时暴露弹道两端,予以清创处理。其三,是出入口两端分组清创,适用于出入口各在一侧半球,病情危急,出现双侧脑疝征象时,为争取时间,应迅速分两组同时施行清创术,快速排除血肿,缓解颅压,力挽伤员生命。

清创方法:应在严格清洁、冲洗的基础上进行清创,由浅入深。头皮的清创在入口端多无困难,而出口端头皮创口常有缺损且往往不规则。清创时应考虑到缝合有无困难,必要时须按头皮整形原则,作好修复缺损的设计,以免影响伤口缝合而导致感染及(或)脑脊液漏。颅骨清创的范围不宜过宽,但必须显露硬脑膜破损区,以便于硬脑膜的修补。对陷入静脉窦的骨折片,切勿随意摘出,应先做好输血、吸引及止血准备工作,以防突发出血,措手不及。硬脑膜几乎都有不同程度的破损,尤以出口侧为著,常须取材创周附近的骨膜、颞肌筋膜或帽状腱膜,加以修补,要求作到严密缝合,以避免术后脑脊液漏的发生。脑内创道的清创应自出入口两端,自外向内循弹道方向,在直视下边冲洗、边吸引,将挫碎的组织、血凝块、碎骨片及异物等悉数彻底清除,但对创道周壁的清创范围不宜过宽,以免加重神经机能缺损。若创道穿通脑室时,必须按脑室穿通伤的原则施行清创,并常规放置脑室引流管,经头皮刺孔导出颅外,作为术后引流及给药途径。

(4)脑室穿通伤:颅脑贯通伤伴发颅内血肿的机会亦较多,占59.1％,最常见的是创道内血肿,其次是硬膜下,偶尔有硬膜外血肿,且均以出口侧居多,入口侧血肿仅占9.0％。因此,在清创过程中应警惕有无颅内血肿。若创道已经彻底清创,但颅内压仍高,脑搏动不明显,且弹道腔隙逐渐变小,则常暗示有血肿残存。

2.特殊类型颅脑火器伤清创术

(1)静脉窦损伤:静脉窦损伤的手术处理原则,是控制出血、避免气栓及恢复窦腔。在处理这类损伤时,切勿急于探查静脉窦损伤区,应首先作好手术野的显露,将破裂的静脉窦两端暴露出来,并作好一切止血及输血的准备工作。先适当抬高床头,然后揭除受损窦壁上的骨片、血块或临时止血材料,随即用吸引器吸住出血点,迅速察看破口状况,弄清情况后用指压控制出血,根据静脉窦破损具体情况选用适当修补方法:①短小裂伤,可用肌片或明胶海绵贴附于裂口上,轻压片刻即可止血,然后行8字缝合,固定止血材料,以免松动。②线形撕裂伤,宜采用缝合法,即以细丝线将裂口对位间断缝合。方法是用脑压板平压在裂口上或于受损窦的远近两端加压控制出血,继而边退边缝,至最后2～3针时暂不打结,以便排放部分血液冲出腔内血块,然后再予作结。③窦壁缺损伤:系指静脉窦破口不规则并有缺损时,无法直接缝合,以肌肉或明胶海绵覆盖又有陷入窦腔造成栓塞之虞,故须采用翻转附近硬脑膜外层掩盖缝合,或以骨膜、筋膜片修补破孔的方法,整复窦壁。④窦横断伤:即窦已断裂为两段,处理极为困难,若属非主要静脉窦则可予以结扎,但设若是上矢状窦中、后段,右侧横窦或乙状窦,则需予以吻合或修复,以重建窦腔血流。通常可采用大隐静脉、硬脑膜、大脑镰、小脑幕或人工血管材料施行静脉窦成形术。术中应适当抬高床头,窦两端暂时断流,注意防止气栓,必要时须在远近端窦腔放置暂时分流管,保持窦内血液流畅,以免急性脑膨出。于吻合完毕时最后几针不作结,待拔出分流管、排出血凝块之后再打结。术后应加强抗生素治疗,密切注意有无静脉窦血栓形成,必要时应进行预防性抗凝治疗.。

(2)脑室穿通伤:清创时要求有良好的深部照明,在直视下经创道进入脑室,轻巧地吸除脑室内积血、异物及挫碎组织,直到清亮脑脊液流出为止,但切勿损伤脑室壁或脉络丛,否则可致新的出血。对脑室深部的清创,不可盲目强力吸引,应选用 8 号橡胶管徐徐放入脑室深处,然后用含庆大霉素(2 万~4 万 U/100ml 的生理盐水),将挫碎组织和血块冲出,再加以清除。必要时,亦可经对侧脑室穿刺冲洗。遇有活跃出血时,应妥善电凝止血,最好不用明胶,以免增加感染机会。术毕,留置脑室引流管经头皮刺孔导至颅外,以备术后引流脑脊液和给药之用。若一旦发生脑室炎时,可以选用丁胺卡那霉素(20~30mg/30~40ml 生理盐水)、多粘菌素 B(5 万 U/10~15ml 生理盐水)或庆大霉素(2 万 U/10~15ml 生理盐水),作脑室内注药每日 1~2 次,夹管一小时,再放开引流,控制脑室内感染。

(3)颅面颌伤:由于枪弹或弹片是经过具有较大污染性的面颌部生理腔道穿入颅内,因此,易致颅内继发感染,同时,无论是经眼眶、副鼻窦或是经耳颞部的火器伤,均伤及颅底,常使硬脑膜严重破损,发生脑脊液漏的机会较多,也是导致颅内感染的因素。处理这类火器伤的原则是:尽早在有关专科,如五官、颌面或眼科医师的协作下,共同完成一次性彻底清创术;颅底硬脑膜必须严密修复,妥善止血;对断裂的颅神经,除嗅、视神经之外,在情况允许的情况下,应予吻合;强力抗菌治疗。

清创方法:采用气管内插管麻醉,以防鼻咽部血液、脑脊液和分泌物吸入气道引起窒息。对眼眶、鼻及面部射入的火器伤,多采用双侧或单侧额部骨瓣开颅,先经颅前窝行颅内的清创,摘除眶顶、额窦或筛窦区的碎骨片,清除挫碎脑组织,认真修复前窝底的硬脑膜。对已开放的副鼻窦应刮去黏膜,扩大窦孔,放置通向鼻腔的引流。若眼球已破裂,宜行眼球摘出术。当颅内清创完毕后,于双侧颈静脉加压,观察有无脑脊液漏,以确定硬脑膜的修复是否严密,有渗漏时应再行加固,务求完善,以防术后脑脊液漏。

对耳颞部伤,包括经颞凹、颧颞、耳岩部射入的火器伤,因为颅中窝及颞叶底部的损伤常致中窝血肿、颞叶挫裂伤及水肿,较易早期出现颞叶钩回疝,应予警惕。由于岩骨受损,除引起局部硬膜严重破损之外,常致内耳、耳道及乳突气房开放,不但容易导入感染而耳常有气颅和脑脊液漏发生。耳颞部火器伤除部分直接经侧方射入者外,多数是经面颌部和颧部进入颅中凹,故一般多采用额颞部骨瓣开颅,先行颅内的清创,清除颅中窝的骨碎片和废损组织之后,利用颞肌筋膜认真修复中颅底的硬脑膜。如有中颅窝血肿或钩回疝时,应排除血肿,或行受损颞叶的部分切除减压,解除脑疝。必要时可行小脑幕切开,脑基底池引流,经头皮刺孔导出。对已敞开的中耳腔、乳突气房可用颞肌填塞或骨蜡封闭。术中证实的颅神经损伤,应予以吻合。

最后,当颅内清创已完成,硬脑膜严密修复,开颅伤口亦缝合后,再经原射入口,施行局部清创、缝合,但切勿损坏已修复的硬脑膜,皮下置引流 24~48 小时。

（4）颅后窝伤：颅后窝火器伤由于代偿空间甚小，较易引起小脑扁桃体疝，故宜及时施行清创、早期减压，不可观望、犹豫，稍一迟疑，往往失去挽救的时机。

清创方法：一般多采用枕后正中直切口或旁正中切口，分离枕下肌肉时切记不可盲目用力推压，以免将碎骨片推入或将器械插入小脑内。为了充分暴露和减压，除将枕骨鳞部咬除之外，还应切除枕骨大孔后缘及环椎后弓约 2cm 左右。硬脑膜作丫形切开，小心清除废损组织、骨碎片及异物。如并发颅后窝血肿，亦应彻底清除、妥善止血。细心冲洗枕下池及桥小脑角池，并探查四脑室有无残留的血凝块，以免术后发生梗阻、粘连。清创完成后，将硬脑膜敞开与枕后肌肉作减张缝合，创腔置引流管经头皮刺孔引出。射入口认真清创后分层缝合，然后严密缝合肌肉、皮下及皮肤，切口皮下不放引流。

（5）霰弹伤：霰弹为散粒弹丸，其伤势与伤距远近、弹丸多少及击中部位有密切关系，这类火器伤的处理，可根据上述致伤因素的不同而分为 3 种治疗方案：

姑息治疗：凡属伤距较远、弹丸分散、颅内弹丸数目较少（＜10 粒）、脑损伤较轻者。治疗以防止颅内外感染为主，创口局部清洁、消毒、包扎（或暴露），同时辅以适当的脱水治疗和抗癫痫药物；若颅内弹丸较多，病人出现颅内高压症状，经影像学检查排除颅内继发血肿时，多系脑水肿所致，可采用脱水、抗菌及激素治疗，一般 3～5 天即有明显缓解，如果情况无好转则应考虑颅内感染或出血，应及时复查 CT。

姑息加手术治疗：对中距离霰弹伤，因弹丸射入口相对集中，间距较近，头皮损伤亦较重，且有时是通过面颌入颅，射入口局部感染的机会较多，所幸霰弹通过枪镗时温度较高，有一定灭菌作用，故颅内感染反而较少。因此，应重点对射入区创口施行清创处理，即清洁、消毒、摘除浅层的异物并清除失去活力的组织。若有较大的裂伤可予以全层缝合，对 0.5cm 以下的小伤口，可旷置更换敷料或暴露待其结痂。当颅内并发血肿时，则应避开呈蜂窝状的头皮射入区，另选头皮完好的部位，作直的或 S 形的切口，行钻孔扩大为骨窗开颅清除血肿，以减少颅内感染。

手术治疗：针对伤距很近（＜3m），霰弹集中，头皮、颅骨、硬脑膜及脑组织损伤严重，颅内碎骨片、金属弹丸亦较密集，有或无继发血肿的伤员，应及时行颅内外清创及颅骨切除减压。手术以弹道的中心部分为重点，进行清创，尽量清除糜烂、挫碎的组织、碎骨片及金属异物。对深部或进入重要功能区的散在弹丸不必强求悉数摘出，以免加重神经废损。若损伤集中于某一脑叶之内时，在适当的范围内，可行部分、大部分脑叶切除。硬脑膜的破损应严密修补，头皮缺损宜行转移或滑行瓣修复，颅骨缺损则留待后期成形。术后处理同前。

（三）合并症的外科治疗

颅脑火器伤的合并症与一般开放性颅脑损伤雷同，大多为急性期清创处理欠妥所致，其中，有一些可能成为晚期死亡的主要原因，因此，提高早期手术处理的水平是预防和减少合并症的重要保证。现将颅脑火器伤后常见的颅内异物残留和外伤性动脉瘤，分述如下。其他有关脑蕈、脑脓肿、颅骨骨髓炎及癫痫等合并症请参阅颅脑损伤合并症和后遗症章。

1.颅内异物残留　　颅脑火器伤后有颅内异物残留的机会较一般为多，常见有骨片及金属弹头或弹片，有的是因为早期清创不彻底而残留，以骨碎片为多；有的则可能是由于异物所在部位深在或伤员当时情况欠佳而弃置颅内，以金属异物为主。一般认为脑脓肿的发生与颅内异物有关，特别是碎骨片较金属异物更易引起感染。因此，当发现颅内有碎骨片残留时，大都考虑再次手术予以摘除,并行局部的进一步清创,以减少继发感染的机会。但一些细小的远离创道进入脑实质深处的碎骨片,并不一定都会引起感染,在决定是否摘除的指征上应慎加考虑,没有必要冒着加重神经机能缺损的危险,而试图摘除一个并无感染征象的骨片。Brandvold 等曾追踪 22 例颅内骨片残留的伤员,历时 5 年零 9 个月亦未发现感染或癫痫。金属异物引起颅内感染的机会不多,可为 10%～13%,尤其是小于 1cm 直径的弹头,很少导致感染。因此,摘除金属异物的指征应为,大于 1～1.5cm 以上的不规则弹片;位于非功能区、易于摘出、手术创伤及危险较小;导致颅内感染者;或引起顽固性癫痫、外伤性动脉瘤或有严重临床症状难以控制时。

颅内异物定位:通常颅内异物均较固定,很少发生移动,不过,金属异物偶而因重力的关系发生移位,特别是有一定重量而又光滑的子弹头。因此,在准备手术摘除之前,必须拍摄 X 线颅骨正侧位平片或行 CT 扫描检查,以便确切定位。对位于脑重要血管或结构附近的异物,尚应作脑血管造影检查,以估计手术的安全度。

定位方法:位于脑表面靠近颅骨内面的异物,可于所示异物处的头皮上贴一铅字,再行切线位照片,以确定异物的准确位置。对靠近颅腔内某一特定结构处的脑表面异物,如大脑镰、小脑幕、蝶骨嵴、岩骨嵴以及前、中、后窝底部,亦可按颅骨 X 线标准正侧位片测出异物的准确坐标位置;或按 CT 扫描确定手术至异物的最近入路。若为脑实质内的异物则须依靠立体定向技术进行定位,尤其是小而深的异物。术前定位准确与否是手术成败的关键,切不可在术中漫无目的地探寻。

异物摘出方法:根据异物的性质、大小、形态和位置而定,可以采用钻孔扩大骨窗或骨瓣开颅。在定位明确的前提下,对有磁感的金属异物如弹片,可以使用磁针或特制的磁棒(2500～3000 高斯/奥斯特的钴磁棒),徒手或用立体定向技术将金属异物摘出。后者安全可靠,一次成功率高达 90.6%,但应注意,伤后 6 周以上的异物多有包膜形成,特别是紧靠颅底和硬脑膜时,包裹异物的瘢痕粘着固定,不易摘出。须先用绝缘长电极,电凝破坏包膜后,再将异物取出。困难较大时亦可在 X 线透视监视下进行异物摘出术。

对非磁感异物,如铅弹、铜弹头、不锈钢及碎骨片等,则须使用有齿异物钳徒手或通过立体定向仪摘出异物。术后常规行抗菌治疗并注射破伤风抗毒血清。

2.外伤性动脉瘤　外伤性颅内动脉瘤并不多见,如飞射物所致穿透性颅脑火器伤的特殊合并症。其原因是:当进入颅内的弹片或碎骨片动能较小时,遇到具有一定韧性脑动脉,虽无力使其断裂,但已造成血管壁的损伤。继而随着血流的不断冲击、动脉壁的薄弱部分逐渐膨出所致。亦有可能是动脉壁被刺破出血形成小血肿,随后演变为假性动脉瘤。因此,外伤性动脉瘤常与异物相邻,瘤壁为纤维性囊膜,腔内常有血栓形成或已机化,虽呈囊状,但搏动多不明显,偶尔有蒂与动脉主干相连。这类动脉瘤临床诊断困难,一般多在行影像学检查时偶然显示,或在摘取颅内异物术中意外发现。脑血管造影检查对动脉瘤有重要价值,术前必须详细了解该瘤与载瘤动脉的关系,有无瘤蒂及相邻异物等情况,然后选择适当的手术方案,再按动脉瘤一般手术原则加以处理。

(赵德涛)

第十二章　颅内肿瘤

第一节　胶质瘤

【概述】

神经系统肿瘤年发生率约为每年 14.8/10 万,患病率 130.8/10 万。在颅内肿瘤中以神经上皮肿瘤发生率最高,约占颅内肿瘤中的 40%。其中最常见的是胶质瘤。胶质瘤是一组具有向胶质细胞分化特征的神经上皮肿瘤的总称。根据 WHO(2007)的分类,神经胶质瘤分为7类:

1.星形细胞来源肿瘤。

2.少突胶质细胞瘤。

3.混合性胶质瘤。

4.室管膜肿瘤。

5.脉络丛肿瘤。

6.其他神经上皮来源肿瘤(包括星形母细胞瘤,三脑室脊索样胶质瘤)。

7.神经元及混合性神经元-神经胶质起源肿瘤(包括小脑发育不良性神经节细胞瘤,婴儿促纤维增生性星形细胞瘤/神经节细胞胶质瘤,胚胎发育不良神经上皮肿瘤,神经节细胞胶质瘤,神经节细胞瘤,中枢神经细胞瘤,脑室外神经细胞瘤,小脑脂肪神经细胞瘤,乳头状胶质神经元肿瘤,四脑室形成菊形团的胶质神经元肿瘤,副节瘤)。

在判断肿瘤的恶性程度方面,以下 7 项是胶质瘤分级的基本原则,已被广大神经病理医师所接受。①瘤细胞密度;②瘤细胞的多形性或非典型性;③瘤细胞核的高度异形性;④具有高度的核分裂活性;⑤血管内皮增生;⑥坏死(假栅状坏死);⑦ki-67 增殖指数升高。如判定 WHO Ⅳ 级则需具备以上六项,MIB-1 增殖指数>10%。一般将 WHO Ⅲ 级及 WHO Ⅳ 级胶质瘤称为高级别胶质瘤,或恶性胶质瘤;而将 WHO Ⅰ 级,WHO Ⅱ 级胶质瘤称为低级别胶质瘤;结合其患者年龄,病理类型,病灶累及范围大小,是否存在神经系统功能障碍等将低级别胶质瘤分为高风险组和低风险组。在下列 5 项中,如果符合三项则认为属于高风险组,年龄≥40岁,病理诊断为星形细胞瘤,病灶最大径大于等于 6cm,影像学提示病灶侵袭范围过中线,术前存在神经功能障碍。

【影像学诊断原则】

高级别脑肿瘤通常会在增强 MRI 上有异常发现,因此增强 MRI 应成为诊断金标准;MRS 能够评价肿瘤及正常组织的代谢,其最佳用途是区分放射性坏死抑或肿瘤复发,另外利用 MRS 对肿瘤分级或评价治疗效果可能有帮助,MRS 显示最异常的区域是进行活检的最佳靶点。为磁共振灌注成像(PWI)能够测量肿瘤内脑血流容积,对肿瘤分级确定、区分肿瘤复发及放射性坏死有价值;灌注最强部位作为指导临床。活检的最佳靶点。如存在幽闭恐惧症及体内植入物则利用增强 CT;PET 或 SPECT 扫描能够评估肿瘤及正常组织代谢情况,其最佳用途是区分放射性坏死抑或肿瘤复发,亦有助于肿瘤分级以及提供肿瘤活检的最佳靶区。鉴别肿瘤放射性坏死还是有肿瘤生长,多采用 MRS、PWI、PET。推荐在胶质瘤切除术后 24~72 小时之内进行 MRI 增强术后复查。

【手术原则】

恶性胶质瘤首选治疗策略为手术切除,循证医学证据表明:在患者神经系统功能不损害的前提下,最大可能地切除肿瘤,是患者具有相对较好预后的因素(循证医学Ⅱc证据)。在恰当情况下进行最大范围的肿瘤切除,最大化地保留神经系统功能;不能实施最大范围安全切除肿瘤者,酌情采用肿瘤部分切除术,开颅活检术或立体定向(或导航下)穿刺活检术,以明确肿瘤的组织病理学诊断。手术方式包括:对可切除的区域做病灶大块全切除,立体定向活检,开放活检以及肿瘤的大部切除。影响手术疗效因素包括:年龄大小;临床表现的轻重;手术是否减轻了肿瘤占位效应;肿瘤是否具有可切除性[包括病灶数目、病灶位置以及距前次手术的时间(在复发患者)];肿瘤是新发抑或复发肿瘤等。由于神经系统肿瘤存在异质性,为做出准确的病理诊断,除了进行病理诊断的医生应具有较丰富的经验,神经外科医生应为病理诊断医生提供尽可能多的病变组织。为明确了解手术切除范围,应在术后 24~72 小时内进行 MRI 检查。

【放射治疗原则】

局部分割放射治疗(总剂量 60Gy,每次分割剂量 1.8~2Gy,30~33 分割)是胶质瘤术后或活检术后标准放疗方案(循证医学Ⅰ,A 证据)。在放射剂量已达 60Gy 后增加放射剂量并未显示出其优势。对于老年患者或一般条件不好的患者,快速低分割方案(如放射剂量 40Gy,15 次分割)是经常考虑采用的(循证医学Ⅱ,B 证据)。随机对照的Ⅲ期临床试验(循证医学Ⅱ,B 级证据)证实给予 70 岁以上患者放射治疗(总剂量 50Gy,每次分割剂量 1.8Gy,共 28 分割)要优于单纯支持治疗。

低级别胶质瘤(Ⅰ/Ⅱ级):利用术前及术后 MRI 的 FLAIR 及 T_2 像所显示的异常区域勾画出放疗中的大体肿瘤 GTV,然后将 GTV 放大成临床靶区 CTV(GTV 并加其边界以外 1~2cm),在放射治疗中应对 CTV 给以 45~54Gy 放射量,每分割量 1.8~2.0Gy。

室管膜瘤:局部照射:利用术前及术后 MRI 的 T_1 增强像,FLAIR/T_2 像确定肿瘤病灶。利用术前肿瘤体积加上术后 MRI 的异常信号确定病灶所在解剖区域的 GTV。临床靶区 CTV(GTV 加 1~2cm 的边界)应接受给以 54~59.5Gy 放射量,每分割量 1.8~2.0Gy。

全脑全脊柱:整个全脑和脊柱(至骶管硬膜囊底)给以 36Gy 放射量,每分割量 1.8Gy,之后给以脊柱病灶 45Gy 局部照射。脑原发灶应接受放疗处方为 54~59.5Gy/每分割量 1.8~2.0Gy。

高级别胶质瘤(Ⅲ/Ⅳ级):利用术前及术后 MRI 的 T_1 增强像,FLAIR/T_2 像确定肿瘤病灶大小。注意应包括可能含有肿瘤的解剖扩展区域。以肿瘤切除后残腔＋MRI 的 T_1 增强像所勾画的 GTV 以及外缘 3cm 为放射靶区 CTV,另外利用"收缩野 shrinking field"技术确定 GTV1(FLAIR 相及 T_2 像所显示的病灶区域),GTV_2(手术切除后残腔＋T_1 增强像所显示病灶区域)。GTV_2 应接受放射治疗处方为 54～60Gy/每分割量 1.8～2.0Gy。

【胶质瘤化疗原则】

新诊断的多形性胶母细胞瘤(GBM,WHO Ⅳ级):

1.强烈推荐替莫唑胺(TMZ)同步放疗联合辅助化疗方案:化疗的整个疗程应同步化疗,口服 TMZ 75mg/m^2,疗程 42 天。放疗结束后,辅助 TMZ 治疗,150mg/m^2,连续用药 5 天,28 天为一个疗程,若耐受良好,则在以后化疗疗程中增量至 200mg/m^2,推荐辅助 TMZ 化疗 6 个疗程。

2.无条件用 TMZ 的胶母细胞瘤患者建议尼莫司汀(ACNU)[或其他烷化剂药物 BCNU(卡莫司汀),CCNU(洛莫司汀)]90mg/m^2,D_1,VM2660mg/m^2,$D_{1～3}$,1～6 周/1 周期,建议 4～6 周期。化疗失败者,推荐改变化疗方案和(或)包括分子靶向治疗的研究性治疗。

新诊断的间变性胶质瘤(WHO Ⅲ级):

1.推荐放疗联合 TMZ(同多形性胶母细胞瘤)或应用亚硝脲类化疗药物。

2.PCV(洛莫司汀＋丙卡巴肼＋长春新碱)。

3.ACNU 方案。化疗失败者,推荐改变化疗方案和(或)包括分子靶向治疗的研究性治疗。

对于新诊断的低级别胶质瘤的高风险人群,辅助化疗可以使得患者受益。化疗方案:对新诊断低级别胶质瘤患者以 5/28 标准替莫唑胺(TMZ)方案进行化疗。对于复发或进展性低级别胶质瘤:

1.一线化疗方案　对未用过 TMZ 者,用 5/28 替莫唑胺(TMZ)标准方案治疗。

2.二线化疗方案

(1)亚硝脲类药物单药化疗:卡莫司汀(BCNU)210mg/m^2,静脉滴注,每 6 周一疗程;或每天 80mg/m^2×3 天,每 6 周一疗程。罗莫司汀(CCNU)110mg/m^2 静脉滴注,每 6 周一疗程。

(2)PCV 联合治疗方案:罗莫司汀(CCNU)＋丙卡巴肼＋长春新碱。

(3)铂类药物化疗。

一、星形细胞来源肿瘤

【定义】

星形细胞来源肿瘤是由星形细胞衍化、分化比较成熟的肿瘤。

【概述】

星形细胞来源肿瘤是原发性颅内肿瘤中最常见的组织学类型,将近 75% 的肿瘤属于恶性程度比较高的间变性星形细胞瘤或多形性胶母细胞瘤。根据 WHO 关于神经系统肿瘤的分类,星形细胞来源肿瘤通常分为星形细胞瘤,间变性星形细胞瘤,多形性胶母细胞瘤,毛细胞性星形细胞瘤,多形性黄色星形细胞瘤和室管膜下巨细胞星形细胞瘤。

二、低级别(低度恶性)星形细胞肿瘤

【定义】

低级别(低度恶性)星形细胞瘤包括一组星形细胞肿瘤,其组织学上表现为肿瘤细胞具有较好的分化程度(Ⅰ～Ⅱ级)。

【概述】

占全部星形细胞来源肿瘤的10%～15%。低级别星形细胞肿瘤包括:弥散性星形细胞瘤,毛细胞性星形细胞瘤,多形性黄色星形细胞瘤和室管膜下巨细胞星形细胞瘤,有时亦把混合有少突胶质细胞—星形细胞瘤的肿瘤划入此类。

【病理】

大体标本:就实质性星形细胞瘤而言,纤维性星形细胞瘤色泽为白色;肿瘤质地较硬或呈橡皮样,甚至质地呈软骨样,纤维型星形细胞瘤在肿瘤中央常发生囊性变;而肥胖细胞性和原浆性星形细胞瘤的质地则较软,可呈半透明胶冻状,也可发生囊性变。从肿瘤大体外观看,有些肿瘤边界清楚,而另一些则为弥漫浸润性生长。

镜下细胞分化较好,异型核细胞较少,有丝分裂少,血管内皮增生和出血坏死罕见。

【诊断依据】

1.临床表现　20～40岁为发病高峰,也可见于儿童,但老年少见。病程长短不等,1～10年。患者就诊时所表现的症状和体征取决于肿瘤的部位和肿瘤的大小。幕上低级别星形细胞瘤如在大脑半球,其最常见的症状是癫痫,多数患者服用抗癫痫药物能够控制癫痫发作,患者还可能出现头痛,视力视野改变,精神改变和运动感觉障碍;发生于中线者早期可引起颅内压增高;发生于脑干者主要症状为头晕、复视、后组脑神经和锥体束损害引起的声音嘶哑、吞咽困难、眼球外展麻痹、角膜反射消失和肌力减退等症状;小脑低级别星形细胞瘤容易使脑脊液循环受阻,从而出现颅内压增高的相关症状,同时也常发生小脑症状和视功能障碍。

2.辅助检查

(1)X线平片:可存在颅内压增高征象,部分病例有肿瘤钙化和松果体钙化移位。

(2)CT:典型的低级别星形细胞瘤CT平扫常表现为低密度为主的混合病灶,亦可表现为等密度病灶,与脑实质分界不清,肿瘤质地大多不均匀,肿瘤的占位效应及瘤周水肿多为轻至中度。CT增强扫描时可增强亦可不增强,而毛细胞性星形细胞瘤边界清楚,增强扫描时均匀强化。

(3)MRI:病灶呈圆形和椭圆形,多表现为低和等 T_1 信号, T_2 高信号,多数病例边缘不清,少数轮廓清楚;肿瘤内囊性变时, T_1 加权像上为与脑脊液相似的低信号;肿瘤出血时表现为与出血时一致的信号变化,一般为高信号多见;瘤内钙化影 T_1 加权像呈极低的信号。病灶中囊性变多见而出血坏死较少见。T_2 加权像显示瘤周水肿和占位效应较 T_1 加权像更明显,但多为轻至中度。增强扫描后,多数低级别星形细胞瘤无或轻度强化,仅少数可见中度强化。若肿瘤信号强度极不均匀,增强明显,应考虑到可能有恶性变。

【鉴别诊断】

低级别星形细胞瘤应与其他脑肿瘤如脑膜瘤、肉瘤、少数转移瘤相鉴别。如临床症状不典型,应与胆脂瘤、脑穿通畸形、脑软化灶等影像学上与低级别星形细胞瘤类似的疾病相鉴别。

【治疗原则】

1.手术治疗:手术是治疗低级别星形细胞瘤的最主要的手段,其治疗原则是在保存神经功能的前提下尽可能地争取全切除。

(1)如肿瘤较小,特别是位于非功能区者应争取行显微外科全切除。

(2)位于额极、颞极、枕极者可行肿瘤包括部分脑叶切除。

(3)肿瘤较大、浸润范围较广时,尽量多切除肿瘤,减少肿瘤残留,为有效地进行放疗及化疗打下基础。

(4)肿瘤位于功能区者而尚无偏瘫失语者,应注意保存神经功能,选择非功能区脑皮质切开达到肿瘤并行分块适当切除,以免发生严重并发症。

(5)脑室肿瘤可从非功能区皮质切开进入脑室,妥善保护脑室内结构,尽可能切除肿瘤解除脑室梗阻。

(6)位于丘脑、脑干的肿瘤,病灶较小呈结节性或囊性者可行显微外科切除。

(7)对侵犯一侧大脑多个脑叶致该侧功能完全丧失者,若未侵及中线及对侧,可考虑行大脑半球切除术。

2.对于典型低级别星形细胞瘤行手术全切除者,术后放疗仍是有益的;手术未能全切除者,应尽早实施放疗。放疗剂量 45~54Gy,每分割剂量 1.8~2.0Gy。

3.对于手术不能切除的低级别星形细胞瘤或低级别星形细胞瘤的高风险人群可以考虑替莫唑胺化疗:替莫唑胺以 5/28 周期辅助化疗,TMZ $150~200mg/m^2$。对于复发或进展性病例:未用 TMZ 治疗者,(5/28)TMZ 标准方案治疗;亚硝脲类药物化疗:PCV 联合方案[procarbazine(丙卡巴肼)+CCNU(洛莫司汀)+vincritine(长春新碱)];基于铂类药物的化疗。

4.预后:低级别星形细胞瘤患者的预后根据肿瘤的位置和组织学的不同而不同。除了幕上和幕下等位置关系外,毛细胞性星形细胞瘤的预后最好,国外文献报道,对于幕上者其 5 年和 20 年的生存率分别为 85%~86% 和 79%~82%,幕下者也达到 66% 和 69%。典型的低级别星形细胞瘤的预后并不乐观,国外文献报道,幕上肿瘤 5 年和 10 年生存率分别为 51%~56% 和 23%~39%;小脑的星形细胞瘤预后较差,5 年生存率仅为 7%。

三、多形性胶母细胞瘤

【定义】

多形性胶母细胞瘤是分化程度最低和恶性程度最高的星形细胞瘤。在所有的原发性脑内肿瘤中占 15%～23%,多形性胶母细胞瘤占胶质瘤的 35%,占高度恶性星形细胞瘤的 55%～87%,同时占所有星形细胞瘤的 50%。新诊断的多形性胶母细胞瘤患者的中位年龄是 64 岁,本病年轻人少见,儿童罕见。大脑半球是最常见的好发部位,约 2.3%～9% 的患者表现为多发病变。

【病理】

肿瘤切面呈灰白色,广泛出血、坏死为最突出的特征,呈棕红色或黄色地图状。大多数病例中,肿瘤与正常脑组织界限不清。显微镜下为明显的细胞密度增大、多形性、核异型性和有丝分裂;肿瘤细胞坏死、内皮增生和坏死灶内假栅状细胞排列。肿瘤细胞坏死和内皮增生常用来鉴别多形性胶母细胞瘤和其他低级别星形细胞瘤。认为在血管内皮增生的情况下,是否合并肿瘤细胞坏死是判断预后的重要因素。

【诊断依据】

1.临床表现　多形性胶母细胞瘤起病较急,症状发展较快,早期即可出现头痛、恶心、呕吐等颅内压增高的症状,而局灶性症状体征因肿瘤所在部位不同而有所差异。

2.辅助检查

(1)CT:平扫表现为略高或混杂密度病灶,边缘不规则,占位表现及瘤周水肿更为明显。增强扫描显示病灶较低级别星形细胞瘤及间变性星形细胞瘤增强更为明显,形态更不规则。

(2)MRI:平扫 T_1 加权像显示多为不规则形态,少数为圆形或椭圆形,边界不清,多数呈不均匀信号(以低、等、混合信号为主)肿瘤内部坏死、囊变和出血多见,瘤周水肿多为中重度,占位征象明显。肿瘤可穿越中线,侵犯胼胝体和对侧半球,也可形成多发的病灶。平扫 T_2 加权像较 T_1 像能更明显地显示瘤周水肿,肿瘤侵犯范围及多发病灶。Gd-GTPA 增强后显示病灶呈不均匀强化,其强化形式多样。但影像与病理对照观察发现增强后强化的边缘并非肿瘤真正的边界。在非增强区、水肿区甚至 MRI 显示的正常脑组织内显微镜下均可见成簇或孤立的肿瘤细胞浸润。

【鉴别诊断】

需要进行鉴别诊断的肿瘤和非肿瘤性疾病同间变性星形细胞瘤。

肿瘤复发与假性进展的鉴别:恶性胶质瘤患者在放疗后很快出现原有影像学增强病灶面积变大的现象,甚至出现新的影像学增强病变,但未经任何进一步治疗即可逐渐减退,这一表现酷似肿瘤进展,被称为假性进展。假性进展是亚急性放射反应和治疗相关性坏死的过渡;由明显的局部组织反应(包括炎性组分、水肿和血管渗透性异常)所致,引起影像学增强区域的出血和扩大。目前主要依靠密切临床观察及影像学随访来鉴别假性进展,若放化疗停止后异常增强灶逐渐消退,可不予处理,若增强灶进行性增大甚至出现颅内高压症状,则需要再次手术以明确病理。另外,目前已有较多报道提出用 PET、MRS 等影像学手段进行鉴别,但仍有一定的假阳性和假阴性。

【治疗原则】

治疗原则:以手术为主,辅以放疗、化疗在内的综合治疗。

1.手术　多数作者目前主张扩大切除。肿瘤全切除者较次全切除和仅行活检者能够获得较高的生存率,因此术中应尽可能在保障神经系统功能前提下多切除肿瘤。有时因患者一般情况差或治疗累及重要结构,如运动区、基底节、下丘脑和脑干等,此时需调整手术策略。对于复发的多形性胶母细胞瘤,如果首次手术疗效好和病变局限于原发部位可以考虑再次手术。

2.放射治疗　根据术前/后 T_1 增强像,FLAIR/T_2 像确定肿瘤病灶大小。以肿瘤切除后残腔＋MRI的 T_1 增强像所勾画的 GTV 以及外缘 3cm 为放射靶区 CTV,CTV2 应接受放射治疗处方为 54～60Gy/每分割 1.8～2.0Gy。

3.化疗　对于初治胶母细胞患者:应用 Stupp 标准方案,先行放疗＋同步化疗:TMZ 75mg/m^2(放疗期间每日),然后行辅助化疗,以 5/28 标准方案进行,TMZ 150～200mg/m^2。

复发/补救治疗:美国 FDA 批准对于 GBM 复发者可采用贝伐单抗单药化疗;贝伐单抗＋细胞毒化疗药物联合化疗[irinotecan(伊立替康),BCNU(卡莫司汀),TMZ(替莫唑胺)];替莫唑胺(TMZ);亚硝脲;PCV 联合治疗方案;环磷酰胺铂类化疗药(二线或三线疗法)。

4.预后　与预后相关的因素包括患者年龄、KPS 评分、肿瘤部位和大小、手术时是否完全切除肿瘤。0-6-甲基鸟嘌呤-DNA-甲基转移酶(MGMT)启动子甲基化的病例对烷化剂类化疗药物的敏感性较高因而预后较好。另有报道指出,GBM 出现 EGFR 扩增伴 PTEN 完整,则可能对 EGFR 抑制剂有效,有望获得较好的预后。应用 Stupp 方案治疗,GBM 的中位生存期为 14.6 个月,5 年生存率为 9.8％。最常见的死亡原因是肿瘤原发部位复发。

四、间变性星形细胞瘤

【概述】

间变性星形细胞瘤占脑肿瘤的 4％,占全部星形细胞肿瘤的 35％,占高度恶性星形细胞瘤的 12％～34％,其发病高峰在 40～50 岁,其恶性程度介于低级别星形细胞瘤和多形性胶母细胞瘤之间,2007 年 WHO 分级将其归为Ⅲ级。将Ⅲ～Ⅳ级星形细胞瘤称为高度恶性星形细胞瘤。

【病理】

肿瘤多位于大脑半球内,好发于额叶、颞叶、额顶及颞顶的脑白质区,有时也累及顶叶、下丘脑和脑桥,累及小脑者罕见。瘤体较大,有时侵犯几个脑叶或越过中线侵犯对侧大脑半球,肿瘤色灰红,质地较软,有囊性变和小灶性出血坏死灶。一般来说,良性肿瘤多半界限清楚,有包膜;而恶性肿瘤多半边界不清,无包膜。然而,这一规律在脑肿瘤的肉眼病理学中却不尽然如此。如低级别星形细胞瘤(尤其是纤维型和毛细胞性星形细胞瘤)界限多不清楚,无包膜,而间变性星形细胞瘤的边界却较低级别星形细胞瘤明显,甚至有假包膜,但实际上这种边界是不可靠的.因为肿瘤细胞已经浸润到周边组织中。在组织学上,间变性星形细胞瘤介于低级别星形细胞瘤和多形性胶母细胞瘤之间。比低级别星形细胞瘤细胞密度大,核异型性和有丝分裂程度高;又缺少多形性胶母细胞瘤的血管内皮细胞增生和坏死的特点。在瘤周水肿区及正常脑组织内仍可见孤立或成簇肿瘤细胞散在分布。

【诊断依据】

1.临床表现　主要表现为癫痫发作和所累及区域出现的局部神经元损害或刺激症状,病程进展快。

2.辅助检查

(1)X线平片:可显示颅压高征象,但间变性星形细胞瘤的钙化率较低。

(2)CT:平扫显示病灶较大,形态可不规则,多以低密度为主或以等密度为主的低、等混杂密度病灶,并有不少病灶含高密度成分(与肿瘤内出血有关),但出现钙化者少见;绝大多数病灶存在中、重度瘤周水肿,占位效应明显。CT增强扫描见边界较清楚的不均匀增强病灶,部分病灶呈不规则环形或花圈形增强,累及胼胝体及其附近脑白质的肿瘤常侵及两侧,呈蝴蝶状生长,具有特征性。

(3)MRI:在平扫 T_1 加权像上,肿瘤边界不清,但较低级别星形细胞瘤明显,肿瘤多呈低、等混杂信号; T_2 加权像为等、高混杂信号,肿瘤中心常为高信号区周围绕以等信号环,环周可见高信号的指样水肿征象。肿瘤高信号区在病理学上为肿瘤坏死和囊性变, T_2 加权像上两者不能区分,但质子密度像可能有所鉴别。瘤周中重度水肿,占位效应明显。增强后间变性星形细胞瘤多呈不规则环形或花圈形强化,可见附壁结节。肿瘤可沿白质放射纤维、联合纤维发展及沿着联络纤维扩展,以及沿室管膜、软脑膜和脑脊液种植。增强后可见这些沿白质纤维或室管膜、软脑膜种植的异常强化区。对于间变性星形细胞瘤进行放疗/同步放化疗后,亦可出现影像学假性进展,诊断同胶母细胞瘤。

【鉴别诊断】

与脑肿瘤性疾病如转移瘤、不典型的脑膜瘤,肉瘤、多形性胶母细胞瘤等相鉴别,特别是后者,有时只能通过病理检查才能相鉴别。与非肿瘤疾病如脑脓肿、结核球反应性胶质增生、血管瘤,血肿环状强化等相鉴别。

【治疗原则】

1.手术治疗　星形细胞瘤的手术治疗适用于间变性星形细胞瘤,肿瘤全切除者较次全切除和仅行活检者能够获得较高的生存率,因此术中应尽可能在保障神经系统功能前提下多切除肿瘤。

2.化疗　新诊断间变性星形细胞瘤。

推荐1:应用Stupp标准方案,先行放疗+同步化疗:TMZ 75mg/m² (放疗期间每日),然后行辅助化疗,以5/28标准方案进行,TMZ 150～200mg/m²。

推荐2:应用亚硝脲类化疗药物。

(1)PCV(洛莫司汀+甲基苄肼+长春新碱)。

(2)ACNU方案:复发/补救治疗:替莫唑胺[TMZ];亚硝脲;PCV联合治疗方案;美国FDA批准对于复发间变性星形细胞病患者可进行贝伐单抗单药化疗;贝伐单抗+细胞毒化疗药物联合化疗[(伊立替康),BCNU(卡莫司汀),TMZ];伊立替康;环磷酰胺;铂类化疗药(二线或三线疗法);依托泊苷(etoposide)。

3.预后 间变性星形细胞瘤确诊后平均生存时间是 15～28 个月,1 年、2 年、5 年生存率分别为 60%～80%、38%～64%、35%～46%。与其他星形细胞瘤一样,最常见的致死原因是原发部位肿瘤复发。

五、少突胶质细胞瘤

【定义】

是由少突胶质细胞衍化、分化比较成熟的肿瘤。少突胶质细胞瘤占所有原发性脑内肿瘤的 4%～5%,占所有胶质瘤的 5%～10%。中年人多见,成人与儿童之比为 8:1。

【病理】

大体标本:肿瘤开始生长于皮质灰质内,部位表浅,局部脑回扁平而弥漫性肿大,脑沟变浅,切面见肿瘤与周围脑组织界限不清,较正常脑灰质更加灰暗或灰红。

镜下:瘤细胞呈特征样的"煎鸡蛋样"改变,中心为细胞核,周边为清亮的胞质,同时见到鸡蛋丝样的微血管生长方式。间变性(恶性)少突胶质细胞瘤内钙化较少突胶质细胞瘤少见,镜下可见多形细胞核和丰富的有丝分裂相。

【诊断依据】

1.临床表现 本病好发部位为额叶和顶叶,次之为颞叶和枕叶。由于肿瘤生长缓慢,病程较长,可达数年之久;临床症状取决于肿瘤部位。约 50%～80% 患者的首发症状为癫痫,其他症状颅内压增高症状晚期出现,并可逐步发展为病灶所在区域神经功能受损症状,如偏瘫及偏身感觉障碍。间变性(恶性)少突胶质细胞瘤则起病较急,病程发展迅速。

2.辅助检查

(1)X 线平片:可显示肿瘤病灶异常钙化影及慢性颅内压增高征象。

(2)CT 平扫:表现为幕上略高密度肿块,如囊性变则出现边界清楚的低密度区。钙化发生率为 50%～80%,常见弯曲条带状钙化,具特征性。瘤周水肿及占位效应较轻。增强扫描病变呈轻度强化,边界清楚,轮廓不规则。

(3)MRI 平扫:T_1 加权像显示肿瘤为低或等信号,肿瘤边界多清楚,瘤周水肿及占位效应较轻,具有少突胶质细胞瘤的条带状、斑片状钙化在 T_1 加权像上呈低信号。平扫 T_2 加权像显示肿瘤为高信号,信号不均匀,钙化在 T_2 加权像也呈低信号。增强后少突胶质细胞瘤多数强化不明显,少数有不均匀强化。发生在脑室的少突胶质细胞瘤多有较明显强化。

间变性(恶性)少突胶质细胞瘤的 MRI 表现特点主要为特征性的钙化不见,瘤周水肿较重,水肿带与肿瘤组织之间边界不清,常有明显占位征象;因肿瘤血脑屏障破坏较严重,增强扫描多呈明显均匀或不均匀强化,该类型肿瘤常与间变性星形细胞瘤难以区分。

【鉴别诊断】

无明显钙化的少突胶质细胞瘤与星形细胞瘤相鉴别,而有钙化的肿瘤则要与动静脉畸形相鉴别。

【治疗原则】

1.以手术治疗为主,术中应尽量切除肿瘤,如果肿瘤呈弥漫性生长,累及重要结构,可行肿瘤部分切除或大部切除。其他原则同星形细胞瘤手术治疗原则。

2.少突胶质细胞瘤的放疗及化疗原则同低级别星形细胞瘤,间变性少突胶质瘤的放化疗原则同间变性星形细胞瘤。

3.预后:少突胶质细胞瘤的 5 年生存率在 34%～83% 之间,通常在 50%～65%。与预后好有关的因素有肿瘤恶性程度低,第一次手术全切除率高和早期诊断。而间变性(恶性)少突胶质细胞瘤的 5 年生存率为 41%,10 年生存率为 20%。近年来大量的分子病理学研究证实,少突胶质细胞瘤或间变性少突胶质细胞瘤的异柠檬酸脱氢酶 1 及异柠檬酸脱氢酶 2(IDH1/2)突变及染色体 1p 和 19q 的杂合性缺失与较好的预后相关。

六、室管膜瘤

【定义】

室管膜瘤是由室管膜上皮细胞发生的肿瘤。室管膜瘤和间变性室管膜瘤是脑室内的肿瘤,占颅内肿瘤的 2%～9%,约占神经上皮肿瘤的 18%。肿瘤 3/4 位于幕下,1/4 位于幕上,位于幕下者多见于青年人。本病主要在儿童期发病,占儿童颅内肿瘤的 10%,排在星形细胞瘤和髓母细胞瘤之后居第三位。本病好发部位是第四脑室,其次为侧脑室和第三脑室。

【病理】

大体标本:肿瘤多呈结节状、分叶状或绒毛状,肿瘤呈淡红色,较脆软,触之易碎,瘤内血管及纤维组织较多,较硬。

镜下检查:室管膜瘤有三种组织学类型:①乳头型和黏液乳头型;②上皮型;③多细胞型。肿瘤分型与预后关系不大。组织学上室管膜瘤的特点是包绕在血管周围形成"假玫瑰状"或"真玫瑰状"改变,电子显微镜可见血管周围包绕着无细胞区。间变性室管膜瘤细胞表现为多形性、细胞密度增大和有丝分裂相增多。

【诊断依据】

1.临床表现　肿瘤的病程和临床表现与肿瘤的部位不同而异。常见的症状为平衡障碍、恶心、呕吐、头痛等。常见的体征为共济失调和眼球震颤。发生于第四脑室的肿瘤病程较短,早期可出现颅内压增高,也可造成第四脑室底部脑神经损害,如耳鸣、视力减退、吞咽困难、声音嘶哑等;发生于侧脑室者,病程较长,因病变位于静区,肿瘤较小时可无任何症状,当肿瘤增大阻塞孟氏孔时可出现梗阻性脑积水、颅压高等症状。肿瘤侵犯相邻脑组织,可出现相应症状,如偏瘫、偏身感觉障碍、癫痫等。

2.辅助检查

(1)CT:平扫示病变位于脑室周围或脑室内,呈分叶状等或略高密度病灶,肿瘤内囊性变表现为小的低密度;增强扫描显示肿瘤多呈均一强化,强化后边界清楚,囊性变区不强化。

(2)MRI:平扫 T_1 加权像显示肿瘤呈等信号分叶状,边界清楚,囊性变区域为低信号,肿瘤位于脑室内,肿瘤一般不伴有瘤周水肿,如肿瘤位于脑实质的室管膜可伴有轻度水肿。平扫 T_2 加权像显示肿瘤以高信号为主,但 MRI 对钙化不甚敏感。增强后肿瘤常呈不均匀强化,其中以环形增强最常见。

【鉴别诊断】

与脑室系统其他常见肿瘤性疾病相鉴别,如脉络丛乳头状瘤、脑室星形细胞瘤、脑膜瘤以及髓母细胞瘤。

【治疗原则】

手术切除肿瘤和术后放疗是治疗室管膜瘤的主要方法。

1.手术治疗 为肿瘤治疗的主要手段。位于第四脑室者,肿瘤是否能够全切取决于肿瘤与脑干粘连程度。经颅后窝中线入路,保护枕大池后,切开小脑下蚓部显露肿瘤,保护好四脑室底部后分块切除肿瘤;如肿瘤从第四脑室底部长出者,则在切除时,可在四脑室底留一薄层以保安全。四脑室底避免放置明胶海绵,以免引起术后脑室通路梗阻和长时间发热。位于侧脑室者,选邻近肿瘤的非功能区,切开皮质进入脑室切除肿瘤,若肿瘤较大,可部分切除皮质以利肿瘤显露及切除。注意点:①术中勿损伤丘脑、中脑、延髓及大脑内静脉;②切除肿瘤同时尽量解除脑脊液循环障碍。

2.放疗 室管膜瘤是中度敏感的肿瘤,关于术后放疗方案尚存在争议,应在术后 2~3 周进行腰穿了解脑脊液细胞学情况,如果没有蛛网膜下腔播散而仅有局部残留,则低级别室管膜瘤术后可行局部放疗;如果已有脊髓播散或幕下间变性室管膜瘤患者都应行全脑全脊髓放疗及局部照射:术前/后 T_1 增强像,FLAIR/T_2 像确定病灶。确定病灶所在解剖区域的 GTV。临床靶区 CTV(GTV 加 1~2cm 的边界)应接受给以 54~59.4Gy,每分割量 1.8~2.0Gy。全脑全脊柱:整个全脑和脊柱(至骶管硬膜囊底)给以 36Gy 放射。婴幼儿进行脑部放疗时可有较多的并发症,可以考虑应用其他方法如化疗等治疗。

3.化疗 对于手术+放疗治疗后复发患者可采用:①铂类单药或联合化疗;②依托泊苷;③亚硝脲类化疗药物;④贝伐单抗(美国 FDA 推荐)。

4.预后 5 年生存率为 37%~69%。分化较好的室管膜瘤、手术全切除均能提高生存率;而间变性室管膜瘤和手术后影像学仍显示肿瘤残余者易复发。

七、脉络丛肿瘤

【定义】

脉络丛肿瘤是由脉络丛细胞发生的肿瘤。脉络丛肿瘤起源于脉络丛上皮细胞,发病率较低,在颅内肿瘤中所占比例不足 1%,占神经上皮肿瘤的 1.7%~2%。按照 WHO 分类,脉络丛肿瘤由两类肿瘤构成,一为脉络丛乳头状瘤,另一为脉络丛乳头状癌。

本病发生于任何年龄,但以儿童多见,占儿童颅内肿瘤的 3%,在儿童脉络丛肿瘤中,约 40%发病在 1 岁,86%发病在 5 岁以下。儿童脉络丛肿瘤约 60%~70%位于侧脑室,20%~30%位于第四脑室,其余位于第三脑室及桥小脑角。成人脉络丛肿瘤多位于第四脑室。

【病理】

大体标本:最大的特点是乳头状,乳头长者似绒毛,短者似颗粒;肿瘤界限清楚,多呈膨胀性生长,压迫周围脑组织,不常浸润脑组织,虽较硬,但质脆易撕裂。

镜下检查:似正常脉络丛,但乳头更密集,上皮细胞增生活跃,排列密集,乳头覆盖以单层立方上皮。在此基础上脉络丛癌的 3 条诊断标准是:①邻近的脑组织有瘤细胞浸润;②瘤的规则乳头状结构消失,至少有一处发生浸润,瘤细胞有明显的恶性改变;③见到正常的脉络丛结构过渡到低分化状态。

【诊断依据】

1.临床表现　病程长短不一。脉络丛乳头状瘤最常见的好发部位是侧脑室,亦有可能发生在脑室系统的其他部位。临床症状和体征主要与脑积水引起的颅内压增高和局灶性神经系统损害有关,前者包括头痛,恶心,呕吐,共济失调和精神淡漠,反应迟钝;而后者则因肿瘤所在部位而异。位于侧脑室者半数有对侧轻度锥体束征;位于第三脑室后部者出现双眼上视困难;位于颅后窝者表现为步态不稳,眼球震颤及共济功能障碍,少数患者出现 Bruns 征。

2.辅助检查

(1)腰椎穿刺:所有的梗阻性脑积水患者均有颅内压增高,脑脊液蛋白含量明显增高。

(2)X 线平片:显示颅内压增高的征象,在成人表现为指压迹增多,儿童则表现为颅缝分离,15%～20%的患者可见病理性钙化。脑室造影的共同特点为脑室扩大及肿物不规则的充盈缺损。

(3)CT 平扫:显示肿瘤多位于脑室内,呈高密度,增强扫描呈均匀强化。肿瘤边界清楚而不规则,可见病理性钙化,同时可见梗阻性脑积水征象。

(4)MRI 平扫:T_1 加权像显示肿瘤以等信号为主,信号不均匀,内有因钙化或出血所致的低信号和高信号。肿瘤一般位于脑室内形成脑室内充盈缺损,常呈分叶状和菜花状;病变可引起梗阻性脑积水。平扫 T_2 加权像肿瘤为等或略高信号,信号不均匀。脑室内因阻塞而不能流动的脑脊液在质子密度加权像即为高信号。增强扫描后肿瘤常呈明显强化。

【鉴别诊断】

因为肿瘤多位于脑室内,故脉络丛乳头状瘤应与脑室旁星形细胞瘤、脑室脑膜瘤、室管膜瘤相鉴别。

【治疗原则】

1.手术　脉络丛乳头状瘤以手术切除为主,应尽量做到全切除。根据肿瘤所在不同位置而选用不同入路,但注意如瘤体过大不必强求完整切除,以防止损伤深部结构;因肿瘤血供非常丰富,切除肿瘤前注意阻断肿瘤供血动脉,包括中心部血管,以减少出血。对于肿瘤未能全部切除而不能缓解脑积水者,可行分流手术治疗。

2.放疗　因为本病可出现脑脊液播散,对这类患者可进行全脑及全脊髓放疗,但效果不佳。

3.预后　脉络丛乳头状瘤是良性肿瘤,如获得全切除,则长期存活率非常高,几乎达

100%,即使脉络丛乳头状癌 5 年生存率可达 50%。

八、髓母细胞瘤

【定义】

髓母细胞瘤是发生于小脑的原始神经外胚层肿瘤,多数学者认为其来源于胚胎残余组织,一种为胚胎期小脑外颗粒细胞层,另一种可能起源于后髓帆室管膜增殖中心的原始细胞。

【概述】

本病属于 WHO Ⅳ 级,是恶性度最高的神经上皮肿瘤之一。本病好发于儿童,本病约占所有年龄段脑肿瘤的 3%~4%。占小儿脑肿瘤(小于 15 岁)的 18%,占儿童后颅窝肿瘤的 29%,儿童髓母细胞瘤占髓母细胞瘤的 94%。成人髓母细胞瘤较少见,占成人颅内肿瘤的 1%。目前将小儿髓母细胞瘤分为高风险及一般风险人群,如存在以下任意一点,则认为属于高风险人群:年龄小于 3 岁;肿瘤残留大于 1.5cm;脑脊液细胞学提示存在播散;病理提示为大细胞/间变性髓母细胞瘤。

【病理】

大体标本:肿瘤界限较清楚,肿瘤因富于细胞及血管呈紫红色或灰红色,质地较脆,较少发生大片坏死,囊变及钙化更少见,肿瘤有侵犯软脑膜的倾向,又可以借此进行蛛网膜下腔和脑室系统转移。

镜下检查:细胞很丰富,呈长圆形或胡萝卜形,细胞核多而细胞质少,细胞分化不良。在 2007 年 WHO 神经系统肿瘤分类中,髓母细胞瘤有 5 种组织学类型:经典型,促结缔组织(纤维)增生型,大细胞型,肌母型,黑色素型。

【细胞及分子遗传学】

近年对髓母细胞瘤的细胞及分子遗传学研究取得许多进展。本病最常见的细胞遗传学异常为 17 号染色体短臂的丢失(17p)。代表细胞增殖性癌基因 C-Myc 扩增非常常见,CDK-6 扩增多见。

【诊断依据】

1.临床表现　因髓母细胞瘤 90% 发生于小脑蚓部,并且多向 Ⅳ 室及小脑半球浸润,约 5% 病例会出现肿瘤自发性出血。主要症状为:①颅内压增高症状(头痛、恶心呕吐、视神经乳头水肿);②小脑症状(躯干性共济失调,眼震、四肢性共济失调);③小脑危象:急性脑脊液循环受阻,小脑扁桃体下疝,压迫脑干时,出现呼吸循环系统功能异常,意识障碍,锥体束征及去皮质强直;④常出现颈部抵抗及强迫头位;⑤肿瘤转移症状:髓母细胞瘤在蛛网膜下腔转移后,可出现相应的脑和脊髓受累症状,如癫痫、神经根刺激,以及偏瘫、截瘫等症状。

2.辅助检查

(1)CT:平扫示病灶位于颅后窝中线,为均一略高密度,边界清楚;周围有瘤周水肿,第四脑室受压变扁且向前移位,可出现梗阻性脑积水征象。增强扫描显示肿瘤多呈均一强化,边界更清楚,脑室室管膜下转移也可明显强化。

(2)MRI：T_1加权像显示肿瘤为略低信号，信号较均匀；T_2加权像显示肿瘤为等或高信号区。若病灶信号不均匀，提示有坏死囊变或出血。增强扫描可见肿瘤实质部分明显强化，强化较均匀，增强扫描对发现有无椎管内蛛网膜下腔的转移灶有意义，显示为条状或结节状增强灶，如转移到脊髓还可见脊髓的点片状增强。

【鉴别诊断】

第四脑室室管膜瘤，小脑星形细胞瘤，脉络丛乳头状瘤。

【治疗原则】

髓母细胞瘤治疗主要是手术治疗为主辅以放疗，部分病例辅以化疗的综合治疗。

1.手术治疗　枕下开颅，尽量切除肿瘤，保护四脑室底部，尽量打通四脑室，解除脑脊液循环障碍。目前多数学者不主张进行术前分流术，可以在术前2～3天进行脑室外引流，待手术切除肿瘤后再去除外引流；如术后1～2周影像学检查未见脑室明显缩小，可进行脑室-腹腔分流术，由此是否会造成肿瘤播散，目前仍有争论。

2.放射治疗　肿瘤对放疗敏感，是治疗髓母细胞瘤的必要措施。应行病灶局部及全脑和全脊髓放疗（全脑＋全脊髓为30～40Gy，后颅窝总剂量不低于50Gy）。

3.化疗　对于高危人群或者不适合放疗的婴幼儿，可进行联合化疗。目前推荐的针对儿童髓母细胞瘤患者化疗方案为：CCNU（洛莫司汀）＋CCNU（顺铂）＋VCR（长春新碱）；有一定循证医学证据证明成人髓母细胞瘤术后化疗能提高患者生存率。

4.预后　影响髓母细胞瘤患者的预后影响因素较多，C-Myc扩增明显者预后不佳，年龄小的患者不及年龄大的患者。随着手术技术及放化疗策略的进步，儿童髓母细胞瘤患者5年生存率已由20世纪70年代的约20%上升到70%以上。

九、神经节细胞瘤

【定义】

神经节细胞瘤是在中枢神经系统由神经节细胞而产生的肿瘤。按照WHO中枢神经系统肿瘤分类，神经节细胞瘤是神经元性肿瘤中的一种。根据神经节细胞含有其他细胞的多少分为5种类型：①神经节胶质细胞；②神经节神经鞘瘤；③神经节细胞瘤；④神经节神经母细胞瘤；⑤副神经节胶质瘤。神经节细胞瘤占脑肿瘤的0.3%～1.3%，占小儿原发脑肿瘤的4.3%～10.7%。

【病理】

神经节细胞是一种大型细胞，亦可见椭圆形的胶质细胞混合存在，呈肿瘤性改变时，即可诊断为神经节细胞瘤。神经节细胞瘤中发生退行变者约为4%～33%，退行变时，神经元细胞和星形细胞都会发生恶变（间变性）。

【诊断依据】

1.临床表现　本病颞叶多发，其次是脊髓及脑干。先天性畸形如胼胝体发育不良和Down

氏综合征患者中发病率更高。90%以上患者的首发症状是癫痫,中线部位肿瘤常出现神经功能障碍和脑积水。

2.辅助检查

(1)CT平扫:显示大脑半球低或等密度区,25%～50%伴有钙化,囊性变也是常见CT表现。CT增强扫描显示肿瘤轻度增强,但很少出现占位效应。

(2)MRI:T_1加权像示等或低信号;T_2加权像为高信号。增强后可以有不同程度的强化。

【鉴别诊断】

与侧脑室少突胶质细胞瘤、脑膜瘤、室管膜瘤、室管膜下巨细胞型星形细胞瘤及星形细胞瘤相鉴别。

【治疗原则】

不管是低度恶性还是间变性神经节细胞瘤,手术切除是最主要的治疗方法。放疗的作用目前有争议。神经节细胞瘤的预后相当好,有报道10年生存率达90%;中线部位肿瘤的手术并发症发生率较高,如肿瘤侵犯重要结构,手术切除程度有限,则预后不良。

十、松果体细胞肿瘤

【定义】

起源于松果体实质细胞的肿瘤,包括松果体细胞瘤和松果体母细胞瘤。

松果体区肿瘤病理组织学类型达十余种,常见的松果体区肿瘤类型有:生殖细胞瘤、畸胎瘤、松果体细胞瘤、松果体母细胞瘤、表皮囊肿、胶质瘤及转移瘤等。起源于松果体实质细胞的肿瘤包括:松果体细胞瘤、松果体母细胞瘤和两者的混合瘤,这也是松果体区的代表性肿瘤病变。松果体细胞瘤及母细胞瘤占所有松果体区肿瘤的15%～20%(在松果体实质细胞肿瘤中,松果体细胞瘤占45%,松果体母细胞瘤占45%,混合瘤占10%)。

原发性松果体实质肿瘤(PPT)是一种少见的肿瘤,属于神经上皮肿瘤,由松果体腺的神经分泌细胞衍生而来。松果体细胞瘤多发生于成人,而松果体母细胞瘤多发生于儿童。

【病理】

松果体细胞瘤大体标本:肿瘤为边界清楚,有灰色颗粒均质切面,可见退行变,如囊变、出血。

显微镜下见:松果体细胞瘤构成自松果体腺的松果体细胞。瘤细胞小而圆,大小一致,弥散或巢状分布,分化良好;间质以血管为主,瘤细胞多半朝向这些血管排列,围绕成血管性假菊花团,类似正常松果体细胞的排列方式。松果体细胞瘤为WHO Ⅰ级。

松果体母细胞瘤大体标本:质软,边界不清,瘤内常见出血或坏死,钙化少见,常浸润临近结构,并可沿脑脊液循环途径播散。显微镜下:瘤细胞较小,圆或卵圆形,细胞核质比例高,核分裂象多见,可见颗粒状染色质,形态学上与其他神经外胚层肿瘤如髓母细胞瘤难以鉴别,都可出现Homer-Wright菊形团,Flexner-Wintersteiner菊形团。松果体母细胞瘤为WHO Ⅳ级。

【诊断依据】

1.**临床表现**　像其他松果体区肿物引起脑积水一样,患者主要症状为:①颅内压增高症状(如头痛、恶心呕吐、共济失调、视神经乳头水肿、意识障碍);②肿瘤压迫中脑四叠体之上丘出现 Parinaud 综合征,即向上凝视障碍,少数有下视障碍,双侧瞳孔对光反射迟钝或消失;③影响下丘脑及内侧膝状体可出现耳鸣、双侧听力减退;④压迫小脑上蚓部和结合臂可出现眼球震颤和小脑性共济失调;⑤脊髓及马尾神经根损害,为肿瘤播散所致;⑥内分泌系统紊乱:性发育异常,糖尿病及尿崩症。

2.**辅助检查**

(1)X 线平片:一般显示颅内压增高征象;在儿童出现钙化,或在成人出现钙化超过 1cm 者均为病理性钙化。

(2)CT:典型的松果体细胞瘤表现为平扫为低密度到等密度肿物,增强后多数为均匀增强,而松果体母细胞瘤增强扫描为不均匀增强。

(3)MRI:T_1 加权像显示松果体细胞瘤为低信号,边界清楚,如瘤内有钙化时可见低信号;而松果体母细胞瘤则以等、低混合信号为主,信号不均匀,肿瘤较大呈不规则浸润生长,肿瘤内部可见坏死、囊性变和出血区。T_2 加权像示松果体细胞为略高信号;而松果体母细胞瘤为不均匀高信号,瘤周水肿和占位征象明显。增强扫描显示松果体细胞瘤均匀增强;而松果体母细胞瘤为明显不均匀强化,并可发现肿瘤播散征象,在脑膜和室管膜的强化灶及脑内其他部位的转移。值得注意的是由于松果体腺缺乏血脑屏障,能被造影剂强化,因此强化的松果体结构并不一定异常。

(4)血管造影:主要用于术前了解松果体肿瘤的供血和周围血管情况,特别是静脉回流,包括大脑大静脉、Rosenthal 基底静脉、大脑内静脉以及小脑中央静脉等,有利于手术入路的选择。

(5)脑脊液检查:恶性松果体母细胞瘤有可能沿脑脊液播散。

【诊断和鉴别诊断】

松果体肿瘤的定位诊断主要依赖临床表现及影像学检查。Parinaud 综合征和 Sylvian 导水管综合征以及内分泌功能障碍的出现,应考虑该部位病变可能。头颅 CT 和 MRI 检查是明确肿瘤位置的有效方法。结合临床表现和辅助检查,特别是脑脊液、血清中肿瘤标记物的检测,可对有松果体肿瘤的性质做出初步判断。松果体细胞瘤应与起源于松果体区的除生殖细胞瘤以外的肿瘤和瘤样肿块相鉴别:

1.**神经外胚层肿瘤**　星形细胞瘤亚型——少突胶质细胞瘤、室管膜瘤、胶质母细胞瘤、髓上皮瘤、副神经节瘤(化学感受器瘤)、节细胞神经瘤、黑色素瘤。

2.**非神经外胚层肿瘤**　血管瘤、脑膜瘤、血管外皮细胞瘤、颅咽管瘤。

3.**其他类型病变**　松果体囊肿、蛛网膜囊肿、表皮样囊肿、皮样囊肿、淋巴瘤、浆细胞性白血病。

4.**转移癌。**

【治疗原则】

1.一般原则　由于目前影像学检查常不能准确定性诊断松果体区肿瘤,各种获得病理的方法各有利弊,目前对于松果体肿瘤的处理一直有争论。

(1)立体定性穿刺活检,明确诊断后给予相应治疗;大组病例结果表明,诊断有效性达94%,不能确诊者5%。出现并发症者约占10%。避免并发症的主要关键在于穿刺针道设计,避免损伤静脉系统,另外并发症的产生与肿瘤质地也直接相关。

(2)试验性放疗20Gy,然后复查MRI或CT,如果肿瘤缩小可继续全脑和脊髓放疗30Gy,否则改变治疗策略进行手术治疗。反对意见:无病理学诊断者难以判断疗效,放疗后复发率高且复发后处理更加困难。

(3)手术治疗,术后放化疗,手术可以获得足够多病理,以明确诊断;但由于松果体区肿瘤位置深在,手术技术难度大,除了畸胎瘤,能够彻底切除的机会较少,有与手术相关的死亡率和病残率。

(4)合并脑积水和颅内压增高者,应在治疗肿瘤时辅以脱水、脑脊液分流或开颅减压等,并需注意沿脑室腹腔分流管播散可能。

2.手术治疗　最好行肿瘤全切除。手术入路有多种,目前最具有代表性的有:①Poppen入路:枕后开颅切开部分小脑幕,沿大脑镰到达肿瘤;②Krause入路:枕下开颅在小脑幕和小脑表面之间到达并切除肿瘤。术中一定要注意尽量减轻对脑组织的压迫和牵拉,尤其是剥离肿瘤与深部静脉(大脑大静脉、大脑内静脉)时应格外小心。对于肿瘤未能全切且脑脊液循环梗阻未能解除者,可行侧脑室-腹腔分流术。不行直接手术而只行分流术者,术后颅内压虽不高,但中脑受压体征更明显,只有直接手术切除肿瘤才能解除肿瘤对脑干压迫。

3.松果体母细胞瘤　除局部放疗外,还需行全脑＋全脊髓放射;松果体细胞瘤或较低恶度的松果体区肿瘤未能全切或手术后复发的患者应进行放疗。对于怀疑有肿瘤播散者更应行全脑全脊髓放疗。

4.化疗　松果体细胞瘤属于良性肿瘤,不需要化疗。松果体母细胞瘤处于原始未分化状态,对化疗敏感。常用的药物有顺铂,长春新碱,洛莫司汀以及环磷酰胺、卡铂、VP-16等,目前尚未确定最有效方案。

5.预后　中枢神经系统转移时松果体实质细胞肿瘤患者死亡的最主要原因,目前,各种治疗松果体母细胞瘤术后中位存活时间在24~30个月之间。

(杨金福)

第二节　脑膜瘤

一、概论

脑膜瘤是起源于脑膜及脑膜间隙的衍生物。它们可能来自硬脑膜成纤维细胞和软脑膜细胞,但大部分来自蛛网膜细胞,也可以发生在任何含有蛛网膜成分的地方,如脑室内脑膜瘤来自于脑室内的脉络丛组织。

在 18 世纪,已开始脑膜瘤切除手术。美国在 1887 年首次成功切除脑膜瘤。20 世纪初,柯兴根据病理将脑膜瘤分为不同类型。

（一）发病率

脑膜瘤的人群发生率为 2/10 万。柯兴等 1938 年报告脑膜瘤占全部颅内肿瘤的 13.4%。Percy 等复习 1935～1958 年文献,发现脑膜瘤占原发脑肿瘤的 38%。北京市神经外科研究所自 1958 年至 1993 年共收治脑膜瘤病人 3148 例,占同期原发脑肿瘤的 19.2%,仅次于胶质瘤（占 40.49%）,居第 2 位。其中女性多于男性,为 2∶1。颅内良性肿瘤平均年龄 59±15 岁,发病的高峰年龄在 45 岁。脑膜瘤在儿童中少见。16 岁以下患儿不及 1.3%,而且男孩在脑膜瘤中占优势。小的无症状的脑膜瘤常在老年人的尸检材料中发现。近年 CT 技术的发展,脑膜瘤的发生率明显增高,尤其在老年病人。许多无症状的脑膜瘤多为偶然发现。多发脑膜瘤偶尔可见。有时可见同时合并神经纤维瘤（病）,也可以合并胶质瘤、垂体瘤、动脉瘤,但罕见。文献中也有家族史的报告。

（二）病原学

脑膜瘤的发生可能与一定的内环境改变和基因变异有关,并非单一因素造成的。可能与颅脑外伤、放射性照射、病毒感染以及合并双侧听神经瘤等因素有关。这些病理因素的共同特点是它们有可能使细胞染色体突变,或细胞分裂速度增快。通常认为蛛网膜细胞的细胞分裂是很慢的,而上述因素加速了细胞分裂速度,这可能就是导致细胞变性早期的重要阶段。

近年,分子生物学的发展,对脑膜瘤的病因研究取得了一定成绩。许多研究表明,在很多肿瘤,某个染色体的 DNA 结构的变化已被证实。高剂量或低剂量的放射线以及很多病毒都可以改变 DNA 结构。同样,在双侧听神经瘤的病人也合并特殊的遗传变化。显然,脑膜瘤病人体内存在许多异常的内环境和遗传因素,所有这些因素均对人的染色体结构的改变起着作用。

细胞分子生物学研究证实脑膜瘤的染色体是异常的。最常见的异常是在 22 对染色体上缺乏一个基因片段。由于每个人的染色体上含有成千上万的基因,一个染色体内 DNA 的缺乏将丢失数目极其可观的基因信息。许多的研究,可以推测,所有脑膜瘤可能都是双对染色体缺乏一个或几个基因。这些核型的巨大变化,可发生在 22 对染色体的其中一个,而这染色体在传统的核型上又看起来很小。因此,弄清脑膜瘤的分子生物化学的关键是,发展能在人染色体中证实极小变化的技术。一旦脑膜瘤在 22 对染色体基因缺乏被确定后,选择一种试验方法和基因治疗脑膜瘤将成为可能。

（三）病理学特点

脑膜瘤呈球形生长,与脑组织边界清楚。瘤体剖面呈致密的灰色或暗红色的组织,有时瘤内含砂粒体。瘤内坏死可见于恶性脑膜瘤。脑膜瘤有时可使其邻近的颅骨受侵而增厚或变薄。肿瘤大小可由直径 1cm 直至 10 余 cm。瘤体多为球形、锥形、扁平形或哑铃形。常见的脑膜瘤有以下各型:

1.内皮型　是最常见的类型。多见于大脑镰、蝶骨嵴和嗅沟。肿瘤由蛛网膜上皮细胞组成。细胞的大小形状变异很大,有的细胞很小呈梭形,排列紧密;有的细胞则很大,胞核圆形,染色质细而少,可有1~2个核仁,胞浆丰富均匀。瘤细胞呈向心性排列成团状或呈条索状,瘤细胞之间血管很少,无胶原纤维。

2.成纤维型　由纤维母细胞和胶原纤维组成,瘤细胞成纵行排列,偶呈栅栏状。细胞间有大量粗大的胶原纤维,常见砂粒小体。

3.血管型　瘤内有丰富的血管及许多血窦,血管外壁或间质中的蛛网膜上皮细胞呈条索状排列,胶原纤维很少。肿瘤生长快时,血管内皮细胞较多,分化不成熟,常可导致血管管腔变小闭塞。血管周围常有类似血管内皮的多角形细胞。

4.砂粒型　瘤内含有大量砂粒体,细胞排列成漩涡状,血管内皮肿胀,玻璃样变后钙化。

5.混合型或移行型　此型脑膜瘤中含上述四型成分,但不能肯定以哪种成分为主时,可称为混合型脑膜瘤。

6.恶性脑膜瘤　有些脑膜瘤的生长特性,细胞形态具有恶性肿瘤的特点,而且可以发生转移。这类肿瘤开始可能属良性,以后出现恶性特点,特别是对一些多次复发的脑膜瘤应想到恶性变的可能。恶性脑膜瘤生长较快,向周围组织内生长,瘤细胞常有核分裂象,易恶变为肉瘤。在上述的良性脑膜瘤中,以血管型脑膜瘤最常发生恶变。另外,恶性脑膜瘤可发生颅外转移,多向肺转移,也可以经脑脊液在颅内种植。

7.脑膜肉瘤　肿瘤从一开始就是恶性的,具有肉瘤的形态特点,临床较少见,多见于10岁以下儿童。病情发展快,术后迅速复发,可见远处转移。肿瘤位于脑组织中,有浸润、形状不规则、边界不清、质地软、易碎,瘤内常有坏死、出血及囊变。瘤细胞有三种类型,即纤维型、梭状细胞型、多形细胞型,其中以纤维型恶性程度最高。

另外,有些作者将脑膜的黑色素瘤也归于脑膜瘤。

(四)脑膜瘤的好发部位

一般地讲,脑膜瘤的好发部位是与蛛网膜纤毛分布情况相平行的,多分布于:①矢状窦旁。②鞍结节。③筛板。④海绵窦。⑤桥小脑角。⑥小脑幕等。据 Russell 等人的经验,大约50%颅内脑膜瘤位于矢状窦旁,并且大部分位于矢状窦的前 2/3。

(五)临床表现

1.脑膜瘤属良性肿瘤,生长慢,病程长。有报告认为,脑膜瘤出现早期症状平均2.5年,少数病人可长达6年之久。Firsching 等人观察17例脑膜瘤长达21个月,发现肿瘤的平均年增长体积3.6%,仅2例增长速度为18%和21%。

2.局灶性症状,因肿瘤呈膨胀性生长,病人往往以头疼和癫痫为首发症状。根据肿瘤部位不同,还可以出现视力、视野、嗅觉或听觉障碍及肢体运动障碍等。在老年病人,尤以癫痫发作为首发症状多见。

3.颅内压增高症状多不明显,尤其在高龄病人。在 CT 检查日益普及的情况下,许多患者仅有轻微的头痛,甚至经 CT 扫描偶然发现为脑膜瘤。因肿瘤生长缓慢,所以肿瘤往往长得很大,而临床症状还不严重。有时病人眼底视乳突水肿已很严重,甚至出现继发视神经萎缩,而头痛并不剧烈,没有呕吐。值得注意的是哑区的肿瘤长得很大,而脑组织已无法代偿时,病人才出现颅内压增高的表现,病情会突然恶化,甚至会在短期内出现脑疝。

4.脑膜瘤对颅骨的影响:临近颅骨的脑膜瘤常可造成骨质的变化。可表现为骨板受压变薄,或骨板被破坏,甚至穿破骨板侵蚀至帽状腱膜下,头皮局部可见隆起,也可使骨内板增厚,增厚的颅骨内可含肿瘤组织。

六、特殊检查

1.脑电图　因脑膜瘤生长缓慢,并呈局限性膨胀性生长,一般无明显慢波。但当其生长相当大时,因脑组织被压,引起脑水肿,此时可呈现慢波。脑膜瘤反映在脑电图上多为局限性异常 Q 波,懒波为主,背景脑电图的改变较轻微。脑膜瘤的血管越丰富,δ波出现越明显。

2.头颅 X 线平片　由于脑膜瘤解剖上与颅骨的密切关系,以及共同的供血途径,极易引起颅骨的各种改变,头颅平片的定位征出现率可达 30%～60%。颅内压增高症在没有 CT 诊断的情况下可达 70% 以上。主要表现有:

(1)局限性骨质改变:可出现内板增厚,骨板弥漫增生,外板骨质增生呈针状放射。一般认为,肿瘤细胞到达硬膜后,通过血管途径进入颅骨,引起周围或骨细胞的增生反应。无论有无肿瘤细胞侵入,颅骨增生部位都提示为肿瘤的中心位置。脑膜瘤引起局部骨板变薄和破坏的发生率为 10% 左右。

(2)颅板的血管压迹增多:可见脑膜动脉沟增粗扭曲,最常见于脑膜中动脉沟。局部颅板板障静脉异常增多。

3.脑血管造影　各种类型的脑膜瘤都是富于血管结构的。在 CT 临床应用以前,脑血管造影是诊断脑膜瘤传统的重要手段。特别是近年来开展的数字减影技术(DSA)和超选择血管造影,对证实肿瘤的血管结构,肿瘤富于血管程度,主要脑血管的移位,以及肿瘤与大的硬膜窦的关系,窦的开放程度(决定术中是否可以结扎)都提供了必不可少的详细资料。同时造影技术也为术前栓塞提供了条件。对颅底和大脑突面脑膜瘤术前栓塞供应动脉,减少术中出血提供了帮助。

约一半左右的脑膜瘤脑血管造影可显示肿瘤染色。通常脑膜瘤在脑血管造影像上的表现如下:

(1)脑膜血管一般表现粗细均匀,排列整齐的小动脉网,动脉管腔纤细,轮廓清楚呈包绕状。

(2)肿瘤同时接受来自颈外、颈内动脉或椎动脉系统的双重供血。位于前颅窝的脑膜瘤可接受眼动脉,筛动脉和大脑前动脉分支供血。位于中颅窝的脑膜瘤可接受脑膜中动脉、咽升动脉供血。后颅窝脑膜瘤可由枕动脉、椎动脉脑膜前支、脑膜后动脉供血。

(3)肿瘤的循环速度比脑血流速度慢,造影剂常在肿瘤中滞留。在造影的静脉期,甚至窦期仍可见肿瘤染色,即迟发染色。

(4)脑膜瘤周围脑血管呈包绕状移位。

上述特点在脑膜瘤的脑血管造影中可同时出现,亦可能部分出现。

4.头颅 CT 扫描　在 CT 出现以前,根据病人的临床表现,再辅以头颅平片和脑血管造影,对脑膜瘤即可作出确诊。CT 的出现,使脑膜瘤的定位以及定性诊断水平大夫提高。典型的脑膜瘤,在未增强的 CT 扫描中,呈现孤立的等密度或高密度占位病变。其密度均匀一致,边缘清晰,瘤内可见钙化。增强后可见肿瘤明显增强,尽管一部分肿瘤在脑血管造影中并非显示富于血管。这是因为对比剂从脑膜瘤四周的毛细血管直接进入脑组织内,二者间无血脑屏障。约 15％脑膜瘤伴有不典型的坏死、囊变或瘤内出血。观察脑膜瘤在 CT 的表现,要注意肿瘤与邻近组织如颅骨、小脑幕、矢状窦的关系,因此行冠状及侧位的重建有时是很重要的。

肿瘤四周的脑水肿对判断肿瘤的生长速度是有帮助的。肿瘤生长缓慢,水肿可能很轻,甚至没有水肿,富于血管的脑膜瘤周围水肿多较广泛,偶尔脑膜瘤四周合并大片水肿,需与恶性脑膜瘤或脑转移癌相鉴别。脑膜瘤引起周围水肿的原因尚不十分清楚,可能与脑膜瘤病人的正常血脑屏障遭到破坏以及脑膜瘤组织分泌出某种物质有关。最近有人研究认为,幕上脑膜瘤周围的水肿与肿瘤的前列腺素水平或肿瘤孕酮受体释放作用有关。

5.磁共振扫描　对同一病人,最好同时进行 CT 和 MRI 的对比分析,方可得到较正确的定性诊断。这是因为脑膜瘤在这两种图像中有相类似的表现和特点,而且不经加强的 MRI 会使 10％的脑膜瘤无法诊断。某些脑膜瘤 MRI 发现不了:①小的无症状的脑膜瘤不合并水肿和占位效应,尤其是在靠近顶部者;②多发脑膜瘤中小的肿瘤易被遗漏;③复发脑膜瘤。经过注射(DTPA)造影剂,上述缺点可以得以克服。

(七)诊断

脑膜瘤的诊断基础依靠:①形态学,即肿瘤的夕形、部位以及其占位效应。②肿瘤在 CT 的密度及 MRI 的信号强度,及其增强后的表现。③其他发现如颅骨受累、钙化,血管扩张受压,确认供血动脉和引流静脉。在颅底、鞍区和蝶骨嵴脑膜瘤,或与颅夕沟通的脑膜瘤 MRI 的图像较 CT 清晰。另外在显示肿瘤与重要血管的毗邻关系方面 MRI 也优于 CT。

典型的脑膜瘤 CT 的表现为等密度或稍高密度区。在 MRI,T_1 像上 60％肿瘤与灰质信号相同 30％为低于灰质的低信号。在 T_2 像上,50％为等信号或高信号,40％为中度高信号,也可能为混杂信号。肿瘤边界清楚,圆形或类圆形,多数边缘有一条低信号边,呈弧形或环形。经静脉增强后呈均匀状明显强化。

(八)治疗

1.手术切除　与其他颅内肿瘤一样,手术切除脑膜瘤是最有效的治疗手段。随着显微手术技术的发展,手术器械如双极电凝、超声吸引器以及激光(laser)的不断改进和普及,脑膜瘤的手术效果不断提高,使大多数病人得以治愈。

(1)手术前准备:①影像学资料应尽量齐全,除一般的 CT 脑扫描外,还应对颅底脑膜瘤做增强 MRI,以利术前对肿瘤与周围组织的毗邻关系有所了解,对术后可能发生的神经系统功能损害有所估计。血运丰富的脑膜瘤,脑血管造影也是必不可少的,可了解肿瘤的供应动脉,对术中可能遇见的主要血管做到心中有数,防止损伤。造影还可确定主要静脉窦是否闭塞,决定术中能否结扎静脉窦或彻底切除肿瘤。②对病人一般状态及主要脏器功能有充分了解,尤其是老年病人,尽量减少术中和术后的合并症发生。③有癫痫发作的病人,要在术前服用抗癫痫药,以有效地控制癫痫发作。有些作者认为,术前一周每天给以地塞米松 10～15mg,对切除脑膜瘤,减轻术后反应是非常有帮助的。

(2)麻醉:①均采用气管内插管全身麻醉,控制呼吸,使动脉的 PCO_2 控制在 3.33～4kPa

(25～30mmHg)以下,这对降低颅内压是极为有效的。②控制性低血压,对于富于血管的脑膜瘤,可采用过度换气的办法,降低静脉压,使术中失血减少。在术中降低病人血压时,应注意病人平时的血压水平,对于既往有高血压的老年病人应慎重。术中降温会造成病人术后较多的合并症,目前已不普遍使用。

(3)手术原则:①体位:根据肿瘤的部位,侧卧位、仰卧位、俯卧位都是常使用的体位。为了减少术中出血,上述各体位头部应略抬高。坐位被用于切除后颅窝的脑膜瘤,其优点是暴露好,出血少,但易发生气栓。如使用带头架的可控手术床,术中病人头与手术床连为一体,且可根据术中视野需要活动床的角度,使手术者操作能得心应手。②切口:早年多数作者主张脑膜瘤的切口应大一些,以利暴露肿瘤。近年,影像学的进展,使肿瘤的定位十分精确,因此切口设计的关键是,应使肿瘤恰位于骨窗的中心,周边包绕肿瘤就可以了,过多的暴露脑膜瘤四周的正常脑组织是不必要的。③翻骨瓣:钻孔后以铣刀或线锯锯开颅骨后,骨瓣翻向连接肌肉一侧,翻转时需先彻底剥离骨瓣内板与肿瘤的粘连。另外,对大脑凸面的脑膜瘤,翻骨瓣后将其取下,关颅时再固定复位,不失为一好办法。这种开颅方法可省去与肌肉相连的骨瓣出血不止的麻烦。④硬脑膜切口:可采用"U"形或"+"形切口。如硬脑膜已被肿瘤侵蚀,应切除被破坏的硬膜,关颅时以人工硬膜或帽状腱膜修补。硬脑膜的切口不可超出肿瘤边界过大,以防脑膨出。⑤手术显微镜的应用:手术显微镜下分离肿瘤,使操作更细致,能最大限度地保护脑组织及重要的神经血管。术中止血确切,操作准确。对于体积较大的肿瘤,单纯的沿肿瘤四周分离,有时较困难。一味地追求完整全切,会造成对瘤四周脑组织过多的牵拉损伤,因此,应先在瘤内反复分块切除,待瘤体缩小后再四周分离。此时使用超声吸引是十分有益的,使用得当可以省时,减少不必要的牵拉。术中应用激光可以根除深部的脑膜瘤。特别是在显微手术中使用激光(CO_2 和 Na:YAG 激光)的优点包括:①减少对脑组织的牵拉。②可以汽化残存在硬膜上的瘤组织。③可以切除暴露困难部位的肿瘤。④提高手术的准确性。⑤减少手术的出血。⑥术前栓塞供应动脉或术中结扎供应肿瘤的血管。对于富于血运的肿瘤术前脑血管造影时可将供应肿瘤的颈外动脉系统的分支栓塞,或术中先行颈外动脉颅外段结扎然后再开颅切除肿瘤,这样做可减少术中出血。以双极电凝止血,电凝点应尽量靠近肿瘤侧。在电灼动脉前,一定要辨认该动脉是否确实是穿入肿瘤的供应动脉,抑或只是被肿瘤挤压移了正常位置的动脉。对前者可以结扎,对后者应分离后保护,不能轻易结扎。⑦对受肿瘤侵蚀的硬脑膜、颅骨应一并切除,以防术后复发:经造影证实已闭塞的硬膜窦也可以切除。以筋膜或人工材料修补硬脑膜和颅骨。为了防止术后硬膜外血肿(这通常是硬膜上静脉渗血造成的),可以在骨瓣上钻2～4对小孔,以丝线悬吊硬膜并固定在每对小孔中,从而使硬膜紧贴颅骨内板,不留残腔,对防止术后血肿有一定作用。⑧肿瘤切除:全切肿瘤是最理想的。在大脑凸面、矢状窦的1/3、部分小脑幕、嗅沟脑膜瘤全切是可以的。对矢状窦后部、蝶骨嵴内侧及斜坡脑膜瘤全切是有一定困难的。目前,是否能将海绵窦内、与脑干和后组颅神经有密切关系的肿瘤全切除及手术入路仍存在争议。

(4)术后处理:①脑膜瘤术后的病人最好放入"重症监护病房"(ICU)。ICU 是 20 世纪 70 年代兴起的,对抢救危重病人发挥极有效的作用。ICU 是医院内的一个特殊病房。这一病房集中了需要抢救和观察病人所需的熟练的专业人员和多种专门设备。在 ICU 工作的医生护士必须经过专门的训练,对病人的观察及各种抢救措施的施行都能精通。而且因护士的配备多,由 1～2 名护士护理 1 名病人到每 1 名护士至多护理 2 名病人,因此对病情的变化和处理非常及时细致。ICU 具备心电、呼吸以及颅压等各种监护装置,有除颤、人工呼吸机以及各种插管等抢救设备,所以对病人的治疗及抢救是高质量的。在这样的环境下,脑膜瘤病人术后会平稳地渡过危险期,而后再转入病房。一旦出现术后合并症如术后血肿、呼吸功能障碍都能得到必要的及时治疗。②控制颅内压。脑膜瘤切除术后都会出现不同程度的脑水肿。术后给予甘露醇和激素对于消除脑水肿是必需的。③抗癫痫治疗。对术前有癫痫发作的病人,术后应及时给予抗癫痫药。因手术当日禁食,因此一般不能按原剂量服用抗癫痫药。这需要在术后麻醉清醒后选用鲁米那钠肌注,直至病人能口服为止。术后一天内出现癫痫大发作,会增加术后血肿机会和脑水肿的程度。④脑脊液耳、鼻漏。前颅窝底或中颅窝脑膜瘤术中彻底切除肿瘤,往往会造成颅腔与副鼻窦相通,术后脑脊液鼻漏或耳漏,继发气颅和颅内感染。如有发生,需给予抗生素。不能自行停止的脑脊液鼻(耳)漏,需二期手术行硬脑膜修补术。⑤手术死亡率。文献报告差异较大,颅内脑膜瘤的手术死亡率为 7%～14.3%。手术死亡率不仅取决于病人年龄、术前状态、术后血肿,更主要取决于肿瘤位置。因此,术前的判断和估计尤为重要。⑥空气栓塞。近硬膜窦的脑膜的切除过程中会因窦破裂发生空气被吸入情况。空气进入血液后,经心脏排向肺动脉,细小气泡可被溶解,粗大气泡则栓塞肺动脉,并可经肺随血流分散到全身。为防止发生,尽量缩短处理静脉破口暴露时间。

2.放射治疗　良性脑膜瘤全切效果极佳,但因其生长位置,约有 17%～50% 的脑膜瘤做不到全切。另外,还有少数恶性脑膜瘤也无法全切。上述两种情况需在手术切除后放疗。恶性脑膜瘤和血管外皮型脑膜瘤对放疗敏感,效果是肯定的。而一般良性肿瘤放疗是否有效仍有不同意见。1982 年 Carella 等报告对 43 例未分化肿瘤放疗后随访 3 年未见肿瘤发展。Wara 等对 97 例次全切除的脑膜瘤中 34 例行放疗,5 年后放疗组复发率为 29%,未经放疗者为 74%。手术未能彻底切除的脑膜瘤术后辅以放疗,对延长肿瘤的复发时间是有效的。放射治疗适用于恶性脑膜瘤切除后,未能全切的脑膜瘤,以及术后复发再手术困难者或无法手术切除的肿瘤。

伽玛刀(γ-刀)是一个具有 201 个 ^{60}Co 放射源,可同时集中在一个靶点上照射的放疗仪。它可使靶点在短时间内获得大剂量伽玛射线,从而达到破坏瘤细胞的作用,适用于直径小于 3cm 的脑膜病。1968 年首先在瑞典使用,用于治疗小的听神经瘤。1976 年用于小的脑膜瘤。伽玛刀与放疗一样,对抑制肿瘤生长,延长复发时间有效,但因病例尚少,其结果尚在观察中。

X-刀(等中心直线加速器)可用于颅底及后颅窝的脑膜瘤,直径一般不宜大于 3.0cm。

将同位素放入肿瘤中称为组织内放疗,是当前立体定向的一个新发展,但疗效尚待观察。

3.其他治疗　激素治疗对减慢肿瘤的生长是否有效尚不能肯定,可能对复发的脑膜瘤不失为一个有希望的方法,尚待进一步研究。另外,随着分子生物学的深入发展,基因治疗脑膜瘤可望获得成功。

(九)脑膜瘤的复发

和任何肿瘤一样,脑膜瘤首次手术,如在原发部位残存一些肿瘤的话,可能发生肿瘤复发。肿瘤残存原因有两个,一是肿瘤局部浸润至周围组织,医生术中遗漏。二是靠近原发灶或多或少残存一些瘤细胞。文献报告良性脑膜瘤复发需 5～10 年,而在局部浸润生长的肿瘤在 1 年内便可复发。Jaskelained 等观察 657 例脑膜瘤,20 年总复发率为 19%。

处理复发脑膜瘤首选方法仍是手术切除。根据病人的症状和体征以及 CT 分析,可决定再次手术。再手术危险不仅仅取决病人年龄,还要结合病人一般状态以及肿瘤的部位。二次手术也并不一定能得到根治,如复发的蝶骨嵴脑膜瘤,复发时如肿瘤已长入海绵窦,再次手术的困难会很多。但对复发的矢状窦旁脑膜瘤,肿瘤如侵犯并阻塞上矢状窦,二次手术即可将受侵的矢状窦一并切除,这样二次手术可能优于第一次。

许多研究表明,放射治疗对未能全切的脑膜瘤,无法手术的复发脑膜瘤或某些特殊类型的脑膜瘤是有效的。

(十)预后

一组 257 例脑膜瘤调查结果表明,术后平均生存期为 9 年。后颅窝和鞍结节脑膜瘤的术后生存为 6 年。不同的报告,脑膜瘤的术后 10 年生存率为 43%～78%。手术后死亡原因主要是未能全切肿瘤、术前病人状态不好、肿瘤变性或伴颅骨增厚。影响脑膜瘤预后的因素也是多方面的,如肿瘤大小、部位、肿瘤组织学特点,手术切除程度等。病人术后癫痫除与肿瘤部位有关外,与术中过分牵拉脑组织,结扎或损伤引流静脉也有关系。

二、一般部位脑膜瘤

颅内脑膜瘤的部位划分是以肿瘤附着点的解剖部位而确定的。可分为颅底脑膜瘤,发生于蝶骨嵴、嗅沟、鞍结节、斜坡等部位。非颅底脑膜瘤,包括大脑凸面、矢状窦旁、大脑镰旁、脑室内等部位脑膜瘤。为叙述方便,本节以北京市神经外科研究所 1958～1993 年收治的 3143 例脑膜瘤的多寡分布顺序,对不同部位脑膜瘤分别介绍如下:

(一)大脑凸面脑膜瘤

大脑凸面脑膜瘤是指肿瘤基底与颅底硬脑膜或硬脑膜窦没有关系的脑膜瘤。就手术而言,凸面脑膜瘤比较容易。主要问题是能否及早诊断,因为临床可能仅表现为癫痫症状,易被忽略。

1.发病率　文献报告大脑凸面脑膜瘤占脑膜瘤的 15%,本组计 872 例,占 27.75%,居颅内脑膜瘤首位。女性稍多于男性,为 1.17:1。60 岁以上老年病人 91 例占 10.4%,老年人因脑萎缩,常缺乏定位体征。早期曾有人认为,本病与脑外伤有关,但是近年来研究表明二者没有因果关系。

2.部位　早期的部位分类以冠状缝为标志,分为冠状缝及冠状缝前、后三区。我们通常将凸面脑膜瘤分为四个部分即:①前区:主要为额叶。②中央区:包括中央前后回感觉运动区。③后区:指顶后叶和枕叶。④颞区:本组以前区、中央区发生率最高,约占 2/3。

3.临床表现　大脑凸面脑膜瘤病史一般较长。主要表现为不同程度的头痛、精神障碍、肢体运动障碍以及视路受压出现视力视野的改变。约 60% 的病人发病半年后可逐渐出现颅内压增高。癫痫大发作并非常见,有的病人仅表现为眼前闪光,需仔细询问病史方可发现。部分病人可表现为 Jacksonian 癫痫、面及手抽搐,其肿瘤多位于皮层运动区,很少在感觉区。肿瘤位于颞叶可有视野障碍,优势半球的肿瘤还可出现语言障碍。有些病人是因为头外伤或其他不适,经做头颅 CT 扫描偶然发现的。

脑电图检查曾是凸面脑膜瘤的辅助诊断方法之一,近年来已被 CT 所代替。目前脑电图的作用在于术前和术后对病人癫痫情况的估价,以及应用抗癫痫药物的疗效评定。

4.诊断　　通常凸面脑膜瘤体积很大时,诊断比较容易。20 世纪 70 年代以前本病的诊断主要依靠头颅平片和脑血管造影。本病和矢状窦脑膜瘤的平片均可见骨质增生呈针状、内板增厚。70 年代以后 CT 应用于临床,对此病可作出非常明确的诊断,而且比 MRI 更清楚。因在后者的图像中有时肿瘤与水肿混在一起,影响定性诊断。如术前怀疑肿瘤与矢状窦有关,需行脑血管造影或 MRI 加以证实。脑血管造影还可以了解肿瘤的血运情况、供血动脉的来源(颈内和/或颈外动脉)、大脑中动脉是否受肿瘤压迫而移位及引流静脉是否通向侧裂静脉等。当然,对诊断凸面脑膜瘤,脑血管造影并不是必需的。

术前供血动脉栓塞对于凸面脑膜瘤来讲也并非十分必要,因手术时沿肿瘤切除硬脑膜,供血动脉即可被切断。

5.手术

(1)CT 或 MRI 显示肿瘤周围有明显水肿者,术前几天可给予皮质激素治疗,在开颅时给予 20％甘露醇 1g/kg 体重,15 分钟内静滴完,对于减轻脑水肿,降低颅内压是有帮助的。

(2)体位:头位应稍高于身体水平线,使术中出血减少。在使用装有头架的手术台上手术时,旋转头的位置时,勿使颈静脉受压。对颞部肿瘤更应注意,防止静脉回流受阻,增高颅内压。

(3)切口设计:除了要考虑到充分暴露肿瘤,保证皮瓣的血运,也还要注意病人的美观,使切口尽量隐蔽在发际内。头皮及骨瓣可一起翻转,也可钻孔后取下骨片;如颅骨被肿瘤侵犯并穿破,可咬除或用锉刀锉平被侵蚀部分;单纯内板受侵蚀,可将其煮沸 30 分钟,使瘤细胞被破坏。

(4)翻开骨瓣是整个手术出血最多的阶段,应立即采用电凝、缝扎或沿肿瘤切开硬脑膜等方法止血。硬脑膜的出血多来自脑膜中动脉,因此于硬脑膜中动脉近端缝扎是比较简单易行的方法,可避免广泛的电灼硬脑膜致使其收缩,影响硬脑膜缝合。肿瘤与硬脑膜的附着点如果较宽,可沿其四周切开;如附着点小,可采用马蹄形切口。应尽可能减少脑组织的外露。被肿瘤侵蚀的硬脑膜可去除,用人工硬脑膜或筋膜修补。

(5)分离切除肿瘤:与任何脑膜瘤的做法一样,切除和暴露肿瘤应交替进行。可用超声吸引器将瘤内逐渐吸空,然后再从瘤表面分离,以避免过度牵拉脑组织。有些软脑膜血管向肿瘤供血,可在分离肿瘤与瘤床之间电凝后剪断,并垫以棉条,直至肿瘤从脑内分离开。

(6)止血:应用上述方法,肿瘤切除后不会有明显出血。此时可用双氧水冲洗瘤腔,发现出血点然后再用双极电凝止血。

(7)关颅:仔细缝合或严密修补硬脑膜,骨片复位。四周钻小孔用合金钢丝或丝线固定骨片,常规缝合头皮,在通常情况下可不必放引流条。

6.术后处理

(1)术后血肿或水肿。凸面脑膜瘤术后恢复较平稳,但要注意血肿或脑水肿的发生。术后病人迟迟不清醒、出现癫痫大发作、清醒后再度意识障碍以及出现新的神经功能障碍均应及时行脑 CT 扫描,排除术后血肿。病人术后在 ICU 或麻醉康复病房是最为理想的。

(2)抗癫痫药物的应用。对术前有癫痫发作者,术后应保持血中抗癫痫药的有效浓度并维持 6～12 小时,通常给予鲁米那钠肌注,直至病人清醒后改为口服抗癫痫。有些作者认为,对大脑半球前和中 1/3 的脑膜瘤术后应常规给予抗癫痫药,预防癫痫发作。

(3)对术中使用异体材料行颅骨修补者,术后可给予抗生素,防止伤口的感染。

(4)应用显微手术技术切除大脑凸面脑膜瘤,术后多不会出现严重的神经功能损害加重的情况。如病人有肢体运动障碍,术后应被动活动肢体,防止关节废用性僵直和深部静脉血栓形成。为防止深部静脉血栓形成,也可给病人穿弹力袜,鼓励病人及早下床活动。

7.预后与复发　凸面脑膜瘤手术切除效果好,本组手术死亡率 1.15%。特别是应用了显微手术,术后不会增加病人的神经功能缺损。术中如能将受肿瘤侵蚀的颅骨和硬脑膜一起切除,术后复发率并不高。否则,术后复发和术后癫痫是本病两个大问题。对术后复发者可再次行开颅手术切除肿瘤。

(二)矢状窦旁脑膜瘤

矢状窦旁脑膜瘤是指肿瘤基底附着在上矢状窦并充满矢状窦角的脑膜瘤,在肿瘤与上矢状窦之间没有脑组织。但也有作者将靠近矢状窦的一部分镰旁和凸面脑膜瘤归于矢状窦旁脑膜瘤。

1.发病率　矢状窦旁脑膜瘤占颅内脑膜瘤的 17%～20%;本组共 466 例,占 14.82%,居第 3 位,肿瘤位于矢状窦前 1/3 占 46.6%,中 1/3 占 35.4%,后 1/3 占 18.0%。

2.临床表现　矢状窦旁脑膜瘤生长缓慢,早期虽压迫脑组织和矢状窦可不产生症状。病人出现症状时,肿瘤多已生长得很大。也有小的脑膜瘤无症状,为偶然发现。还有一些脑膜瘤虽然体积不大,但伴有较大的囊性变,或肿瘤周围脑水肿严重,因此出现颅内压增高症状。

癫痫是本病常见的首发症状,可高达 60% 以上,尤其是在中央区的窦旁脑膜瘤,癫痫发生率可高达 73%。可表现为口角或面部抽搐,也可呈癫痫大发作。

精神障碍以矢状窦前 1/3 脑膜瘤常见,有报告占 59%,本组占 22%。病人可表现为痴呆、情感淡漠或欣快。有的病人甚至出现性格改变;老年病人常被误诊为老年性痴呆或脑动脉硬化。

在 CT 应用以前,有些病人常以一侧肢体力弱或感觉障碍为首发症状就诊,故肿瘤多位于中央区。CT 用于临床后,肿瘤早期诊断率得以提高,伴颅内压增高已少见。造成颅内压增高的原因,除了肿瘤本身的占位效应外,瘤体压迫矢状窦及静脉,使之回流受阻也是原因之一。合并颅压高的病人,肿瘤多位于矢状窦前 1/3 或后 1/3,因颞、枕叶属"哑区",缺乏局灶性神经缺损表现,因此病人来院就诊一般较晚。

位于枕叶的矢状窦旁脑膜瘤可出现视野障碍,有文献报告可占 29%。

3.诊断　目前应用 CT 或 MRI 对本病的诊断已很容易,大部分病人都能在早期得到确诊。但对矢状窦旁边界清楚的肿瘤应与转移癌鉴别,后者病史短,肿瘤周围脑水肿严重且较广泛,有时可发现肺、前列腺、卵巢的原发癌病灶。CT 的骨窗像和 MRI 还可以提供与肿瘤相邻的颅骨受侵犯破坏情况,为手术提供更详细的情况。

在 CT 应用前,脑血管造影是对矢状窦旁脑膜瘤定位定性的主要手段。当前,脑血管造影对本病的诊断价值在于:①了解肿瘤的供血动脉和肿瘤内的血运情况。矢状窦前 1/3 和中 1/3 脑膜瘤的供血主要来源于大脑前动脉,后 1/3 肿瘤主要为大脑后动脉,同时都可有脑膜中动脉参与供血,此时的脑膜中动脉可增粗迂曲。如肿瘤侵及颅骨,可见颞浅动脉参与供血。②脑血管造影的静脉期和窦期可见肿瘤将静脉挤压移位,有的矢状窦会被肿瘤阻塞中断,这些造影征象对决定术中是否可将肿瘤连同矢状窦一并切除是极有帮助的。

4.手术 矢状窦旁脑膜瘤的手术技术与凸面脑膜瘤基本相同,可参考之。下面讲述术中应注意的几个问题:

(1)头皮切口设计,根据 CT 或 MRI 了解肿瘤位置,如肿瘤仅在单侧生长,切口可位于中线;如肿瘤向对侧生长,切口设计则可过中线。

(2)在中线上钻孔,下方为矢状窦应小心。为防止导板穿过困难,可适当多钻一孔;翻开并取下游离骨片后,要立即着手处理骨板出血,封以骨蜡;硬膜上的出血可电灼或以明胶海绵,特别是矢状窦表面的出血,压以明胶海绵和棉条,数分钟即可止血。

(3)中央静脉的保留问题。位于中央区的中央静脉被损伤后,术后病人往往出现严重的对侧肢体瘫痪。中 1/3 的矢状窦旁脑膜瘤常可见到中央静脉跨过肿瘤生长,术中稍不注意便会损伤中央静脉。为此,手术中可沿中央静脉前后切开肿瘤然后再分块切除瘤组织,尽量保存中央静脉。

(4)矢状窦的处理。大多数情况下,切开硬脑膜翻向中线一侧,肿瘤自皮层小心分离,将肿瘤翻向中线,电灼与矢状窦的粘连。如肿瘤已侵犯了矢状窦,位于矢状窦前 1/3(冠状缝前)一般可以连同矢状窦一起切除。肿瘤位于中后 1/3 者,如造影证实矢状窦已闭塞者,可连同肿瘤切除;如矢状窦尚通畅,切除是危险的,可以切除一侧矢状窦壁后修补,也可以切除这段矢状窦再用大隐静脉或人工血管吻合替代这段矢状窦。对于残存在矢状窦侧壁上的肿瘤简而易行的方法是电灼,注意电灼时以生理盐水冲洗降温,避免因电灼过热造成窦内血栓形成。

5.预后 矢状窦旁脑膜瘤手术效果较好,本组手术死亡率为 1.72%。对于侵犯矢状窦,而又未能全切的肿瘤,术后易复发。但复发后仍可再手术。也有人认为对未能全切的肿瘤术后应辅以放疗。

(三)镰旁脑膜瘤

大脑镰旁脑膜瘤起始于大脑镰,常埋入脑实质内,并可向大脑镰两侧生长。本组大脑镰旁脑膜瘤的发病率与矢状窦旁脑膜瘤相差不多。本组 247 例,占颅内脑膜瘤的 7.86%,居第 5 位。

1.发病率 大脑镰旁脑膜瘤女性多见,男:女为 1:1.5,平均年龄 49.5 岁。病理以纤维型脑膜瘤居多。依肿瘤部位,分为前、中、后 1/3 等三种,其中位于额、顶部者占 80% 左右。

2.临床表现 大脑镰旁脑膜瘤大多埋藏在大脑半球纵裂中,其位置较深,皮层中央区受累轻,故脑的局限性损害症状较矢状窦脑膜瘤少见。一旦出现运动障碍,表现为从足部开始,逐渐影响整个下肢,继而上肢肌力障碍,最后波及头面部。如肿瘤向大脑镰两侧生长,病人可出现双侧肢体力弱并伴有排尿障碍,即脑性截瘫或三瘫,需与脊髓病变鉴别。

癫痫发作本组占 38%,多以对侧肢体或面部局限性发作开始,逐渐形成大发作及意识丧失。癫痫发作以大脑镰前中 1/3 脑膜瘤多见。

约有 2/3 的病人就诊时已有颅内压增高表现。尤以大脑镰后 1/3 脑膜瘤常见,此部位脑膜瘤只引起视野改变,常未引起病人注意,肿瘤常长到巨大体积方被察觉。

因肿瘤未与颅板接触,因此颅骨亦无骨性包块,此与矢状窦脑膜瘤不同。

3.诊断

(1)头颅平片对本病无诊断价值。脑血管造影显示肿瘤血管形态和循环与其他部位脑膜瘤相仿,但肿瘤染色不紧贴颅顶,与颅骨之间存有间隙。发生于大脑镰后部者可使大脑后动脉增粗并向对侧移位。大脑镰脑膜瘤也可有双重供血,前方可来自眼动脉的分支,后方来自枕动脉,中部可有脑膜中动脉供血。此时增粗的脑膜中动脉向上达顶骨内板处又转向下,呈帚状或放射状向中线颅腔内,提示肿瘤附着处在大脑镰上。

(2)CT 和 MRI 可见镰旁单侧或双侧球形或扁平状占位。平扫时为等密度或略高密度肿块,带有点状或不规则钙化,与大脑镰的基底较宽。一侧侧脑室可受压移位或变形。肿瘤较大时压迫脑静脉使其回流受阻,肿瘤周围会出现水肿。

MRI 的水平位和冠状位对确定肿瘤与矢状窦粘连处以及与脑皮层的关系是有帮助的。

4.手术　手术入路:单侧大脑镰旁脑膜瘤可行单侧开颅。切口应在中线上,骨窗也应抵中线。钻孔时应注意勿伤及下面的矢状窦。硬脑膜切口尽量靠近矢状窦,以利于自纵裂探查。牵开纵裂脑组织,其深面可见肿瘤。先分离肿瘤与脑组织的粘连,或自大脑镰肿瘤基底处分离。肿瘤较大时,先瘤内掏空后再行瘤外分离。对于基底比较宽的脑膜瘤连同大脑镰一并切除,可防止术后复发。肿瘤较大时,其前面多与大脑前动脉相粘连,分离和切除肿瘤时应予以保护,防止造成误伤。

呈哑铃形的镰旁脑膜瘤可行双侧开颅,皮骨瓣都可以跨过中线。翻开骨瓣后,矢状窦出血可压以海绵。先切开肿瘤较大一侧的硬脑膜,按单侧开颅方法切除这侧肿瘤。然后再切开对侧硬脑膜,切除肿瘤,最后将受累的大脑镰一并切除。

无论是哪种开颅,对中央静脉都应加以保护,防止损伤造成术后肢体运动障碍。为此,可采用自中央静脉或前或后方入路,避开中央静脉,在手术显微镜下操作,可以达到保护中央静脉的作用。

5.预后　大脑镰旁脑膜瘤的手术效果是令人满意的,本组手术死亡率为 0.4%。如果连同受肿瘤侵犯的大脑镰一并切除,术后复发机会极低。本组仅有 6 例复发。

影响手术效果的主要原因是:术中因暴露肿瘤困难,强行牵拉而致脑皮层或中央静脉损伤,术后脑水肿。为避免术后肢体瘫痪,术中牵拉脑组织一定要轻柔。如确实暴露困难,可切除额或枕叶哑区脑组织,以利暴露肿瘤。

(四)脑室内脑膜瘤

脑室内脑膜瘤是发生于脑室系统脉络丛组织的脑膜瘤,属于少见的颅内脑膜瘤,其中以侧脑室脑膜瘤常见。偶尔也见有

第四或第三脑室脑膜瘤的报告。

1.发病率　侧脑室脑膜瘤约占颅内脑膜瘤的 2%,本组 128 例,占 4.07%。第三脑室脑膜瘤文献仅报告 20 余例,第四脑室脑膜瘤实属罕见。本组分别为 4 例和 5 例。

侧脑室脑膜瘤多发于中青年妇女,本组平均年龄35岁,女:男为2:1。病变左侧略多于右侧(68:60)。

侧脑室脑膜瘤多发生于侧脑室三角区,起于侧脑室脉络丛组织,与硬脑膜同源于胚胎期的外胚层。这类脑膜瘤生长缓慢,本组曾见一例经CT观察4年,肿瘤无增长。也有个别病例可见肿瘤向侧脑室额角生长。

2.临床表现　因侧脑室内肿瘤是在脑室内生长,早期神经系统损害不明显。就诊时肿瘤多已较大,病人已出现颅内压增高的表现。故临床表现常见头痛、视乳突水肿,本组97例,占76.7%。其中个别病例来院时已有脑疝。这些病人仅有阵发性头痛史,而缺乏定位体征,未被重视。突然发作头痛是由于变换体位时肿瘤压迫室间孔,引起急性颅内压增高。当肿瘤压迫内囊时,病人可出现对侧肢体偏瘫,本组31例,占24.2%。文献报告侧脑室脑膜瘤可以出现癫痫、同向性偏盲,本组均有发现,但仅占5.9%,发生率不高。肿瘤位于优势半球时还可以有感觉性或运动性失语。

第三、四脑室内脑膜瘤因肿瘤早期即可引起脑脊液循环障碍,因此颅内压增高、梗阻性脑积水是这两个部位脑膜瘤的常见症状。

3.诊断

(1)CT和MRI:是诊断脑室内脑膜瘤最可靠的方法。这两种方法可以了解肿瘤的大小、位于脑室的位置,与室间孔和导水管的关系,以及是否合并脑积水。特别是MRI不同层面扫描,可了解肿瘤的解剖位置,为手术入路提供依据。侧脑室脑膜瘤位于三角区,有时增强CT可见肿瘤与脉络丛相连,侧脑室可见扩大。肿瘤边界清楚,周围可有水肿带。当然,对于不典型的脑室内脑膜瘤需与脑室内室管膜瘤、脉络丛乳突状瘤、胶质瘤及生殖细胞瘤相鉴别。

(2)脑血管造影:脑血管造影可以显示肿瘤的供血动脉为脉络膜前动脉和脉络膜后动脉。造影片上可见上述动脉增粗迂曲,远端分支呈引入肿瘤小动脉网,随后出现典型的脑膜瘤循环。本组脉络膜前或后动脉显影者分别占70%和30%。

4.手术

(1)侧脑室脑膜瘤的手术入路方法较多,如枕叶入路、顶枕入路、纵裂入路、颞枕入路和颞中回入路。本组多采用颞中回入路。这种入路的优点是,术中切开颞中回,可尽早暴露供应肿瘤的脉络膜前动脉,如能将此动脉先结扎,以后手术过程中出血会大大减少。肿瘤小于3.0cm时可分离后完整切除。如肿瘤较大,不可勉强完整切除,以免损伤周围脑组织,尤其是侧脑室内壁的损伤,可造成病人术后昏迷。此时应先于瘤内分块切除肿瘤,待瘤体积缩小时再将残存瘤壁翻出。术中还应注意用棉条保护室间孔,避免出血流入对侧或第三脑室。

文献认为这种颞中回入路方法的缺点是:当肿瘤位于优势半球时,会引起语言中枢损害,术后出现失语。本组56例左侧脑室脑膜瘤,术后8例出现失语,但半年后失语均有不同程度的恢复。另外,术后可能出现偏盲,主要是因为损伤了视辐射,本组只出现了1例。有人认为,当侧脑室脑膜瘤生长增大时,脑室的室管膜已消失,肿瘤直接与脑室增生的胶质层紧密相连,术中如不损伤周围结构,视辐射损伤是可以避免的,术后病人不一定出现偏盲。

(2)对于第四脑室脑膜瘤可以取后颅窝正中开颅;第三脑室脑膜瘤可以经松果体区入路切除肿瘤。近年来,也有人报告应用立体定向手术,取得了较好的效果。

（五）多发性脑膜瘤

颅内出现两个以上相互不连接的脑膜瘤称为多发脑膜瘤。1822 年，Wishart 首先报告 1 例 21 岁男性多发脑膜瘤，该病人同时有颅骨增厚和双侧神经瘤。按现代的观点，这例应属 Ⅱ 型神经纤维瘤病。至今文献中报告约 400 例。文献报告中的一半病例为首次诊断一次发现的，另一半病例是首次诊断后的 20 年中再次发现非原发部位的多发脑膜瘤。本组 29 例，均为首次诊断时一次发现的颅内多发脑膜瘤。

1.发病率　文献报告多发脑膜瘤的发生率为 0.9％～8.9％，本组占全部脑膜瘤的 0.92％。值得注意的是约一半病人是老年病人，临床缺乏体征。Nasasu 等报告尸检发现的 231 例脑膜瘤中有 19 例多发脑膜瘤，占 8.2％，其中一半病例为 80 岁以上老年人。多发脑膜瘤以女性多见，文献报告女性占 60％～90％。但本组男：女为 1∶1.2。本组合并听神经瘤者 11 例。如将神经纤维瘤病除外，本组平均年龄为 50 岁左右。

除了合并神经纤维瘤病被认为是与细胞遗传学有关外，一般多发脑膜瘤的病因尚不清楚。脑膜瘤术后再出现的多发脑膜瘤，可以用瘤细胞随脑脊液播散解释，但无法解释原发多发的脑膜瘤。Borovich 等观察 14 例大脑凸面脑膜瘤，发现在肿瘤四周的硬脑膜上有散在多处的病灶，这些病灶在硬脑膜层之间丛生呈串珠状。任何病理类型都可出现在多发脑膜瘤，同一病人可以出现不同病理类型的脑膜瘤。

2.临床表现　多发脑膜瘤的临床表现主要取决于较大的那个肿瘤的部位，常见的症状有肢体力弱，视力障碍。癫痫的发生率低于单发的脑膜瘤。本组 29 例中，肿瘤位于大脑凸面的 21 例，其中以癫痫为首发症状的 10 例，占 47.6％。通常双侧脑膜瘤仅以一侧症状为主，很少有双侧症状同时出现者。多发脑膜瘤颅内压增高常见，本组 2/3 病人来院时眼底视乳头水肿。11 例合并听神经瘤病人，患侧耳聋，伴第 Ⅴ 颅神经损害者 4 例。

3.诊断　依靠传统的头颅平片、脑血管造影和脑室造影诊断多发脑膜瘤是比较困难的。当今，应用 CT 和 MRI 便可比较容易地确诊颅内多发脑膜瘤。

由于多发脑膜瘤有时发生在颅底，或当肿瘤比较小时，还可能在行 CT 检查时，病人头部移动而被遗漏。因此增强扫描是十分必要的。CT 可以清楚地发现脑膜瘤的钙化，尤其在混合型或纤维型脑膜瘤较多见。CT 还可显示肿瘤的囊变及其四周脑水肿，这种情况常常发生在富于血管的脑膜瘤。

在 MRI 的 T_1 像上，差不多 30％的脑膜瘤为低信号，60％为等信号。T_2 像上脑膜瘤的信号不一致，约 50％为等信号，40％表现为高信号。当然，注射对比剂对提高图像的分辨能力是很有帮助的。

4.手术　CT 和 MRI 的应用，使临床发现了更多的多发脑膜瘤，这给神经外科医生提出了一个新的课题，即多发脑膜瘤的手术指征和处理原则。在手术切除多发脑膜瘤时，应综合考虑，包括病人的年龄，医生的经验，以及哪个肿瘤表浅。比较肯定的意见是，首先切除引起临床症状的肿瘤，当然通常也是体积比较大的。不在同一部位的脑膜瘤可以分期手术。对于直径小于 2.0cm、又未引起临床症状者也可暂不手术，临床观察。

5.预后　因为多发脑膜瘤体积不大，部位各异，多次手术会给病人带来沉重负担，因此预后不如单发脑膜瘤好。特别是合并听神经瘤的多发脑膜瘤，术后复发的机会比单纯多发脑膜瘤的多。因此,有人建议切除多发脑膜瘤时应连同肿瘤的硬脑膜一起广泛切除。为了防止肿瘤复发,术后放疗是必要的。另外,γ-刀和 X-刀对颅内多发小的脑膜瘤照射,也是较理想的办法。

三、颅底脑膜瘤

瘤基底与前、中、后颅窝底附着的脑膜瘤统称为颅底脑膜瘤。一般来讲,颅底脑膜瘤诊断和治疗都较困难。颅神经均由颅底出颅,因此,颅底脑膜瘤的颅神经损害多见,手术全切除困难,故颅底脑膜瘤治疗是现代神经外科正在开拓的领域。

（一）蝶骨嵴脑膜瘤

蝶骨嵴脑膜瘤是起源于蝶骨大、小翼上的脑膜瘤,内始自前床突,外抵翼点。早年Cushing 将蝶骨嵴脑膜瘤分为内、中、外三个部位。近年 Watts 建议将此传统的定位分类方法简化为二型,即内侧型和外侧型。

1.发病率　本组蝶骨嵴脑膜瘤居颅内脑膜瘤的第 3 位。本组 335 例,占全部脑膜瘤的 10.66％。男：女为 1：1.06。属内侧型蝶骨嵴脑膜瘤的 201 例,占 60.0％,外侧型 134 例,占 40.0％。

2.临床表现　蝶骨嵴脑瘤的临床表现取决于肿瘤的部位。肿瘤可向颞部、额部和额颞交界处生长。其中内侧型早期症状明显。如肿瘤起源于前床突,病人早期可出现神经受压表现,如视力下降(本组占 49.8％),其中近 1/3 病人失明。由于肿瘤向眼眶内或眶上裂侵犯,眼静脉回流受阻,近 1/5 的病人有眼球突出。内侧型病人早期还可出现第Ⅱ、第Ⅳ、第Ⅵ及第Ⅴ第一支的颅神经损害,表现类似海绵窦综合征,如瞳孔散大,对光反射消失,角膜反射差及眼球运动障碍等,本组约占 1/3。精神症状和嗅觉障碍多见于肿瘤向前颅窝底生长者,本组不多见,仅占 9.8％。

外侧型蝶骨嵴脑膜瘤症状出现的较晚,早期仅有头痛而缺乏定位体征。约 24.3％的病人早期可有癫痫发作,主要表现为颞叶癫痫发作。如肿瘤侵犯颞骨可出现颧颞部骨质隆起,但本组不多,仅 9 例。

上述两型病人的肿瘤生长较大时,均会引起对侧肢体力弱和颅内压增高。本组在应用CT 以前,颅内压增高临床多见,约占 71.4％。还有 51 例病人对侧肢体运动障碍。

3.诊断　蝶骨嵴脑膜瘤 CT 表现很清楚,以蝶骨嵴为中心的球形生长的肿瘤,边界清晰,经对比加强后肿瘤影明显增强。如肿瘤压迫侧裂静脉,脑水肿较著。

MRI 对诊断本病是有意义的。MRI 可以显示肿瘤与蝶骨翼和眼眶的关系,骨质破坏情况等。尤其是对内侧型的蝶骨嵴脑膜瘤,MRI 还可以提供肿瘤与颈内动脉的关系,有时肿瘤将颈内动脉包裹在内,或肿瘤附着在海绵窦上,这些情况对手术切除肿瘤均有重要的参考价值。当然,增强后的 MRI 图像会更清晰。

脑血管造影仍具有诊断价值。目前经造影用以定位诊断的目的已被 CT 和 MRI 所取代,但它提供肿瘤的供血动脉,肿瘤与主要血管的毗邻关系的作用 CT 与 MRI 无法代替。内侧型蝶骨嵴脑膜瘤的供血动脉主要来自眼动脉分支,如肿瘤向前颅窝发展可见筛前动脉供血。同时可见颈内动脉虹吸弯张开,有时颈内动脉受肿瘤直接侵犯,表现为管壁不规则。外侧型蝶骨嵴脑膜瘤的血液供应主要来自颈外动脉分支,如脑膜中动脉,出现典型的放射状肿瘤血管,肿瘤染色在静脉期比动脉期更明显。因肿瘤压迫,侧位像可见大脑中动脉一般被抬高。在脑血管造影同时,见到颈外动脉供血者,可同时行血管栓塞,使手术出血减少。

4.手术　全切蝶骨嵴脑膜瘤又不增加病人的神经功能损害并非易事。特别是内侧型肿瘤,因其可能侵犯海绵窦和颈内动脉,全切肿瘤手术难度是很大的。20世纪80年代兴起的颅底外科学,对提高蝶骨嵴脑膜瘤的手术效果起了很大作用,当然这与显微神经外科的发展是分不开的。

无论是内侧型或外侧型,目前多采用以翼点为中心的额颞入路。病人仰卧位,头偏向健侧,最好使用头架将头固定在手术床上,术中可依手术需要转动头位。

翻开骨瓣后,可用电(气)钻将蝶骨嵴外侧尽量磨掉,因此处的脑膜中动脉会增粗供应肿瘤,可在硬膜外肿瘤附着处充分电灼止血。这对减少外侧型脑膜瘤出血尤为重要。

硬脑膜切口呈弧形,以蝶骨嵴为基础。切开硬膜后将其向下翻开并悬吊在颞肌上,此时应用手术显微镜可使光线避开蝶骨嵴,而直接照入。如肿瘤外面覆盖一薄层脑组织,可将这层脑组织自额下回切除,暴露出肿瘤。对于直径大于2.0cm的肿瘤,不要企图完整切除肿瘤,以免损伤重要的血管和神经组织。应先四周分离肿瘤,特别是蝶骨嵴肿瘤基底处,用双极电凝器电灼肿瘤的粘着处。也可先用超声吸引器将瘤内掏空,然后再从瘤外分离。这样反复操作,使术野空间逐渐增大,对全切除内侧型蝶骨内脑膜瘤提供必要条件。在分离肿瘤与大脑中动脉的粘连时应特别小心,对于大脑中动脉的任何分支都应小心将其自肿瘤壁上分离下来,如分离确实困难,可将与动脉粘连的部分瘤壁留下来,不要损伤中动脉,以免术后造成严重的后果。

内侧型肿瘤的深处是颈内动脉和视神经。肿瘤与颈内动脉的关系有两种,大多数情况是肿瘤呈球形生长,将颈内动脉向内推移。少数情况是颈内动脉被肿瘤包裹,常见于复发的肿瘤。在第一种情况,特别是首次手术时,肿瘤与颈内动脉和视神经之间有一层蛛网膜相隔。在手术显微镜下,充分掏空肿瘤,使术野空间够大,再将瘤壁向一方牵拉,可以找到颈内动脉和视神经,小心分离,多能成功。如确有困难,不可勉强?残存在前床突的瘤壁,使用超声吸引器吸除时要特别小心,谨防误伤颈内动脉。可用激光或电灼处理残存瘤组织。一旦颈内动脉破裂,可先以海绵、肌肉压迫止血,同时可在病人颈部压迫颈内动脉,降低颈动脉压,如不奏效,只得结扎颈内动脉。为补救脑缺血,可行颞浅动脉与大脑中动脉分支吻合。对于将颈内动脉包裹的内侧型蝶骨嵴脑膜瘤,术前脑血管造影以及MRI是必不可少的。如见颈内动脉被肿瘤推压,术中切除困难不大。但如肿瘤将颈内动脉包裹,颈内动脉可呈环状缩窄,甚至闭塞(本组曾见1例),此时切除颈内动脉四周的肿瘤确有困难。

侵犯海绵窦的肿瘤,近年已能做到全切除,分离肿瘤时应注意辨认和保护第Ⅲ、Ⅳ、Ⅵ颅神经,对于海绵窦的出血可用海绵、止血纱布、肌肉等材料压迫止血。

5.预后　外侧型蝶骨嵴脑膜瘤手术全切除多困难不大,术后复发和神经功能损害均少见。内侧型脑膜瘤全切多有困难,术后可留有第Ⅲ、Ⅳ、Ⅵ颅神经功能损害,本组共17例。另外肢体运动障碍31例,其中20例伴运动性失语。术后死亡13例,术后死亡率3.88%。

对于未能全切的内侧型病人,术后可辅以放疗以防复发。如肿瘤复发可考虑再手术切除。

（二）鞍结节脑膜瘤

鞍结节脑膜瘤更准确地讲归于鞍上脑膜瘤。鞍上脑膜瘤包括起源于鞍结节、前床突、鞍膈和蝶骨平台的脑膜瘤。因上述解剖结构范围不超过 3cm，临床对上述区域脑膜瘤习惯统冠以鞍结节脑膜瘤称之。

1.发病率　文献报告鞍结节脑膜瘤占颅内肿瘤的 4%～10%，本组 280 例占 8.91%，居第 4 位。本病多见于女性，是男性的 2.06 倍，本组女：男为 1.7：1。发病年龄从 21 至 68 岁，平均年龄 49.8 岁。

2.临床表现　鞍结节脑膜瘤几乎都有不同程度的视力、视野障碍，其中约 80%以上的病人以视力障碍为首发症状。单侧视力障碍占 55%，双侧视力障碍占 45%。视野障碍可以表现以双颞侧偏盲或单眼失明，另一眼颞侧偏盲多见，本组约占 70%。也可见单眼视力视野基本正常，另一眼颞侧偏盲。眼底视乳头原发萎缩多见，可高达 80%。还可表现为双眼视乳头萎缩。

头痛是本病的另一常见症状，约占一半以上病人有头痛病史，多以额部疼痛为主，也可以表现为眼眶、双颞部疼痛。

少数病例可表现为精神障碍，如嗜睡、记忆力减退、焦虑等，可能与肿瘤压迫额叶底面有关。

有的病人可出现类似垂体瘤的内分泌功能障碍，如性欲减退、阳痿和闭经。个别病人是以嗅觉丧失、癫痫、动眼神经麻痹为主诉就诊的。

在神经系统检查时除视力视野障碍，还可以出现锥体束征和 Foster-Kennedy 综合征。

3.诊断　约一半的病人头颅平片可有阳性发现。以鞍结节及其附近的蝶骨平台骨质增生，甚至呈结节增生为特征。有时还可见鞍背骨质吸收，偶尔可见垂体窝变大，类似垂体瘤的表现。

脑血管造影的典型征象是，正位像大脑前动脉抬高，双侧前动脉起始段合成半圆形。通常眼动脉可增粗并有分支向鞍结节肿瘤供血。肿瘤处可见向上放射状的异常血管。

鞍结节脑膜瘤在 CT 片上可见鞍上等密度或高密度区，注射对比剂后肿瘤影像明显增强，骨窗像可见鞍结节骨质密度增高或疏松。冠状扫描可以判断肿瘤与蝶鞍、视交叉的关系。

MRI 的作用与 CT 一样，唯显示肿瘤与视神经、颈内动脉以及颅骨之间的关系更清晰。

应当指出的是，在 CT 逐渐普及以后，现在对可疑鞍区病变者多首先采用 CT 检查。但对鞍上高密度病变，应注意经脑血管造影与动脉瘤相鉴别，以防术中意外。

4.手术

（1）手术入路：通常右额开颅即可。如肿瘤较大，也可以取过中线的双额开颅。肿瘤偏左时，也可以左额开颅。无论如何入路，骨窗前缘应尽量低，直抵前颅窝底，以保证术中不必要过分牵拉额叶脑底面。近年也有人报告，经蝶入路切除鞍旁脑膜瘤取得成功的报告。开颅时额窦开放时，应注意封闭，以防鼻漏。

（2）分离和切除肿瘤：对于较小的肿瘤，先分离肿瘤与鞍结节的附着点，切断供应动脉，可使用双极电凝。如将肿瘤的附着处全部游离，四周再分离，肿瘤即可完整切下。分离时注意保护双侧颈内动脉和视神经。肿瘤大时，不可企图完整切除。应先在瘤内分块切除（用超声吸引器），再四周分离。肿瘤较大时，其后方常影响到丘脑下部，分离时应注意。另外，肿瘤的后上方可能与前动脉-前交通动脉相连,手术中应注意分离后保护之。分离和切除肿瘤可以在手术显微镜下进行,对保护颈内动脉和视神经不受损伤是十分有帮助的。

(3)视神经减压:手术能全切肿瘤是理想的,但因肿瘤大,与视神经和颈内动脉粘连紧密,病人高龄等不利因素,全切常有困难。在这种情况下不应勉强全切,先尽量瘤内切除肿瘤,达到视神经减压的目的。对残存的肿瘤用二氧化碳激光烧灼,可望延长复发的时间。

5.预后 文献报告,本病的手术死亡率差异很大(2.6%～67.0%),本组为6.07%。术后视力视野好转者27.8%～72.2%。但仍有一部分病人术后视力恶化,文献报告为5.6%～38.9%。Rosenstein等认为术后病人视力恢复与下列因素有关:术前视力障碍在2年以上,肿瘤直径小于3cm,术前视力不低于0.7,眼底检查视乳突基本正常。

对未能全切的鞍结节脑膜瘤术后可以行放疗。对影响视力的复发脑膜瘤可考虑再次手术切除肿瘤。

(三)嗅沟脑膜瘤

嗅沟脑膜瘤与硬脑膜的粘着处位于前颅窝底筛板及其后方。Durante于1885年首先切除嗅沟脑膜瘤获得成功,术后病人存活12年。嗅沟脑膜瘤可分为单侧或双侧,本组共140例,其中60%的病人肿瘤位于单侧,35%肿瘤位于双侧,肿瘤以一侧为主向对方延伸者占5%。

1.发病率 本组嗅沟脑膜瘤140例,占颅内脑膜瘤4.45%,居第9位。病人平均年龄42.5岁,男:女为1:1.2。

2.临床表现 嗅沟脑膜瘤早期症状即有嗅觉逐渐丧失,本组约占39%。肿瘤位于单侧时,则嗅觉丧失属单侧性,对定位诊断有意义。但如为双侧丧失时,常与鼻炎混淆。嗅沟脑膜瘤的嗅觉障碍虽比较多见,但病人往往忽略,许多病人是入院查体时方得以证实的。这是由于单侧的嗅觉障碍可被对侧补偿,病人不易察觉。另外,嗅沟脑膜瘤引起的是嗅觉丧失,与颞叶病变引起的幻嗅不同,应注意鉴别。

由于早期嗅觉障碍常被病人忽略,所以肿瘤多长期不被发现。临床确诊时肿瘤已长得很大,已有显著的颅内压增高症状。本组一半以上病人来院时已有颅内压增高。

视力障碍也较多见,本组占40%。造成视力减退的原因是颅内压增高、视乳突水肿和继发性萎缩。造成视力减退的另一原因是肿瘤向后发展直接压迫视神经,个别病人可出现双颞或单侧颞部偏盲。文献报告,约1/4的病人构成Foster-Kennedy综合征。

肿瘤影响额叶功能,可引起精神症状。病人出现兴奋、幻觉和妄想。也可因颅内压增高而表现为反应迟钝和精神淡漠。少数病人可有癫痫发作。肿瘤晚期出现锥体束征或肢体震颤,为肿瘤压迫内囊或基底节的表现。

3.诊断

(1)头颅平片:常显示前颅窝底包括筛板、眶顶骨质吸收变薄或消蚀而轮廓模糊。也可以为筛板和眶顶骨质增生。瘤内广泛砂粒体钙化出现均匀密度增高块影覆盖于骨质消蚀的前颅窝底上。

(2)脑血管造影:侧位相大脑前动脉垂直段弧形向后移位。大部分病侧眼动脉增粗,远端分支增多或呈栅栏状引向前颅窝供血。同时,个别病例还可有脑膜中动脉向肿瘤供血。

(3)CT和MRI:显示颅前窝一侧或双侧近中线处圆形肿瘤影像,直径可从2.0cm至6.0cm,边界清楚,平扫 CT 即可见高密度影,对比增强后肿瘤密度增高。肿瘤的后方可使脑室额角受压。在 MRI 影像上可见肿瘤与颈内动脉的关系。

4.手术　嗅沟脑膜瘤的手术入路是比较成熟的。自早年 Cushing 使用的单侧额部开颅,以及 Dandy 双侧额部开颅两种方法一起沿用至今。这两种入路的方法,基本要求是额部钻孔要足够低,容易暴露颅底,减少对额叶的牵拉。但此时要尽量避免额窦开放,一旦开放,要注意用骨蜡和筋膜将额窦封闭好,防止引起颅内继发感染。对双侧肿瘤可使用双额入路。通常采用经硬膜下的方法切除肿瘤,结扎和剪断上矢状窦及大脑镰前方。自双额叶纵裂分开,游离肿瘤时可先自瘤基底开始,这样可减少出血。肿瘤较大时,先瘤内切除部分肿瘤,然后再四周分离。分离时注意不应过分牵拉脑组织,防止双额叶或胼胝体损伤,术后病人会出现严重的神经功能损

应用显微手术,可使分离肿瘤时更细致。尤其是分离肿瘤后方,与视神经及双侧大脑前动脉近端粘连时,会减少损伤。近年,有人提倡经翼点侧方入路切除肿瘤的报告,也取得很好的效果。

对受侵犯的颅底硬脑膜和筛板可一并切除,再用钛网筋膜修补,以防术后脑脊液鼻漏。

5.预后　影响手术预后的主要原因是:肿瘤较大,术中伤及大脑前动脉,造成额叶脑梗塞。使用显微手术使手术死亡率明显降低,本组手术 120 例,术后死亡率为 1.96%。

(四)中颅窝脑膜瘤

中颅窝前界为蝶骨嵴,后方以颞骨岩部与后颅窝相隔,窝的中央为蝶骨体,在这一区域有眶上裂、圆孔和卵圆孔等重要颅神经通路。如病人早期即出现眼球突出和眶上裂综合征,提示肿瘤原发于蝶骨嵴内侧,通常归于蝶骨嵴脑膜瘤。本文所述及的中颅窝脑膜瘤是指发生于蝶骨大翼内侧中颅窝底部的脑膜瘤。

1.发病率　中颅窝脑膜瘤占颅内脑膜瘤的 2%～3.2%。本组共 82 例,占 2.61%,居第 10位。男性与女性发病相差不大,为 1：1.6,平均年龄 44 岁。1/3 的病人发病 1 年后就诊,病史最长的 1 例长达 20 年。肿瘤绝大多数呈球形。呈扁平形生长者不及 1/10。

2.临床表现　经中颅窝出颅的颅神经较多,故中颅窝底脑膜瘤往往早期临床表现即很明显,而且有定位意义,临床询问病史时应予重视。

三叉神经的二、三支经卵圆孔和圆孔出颅,典型的中颅窝底脑膜瘤早期多发生三叉神经痛,可高达 38.0%。除表现为三叉神经痛外,本组 9 例表现为一侧面部痛觉减退和麻木。

除了三叉神经痛,一侧动眼神经麻痹也可以是本病的早期表现,但本组仅 3 例。

肿瘤生长较大时,可向前发展影响海绵窦或眶上裂,病人可出现眼球活动障碍、眼睑下垂、复视。患侧视力下降,多见于肿瘤较大且向中颅窝前部生长,本组占 49.2%。肿瘤向后发展,可表现第Ⅶ、Ⅷ颅神经损害,其听力下降和中枢性面瘫各 4 例,占 4.8%。

肿瘤压迫视束可以出现同向性偏盲。另外部分病人可以发生颞叶癫痫,本组占 23.2%。这主要是肿瘤侵犯颞叶内侧面所致。颅内压增高在本组也属常见,多见于肿瘤大于 3.0cm 或小脑幕切迹旁影响脑脊液循环者,本组高达 50.6%。大部分是早年应用 CT 以前的病人。

3.诊断

(1)头颅平片:颅底像对诊断本病有一定价值。可见中颅窝底骨质被破坏,表现为密度减

低。圆孔和棘孔扩大模糊不清。岩骨尖骨质被破坏。肿瘤钙化呈散在斑片状或密度较均匀的条块。

(2)CT和MRI:中颅窝脑膜瘤在CT的表现为边界清楚的较高密度影像,注药对比后明显增强。少部分病人表现为混杂密度区,如肿瘤有钙化,CT显著为极高密度。MRI均可见长 T_1 短 T_2 信号,肿瘤边界清楚。

(3)脑血管造影:表现为颞部占位征。如颈内动脉被肿瘤压迫,颅内血管常充盈不良。由颈内动脉海绵窦前发出的脑膜支增粗显影为本病的特征,但少见。因此,使用一般的血管造影技术,多数病例肿瘤染色不明显,数字减影脑血管造影有助于弄清肿瘤内的血管,本组80%可见肿瘤染色。

4.手术 手术入路可根据肿瘤位置采取翼点入路或颞部入路。无论何种入路,手术切口均应足够低,以充分暴露中颅窝底部。翻开骨片后,电灼或结扎脑膜中动脉,对减少手术出血是有帮助的。

切开硬脑膜后,部分病例肿瘤可能被颞叶覆盖,如牵拉颞叶仍不能充分暴露肿瘤,可将颞下回切除一部分。对于Labbe静脉应注意保护,特别是在优势半球,以防止术后脑水肿和失语发生。

如肿瘤位于硬脑膜外可行硬脑膜外探查剥离肿瘤和颅底间的粘连,可减少出血。如肿瘤侵犯中颅窝底硬脑膜或中颅窝底骨质也应一并切除,并行颅底重建术。分离肿瘤时应尽量保护可以见到的三叉神经分支。

对球形生长的中颅窝脑膜瘤多能手术全切,本组全切率近60%。呈扁平生长者全切较困难。手术未能全切的主要原因是肿瘤将颈内动脉包裹。

5.预后 手术全切中颅窝脑膜瘤都能取得较好疗效。本组对31例随访1.4～10年,其中仅1例术后4年复发。近年随着颅底外科和显微手术的发展,本病的手术效果不断提高,手术死亡率已很低。

(五)桥小脑角脑膜瘤

桥小脑角脑膜瘤的首例报告可追溯到1855年。Cushing在1928～1938年报告了6例。但效果都不够理想,平均术后存活12个月。桥小脑角脑膜瘤的手术处理困难,因为有众多重要神经血管缠绕,所以术后效果差。近年,随着显微手术的发展,本病的治疗取得较大进展。1980年Yasargil报告切除30例桥小脑角脑膜瘤全部成功。

本节所述及的桥小脑角脑膜瘤包括肿瘤起于岩骨后面,或侵及小脑幕者,但不含起源于斜坡的脑膜瘤。

1.发病率 文献报道,桥小脑角肿瘤中以听神经瘤多见,占70%～80%,脑膜瘤仅占6%～8%,胆脂瘤占4%～5%。本组199例桥小脑角脑膜瘤占6.33%,居后颅窝肿瘤第3位,在听神经瘤和胆脂瘤之后。发病以中年女性为多,平均年龄43.8岁,女:男为1.53:1。

2.临床表现 依肿瘤发生位置不同,本病以第Ⅴ、Ⅶ、Ⅷ颅神经损害和小脑功能障碍最常见。晚期肿瘤较大时可合并颅内压增高。

听神经损害最多见,90%以上病人有听力障碍和早期耳鸣。眩晕比较少见。前庭功能试验和电测听检查多可发现异常。面肌抽搐或轻度面瘫是面神经损害早期表现,本组共137例,占病例总数的 68.8%。

病人面部麻木、感觉减退、角膜反射消失,颞肌萎缩等三叉神经损害表现也较常见,本组病人 130 例,占 65.3%。有 18 例是以三叉神经痛为主诉来就诊的。

小脑受压,易出现小脑体征。如走路不稳,粗大水平眼震以及患侧共济失调。本组中有 2/3 的病人来院时已有小脑体征。

本组约有一半病人来院时已有眼底视乳头水肿。本病出现吞咽发呛,声音嘶哑等后组颅神经损害表现比较少见。

3.诊断　本病应注意与听神经瘤鉴别。听神经瘤多见于男性,脑膜瘤女性偏多。二者均可出现听力障碍,但脑膜瘤晚期多表现为低频分辨困难。脑膜瘤影响前庭功能障碍少见,而造成对三叉神经和面神经的影响又多于听神经瘤。

内听道像有助于对本病的确诊。听神经瘤的内听道像都有扩大。若岩骨尖骨质破坏,伴附近钙化,多为脑膜瘤表现。

脑血管造影正位像可以显示:大脑后动脉及小脑上动脉向内上移位,肿瘤向斜坡发展时,基底动脉分叉处向对侧移位。侧位像:小脑后下动脉向后移位。同时可见肿瘤染色。

桥小脑角脑膜瘤在 CT 的表现有以下特点:体积一般较大(多大于 3.5cm),肿瘤位于桥小脑角,边界清楚,呈卵圆形,基底附着宽。不增强时密度不高,均匀一致。可见钙化或岩骨骨质破坏或增生。内听道一般不扩大,而往往与小脑幕有粘连,冠状扫描更能证实肿瘤与小脑幕的关系。在 MRI 图像中,肿瘤与周围的关系显示更加清晰,这对制订手术方案是极为有利的。

4.手术　本组多采用患侧枕下开颅(165 例)。这种入路术中放出脑池脑脊液,不必过分牵拉小脑,后组颅神经暴露和保护都很容易。而且暴露小脑幕切迹、中脑、基底动脉上部以及第Ⅲ颅神经与颞下入路相差不多。颞下入路和单纯枕下入路可联合使用,使肿瘤暴露更充分,为全切肿瘤提供更为有利条件。颞下入路,切开小脑幕,暴露幕下肿瘤也是比较常用的方法。此法优点是:术野较宽阔,基底动脉、第Ⅲ、Ⅳ、Ⅴ颅神经显示更清楚。缺点是牵拉颞叶会造成脑损伤以及 Labbe 静脉损伤,术后脑水肿严重,甚至会造成癫痫和偏瘫。

本组手术共 180 例,其中肿瘤全切 87 例,近全切除 42 例,部分切除 51 例。肿瘤未能全切的原因多是肿瘤较大且质地坚硬,与脑干和颅神经粘连紧,不易分离,或肿瘤向幕上发展,幕下开颅无法暴露。

近 10 余年桥小脑角脑膜瘤的手术效果有了提高。主要是应用 CT 早期发现肿瘤,应用显微手术切除肿瘤。提高桥小脑角巨大脑膜瘤的手术效果寄希望于颅神经和血管再造。

(六)小脑幕脑膜瘤

小脑幕脑膜瘤是指肿瘤基底附着在小脑幕(包括幕切迹和窦汇区)的脑膜瘤,可向小脑幕上或幕下两个方向发展,亦可呈哑铃形生长。因此有幕上型、幕下型和哑铃型之分。也有人将向幕下生长者归入后颅窝脑膜瘤。

1.发病率　文献报告,小脑幕脑膜瘤占全部颅内脑膜瘤 2%~3%,本组 152 例占 4.84%。肿瘤可发生在小脑幕的任何部位,常与窦汇、直窦、横窦等处粘着,也可以发生于小脑幕切迹与脑干毗邻。肿瘤以向幕下生长居多,占 41.9%,还有 43.9% 呈哑铃型生长,单纯向幕上生长,仅占 15.1%。

2.临床表现　小脑幕脑瘤可向幕上、下分别生长,故可出现颞枕和小脑的不同症状。

生于小脑幕下的肿瘤多压迫一侧小脑,病人多有一侧的小脑体征(本组占 46%),如指向病侧的粗大水平眼震、指鼻和轮替动作不准确;肿瘤向幕上生长者,可压迫颞枕出现视野障碍,如象限盲或同向偏育。但小脑幕脑膜瘤生长缓慢,早期症状多不明显,许多病人就诊时已出现颅内压增高,其中还有 10% 病人因继发视乳突水肿或偏盲而就医。本组近一半的病人眼底有视乳突水肿,这些病人绝大多数是在应用 CT 检查以前就诊的。

3.诊断　在 CT 问世前,对本病的诊断是比较困难的,主要依靠脑血管造影和脑室造影。CT 与 MRI 诊断本病时应注意以下几点:①肿瘤向幕上或幕下生长。②肿瘤与横窦的关系。③小脑幕切迹前方的肿瘤,要仔细了解肿瘤与脑干的关系。CT 和 MRI 的矢状位对诊断本病更有价值。

行脑血管造影检查对较大肿瘤或肿瘤位于小脑幕切迹者是必要的。在脑血管造影片上可以观察到因肿瘤压迫相应动脉出现移位及肿瘤染色。肿瘤的供应动脉可以来自小脑幕切迹动脉(发自颈内动脉硬膜外段)。幕下者可有小脑上和大脑后动脉供血。另外在静脉期,对小脑幕切迹肿瘤应注意直窦是否被挤压移位,为手术时分离肿瘤提供资料。

4.手术

(1)手术入路:①颞枕入路:用于肿瘤主要位于小脑幕上者,也可将切口后支延长形成幕上、下联合开颅。这一开颅的骨窗下缘位于横窦上,开颅时应予注意。剪开硬膜,抬起颞枕叶即可暴露肿瘤。注意避免伤及 Labbe 静脉,尤其是肿瘤位于优势半球时。②后颅窝入路:适用于肿瘤位于小脑幕下或切迹者。可根据肿瘤的生长部位采用后颅窝正中、旁正中或倒钩形切口。病人可取侧卧位或半坐位。切口的上限应暴露出横窦。

(2)肿瘤切除:与一般脑膜瘤手术切除办法相同,暴露与瘤内分块切除交替进行。为防止肿瘤复发,最好将受肿瘤侵蚀的小脑幕一并切除。对横窦的处理应小心,因大部分近横窦生长的小脑幕脑膜瘤横窦并非完全闭塞,所以不能盲目地切除或损伤。术前脑血管造影的窦期对此很有帮助。术中如损伤横窦,应以筋膜修补,或压迫海绵。当对侧横窦和乙状窦畅通的话,结扎切除一侧的受肿瘤侵犯的横窦是可以的。

切迹缘的脑膜瘤切除有一定困难,因肿瘤较深,瘤前方为脑干、Galen 静脉以及小脑上动脉等重要结构。为避免损伤,可采用前面所述颞枕入路方法,应尽量于瘤内挖空,然后从小脑幕侧方,自前向后沿肿瘤切除小脑幕游离缘。在幕缘前外方注意保护第Ⅳ颅神经,切至后方不要伤及直窦。分离和切除游离缘前方的剩余肿瘤时,注意不要伤及小脑上动脉的中脑分支。

5.预后　小脑幕脑膜瘤累及横窦时,手术连同受累小脑幕全切除,术后复发率极低。对未能全切的残存肿瘤,术后可给予放射治疗。肿瘤复发者可再次手术切除。

(七)岩骨-斜坡脑膜瘤

1.概述　解剖学上认为岩骨斜坡区是指由蝶骨、颞骨和枕骨所围成的区域,这些骨构成了颅底的中、后颅窝。发生于此区的脑膜瘤,不同的作者又将其细分为海绵窦脑膜瘤、中颅窝脑膜瘤、脑桥小脑角脑膜瘤、岩骨尖脑膜瘤、斜坡脑膜瘤、枕大孔区脑膜瘤等。而位于后颅窝上 2/3 斜坡和内听道以内岩骨峰的肿瘤,由于其位置深在,常累积多条颅神经及血管结构,手术难度大,近年来愈引起更多学者的重视。

后颅窝脑膜瘤占全部颅内脑膜瘤的 10%。在后颅窝脑膜瘤中,岩骨-斜坡脑膜瘤占 50%左右。女性多于男性,女:男大约为 2:1。发病年龄多在中年以上。

2.临床表现　　大多数病人可有头痛,但往往不引起注意。颅内压增高多不明显,一般直到晚期才出现轻度或中度的颅内压增高症状。神经系统损害症状根据肿瘤的发生部位、生长方向不同而有所不同。因此,有学者根据肿瘤的发生部位、生长方向、临床表现和手术入路的不同,将该区肿瘤分成三型:①斜坡型:由岩骨斜坡裂硬膜内集居的蛛网膜细胞群长出,向中线发展至对侧。瘤体主要位于中上斜坡,将中脑、桥脑向后压迫。主要表现为双侧外展、滑车神经麻痹和双侧锥体束征,无颅内压增高。脑血管造影显示基底动脉向后明显移位,但无偏侧移位。脑膜垂体干、脑膜中动脉脑膜支、椎动脉斜坡支参加供血。②岩斜型:肿瘤由岩骨斜坡裂长出向一侧扩延,瘤体主要位于中斜坡及小脑桥脑角,临床表现为一侧第Ⅴ、Ⅵ、Ⅶ、Ⅷ、Ⅸ、Ⅹ颅神经损害,同侧小脑体征及颅内压增高。肿瘤主要由脑膜垂体干、椎动脉枕支和斜坡支、枕动脉岩骨支供血。③蝶岩斜坡型:肿瘤由蝶骨斜坡裂长出,向外侧延伸至蝶鞍旁、中颅窝、岩骨尖,经小脑幕裂孔向鞍背发展。临床表现为一侧Ⅲ、Ⅳ、Ⅴ、Ⅵ颅神经损害,对侧锥体束征,颅内压增高及智力减退。脑血管造影显示脑膜垂体干、脑膜中动脉脑膜支、咽升动脉斜坡支参加供血。

3.辅助检查

(1)CT 和 MRI:是诊断该区脑膜瘤最有效的手段。在检查中均要做注药对比强化扫描,否则有误诊的可能。CT 平扫上显示大多数脑膜瘤为分叶状或卵圆形均一高密度或等密度,以广基与颅底紧密相连,受累部位颅骨可见骨增生或骨破坏。注药后肿瘤呈明显均一强化。此外 CT 还可显示乳突气化的程度和骨迷路的位置,有利于指导手术。MRI 以三维立体方式清楚地显示肿瘤的位置、大小,肿瘤的侵犯方向,有无基底动脉及分支受累。更重要的是在 T_2 加权像上,可观察瘤周的蛛网膜层是否存在,有无脑干软膜侵犯,有无脑干水肿,这对于疾病的术前评估是十分重要的。

(2)脑血管造影:由于肿瘤供血十分丰富,因此,术前行选择性脑血管造影对于指导手术是十分必要的。它能明确肿瘤的供血动脉及基底动脉与肿瘤的关系。

(3)头颅 X 光平片:能够帮助了解颅骨的增生或损害程度。

4.诊断和鉴别诊断　　根据上述特征性的临床表现及相应的辅助检查,即可作出诊断。但本病变需与以下疾病相鉴别。

(1)脊索瘤:本病从临床表现上与脑膜瘤无明显差异。但颅骨平片示脑膜瘤钙化甚少,而脊索瘤半数以上有斑点或小片状钙化,对骨质的破坏严重。CT 显示肿瘤为不规则略高密度、边界清,其中有多发散在点、片状钙化,斜坡、蝶鞍有广泛骨质破坏,偶见肿瘤突入鼻咽腔,多数不出现强化。MRI T_1 像为低信号,其间夹杂多个斑点状高信号。T_2 像呈不均匀的高信号,可有中等度对比强化。

(2)神经鞘瘤:与脑膜瘤无明显临床表现不同。但 CT 表现为等或低密度病灶,或呈囊性,可呈均一或环状强化,窗位观察可显示岩骨尖破坏。肿瘤周围无水肿。可呈哑铃型骑跨中后颅窝生长。MRI T_1 像呈低信号,T_2 像呈高信号或混杂信号,可有较明显的对比增强,但较脑膜瘤弱。

（3）胆脂瘤：它常表现为一侧三叉神经痛或面肌抽搐，面部麻木、听力减退等特点。CT 示低密度不规则占位，不出现强化。MRI 呈长 T_1 长 T_2 信号，边界不规则，内有间隔，不发生对比增强。

（4）其他：还需与向颅底侵犯的鼻咽癌、脑干肿瘤等鉴别。

5.治疗及预后　本病的治疗主要以手术治疗为主。其他治疗包括放疗、化疗，一般作为辅助治疗，在此不做论述。对于岩骨斜坡区脑膜瘤的手术方式是由病变所在部位、生长方式、供血来源以及与周围结构的毗邻关系来决定的。通常有以下几种手术入路。

（1）幕上、下经岩骨乙状窦前入路：是切除岩骨-斜坡区脑膜瘤最有效的手术入路，目前已为越来越多的学者采用，它能提供到达岩骨斜坡区的宽阔视野，缩短到达该区的距离，能够较清晰暴露同侧Ⅲ～Ⅻ颅神经和后循环的主要动脉，避免了对颞叶的过分牵拉和保留 Labbe 静脉。此入路适合于中、后颅窝病变的手术，特别适用于上 2/3 斜坡—岩骨区的病变切除。但对下斜坡的暴露效果不好。一般根据岩骨磨除的程度又分为三个亚型：①扩大迷路后入路：磨岩骨保留骨迷路完整，可以保留听力。②经迷路入路：即完整磨除骨性半规管，但需牺牲听力且术后脑脊液耳漏机会增加。③经迷路耳蜗入路：在①、②的基础上更加广泛地磨除岩骨并使面神经向下方移位。

（2）枕下乙状窦后入路：适用于对脑桥小脑角区，下斜坡区的病变手术，并能较清楚显露一侧 Ⅴ、Ⅶ、Ⅷ、Ⅸ、Ⅹ、Ⅺ、Ⅻ颅神经和后循环的主要动脉。但此入路对岩骨尖、上斜坡和小脑幕切迹等部位显露不佳。

（3）颞下-耳前颞下窝入路：亦即为额颞翼点开颅加断颧弓联合入路。该入路可提供更大范围切除中颅窝外侧部的条件，更广泛地暴露鞍旁海绵窦区，减少术中对颞叶的牵拉。但对脑桥小脑角区和枕大孔区暴露不好。

（4）颞下经岩骨前路入路：又同颞枕经小脑幕入路，适用于中、上斜坡及岩骨尖等部位病变的手术。

（5）其他：尚有耳后经颞入路；扩大枕下入路；幕上、下联合入路等。

预后：随着显微技术的发展，该区域脑膜瘤手术的死亡率和并发症在逐年下降。最近的大宗病例统计结果表明：手术全切率为 69%，复发率为 13%（6 年随访）。术后死亡率为 3.7%，颅神经损伤率为 33%。

（八）枕骨大孔脑膜瘤

枕骨大孔脑膜瘤是指发生于枕骨大孔四周的脑膜瘤，其中一半发生于枕骨大孔前缘，常造成延髓的压迫。肿瘤可向下延伸到第二颈椎。1938 年 Cushing 在他的《脑膜瘤》一书中，将本病按解剖位置分为颅脊髓型和脊髓颅型。本组不含斜坡和桥小脑角脑膜瘤。

1.发病率　枕骨大孔脑膜瘤并不常见，本组自 1980～1993 年共收治 26 例，占后颅窝脑膜瘤的 7.2%，居第 4 位。男∶女为 1∶3.4。平均年龄 36.5 岁。

2.临床表现　本病临床发展缓慢，来院就诊平均病程 2.5 年。最常见的早期表现是颈部疼痛，本组 18 例，占 70%。颈部疼痛往往发生于一侧，几个月后方出现其他症状。手和上肢麻木也是常见的症状，本组一半以上出现此症状。肿瘤压迫延颈髓，病人会出现肢体力弱，多出现于双上肢，占 1/3。双上肢和一侧下肢力弱较少见。病程较长者可出现肢体肌肉萎缩。

检查可发现肢体腱反射低下。病人如出现步态不稳、平衡功能障碍,常表明肿瘤生长已影响至小脑。神经系检查还可发现痛觉或温度觉的减退或丧失,其中 1/4 病人临床表现酷似脊髓空洞症。颅神经损害以第 X 和 XI 颅神经的损害为常见。其中第 X 颅神经的损害与脑干内的下行感觉传导束受压有关,本组占 14 例。第 XI 颅神经损害本组约占 27.8%。当临床只有第 XI 颅神经损害而无第 X 颅神经损害时,说明肿瘤位置较低,可以排除颈静脉孔区肿瘤。当肿瘤压迫形成梗阻性脑积水时,患者可以出现颅内压增高。

本病临床过程与颈椎病、多发硬化、脊髓空洞、环枕畸形、颈髓内肿瘤相似,但经 CT 或 MRI 检查后,鉴别诊断是不困难的。

3.诊断　早年诊断主要依靠脊髓碘油造影。在仰卧或俯卧位上可以显示枕大孔区边界清楚的充盈缺损。近年国外多以甲泛影葡胺脊髓造影 CT 扫描确诊,以代替繁琐的传统脊髓造影。一般经对比 CT 扫描有 75% 可以得到确诊,20% 提示诊断,诊断不清者仅占 5%。MRI 是诊断后颅窝和上颈段肿瘤的最佳手段。经加强 MRI 扫描,几乎全部枕大孔区肿瘤均能得以确诊。本组 6 例经此项检查,同时对脊髓空洞、环枕畸形的鉴别也很有帮助。

4.治疗和预后　一经确诊应考虑手术治疗。肿瘤位于枕大孔后方和侧方者,可采用后颅窝正中开颅。术中将颈 C_1、C_2 后弓咬开,充分暴露肿瘤,并使下疝的小脑扁桃体得以减压。因肿瘤基底均附着在硬脑膜上,而肿瘤与颈髓、延髓之间有蛛网膜相隔。手术显微镜下分离时要注意保护脑脊髓组织。先将瘤内分块切除,得到充分的空间后,方可将肿瘤向外方牵引分离,直至沿基底处电灼切下肿瘤,术中应注意保护延髓颈髓。因肿瘤占位,枕大孔和 $C_1 \sim C_2$ 处硬脊膜饱满张力高,当咬除枕骨大孔和 $C_1 \sim C_2$ 后弓时,要避免压迫颈髓和延髓,以防影响呼吸。若手术未能全切除肿瘤,病人又同时合并脑积水,可行侧脑室腹腔分流术。

肿瘤位于枕骨大孔前时,目前国外采用经口腔入路。这一入路术后易合并脑脊液漏,为此切除肿瘤后应修补硬脑膜并严密缝合。

本病的预后取决于肿瘤的切除情况。如未能全切除肿瘤,肿瘤复发者约 5% 死于术后 3 年。文献报告手术死亡率约为 5% 左右。本组术后死亡率为 4.5%。术前存在的神经功能缺损,术后恢复较困难。本组 2/3 的病人术后可从事轻工作,约 25% 生活可以自理。早期确诊、及时手术对提高枕骨大孔脑膜瘤的手术效果尤为重要。

(九)海绵窦脑膜瘤

传统的脑膜瘤部位分类未将海绵窦脑膜瘤单独讨论。近年,随着颅底手术的开展,不断有报告对海绵窦脑膜瘤作为一个专题讨论,并且做了大量深入的基础研究和手术入路的探讨,如海绵窦应用显微解剖和显微外科技术的发展,使显微手术治疗海绵窦内脑膜瘤取得了长足的进展。海绵窦是颅内一个比较特殊复杂的解剖区域,包含重要的动脉和颅神经,手术难度较大。将海绵窦脑膜瘤作为颅底脑膜瘤的特殊情况单独研究是很有必要的。

广义上讲,凡是侵及海绵窦的脑膜瘤均属此范畴。如蝶骨嵴内侧脑膜瘤、鞍结节脑膜瘤、中颅窝底脑膜瘤等。多年来,临床对这部分肿瘤已积累了很丰富的经验。但对侵及海绵窦部分,传统的手术切除一般不够彻底。确切地讲,海绵窦脑膜瘤应指肿瘤已侵及海绵窦内部,手术切除肿瘤时,涉及了如何处理海绵窦的问题。

1.临床表现　海绵窦脑膜瘤的临床表现可有头痛,第 III 至第 VI 颅神经麻痹。眼球突出比较多见。三叉神经的第一或第二支分布区疼痛。

　　头痛可能是本病的早期症状。相当多的病人头痛的同时即伴有第Ⅲ、Ⅳ和Ⅴ颅神经麻痹。眼肌麻痹出现较早。肿瘤位于眶上裂或直接刺激三叉神经节时易产生严重的三叉神经第一、二支分布区疼痛。视力视野的改变也是较常见的早期临床表现。

　　2.诊断　CT和MRI可以早期诊断海绵窦脑膜瘤。对比增强会使肿瘤影像清晰。

　　脑血管造影是了解颈内动脉的移位或狭窄的重要手段。同时还可以了解肿瘤的供血情况。

　　3.手术　目前,经翼点入路,采用显微手术技术,可望完全切除海绵窦肿瘤,包括窦内的肿瘤,并且不造成严重的神经功能损害。而传统的手术方法要达到上述目的是困难的。

　　在手术显微镜下暴露出肿瘤后,先切除窦外部分。切除小脑幕上部分后,继续切除小脑幕缘或幕下肿瘤时应注意保护第Ⅲ、Ⅳ和Ⅵ颅神经。通常第Ⅵ颅神经多被肿瘤包裹而辨认不清。应在肿瘤缩小后分离出神经并保护其不受损伤。有时可用缝线将已分离出的神经牵引向肿瘤相反方向,便于切除肿瘤。肿瘤切除可使用超声吸引器或激光。

　　切除海绵窦内的肿瘤时如发生出血可使用凝血酶、明胶海绵、止血纱布、Surgicel等止血材料或肌肉填塞止血。只要熟知海绵窦的解剖结构,暴露和切除窦内肿瘤是完全可做得到的。

　　对颈内动脉处理应小心。有时肿瘤侵犯到动脉壁,术前造影有助于了解这一现象。术中要切除这部分肿瘤是困难的。1992年Sen等人对侵及颈内动脉的病变术中行大隐静脉移植重建颈内动脉,术后随访18个月,通畅率达86%。

　　近年海绵窦脑膜瘤直接手术效果明显提高,1989年Sekhar报告25例良性肿瘤,其中21例全切,无手术死亡。他认为,对颅底良性脑膜瘤应行根治术,必要时肿瘤与颈内动脉一起切除,再重建颈内动脉。

（十）眼眶及颅眶沟通脑膜瘤

　　眶内脑膜瘤可向颅内生长(眶源性),颅内脑膜瘤也可经视神经孔向眶内生长(颅源性)。本组共25例,占全部脑膜瘤的1.08%。

　　1.发病率　颅源性多起源于蝶骨嵴或鞍旁脑膜瘤。眶源性脑膜可来自视神经鞘膜,它是一类似软脑膜的组织,都从间质细胞分化而来。本组发生于颅源者占75%,发源于眶源者占25%。

　　2.临床表现　本病多见于中年女性。一般为良性病变,起病缓慢。脑膜瘤外面虽有包膜,但可无孔不入地占据整个眶窝,引起眼球后部受压和眼眶血液回流障碍,从而引起眼球突出,眼球运动障碍,视力减退。肿瘤发展的晚期,可引起球结膜水肿、视乳突水肿、继发视神经萎缩,甚至失明。

　　肿瘤侵犯眶上裂时,病人可出现眶上裂综合征,即为Ⅲ、Ⅳ、Ⅵ颅神经进行性麻痹,同时伴有患侧额部痛。肿瘤深入眶深处病人可出现眶尖综合征。

　　3.诊断

　　(1)眼眶像,眼眶内脑膜瘤可见视神经孔周围的骨质增生或破坏,视神经孔扩大或缩小。眼眶扩大,眶尖、眶顶和蝶骨嵴有骨质破坏或增生。

　　(2)脑血管造影可见眼动脉增粗、纡曲、分支增多,部分病例可出现肿瘤的病理染色。颅源性眶内脑膜瘤颅内大脑前动脉弧形向后上方轻度移位,大脑中动脉起始部向后推移。眶源性颅内血管正常。另外,脑血管造影还可以帮助与海绵窦动脉瘤或动静脉瘘相鉴别。

(3)超声波检查,对球后与眶壁之间肿瘤的检出率较高。因此对单眼突出的病人,确定眶内有无肿物,分辨肿瘤是否囊变,是一种简易且有效的方法。

(4)CT 和 MRI 可以诊断眶内或与颅内沟通的小的脑膜瘤,甚至可以看清视神经的走行。但还需增强扫描后方能显示清楚。

在加强的 CT,视神经的增强不如眼外肌明显。但视神经周围的脑膜瘤明显增强,借此可与球后之脂肪相鉴别。在增强 MRI 图像上,T_1 像视神经和眼外肌与脑组织密度相同,与球后脂肪的高信号形成对比。眶内或颅眶沟通的脑膜瘤在未经加强的 MRI 显示的是与视神经的信号相等。经加强后,在 MRI 可以清楚地辨认出视神经与肿瘤的关系。

4.治疗　本病可采用经颅或经侧眶壁入路的方法切除肿瘤。经侧眶壁入路的方法适用于肿瘤较小,且单纯位于眶内或需同时作眶内容剜除者,这种入路较开颅术安全。

术前经影像学检查,确认肿瘤是否与颅内沟通,或侵及视神经孔、眶上裂;如肿瘤较大,血运丰富,估计术中不能全切只能部分切除肿瘤,同时需做眶顶减压者,应开颅打开眶顶,切除肿瘤。

手术方法:

(1)冠状切口经额开颅。颅骨钻孔尽量靠近前颅窝底,以减少对脑组织的过分牵拉。

(2)经硬脑膜外暴露出眶顶,一般剥离可达蝶骨嵴。以骨凿切除骨眶顶,范围可扩大2.5cm直径。如视神经孔变小,为使视神经得以减压,可向下方小心咬除视神经孔周围骨质。

(3)切开眶顶膜,小心分离提上睑肌和上直肌,以橡皮片将其牵向侧方,暴露肿瘤。如肿瘤较大时可自骨窗处向外突出。分离肿瘤四周,然后瘤内分块切除,待其缩小体积后,再将瘤壁翻出。分离过程中对视神经和较大的血管要注意保护。

(4)肿瘤切除后可缝合眶顶筋膜,然后依层关颅。

(5)对有眼球突出的病人,术后可以缝合眼睑,防止角膜溃疡。术中副鼻窦开放者,术后可给予抗生素,防止感染。并注意术后有无脑脊液鼻漏发生。

5.预后　因颅眶部脑膜瘤彻底切除比较困难,因此容易复发。本组有 20% 为复发肿瘤。手术切除肿瘤后,因眶内已减压,术后视力都会得到不同程度的恢复,眼球突出也会好转。此类肿瘤手术死亡率较低,本组近 10 年的 19 例病人无手术死亡。

四、脑膜肉瘤

脑膜肉瘤是原发于颅内的恶性肿瘤,具有肉瘤的形态。脑膜肉瘤较少见,常发生在儿童,病程短,术后易复发,可发生远处转移。

(一)发病率

脑膜肉瘤发生率(这里除原发脑膜肉瘤外,还包括恶变的脑膜瘤)不高,约占脑瘤 3%,本组 113 例,占颅内脑膜瘤的 3.87%,平均年龄 34.5 岁。16 岁以下儿童 23 例,占 19.1%。男性病人占多数,本组男:女为 1.3:1,这与良性脑膜瘤的女性占优势不同。

（二）病理

脑膜肉瘤多从硬脑膜或软脑膜长出。如发生于脑内的血管周围的软脑膜组织，与硬脑膜无粘连而位于脑白质内。肿瘤易碎，边界不清，与周围脑组织有浸润。瘤内常有出血、坏死或囊变。镜下可见纤维形、梭形和多形的瘤细胞。瘤组织向脑组织浸润，使其周围胶质增生。

（三）临床表现

脑膜肉瘤的临床表现与良性脑膜瘤基本相同，只是病史相对短。

约一半以上的恶性脑膜瘤位于大脑凸面或矢状窦。因此，临床以偏瘫为主要表现者常见。本组中出现偏瘫者占 50％，偏身感觉障碍占 21％。癫痫也是脑膜肉瘤较常见症状，表现为全身性发作或局限性发作，本组为 21％。1/3 病人有头痛。有些病人来院时已有眼底水肿等颅内压增高表现。

仅仅从临床表现上，很难在术前确认为脑膜肉瘤。为弄清肿瘤性质，必须依赖于特殊检查。

文献报告，脑膜肉瘤可发生颅外转移，主要是向肺和骨转移，但本组未见。

（四）诊断

1.脑膜肉瘤多位于大脑半球，因此在 X 线平片上可见有广泛针样放射状骨质增生以及不规则的颅骨破坏。病变周边不整齐，肿瘤可经破坏的颅骨向皮下生长。脑血管造影可见颈内动脉分支向肿瘤供血，肿瘤血管局部循环加速，管径粗细不均匀。

2. CT 可见"蘑菇样"肿瘤影，其周围水肿比脑膜瘤严重。肿瘤可深达脑实质内，颅骨可能出现破坏，肿瘤内出现坏死。上述特点在良性脑膜瘤是很少见的。MRI 上脑膜肉瘤的 T_1、T_2 像是高信号，与良性脑膜瘤不易鉴别。但脑膜肉瘤可见颈内动脉向肿瘤供血比较显著。

（五）治疗

1.手术切除是治疗脑膜肉瘤的重要手段。与良性脑膜瘤不同的是，脑膜肉瘤质地软，易破碎，向脑实质内浸润生长，有更多的颈内动脉供血。因此，手术中不能像切除良性脑膜瘤时那样，仅沿肿瘤四周分离。应切除肿瘤后，对其周围的脑组织以电凝或激光破坏，而且要尽可能多地将受侵犯的颅骨和硬脑膜切除。

2.单纯手术切除肿瘤是不够的，术后应常规辅以放疗。放疗可抑制肿瘤生长，延长复发时间以及防止肿瘤的转移。另外，近年也有人报告应用立体定向技术向肿瘤内置放同位素碘（[125]I），也取得了较好的效果。

3.化疗。因人体其他部位的肉瘤对化疗不敏感，因此，化疗对脑膜肉瘤的效果也不能肯定。

（六）预后

脑膜肉瘤预后不好，主要是因为多次复发。肿瘤浸润局部脑组织，少数病例出现颅外转移或颅内播散。一般良性脑膜瘤的 5 年复发率为 3％，而脑膜肉瘤的 5 年复发率高达 78％。

五、恶性脑膜瘤

恶性脑膜瘤是指具有某些良性脑膜瘤的特点，逐渐发生恶性变化，呈恶性肿瘤的特点。表现为肿瘤在原部位反复复发，并可发生颅外转移。

（一）组织学特征

恶性脑膜瘤生长快，肿瘤多向四周脑内侵入，使周围脑组织胶质增生。随着反复手术切除，肿瘤逐渐呈恶变，最后可转变为脑膜肉瘤。其中良性脑膜瘤中的血管母细胞瘤最常发生恶变。

世界卫生组织（WHO）根据组织病理学特点，将脑膜瘤分为4级，其中3级为恶性脑膜瘤，4级为肉瘤。分级的依据有6个标准：细胞数增多，结构消失，核多形性，有丝分裂指数，局部坏死和脑组织受侵犯。这6个标准除脑受侵犯外，每个标准又分为4级，即0~3级，脑受侵为1分，无为0分。总分在7~11为3级属恶性脑膜瘤，大于11分为4级属肉瘤。也有人认为脑膜肉瘤不属脑膜瘤。

恶性脑膜瘤病理特点是细胞数增多，细胞结构减少，细胞核多形性并存在有丝分裂；瘤内有广泛坏死。近年，Rohringer等按WHO的标准统计，恶性脑膜瘤占所有脑膜瘤的0.9%~10.6%，平均2.8%。

恶性脑膜瘤可发生颅外转移。1989年，Fukushima等总结文献，发现113例颅外转移者。恶性脑膜瘤主要转移至肺（占35%）、骨骼肌肉系统（17.5%）以及肝和淋巴系统。转移可能与手术操作有关。此外，肿瘤侵犯静脉窦、颅骨、头皮，也可能是造成转移的原因。另外，恶性脑膜瘤也可经脑脊液播散种植。有人认为，恶性脑膜瘤的转移至少占脑膜瘤的1/1000。

本组恶性脑膜瘤18例，占全部脑膜瘤的0.75%，男：女为8：1。这与良性脑膜瘤明显不同，良性脑膜瘤中女性差不多为男性的2倍。但本组未发现颅外转移者，可能是转移至其他部位，病人未返回就诊有关。

（二）临床表现

恶性脑膜瘤较良性肿瘤更易造成病人偏瘫等神经系统损害症状。脑膜瘤的常见症状如癫痫、头痛等在恶性脑膜瘤中常见，唯病程较短。

恶性脑膜瘤的平均发病年龄明显低于良性脑膜瘤，本组分别为28岁和52岁。一半以上的恶性脑膜瘤位于大脑凸面和矢状窦旁，其他部位，尤其是后颅窝少见。

（三）诊断

恶性脑膜瘤在CT的表现为肿瘤周围水肿明显，没有钙化。MRI的T_1和T_2像恶性脑膜瘤都为高信号。有时颈内动脉向肿瘤供血比较明显。

（四）治疗

1.手术切除　对恶性脑膜瘤手术切除是首选有效的办法。即使是复发的恶性脑膜瘤，只要病人条件允许，亦可再次手术切除。

与良性脑膜瘤不同的是术中对受累的硬脑膜应一并切除，术后再行硬脑膜修补，对于恶性脑膜瘤周围的脑组织，可使用激光照射。这些办法对减少肿瘤的复发是有好处的。

2.术后放疗　恶性脑膜瘤术后放疗可延缓复发时间。另外，应用同位素肿瘤内放射对于复发的恶性脑膜瘤也是有效的。

对于反复复发的良性脑膜瘤，有人也主张给予放疗，这样对于阻止肿瘤恶变，延长复发时间可能是有帮助的。

（杨金福）

第三节　脑膜瘤的介入治疗

一、概述

　　脑膜瘤是一种颅内常见颅内肿瘤,其发病率仅次于星形胶质细胞瘤,约占颅内肿瘤的15%。肿瘤起源于结缔组织,绝大多数发生在蛛网膜细胞,极少数发生在硬膜的成纤维细胞。脑膜瘤生长缓慢,多见于中年人,以女性多见,男女之比为1:2。有学者认为在许多脑膜瘤中可发现有雌激素和孕激素受体,以此推测脑膜瘤发生可能与雌激素和孕激素有关。脑膜瘤一般有完整包膜,呈圆形、类圆形或分叶状。大多数脑膜瘤血供丰富,为高血运肿瘤。瘤内常有钙化,也可有出血、坏死,其组织病理学上一般可分为合体型、过渡型、纤维型、血管母细胞型和恶性型5种。脑膜瘤多数位于脑外,见于矢状窦旁、大脑凸面、蝶骨嵴、嗅沟、桥小脑角、大脑镰和天幕等处。位于硬膜窦附近的脑膜瘤,可引起硬膜窦的狭窄和阻塞。脑膜瘤起病慢、病程长,其初期症状和体征常不明显,随病程进展对邻近脑组织造成压迫,逐渐出现颅内高压和局部神经定位症状和体征。天幕切迹附近的肿瘤可造成对中脑导水管的压迫而产生脑积水。脑膜瘤累及颅骨可引起颅骨增生和颅骨增厚,使局部颅骨变形,累及头皮组织可出现头皮肿块,通常生长缓慢。诊断主要靠CT和MRI,当然如果肿瘤较大(直径3cm以上)或血供丰富,或要行术前栓塞,或需了解血供情况以降低手术风险,DSA也可以作为常规检查。手术治疗目前仍是首选治疗措施,栓塞治疗有时也是一种姑息的治疗手段,有时是为手术做准备,放疗是脑膜瘤治疗的补充方法之一。

二、临床表现

　　1.小脑膜瘤(直径3cm以下)　一般无任何症状,偶尔表现为轻微的头痛或体检时发现,少部分病人在头部受伤后行CT检查时意外发现。若生长的部位不一样,有时会有相应的局灶症状和体征。

　　2.大脑膜瘤(直径3cm以上)　多数病人有颅内压增高的表现和压迫周围脑组织所致局灶性损害,根据肿瘤生长的部位不一样,表现也不一样。如大脑突面的脑膜瘤有时表现为癫痫症状,有时表现为肢体无力,压迫回流静脉致广泛性脑水肿导致高颅压将引起脑疝或意识障碍等。

三、影像诊断

　　1.X线片检查　目前头颅平片对于脑膜瘤的检测,其价值已甚微,但头颅平片在显示骨增生、钙化、脑沟影增宽及颅内高压等方面仍有一定的作用。

2.CT 扫描　脑膜瘤在 CT 平扫时表现为均一、略高密度或等密度肿块,其内可有点状和不规则钙化影,或肿瘤边缘的弧线钙化。病灶大多呈类圆形或分叶状,边界清楚、光滑,位于脑膜瘤好发部位,基底部与硬膜相连。肿瘤较大时可出现明显的占位表现,脑水肿一般较轻,当肿瘤压迫脑静脉和静脉窦时也可出现脑积水。肿瘤引起的颅骨内板增生或破坏,在骨窗上可清楚地显示。在增强后扫描可见肿瘤有明显均质的强化,可使肿瘤的边界勾画得更为清楚。少数肿瘤其内出现大小不等的低密度区,多数为肿瘤的囊变、坏死所致。CTA 更为清楚地显示本身肿瘤的形态,还可显示与静脉窦的关系。

3.MRI 检查　脑膜瘤在 MR 图像上也有较强的特异性,特别是可清楚地显示肿瘤和邻近硬膜窦的关系。在各种序列的 T_1 加权图像上,脑膜瘤大多表现为等信号,在 T_2 加权图像上可表现为高信号或等信号,但以等高信号为多。大部分脑膜瘤与其周围脑组织有一包膜相隔,因此不少病例在 T_1 和 T_2 加权图像上可清楚显示呈低信号的环影,包膜所致的环影常在 T_1 加权图像上显示更为清楚。注射 Gd-DTPA 后,多数肿瘤出现信号增高,并可持续较长的时间。MRI 对水肿显示的敏感性相当高,可清楚地显示脑膜瘤周围的水肿情况。

4.DSA 检查

(1)供血动脉:脑膜瘤的血液供应形式分为 4 型:

Ⅰ型:单纯颈外动脉供血;

Ⅱ型:颈内、颈外动脉联合供血,以颈外动脉为主;

Ⅲ型:颈内、颈外动脉联合供血,以颈内动脉为主;

Ⅳ型:单纯颈内动脉供血。

不同部位的肿瘤,其供血动脉有所不同。矢状窦旁脑膜瘤主要供血为同侧的脑膜中动脉,其他还有对侧脑膜中动脉、筛动脉、椎动脉、咽升动脉的前/后脑膜支、大脑前/后动脉的镰支和脑膜支、皮层的软膜动脉等也可参与供血。幕上凸面脑膜瘤供血动脉为脑膜中动脉、筛动脉、枕动脉以及其他一些骨穿支和软脑膜分支。颅底脑膜瘤前颅凹的供血动脉为筛前、筛后动脉,在中线与蝶腭动脉相吻合;眶板上的为脑膜中动脉;中颅凹近中线的为颈内动脉和脑膜副动脉、脑膜中动脉;靠外侧的为眼动脉脑膜回返动脉或前方的泪腺动脉;后颅凹斜坡部为颈内动脉和咽升动脉;岩骨后方为脑膜中动脉、咽升动脉和枕动脉;枕叶凸面为咽升动脉、枕动脉、椎动脉和脑膜中动脉。

(2)肿瘤染色:造影片上典型的脑膜瘤病理血管染色为:颈外动脉造影中显示有一肿瘤供血生长点,病理血管呈放射状排列,从小动脉期开始在肿瘤部位出现明显的、均匀一致的、边界较清楚的血管染色,至静脉期逐渐消失。而颈内动脉造影则显示皮层血管明显移位,多呈抱球状,中心部血管少,动脉后期至静脉期,周边有一晕圈样血管染色。主要是一些扩张的软脑膜动脉向肿瘤被膜供血。若将颈内、外动脉造影重叠起来,颈外动脉显示的肿瘤染色恰与颈内动脉显示的中心少血管区相印合。

(3)颅骨及皮肤受侵:颅骨内板和板障的肿瘤主要由脑膜动脉供血;侵及外板和头皮则由颞浅动脉等供血。

(4)静脉引流:凸面的脑膜瘤主要通过 4 组静脉引流:脑膜静脉、板障静脉、颞浅静脉以及皮层静脉。

（5）静脉窦受侵：对窦旁脑膜瘤要特别注意上矢状窦、横窦、窦汇等硬膜静脉窦的充盈情况。若充盈不良，则提示肿瘤侵及了这些静脉窦。

（6）颅内外循环的"危险吻合"：对于栓塞来说，一些常见或不常见的颅内外动脉吻合支是一些危险的通道。在行颈外动脉栓塞时，栓子常可误入颅内动脉系统，引起严重的并发症。颅内、外动脉之间的吻合是胚胎时神经嵴供血动脉的残余，颈动脉与椎动脉之间的吻合是胚胎异构供血动脉的残余。在成人这些吻合供应上颈神经仍有重要作用，这些"危险吻合"并不是栓塞的绝对禁忌证，但在使用某些栓塞剂时应慎重，如 NBCA、ONYX、硅胶等液体栓塞剂，因没有血流趋向性，分子颗粒小，很容易通过"危险吻合"。另外，这些"危险吻合"并不是在栓塞前的造影时都能看到。但要做到心中有数，栓塞时要经常在透视下观察，必要时摄片，一旦发现"危险吻合"，应立即停止栓塞。

四、脑膜瘤术前栓塞

由于脑膜瘤血供丰富，供血动脉较粗，宜进行栓塞治疗。栓塞材料一般多用明胶海绵，栓子大小可自行决定，容易掌握，并具有可吸收性，但栓塞还有再通的可能；也可用聚乙烯醇粒子，但其粒子应大于 $30\mu m$，在 $300\sim500\mu m$ 之间，以防通过"危险吻合"而引起面神经等神经损害；也可用 NBCA 胶或 ONYX 栓塞。栓塞前应做双侧颈内、外动脉造影，以充分了解肿瘤的血供情况及血管的解剖变异。导管头端应尽可能超选择至靠近肿瘤的供养血管，栓塞应在电视透视监控下进行，注入一部分栓塞物后，应注入一次造影剂进行复查，观察栓塞后的改变及是否有返流。当肿瘤染色消失，肿瘤供血动脉血流明显减慢并开始出现逆流，即应停止栓塞。栓塞时如出现颈部动脉痉挛，可用硝酸甘油，钙通道阻滞剂，或利多卡因处理。为防止头皮发生栓塞后坏死和严重的头皮疼痛，如栓塞颞浅动脉或枕动脉，在造影显示了肿瘤血供路径和正常血管走向后，导管头端尽可能接近肿瘤端供血动脉即可进行栓塞。脑膜瘤的术前栓塞可明显减少肿瘤的血供，有利于手术时肿瘤的完全切除。栓塞还可使脑膜瘤体积缩小，减轻部分临床症状。对那些无手术指征的患者也不失为一种较好的姑息治疗方法。栓塞治疗的并发症一般相当少，文献报道其发生率，永久性的占 1.6%，短暂性的占 2.7%，无因栓塞治疗而发生死亡的病例。200 例脑膜瘤栓塞治疗中，出现并发症的不足 1%。多数文献报道都认为手术前对脑膜瘤进行栓塞，可有效地减少肿瘤的血供，有利于切除，且相当安全。如右顶叶脑膜瘤栓塞后切除完全；右颞叶脑膜瘤栓塞后切除完全；左枕叶脑膜瘤栓塞后切除完全。脑膜瘤术前栓塞对提高肿瘤的全切率有显著效果。

五、脑膜瘤的栓塞方法及注意事项

用 Seldinger 技术经股动脉分别行颈内、外动脉选择性造影。近年来多采用神经安定镇痛麻醉，少数病人亦可用局部麻醉。导管为 4-5F 聚乙烯管，头端有一小弯度，便于做颈内、外动脉的选择插管。为了使导管技术简便易行,同时又保证栓塞成功,亚超选择性插管到脑膜瘤供血动脉的近端(如颌内动脉、枕动脉),不再做进一步的超选择,栓塞时用低压缓注固体栓子,使栓子顺血流漂到肿瘤内(肿瘤的供血动脉往往是主流方向),闭塞肿瘤中心的血管床,减少分块切除时的出血。栓子的大小应根据供血动脉的直径,血流速度、供血范围而定。采用明胶海绵栓子制成 $150\sim250\mu m$ 的细末浸于生理盐水中,用 5ml 的注射器向导管内缓缓注入。栓塞必须严格在电视监视下进行,每注入一部分栓子后,即应注入一次造影剂复查,观察血流速度、肿瘤染色情况以及是否有返流。供血动脉栓塞结束的指征:

1.肿瘤染色消失。

2.肿瘤供血动脉的血流明显减慢,并已出现逆流。

3.颈外动脉分支主干应保留。栓塞术后病理证明明胶海绵栓子与肿瘤细胞变性坏死情况。部分病例可采用微导管注入 NBCA 胶或 ONYX 胶栓塞,效果更满意。

六、并发症及其预防

1.周围性面瘫　文献报道颞浅动脉、枕动脉、颌内动脉栓塞后可发生周围性面瘫。

2.舌咽神经麻痹　老年人咽升动脉栓塞后可引起舌咽神经麻痹,甚至可导致吸入性肺炎或死亡。

3.神经功能障碍　最严重的并发症是栓子逆流或经"危险吻合"误入颅内动脉造成的神经功能障碍,严格掌握低压缓慢注射,此种并发症可以预防。

4.头皮坏死　栓塞后少数病人有头皮痛,乃颞浅动脉分支被栓塞、缺血所致。用少量地塞米松即可缓解。为防止头皮坏死,栓塞注意保留颞浅动脉主干是十分重要的。

(王　凡)

第四节　垂体腺瘤

垂体腺瘤是属于内分泌系统的一种肿瘤,其发病率仅次于胶质瘤和脑膜瘤,位列颅内肿瘤的第 3 位。绝大多数的肿瘤发生在腺垂体,呈灰白色,多数肿瘤质地较软,与周围的正常组织分界明显;垂体大腺瘤常将正常垂体组织挤向一旁,使之萎缩。

【诊断标准】

1.临床表现

(1)病史:症状与肿瘤类型及生长方向有关。无分泌功能的腺瘤,多向鞍上及鞍外发展,患者多有神经损伤症状;分泌性腺瘤早期可以出现相关内分泌症状。

(2)头痛:多数无分泌功能的腺瘤可有头痛的主诉,早期系肿瘤向上发展牵拉鞍隔所致,当肿瘤穿破鞍隔后症状减轻或消失。而 GH 型腺瘤则头痛症状明显而持久、部位不固定。

(3)视神经受压:肿瘤将鞍隔顶起或穿破鞍隔向鞍上生长可压迫视神交叉,产生视力及视野改变,如视力减退及双颞侧偏盲。

(4)内分泌功能紊乱:多数功能性垂体腺瘤分泌下列激素。

①泌乳素(PRL):最常见的内分泌腺瘤,可导致女性患者停经-泌乳综合征(Forbes-Albright综合征),男性患者阳痿及无生育功能,以及骨质疏松。

②促肾上腺皮质激素(ACTH):又称促皮质激素,即 Cushing 病,ACTH 升高可导致如下病症。

内源性高皮质激素血症:由高皮质激素血症引起的一系列改变。为确定 Cushing 综合征的病因,可行地塞米松抑制实验。

Nelson,s 综合征:Cushing 病行肾上腺切除的患者中有 10%～30% 出现色素沉积过多[通过促黑色素激素(MSH)与 ACTH 之间交叉反应]。

③生长激素(GH):分泌异常可导致成人肢端肥大,表现为手、足增大,脚后跟增厚、前额隆起、巨舌、高血压、软组织肿胀、周围神经卡压综合征、使人衰弱的头痛、出汗过多(尤其是手掌)及关节痛。25% 的肢端肥大患者出现甲状腺肿,但化验检查正常。儿童(在骨骺闭合前)GH 水平的升高可导致巨人症。

④极少垂体腺瘤可分泌促甲状腺素(TSH),导致甲状腺功能亢进。

2.实验室检查

(1)血生化检查注意是否伴发糖尿病等内分泌疾病。

(2)内分泌学检查通常采用放射免疫法测定激素水平,包括催乳素(PRL)、生长激素(GH)、促肾上腺皮质激素(ACTH)、促甲状腺激素(TSH)、促卵泡素(FSH)、黄体生成素(LH)、促黑激素(MSH)、三碘甲腺原氨酸(T_3)、四碘甲腺原氨酸(T_4)、促甲状腺激素(TSH)。垂体激素的分泌呈脉冲性释放,有昼夜节律的改变,因此单项基础值不可靠,应多次、多时间点抽血检查。对疑为 ACTH 腺瘤患者,常需检测血浆皮质醇、24 小时尿游离皮质醇(UFC),以及行地塞米松抑制试验及 ACTH 刺激试验。

3.辅助检查

(1)视力及视野的检查。

(2)影像学检查

①头部 X 线片或蝶鞍断层检查:要求有正侧位,了解蝶鞍大小、鞍背、鞍底等骨质破坏的情况。

②头部 CT:应行轴位及冠状位检查,薄层扫描更有意义。以了解额窦及蝶窦发育状态、蝶窦纵隔的位置及蝶鞍区骨质破坏的情况、肿瘤与蝶窦的关系、有无钙化等。

③头部 MRI:了解肿瘤与脑池、海绵窦、颈内动脉、第三脑室的关系;对微腺瘤的诊断更有意义。动态强化扫描对寻找微腺瘤更有意义。

④脑血管造影检查:主要用于除外鞍旁动脉瘤。

⑤视觉诱发电位(VEP)检查:协助判断视路的损害情况。

4.鉴别诊断

(1)颅咽管瘤:小儿多见,首发症状常为发育矮小、多饮多尿等内分泌异常表现,CT 扫描肿瘤多呈囊性,伴周边钙化,或较大的钙化斑为其特征。头部 MRI 检查可见垂体信号,蝶鞍扩大不明显,通常多向鞍上生长。

(2)脑膜瘤:成年人多见,内分泌学检查正常,CT 及 MRI 检查为均匀信号强度的病变,明显强化,可见脑膜尾征,囊性变少见,可见垂体信号。

(3)床突旁动脉瘤:无明显内分泌障碍。CT 及 MRI 检查可见正常垂体信号,鞍旁可有或无钙化,混杂信号强度。明确诊断需 DSA 检查。

(4)视神经胶质瘤:少儿多见,主要表现为明显视力下降,无内分泌异常表现,可合并神经纤维病变的表现。

(5)脊索瘤:好发于颅底中线部位的肿瘤,常有脑神经损害的表现,CT 及 MRI 检查示肿瘤位于斜坡可侵及蝶窦,但较少向鞍上生长,可见骨质破坏及垂体信号。

(6)表皮样囊肿:易于鉴别,通常在 CT 及 MRI 分别表现为低密度及低信号强度病变,边界锐利,沿脑沟及脑池生长。

(7)异位生殖细胞瘤:少儿多见,首发症状为多饮多尿,垂体激素水平正常或低下。

(8)空泡蝶鞍综合征:有时在临床表现上与垂体腺瘤无法鉴别。但 CT 及 MRI 检查可见同脑脊液样信号强度相同病变限于鞍内,无鞍上发展。

(9)拉克囊肿:系颅咽管的残留组织,多表现为囊性病变,内分泌异常表现少见。

(10)垂体脓肿:甚为少见,其特征为头部 CT 或 MRI 检查可见明显的环状强化影像。可有或无手术史、全身感染史。

5.临床分类

(1)按有无内分泌功能

①功能性腺瘤:包括 GH 型垂体腺瘤、PRL 型垂体腺瘤、ACTH 型垂体腺瘤、TSH 型垂体腺瘤。

②非功能性腺瘤。

(2)按常规组织染色

①嗜酸性。

②嗜碱性。

③嫌色性。

④混合性。

(3)按照肿瘤大小

①垂体微腺瘤:指肿瘤直径<1cm 的垂体腺瘤。

②垂体大腺瘤:肿瘤直径>1cm 的称为大腺瘤。

【治疗原则】

1.手术治疗

(1)开颅手术入路及适应证

①经额入路:适于肿瘤大部位于鞍上,未侵及第三脑室前部。

②经纵裂入路:适于肿瘤大部位于第三脑室前部,充满鞍上池,未侵入第三脑室。

③经胼胝体入路:适于肿瘤侵入第三脑室及(或)侧脑室,脑积水明显。

④经侧脑室入路:适于肿瘤侵入侧脑室,室间孔明显梗阻。

⑤经翼点入路:适于肿瘤向鞍旁、颅中窝底生长,并向鞍后发展者。

(2)经蝶窦入路手术

①经口-鼻-蝶入路:适于肿瘤位于鞍内或虽向鞍上生长及向蝶鞍两侧发展者。

②经鼻-蝶窦入路:适于肿瘤位于鞍内及鞍上生长者。

③经筛-蝶窦入路:适于肿瘤位于鞍内,并向筛窦发展者。

(3)术后处理常规:经蝶窦入路术后,由于鼻咽部渗血渗液,为防止误吸,仍需保留气管内插管2～3小时,待患者完全清醒后,方可拔除气管内插管。术后当日应严密观察尿量,控制尿量在250ml/h以下。若尿量超过8000～10000ml/24h,尿比重低于1.005,应肌内注射垂体后叶素,抗利尿作用可达4～6小时,也可口服醋酸去氨加压素片治疗。无论经额还是经蝶窦术后均应注意有无脑脊液鼻漏。出院前应复查内分泌激素水平,根据检查结果,继续激素的补充或替代治疗。出院时建议患者3～6个月后,门诊复查MRI和内分泌激素水平,长期随访。

2.非手术治疗

(1)垂体泌乳素腺瘤:首选药物治疗,疗效不佳或不能耐受者可以手术治疗。

(2)垂体无功能微腺瘤:可以门诊随访,如肿瘤增大再行手术治疗。

(3)对于未婚未育者,应向家属及本人讲明,垂体腺瘤本身可以影响生育功能。

3.药物治疗原则

(1)垂体腺瘤术后,垂体功能严重低下者,应口服激素。主要有泼尼松、甲状腺素片等以替代垂体功能的不足。服药时间的长短视垂体功能恢复情况而定。

(2)病史中或手术后有癫痫发作者,应口服抗癫痫药。如苯妥英钠、卡马西平、丙戊酸钠等,至少服药3～6个月以上。如无发作方可考虑药物减量,并于1～2年内完全停药。

(3)血内分泌检查高泌乳素者,可口服甲磺酸溴隐亭片。泌乳素腺瘤:建议采用药物治疗。常用药物为甲磺酸溴隐亭片。关于此药应注意以下几点。

①它是一种半合成麦角生物碱,与正常或肿瘤催乳激素受体结合,抑制催乳素(PRL)的合成和释放及其他过程,调节细胞生长。不论泌乳素是来源于腺瘤还是正常垂体(如因垂体柄作用),甲磺酸溴隐亭片均能降低其水平。

②约75%的大型腺瘤患者在服药6～8周内可使肿瘤缩小,但是只有在坚持服药的情况下对分泌泌乳素的肿瘤才起作用。

③甲磺酸溴隐亭片可使生育能力恢复,怀孕期间坚持服药先天畸形的发生率为3.3%,自然流产率为11%,与正常情况下一致。停药可使催乳素瘤迅速长大,怀孕也可使肿瘤长大。

④副作用:恶心、头痛、疲乏、体位性低血压伴头晕、寒冷导致的血管扩张、精神萎靡、梦魇、鼻腔阻塞、肿瘤卒中等。在治疗的最初数周内副作用最明显。

生长激素水平增高者,可使用生长抑素类药物,如醋酸奥曲肽注射液。

(杨金福)

第五节　神经纤维肿瘤

一、听神经鞘瘤

(一)概述

听神经鞘瘤起源于听神经鞘,是一典型的神经鞘瘤,由于没有听神经本身参与,因此,听神经瘤的名称不适宜,应称为听神经鞘瘤。此瘤为常见颅内肿瘤之一。国内一组统计听神经鞘瘤 1659 例,占颅内肿瘤总数的 19688 例的 8.43%,与国外统计资料基本相同。本瘤好发于中年人,高峰在 30～50 岁,最年幼者为 8 岁,最高年龄可在 70 岁以上。发生于小儿的单发性听神经鞘瘤非常罕见。Anderson 及 Bentinck 指出文献只有 8 例小儿听神经鞘瘤的报告。北京天坛医院在 1113 例听神经鞘瘤中有 8 例为儿童。迄今为止,有关儿童听神经鞘瘤的均为个案报告。

肿瘤多数发生于听神经的前庭段,少数发生于该神经的耳蜗部,随着肿瘤生长变大,压迫桥脑外侧面和小脑前缘,充满于小脑桥脑角凹内。

肿瘤大多数是单侧性,少数为双侧性;如伴神经纤维瘤病时,则正相反。本瘤属良性病变,即使多次复发亦不发生恶变和转移,如能切除,常能获得永久治愈。但由于肿瘤与重要的脑干毗邻,手术切除时对神经外科医师或耳科医师仍是一个极大的挑战,在一个世纪以前的 1894 年 Charles Balance 最先成功地切除了一听神经鞘瘤,在当时诊断及手术照明极为困难的条件下,他手术记载:"……不得不用手指插入桥脑与肿瘤间以去除肿瘤……",病人存活了,但遗留有面瘫与角膜麻木。Cushing 所进行的囊内次全切除术,有 60% 的病人获得长期有效的存活。但为防止复发及避免术后水肿与脑干梗塞,Dandy 倡议全切肿瘤。20 世纪 60 年代手术显微镜技术的引入,对听神经鞘瘤手术是一重大的发展,随着手术方法的改进,死亡率已明显减低,个别报道在 20%、6%、4%、0%,保留面神经功能亦有明显改善,个别还有保存听神经的。

此外由于神经放射学的进展,如 CT 及 MRI 可作到早期或肿瘤定性的诊断;脑干听觉诱发电位作出术前早期诊断;术中监测、激光及超声吸引的应用,使肿瘤得以安全切除,这是听神经鞘瘤治疗史上的一个飞跃。

(二)发病机制

听神经鞘瘤引起小脑桥脑角症候群,包括有:神经前庭部及耳蜗部的功能障碍,表现有头昏、眩晕、耳鸣、耳聋及邻近颅神经刺激或麻痹症状,小脑症状、脑干症状(各长传导束的功能障碍)及颅内压增高症状等。但实际所表现的症状并不一样,症状可轻可重,这主要与肿瘤的起始部位、生长速度、发展方向、肿瘤大小、血供情况及有否囊性变等因素有关。肿瘤初起时,其前庭部分最先受损,因而在早期,都有一侧前庭功能的丧失或减退及耳蜗神经的刺激或部分麻痹现象。随着肿瘤的生长,其前极可以触及三叉神经的感觉根引起同侧面部疼痛、面部感觉减退、角膜反射迟钝或丧失、舌尖及舌的一侧感觉减退,如三叉神经的运动根亦受影响则可出现同侧咀嚼肌无力,张口下颌偏向患侧,咀嚼肌及颞肌的萎缩等。

(三)病理

肿瘤多数来源于听神经的前庭部分,3/4 起源于上前庭神经,少数来自耳蜗部分。前庭神经内听道部分(外侧部)长约 10mm,桥脑小脑角部分(内侧部)15mm,总长度约 25mm。其神经胶质髓鞘和 Schwann 细胞髓鞘之间存在一分界带,即 oberstelner-redlich 区。此分界带恰在内耳孔区。其所以常常发生在内听道,是由于肿瘤起源于 Schwann 细胞。约 3/4 的肿瘤发生在外侧部,仅有 1/4 发生在内侧部。随着肿瘤的生长增大,肿瘤可引起内听道扩大,突向小脑桥脑角部,充填于小脑桥脑角内。肿瘤大多数为单侧性,少数为双侧性;如伴神经纤维瘤病时,则正相反。两侧发生的几率各家报告结果不一,总的说来,左右侧发生率几乎均等。听神经鞘瘤有完整包膜,表面大多光滑,有时可略呈结节状,其形状和大小根据肿瘤的生长情况而定,一般在临床诊断确立后,其体积大多已超过直径 2.5cm 以上。大型肿瘤可占据整个一侧颅后窝,并向上经天幕裂孔至幕上,下达枕骨大孔的边缘,内侧可跨越桥脑的前面而达对侧。瘤在颅腔内总是居于蛛网膜下腔内,因此表面总有一层增厚的蛛网膜覆盖,并包裹着一定数量的脑脊液,似乎像一蛛网膜囊肿。肿瘤的实质部分色泽灰黄至灰红色,质坚而脆。瘤组织内常有大小不等的囊腔,内含有淡黄色透明囊液,有时并有纤维蛋白凝块。瘤与小脑邻接之处粘着较紧,但一般不侵犯小脑实质,分界清楚。肿瘤多数有一角伸入内听道内,使其开口扩大,此处脑膜常与瘤紧密粘着。面神经管紧贴于瘤的内侧,因粘连较多,常无法肉眼分清,这使手术保留面神经成为难题,因而显微手术就格外重要。

瘤的主要血供来自小脑前下动脉,此血管在接近肿瘤处分出一支进入肿瘤包膜,并分成若干小枝进入肿瘤组织。其他有基底动脉分出的桥脑动脉、小脑上动脉、小脑后下动脉的分支至肿瘤。小听神经鞘瘤时与其密切相关的血管则为小脑前下动脉。与小脑相接触的表面亦接受来自小脑表面的动脉供血。其静脉回流主要通过岩静脉进入岩上窦。

听神经鞘瘤的病理组织检查特征可概括为匹种:①瘤细胞排列呈小栅栏状;②互相交织的纤维束;③有退变灶及小的色素沉着区;④有泡沫细胞。细胞核的栅栏状排列为特征,细胞的原纤维也平行,细胞束与原纤维互相交织,瘤细胞的这种原纤维极性排列称为 Antioni A 型组织,而 Antioni B 型组织呈疏松网状非极性排列,又称之为混合型。不管肿瘤的组成以何者占优势,瘤内的间质均由细的网状纤维组织组成,胶原纤维很少,常可伴有各种退行性变,如脂肪性变,色素沉着及小区域的出血等。

(四)病程

病程差异较大,最短者 14 天,最长者达十数年。一般说来,病程相对较长,大多数在 4～5 年。有人认为病程的长短并不一定与肿瘤生长的大小成比例。北京神经外科研究所一组 602 例肿瘤病程在 1～5 年者为 502 例,肿瘤大于 4cm 直径者 284 例占 56.6%,而病程在 6～20 年共 100 例,肿瘤大于 4cm 直径者 58 例占 58.0%,其中有一例病程 18 年,瘤实质部分仅有 2cm 直径。有 Kasantikui 报告了 103 例病人,症状 2 年以上的病人大多数是小的肿瘤,大于 1cm 以上的肿瘤病程常较短,最短一个月其肿瘤直径达 6cm;病程最长的 30 年肿瘤直径仅 1cm。

（五）临床表现

1777 年 Sandifort 在尸体解剖时发现了听神经鞘瘤。他描写当时情形时说"当我沿着听神经发起处检查脑底部时，发现一小肿瘤依附于右侧听神经上……"。Cushing 认为 Sandifort 是最早发现听神经鞘瘤的一位学者。此后，Leveque Lasource 于 1810 年第一次描述了听神经鞘瘤的相关临床症状。他所描述的是一位 38 岁女性病人，病人生前有眩晕、头痛、视力下降、耳鸣、耳聋及肢体麻木等。此病人当时的临床表现显然是由前庭神经、耳蜗神经、脑干传导束受损及颅内压增高所致。随着科学技术的不断进步，对听神经鞘瘤的认识，从尸体解剖的偶然发现肿瘤发展到手术治疗，进而对听神经鞘瘤有了较全面的了解和认识，认为听神经鞘瘤是一种缓慢发展的颅内良性肿瘤，主要临床表现为小脑桥脑角综合征，包括前庭神经、耳蜗神经、三叉神经、面神经为主的颅神经功能障碍，小脑损害症状，长传导束损害症状及颅内压增高症状。近年来，随着影像学等学科发展，对听神经鞘瘤的认识日臻完善。

1.演变过程　听神经鞘瘤临床症状在疾病的早期常常不十分明显，往往是病人直到完全耳聋或出现其他临床症状时才得以发现。Cushing 早在 1917 年对听神经瘤的临床表现作了较详细的叙述。指出典型的听神经鞘瘤症状的发展顺序应为：①病情一开始有头昏、眩晕、耳鸣、耳聋等前庭神经及耳蜗神经受损症状。②额枕部头痛伴有病变侧枕骨大孔区不适。③小脑性共济失调、动作不协调。④病变相邻颅神经损害症状，如病变侧面部疼痛、面部感觉减退或消失，面部抽搐、周围性面瘫等。⑤头痛、恶心呕吐、视物模糊不清等颅内压增高症状，直到最后阶段吞咽困难，小脑危象而至呼吸停止。这些症状发展的过程得到众多学者的认可。

听神经鞘瘤临床症状的出现以及发展过程受肿瘤起始部位、发展方向、肿瘤大小、血液供应情况等诸多因素影响。一般说来，典型听神经瘤症状演变过程具有以下特点：

（1）前庭神经、耳蜗神经受累阶段：面神经、耳蜗神经、前庭上神经及前庭下神经在内听道外侧部位置比较恒定。内听道外侧部被一横嵴（Bill 棒）分为上下两部，上部外端以一垂直骨桥分为前后两半，面神经居前、前庭神经在后，耳蜗神经和前庭下神经则分别位于下部的前后份。由于听神经鞘瘤大多数源于前庭神经，其前庭神经最先受累，继之耳蜗神经受肿瘤推挤、刺激而产生相应临床症状。病人出现眩晕、耳鸣、听力下降、恶心呕吐。尤其是耳鸣及听力下降可以维持相当长一段时间不被患者注意。若此时病人因头晕或轻度耳鸣就医，也常常被误诊为耳源性眩晕或神经性耳聋。肿瘤在内听道内生长，可压迫内听道内动脉，此动脉为终末动脉，造成耳蜗缺血性病变而导致病人突发性耳聋发生。

（2）肿瘤相邻近颅神经受损阶段：内听道口距三叉神经仅为 1.5cm，随着肿瘤的不断发展，肿瘤的上极可达三叉神经。若三叉神经感觉根受刺激可引起面部疼痛；若感觉根受到破坏性损害可引起面部感觉减退、角膜反射减退或丧失。三叉神经运动根受累可出现同侧咀嚼肌无力、同侧咀嚼肌、颞肌萎缩。随着肿瘤的继续发展，部分病人外展神经可受到肿瘤的影响，病人出现复视现象。面神经和位听神经在脑桥下缘与橄榄体之间出（入）脑，经桥脑小脑池达内听道。听神经鞘瘤在生长过程中可推移、牵拉面神经而产生不同程度的周围性面瘫及同侧舌前 2/3 味觉减退或消失。若肿瘤继续向上发展，可通过小脑幕裂孔达颅中窝。由于动眼神经受到牵张，可引起同侧部分眼外肌麻痹，瞳孔散大、光反射消失。后组颅神经（Ⅸ、Ⅹ、Ⅺ）位于小脑桥脑角的尾端，舌咽神经、迷走神经和副神经受损，引起吞咽困难、饮水呛咳、同侧舌后 1/3

味觉减退或消失、软腭麻痹、声音嘶哑、同侧咽反射消失及胸锁乳突肌、斜方肌麻痹或萎缩。舌下神经位居内侧部有部分小脑保护,很少出现障碍。

(3)脑干及小脑结构受压阶段:内听道口距脑干仅1cm,肿瘤向内侧发展可推挤脑干,肿瘤巨大时可将脑干推移至对侧呈弓形,甚至有的肿瘤可嵌入脑干实质内,引起脑干内传导束功能障碍,出现对侧肢体不同程度的偏瘫、偏身浅感觉减退。有时脑干受压于对侧天幕裂孔的边缘上,病人出现患侧或双侧的偏瘫及偏身感觉障碍,脑干的移位呵使动眼神经也受到牵拉,而导致单侧或双侧动眼神经损伤而产生眼球运动障碍、眼睑下垂、瞳孔散大。小脑脚及小脑半球受肿瘤的长时间压迫可导致同侧的肢体共济失调、辨距不良,小脑性构音障碍等。

(4)颅内压增高症状阶段:随着肿瘤的不断发展,向上生长伸入颅中窝,中脑导水管受压;肿瘤向下发展可达颈静脉孔区,压迫乙状窦及颈内静脉;肿瘤也可使枕大池闭塞,亦可使后颅窝侧池及环池下部也闭塞;向内侧生长推移脑干,使第四脑室受压变形,脑脊液循环通路闭塞或导水管部分阻塞可引起导水管以上的脑室系统扩张。产生进行性加重的头痛、恶心、呕吐视乳头水肿等颅内压增高症状。甚至部分病人因长时间颅骨压增高导致继发性视神经萎缩,严重者甚至可失明。后颅窝容积较小,对颅内压增高的代偿能力十分有限,随着肿瘤的不断增大,小脑扁桃体受到肿瘤推挤而伸入颈椎管内呈慢性下疝状态,高位颈神经根受到下疝之小脑扁桃体刺激,反射性引起病人颈僵直,颈后部疼痛不适及枕后部疼痛。此外,肿瘤对局部硬脑膜等结构的刺激,可产生局部枕下区疼痛。在疾病晚期甚至出现意识障碍并可有角弓反张样僵直性发作。

(5)听神经鞘瘤发展过程分期:第一期肿瘤直径<10mm,仅有听神经受损表现,除耳鸣。听力减退、头昏、眩晕和眼球震颤外,别无其他临床症状。病人一般都去耳科就医,临床上与听神经炎难以鉴别。

第二期小型肿瘤,肿瘤直径1～2cm,除听神经症状外出现邻近颅神经症状,如三叉神经和面神经症状,小脑功能受到影响,但无颅内压增高症状。脑脊液化验蛋白质含量轻度增高,内听道扩大。

第三期中等型肿瘤,肿瘤直径2～3cm,除上述症状外,有后组颅神经(Ⅸ、Ⅹ、Ⅺ)及脑干症状,小脑受损症状更为明显,并有不同程度的颅内压增高。脑脊液化验蛋白质含量增高,内听道扩大并有骨质吸收。

第四期大型肿瘤,肿瘤直径>3cm,病情已发展到晚期,症状已扩大到全脑,阻塞性脑积水表现严重,脑干受损亦很明显,有时还可出现对侧颅神经受损症状。语言障碍和吞咽困难都很明显,有的甚至出现意识障碍,如淡漠、嗜睡、痴呆,甚至昏迷,并可有角弓反张样僵直发作。此期如未获得详细病史,可能被误认为脑干、小脑或弥漫性脑性病变。

2.分型

(1)按照肿瘤大小分型根据术前CT或MRI轴位像测定内听道外肿瘤的最大直径,将肿瘤分为小型<15～30mm;中型15N30mm;大型>30mm。

(2)按肿瘤起始部位分型:①外侧型:肿瘤起始于听神经的远端。此型占70%左右。这类肿瘤的临床症状演变有一定规律性,属于听神经鞘瘤的典型病例。②内侧型:肿瘤起始于听神经的近端,比较靠近脑干。此型约占20%～25%。由于肿瘤靠近脑干,一般在疾病的早期即可出现脑干受压症状及颅内压增高症状。而听神经症状不明显。③管内型：极少见，肿瘤起始于内听道内。此型占 5%。早期即可出现前庭神经及耳蜗神经症状，而且比较明显，周围性面神经瘫痪症状出现亦较早，其他临床症状比较少见。

（3）Matthies 和 Samii 根据肿瘤的扩展程度将肿瘤分为四级：

T_1 完全位于内听道内的肿瘤。

T_2 肿瘤位于内听道内外。

T_{3a} 向小脑桥脑角发展的肿瘤，充满小脑桥脑角池。

T_{3b} 肿瘤向内侧发展已触及脑干。

T_{4a} 肿瘤压迫脑干。

T_{4b} 脑干严重移位及第Ⅳ脑受压变形。

Matthies 和 Samii 对 1000 例听神经鞘瘤进行肿瘤扩展程度分析。

3.症状或体征　听神经鞘瘤的病期较长，症状存在的时间可数月至数年不等，一般持续 3～5 年。大部分病人就诊时主要症状是听神经鞘瘤本身的症状，包括头晕、耳鸣及听力下降，此三者可同时或两者同时或先后出现。耳鸣为高音调，似蝉鸣或汽笛声，并为连续性，常伴有听力减退。耳聋更为重要，根据有关资料报告耳聋存在于 85.2%～100% 的病例中，而耳鸣仅存在于 63%～66.9% 的病例中。由于病人头晕症状较轻，也不伴有恶心呕吐，因此，常不为病人及医生所注意。耳聋则是客观的体征，可以进行检测，如果单侧耳聋不伴有耳鸣常不能为病人所察觉，听电话时偶尔发现听力下降，或直至到完全耳聋或出现其他相关的神经症状时才引起注意而就医。病程的长短反映了肿瘤的生长速度，发生的位置以及是否有囊性变等。临床症状的发生率与肿瘤的发展程度有关。有作者报告头晕发生率与肿瘤的扩展程度呈线性负相关。患者肿瘤越小头晕发生率越高。肿瘤处于 T_1 期时头晕发生率为 86%，T_2 和 T_3 期为 65%～66%，T_4 期为 51%。头晕症状持续时间与肿瘤的大小呈线性负相关，听神经鞘瘤越大，头晕症状持续的时间越短。Matthies 和 Samii 在 1000 例听神经鞘瘤报告中指出相关的听神经障碍中以耳蜗神经障碍最常见，为 95%，前庭神经受损为 61%，三叉神经、后组颅神经（Ⅸ、Ⅹ、Ⅺ）、外展神经受损分别为 9%、2.7%、1.8%。由此可以看出，在听神经鞘瘤临床表现中无疑第Ⅷ颅神经的症状和体征是极为重要的。尤其是对单侧进行性听力减退的中老年患者应特别引起重视，对怀疑有小脑桥脑角肿瘤的患者应详细询问听力减退的病史，并进一步进行详细的神经耳科学检查。应注意约有 6% 的听神经鞘瘤患者听觉功能仍正常，这可能与肿瘤起源于听神经的近侧端，肿瘤对听神经的压迫较内耳道骨管内者影响较小之故。甚至随着肿瘤的逐渐增大听神经功能影响仍较小。有报告称虽然 95% 的病人出现耳蜗症状，但 15% 的病人并没有注意到听力障碍或所导致的耳聋，对其听力障碍的确切时间不能作出回忆。听神经鞘瘤患者中，耳聋的病程持续时间较长，个别病例可达十余年之久。Toynbee 报告听神经鞘瘤病例中，有一例耳聋长达 22 年，肿瘤仅有"小豌豆"大小限于内听道内。因此，对一侧进行性听力减退的患者不应忽视有听神经鞘瘤存在的可能性。

（1）首发症状：神经的颅内段可分为两部分，即内侧部分和外侧部分，位于内听道内者称为外侧部，自脑干发生处至内耳孔处称为内侧部，两部分相接处大致是神经胶质髓鞘和 Schwann 细胞髓鞘分界带，即 Obersteiner-Redlich 区。由于肿瘤大部分发生在外侧部，大多数患者的首发症状为进行性单侧听力减退伴以耳鸣、眩晕，约占70％左右，并且此症状持续时间较长，一般3～5年，当肿瘤起源于听神经近端，由于内侧部肿瘤没有骨壁的限制，早期不会对听神经造成影响，其首发症状并非听力障碍，而是以头痛、恶心呕吐、视力障碍为首发症状。少数老年患者可出现精神方面改变，表现为精神萎靡不振、意识淡漠、对周围事物反应迟钝，可能与老年人脑动脉硬化及颅内压增高有关。向上扩展的肿瘤，病人以三叉神经刺激或破坏症状为首发，有时易被误诊而得不到及时正确的治疗。有作者报告听神经鞘瘤以原发性三叉神经痛收住院，在准备作三叉神经后根切断时，发现肿瘤自内听道长出，而三叉神经均正常，肿瘤切除后三叉神经痛症消失。以往认为听神经鞘瘤以头痛作为首发症状者罕见，有人曾遇一例仅有头部轻微疼而就诊的病人，查体无任何体征，颅脑CT检查示右侧较大的小脑桥脑角占位病变，手术证实为听神经鞘瘤。有学者报告听神经鞘瘤因突发蛛网膜下腔出血和桥脑小脑角部血肿入院者。通过以上可知，典型的听神经鞘瘤首发症状为听神经损害症状，对于不典型者，首发症状呈现多样化。在临床实际工作中，务必进行认真的全面的神经系统检查，以作出正确的诊断。有人曾提出CT等虽然对听神经鞘瘤的早期诊断提供良好的条件，但仍需重视早期神经系统症状和体征的发现。

（2）继发症状、体征：听神经鞘瘤临床表现较为复杂。其临床症状并不完全一样，症状可轻可重，这主要与肿瘤起始部位、生长速度、发展方向、肿瘤大小、血供情况以及是否囊变等诸多因素有关。为方便起见，将其具体临床表现分别作以描述。

1）听力表现：听神经鞘瘤最常见及最典型的表现为单侧或一侧更为严重的感音性耳聋，又称为感音神经性耳聋。一般认为进行性单侧听力减退伴以耳鸣是听神经鞘瘤最早、最突出的主诉。此种听力障碍具有以下特点：①高音频率听力首先受到影响，然后渐向中低音扩展，造成斜坡向高音的听力障碍曲线，最后普遍下降。②语言审别率低于正常。并常与低音听力不相称，即纯音听力尚在正常范围或仅轻度减退，而语言审别率明显下降。③气导仍大于骨导，但均缩短，BC／AC（骨导／气导）之比例不变。④听力下降是进行性的。但有10％的病人表现为突聋，或在听力下降的过程中发生突然改变。

突发性耳聋的发生可能是肿瘤压迫内听道内血管引起耳蜗缺血所致。因此对所有突发性耳聋患者也应警惕有听神经鞘瘤存在的可能。有作者报告听力下降有三种形式，一种为慢性进行性，此类病人占87％，另二种为：急性起病即突聋占10％。波动性听力减退为3％。听力完全丧失者较为少见，部分病人听力障碍可能部分缓解。耳鸣是耳蜗神经的刺激症状。张瓦城602例听神经鞘瘤中有耳鸣症状者403例，占66.9％，以其为首发症状者278例（69.0％）。有作者报告以此症状就诊者比例不高，仅占6％，但在询问病史中没有此症状者极少。大部分患者耳鸣被描述为"汽笛声"、"哨音"、"蝉鸣样"、"火车声音"等。主观所感觉到的耳鸣声音有时经常转换，耳鸣出现一段时间后有时自行消失，但也有耳鸣十分顽固者，至听力完全丧失后仍继续存在，耳鸣可为间断性，也可为持续性，或伴有其他临床症状，但有时也可是唯一症状。

听力检查：纯音听阈测定：气导听阈曲线全频率均降低，高频部分降低更甚；骨导听阈曲线与气导同样降低或更甚。Weber试验：将骨导振荡器置于颅骨中线处，患侧听阈曲线低于健侧。

双耳交替响度平衡试验（ABLB）：检查有无复聪现象，是区别耳蜗性病变与耳蜗神经病变的重要方法。耳蜗病变有复聪现象。

听力测验:第Ⅰ型属正常或中耳疾病;第Ⅱ型为耳蜗听力丧失;第Ⅲ、Ⅳ型多为听神经病变。

声响衰退试验:开始用高于病人听阈 5 分贝的持续音,记录能听到声音的最长时间。正常人或传音性耳聋者可保持 60 秒钟,耳蜗病变则需增加 15～20 分贝才能保持 60 秒钟。

声强微增敏感度试验:此试验为检查病人能否辨别声响的细微变化。耳蜗病变者对声音的细微变化非常敏感,其辨别正确率可达到 60%～100%。正常人、传音性耳聋与耳蜗神经病变仅为 0～20%。

2)前庭症状:前庭神经的功能是反射性调节机体平衡(包括头部、眼球、躯体、肢体),调节机体对于各种加速度的反应。前庭神经受损最常见的症状为眩晕及眼球震颤。眩晕是病人感觉外境或自身在旋转或移动的一种感觉。一组 602 例听神经鞘瘤中,有头晕症状者为 281 例,占 46.7%,为首发症状者 113 例(40.2%)。虽然以眩晕为首发症状者发生率较高,但真正因眩晕而就诊者就明显少于首发症状者。有作者报告因前庭神经症状就诊者仅占 10%,而在追问病史中有 65% 的病例有前庭神经累及表现,有的发生于数年之前。眩晕经常出现于静止状态下但也有些患者在改变体位如弯腰、坐起或转动头部时诱发或加重,经服用镇静药物部分病人症状可以缓解。眩晕可伴恶心、呕吐。其表现有时类似于 Meniere 病。Hisslberger 和 House 报告 30% 有真性旋转性眩晕,其中很多病人长期急性迷路衰竭发作,持续几天或更长时间,被诊断为迷路炎或前庭神经元炎。眼球震颤多为水平性或水平旋转性,眼震慢相方向与肢体偏斜方向一致。当脑干受推挤严重时,可损伤前庭中枢出现前庭中枢性眼震,眼球震颤持续时间长,节律粗大,眼震慢相方向可与肢体偏斜不一致。

前庭功能检查:听神经鞘瘤多起源于听神经的前庭部分,因此在疾病的早期采用冷热水(变温)试验几乎都能发现患侧的前庭功能消失或减退。此乃诊断听神经鞘瘤常用方法。10% 病人健侧前庭功能也减退,可能因为从前庭核发出的纤维经桥脑交叉至对侧时位于较浅部,容易受到较大的听神经鞘瘤压迫所致。前庭直流电刺激试验时可引起平衡失调及眼球震颤。眼球震颤的快相总是指向阴极一侧。如前庭终器被破坏,这一反应仍然存在。前庭核内神经元及前庭神经纤维破坏则直流电反应完全消失。因此这可用来做早期诊断以区别听神经与耳蜗病变。

3)三叉神经症状:Matthies 和 Samii 认为三叉神经功能障碍是第三个最常见的颅神经症状。三叉神经在脑干表面位于桥脑中部的腹外侧面,由大的感觉根和小的运动根组成,位于小脑幕附着缘之下,向前外行走,越过岩骨骨嵴后进入 Meckel 腔,与半月节相连。当听神经鞘瘤向前上方发展时可波及三叉神经,将三叉神经挤压在肿瘤的上极与桥脑和中脑之间,产生三叉神经损害症状。一组 1000 例听神经鞘瘤中有三叉神经受累症状者占 9%,张瓦城和李德泽报告三叉神经受影响率高达 58.8%。三叉神经症状有以下几方面:①大多数病人以面部麻木为主要症状出现,北京某医院 602 例听神经鞘瘤病人中,自觉面部麻木者 262 例,占 43.5%,为早期症状者 54 例,占 20%,临床检查时发现患者面部麻木者为 354 例,占 58.8%,较主观感觉者明显增多。说明部分患者早已有感觉减退症状,但未引起注意。②部分病人表现为三叉神经痛。北京市神经外科研究所一组病例中三叉神经痛 30 例(5.0%),以三叉神经痛为首发症状者 11 例（3.67%）。其中有 4 例病人以原发性三叉神经痛收入院。③可伴有咀嚼肌萎缩。602 例中有咀嚼肌萎缩者 22 例，占 3.7%。一般来说，三叉神经运动支的受损发生较少，而且出现较晚，可能运动神经纤维对压迫较感觉纤维更有耐受性有关。检查病人可见张口时下颌偏向患侧，病侧颞肌和咬肌收缩无力并萎缩。④孤立的三叉神经一支受影响比较少见。多半是两支或三支同时受影响。Samii 认为三叉神经受累症状持续时间与肿瘤大小呈线性正相关。一般平均持续时间为 1.3 年。若三叉神经症状中以Ⅰ、Ⅱ支为主，角膜反射减退或消失，但往往不被患者所注意。对于有一侧角膜反射减退或消失，同时存在一侧听神经症状和体征，可视为早期听神经鞘瘤的表现。双侧角膜反射受损与颅内压增高以及肿瘤压迫脑干移位有关，患者往往病变侧更为明显。

三叉神经检查：三叉神经检查可分为运动、感觉和反射三部分。

运动功能：主要是咀嚼肌群的作用。检查病人有无咀嚼肌松弛萎缩。张口时下颌有无偏斜，若一侧翼肌萎缩时，下颌偏向同侧。

感觉功能：三叉神经分布区域内皮肤的触、痛、温度觉检查方法与身体其他部位检查相同，须注意三个分支感觉障碍的分布情况。

反射：角膜反射：以棉丝从侧方轻触角膜引起双眼瞬目动作。当病变侧三叉神经受损时，则刺激患侧角膜双眼均无眨眼动作，而刺激对侧角膜时双眼均有反射。如为面神经损害引起，则不论刺激哪一侧角膜患眼均无眨眼，而对侧均有反射，可资鉴别。

下颌反射：检查者以拇指置于患者颌部，令病人轻微张口，敲击拇指，可引起其下颌轻微闭合，正常反应大都轻微。下颌反射亢进常见于双侧锥体束损害如假性球麻痹等，下颌反射消失则见于三叉神经下颌支或桥脑运动核损害。

4）面神经表现：听神经鞘瘤患者早期很少出现面神经麻痹症状和体征。Matthies 和 Samii 报告听神经鞘瘤患者 6% 的病人有面神经症状。面神经损害体征出现较晚，其程度亦较轻，可能为运动神经纤维对外来压力有较大的耐受性之故，因此，听神经鞘瘤引起长期面瘫罕见且多为非典型性的，因为面神经 50% 的神经纤维即能维持正常的功能。若 Ramsey-Hunt 区感觉纤维受刺激可产生耳痛、感觉过敏或感觉倒错，或在其运动区出现一些症状如瞬目减少，鼻唇沟变浅等不易发现的轻微面瘫。查体时应认真仔细，以免遗漏，另外尚有听神经鞘瘤以反复发作的半侧面肌痉挛为表现者。也有听神经鞘瘤仅有面瘫表现而误诊为 Bell 面瘫的报告。

面神经检查：一般检查：先观察两侧面部是否对称。若一侧面神经损伤，患侧表现为口角歪斜，饮食不便，闭目无力，病变侧舌前 2/3 味觉减退或消失，但后者常不被患者所注意。通过嘱病人作皱眉、闭眼、露齿、鼓颊和吹口哨等随意运动可发现病侧肌肉瘫痪。

面神经功能检查：虽然听神经鞘瘤早期很少出现面神经麻痹症状，但面神经的感觉纤维和副交感纤维则可能在早期出现障碍。有时临床上没有面神经功能障碍，但辅助检查时却可发现已经受到损伤。①眨眼反射：据报告此反射能先于临床发现面神经障碍，对早期诊断听神经鞘瘤有重要意义。可用视、听、碰击额部等多种刺激诱发眨眼反射，Pulec 用每秒 500 张照片的照相机给 13 例听神经鞘瘤患者拍照，发现其中 11 例眨眼反射推迟 4 毫秒。②镫骨肌反射：采用阻抗测听法测定镫骨肌对强声的反射性收缩已广泛用于面瘫的诊断。如有反射存在还应检查疲劳现象,以明确有无耳蜗后病变。此项检查有假阳性和假阴性结果。③Krarup 电味觉试验:比化学味觉试验更为准确,通过阴极电刺激舌前 2/3 味觉,并与健侧对比,凡超过 20％即有意义。④Shirmer 泪觉试验:泪腺受面神经膝分支的岩浅大神经支配,故可用泪腺功能测定检查面神经。用 2cm×0.5cm 滤纸放于双侧下睑,使病人闻氨水,如患侧眼泪减少达健侧的一半者为阳性。⑤唾腺流量试验:面神经的副交感神经对唾液的分泌作用可用 Blatt 法测定颌下腺的分泌量,方法为双侧颌下腺导管插管,计数 60 秒钟的唾液流量。很多作者发现在酸味刺激后,健侧唾液量多于患侧。⑥电诊断检查:面神经运动功能的电检查,可测出没有临床症状的病变。通常在神经变性发生后 3 天即显示反应减退,神经切断 2～4 天后即兴奋性消失。

5)颅内压增高症状:颅内压增高是听神经鞘瘤常见的临床特征之一。颅内压增高症状出现的早晚及程度与肿瘤大小、生长速度、生长部位等因素有关。一般说来,肿瘤体积越大,颅内压增高症状越明显,但内侧型肿瘤,因肿瘤靠近中线部位,虽然肿瘤体积不大,早期脑脊液循环受到影响,产生梗阻性脑积水,颅内压增高症状可在疾病的早期出现且较显著。导致颅内压增高的原因是:①肿瘤向内生长过程中造成桥脑延髓的移位,压迫了导水管下段及第Ⅳ脑室;②某些肿瘤向小脑幕孔方向生长,部分肿瘤伸入幕孔内压迫导水管;③颅后窝侧池及环池下部受肿瘤压迫而闭塞,影响脑脊液循环;④肿瘤生长过程中,由于蛛网膜的折叠,在肿瘤的周围形成蛛网膜囊肿,占据颅腔内一定体积;⑤肿瘤导致枕骨大孔疝,使颅内压急剧增高造成危象。颅内压增高症状以头痛最多见,严重者伴有恶心、呕吐,常常出现视力下降。602 例听神经鞘瘤中头痛 235 例,占 39.0％;呕吐 250 例,占 41.5％;视乳突水肿 463 例,占 76.9％;视力下降 361 例,占 60.0％;其中双眼失明 50 例,占 13.9％。头痛症状多位于额枕部或双颞部,单侧枕部疼痛似有定位意义,部分病人尚不能明确疼痛的部位。头痛的原因除颅内压增高使脑膜血管和神经受刺激与牵扯所致外,另有其他原因所致,故头痛可在早期出现。头痛可为持续性疼痛,也可持续性疼痛阵发性加重,常常早上头痛更重,间歇期可以正常。单纯头痛的患者病程可持续数年以上。如头痛与其他症状同时出现时,则表示病程较短。颅内压增高使视神经受压,眼静脉回流受阻,导致视乳突水肿,严重颅内压增高者可发生眼底视网膜出血。颅内压增高持续时间较长时,可引起视神经继发性萎缩,眼底检查时,可见视盘变淡,边缘不清,病人通常视力减退或黑矇,甚至有部分病人失明,通常两侧均受影响。个别病人因颅内压增高进展较快,而出现突然昏迷、双侧瞳孔缩小,以后散大,很快出现呼吸障碍,表现为呼吸慢,不规则或出现呼吸暂停等枕骨大孔疝综合征。因此有学者认为颅内压增高综合征的出现表示病人已进入中期或晚期阶段。对于内侧型听神经鞘瘤患者,因缺乏小脑桥脑角部症状和体征,仅仅表现早期颅内压增高症状,与颅后窝肿瘤如小脑半球肿瘤及中线部肿瘤难以鉴别,造成诊断上的困难,因此,应借助神经耳科检查及神经放射检查加以确定诊断。

6)小脑功能障碍:小脑半球受肿瘤压迫而变形,有时部分肿瘤突入小脑半球内,甚至小脑传入和传出神经纤维的通道——小脑脚及小脑内核团亦受压,导致小脑功能障碍。小脑功能障碍与大脑半球不同,其主要影响同侧肢体,即病变侧与肢体障碍同侧。小脑具有以下生理机能:①小脑与前庭器共同来维持身体平衡。②保持和维持肌张力以维持人体姿势和执行随意运动。③调整协调运动。小脑及相应结构受损所导致的共济运动障碍差别较大,轻者几乎觉察不到,重者可丧失生活能力而卧床不起,可能与病变发展程度有关。

a.静止平衡障碍:患者站立时身体前倾或左右摇晃,有时呈逆时针方向摇晃。上肢呈不同程度的外旋,两足分开,足基底变宽,身体摇晃不稳。若小脑蚓部受影响,可伴有躯干性共济失调。上蚓部受损时,容易向前倾倒、下蚓部受损、容易向后倾倒。严重者不能站立,甚至不能坐起。

b.四肢小脑性共济失调:指鼻试验呈过度状或偏斜,不准确程度与病变损害程度有关。快速轮替试验呈现患侧肢体动作不规则而迟慢。反跳现象出现。嘱病人在胸前用力屈其肘关节,由于患侧肢体共济运动失调,当突然放松拉力时,屈曲的前臂不能立即停止,而呈过度回跃,反击到病人胸壁或面部。跟膝胫试验时动作震颤不稳,愈接近最后目标时,其震颤幅度越大,共济失调大多数表现在病变同侧,部分病人可表现为双侧性。

c.步态异常:走路不稳,呈蹒跚步态,是由于平衡受损及共济运动失调的结果。病人走路时两腿分开,不能走直线,身体左右摇摆不定呈曲线前进,或呈"Z"形前进。有向患侧倾倒的趋势,并有时跌倒。

d.书写障碍:书写时由于辨距不良,协调不能,静止障碍,不能保持一定姿势,可见笔尖将纸划破,字线不规则,字行间距不等,字越写越大(书写过大症)。

e.语言讷吃:由于唇舌、喉等与说话有关的肌肉共济失调,患者说话唐突,吐字不清,声音忽高忽低而无规律性,或呈中断性,吟诗式语言。

f.肌张力障碍:病变侧肢体肌肉松弛无力,被动运动时关节运动过度。嘱病人将两上肢向前水平伸直时,患侧上肢较健侧低落。检查下肢时,让患者下肢自然下垂,腿摆动幅度较大,称为"钟摆腿"。

g.眼球震颤:眼球震颤被认为是小脑病变或继发脑干损害,影响到前庭神经核所致。以水平型眼球震颤多见,垂直或旋转型者也可见到,而且向患侧注视时震颤比较粗大。眼球震颤对听神经鞘瘤诊断具有重要意义,但非早期体征。

h.联合运动障碍:又称为协调运动障碍。如走路时,正常人两上肢不断前后摆动,而当小脑受损时,患侧上肢不能摆动。又如后仰时,正常人膝关节呈屈曲状、以防后倒,当小脑受损时,膝关节不屈曲、仍呈伸直状,因此容易跌倒。在听神经鞘瘤患者中最多见的症状之一是小脑性共济运动障碍,以患侧肢体共济运动障碍为主,其次是以步态异常及眼球震颤为主。602例听神经瘤中,患侧肢体共济失调者487例,占80.9%;行走不稳及持物不准者466例,占77.4%;其中早期出现者36例,占7.7%;眼球震颤者429例,占71.3%;患侧肌张力降低者32例,占5.3%。

7)脑干体征:脑干体征是肿瘤向内侧生长,压迫脑干相应结构所致。内侧型听神经鞘瘤患者因肿瘤生长点接近脑干,故脑干症状出现较早且多较重,而对大多数患者来说,脑干症状出现相对较晚,而且多见于大型及巨大型听神经鞘瘤患者。肿瘤对脑干压迫呈以下几种形式:①肿瘤对脑干有轻度推挤,此种情况多见于早、中期病人。②肿瘤对脑干推移,挤压严重,使脑干呈圆弧形向对侧移位,此种情况多见于大型及巨大型的听神经鞘瘤。③肿瘤部分嵌入脑干内。后两者可致脑干受压部位缺血、软化,导致相应结构受损,可出现对侧的偏瘫,偏身浅感觉障碍及锥体束征。有部分病人可出现双侧锥体束征。偶有病人锥体外系也受影响被诊断为帕金森综合征。脑干移位如使脑干对侧挤于小脑幕裂孔的边缘上,可引起患侧的偏瘫或偏身浅感觉减退。运动和感觉障碍的程度可轻可重,轻者仅表现为一侧肢体轻度瘫痪或感觉减退,重者可出现肢体僵直。脑干受压严重时病人可出现发作性昏迷或肢体抽搐,此乃脑干危象。脑干受压移位及小脑扁桃体下疝而刺激上位颈神经,可导致病人呈强迫头位。有的内侧型肿瘤可出现交叉性麻痹症状,病变压迫中脑可出现病变侧瞳孔散大,对侧肢体瘫痪。桥脑水平遭受压迫可出现面神经、三叉神经、外展神经功能障碍及对侧肢体瘫痪。尤其是在无颅内压增高症状情况下,易误诊为脑干病变,过去曾有类似的报告。

8)其他颅神经损害由于肿瘤的发展方向不同,可出现相应的颅神经损害症状,Matthies 和Samii1000 例听神经鞘瘤报告中有 18％病人出现复视。国内一组 602 例中,单侧外展神经损害高达 10.9％。脑干向下移位时可引起动眼神经的牵拉而出现双侧或单侧眼球运动障碍,眼睑下垂及瞳孔对光反射改变。颈静脉孔与内耳孔相邻近,肿瘤向下发展可压迫第Ⅸ、Ⅹ、Ⅺ颅神经,由于该组神经受压后向后下方移位,产生代偿以致临床症状和体征出现较晚,同时损伤程度亦轻,即使出现大部分病人已处于病情的相对晚期,表现为进食时发呛,吞咽困难,声音嘶哑。检查时见患侧软腭下垂,发“啊”声时,患侧软腭上举无力或完全不能运动,悬雍垂因健侧软腭肌的牵引而偏向健侧;患侧咽反射和软腭反射消失。若有副神经损伤可表现为患侧转颈耸肩无力,检查时胸锁乳突肌及斜方肌萎缩。后组颅神经损害可为单侧性,也可为两侧性,或病变侧重,对侧损害症状略轻等。国内一组病例报告进食发呛、吞咽困难占 31.2％,声音嘶哑占 14.0％,而副神经损伤较少,仅占 3.7％。舌下神经位居内侧,不易遭到压迫损伤,发生率仅为 2.5％。舌下神经损害时可见患侧舌肌萎缩,并有舌肌纤颤,伸舌时向病侧偏斜。

9)听神经鞘瘤的临床表现较多,各家报告发生率各不相同。

10)不典型症状:患者大部分具有以上所述的典型的临床症状体征,但部分病人的症状和体征不十分典型。Sterkers 1200 例听神经鞘瘤中,有 198 例具有非典型症状和体征,占16.5％,而被误诊为其他疾病,这部分病人年龄分布为 17～75 岁之间,男性 45％,女性 55％。肿瘤大小:8～10mm 占 12％,1～2cm 占 54.4％,2～3cm 者占 21.9％,3～4cm 者占 7.2％,4cm以上者占 4.5％。

(六)诊断

典型的神经鞘瘤具有以下特点:①早期症状多由听神经的前庭神经及耳蜗神经损害开始,表现为眩晕、进行性单侧听力减退伴以耳鸣。首发症状多为耳鸣及耳聋,耳鸣往往持续时间较短,而耳聋症状发展缓慢,可持续数年或十数年,大多数不被患者所注意。②肿瘤相邻近颅神经损害表现,一般以三叉神经及面神经损害多见,表现为患侧周围性面瘫,或患侧面部麻木、咬肌无力或萎缩。③进而出现走路不稳,动作不协调等小脑性共济失调症状或一侧锥体征表现。④头痛、恶心呕吐。视乳头水肿等颅内压增高症状以及吞咽困难、饮水呛咳、声音嘶哑等后组颅神经损害表现。根据病人典型的病情演变过程及具体表现,诊断并不困难。但问题的关键在于早期诊断。最好能在前庭神经和耳蜗神经受损的“耳科”阶段或肿瘤局限在内听道时就能做出准确的诊断,以便能够提高肿瘤的全切除率,减少手术危险性,使面神经、听神经功能得以最大可能的保留。病人早期具有以下症状者应考虑有听神经鞘瘤之可能:①间歇性发作或进行性加重的耳鸣。②听力呈现进行性减退或突然耳聋。③头晕或体位改变时出现一时性不平稳感觉。④外耳道深部或乳突深部间歇性刺痛。"耳科"阶段的病人除有耳鸣、听力下降外常缺乏其他神经系统症状和体征,病人大多数到耳科门诊就诊,广大医务人员应提高警惕性。因此对于中年前后出现听力减退的病人,如无其他原因如外伤、中耳炎等,均应想到是否患有听神经鞘瘤之可能。应进行听力和前庭功能检查,以及脑干诱发电位、普通放射线检查等,必要时应行颅脑 CT 及磁共振检查,以便进一步明确诊断。

虽然 75%～80% 的病例具有典型的小脑桥脑角症状,但某些病例并非具有典型的临床表现,因此在诊断过程中还应该根据肿瘤的起始部位,发展方向以及其他不同的临床特点加以分析。内侧型听神经鞘瘤早期第Ⅷ颅神经症可不明显或不典型。而颅内压增高症状,一侧锥体束征及小脑性共济失调出现较早,病程进展往往较快。相反,外侧型听神经鞘瘤往往以耳聋及耳鸣为首发症状,此症状可持续相当长一段时间,继之以典型的听神经鞘瘤病情发展过程演变。管内型听神经鞘瘤与内外侧型听神经鞘瘤的不同是往往前庭及耳蜗神经损害症状比较明显,而且面神经症状出现亦较早,其他临床症状比较少见。临床上应结合辅助检查结果综合分析,以便能及早地作出正确的诊断。

关键在早期诊断。凡中年前后出现听力障碍的病人,如无其他原因如外伤、中耳炎等,均应想到是听神经鞘瘤。早期诊断管内型的微小听神经鞘瘤可使肿瘤切除的可能性及保留面神经得以提高。

1.神经耳科检查　由于病人早期仅有耳鸣、耳聋,常在耳科就诊,如能及时检查,可收到良好的治疗效果。常用的是听力检查及前庭神经机能检查。①听力检查:有四种听力检查方法,可区别听力障碍是来自传导系统、耳蜗或听神经的障碍。Bekesy 听力测验,第Ⅰ型属正常或中耳疾病;第Ⅱ型为耳蜗听力丧失;第Ⅲ、Ⅳ型为听神经病变。音衰退阈试验,如果音调消退超过 30db 为听神经障碍。短增强敏感试验积分在 60%～100% 为耳蜗病变。双耳交替音量平衡试验,有增补现象的属耳蜗病变,无增补现象的属中耳或听神经病变。②前庭神经机能检查:听神经鞘瘤多起源于听神经的前庭部分,早期采用冷热水试验几乎都能发现病侧前庭神经功能损害现象(反应完全消失或部分消失),这是诊断听神经鞘瘤的常用方法,但由于从前庭核发出的纤维经桥脑交叉至对侧时位于较浅部,容易受大型小脑桥脑角肿瘤的压迫,健侧的前庭功能也有 10% 左右病人可以受损。

2.神经放射学诊断

①X 线平片:主要变化为骨质吸收致内听道扩大。根据 200 例岩骨断层片的研究下列指标的存在应视为异常:一侧内听道宽度较对侧大 2mm 以上;内听道后壁缩距 3mm 以上,内听道内侧端凹缘骨质轮廓消失或模糊不清;在筛极水平镰状嵴移位至内听道高度的中点以下。②脑池造影:很早用气脑造影作听神经鞘瘤的早期诊断,多用空气、氧气或氮气作对比剂。20 世纪 60 年代用碘油作对比剂。近年采用水溶性造影剂 Amipaque 取代碘油以充盈小脑桥脑角池及内听道,因其粘稠度低于油剂,充盈较为便利,有利于发现小型肿瘤。在无 CT 扫描设备时,这种脑池造影较为理想。③脑血管造影:所见病变的特征是:基底动脉向斜坡靠拢;小脑前中央静脉向后移,桥、中脑前静脉向斜坡靠拢,脉络点向后移;病变较大时还可见小脑前下动脉被来自内听道的肿块推移,基底动脉及桥、中脑前静脉均向后移;基底动脉可移向对侧;肿

瘤着色。④CT 及 MRI 检查：现今，听神经鞘瘤诊断的金标准是 GD-DTDA 增强的 MRI。特别是当肿瘤很小（＜1cm）或在内听道内，CT 扫描阴性又高度怀疑肿瘤存在时，应该进行 GD-DTPA 增强的 MRI。但在我国，当我们费神诊断出一个小听神经鞘瘤时，除了少数病人有严重的合并三叉神经痛而外，病人和家属都不主张手术，结果金标准也就变成马口铁标准。

CT 与 MRI 两种检查都受到神经放射的广泛推崇，其原因是两种检查有相辅相成的作用，如 CT 发现有病侧内听道扩大时，增强 CT 可发现肿瘤，此外脑池造影 CT 检查，亦可发现内听道侵入 CPA 的小肿瘤，表现为造影剂不能进入病例内听道或可见充盈缺损，平扫也能提示病侧内听道扩大和/或 CT 对比增强后的肿瘤。还对于估计中颅窝入路时颞骨的气化程度及高颈静脉球与后半规管及底的距离有帮助。相反，如果病人已作了 CT，而肿瘤较大，MRI 可提供对脑干压迫的范同，Ⅳ脑室是否通畅，脑积水是否存在。对可疑听神经鞘瘤或 CT 检查难于确定时，全序列的 MRI 可作出鉴别诊断，但也要注意 GD-DTPA 的可能假阳性，这几乎总是见于内听道内神经的炎症或蛛网膜炎有关；任何小的，接近底部的增强病变应该在 6 个月后作 MRI 复查以评估其生长情况。

以下谈及到几个听神经鞘瘤评估的若干细节问题：

血管造影：一般来说，血管造影罕有必要，但疑有非听神经鞘瘤的血管性肿瘤、高度血管化听神经鞘瘤及显性的颈静脉球瘤至为重要。

肿瘤评估：最重要的是肿瘤的特征，包括肿瘤大小、位置、形态、扩散、侵犯及脑积水的存在与颞骨气化。肿瘤分级的现代标准根据其向内听道外扩散的程度而定：

Ⅰ级：内听道内肿瘤。

Ⅱ级：小型。其最大直径＜1cm，向内听道外扩散。

Ⅲ级：中型。向内听道外扩张 1～2.5cm。

Ⅳ级：大型。向内听道外扩展至 2.6～4cm。

Ⅴ级：很大型。向内听道外扩展至 4cm 以上。

肿瘤的位置与形态：因为听神经鞘瘤乃起于内听道内前庭神经的雪旺细胞与神经胶质的联结处，典型的是位于中心，且使内听道扩大，但肿瘤也可位于内侧，并有不同程度的内听道底部扩大。当其向内听道外生长与岩骨后缘形成一急转弯形成一球体或类球体。有时也有怪异状发生并可能有肿瘤合并囊性变或其附近并发蛛网膜囊肿或囊肿。

肿瘤扩展或侵及邻近结构：确定手术入路需要了解肿瘤扩散表现。如肿瘤是否向内听道底部或是否侵犯迷路作出判断，这为经迷路手术作出选择。也须注意肿瘤向前、向下或向外下扩展的程度。

肿瘤脑干接触的程度与移位的情况必须注意并发生脑积水的表现。最重要的是要注意脑干与肿瘤之间是否存在一间隙平面，这与肿瘤全切除的难度有关。

肿瘤也可能与基底动脉密切关联并有时与其他重要结构联系，如与颈内动脉关联（图或可能侵犯岩骨，后者多为残余肿瘤，此种情况应考虑有否恶性变化。

其他表现：从手术角度上，有两种重要且不少见的变异对制定手术方案须加考虑：其一是颞骨的气化程度虽对手术不影响，但与手术后脑脊液漏有关（见并发症），其二是高显性的颈静脉球可限制某些达到内听道的手术入路。

3.脑干听觉诱发电位或脑干电反应听力测定　为一种无创伤性电生理检查,阳性所见为Ⅴ波延迟或缺失,约95％以上的听神经鞘瘤有此表现,现已广泛用于本瘤的早期诊断。

（七）鉴别诊断

任何一个位于 CPA 的肿瘤都可与听神经瘤混淆,但多数病例有其 MRI 的鉴别特点。听神经鞘瘤占 CPA 肿瘤的90％,其次是脑膜瘤、表皮样瘤、蛛网膜囊肿、脂肪瘤、面神经鞘瘤及转移瘤。罕见的病理性多血质在文献中亦有描述。

脑膜瘤在 CPA 病变中占10％～15％,在 CT 与 MRI 有类似的密度和信号强度,其形态与位置常在读片中可与听神经鞘瘤区别,脑膜瘤在岩骨后面表现为一固定的肿块,其轴心不在内听道,内听道不常被肿瘤侵犯,在15％～25％的病例有其下的骨质增生。此外,有25％～35％的病例有肿瘤内钙化,在 GD-DTPA 的 T_1 加权 MRI 上可见50％～70％有硬脑膜尾征。重要的是注重肿瘤的外形而非某一个别特征。钙化与硬脑膜尾征在听神经鞘瘤则罕有表现。

表皮样瘤占 CPA 病变的10％～20％,表现为一非增强性病变并在 T_1 加权影像上为低信号(比 CSF 信号高),在 T_2 加权影像上成高信号。蛛网膜囊肿常与听神经鞘瘤同时出现,但间或是一个孤立的病理。这种囊肿较上皮样瘤有与 CSF 一致的信号,蛛网膜囊肿是均一的表现,而上皮样瘤有一致性细条索而成异质性特征。其次蛛网膜囊肿有使血管移位,表皮样瘤则穿入裂隙中并由神经血管结构围绕,使全切除很困难。

脂肪瘤是罕见的,据报告要么就是在内听道内的孤立病变,要么就是侵犯内听道与小脑桥脑角。在 T_1 加权影像上为典型的高信号,即或用 gadolinium 增强,由于其原始的高信号亦很难作出评价。在 T_2 加权影像上,可能是等强度或低强度。在 MRI 引入脂肪抑制序列,使病变成低信号,易于术前诊断脂肪瘤。

转移瘤是罕见的,但在其邻近部位出现脑水肿应引起高度怀疑。

后颅窝其他颅神经的雪旺细胞瘤也出现于 CPA,但其起源部位常有不同,三叉神经鞘瘤最常见,常扩展至中颅窝与颅后窝呈哑铃形。面神经鞘瘤常在膝状神经节,但当其发生在内听道或 CPA 时,则难于与听神经鞘瘤区别,也有描述面神经鞘瘤有在 CPA 有些怪异的位置。至于下组颅神经鞘瘤从颅底的颈静脉孔的特殊位置及颈静脉扩大即可确定。

硬脑膜外病变能向小脑桥脑角扩展,常来源于岩尖或斜坡,其中表皮样瘤、胆固醇肉芽肿、岩尖粘液囊肿、脊索瘤、软骨瘤及软骨肉瘤也是最常见的,此外起于内轴心、来自Ⅳ脑室的病变、脑干与小脑病变也可向 CPA 发展,表现有前庭耳蜗或面神经症状。

听神经鞘瘤手术中,由于肿瘤部分附着于脑干或与面神经粘连,或因病人术中情况变化不能作肿瘤全切除,有时必须附着小片肿瘤于脑干或面神经上,即或"全切除肿瘤",残余的小片或部分肿瘤也会复发,其发病率约为10％。由于手术部位放置脂肪(经迷路入路)或纤维组织修复的混淆表现,很难作出残余肿瘤及其继发生长的判断。

如果用脂肪修补了手术缺损部位,最好用 MRI 评估,包括 T_1 加权脂肪抑制技术来评估肿瘤残余,增强影像上持续存在的类圆形结构应考虑为残余肿瘤,建议至少1年、3年和5年作常规随访。

（八）治疗

听神经鞘瘤的治疗以手术为主要选择。手术有三种基本入路:即枕下入路、颅中窝入路和经迷路入路。经迷路入路由于内耳破坏,对于试图保存听力显然是不可能的。经颅中窝入路,首先需要处理的是内听道上壁,可以充分显露内听道内的耳蜗神经、面神经、前庭神经和内耳的供应血管,这对于耳蜗神经和迷路动脉的保护非常有利。但这种入路视野狭小,骨性标志不易识别,小脑桥脑角的解剖结构显露差。出血不易控制,颞叶牵拉明显,所以该手术入路有较大的局限性。有作者认为此入路只适合于年龄小,肿瘤位于内听道内或肿瘤在内听道外直径不超过1cm的病例。且术前病人有良好的听力。枕下入路是常为神经外科医师喜用的入路,其主要原因解剖显露好,肿瘤与脑干和内听道的关系显示较为清楚,适合于所有不同大小的听神经肿瘤手术,加之高速电钻磨除内听道后壁提供更为便利的工具,电生理对颅神经功能的监测技术,可望在21世纪初期对小脑桥脑角这一危险三角的听神经瘤由2%或6%下降至0,同时还会有更高的提供面、听神经的保全技术,这当然是诊断性技术的先进和显微技术更为完善所致。为详尽说明起见,对手术方法作以下表解:

现以较常用的经枕下入路与面听神经保护作全面介绍。

1.保留听力手术的病人选择和手术方法选择　听神经鞘瘤患者的处理主要有三种方案:显微手术全切术;立体定向放射治疗和随访观察。年轻患者且证实肿瘤正在不断增长者,是治疗的绝对适应证;70岁及70岁以上的老年患者,无明显症状且系列影像学资料显示肿瘤无增大者,应定期观察并行影像学随访。在大多数国家,根据上述原则对需手术治疗的患者,最常用的手术入路是经枕下入路,其次为经迷路入路。神经外科医师倾向于前者,而神经耳科医师则倾向于后者。

手术需考虑一些内科危险因素及同时伴发的内科情况,如充血性心衰、尿毒症等。如果以前曾做过一次手术,如曾经枕下入路行肿瘤的不完全切除术,则本次手术最好改为经迷路入路(反之亦然),这样可以避免手术通过疤痕组织或蛛网膜粘连。脑积水的存在从几个方面影响听神经鞘瘤的处理。老年患者伴有症状性脑积水需行分流术,肿瘤切除与否根据它对分流的反应再行决定。如肿瘤不再增长,治疗脑积水可能就足够了。相反,在年轻患者伴有脑积水,而且肿瘤在增长,应该同时治疗脑积水和肿瘤。如下所述,在肿瘤大于2cm的患者,如对侧听力因中耳炎等情况而不是因听神经鞘瘤而丧失,则应在确定肿瘤在增长之后,再行显微手术切除。对这类患者,为了在术后较长时间内保留听力,可考虑立体定向放射治疗。相反在肿瘤小于2cm的患者,因术后听力保留的可能较大,应考虑显微切除术。对双侧听神经鞘瘤患者(NF$_2$),因为要保护听力,其处理方案及手术入路需特殊考虑。遗憾的是,无论显微外科手术还是立体定向放射治疗,NF$_2$患者的术后听力丧失的风险要比单侧肿瘤患者高。

肿瘤的大小对显微切除术的入路选择尤其重要。对保存有用听力的小肿瘤患者,可根据肿瘤的大小选择经枕下入路和经中颅窝入路切除肿瘤。如果肿瘤局限于内听道(IAC),可应用经中颅窝入路。即便是管内肿瘤,也有作者倾向于经枕下入路。因此,对小于2cm的单侧肿瘤,保存有用听力,年龄在70岁以下的患者,可选经枕入路。Tator定义有用听力为:语言接受阈值(SRT)<50dB,语言分辨得分(SDS)≥50%。具备这些条件的患者,术后听力保存的可能性要大得多。

对大型听神经鞘瘤,尤其是大于4cm的并向颈静脉孔扩展的肿瘤,倾向于选用经枕下入路,因为经枕下入路比经迷路入路更好地显示后颅窝。对肿瘤病变类型诊断不清者,尤其是有可能为血管性脑膜瘤时,也倾向于选用经枕下入路,因为脑膜瘤的基底通常为扩展性的,经枕下入路能提供一个较好的视野来处理脑膜的硬脑膜基底。如存在一个高位的颈静脉球,尤其是伴随一个前置的高位乙状窦时,经枕下入路比经迷路入路能更好地显示内听道(IAC)内容物,因而比经迷路更安全。

总而言之,经枕下入路应用于大多数身体条件好的年轻患者,无论大小的单侧、正在增长的听神经瘤。如治疗组人员中有神经科专门医师时,除非要保留听力,经迷路入路也是一个可接受的选择。对老年有症状的听神经鞘瘤患者,肿瘤大小超过 3cm,而且正在增长,可选用经枕下入路或经迷路行显微切除术。即使是肿瘤部分切除术,也可能丧失残余的有用听力,因而,在老年患者,也要争取一期手术肿瘤全切。如果一期手术因其他因素如心血管系统不稳定等,不得不中途停止,应考虑二期手术。

2.术中电生理监测　颅神经Ⅶ、Ⅷ活动的持续神经电生理监测,提高了听神经鞘瘤手术切除的精确性,监测技术已有详述。神经电生理监测的主要目的是早期、快速发现潜在的对该神经的损伤性刺激,使手术医师在发生不可逆的损害之前及时调整手术步骤。事实上已证实神经电生理监测技术是听神经鞘瘤切除手术必不可少的一部分。电生理监测的一个重要概念是,在外周快速记录到同有的背景噪音,相关电位变化而引起的反应。在颅神经Ⅶ的监测中,肌肉的动作电位波幅较大,而颅神经Ⅷ或蜗神经感觉反应波幅较小,因而与颅神经Ⅷ相比,颅神经Ⅶ的实时评估要容易得多。

(1)面神经的监测:应用现代的外科技术和设施,可以使 80%～90% 听神经鞘瘤患者的面神经得到功能性保留。面神经的监测应用皮下针性电极记录眼轮匝肌和口轮匝肌的肌电图(EMC),通过音频放大实时监测。即使是部分神经肌肉阻滞,也可使肌电图受到遮蔽。因此,可以使用短效肌松剂以方便气管插管,但在手术时不能应用肌肉去极化剂,以保持肌电图对面神经所受到的最微小牵拉变形的敏感性。肌电图记录可以早期辨别神经的机械或缺血性刺激,使手术医师及时调整手术步骤。肌电图的短暂暴发性活动,通常由可逆的机械性创伤所引起。而持续恒定不变的引起"俯冲轰炸机"效应的强直电位,是一种恶兆,可能预示一定程度上的不可逆神经损害。用单极或双极探针,以恒定的电压直接刺激面神经,可以探知面神经,并描绘其在肿瘤周围的行径。NIM-2 神经完整性监测器是一种非常好的刺激兼记录设备。可以通过视频示波器或音频放大器的输出,得到反馈信息,同时在电凝过程中自动消音。有一种角形扁平的可供刺激用的剥离器,在内听道内从外侧到内侧卷动肿瘤非常有用。所用的电刺激为 100 微秒的方波脉冲,其电流强度稳定,范围为 0.05～1.00mA,频率为每秒 3 次。术中诱发动作电位所需的阈电流的变化,反映神经所受损伤的程度。同样,肿瘤切除之后,在脑干面神经根区刺激而神经所需的阈电流大小,也反映神经的功能状况。在评价面神经内最佳的传导纤维时,刺激电压水平和脉冲宽度极为重要。

(2)颅神经Ⅷ的监测:蜗神经的功能评估可用远场记录和近场记录两种方法,通常评估双侧。听觉脑干反应(ABR)是远场记录的原型,放置针电极于耳垂和头顶正中来记录。由于对声音刺激的反应波幅较小,有必要进行信号的叠加平均,这不可避免地推迟反应 2～3 分钟。由于肿瘤对颅神经Ⅷ和脑干的影响,听神经鞘瘤患者的听觉脑干反应(ABR)通常明显受损。尤其是大听神经鞘瘤患者,超过三分之一的此类患者手术当中不能记录到听觉脑干反应。在手术临近结束时,术中 ABR 波 I、V 的存在,通常提示听力有所保留,尽管这不是绝对的。耳蜗电图(ECoG)是评估蜗神经功能的另一种技术。耳蜗电图的记录利用两个电极,一个经鼓膜放置于中耳隆起,一个针电极放置于同侧耳垂,这是一种近场记录,显示来自内耳毛细胞的耳蜗微音放大电位和耳蜗神经近段的复合神经动作电位。耳蜗电图不必要进行信号的叠加平均,因此可以快速得到必要的反馈信号,以便术中分离时及时调整手术操作。第三种监测蜗神经功能的方法是直接从耳蜗神经上记录复合神经动作电位(CNAP)。复合神经动作电位也可用来获得实时信息,但是,因电极的放置影响手术而使它的应用受到限制。可应用一个金属球,棉绳或植入电极线的棉片记录蜗神经的复合神经动作电位。最近,在 IV 脑室的外侧隐窝处放置电极可记录到来自蜗神经核的诱发电位。因为其波幅较大,记录仅 15～20 秒就可得到可以说明问题的结果。虽然我们对这种技术没有个人经验,但这种技术对手术野的干扰较少。大多数作者报道,应用神经电生理监测技术,听力保存率 33%,在高选择组如管内型听神经鞘瘤患者,听力保存率可以更高。

听觉脑干反应(ABR)、耳蜗电图(ECoG)和复合神经动作电位(CNAP)都使用相同的刺激。因此只要有合适的设备,就可以很容易地同时记录到这些信号。听觉脑干反应(ABR)、耳蜗电图(ECoG)和复合神经动作电位(CNAP)的变化类型和程度,在手术当中有很大变异、何种技术最适于颅神经 Ⅷ 的监测尚不确定。每一种技术均有其优、缺点,因此在手术中可以联合应用以上三种技术。

3.术前脑积水的处理　在老年听神经鞘瘤患者,脑室扩大很常见,但没有脑积水的症状。Tator 报道在 293 例小脑桥脑肿瘤患者中,症状性脑积水的发生率为 13%,主要发生于大于 3cm 的大听神经鞘瘤患者。正常压力脑积水的症状最常见,只有极少数患者有视乳头水肿和颅内压增高。除非脑积水非常明显,一般建议在肿瘤手术时,手术就开始处理脑积水。可通过额顶或枕顶钻孔插入一个脑室引流管。多倾向于选择额顶钻孔,因为额顶钻孔的脑室定位更准确,而且脑室引流的位置较好便于手术后处理。为达到最佳体位,需将患者的头颈前屈、外旋,这常常引起脑脊液交通阻塞,可能发生枕骨大孔处,尤其在较大听神经鞘瘤患者,枕骨大孔水平的脑脊液通路已经受到危害。麻醉、输液和体位引起的脑脊液交通阻塞,均可导致颅内压的进一步增高,在手术的开始插入一个脑室引流管,可以防止这些情况的发生。在手术当中可以间断地引流脑脊液。手术后,根据颅内压力、临床症状和 CT 随访扫描情况,脑室引流管可放置 1～4 天。大多数患者的脑积水及其症状得以改善,不需进一步处理。但是据 Tator 报道,约 20% 的患者最终需要永久的脑室腹腔分流术,通常在肿瘤切除术后两月内进行。

在听神经鞘瘤大于 3～4cm 且没有术前脑积水的患者,考虑到术后脑干水肿,以及随之而来的阻塞性脑积水,可在手术的开始就放置脑室外引流。在老年患者,尤其在那些伴有内科危险因素.而且系列影像资料显示肿瘤已不再生长的患者,脑室腹腔分流术治疗脑积水可能是唯一所需的处理。有脑干和颅神经压迫症状的老年患者,可以尝试肿瘤的次全切除,尤其是手术时间较长时。这些患者,术后可能因为长期存在的症状性脑积水而需要分流术。

4.手术方法

(1)体位经枕下入路听神经鞘瘤切除术有几科不同的体位,包括:侧俯卧位或称"公园长椅"("park bench")位、侧斜位、俯卧位、坐位或半坐位。因为坐位有诸多潜在的并发症,例如静脉空气栓塞、低血压和体位相关脑干缺血等,而侧卧俯位的相关并发症发生率较低,故多采用侧俯卧位。侧俯卧位能提供一个良好的后颅窝视野,手术医师及其助手有舒适的体位,重大并发症如静脉空气栓塞发生率明显降低。侧俯卧位还能将俯卧位引起的静脉充血和通气受限,尤其是肥胖患者,降到最小程度。手术台设置于头高位约150°的位置,这种头高于心脏的体位,有利于手术区的静脉回流,而且有利于降低颅内压,减少静脉充血和出血。老年伴有严重颈椎病的患者,容易因大幅度的头颈扭转和屈曲,造成颈髓压迫的椎动脉供血不足。侧俯卧位时头的扭转最少,这使得此类患者的手术变得安全。同时,此体位对臂丛的牵拉也最小。

插入气管套管后应注意防止因体位而引起的气管套管扭曲或闭塞,然后接好血流动力学和神经电生理监测评估,可以早期发现问题,及时对脑干和后组颅神经的操作或静脉空气栓塞做出处理。发现任阿心血管系统或呼吸系统的异常(血压、心率及不规则的呼吸),应立即向手术医师报告,手术医师应停止其侵犯性操作。为了要进行一系列神经电生理监测:包括肌电图(EMG),听觉脑干反应(ABR),耳蜗电图(ECoG)和颅神经Ⅷ的复合神经动作电位(CNAP)记录。还可对所有患者进行躯体感觉诱发反应的监测,以评估对脑干的影响。

Tator报道,他们在使用Mayfield头架固定系统时,曾经历过滑脱的危险,故更愿意使用Surgita四点头架固定系统。这些装置的正确使用有几点重要的注意事项:①不应该影响切除肿瘤的各种入路。②应特意避免额窦和颞骨岩部的钉刺固定。③头皮切口应在Surgita头架固定螺钉之间弧弓的中点。④出于美容的考虑,应避开前额部。Surgita装置的一侧应固定在乳突区以上,根据肿瘤侧决定,另一侧螺钉同定在外侧额部。牢同固定在乳突区以上,牢司固定螺钉非常重要,以防不慎滑脱。头架除外的丙他部分,都不应该接触头皮和面部。然后将患者叭仰卧位转向侧俯卧位。腑下放置一个软海绵胶卷,防止手臂受压,也改善呼吸。在臂部及大腿间各放置一个枕头,髋关节及膝关节均屈曲20°~30°。

用宽带或手术台皮带,通过患者的髂棘将患者司定于手术台上。手术当中,为了改善手术视野,经常需要旋转手术台,为避免患者移动,可在他胸背后放置一个衬垫夹板。所有的受力点都应垫好保护。手臂通常不需要支持,但是如果过度悬于手术台下,则需在腹侧给予支持,以避免牵拉、压迫或静脉淤带。然后注意力应放在头的位置上。在上颈段和颅颈连接处,头应仅屈曲10°~20°,面部转向地面,远离手术侧,这样枕骨鳞部就成为头的最高部分,而且处于水平面上,于是固定头架。把同侧最高位的肩膀向下压,以方便手术者的手臂伸向手术台。手术台能在矢状面机动旋转,以便于术中观察小脑桥脑角及内听道底的全貌。例如,将患者的头部旋向地面,以观察内听道的外侧部分;或将患者的脸部向上旋,以便于将肿瘤从脑干分离时,有一个良好的内侧视野。对伴有明显的术前脑积水的患者或非常大的听神经鞘瘤患者,应行脑室外引流。

(2)切口:头皮切口位置的选择,须考虑能够去除足够的骨瓣,以显露横窦和乙状窦的连接处,最佳暴露小脑桥脑角。需用标记笔在皮肤上标记四个点:枕骨隆突,乳突的尖部,乳突的底和第2颈椎脊突,这些标记容易通过深部触诊确定位置,而乳突的"底"部是一个小凹陷,约位于乳突尖部的头侧3cm处。从乳突的尖部到乳突的"底"部的竖直线,应垂直于乳突的"底"部与枕骨隆突的水平连线。这些连线的交点,通常位于横窦与乙状窦的连接处。头皮切口向下延伸的程度,取决于肿瘤的大小。有几种不同类型的皮肤切口:典棍球棒切口、垂直切口或"乙状"切口。可选择"乙状"切口的中段是竖直的,垂直于乳突的"底"部与枕骨隆突的连线。切口线应在乳突"底"部与枕骨隆突的连线的内 2/3 接合处与该线相交。其交点大致覆盖星点(颅骨表面人字缝、枕乳缝及顶乳缝的交点),切口线向头侧延伸至耳廓上约 2cm,向尾侧延伸随所需去骨瓣的大小而变化。大于 3cm 的肿瘤患者,开颅应包括枕骨大孔,这种情况下头皮切口线向下几乎应延伸至第 2 颈椎棘突。在较小肿瘤患者,切口线应向第 2 颈椎棘突延伸,但约短 4cm。在分离到骨膜平面时,将遇到枕动脉和枕小神经,给予电凝和分离。手术的这一部分通常应用单极电凝。但是,在暴露切口的下部分时,要特别避开位于枕大孔和第 1 颈椎后外弓之间的椎动脉水平段(尤其在其狭长扩张时)。在深筋膜下分离肌肉时,采用一个倾斜且向内的方向,可避开椎动脉。向内、向外在骨膜下分离以暴露枕骨鳞部和乳突。通常可以见到乳突导静脉。内侧是乳突的底部,嘴侧是二腹肌沟,可用骨蜡封闭乳突导静脉。如果乳突导静脉存在,它对于大致定位横窦与乙状窦的连接处,是一个有用的标记。横窦与乙状窦的连接处通常位于乳突导静脉头侧 1～1.5cm。

(3)开颅术:乳突后开颅的关键点在于暴露横窦的连接处,因为此处确定了小脑桥脑角的上限。小脑桥脑角的上方边界是小脑幕,外侧边界为颞岩骨的后表面。骨瓣的直径通常约 3～5cm,在大听神经鞘瘤患者(例如大于 3cm),开颅包括枕骨大孔时,骨瓣可大一些。通常紧靠横窦与乙状窦的连接处,在其下方做一个颅骨钻孔。上项线及乳突体后缘的交点,大致位于乳突导静脉头侧 1～1.5cm,是此颅骨钻孔的良好标志。对较小骨瓣,一个颅骨钻孔可能就足够了;但在较大骨瓣,需在内侧紧靠枕骨隆突处作第二个颅骨钻孔,在枕骨鳞部枕骨大孔上方约 1cm 处作第三个颅骨钻孔。可用高速颅钻做这些颅骨钻孔及切除骨瓣。需去除更多的骨瓣时,可用一个大的咬骨钳,尤其是 Kemson 型咬骨钳或高速颅钻。手术的这一阶段通常总是要开放乳突气房,应该用骨蜡仔细封闭,这样也可以终止板障出血。所有的引流到横窦与乙状窦的导静脉出血,应该用明胶海绵或棉片止血,因为双极电凝有可能扩大导静脉裂口,从而使出血恶化。①硬脑膜切开:十字形切开硬膜以求最大程度地显露小脑桥脑角。从内下角到横窦与乙状窦连接处的外上角做一斜切口,呈直角做第二个切口,但应错开以防最终严密缝合时在中心留有一空隙。切开硬脑膜后,如果患者的体位合适,则小脑往往向内侧回缩离开肿瘤。但如果存在颅内压增高,小脑可能没有移动。这种情况下,可用一个窄的弹性脑牵开器将小脑的内下部从枕大孔区牵开,这样可以打开枕大池放出脑脊液。有时需要用锐器将小脑的内下部从枕大孔区牵开,这样可以打开枕大池放出脑脊液。有时需要用锐器切开枕大池的蛛网膜,如用显微钩挑开蛛网膜放出脑脊液。随之,小脑松弛塌陷,仅用一个或两个自动牵开器轻轻牵开小脑,就可充分暴露小脑桥脑角,在小脑表面沿小脑裂的方向水平放置条形 Telfa 棉片,向外侧伸向小脑桥脑角,并可窥见肿瘤。整个手术过程中,用 Telfa 棉片覆盖小脑以减少牵拉损伤非常重要。尽管其他材料如橡皮片也可做此用途,但 Telfa 棉片对脑组织的粘连较少。极少情况下可用甘露醇使小脑松弛塌陷,为分离创造了空间。②肿瘤暴露和切除:自此阶段应用手术显微镜,用焦距为 350mm 的物镜,使镜头到小脑桥脑角之间有足够的距离供器械操作。肿瘤更清晰可见。此时辨认小脑桥脑角和肿瘤的上、下界限,从上面的小脑幕到下面的颈静脉孔上的桥小脑角池。在较小听神经鞘瘤,牵开小脑就可看到受牵拉的桥脑小脑角池蛛网膜。通常从肿瘤的下极延伸到颈静脉孔,有颅神经Ⅸ、Ⅹ、Ⅺ和小脑后下动脉走行。可用显微钩、蛛网膜刀或显微剪刀打开小脑桥脑池。无论何时分离蛛网膜,都要保持蛛网膜粘附于脑,因为"蛛网膜属于患者"。在较大听神经鞘瘤,可能会因牵拉引起明显的小脑水肿和压迫萎缩。有时有必要切除小脑半球的外侧部,以改善暴露并减少对小脑的牵拉。首要任务之一是,在肿瘤的下极接近颈静脉出口处,辨认并保护颅神经Ⅸ、Ⅹ、Ⅺ。在较大听神经鞘瘤,颅神经Ⅸ、Ⅹ、Ⅺ可能会因为增厚的蛛网膜覆盖而变得模糊不清。颅神经Ⅸ、Ⅹ、Ⅺ非常脆弱,容易因牵拉或神经滋养血管受损,而发生功能性麻痹或轴性损伤。仔细地锐性分离蛛网膜,保留所有微小血管,充分暴露肿瘤的外下部,避免牵拉这些神经或损伤血管。在暴露这些神经之后,在其间隙内及肿瘤的下极填入小棉片,在随后的分离过程中起保护作用。应用 60～80mmHg 的低压吸引器,以减少对这些颅神经和血管的损伤。肿瘤的表面可能覆盖有小动脉和中等大小的静脉,应给予保留,因为它们可能是供血正常的脑组织和蜗器,将它们仔细地从肿瘤的表面剥下来,连同它们的蛛网膜网状结构,留附于脑表面。保留这些血管对听力的保留特别重要。这些血管的出血使蛛网膜下平面变得模糊,应轻轻冲洗或用明胶海绵轻柔压迫止血。再仔细检查肿瘤的表面,有无颅神经的存在,因为有 1％～2％ 听神经鞘瘤患者的面神经存在于肿瘤的后表面,应用可供刺激用的剥离刺激器作连续面神经肌电图监测。可以通过刺激颅神经Ⅺ诱发肩部运动来确定刺激器的功能状态是否合适,以及神经肌肉阻滞是否已消失。在肿瘤囊上分离出蛛网膜平面后,朝内侧向脑干方向分离肿瘤。在较大听神经鞘瘤,分离肿瘤的内侧之前,应分离肿瘤的上、下方。三叉神经的上方和内侧被肿瘤压迫。含多个神经根系、有突出的半月征、宽度较大、朝内上进入 Meckel's 囊,是识别此神经重要特征。分离周围的蛛网膜纤维和粘连带,在此神经和肿瘤之间填入小棉片。岩上静脉通常在三叉神经的上外方,在肿瘤的上极靠近小脑幕处,是后颅窝最大的静脉。由于此区的静脉存在广泛的交通,可以安全地将其电凝分离,不会继发小脑肿胀或静脉梗塞,尤其在较大的听神经鞘瘤患者。用双极电凝在其中部连冲洗连电凝,以免不慎打开它所引流到的岩上窦。静脉的撕破容易处理,因其压力较低,可用小明胶海绵片覆盖。在较小听神经鞘瘤,通常没有必要分离此静脉,最好保持其完整性。暴露小脑前下动脉(AICA)及其头、尾侧分支,它们走行于肿瘤的内侧和下方。有时,由于此动脉位于颅神经Ⅶ、Ⅷ之间,听神经瘤可使其向上移位。向内侧轻轻牵拉小脑绒球小结叶,可进一步显露脑干呈白色,有光泽的外观。识别 Luschka 孔处的脉络丛,可以帮助确定颅神经与脑干的连接处,颅神经Ⅸ、Ⅹ、Ⅺ靠下方,颅神经Ⅶ、Ⅷ稍靠上方。在较小的听神经鞘瘤,此时可以看到颅神经Ⅶ、Ⅷ出自脑干。应用可供刺激用的剥离器,有助于识别面神经。在颅神经Ⅸ最上方的纤维的嘴侧 2～3mm 处确定一点,可以帮助在脑干区识别这些面神经,面神经通常位于内上,外观呈白色,闪亮,而前庭蜗神经位于外下,色彩灰暗带黄色。这些神经在脑干区间距最大,向外延伸约 2mm。但是,在较大听神经鞘瘤,识别面神经的局部解剖较为困难,因为其变细的纤维铺在肿瘤上面或因其粘连在脑干上。面神经可向前上、前下,甚至在极少情况下(2％的患者)向后移位,这取决于肿瘤起源于前庭神经(上支或下支)抑或蜗神经,以及其生长方向而定,在这些病例,面神经肌电图对定位非常有用。听神经鞘瘤解剖的重要观念是在肿瘤的内、外侧识别颅神经Ⅶ、Ⅷ复合体,因为该处它们的变异最少。在内侧显露此神经后,放置一小块明胶海绵于脑干上,以防在牵拉及内侧暴露时损伤脑干或造成脑干的微小出血。尽可能多地分离出小脑桥脑角部分的肿瘤边界后,就要开始进一步的重要操作:内减压或掏出肿瘤内容,使肿瘤向心性塌陷;有时,切除小肿瘤不需要内减压,并不增加神经损伤的危险。但是,即使是小肿瘤,内减压几乎总是明智的。典型的肿瘤外观呈黄粉红色,质地坚韧,在内耳门边缘有一个光滑的与硬脑膜相连的囊。偶尔,肿瘤会因出血和囊肿形成而变软,而且囊变得非常薄容易被撕破。开始掏出肿瘤内容时,应先电凝肿瘤的囊,然后避开经面神经肌电位(EMG)听觉脑干反应(ABR)耳蜗电图(ECoG)和颅神经Ⅷ的复合神经动作电位(CNAP)证实的第Ⅶ颅神经和第Ⅷ神经,在肿瘤的后外表面切开一个窗口。在确定刺激面神经的电压阈值后,将电压增加两到三倍,用刺激器在肿瘤的表面缓慢滑过,以确切证实不存在神经纤维。虽然在确认第Ⅷ颅神经后,复合神经动作电位(CNAP)是记录效果最好的,但是,因为近场耳蜗电图(ECoG)记录技术具有几乎实时记录的优点,因此,在此期用近场耳蜗电图记录技术监测第Ⅷ颅神经。而后肿瘤的囊内减压用活检钳剪刀锐性分离来完成。在囊内减压较大听神经鞘瘤时,也可用双极电凝或切割器械,超声吸引器(CUSA)或激光,但是要保留听力时应避免使用。接近囊后壁时应多加小心,以防损伤面神经和蜗神经。此外还可以通过监测面神经肌电图的异常听觉信号或听觉脑干反应、耳蜗电图和颅神经Ⅷ的复合神经动作电位的变差、恶化来发现肿瘤囊壁的过度牵拉。为使组织平面保护清晰,应严格止血,通常先使用冲洗吸引法,偶尔出血持续难以止住,可用双极电凝,还应注意保护小脑前下动脉(AICA)在基底动脉环处的所有分支(通常位于颅神经Ⅶ、Ⅷ复合体的下面),包括迷路动脉、面神经和蜗神经滋养血管。仔细掏出肿瘤内容且不撕破囊壁之后,一手持解剖器,另一手持带齿的抓握钳,将肿瘤中的周缘从上、内、下向中心牵拉,暴露周围的结构包括颅神经Ⅷ的内侧段。将肿瘤翻离脑表面,而不要翻向脑表面,可以见到桥接于肿瘤与脑表面间小动、静脉。许多桥形血管可以保留于脑表面,也有许多需要电凝分离。分离较大听神经鞘瘤时,可以通过向心性切除肿瘤壁来逐步扩大囊窗。使肿瘤呈壳样改变,有效减压,周围结构更为清楚。将肿瘤囊窗的周缘逐步向中心牵拉,与周围的小脑和脑干分离时,要不断地调节显微镜的位置和方向。逐步掏出肿瘤囊内容形成一个空腔后,可将残余的肿瘤边缘压向空腔。将残余的肿瘤边缘与周围的脑组织分离时,可用一个带齿的活检钳抓住肿瘤囊,用一个扁平的解剖器将其与周围的脑组织分离;或者用一个解剖器将残余肿瘤边缘压向空腔。另一个解剖器轻轻压住周围的脑组织。一种板面宽度在 1～7mm 的解剖器和带齿的活检握钳是需要的。通常,肿瘤边缘与周围的脑组织界面,可根据蛛网膜和桥接血管的存在,以及内侧暴露的颅神经Ⅶ、Ⅷ而识别。向内向外分离时,可以识别面神经的大部分管外部分。在肿瘤与面神经之间的空隙中放置小棉片保持隔离。面神经最难暴露的一段位于内耳门,因为此处肿瘤与面神经之间的界面不清。在内耳门处,面神经通常受压,紧贴岩骨前缘向前成角,且常常被增厚的有血管附着的蛛网膜所包绕。此区的分离放在手术的最后部分,在分离面神经的外侧管内段之后。颅神经Ⅷ的内侧部分也用同样的方式,从内向外锐性分离。在至少一半的患者,在内侧识别颅神经Ⅷ很困难,其与肿瘤和脑干的分离是个问题。在这些患者,为了保留听力,应先分离管内肿瘤的外侧部分,随着从外向内的分离,颅神经Ⅷ最终在脑干处显露。在暴露肿瘤的上下和内侧之后,接着暴露外侧内听道中的部分。用双极电凝,电凝覆盖在颞骨岩部壁上到内耳门的硬脑膜,然后先用切割钻孔,再用金刚磨钻从内到外掀开内听道的后壁,内听道的大致位置是从内耳门水平向外颞骨岩部后壁上岩上窦处,在小脑幕附着处下方约 5～10mm,并大致与之平行。附着于颞骨岩部小脑幕的边缘,容易根据其纤维附着处的半圆弧征象而识别。当用分离器械压迫时，小脑幕具有活动性。持续冲洗可以保持手术野清晰并防止对颅神经Ⅶ、Ⅷ的热损伤。冲洗液的温度必须保持在体温水平，较冷的液体将引发神经的去极化，产生未受警告的 EMG 反应。在肿瘤周围蛛网膜下腔磨钻时，应用棉片保护，防止碎骨屑的污染，以减少术后脑膜炎的可能性。在磨钻岩骨时应避开高位颈静脉球、颅神经Ⅶ、Ⅷ半规管。由于定义不同，高位颈静脉的发生率众家报道不一，从 9%～63%。术前高分辨率的 CT 扫描可以精确地测出从颈静脉球到内听道的垂直距离。在颈静脉球高出内听道 1～2mm 的患者，可用金刚砂磨钻磨除颈静脉窝的骨壁上的微小渗血，通常可用明胶海绵止住。后半规管的位置没有外在的骨性标志，在暴露内听道内的肿瘤时，它是最容易被损伤的迷路部分。可以用高分辨率的 T₂ 加权 MRI 或 CT 骨窗逐个地评估确定。Belvins 和 Jackler 建议从乙状窦后 1.5cm 划一条线，切过迷路的最内侧部分，与内听道的后壁相交。此点是避免损伤骨性迷路的最外侧部分。听神经鞘瘤必须在此点 1～2mm 内侧才能直接充分暴露，否则需要其他技术。在磨钻内听道的后壁时，可以认出前庭水管和内淋巴囊，通常位于内耳内与内听道下方 1cm，应保持完整以保护听力。骨质磨除最外侧以达到骨半规管总角为止。

在去骨质时，可能打开颞骨岩部的气房。在关颅之前必须将其封闭。充分暴露内听道的上、外和下侧之后，可以看到覆盖在肿瘤上的硬脑膜向外突出。用显微剪刀在中间从内向外剪开，形成上下两个硬膜瓣。在硬膜切开的外侧缘，可以清楚地看到前庭神经的上、下分叉处。这些神经位于面神经和蜗神经的后面，稍微牵拉这些神经，即可显示前面的面神经和蜗神经，可用刺激剥离器识别，于是切断前庭神经的上、下两分支或用显微剪刀或显微钩将其远端剥离，将肿瘤囊和前庭神经残株向内牵拉，持续从内向外分离面神经和蜗神经。利用角形刺激剥离器的监测反馈，钝性分离颅神经Ⅶ和颅神经Ⅷ。在保留听力的听神经鞘瘤手术，最重要的是要保护蜗神经和内耳的近端血供（包括迷路动脉和弓下动脉以及它们到蜗神经的小分支），在肿瘤和这些神经之间的蛛网膜下平面钝性和锐性分离时，应尽可能避免对这些血管的损伤。用锐性器械切开纤维性蛛网膜粘连，在远、近两端识别面神经和蜗神经后，在两个方向分离可以使视野更清楚，更好地保护这些神经。完全分离肿瘤囊并切除肿瘤后，可观察并用电生理监测技术评估颅神经Ⅶ、Ⅷ解剖和功能完整性，电生理监测技术可能对神经功能性恢复的预后有用。在某些情况下，肿瘤的最外端因其上骨质而不能被显露，或因考虑到进一步显露可能会损伤迷路可用一个小角形刮匙和牙科镜从内听道的底部将此部分肿瘤"育切"。全部切除肿瘤后，用人体温度的冲洗液彻底冲洗小脑桥脑角，清除所有的骨屑和血液。绝对严格止血并用 Valsalva 操作验证。小脑表面的挫伤处可放置氧化纤维素，能良好止血，尤其是静脉渗血。所有和内听道一起打开的颞骨气房均应用骨蜡或皮下脂肪仔细封闭，密不透水地关闭硬脑膜。在暴露过程中开放的乳突气房通常用骨蜡或生物胶重新封闭。骨瓣复位固定，骨瓣复位可减少硬脑膜与其上面的组织，尤其是肌肉的纤维粘连，减少术后颈项疼痛和头痛的发生率。也可用颅底重建，它可作为没有足够骨移植物时的替代。然后分层（肌肉层、深筋层、帽状腱膜）严密缝合切口。术后硬脑膜外放置真空引流 24 小时。③特殊注意事项：有几种特殊情况，在肿瘤切除时应注意。次全切除：尽管手术的目的是肿瘤的全切除，但在某些情况下，肿瘤的全切除是有害的。在年老体弱有脑干压迫症状的患者，肿瘤的次全切除可解除脑干压迫症状，并降低颅内压。在较大听神经鞘瘤患者，当该侧耳朵的听力对患者非常重要时（如音乐家或另一侧失听),肿瘤的次全切除还可能保留听力。偶尔因为面神经过度扩展变薄,或因肿瘤囊和硬脑膜之间的粘连非常厚,尤其在紧靠内耳内侧处,神经与肿瘤的分离可能造成神经不可逆的损害。在这些患者,可将一小薄片肿瘤囊壁残留在面神经上。幸运的是,这些残留物可没有复杂症状,可能是因为残余肿瘤已失去血供,或因为残留组织主要是增厚的蛛网膜、肿瘤囊或硬脑膜之故。术中面神经修复:如果面神经难以保留,在充分显露其内、外侧两段后,用耳神经或腓肠神经作移植物置于中间。可用精细缝合或生物胶连接神经。分期肿瘤切除:分期肿瘤切除没有明确的手术适应证。在较大听神经瘤患者,分离困难出现术中并发症如明显的脑肿胀,或手术时间过长用之。

后果和并发症:①蜗神经:听力保护是枕下入路听神经瘤手术的最重要适应证。蜗神经对术中的损害比面神经敏感,因而其手术的功能保留率较低。这就是为什么在很多患者虽然做到了对蜗神经的解剖保留,却总是不能保留有用听力或听力完全丧失。尽管如上所述,已应用多种技术和监测方法来提高听力的保存率,但经枕下入路术后有用听力保存率低于50%。在一些患者有显微镜下组织学证据,显示对蜗神经的侵犯,这增加了蜗神经不完全切除的可能性。选择合适的患者保护听力非常重要。应包括的主要选择标准为:尚存留有用听力、肿瘤<2cm。对"有用听力"尚没有一个统一的可接受的定义,许多患者虽然语言接受阈值差,但仍能得益于所保留的低频听力,借以辨明方向。Glasscock 提出一个"有用听力"的标准:语言接受阈值(SRT)<30dB,语言分辨得分(SDS)>70%。而其他人包括 Charles H Tator 应用的标准分别为<50dB 和>50%。在大多数听神经瘤患者,都有正常的对侧听力,两耳间差异应小于25dB才能获得有意义的双耳听力。有多种预后因素用来预测术后听力的保存。肿瘤体积的大小,肿瘤没有向外侵犯内听道,以及没有内听道的扩大者通常结果较好。下前庭神经肿瘤由于离蜗神经较近,对蜗神经侵犯较早而严重得多;上前庭神经的主要传入纤维来自在冷热试验中起作用的上半规管,故冷热试验正常意味着预后不佳。听觉脑干反应(ABR)也曾被用于预后,但并不是非常有用,因为它需要多信号叠加平均造成反馈延迟,而且并不能一直记录获得。在手术结束时能不能记录到听觉脑干反应,本身并不能预测听力的结局。耳蜗电图(ECoG)没有明显的反馈延迟(5~10 秒),在大多数患者可记录到,而且不像听觉脑干反应,它通常不受麻醉剂的影响。在术后可能因缺血造成的电生理记录突然消失,此时监测并不能给手术医师提供调整手术操作的机会。由于对"有用听力"有不同的定义以及肿瘤有不同的特征,听力保存率报道从 21% 到 58% 的差别很大,这取决于肿瘤的特征以及听力保护手术适应证的录入标准。手术当中判定的蜗神经解剖保存率,要比术后的功能保存率高得多。事实上,在某些患者术后长期随访发现听力恶化,但没有肿瘤复发。例如:Mckenna 等报道随访 10 年发现 22% 的患者有明显的听力恶化,其中有些患者发现有进展性内听道纤维症。相反,Rosenberg 等报道 9 例患者随访 11 年未发现有明显的听力下降。也有报道听神经鞘瘤切除后 8.5% 的患者听力尤其是语言分辨力改善。有人认为术前听力的突然恶化是术后改善的一个良好预测指标,但我们没有这方面的经验。努力保护蜗神经和听力并不影响术后耳鸣的发生率。据我们的经验,无论蜗神经保留与否,术后耳鸣的发生率大致相同。②面神经:由于听神经鞘瘤生长缓慢,所以直到面神经纤维脱髓鞘超过 50% 或出现轴索变性,才会出现明显的功能失常的临床征象。因此,面神经衰退代表着严重受压,预示恢复不完全。肿瘤的大小,面神经黏附于肿瘤与否,以及肿瘤是否长入面神经,也是预后的重要因素。锐性分离、避免牵拉和电凝,可使面神经的损伤减少到最小程度。有趣的是,有经验的手术医师运用不同的手术方法和入路,其面神经保护的结果相似。没有明显的证据显示保护听力的努力,会导致面神经损伤的发生。如果全切肿瘤可能危及面神经的完整性,手术医师应考虑患者是否愿意次全切肿瘤。在一组较大听神经鞘瘤患者,82%面神经功能完整保存,而平均随访 2 年肿瘤复发率为 18%。故制定面神经保存的目标,应考虑肿瘤复发的潜在可能。③脑脊液漏:脑脊液漏是听神经鞘瘤手术的常见并发症,报道发生率为 16%。有一研究表明大多数发生于术后 1 周,但也有 32%发生于术后 10 天。脑脊液漏有诱发脑膜炎的潜在可能。脑脊液漏的发生,是因为蛛网膜下腔与颞岩骨或乳突之间持续存在一个交通或瘘管。而此种情况通常由手术分离和暴露造成,而不是肿瘤侵蚀颞骨的原因。它可以三种方式发生于经枕下入路开颅术后。a.因为伤口愈合不好或缝合技术错误,脑脊液直接通过硬脑膜切口和缝合各层从头皮切口漏出。b.脑脊液通过术中打开的乳突气房或磨除内听道后壁时,进入的岩骨尖气房外渗到中耳,再经咽鼓管到鼻咽部造成脑脊液鼻漏。c.脑脊液也可经由上述二者中的通道,再通过术前就存在或手术时造成(如置入ECoG 电极时)的鼓膜穿孔,或经过破损的外耳道壁流到外耳道,造成脑脊液耳漏。据认为,磨除内听道后壁时打开气房封闭不严,是经枕下入路开颅术后发生脑脊液漏的最常见的原因。尽管脑脊液漏通常容易识别,但也有一些难诊断的患者。糖及 β_2 转铁蛋白的存在可以鉴别脑脊液和其他液体,如黏液分泌。大多数脑脊液漏腰穿放置 4 天持续引流效果良好。脑脊液伤口漏加压包扎或抬高床头有良好效果。效果不好的患者(在一研究中占 25%),处理方法有经乳突入路封闭气房,或重新原位开颅封闭岩骨或乳头。乳头入路可以直接识别脑脊液漏出处。开放的乳突气房可以用脂肪、肌肉移植物或生物胶封闭,脂肪比肌肉移植物容易保持存活力,并形成新的血供,肌肉组织容易萎缩,黏附不牢固。脑脊液直接从伤口漏也可能需要原位伤口重新打开。术中仔细识别并精心处理乳头和沿内听道所有开放的气房,并用骨蜡、脂肪移植物或生物胶彻底封闭,可以减少脑脊液漏这种并发症。④脑积水:术后中脑、桥脑或延髓的水肿可能导致脑积水的发生,通常伴有脑室或蛛网膜下腔的阻塞。脑实质内血肿、后颅窝血肿或出血破入第四脑室,也可诱发脑积水。早期诊断很重要,CT 扫描可以确诊所有类型。急诊行脑室引流通常有效,但持续存在的脑积水需要行分流手术。Tator 报道,约 70%伴有术前脑积水的患者,肿瘤完全切除后不需要永久分流。⑤颅内感染:有报道,2%～10%经枕下入路听神经瘤手术的患者发生脑膜炎。无菌性脑膜炎常见,主要为血液、骨粉或其他手术产生污染蛛网膜下腔所致。细菌性脑膜炎通常与脑脊液漏有关。术后脑膜炎的早期诊断,可能会被术后临床表现和脑脊液指标的常规改变所妨碍。细菌性脑膜炎的一个重要诊断特征是临床状况进行性恶化。当疑为此诊断时,应行腰穿并开始使用覆盖金黄色葡萄球菌(最常见致病菌)的广谱抗生素。血液中白细胞明显增多、脑脊液中糖含量降低通常指示为细菌性脑膜炎患者,只有47%脑脊液培养阳性。在有明显无菌性脑膜炎的征象的患者,激素应用可能会有帮助。⑥对其他颅神经和脑干的损伤:所有后颅窝的颅神经(颅神经Ⅴ～Ⅻ),在经枕下入路开颅切除听神经鞘瘤后,都可因血管性、炎症性或机械性损伤导致术后暂时或永久性神经功能异常。显微外科技术,尤其是避免牵拉、吸引和热损伤,可以减少对这些神经的损伤。颅神经Ⅴ的损伤可能导致神经萎缩性角膜炎,如同时存在面神经的损伤,则可能迅速导致角膜不可逆性的损伤。颅神经Ⅸ、Ⅹ的损伤，可能导致呕吐和咳嗽反射减退，吞咽困难及胃肠道运动减慢，随后诱发吸入性肺炎。精心护理很关键，包括反复咽部吸引，插入鼻胃管推迟经口摄食。长期的会厌及吞咽功能差，可能需要行预防性气管切开术和胃造瘘术。由直接机械创伤或血管损伤造成的脑干损害，也可能引起不同的颅神经功能异常、意识水平的改变以及可能永久存在的锥体束征。可能因为脑干的前庭传入不平衡，术后经常发生眩晕。但术前前庭功能的逐步减退，可缓解听神经瘤切除造成的前庭神经突然中断的影响。因此，眩晕常常是暂时的，前庭神经中断引起的平衡障碍和头晕也很轻，通常3～4个月内缓解。不过，因小脑的直接机械创伤、缺血或出血导致的共济失调，可能更为持久。⑦血肿：脑实质内血肿可在术后数小时或48小时之后，发生于小脑或脑干，可引起严重神经功能缺损，尤其当出血发生桥脑时。事实上，桥脑特别易于发生此类血肿，原因不明。虽然出血最可能发生于手术时，但是很少能在术中识别。长期存在的较大听神经瘤可使桥脑受压、扭曲变形，一旦手术减压，桥脑扩张撕裂桥脑内静脉造成出血。我们的一例桥脑血出患者是由于术中自动牵开器放置不当，向内移位造成桥脑的损伤而引起，但缺乏直接证据。桥脑血肿患者，术后可因意识抑制而反应慢；因损伤同侧锥体束造成对侧肢体力弱或麻痹；因损伤同侧皮质桥脑小脑纤维或小脑而造成同侧肢体共济失调。桥脑血肿术后CT扫描容易发现。如果神经损害严重或逐步加重，应采取手术去除血肿。偶尔会发生硬脑膜下或硬脑膜外血肿，尤其是坐位手术，需紧急清除。⑧头痛及颈项疼痛：持续严重的头痛或颈项疼痛是经枕下入路开颅术后的少见并发症，病凶不明确，头痛通常局限，具有紧张性头痛的一些特点。经枕下入路开颅比经乳突入路开颅术后头痛发生率稍高。骨瓣复发或颅骨成形术，可以通过减少颈项肌肉与硬脑膜的粘连，将头痛和颈项疼痛的发生率及严重程度降低到最低限度。安慰、止痛、理疗或扳机点封闭的综合疗法对大多数患者有效。⑨肿瘤复发：虽然听神经鞘瘤的手术治疗目的是全切除肿瘤，但在某些情况下，为了保护颅神经Ⅶ、Ⅷ或降低由脑干操作引起的致残率（尤其在老年患者），会残余小部分肿瘤，通常为黏附的肿瘤囊壁。在某些情况下，如术中重大的并发症包括脑肿胀或心血管方面的问题，不得不进行术前未曾计划的肿瘤不完全切除术。有报道，听神经鞘瘤术后平均随访12年后有18%的患者复发。大多数复发发生于随访的前3年，但其中许多不需要重新手术，尤其是那些原来近乎全切的患者，另外还有大宗病例报道，1.7%的患者复发可能是因为"盲切"内听道内的肿瘤时，残留在内听道底部的肿瘤组织引起。⑩致残率和死亡率：选择合适的患者，经枕下入路听神经鞘瘤切除术的总体结果与其他手术方法大致相似。在较小听神经瘤患者，致残率几乎为零。较大听神经鞘瘤患者致残率和死亡率分别为5%～10%和1%～2%。据Tator，其早期的181例听神经瘤手术死亡率为1.1%，而自1978年采取经枕下入路切除听神经瘤后，没有死亡病例。NF₂中的听神经鞘瘤：NF₂患者的治疗对神经外科是一个挑战，其手术处理尚存在相当多的争议。这肿瘤通常发生于较年轻的患者，寿命期望值较长。尽管不做处理，这些肿瘤也生长缓慢，自然史不可预测，但它们中大多数最终将导致双侧耳聋和危及生命的压迫症状，需要手术切除。这些肿瘤比单发的听神经鞘瘤难以切除，可能是因为它们更具有侵袭性。又可因系多叶组成，可发生于颅神经Ⅶ、Ⅷ复合体的多支神经上。许多外科医师认为，应在这些肿瘤很小时早期手术治疗。仔细锐性分离肿瘤与神经，保留神经结构和迷路的血供，能为保留听力提供最好的机会。尚保存有用听力的较小肿瘤（如＜1.5cm）的患者，应尝试枕下入路保留听力全切除肿瘤。如果一侧手术成功可随后切除对侧肿瘤,否则,应避免对侧手术。如果一只耳朵没有有用听力,可经枕下入路或经迷路入路切除该侧肿瘤,尚存有用听力的对侧肿瘤可作观察处理。在较大听神经鞘瘤,手术治疗保留听力的可能性较小,因此除非肿瘤进一步生长或出现进展症状,这些患者可行非手术治疗。如果肿瘤呈进展性扩大,出现耳聋、脑干压迫或阻塞性脑积水,可经枕下入路或迷路入路切除肿瘤。近来,有应用立体定向放射外科治疗 NF_2 单侧或双侧听神经瘤的倾向,但尚无长期随访结果。

二、三叉神经鞘瘤

三叉神经鞘瘤并不多见,与听神经鞘瘤之比为 3～4：100。肿瘤大多由中颅窝的半月神经节长出,有些由神经节后根长出成为后颅窝肿瘤,或中后颅窝相连成哑铃状,三叉神经鞘瘤的症状期比听神经鞘瘤更长,多在一年以上,1/3 的病人长达 10～14 年。

自神经节生长的肿瘤成椭圆形,由海绵窦突向中颅窝,有薄的硬脑膜覆盖着肿瘤,肿瘤增大时可延伸到上眼眶裂压迫颈内动脉并抬高视神经。虽然肿瘤压迫海绵窦,但很少引起眼球活动麻痹。肿瘤后端自 Michel 凹陷突出于天幕之下。肿瘤可侵犯岩骨尖、蝶骨大翼内侧.中颅窝底、蝶鞍侧面或前床突。自神经根长出的神经瘤则占据小脑桥脑角,产生类似听神经鞘瘤的症状。

最早出现的症状为一侧面部阵发性疼痛或麻木,以后逐渐出现咀嚼肌无力及萎缩。由于肿瘤发展的方向不同,出现有不同的表现,如肿瘤位于后颅窝者可逐渐出现Ⅵ、Ⅶ、Ⅷ颅神经症状,表现复视,周围性面肌麻痹及进行性耳聋,晚期可有小脑症状、颅内压增高症状及后组(Ⅸ、Ⅹ、Ⅺ)颅神经症状,常易误诊为听神经鞘瘤。如肿瘤位于中颅窝,可逐渐出现视力障碍、动眼神经麻痹、同侧眼球突出,以后可引起颞叶内侧皮层的压迫而产生幻嗅、颞叶癫痫发作。晚期可影响三脑室及中脑导水管等中线结构而产生脑积水症状。如肿瘤骑跨于中、后颅窝者,则其内侧紧靠中脑大脑脚及颈内动脉,常可引起对侧轻瘫、颅内压增高及小脑症状。脑脊液检查,压力常增高,蛋白质含量增高。但中颅窝型肿瘤多位于硬脑膜外,蛋白质含量增高可不明显。

诊断主要根据临床三叉神经损害的表现及 X 线检查的特点而作出。X 线头颅平片中有典型的岩尖前内部的骨质破坏,边缘清晰整齐,是肿瘤进入颅后窝的特征。位于颅中窝的肿瘤,可见卵圆孔及圆孔的扩大,鞍背及后床突的破坏,配合 CT 扫描,能确切作出定位诊断。

治疗主要是手术切除。但有时因肿瘤过于巨大只能作大部切除。由于肿瘤生长缓慢,大部切除后常可获得一段较长时间的缓解,复发后可再次或多次切除。颅后窝型肿瘤行枕下入路。较大的肿瘤先作囊内分块切除,然后再切除包膜以达到全切除。

三、神经纤维瘤病

此瘤可单发,亦可多发。多发于某一根神经,神经呈不规则的柱状膨大,故有蔓状神经纤维瘤之称。通常肿瘤呈纺锤或球状,质地软,在剖面上呈乳白色,未见神经鞘瘤的漩涡状纹理,亦不形成囊肿。显微镜下见细胞成分较神经鞘瘤少,其分布甚为紊乱,细胞核呈纺锤形,细胞内无栅状或漩涡状排列,用特殊染色可见细小神经纤维通过肿块,而神经鞘瘤则无此种表现。

临床表现为全身皮肤出现褐色色素沉着斑点。皮肤可触及肿块,压痛明显,有时沿一条神经发生多个或全身散在发生。若为数众多的神经纤维瘤由皮肤长出,即为 Recklinghausen 神经纤维瘤。并可有结缔组织异样增生,皮肤折叠下垂,肢体异常肿大,称为神经橡皮病。神经纤维瘤亦可发生于颅神经或内脏神经。

治疗以手术为主,单个发生的肿瘤可作局部切除,多个发生的肿瘤逐个切除。发生于颅神经者须行开颅手术。

四、其他颅神经肿瘤

(一)面神经鞘瘤

临床上极为罕见,肿瘤可从面神经的水平部或垂直部长出;前者向颅中窝或岩锥发展,后者则易侵入中耳或外耳道,很少侵入颅内。肿瘤生长缓慢,病程较长,其主要表现为周围性面瘫、耳聋。治疗需行手术切除。肿瘤切除后,如能将面神经断端直接吻合最为理想,否则需行神经移植术。

(二)舌下神经鞘瘤

舌下神经鞘瘤极为罕见,肿瘤可在颅内或颅外发生发展。临床首发症状为舌下神经功能障碍,当肿瘤继续长大时,继而出现小脑桥脑角综合征及颅内压增高,表现为病侧枕部疼痛和压痛,颈项强直,伸舌偏向病侧,有的还有舌肌纤维颤动和萎缩,或者累及其他后组颅神经的相应表现,小脑半球损害及脑干损害症状表现。颅底的颅外舌下神经鞘瘤,可触及上颈部或咽部肿块,除舌下神经症状外,还可有声音嘶哑、吞咽困难及 Horner 综合征。治疗是作手术切除肿瘤,手术入路及方法与下述颈静脉孔神经鞘瘤方法相似。

(三)颈静脉孔区神经鞘瘤

舌咽、迷走和副神经的神经鞘瘤均属少见的颅内神经鞘瘤,这些神经从延髓出发后,先集结在颈静脉孔而后出颅,肿瘤多在颈静脉孔处发生和发展,因而统称为颈静脉孔区神经鞘瘤。临床上往往难以区别肿瘤生长于哪一条神经,即使在显微手术的条件下亦难区别。主要表现为颈静脉孔综合征:舌后 1/3 味觉减退或消失(舌咽神经),声带及软腭麻痹(迷走神经),斜方肌及胸锁乳突肌力弱(副神经),因而有耸肩、转颈无力、伸舌偏斜,晚期有小脑症状并可有颅内压增高,如肿瘤经枕骨大孔伸入椎管时可有高颈位脊髓压迫症状。腰穿可示蛛网膜下腔有部分阻塞,脑脊液蛋白增高。头颅 X 线平片可发现颈静脉孔扩大或枕骨大孔有骨质破坏,CT 与 MRI 检查可协助诊断。治疗应予手术切除,术中应注意勿伤及延髓及椎动脉,特别是伸入延髓腹侧的肿瘤应在充分暴露的情况下进行分块切除,因此常须切除环椎椎弓及 C_2 椎板。

总的来说,非听神经的其他颅神经鞘瘤较为罕见,最近 Sarma 报告 46 例,其中以三叉神经鞘瘤最多,最少是动眼神经肿瘤,也和听神经鞘瘤一样,保全所有颅神经是极为困难的。

(张功义)

第六节　颅骨肿瘤

颅骨肿瘤的发病率为全身骨骼肿瘤的 1％～2％。颅骨肿瘤可分为原发性肿瘤、继发性肿瘤和肿瘤样病变，又有良性和恶性之分。继发性肿瘤常为其他远处的肿瘤经血运到颅骨或邻近组织的肿瘤直接扩散到颅骨。本章讨论常见颅骨肿瘤的临床表现、诊断和治疗。

一、颅骨骨瘤

颅骨骨瘤是最常见的颅骨肿瘤，占颅骨肿瘤的 20％～30％，好发于女青年。

【诊断】

1.病史特征　颅骨骨瘤多见于颅面部，如额顶部和额窦、筛窦、上颌骨及蝶窦等。好发于女青年。表现为局部缓慢生长的无痛性硬性肿块。

2.检查要点　在头皮下可扪及肿瘤，其表面光滑，质硬，无压痛、不活动。

3.特殊检查　头颅 X 线平片和 CT 扫描。显示局限性均匀的高密度影，自颅骨外板向外弧形突出。

【处理】

小的、从外板发生的外生型骨瘤可以用刮除法或磨除法将肿瘤及其基底部外板切除，同时保留内板；较大的颅骨骨瘤，影响美观，或给患者造成心理压力，或骨瘤向颅内生长引起局部受压症状，均可手术治疗，切除肿瘤并一期修补颅骨。

二、胚胎样颅骨肿瘤

胚胎样颅骨肿瘤又称表皮样囊肿、皮样囊肿和畸胎瘤，是良性、先天性的肿瘤，由神经管闭合过程中细胞异常分化所造成，常发生于中线部位。表皮样囊肿和皮样囊肿有时也可由于感染、外伤或医源性的操作不当等原因，使表皮和真皮组织种植到深部，进而发展成肿瘤，因此，也称这些肿瘤为获得性或继发性的。

【诊断】

1.病史要点　颅骨的表皮样囊肿和皮样囊肿的起病年龄在 20～50 岁，畸胎瘤则发生于新生儿和婴幼儿。表皮样囊肿主要生长在颅盖骨，皮样囊肿以前囟周围和前颅底中线部颅骨受累为多见，畸胎瘤最常见于鞍旁和眼眶处。肿瘤呈膨胀性缓慢生长，常发生于板障内，内外板有不同程度的骨质变薄、分离和破坏。患者的临床症状主要是取决于肿瘤的生长部位，生长于板障的肿瘤，有局部皮下水肿，有时患者诉头痛。少数的患者有癫痫发作史。

2.检查要点　局部扪及头皮下肿块，表面韧，或稍软，不甚光滑，有时有压痛。肿瘤很少侵入颅内，神经系统的定位症状少见，眼眶部位的肿瘤常表现为无痛性突眼或眼外肌功能障碍。

3.特殊检查　头颅 CT 和 MRI。颅骨的皮样囊肿和表皮样囊肿在 X 线平片上表现为颅骨局部骨质呈类圆形或不规则状、边界清楚的密度减低区;CT 扫描见局部颅骨内有如脑脊液状的低密度影,CT 值小于 10Hu,内外板分离、变薄;MRI 检查病灶 T_1 加权呈高信号,T_2 加权亦呈高信号影。畸胎瘤的头颅 X 线平片和 CT 表现为颅骨局部类圆形或不规则形密度不均匀影,内有钙化,边界清晰,CT 增强扫描可见瘤内不同程度的强化,MRI 检查 T_1 加权为高低混杂信号影,增强后瘤内有部分强化,T_2 加权也为高低混杂信号影。

【处理】

手术切除是根治胚胎形骨瘤的唯一方法。在肿瘤全部切除后,瘤床用 10% 福尔马林或 75% 乙醇或 0.3% 苯酚涂抹,再用生理盐水冲洗,以减少复发。如肿瘤与硬脑膜粘连紧密,可将硬脑膜一并切除,同时作硬脑膜修补。肿瘤复发的主要原因是肿瘤累及重要的结构而使肿瘤残留。对于术中有肿瘤残留者在术后应作放射治疗。化疗对于胚胎样骨瘤不敏感。术后三月起应定期复查头颅 CT 或 MRI。

三、血管性肿瘤

颅骨血管性肿瘤较常见,约占颅盖部良性肿瘤的 10%。多发生在中青年,女性的发病率为男性的 2 倍。根据血管内的血管成分不同,可分为海绵状血管瘤、毛细血管瘤。海绵状血管瘤是最常见的类型,它的主要成分是扩张的血窦,窦内壁衬以发育良好的内皮细胞。毛细血管瘤由大量毛细血管丛组成。

【诊断】

1.病史要点　好发在顶骨和额骨。头皮下出现无痛性缓慢生长的肿块。

2.检查要点　病灶局部扪及皮下肿块,有触痛,低头时肿块稍有增大,偶有搏动感,少有血管杂音。

3.特殊检查　头颅 X 线摄片,CT 和 MRI。头颅平片可见局部骨质吸收和增生。头颅 CT 见病灶呈圆形或类圆形混合密度块影,内有钙化,外板向外膨胀,骨小梁"光芒样"放射状排列,病灶周围边界完整,增强后病灶明显强化。MRI 的 T_1 和 T_2 加权图像上病灶有完整边界,信号高低不均,强化明显。

【处理】

手术是治疗的最有效方法。手术必需整个切除颅骨内的肿瘤以减少出血,直至暴露正常颅骨边缘。全切除后预后良好,很少复发。对于位置较深,不能彻底切除或无法手术者,应用放射疗法以控制肿瘤生长。血管内栓塞治疗可用于无法手术的肿瘤或为手术切除作准备。

四、骨软骨瘤

颅骨的骨软骨瘤的发生率很低,仅占颅内肿瘤的 0.5%。

【诊断】

1.病史要点　多见于20～50岁女性。肿瘤生长缓慢。好发于颅底,累及颅中窝和小脑脑桥角。出现相应的脑神经损害症状。

2.检查要点　可见肿瘤出现的相应部位脑神经损害(如视力减退、眼肌麻痹、面部麻木等)的表现。

3.特殊检查　头颅X线、CT和MRI。骨软骨瘤的X线特点是局部骨质广泛破坏,其内常有钙化。CT显示病灶为边缘不规则、高低混杂密度的骨性包块。在MRI的T_1加权图像上肿瘤为高信号影。较小的软骨骨瘤对骨质的破坏并不明显,呈"蘑菇"状从颅骨上长出。

【治疗】

颅骨软骨瘤是一种良性的肿瘤,生长缓慢,肿瘤较大时可出现相应部位的受压症状和颅高压症状。手术切除肿瘤是首选的治疗方法。由于骨软骨瘤多发生于颅底,一部分骨软骨瘤不可能做到全切。术中应尽量将肿瘤大部切除之,以期缓解脑神经受压的症状。由于颅底骨软骨瘤很难全切,术后容易复发。

五、骨软骨肉瘤

【诊断】

1.病史要点　可以单独发病,也可以发生在软骨发育不良的基础上。若伴发全身骨骼的软骨病变如长骨骨骺病变称为Ollier病;如伴发其他部位的血管瘤称为Maffuci综合征。颅骨软骨肉瘤好发于颅底,尤其在蝶骨和斜坡,侵袭性较强。中年男性多见。患者可出现脑神经损害和颅内压增高的症状。肿瘤很少发生远处转移。

2.检查要点　可有肿瘤相应部位脑神经损害和颅内压增高的表现。

3.特殊检查　头颅X线、CT和MRI。CT扫描可见位于颅底较大的肿瘤,常侵及颅内外,蝶骨和蝶窦常受累,向后可长入颅后窝,其密度较肌肉低而较脂肪高,内有钙化。增强扫描有明显的不规则强化。MRI表现为:T_1加权为高低不等信号,有些部位的信号非常高,T_2加权为强高信号影。增强后不均匀强化。

【治疗】

手术治疗,手术切除肿瘤应包括其周围的骨质。但颅骨软骨肉瘤常位于颅底,很难做到彻底切除,且本病对放疗和化疗均不敏感,因此术后常复发。预后差。

六、骨巨细胞瘤

骨巨细胞瘤又称破骨细胞瘤,颅骨骨巨细胞瘤很少见。

【诊断】

1.病史要点　好发于颞骨和蝶骨。中青年多见,偶与外伤有关,早期无症状,以后表现为疼痛的、进行性增大的颅骨肿块,并可引起脑神经障碍和颅内压增高等。

2.检查要点　局部有压痛的皮下肿块,有动眼神经、展神经等的麻痹及颅内压增高的表现。

3.特殊检查　头颅X线、CT和MRI。可见无特征性的溶骨性病灶,病灶内为大的、均匀的、可增强的软组织影,病灶周围有骨硬化带。

【治疗】

手术彻底切除肿瘤是理想的治疗方法。但因肿瘤常位于颅底,很难全切,术后极易复发,多数复发均在术后2年之内。复发肿瘤仍可再次手术。恶性骨巨细胞瘤,术后可考虑放疗。但良性的骨巨细胞瘤,放疗不敏感,而且放疗可能会导致肿瘤的恶变。

七、动脉瘤性骨囊肿

颅骨的动脉瘤性骨囊肿很少见,多见于青少年,无明显性别差异。动脉瘤性骨囊肿并非真正意义上的肿瘤、"动脉瘤"或"囊肿",可能是由于损伤导致局部血流动力学紊乱而形成。

【诊断】

1.病史要点　主要累及颅盖部,如枕骨、额骨、颞骨和顶骨。肿瘤可同时累及颅骨内外板呈对称的膨胀性生长,造成局灶的神经功能障碍和颅内压增高的症状。

2.检查要点　在皮下扪及边界清晰的局部骨性肿块,无压痛。偶有肢体偏瘫失语及颅内压增高等征象。

3.特殊检查　头颅CT。头颅CT检查显示病变骨质为多囊状,呈"肥皂泡"样改变,病灶周围有清晰的颅骨边界,邻近的颅骨无侵蚀迹象,增强不明显。

【治疗】

手术全切病灶是唯一可以达到治愈目的的方法。术中有大出血的危险,术前放疗可降低术中大出血的风险。

八、骨成骨肉瘤

骨成骨肉瘤最常见的原发性恶性骨肿瘤,来源于骨母细胞,但很少发生于颅骨,低于2%,主要位于上颌骨。

【诊断】

1.病史要点　多见于青年男性。成骨肉瘤生长快,病程短。半数的患者诉疼痛,肿瘤早期向外生长,头部有局灶性隆起,以后向颅内扩展。发病年龄大于40岁的常伴有Paget病、骨纤维结构不良、骨巨细胞瘤、慢性骨髓炎和放疗史等。该肿瘤易早期向肺部转移。

2.检查要点　局部骨性隆起,偶有压痛,局部温度升高,可有搏动和血管性杂音。

3.特殊检查　头颅X线、CT和MRI。X线平片为大小不等和形状不一的骨质破坏区,边缘不清;瘤内有成骨现象,由新生骨组成的粗大的骨针呈"光芒状"侵入肿瘤周围的软组织中,局部有不规则的骨皮质增厚区和散在的钙化灶。CT扫描显示不规则的颅骨破坏区,其内见密度不均匀软组织影,并呈膨胀性生长。MRI 表现为:病灶呈膨胀性,边界不清,但很少侵及硬膜下。T_1 加权为等高混杂信号,T_2 加权为高信号影,甚至超过脑脊液的信号。增强后常常是不均匀强化。

【治疗】

主要采取手术切除肿瘤合并放疗和化疗的综合措施。由于颅骨肿瘤的特殊性,使肿瘤的切除范围受到局限,常导致肿瘤残留,影响预后。术后需对手术残留的肿瘤放疗和化疗(包括大剂量的甲氨蝶呤或合并使用其他的化疗药物)。远期(3～10 年)的生存率低。

九、纤维肉瘤

纤维肉瘤是起源于骨髓结缔组织的恶性肿瘤,好发于青壮年。

【诊断】

1.病史要点　位于颅盖或颅底部。多数患者有 Paget 病、放疗史、骨纤维结构不良、骨巨细胞瘤、骨折和慢性骨髓炎等病史。早期表现为疼痛性肿块,生长迅速,侵入颅内时可引起相应的神经系统症状和颅内压增高征。远处转移发生较晚。

2.检查要点　局部痛性骨性肿块,并有相应的肢体偏瘫、失语、脑神经麻痹及颅内压增高等征象。

3.特殊检查　头颅 CT 检查。CT 检查现为无特征性的颅骨破坏病灶,边缘不清,病灶内呈均匀、囊性扩张的软组织影,增强不明显。

【治疗】

采取手术切除肿瘤和术后的化疗。由于手术范围的限制,手术彻底根治肿瘤是困难的。术后需进行化疗,放疗不敏感,肿瘤可远处转移。

十、颅骨转移瘤

颅骨转移瘤多数经血运转移,是常见的颅骨肿瘤。全身各个部位的恶性肿瘤均可转移至颅骨,其中 60％为乳腺癌和肺癌转移,90％同时伴有其他部位的骨转移,1/3 以上合并脑转移。

【诊断】

1.病史要点　颅骨转移瘤好发于顶骨,可多发。肿块局部常有疼痛。可有肢体偏瘫、失语等症状。

2.检查要点　皮下肿块质稍硬、不活动,肿瘤增大并向颅内发展者,有局部神经功能障碍和颅内压增高的症状。全身检查可发现肿瘤的原发病灶。

3.特殊检查　头颅 X 线、CT 和 MRI。X 线平片表现为类圆形颅骨破坏区,边缘整齐或不规则,周围无增生或硬化带,间或有新骨形成。CT 检查,见颅骨局部片状密度增高影,内外板增生,向周围膨隆,有硬化带形成。MRI 的敏感度比 CT 等高,MRI 还可以显示脑膜受累情况。放射性核素扫描对骨骼(包括颅骨)转移瘤的检测很敏感。

【治疗】

颅骨转移瘤的治疗要根据患者的具体情况而定。若患者一般情况尚好,颅骨转移瘤症状明显,可行手术切除转移瘤,术后积极治疗原发病灶;若患者全身情况差,不能耐受手术,仅行放疗和化疗。

十一、多发性骨髓瘤

多发性骨髓瘤是骨髓浆细胞异常增生所致的全身性恶性肿瘤,以侵犯骨骼系统为特点,约占骨肿瘤的3%。

【诊断】

1.病史要点　好发于中老年,约2/3为多发性。临床症状是由肿瘤对骨髓的破坏和血液中的异常免疫球蛋白的产生所引起。患者表现为低热,头部出现局部肿块,单发或多发,生长快,有间歇性或持续性疼痛,疼痛是最常见的症状。肿瘤侵及颅底可引起多组脑神经麻痹、眼球突出等症状。

2.检查要点　可扪及一个或多个皮下肿块,质软,压痛明显。侵及颅底时有眼球突出、脑神经损害等症状。并有其他为多发性骨髓瘤的全身,包括间歇性发热,高钙血症,高球蛋白血症,恶性贫血,肾衰竭,尿中可查出Bence-Jounes蛋白,骨髓增生活跃等。

3.特殊检查　头颅X线、CT和MRI。表现为颅骨局部圆形破坏区,边缘清晰,呈现特征性的凿状骨硬化边缘,周围无反应性改变。

【治疗】

颅骨骨髓瘤不宜手术,目前主张早期运用放疗和化疗,待取得明显疗效后,再行骨髓移植,可获得较好的效果。单发的浆细胞瘤可作手术切除,术后局部放疗。

十二、淋巴瘤

颅骨的原发性非霍奇金淋巴瘤的发生率极低。

【诊断】

1.病史要点　头痛,头皮下疼痛性包块,在颅底肿瘤沿硬脑膜表面侵犯蝶骨平板、海绵窦、小脑天幕和岩骨等产生相应的脑神经损害的症状。

2.检查要点　扪及皮下肿块,质韧或稍软,有压痛。侵及颅底硬膜时可有相应的脑神经损害和颅内压增高的征象。

3.特殊检查　头颅CT和MRI。X线平片很难发现肿瘤;头颅CT和MRI检查可以发现肿瘤对颅骨的浸润,头颅CT表现为板障内不规则的中等密度影,沿骨皮质生长,可强化。MRI的T_1和T_2加权均表现为低信号影,可明显增强。

【治疗】

颅骨淋巴瘤的治疗常采用局部放疗加全身放疗,单纯的颅骨内淋巴瘤的 5 年生存率在 60％以上;但如果肿瘤侵入颅内或有软脑膜的种植,则预后不良。

十三、颅骨脑膜瘤

颅骨脑膜瘤是最常见的累及颅骨内板的肿瘤。一般起源于蛛网膜细胞,因此,常常是继发性地累及颅骨的内板,但也有一部分脑膜瘤可直接起源于颅骨板障。原发和继发的颅骨脑膜瘤均可导致局部颅骨的破坏和增生。

【诊断】

1.病史要点   多见于成人,为缓慢生长的无痛性肿块,可有偏瘫、失语等症状。

2.检查要点   局部扪及质韧或硬的皮下肿块,无压痛。

3.特殊检查   头颅 CT 检查。CT 检查:继发性颅骨脑膜瘤表现为密度均匀,有部分钙化的有明显增强的病灶影,同时可见局部颅骨内板的吸收或增厚;原发性颅骨脑膜瘤可见局部颅骨向颅内和颅外膨隆,板障内有密度均匀的软组织影,增强明显,颅骨内外板骨皮质可变薄或消失。

【治疗】

手术是治疗此病的唯一方法。手术中应将受累的颅骨和硬脑膜一并彻底切除,并一期作颅骨修补术。

十四、畸形性骨炎

畸形性骨炎又称 Paget 病,原因不明,发病率随年龄的增长而增高,男女比例相当。

【诊断】

1.病史要点   病变可影响髋骨、颅骨及其他骨骼组织。畸形性骨炎可导致颅骨增厚,内外板和板障同时增生,刺激骨膜和硬膜,产生不成熟的新骨,新骨不断地被再破坏和再形成,最终出现广泛的颅骨增生,对局部压迫产生相应的症状;在病变的颅骨、骨膜和硬膜上血供特别丰富,严重的患者可出现高输出量充血性心力衰竭。

2.检查要点   弥漫性的骨性隆起,表面不光滑,质地不均匀,偶有压痛。

3.特殊检查   头颅 X 线和 CT 检查。在病变的不同时期,表现可分为硬化型、溶骨型和混合型。硬化型表现为骨皮质和骨小梁均匀增厚;溶骨型则为病灶处有显著的透光区;混合型最常见,表现为不均匀的高低混杂密度的病灶,板障膨胀呈疏松状,在新骨的周围有低密度溶骨区的形成。血清钙在病变的不同时期可有不同程度的增高。

【治疗】

畸形性骨炎的治疗是增加患者营养,改善体质。可服用降钙素、睾丸素或雌激素等药物,有助于改善代谢,缓解骨质的破坏和吸收。由于畸形性骨炎的血供极为丰富,手术治疗是困难的。

十五、颅骨纤维结构不良症

颅骨纤维结构不良症是由于成骨细胞的分化缺陷,使颅骨成熟障碍,导致纤维增生组织替代骨质,引起颅骨增厚、变形。本病并非肿瘤,原因不明,发病率约占骨肿瘤的 2.5%。

【诊断】

1.病史要点　30 岁左右,无性别差异。好发于额骨、蝶骨及颅底。症状主要是由颅骨的增厚引起的,表现为头部骨质畸形、突眼、视力下降、头痛及其他脑神经麻痹。80% 为单发的,没有全身骨质疏松和钙磷代谢紊乱。也有少数可同时影响多处骨骼,如脊椎骨、骨盆和股骨等。女性患者伴有内分泌紊乱,如性早熟、甲状腺功能亢进、肢端肥大、Cushing 病等,则称为 Albright 综合征。

2.检查要点　颅骨弥漫性增厚,造成头部畸形,病变在颅底时,可有眼球突出眼球活动障碍视力减退或失明等征象。

3.特殊检查　头颅 X 线和 CT 检查。X 线平片或 CT 检查可分为三种类型:囊肿型、硬化型和混合型。囊肿型:多见于早期或颅盖病变,板障层增厚,病灶内密度不均匀,有圆形或卵圆形的骨破坏区,外板变薄,增强不明显;硬化型:多见于颅底,表现为骨质致密区增厚,有"毛玻璃"状表现,CT 无增强;混合型:很少见,位于颅底。

【治疗】

颅骨纤维结构不良症一般是自限性疾病,患者无特殊神经功能障碍,则不作手术治疗。若累及颅面部造成畸形者,可将隆起的骨性部分切除,同时行颅骨修补术;前颅底病灶出现视力下降、眼球突出等症状者,则应作手术将增厚的眶顶切除,打开视神经管,使神经得到充分的减压,以减轻或消除症状。广泛切除引起的破坏或容貌的改变太大,不宜施行。病灶对放疗和化疗均不敏感。

十六、颅骨膜窦

颅骨膜窦为颅骨上的先天小缺损,不是肿瘤。

【诊断】

1.病史要点　一般位于中线或旁中线,常在额顶部上矢状窦处。上矢状窦的腔隙部通过缺损与扩张的颅骨外表面的静脉相通,在头位下垂时局部隆起的肿块出现,抬头时消失。颅骨膜窦一般不会引起神经功能的障碍,但上矢状窦正常血流反复地受到干扰,会引起头痛、呕吐、心动过缓和呼吸过慢等。

2.检查要点　可见在颅顶中线或旁中线部有随体位变化而出现的局部隆起,质软,能被压缩。

3.特殊检查　头颅 X 线检查和 DSA 检查。头颅平片可见小骨孔,边缘整齐。DSA 检查可见在静脉期的局部造影剂滞留。

【治疗】

除非出于美观考虑,一般不需手术。手术有大出血和空气栓塞的危险性。手术方法有两种:一是开颅切除病变的颅骨,阻断颅内外交通的血管,同时行颅骨修补;另一种方法为直接切除颅外的颅骨膜窦,电凝颅内外交通的血管蒂。

十七、黏液囊肿

【诊断】

1.病史要点　黏液囊肿是一种良性、缓慢生长的病变,常累及蝶窦、额窦和筛窦。它们是由于鼻旁窦引流不畅,使黏液在窦内积蓄引起鼻旁窦的囊性扩张,部分囊肿可突入颅内。主要症状为视力障碍,视交叉型视野缺损,动眼神经麻痹,突眼,但无内分泌障碍。

2.检查要点　眼球突出视力减退视野缩小。

3.特殊检查　头颅 CT 和 MRI 检查。CT 扫描可见扩张的鼻旁窦腔,腔壁的骨质变薄。囊腔内呈均匀的中等密度影,增强不明显;MRI 的 T_2 加权为高信号影,T_1 加权则信号多变,增强比较明显。

【治疗】

囊肿增大,产生压迫症状时应予手术治疗。手术入路的选择根据病灶的位置而定,扩大窦腔的出口,引流窦内黏液,消除对周围结构的压迫。窦腔的开口应尽量扩大,以确保引流的通畅,以免复发。一般术后症状迅速消退。预后良好。

十八、黄色瘤

黄色瘤又称汉-许-克病,是遗传性脂质沉积病,属于网织内皮系统疾病之一,不是肿瘤,病因不明。

【诊断】

1.病史要点　好发于儿童。病变主要发生在骨骼系统的骨髓内,特别是头部的膜状骨,常累及颞顶骨。患者常有尿崩症、矮小、性征发育不良、肥胖及地图样颅骨缺损,病变突入眶内则引起眼球突出,此外可出现低热、贫血、肌肉和关节酸痛等症状。

2.检查要点　在颅骨缺损处可触及皮下肿块,质软。常有突眼视力减退和眼球运动障碍。

3.特殊检查　头颅 X 线、CT 和 MRI 检查。头颅平片可见典型的单发或多发的地图样颅骨缺损,病变大小不等,边缘锐利,周围有少量的硬化带。头颅 CT 和 MRI 可见颅骨缺损区内软组织肿块,常穿透外板或内板扩展至帽状腱膜下或硬膜外;若病变仅破坏一侧骨皮质,其形状如香槟瓶塞,如果内外板同时破坏,病变则呈纽扣状。

【治疗】

本病的治疗方法是手术加术后放疗。手术切除病灶,术后辅以小或中等剂量的放疗,放疗可以消除和缓解病变的发展。约有 30% 的患者术后复发,复发常在原位,儿童比成人更容易复发。对于全身症状可采取对症治疗,如垂体后叶粉控制尿崩症,激素及促肾上腺皮质激素改善内分泌症状和骨骼的发育。

十九、嗜酸性肉芽肿

嗜酸性肉芽肿是一种原因不明的全身性疾病,不是肿瘤。

【诊断】

1.病史要点　多发生在儿童和青年,偶见于老年人,男性多见。病变可为单发或多发。表现为:在短时间内出现头部疼痛性肿块,以颅顶部最多见,伴有乏力、低热和体重减轻。

2.检查要点　头皮下扪及质地较韧的肿块,有压痛。

3.特殊检查　头颅X线、CT和实验室检查。头颅X线和CT检查,见病灶局部颅骨内外板及板障均被破坏,呈圆形或椭圆形,密度不甚均匀,内有小的新骨形成,边缘为凿齿状,周围有增厚的骨反应。实验室检查可见血象嗜酸细胞增多,白细胞总数偏高,血沉加快,血钙、磷、碱性磷酸酶激酶正常。

【治疗】

嗜酸性肉芽肿对放射治疗敏感。范围较小者应行手术切除;较大的病灶可行病灶刮除术,术后加用放疗,一般只需15Gy的放射剂量。

（许建新）

第七节　脑干占位病变

脑干是生命中枢,主管呼吸、心跳、意识、运动、感觉等,一直被视为手术禁区。通过十余年的探索,发现脑干有很大的可塑性,包括形态及功能。良性占位病变,如海绵状血管瘤、血管网状细胞瘤等是可能治愈的;恶性的也有可能减轻症状,延长寿命。我们已总结出一套定性诊断的标准,根据病变部位的不同采取不同的手术入路、不同的手术技巧以及注意手术后可能发生的并发症,采取预防措施。

一、概述

（一）脑干占位病变的病理

北京天坛医院自1980年至2001年9月的612例手术中,胶质细胞瘤311例,包括室管膜瘤、胶质母细胞瘤,海绵状血管瘤203例,血管网状细胞瘤79例,结核瘤2例,脑囊虫2例,转移瘤11例,误位囊肿1例。

（二）脑干占位病变的发病年龄

海绵状血管瘤及血管网状细胞瘤发生于成年人。星形细胞瘤多发生于儿童及青年。室管膜瘤多发生于中年人,最大的65岁。

（三）脑干占位病变的好发部位及生长方式

星形细胞瘤及胶质母细胞瘤好发于儿童及青年人,脑干的任何部位皆可发生,它向任何方向发展,即向上、向下、向侧方、向前及向后发展。

室管膜瘤多见于中年人,发生于第四脑室底部的室管膜或发生于颈髓中央管向延髓发展。

血管网状细胞瘤发生于成年人,由延髓背侧长出,向第四脑室发展;也可完全在延髓内;还可由延髓颈髓接合部的背侧部分或颈髓的背侧部分长出,常常露出表面;偶发生于桥脑,其他可发生在胸髓及眼底等。这种肿瘤呈膨胀性发展,其表面多有囊肿形成。

海绵状血管瘤多发生于成年人,大多数在桥脑,其次在中脑,延髓较少。来就医的,几乎都有过出血。

二、临床表现

（一）脑干占位病变的症状及体征

一侧脑干占位病变的典型症状及体征是交叉性麻痹,即病变侧的颅神经或神经核损害体征,对侧长束功能障碍。随着病变所在的脑干节段不同,出现不同的神经或/和神经核体征。

慢性起病的症状及体征较急性者相对轻微,而急性起病者则症状及体征显著。后者发病后常在短期内逐渐有些好转,而前者则是逐渐加重。如肿瘤内发生出血,则有突然的症状加重。海绵状血管瘤可为突然发病,或在病程中出现突然加重。

脑干肿瘤位于背侧或主要向背侧生长的,容易造成导水管或第四脑室梗阻而出现颅内压增高症状及体征,如头痛、呕吐、第Ⅵ颅神经力弱,眼底视乳突水肿、颈硬等症状及体征。但大多数脑干肿瘤的颅内压力不增高,特别那些肿瘤完全位于脑干内者。

首发症状因病变部位而异,例如,一侧眼外展神经麻痹,会使医师想到桥脑肿瘤;上视不能会使我们想到中脑肿瘤;半身麻木或/和无力使人想到脑干的长束受到影响等。最使人容易误诊的是头晕或眩晕。常会疑为脑缺血或其他而误诊,需注意。

（二）影像学检查

对脑干病变最有效的检查手段是核磁共振扫描（MRI）。CT 虽然也能诊断脑干病变,但对颅后凹病变远不如 MRI 的三维影像更能清晰地刻画出病变在脑干的范围,对周围结构的影响程度。MRI 还能大致上定出肿物的性质,术前确定摘除的技巧及手术入路。至于数字减影脑血管造影（DSA）在脑干肿瘤病人多无异常发现:甚至脑干的海绵状血管瘤在 DSA 上,也绝大多数是正常的。DSA 对脑干外的肿瘤、动脉瘤及动静脉畸形能正确显示出来。

CT:星形细胞瘤为低密度,多能增强;有的高密度或混杂密度,偶囊变。海绵状血管瘤在出血的急性期为均匀的高密度;在亚急性及慢性期为低密度。室管膜瘤为高密度,能增强。血管网状细胞瘤为高密度,显著增强。结核瘤呈环形高密度,中央为低密度,能显著加强。MRI:星形细胞瘤为长 T_1,长 T_2 信号不均影像,该部脑干增粗。海绵状血管瘤在出血的急性期:T_1WI 及 T_2WI 上皆为均匀的高密度,轮廓清晰,常呈圆形、在亚急性及慢性期:T_1WI 及 T_2WI 上也皆为高密度,室管膜瘤为长 T_1,长 T_2,向脑干外发展至第四脑室或小脑桥脑角,血管网状细胞瘤为长 T_1 及长 T_2,球形,位于延髓后方。DSA 上有显著的肿瘤染色,由小脑后下动脉供血。结核瘤为环形高密度,加强后更显著,中间为低密度。

三、脑干肿物的手术入路及切除技巧

脑干内满是重要的神经核及传导束,掌管着重要的神经功能,任何一处的手术损害,皆会出现重要神经功能障碍,因而手术既要摘除占位病变,又要最低限度地损伤脑干结构。有许多颅神经由脑干周围发出,脑干周围还为许多血管包绕,整个脑干处于颅底深部,前方有第三脑室、斜坡、岩骨尖阻挡,后方有小脑覆盖,手术要达到脑干的病变部位甚属不易,要通过神经及血管的空隙去够取肿物。

(一)脑干肿物的手术入路

要以肿物在脑干内的位置决定手术入路;要从肿物最接近脑干表面之处切开进入脑干内。如果肿物距脑干表面不太近,则要选择距离脑干表面较近处,同时避开重要神经核团处切开脑干。脑干肿物的入路如下。

(二)脑干肿物的切除方法

以尽量切除病变,又少损伤或不损伤脑干为目的。对于不同肿物,采取不同的切除方法。

脑干内胶质瘤:先由瘤内吸除肿瘤,逐渐向外至"正常组织"。

血管网状细胞瘤:这种瘤一般在其周围有囊肿,切开囊壁进入囊腔,即可找到肿瘤。肿瘤周围有许多扩张及迂曲的动脉供应肿瘤,将肿瘤一面暴露,一面电灼及靠近肿瘤剪断供应动脉。勿切入瘤内,那将引起剧烈出血。注意贴附在肿瘤表面不供应肿瘤的而却供应脑干的动脉要仔细分离出来并保留。分离肿瘤腹侧面要紧贴着肿瘤表面,尽量减少由于操作而造成的延髓损伤。延髓背侧轻微损伤也是非常严重的。这种肿瘤不能分块切除,那样会出血很多,使手术野混浊,损伤更多的脑干组织。

海绵状血管瘤:如瘤小,且深居脑干内,症状又稳定,不必手术。如病变靠近脑干表面且较大,可行手术。先将陈血吸除,有了足够空腔再分离血肿壁。血肿腔可仅为一个,也可能为3～4个。对于这种肿瘤要完全切除,不然有可能再出血。我们有一例共施行三次手术,将异常的血管组织完全切除,才不再出血。脑干内的海绵状血管瘤在临床上可分为两类:上述这种有血肿腔的海绵状血管瘤最多;另一类完全是实质性的,有很多胶原纤维夹杂在窦样血管腔之间,没有血肿,组织较韧,手术切进瘤内,出血难止。但仍需要分离切除,以免牵拉脑干,造成更多损伤。

结核瘤:较大且在脑干内时,整体切除将对脑干造成严重损伤。可先抽出脓液,再将瘤壁分块切除。注意勿将脓液播散,并用抗结核菌素冲洗术野。术后继续抗结核治疗。

四、预后

预后与肿瘤的性质、部位及一些其他因素有关。

(一)肿瘤性质

1.血管网状细胞瘤　这种肿瘤能被完全摘除,可望痊愈。但是,对延髓上巨大的血管网状细胞瘤,尽管医生的手术很细致,对脑干损伤很轻,术后却很严重。这种病人的术后面临三个

问题:①呼吸障碍:术后常变慢而浅使病人缺氧。术后须严密监护其呼吸,并每日多次测血氧分压。病人呼吸慢而浅,或血氧分压低时,应嘱病人深呼吸,或予以间断的人工呼吸。特别要注意术后头几天及睡眠中的呼吸,以便及时纠正。②肠胃道出血:几乎每例巨大的延髓血管网状细胞瘤皆出现肠胃道出血。快的在术后第一天即可发现这种出血,多在术后 4～5 天出现。出血轻的一天即自动停止,重的持续 2～3 月。可大出血导致休克或胃穿孔死亡。③吞咽困难及误吸造成呼吸道感染:这种病人往往术前即有吞咽困难,术后加重。可行气管切开及鼻饲,防止或治疗呼吸道感染,维持营养。

延髓血管网状细胞瘤术后发生上述问题的原因是:血管网状细胞瘤需要大量血液,肿瘤周围有许多扩张如蚯蚓状的血管供应它。延髓的正常血液供应被肿瘤盗走一部分,使延髓经常处于低灌注压状态。切除肿瘤后,延髓恢复到正常灌注压而不能适应,因而发生水肿、出血,使延髓功能恶化而出现上述现象。我们已用术后磁共振扫描证实在瘤腔周围有出血。

2.海绵状血管瘤 将陈血吸除,并将异常的血肿壁小心分离出来,术后这种病人恢复良好,一般不会出现新的症状及体征。但需注意要将异常的血管组织彻底清除,不然,会有再出血的可能。我们有一例桥脑的海绵状血管瘤病人,桥脑左半有出血,浅昏迷,右半身瘫痪,左半身力弱。手术清除血块约 10ml,电灼血管病变。术后清醒,四肢力量好转。术后第 13 天突然又昏迷,CT 发现又有出血,仍偏在桥脑左侧。急行手术,又清除了约 10ml 血块,电灼异常血管组织。术后又很快清醒。至第二次术后第 11 天,又突然昏迷,X-CT 显示桥脑右侧出血。行第三次手术,又清除了约 10ml 血块,并将异常的血管组织彻底摘除。术后第二天神志恢复,仅左上肢稍能动,眼球几乎固定。以后左上肢继续好转,眼球也开始能向两侧活动。第三次术后 60 天出院休养。

对于深在又小的海绵状血管瘤如无血肿在内,不必手术,以免损伤脑干,出现更多的功能障碍:

3.星形细胞瘤 脑干内限局性的这种肿瘤施行手术尽量切除,瘤腔内置以化疗药物,术后再予以放疗,效果良好。有的如此治疗后临床症状大有进步,甚至恢复到正常,MRI 证实肿瘤完全消失。至于Ⅲ～Ⅳ级的星形细胞瘤(胶母细胞瘤),手术帮助很小,虽然可能暂时解决点颅内压增高问题。

4.室管膜瘤 这种肿瘤多有界限,由桥脑或/和延髓的室管膜向第四脑室或枕大池发展,在手术显微镜下,可能完全摘除。另一类型室管膜瘤是由颈髓中央管长出,向上发展到延髓,这类室管膜瘤通常很长,我们有 4 例分别由延髓到颈 6 至胸 2 脊髓,手术将肿瘤完整分离出来。术后未增加任何症状,四肢力量恢复到近正常,大小便也能随意控制。

(二)肿瘤部位

中脑、桥脑及延髓的手术比较起来,延髓的手术最危险。术后可由于呼吸障碍、胃肠道出血或呼吸道感染而死亡。中脑内肿瘤多局限在一侧,只要手术操作细致,即使肿瘤在 MRI 上已侵犯网状结构的范围,术后不至于出现意识障碍。但如病变未损及网状结构,而手术操作损伤了它,则病人术后将出现意识障碍,但也可望恢复。桥脑内的手术危险较小些。虽然也可能发生肠胃道出血,多半较轻;术后意识是清醒的,也不出现严重的呼吸障碍。

(张功义)

第八节　颅内转移瘤

颅内转移瘤系指身体其他部位的癌肿转移至颅内结构的肿瘤,可转移至脑、颅底结构、颅骨、软脑膜、颅神经、脑血管、静脉窦等不同部位。

一、脑转移瘤

【发病率】

在 1898 年 Bucholz 首先报告脑转移瘤,但脑转移瘤的确切发生率尚难确定,统计资料认为脑转移瘤占颅内肿瘤的 10% 左右,国内大宗材料统计占颅内肿瘤的 4.67%～12%,癌症死亡病例的尸解材料证实 50% 病人均有脑转移,由于近代神经影像学的进步及尸解材料证实脑转移瘤的发生率在不断增高,目前统计 20%～40% 的癌瘤病人发生脑转移瘤,美国 1993 年统计每年有 170000 原发性脑肿瘤,而有 80000～100000 脑转移瘤的病例,由于磁共振检查能发现很小的脑转移瘤和医学的不断进步,癌肿病人的生存期延长,脑转移瘤的发病率仍会不断增加。

【性别、年龄】

总的统计男性多于女性,男、女之比为 1.5:1,在我国男性以来自肺和消化道癌肿脑转移多见(71.6%),女性以来自乳腺、生殖系统癌肿脑转移多见(55.7%),据统计脑转移瘤的最小年龄为 6 岁,最大 79 岁,以 40～60 岁最为多见。

【病理】

1.原发癌肿部位　脑转移瘤病理与原发癌肿病理改变相一致,但仍有约 11%～49.4% 脑转移瘤病人在手术时甚至术后若干时期仍未能发现原发病灶。美国 Memorial Sloan-Kettering 癌症中心 1993 年报告各种癌症病人发生脑转移的如下:在 123360 例癌肿尸解中 24% 有脑转移,43560 例结肠和直肠癌中 72% 有脑转移,48620 例肺癌中 34% 有脑转移,13440 例乳癌脑转移占 30%,46230 泌尿系统癌肿中占 23%,1360 例黑色素瘤中占 16%,白血病占 6%。据统计在成人脑转移瘤最常来源于肺、乳腺,依次为胃肠道、泌尿系统癌肿和恶性黑色素瘤。在年轻病人中以肉瘤(骨肉瘤、横纹肌肉瘤、Ewing 肉瘤)脑转移或源于身体其他部位的生殖细胞瘤脑转移多见。

2.转移途径　恶性肿瘤转移至颅内主要通过以下三种途径:

(1)血源性扩散:血源性扩散是脑转移瘤最常见的途径,癌细胞进入血流后首先进到肺,在肺形成转移瘤,部分癌细胞通过毛细血管进入肺循环入左心再进入颅内,故肺癌易于发生脑转移。血源扩散的脑转移瘤以大脑中动脉供血区最多见,但亦可在椎动脉供血区,脑转移瘤常位于脑灰、白质交界处,两个脑血管供血的交界区,即分水岭区。因这些区域皮质小动脉管径变细,瘤栓易于停留于此发生脑转移瘤。另外脑转移瘤癌瘤细胞也可能经椎静脉丛逆行进入颅内,特别是位于腹腔、盆腔的肿瘤经腹腔静脉进入椎静脉丛(Batson 静脉丛)入颅。

(2)经淋巴扩散:癌细胞可经淋巴循环沿颅神经周围的淋巴间隙经脑脊液循环,进入颅内扩散,消化系统肿瘤易经淋巴系统转移至颅内。

(3)直接侵入颅内:鼻咽癌、视网膜母细胞瘤、耳癌、颅骨的恶性肿瘤可直接侵入颅内产生颅内转移。

癌细胞转移至脑如何发展成脑转移瘤的确切机制尚不清楚,但这些癌细胞能释放破坏脑组织的酶,如溶酶体水解酶、胶原溶解酶等。

脑转移瘤可为单发,亦可是多发的,并可转移至软脑膜上,从尸解材料发现脑转移瘤多发者占75%,临床上用 CT 或 MR 检查半数以上的病例为多发。孤立性脑转移瘤是指颅脑肿瘤经病理证实为转移瘤,但经各种检查尚未发现颅外原发病灶者。

因脑转移瘤多位于大脑中动脉供血区故以额、顶叶最多见,80%～85%位于大脑半球,10%～15%在小脑,3%～5%在脑干,但盆腔肿瘤易向后颅凹转移,可占后颅凹脑转移瘤的 50%。

脑转移瘤通常呈球形,与周围脑组织边界清楚,但电镜下呈浸润性生长,血运多不丰富,在瘤周有一水肿带,脑水肿范围与肿瘤大小常不成比例,大的肿瘤呈扁平形沿神经纤维生长,中心常有坏死和脓样囊液,肿瘤切面呈灰红色,结节状。

【临床表现】

由于脑转移瘤生长快,病程一般均短,如肿瘤内有出血则进展更快,呈卒中样发病,很像脑血管病,多发病灶则症状重,病程短,神经损害体征进展快,90%以上病例病程在 1 年以内,很少有超过 1 年者。如同其他颅内占位病变一样,脑转移瘤除引起脑和脑神经受损的局限性症状与体征外,并引起颅压增高,产生颅压增高的症状与体征,如头痛、恶心、呕吐等症状。头痛是脑转移瘤最常见的症状,90%的病人有头痛,头痛在清晨加重,白天减轻。幕下或多发性脑转移瘤更为突出。但头痛并无定位意义。25%病人有视盘水肿,并有视力减退,15%伴有展神经麻痹,常为双侧性。肢体力弱,行为或精神改变,共济失调,颅神经麻痹出现得较晚,很少是首发症状。10%～15%病人有癫痫发作,在多发脑转移瘤病人最多见。局限性肢体力弱常认为是定位的精确体征,但脑转移瘤位于顶叶的比额叶多见,突然出现的神经症状与体征常预示肿瘤内有出血,恶性黑色素瘤、绒毛膜上皮癌、肺癌、肾细胞癌、胃肠道和睾丸癌肿等发生脑转移易引起出血。80%黑色素瘤脑转移在影像学上显示有出血,但临床上并无出血症状。肿瘤或肿瘤栓子阻塞或压迫脑血管可引起脑梗死产生相应的症状与体征。

位于不同部位的脑转移瘤则出现相应部位脑损害的症状与体征,并有身体其他部位癌肿的相应症状。

【辅助检查】

1.血液检查　一半以上病人血沉加快,伴有贫血。

2.神经影像学检查　CT 和 MRI 是颅内转移瘤诊断最有效和最常用的检查方法,其优点是无创、准确、快捷。可对转移瘤部位、大小、单发或多发精确定位,除平扫外强化是不可少的,可发现5～10mm的小病灶,MRI比CT更敏感。脑转移瘤常有瘤周水肿,瘤周水肿常十分严重,并可显示肿瘤的占位效应,脑积水等改变。MRI所显示脑转移瘤常位于脑灰白质交界处,边界较清楚,小的瘤结节及明显的血管源性脑水肿。Runge认为高剂量增强扫描钆(Gd-DTPA)0.2或0.3mmol/kg注射比常规0.1mmol/kg更易发现小病灶和多发病灶。

为了对原发癌的寻找及了解,必要的胸片、CT扫描、内脏B超等检查是不可缺少的。

【诊断】

癌肿病人出现任何神经系统症状与体征都应想到颅内转移瘤的可能性,从而进行必要的检查。对无癌肿的40岁以上的病人,病情进展较快,病程较短,颅压增高明显,局限体征明显,一般情况较差者也应考虑颅内转移的可能,进而行CT或MRI检查可明确诊断,并应进行相应的检查寻找原发病灶。

【鉴别诊断】

1.颅内原发性肿瘤 颅内原发性肿瘤特别是恶性胶质瘤需与脑转移瘤相鉴别。恶性胶质瘤病人年龄较大,病程较短,症状与体征发展快,但一般均为单发,无身体其他部位癌肿存在。

2.脑血管病 脑转移瘤如有出血,病情突然恶化,迅速发展,表现如颅内出血,但脑转移瘤卒中病人,在病情恶化前多已有神经损害的症状与体征及颅压增高的症状,CT或MRI、脑血管造影等可明确诊断。另外身体其他部位有原发癌肿病灶。

3.脑脓肿 有的脑脓肿脓腔不规则,周围伴有严重水肿或多发脓肿易与脑转移瘤相混淆,有的脑转移瘤在瘤腔中抽出脓样液体,可误诊为脑脓肿。但其脓样液无臭味,培养无细菌生长,脑脓肿一般有炎症过程或原发感染灶,而脑转移瘤有原发癌肿存在。

【治疗】

由于诊疗技术的不断进步,癌肿病人的生存期有所延长,对脑转移瘤的治疗直接关系到病人的生存期和生活质量。脑转移瘤的治疗目的是缓解病人的症状,延长生存期,改善生存质量。在制订治疗方案时有很多因素影响着治疗效果,如原发癌肿的部位,恶性程度,控制情况,身体其他部位是否还有其他转移病灶,病人一般健康状况,颅内转移瘤的部位,是否适于手术切除,脑转移瘤是单发还是多发性等等。

目前常用的治疗方法是:

1.皮质类固醇激素治疗 皮质类固醇激素对所有脑转移瘤都适合(有糖尿病的病人不适合),因它可明显的减轻瘤周脑水肿,故可快速缓解症状。常用地塞米松16mg/d静脉分4次滴注,口服剂量是4mg每6小时1次,用后70%～80%病人症状与体征明显好转。如上述剂量疗效不理想还可加大用药剂量。类固醇激素治疗在第一次用药后6～12小时即见疗效,3～7天最有效。用药几周后当症状稳定后可逐渐减量,约有10%的病人不能耐受大剂量激素治疗需减少剂量。皮质类固醇激素治疗的毒副作用是腹胀、激素性肌病、震颤、失眠、精神症状等。据统计单用激素治疗,脑转移瘤的中位生存期是2个月。

2.放射治疗

(1)全脑放射治疗(WBRT):是治疗脑转移瘤的主要手段,经WBRT后75%的病人临床症状改善,特别适合于治疗多发性脑转移瘤和微小的转移瘤病人,经治疗后 15% 的病人生存期超过 1 年,5%～10% 达 2 年。但不同病理类型肿瘤对放射治疗的敏感性不同而疗效不同,淋巴瘤、睾丸恶性肿瘤、乳腺癌等对放疗敏感,而黑色素瘤、肾细胞癌和结肠癌脑转移则对放射治疗不敏感。目前尚无统一的全脑治疗方案可遵循,因脑转移瘤病人的生存期较短,因此常用短疗程足够剂量的全脑放疗。一个多中心放射治疗研究组的研究认为,给予 2000cGy 到 5000cGy 的总剂量对病人神经体征及生存期的影像并无统计学上的差异,目前常用的 WBRT 方案是 300cGy 每天 1 次,共 10 天,总剂量为 3000cGy 到 5000cGy。WBRT 对大的肿瘤只能对其外部肿瘤起杀伤作用,而肿瘤中心缺氧细胞对离子辐射有抵抗力,影响疗效。目前尚无瘤细胞对放疗敏感的检测手段。使用 nitromitazoles 等药物可增加乏氧细胞对放射治疗的敏感性,以提高疗效,但毒副作用大应慎重使用,多中心研究组的结果显示 WBRT 可使脑转移瘤的中位生存期增加 3～6 个月。

放射治疗的并发症:放疗的早期有暂时性症状或体征加重,故放射治疗期间维持激素治疗是十分必要的,有减少放疗并发症的效果。在放疗开始最初几天内病人会出现恶心、呕吐、头痛和发热,这些症状较为常见,这些急性反应可能与脑血管自动调节紊乱和毛细血管通透性增加有关,偶可出现放疗引起的腮腺炎或味觉丧失等。有报告在生存期超过 1 年以上行 WBRT 后可引起弥漫性白质脑病,有 10% 的病人于照射后出现痴呆、共济失调、尿失禁等症状,磁共振检查显示脑皮质萎缩和白质高信号改变,因此有建议对估计病人生存期可能超过 1 年的病人每日照射剂量减少至 250cGy 以下,延长放疗时间,这样可减少此类并发症。

(2)立体定向放射外科治疗:近年来报告立体定向放射外科对各种脑转移瘤无论是单发的还是多发的都有效,其放射源是 ^{60}Co、直线加速器或质子源照射可杀死瘤细胞,放射外科可改善症状,较好的控制肿瘤而副作用小,其优点是非侵袭性,不需住院,其主要缺点是造成放射性脑坏死。由于粒子辐射造成毛细血管通透性改变,致使病灶周围产生神经源性水肿或脑血流量减少。放射外科的疗效与肿瘤的容积有关。以 3～4cm^3 以内的肿瘤疗效最好。Adler 报告 33 例不同来源的脑转移瘤经放射外科治疗后行神经影像学检查,29% 病人肿瘤消失,50% 肿瘤缩小,12% 稳定,其余 5 例增大,这 5 例经活检证实为脑组织坏死。Alexander 回顾分析 248 例用放射外科和 WBRT 治疗脑转移瘤的病人,平均中位生存期为 9.4 个月,1 年肿瘤局部控制率为 85%,2 年为 65%,影响肿瘤局部控制率的原因是复发性肿瘤,位于幕下的肿瘤和肿瘤体积大于 3cm^3 以上者。Niranjan 认为多数脑转移瘤边界清楚,因此能集中剂量照射肿瘤,较优于外科加 WBRT 治疗。

随着各种放射外科设备的不断改进,目前使用放射外科治疗脑转移瘤的病例与日俱增,有认为 γ 刀治疗脑转移瘤的疗效比 X 刀(LINAC)好。

3.外科治疗 由于神经外科麻醉、神经影像学和手术技术及设备的不断进步,使神经外科手术治疗脑转移瘤的疗效有所改进,手术适应证也在不断改进和放宽。原则上脑转移瘤病人原发癌肿已处于晚期,或身体其他部位有多发转移灶者或病人处于恶液质身体十分衰弱者都是手术的禁忌证,有人将颅内多发转移瘤也视为手术禁忌证,相反当原发癌肿已得到有效控制者,对脑转移瘤治疗的好坏就直接关系到病人的生存期和生存质量了。单发性脑转移瘤在手术可接近区应全切除肿瘤然后行 WBRT,这样可降低肿瘤复发率或延长复发时间。前瞻性研究报告进一步证实上述结果。Patchell 报告 48 例脑转移瘤,外科手术加 WBRT 总剂量为 3600cGy,每日 300cGy,共 12 天,其生存期为 10 个月,而单独行放疗者仅为 3.75 个月。Vecht 报告一组颅外病变稳定的 63 例单发脑转移瘤,外科手术加 WBRT 生存 10 个月,单独放疗为 6 个月,二组放疗方法相同,每日 200cGy 分两次给予,共 2 周。基于上述研究结果,对原发癌肿已得到控制,身体一般情况尚好的单发性脑转移瘤推荐外科切除肿瘤后行 WBRT,但单发性脑转移瘤仅占脑转移瘤的 1/3 左右,在这 1/3 病例中,因肿瘤位于重要功能区或原发癌肿未能控制等因素,仅一半此类单发脑转移瘤能行手术切除肿瘤。

对多发性脑转移瘤病人,原则上不适于外科手术治疗,Bindal 报告切除多发性脑转移瘤加 WBRT,中位生存期为 14 个月,但 Hazuka 报告 18 例多发性脑转移瘤手术后中位生存期仅为 5 个月,且有较高的手术死亡率及后遗症,因此目前多数人推荐多发性脑转移瘤应行 WBRT,手术仅限于切除大的脑转移瘤危及病人生命者,或预计能生存 3 个月以上的病人,切除大的肿瘤,减少其容积使放疗更为有效。

4.化学治疗　虽然早在 1965 年 Wilson 和 Garza 首先用化疗治疗脑转移瘤,但对化疗的疗效尚难肯定,特别是多数化疗药物不能透过血脑屏障。近年来的研究认为化疗的优点在于:①对某些转移瘤化疗是有效的;②化学治疗既可治疗脑转移瘤,又可同时治疗原发癌肿;③采取必要手段使血脑屏障开放,可使化疗药物较好的透过血脑屏障。恶性生殖细胞瘤、小细胞肺癌、乳癌等对化疗疗效尚好,有报告小细胞肺癌脑转移使用化疗药物治疗后 56% 病人临床症状好转,第一次治疗后 3 周检查 CT 也可显示肿瘤缩小,同样在 34 例乳癌脑转移病人中化疗后 52% 症状改善。中位生存期达 13.1 个月。

5.脑转移瘤的复发与治疗　对治疗后残留的或复发的或又出现新的转移瘤都归入此类,虽经外科和 WBRT 仍有 31%～48% 的脑转移瘤在治疗后不太长时间内复发,这是一个十分棘手的问题。目前可供选择的治疗方法有再次手术、外照射、立体外科或化学治疗。外科手术切除大的肿瘤可起到改善症状,延长生存期的效果,其中位生存期可达 6 个月。Young,Kaye 等认为对原发肿瘤已得到控制、Karnofsky 评分大于 60 分、肿瘤对放疗不敏感者,肿瘤位于非功能区者可考虑再次手术切除肿瘤。Sundaresen 报告 21 例脑转移瘤复发病例,2 次开颅后,2/3 病人症状改善,中位生存期达 9 个月。Bindal 治疗 48 例,经外科及 WBRT 后复发的脑转移瘤病人,再次手术切除肿瘤,无手术死亡率,中位生存期为 11.5 个月。对身体一般状况较好,原癌对放疗敏感者再次行放射治疗仍有效。美国 Memorial Sloan-Kattering 癌症中心仍主张外科加 WBRT 治疗复发性脑转移瘤,他们报告的病例中位生存期是 5 个月。

【预后】

脑转移瘤预后不佳,未经治疗的病人中位生存期为 4 周,多因颅内压增高脑疝死亡。早期诊断脑转移瘤,有效控制原发癌肿,外科手术加 WBRT、放射外科、化疗可改善症状,延长生存期。

二、软脑膜转移癌

软脑膜转移癌有许多名称,如癌性脑膜炎、脑膜癌病和脑膜炎性癌病,1870 年 Eberth 首先从病理上报告本病,并称之为脑膜内皮瘤。1902 年 Siefert 使用脑膜炎性癌病的名词,2 年后 Dufour 首先在脑脊液中发现恶性癌细胞。

【病理】

软脑膜转移癌是中枢神经系统(CNS)以外身体其他部位的恶性肿瘤广泛多发种植到软脑膜的特殊疾病,占癌肿尸解材料的 5%～8%,最易转移到软脑膜的癌肿是乳癌、肺癌、黑素瘤和非霍奇金淋巴瘤。接近 5% 的乳癌,23% 的黑素瘤,11%～25% 小细胞肺癌转移至软脑膜。由于医学的进步原发癌肿病人生存期的延长,软脑膜转移癌的发生率也在增高,例如急性淋巴性白血病由于化疗药物的有效性在不断提高,软脑膜转移癌的数目在急剧增加,有报道 50% 恶性淋巴性白血病儿童在治疗过程中发展为软脑膜转移癌,但当中枢神经系统预防性放射治疗后发生软脑膜转移癌的病例急剧下降。

【转移来源及播散途径】

已从病理上证实原发癌肿可通过不同途径转移至软脑膜。最可能是经血行播散,癌细胞至脉络丛或脑膜,并可通过硬脑膜、脑实质扩散至软脑膜。癌细胞亦可经脑神经孔、椎间孔沿着血管周围或脑神经周围淋巴至软脑膜。当癌细胞侵犯脑膜,癌细胞沿脑脊液(CSF)循环种植到蛛网膜下隙。癌细胞进一步侵入基底池、外侧裂池和马尾。因这些区域 CSF 循环慢,癌细胞沉降在这些区域生长增殖。癌细胞亦可侵犯 CNS 血管周围间隙产生血管周围肿瘤套袖。另外在脑表面也可出现多灶性互不连接的条索状或结节状瘤块。

【临床表现】

本病的特点是沿神经轴出现的多灶性症状与体征,与脑转移瘤不同点是神经体征比症状多且散在,很难归纳为某一脑区的病变。其主要症状是:

1.大脑半球病变的症状与体征　病人常有头痛、嗜睡、精神错乱、行为改变、步行困难、癫痫和脑膜征,能与脑实质内受累的症状与体征同时出现,但概率较低。脑基底软脑膜受累者可产生交通性脑积水和颅内压增高的症状与体征,如头痛、恶心、呕吐、眼底水肿等。

2.脊髓和神经根受累的症状与体征　如肢体无力、神经根病、反射改变和括约肌功能障碍。

3.脑神经受累的症状与体征　常在脊髓受累之后,在疾病进展过程中 94% 病人可出现不同脑神经受累的症状与体征,如眼肌麻痹、面肌力弱、面部感觉改变、听力下降等。脑神经或脊髓神经根的症状可能是在蛛网膜下隙癌肿压迫或浸润神经所致。

在软膜转移癌的病程中,老的症状与体征在加重,同时又出现新的症状与体征,这也是本病的另一临床特点。

【诊断】

由于本病较少见,无特定的临床表现,诊断困难。临床上应排除其他病因引起的这些症状与体征。

1. 神经影像学检查　是诊断本病的重要手段,强化 CT 或 MRI 能显示软脑膜呈线形或结节状强化且较广泛,如脑皮质表面也出现强化的结节对本病的诊断十分有利,但并不常见。MRI 强化优于 CT 强化,脊髓 MRI 强化优于 CT 脊髓造影,在椎管内软脑膜上有小结节状改变或软脑膜上覆盖一层为糖纸样强化灶。但 MRI 或 CT 也可出现假阳性结果,另外,检查阴性并不能除外本病。

2. 脑脊液检查　CSF 是确诊本病的重要手段,如 CSF 中发现恶性肿瘤细胞则可确诊本病,阳性细胞学检查在软脑膜转移癌多见,而脑转移瘤病人 CSF 中发现恶性细胞概率低。一次性检查 CSF 发现癌细胞的概率低,需多次检查,每次取 20ml 送检则阳性率高,第 1 次 CSF 检查出现癌细胞的阳性率为 55%,而第 3 次以后可达 90% 以上。另外获取 CSF 的部位与阳性率亦有关,当腰穿检查阴性时,部分病例可在脑室液或脑池 CSF 中发现癌细胞,最终可行软脑膜活检来确诊。多数病人 CSF 中蛋白含量增加,50% 以上的病例 CSF 中白细胞增多,典型的是淋巴细胞增多。1/3 病人 CSF 中糖下降,CSF 中一些生化标记物亦有利于诊断,如 β 葡萄糖醛酸脂酶,癌胚抗原(CEA)、乳酸脱氢酶(LDH)和 β_2 微球蛋白等。β 葡萄糖醛酸脂酶在黑色素瘤、乳癌、肺癌软脑膜转移癌时常增高,但在霉菌或结核性脑膜炎时也增高,当软脑膜转移癌治疗有效时,其标记物水平下降至基线水平,当复发时又再次升高。血清 CEA 水平升高提示身体有癌肿存在,而 CSF 中 CEA 水平升高指示有软脑膜转移癌。LDH 在感染病人升高,但在黑素瘤、乳癌、肺癌有软脑膜转移者亦升高。β 微球蛋白升高常见于血源性癌肿有软脑膜转移的病例。

3. 新的诊断方法　用单克隆抗体直接检测肿瘤源,这是十分敏感且有特异性的检查方法。

Freilich 对 137 例癌瘤病人其临床症状疑有软脑膜转移癌的者进行分析,最后 77 例有软脑膜转移瘤,在确诊病例中 31% 靠临床表现和影像学检查诊断而未行 CSF 检查。故认为影像学检查是最基本的诊断方法。

【治疗】

由于本病在中枢神经系统是多灶性损害,理想的治疗必须针对全神经轴,治疗的目的是改进或稳定神经功能状态和延长病人的生存期,改善生存质量。两种治疗方法可供选择即放疗和化疗,通常在最主要症状相应脑区或肿块区给予放疗,广泛区域的放疗可引起骨髓抑制。化疗是针对 CNS 的,常通过腰穿鞘内注药或使用 Ommaya 囊定期向脑室内注药,约 50% 的病例经化疗后症状稳定或改进。经 Ommaya 囊脑室内注药优于鞘内给药,因脑室内给药时椎管内蛛网膜下隙药物浓度低,病人不适感最轻。常用的化疗药是氨甲蝶啶(MTX)、阿糖胞苷和塞替哌。MTX 的剂量是 $7mg/m^2$ 体表面积,每周两次,给 5~8 周为一疗程,然后每周 1 次逐步到每月 1 次维持治疗。MTX 和塞替哌对伴有实体肿瘤病人也有一定疗效。阿糖胞苷主要用于来源于血液系统的软脑膜转移癌病人。CSF 内化疗是全身系统高剂量化疗的一种改进,特别是对血液恶性肿瘤系统化疗后又恶化的病人是一种选择。在 CSF 内化疗前应先进行 CSF 循环放射性核素检查判断其有无梗阻,如有梗阻则 CSF 内化疗药过多过久的停留易造成中毒性损害,此时应用放射治疗梗阻区纠正 CSF 循环梗阻后再用药。有报告当 CSF 循环经纠正后再行化疗其生存期为 13 个月,而未纠正者为 7 个月。这类病人应定期行腰穿检查分析治疗反应。一些新的化疗和免疫治疗的研究正在进行,有望能使本病的治疗结果有所改进。

【预后】

本病预后不佳,未经治疗的病人中位生存期是 4～6 周,放疗和化疗能缓解和稳定症状,其中位生存期是 4～6 个月。

三、颅骨和颅底转移瘤

【原发癌部位】

颅骨和颅底转移瘤是全身癌肿的并发症,常源于乳癌、肺和前列腺癌。颅骨转移瘤可能是唯一的特征而原发癌尚未发现。颅底肿物常见于鼻咽癌或头颈部恶性肿瘤转移所致。

【临床表现】

头痛或颅骨局部疼痛是转移瘤的主要症状,颅底肿瘤压迫或浸润可造成脑静脉窦阻塞或血栓形成,头痛也可能与 ICP 增高有关。颅底转移瘤的定位可循脑神经麻痹而发现,临床上可出现五组综合征。

1.眶部综合征　受累眼眶上有进行性疼痛,视力模糊和复视,检查发现患眼眼球突出和眼外肌麻痹,三叉神经第 1 支分布区麻木和眶周肿胀。

2.鞍旁或海绵窦综合征　此类病人常有严重的单侧额部头痛和复视,有一侧或两侧动眼神经和展神经麻痹,三叉神经第 1 支分布区麻木,有可能出现视盘水肿。

3.颅中窝综合征　在三叉神经第 2、3 支分布区出现疼痛、麻木或感觉异常。头痛不常见。感觉障碍常在其他症状出现前几周或几月前出现,因展神经麻痹出现复视。

4.颈静脉孔综合征　可产生声音嘶哑、吞咽困难和耳后疼痛,检查时可发现舌咽、迷走和副神经功能障碍。

5.枕骨髁综合征　常出现单侧严重的枕部疼痛,可因颈部屈曲而加重,同时伴有颈强直和构音困难,检查发现有颈强直、疼痛在枕区,和单侧舌下神经麻痹等。

【诊断】

主要依靠颅底的强化 MRI,可清楚见到海绵窦和各颅神经,并能发现颅底异常的软组织。如 MRI 扫描阴性则需要高分辨率 CT 对颅底进行扫描,有些病例可发现 MRI 未能发现的小的骨破坏,如影像学检查阴性则行腰穿及 CSF 细胞学检查以除外软脑膜转移癌。必要时可手术或穿刺进行活检。

【治疗】

对颅盖或颅底转移瘤常选用放射治疗,常使用 300cGy 每天 1 次治疗 3 周,总剂量为 3600cGy。放疗应在发病 1 个月内治疗为好。

如原发癌未发现或稳定者可考虑外科手术切除颅底的转移瘤,部分切除肿瘤也可缓解神经症状,并使放疗或其他治疗更有效。

（王　凡）

第九节　颅咽管瘤

【概述】

从胚胎期颅咽管的残余组织发生的良性先天性肿瘤。其起源是在垂体柄结节部的鳞状表皮细胞巢,但也得考虑来自垂体固有细胞的组织转化。

颅咽管瘤曾经用过许多名称:拉克氏肿瘤和拉克氏囊肿病,垂体管肿瘤颅咽管囊肿瘤,埃尔德海氏瘤,釉质瘤,表皮瘤,垂体柄肿瘤,以及髓样癌等。

1900 年 Babinski 和 Frohlich 初次发现鞍上囊性表皮肿瘤而迷惑不解,1899 年 Mott 和 Barre 曾提出肿瘤来自垂体管或拉克氏囊。四年之后,Erdheim 确认了肿瘤的基本特点。Lewis 于 1910 年首先尝试肿瘤切除。1923 年以后,随着 Mckenzie 和 Sosman(1924),Mclean(1930),Cushing(1932)先后确认,统一了颅咽管瘤这一名称,至今已被公认。

目前,不仅在颅咽管瘤的起源、组织学以及病理学存在分歧,而且在外科治疗也有多种见解。这些未决的难题均有待深入研究。

【发生学】

约在胚胎第 2 周即在原始口腔顶出现一向上突起,逐渐伸长的盲囊,称之为拉克氏囊,位于脊索的前端。稍晚一些在前颅底部向下出现漏斗突,二者逐渐接近,构成垂体。Rathke 氏袋与原始口腔相连部分逐渐变细形成一管道,即颅咽管,或称垂体管。在正常情况下,该管约在胚胎 7～8 周时逐渐退化消失,Rathke 氏袋在第 8 周后由简单的表皮结构迅速增殖形成垂体的腺部,包括前叶和结节部,漏斗形成垂体神经部即后叶。

正常成人的垂体,特别是在结节部,有残存的鳞状表皮细胞,Erdheim 认为颅咽管瘤即起源于这些残余的表皮细胞。对此曾有不同的意见,如 Luse 和 Hunter(1955)都认为这个鳞状表皮巢是垂体细胞化生产物,而不是胚胎残余,对颅咽管的起源问题仍有待研究。但多数作者坚持 Erdheim 的学说。

【病理】

肉眼可见表面光滑或呈轻度凹凸结节状,境界明确的肿瘤,无包膜,囊肿可一个或多个,大小不等,直径为 20～150mm;也有无囊的实质性肿瘤。囊肿内容为黄褐色内燃机油样,放置不凝固。可见浮游闪光样的胆固醇结晶。组织学分为釉质表皮型和鳞状表皮型两种。前者为小儿型,有 3 层构造,最外层为一层圆柱立方表皮,中间层为复层的多角形、鳞状表皮样细胞,最内层为星形胶质细胞,处处有岛形成,在其中心的层状明胶样物质的一部分形成钙化,后者细胞间桥发育的多形性肿瘤细胞呈复层状、岛状发育,虽伴有丰富血管结缔组织的间质,但看不到囊肿形成、明胶化和钙化。在小儿几乎都是釉质表皮型,而在成人中两种类型各占半数。

【发病率】

颅咽管瘤约占颅内肿瘤的 4%。但在儿童却是最常见的先天性肿瘤,占鞍区肿瘤的第一位。按 Ingraham 及其他作者 Scott(1946);Banna(1973)等可占 13%,Koos 和 Miller(1971)的比率较低,为 7.5%,Venn 一组 700 例肿瘤中占 8.2%,Zulch 的报告材料则更低,仅占 2.5%。国内京、沪两地 3 组资料提示,颅咽管瘤占全脑肿瘤的 4.7%～6.5%,但 60% 的病例发生在 15 岁以下的儿童。按部位讲,颅咽管瘤在儿童约占幕上肿瘤的 17%;单就鞍部、视交叉区部可占 54%,而在成人远低于儿童,仅为 20%。

【年龄与性别】

如果不分成人和儿童,则本病可以发生在任何年龄,但 70% 是发生在 15 岁以下的儿童和少年。全年龄组的发病高峰为 15 岁或 13 岁,而儿童和成人各自的发病率年龄高峰则有明显区别。在儿童组,据 Banna(1973) 的一组病人 71 例颅咽管瘤的高峰年龄为 7 岁,并有两个高峰为 13 岁和 15 岁。在 Koos 和 Miller(1971) 的一组 58 例的高峰年龄为 13 岁和一个较小的高峰为 5 岁。据 AZAR-KIA 1975 年前的文献资料仅见 4 例新生儿发病。在成年组,Banna(1973) 一组 84 例其年龄分布的高峰为 63 岁和 3 个较小高峰分别为 16 岁、22 岁和 35 岁。据 Koos 和 Miller(1971) 的协作研究表明,有 25 岁、50 岁和 60 岁三个年龄高峰。若考虑所有组,则反应高峰年龄本身是介于 7～13 岁、20～25 岁、60～65 岁。罗世祺曾报告本病发病的高峰年龄是 8～12 岁。性别的差异报道不一,在大多数儿童组中,女性占有优势为 2∶1(Koos 和 Miller1971),1.6∶1(Banna1973)。但也有作者报告认为男性略占多数。罗世祺报告 332 例中男女之比为 1.4∶1。但在成人组中,不存在性别之差。

【好发部位】

部位分法不一,BinkenandBruyn(1975) 按照颅咽管瘤与鞍膈的关系,可分为鞍内、鞍上、鞍内鞍上和脑室内肿瘤。

鞍内颅咽管瘤:生长于鞍内,较为少见。垂体向下移位,平坦并在早期受损,随肿瘤增大鞍膈向上推移,向脑组织发展,这型向鞍上、鞍后发展,即在视交叉的后面,使第三脑室底部升高,上部脑干向后而视交叉则向前移位。这型肿瘤蝶鞍显著扩大。

鞍上颅咽管瘤:位于基底池的蛛网膜内并压迫额叶和第三脑室。垂体和蝶鞍常不受损害。肿瘤向上发展可位于视交叉前位和后位。

鞍内、鞍上颅咽管瘤:肿瘤位于鞍上又位于鞍内,当鞍膈破坏或经过小裂孔后,两部分肿瘤广泛合成一体。这样病例不是单一肿瘤生长而是来自综合的起因。

脑室内颅咽管瘤:1971 年 Cashing 和 Young 曾报告 2 例真正的脑室内肿瘤,但未见肿瘤向脑外扩展。2 例均未进行肿瘤切除手术,结果均死亡。1973 年 Bollati 等也报告了类似病例。

颅咽管瘤的部位不同,供血也有差异。鞍内肿瘤接受海绵窦内两侧颈内动脉的分支供血。1964 年 Parkinson 曾描述该侧支循环,而且在手术显微镜下能清楚看到予以电凝。鞍外肿瘤在前面接受来自前交通动脉的小分支和邻接的大脑前动脉供血;侧面则为后交通动脉的分支供血。脑室外肿瘤既不接受任何大脑后动脉分支,也不接受基底动脉分叉部的供血,这就使手术能适当牵拉囊壁的后部。然而当肿瘤接近第三脑室底部时则应仔细操作,由于其供血是来自大脑后动脉起始部。

【临床表现】

颅咽管瘤属良性瘤,生长缓慢,一般小儿病程比成人为短。其临床表现视肿瘤部位及发展方向、年龄大小而有所不同。鉴于肿瘤发生在鞍部因而常出现类似垂体腺瘤的局灶症状。

(一)颅内压增高症状

早期无颅内压增高,当肿瘤向鞍上发展累及第三脑室前半部,闭塞室间孔导致脑积水而引起颅内压增高。这在成人很少见,垂体腺瘤病人也几乎不引起颅内压增高。约有 80% 的病人临床表现有头痛、呕吐,视乳头水肿以及外展神经一侧或双侧麻痹。晚期颅内压增高病人可出现嗜睡乃至昏迷。

(二)视力视野障碍

肿瘤位于鞍上常因直接压迫视神经,视交叉及视束,有 70%～80% 的病人出现视力、视野障碍,如双颞侧偏盲,部分偏盲或左右不对称的视野缩小。有时因肿瘤向后外侧发展亦可出现同向性偏盲。由于颅内压增高而出现视神经乳头水肿,日久因继发性视神经萎缩而导致失明并非少见。鉴于婴儿时期有轻微视力障碍和小的视野缺损,除非进展到相当严重的程度,很难被人发现。儿童也很少能表达自己的视力减退,只有在误撞目标,不停眨眼或歪头费力去视物、阅读时,这才怀疑有视力障碍,开始引起重视。

(三)垂体功能低下

主要因肿瘤压迫,特别是鞍内型肿瘤,垂体前叶受压导致生长激素及促性腺激素分泌不足,而出现生长发育障碍,骨骼生长迟缓甚至停止,表现身材矮小,称之为垂体性侏儒。虽已到成年,体形仍如同儿童而貌似成人,病人表现乏力倦怠,少动,食欲减退,皮肤苍白细腻,基础代谢率低下等。至青春期常有性器官发育障碍,无第二性征,性欲减退。男性阳痿,女性月经失调或停经。

(四)下丘脑损害的表现

由于肿瘤向鞍上发展增大至第三脑室底部,下丘脑受压其结果可出现体温偏低,嗜睡,尿崩症,以及肥胖性生殖无能综合征。尿崩症约有 10% 为初发症状,表现为多饮多尿,每 24 小时出入量可达数十升,这是视上核、室旁核、下丘脑、垂体后叶受累,导致抗利尿激素产生减少所致。肿瘤致下丘脑或垂体柄损害阻断泌乳激素分泌抑制因子,有时则发生无月经和泌乳过多。

根据以上诸症状的出现方式,肿瘤发生部位,生长发育等可大体予以推断肿瘤部位。如鞍上肿瘤出现视力障碍,颅内压增高较早,而少见的鞍内肿瘤位于鞍膈下方,一般表现垂体腺瘤的症状。肿瘤也有向鼻咽腔(Maiur 等 1987)或向后颅窝(Young 等 1987)生长,这类称之为蝶骨底型。

颅咽管瘤发生于成人,已如前述一般不出现颅内压增高症状,但视神经受压,精神症状出现较多见,一般预后不良,而且实质性肿瘤的复发率高。

【辅助检查】

(一)颅骨 X 线平片

在小儿颅咽管瘤几乎均有病理改变,在成人也有 2/3 的病人异常。显示颅骨鞍区钙化者约 50%～90%。一般年幼者多见(73%),成年较少见(36%),钙化的形态多种多样,可呈云絮状、点片状或团块状等,常是诊断颅咽管瘤的重要线索。随肿瘤增大,蝶鞍可呈浅碟形扩大或破坏。随肿瘤增大或/和室间孔闭塞至颅内压增高后,约有 60% 的病人可见颅骨有颅内压增高征象,以儿童多见。

（二）CT

单纯 CT 片上,在 70%～90% 的小儿,30%～67% 的成人于鞍上可见散在的结节钙化,以及 82% 的囊肿呈低密度;在囊肿上多呈弧形钙化,增强 CT 片上可见囊肿壁的部分强化缘,多达 72%。以上所述囊肿形成,钙化以及增强效果的特征全具备者可有 75%,均证实为颅咽管瘤的诊断。单纯靠 CT 确诊颅咽管瘤并非易事。鉴于囊肿的中心部可呈等密度或较少见的高密度。因此,不能因中心部不是低密度而否定颅咽管瘤的诊断。

（三）MRI

颅咽管瘤的 T_1 加权像显示低到高信号区,这取决于肿瘤的内容,T_2 加权像呈高信号区。倘若胆固醇及正铁血红蛋白含量多时 T_1 像显示高信号区,而含部分含铁血黄素或钙化的颅咽管瘤 T_1 和 T_2 加权像均显示为低信号区,对周围组织的关系表现清楚,但是看不到 CT 显示的鞍背破坏和钙化。

（四）内分泌功能的测定

一般在术前测定垂体功能,如果表现肾上腺皮质机能减退和甲状腺机能低下,则提示术中术后有可能出现激素分泌功能衰竭,此时基础代谢率降低,糖耐量呈低平曲线,血中胆固醇可增高,周围血嗜伊红细胞可增多,肾上腺素试验注射后 4 小时嗜伊红细胞可不减少。

【诊断与鉴别诊断】

临床诊断小儿颅咽管瘤一般较为容易,因为常伴有发育迟缓,视力、视野改变以及颅内压增高,并通过前述各项检查而肯定诊断,但在成人的诊断往往遇到困难,原因是少见的肿瘤尤其鞍内型颅咽管瘤和垂体瘤的影像学表现相似,常发生诊断困难。因此,当疑有本病时为提高疗效宜尽早拍照头颅平片,作 CT 扫描以便做出早期诊断,并需与下列疾病相鉴别。

（一）垂体腺瘤

不论分泌型或非分泌型的垂体腺瘤大多见于 15 岁以后,一般不产生颅内压增高的症状,无生长发育迟缓,常有典型双颞侧偏盲,眼底可有原发性视神经萎缩。假如发现鞍上有钙化和视交叉后的垂体腺瘤,常给诊断带来困难。

（二）鞍结节脑膜瘤

较为常见的鞍上肿瘤,垂体内分泌障碍与下丘脑损害症状均少见。常见有鞍结节部位有骨质增生或骨质破坏,累及前床突和蝶骨小翼,增强 CT 扫描可在鞍上区显示团块影像。

（三）虹吸段动脉瘤

在临床上诊断并不困难。但鞍区钙化呈环形,蝶鞍扩大,不能排除拉克氏袋肿瘤,对成人应作双侧颈内动脉造影,以资鉴别。

（四）视神经胶质瘤

视神经和视神经交叉的胶质瘤一侧或两侧视神经孔扩大是重要的诊断依据,但也有罕见颅咽管瘤伴有视神经孔扩大的个例报告。

（五）第三脑室前部胶质瘤

可有典型的临床表现,早期出现颅内压增高,并进行性加重,可呈发作性头痛。一般无蝶鞍改变,无钙化,无内分泌症状,CT 扫描有助诊断。

（六）生殖细胞瘤

可发生在鞍上,称之为鞍上生殖细胞瘤,突出的临床表现为尿崩症,可有性早熟征,蝶鞍形态大多正常,也无钙化。

（七）脊索瘤

大多有数条颅神经损害症状,常见有钙化,颅底(蝶鞍部和斜坡)可有明显骨质破坏,一般能与本病相鉴别。

（八）其他鞍区病变

如鞍区皮样囊肿、表皮样囊肿以及视交叉部蛛网膜炎等也应予以鉴别。

【三脑室及周围颅咽管瘤手术治疗】

颅咽管瘤为良性肿瘤,境界鲜明,呈膨胀性生长,一般肿瘤浸润仅限于第三脑室底的结节,若能全切除可望治愈。因此首选治疗应为全切除。

（一）额下入路

该入路适用于鞍膈下型且肿瘤局限在垂体窝或向鞍上轻度生长的颅咽管瘤。一般行冠状切口右额开颅,骨瓣到眉弓。剪硬膜后先释放出侧裂池脑脊液,为显露充分,可打开侧裂池根部显露出颈内动脉分叉部,待额叶塌陷后再抬起额叶,显露鞍区结构。在双侧视神经间隙可看到肿瘤囊壁向上膨隆,将视交叉定向后上方。此肿瘤囊壁实际是鞍膈,切开后有囊液流出。在鞍膈的下面为真正的肿瘤囊壁,囊壁内面有钙化斑块。对于实质性肿瘤应用取瘤钳分块囊内切除。囊内减压后分离囊壁,囊壁与视神经、视交叉、颈内动脉、大脑前动脉、下丘脑、垂体柄常有粘连,应在显微镜下仔细分离,分块切除囊壁。由于肿瘤的外表面为鞍膈,肿瘤囊壁与鞍膈紧密粘连,故应将鞍膈连同下面的肿瘤囊壁一并切除。切除范围:前到鞍结节,后到鞍背,两侧接近海绵窦。垂体柄常位于后下方应仔细辨认,可在垂体柄进入鞍膈处离断它,也可保留垂体柄周围的小部分鞍膈。

（二）经额部纵裂入路和经终板入路

适用于鞍上肿瘤,肿瘤将第三脑室向上顶起。病儿仰卧位,发际内冠状切口,右额骨瓣:内侧到中线、下方接近眉弓。切开硬膜后先放出外侧裂处的脑脊液,待额叶明显塌陷后,从纵裂分离、显露鞍区。先分离两侧额叶到达前颅底,再向后分离到胼胝体膝部,此处可看到经胼胝体膝部绕行的双侧胼周动脉。纵裂完全分开后即可看到经视神经间隙向上生长的肿瘤,肿瘤将视交叉和前交通动脉顶向后上方。位于鞍膈上的囊性颅咽管瘤囊壁为真性肿瘤,因此,在抽取囊液后要将囊壁从周围结构上分离、并予切除。鞍上型颅咽管瘤的外壁表面为蛛网膜,其与周围视神经和血管轻度粘连,比较容易分离。囊内底部有钙化沉积团块,多呈砂砾状,易于剥离。对于鞍内型的肿瘤,我们所看到的是鞍膈,其下方才是真正的肿瘤囊壁,两者粘连非常紧密不易分离,因此,对于此型颅咽管瘤要将鞍膈和其下方的囊壁一并切除。切除的范围:前方到鞍结节,后方到鞍背,两侧接近海绵窦。可在垂体柄进入鞍膈处将其离断,或保留垂体柄周围的少许鞍膈。垂体窝底部的囊壁与下方的被压扁的垂体(神经垂体)硬膜粘连紧密,不可强行剥离,以免损伤下方的垂体和海绵间窦。肿瘤切除后可清晰地看到双侧视神经和颈动脉、视交叉、前交通动脉、脚间池和基底动脉等结构。

对于突入第三脑室前部的瘤体,术中根据视交叉和前交通动脉的位置,在前交通动脉的前方或后方打开终板,即可看到瘤体并予切除(经终板入路)。手术操作中要小心保护前交通动脉及其分支血管、视交叉和视神经。

(三)经额部胼胝体-透明隔间隙-穹隆间入路

病儿仰卧位,发际内沿中线向后钩形切口,梯形骨瓣:内侧到中线、后界到冠状缝。沿矢状窦方向半月形剪开硬膜,硬膜瓣翻向中线,充分显露纵裂区域。将半球向外侧牵开,向下分离显露胼胝体,纵形切开前部胼胝体 $2.5\sim3.0\text{cm}$,进入透明隔间隙。分开双侧透明隔,其前方到透明隔间隙的前界,双侧透明隔的下界为穹隆,小心分开双侧穹隆进入第 1 脑室。此时可见肿瘤的囊壁,破壁吸出囊液后肿瘤塌陷,沿囊壁外侧分离囊壁、并分块剪除囊壁。应特别小心勿损伤第三脑室前下外侧壁(下丘脑神经核),囊壁与脑室壁之间有胶质增生层,严格在此层内分离。切除肿瘤的后极后,可见大脑导水管,向前切除囊壁到鞍背,可见基底池及其基底动脉和分支动脉。可调整病儿的头位和显微镜的方向,用窄脑板牵开前部胼胝体(膝部和喙部)以显露鞍上区域(垂体窝区域),小心分离此处的囊壁,如囊壁与前方的结构粘连紧密,不要强行剥离以免损伤前方的血管,引起致命性的出血,可残留少许囊壁,做术后放疗。

此入路的优点是:

1.能作到近全切除肿瘤,或全切除;

2.能解除脑脊液通路的梗阻;

3.除切开胼胝体外,不损伤正常脑组织;

4.直视下切除肿瘤,能最大程度地保护下丘脑。

(四)翼点入路

病儿左侧卧位,翼点切口和骨瓣,在剪开硬膜前咬除蝶骨嵴,以蝶骨脊为中心半弧形剪开硬膜,显露额叶、外侧裂、颞叶。剪开外侧裂的蛛网膜,电凝并剪断额叶靠近外侧裂处的静脉,向两侧分别牵开额叶和颞叶,分开外侧裂到颈内动脉分出大脑前动脉和大脑中动脉处,充分显露鞍区结构(视神经和颈内动脉)。可看见位于脚间窝内的肿瘤,瘤体将视神经和视交叉向上顶起,瘤体表面有蛛网膜。可利用的手术间隙有:视神经-颈动脉间隙、双侧视神经间隙、颈动脉-动眼神经间隙和终板间隙,一般从视神经-颈动脉间隙切除肿瘤。穿刺抽出囊液后瘤体塌陷,先从瘤内分块切除肿瘤,待瘤体减小后,小心沿肿瘤外壁分离周围神经、血管的粘连,由于肿瘤表面为蛛网膜,故肿瘤(或囊壁)与周围结构的粘连不紧密,易于剥离。瘤体的后上方为术野盲区,小心向下牵拉瘤体以切除此处的囊壁(或瘤体),如牵拉较为困难,说明瘤体与周围结构粘连紧密,不要强行牵拉、切除,以免损伤脚间池内的脑干穿支血管。此入路一般可做到肿瘤的全切除或近全切除。

(五)术后放射治疗

手术切除和放射治疗是根本方法,但治疗和纠正水、电解质、内分泌紊乱是保证手术成功的前提。对不能达到全切除的颅咽管瘤,术后必须给予放疗。术后放疗可使手术病人的生存率提高 50%～80%。放射剂量应不少于 5400cGy,分割量每次 180cGy(15,16)。20 年的生存率达 78%(第一次手术)。一组随访 20 年的 61 例儿童颅咽管瘤资料显示:10 年实际生存率单独放疗为 100%,手术＋放疗为 86%,而单独手术为 31%。此资料并不能说明单独放疗好于手术＋放疗,选择治疗方法以及生存率的高低与肿瘤的大小有直接的关系:大于 5cm 的肿瘤经治疗后极易复发(6 例中 5 例复发).小于 5cm 的肿瘤经治疗后极少复发(30 例中 6 例复发)。仍说明手术切除使瘤体缩小,有利于放射治疗。

对复发的颅咽管瘤手术＋放疗仍是首选方法。其他治疗方法不能提高治愈率,如:单独放疗、间质内放疗、抽空囊液等。

【术后并发症】

(一)下丘脑损伤

1.尿崩症　肿瘤全切除的病例,可有 70%～100%,而非全切除的病例不足 50%,一般可在两周内自愈,有时需服双氢克尿噻,对重症者则再给垂体后叶素,同时注意水、电解质平衡。

2.体温失调　严重下丘脑损伤时出现中枢性过高热,体温可达 41℃ 以上,处于昏迷状态。也有表现为体温不升,低于 32℃ 以下,病人陷入垂危状态,应予以对症处理,预后不佳。

(二)无菌性脑膜炎

系因囊性肿瘤内容物术中溢出,刺激室管膜或脑膜所致,因此,除尽可能多切除囊壁外,还需用生理盐水充分冲洗囊腔。术后再反复多次腰穿并适当排放脑脊液,这些措施既起到预防,也起到治疗作用。

(三)颅咽管瘤可遗留功能障碍的表现

1.视力障碍　视交叉前或其下的颅咽管瘤,术后效果满意,主要原因是术后使颅内压降低,解除肿瘤对视神经和视交叉的直接压迫;而在视交叉后的肿瘤,手术过程中视束易被损伤,以至效果不佳。

2.生长迟缓　儿童仍保持矮小,肢体软骨已钙化。这是令人失望的预后,后期给予锻炼,可有某种程度的恢复。

3.性发育不全　手术不能改善性成熟的问题。

4.垂体功能障碍　手术不能改善垂体功能低下,如经化验检查证实后替代治疗是必需的。

【预后】

随着显微外科技术的应用,影像学诊断的进步以及对术后并发症防治的重视,手术效果已经取得了明显提高,预后也有了较大的改善。

鉴于颅咽管瘤的发生部位、肿瘤大小、累及范围的不同,将产生手术疗效的差异。首次手术力求全切肿瘤,并经影像学检查的印证,有人报道其手术死亡率已降至 0～2%,10 年生存率达 58%～66%,复发率 7%～26.5%。部分切除肿瘤的复发率很高,即使术后辅以放疗,也不能长期控制残存肿瘤的继续生长,5 年生存率难以达到 50%,再次手术行广泛切除肿瘤难度很大,也会增加手术的危险性。

(王　凡)

第十节　其他肿瘤

一、原发性中枢神经系统淋巴瘤

【定义】

是指局限于中枢神经系统的淋巴瘤（包括眼部的视神经、视网膜、脉络膜、硬脑膜、软脑膜、脊髓、脑神经和脊髓神经根等部位）。本病约占原发性颅内肿瘤的 $1\sim5\%$，本病发病率有逐步增高的趋势。先天性、后天获得性（如 AIDS）或医源性（如器官移植）免疫系统缺陷患者是原发性中枢神经系统淋巴瘤的好发人群。原发性中枢神经系统淋巴瘤占先天性免疫抑制患者肿瘤约 4%，占艾滋病患者的 3%。

【病理】

大体标本：肿瘤质地软，呈实体肿块或片状生长，以细胞位于血管周围、浸润瘤旁脑组织以及边界不清为特征。很少看到肿瘤出血、囊变及坏死。

显微镜下：特征性地以血管为中心生长，肿瘤细胞浸润小动脉、微动脉和小静脉。病理特点有：新生肿瘤细胞的淋巴样表现、血管周围的淋巴渗透、新生细胞位于血管壁内及网硬蛋白的出现。血管壁内新生的肿瘤细胞具有独特的叠片结构，在其他颅内恶性肿瘤中不具备此现象。有 90% 的 PCNSL 为弥散性 B 细胞性淋巴瘤。约一半为多中心病灶，可同时出现在脑的不同部位。

【诊断依据】

1.临床表现　近 10 年原发性中枢神经系统淋巴瘤的发病率增加 3 倍多。本病任何年龄均可发病，60 岁以上老年人常见，免疫系统正常者发病高峰为 $50\sim60$ 岁，免疫系统缺陷者好发年龄为 30 岁左右。好发部位为额顶叶深部、基底节、脑室周围和胼胝体；另外软脑膜、眼球及脊髓也是常见的 PCNSL 累及部位。患者主要表现为头痛、癫痫、局灶运动功能障碍，偏瘫等。出现脑膜刺激症状和视力改变往往预示着软脑膜受侵犯。

2.辅助检查

（1）CT：表现为局灶性或弥漫性的等密度到高密度肿物，可以单发或多发；瘤周轻度水肿。增强 CT 扫描可出现较均一的病灶增强。

（2）MRI：T_1 加权像多呈等或略低信号，肿瘤可侵犯胼胝体并穿过中线进入对侧半球。T_2 加权像呈等或略高信号。瘤周轻度水肿及中度占位效应。弥漫浸润性淋巴瘤可累及深部灰质核团和白质通道，T_2 加权像上可显示脑桥、小脑、大脑白质，基底节广泛高信号，边界不清。此淋巴瘤表现与大脑胶质瘤病难以区别，有时需要活检才能证实。增强后，病灶明显强化，在强化图像上出现特征性"握拳征"、"缺口征"、"尖角征"，这在其他脑肿瘤中很少出现；肿瘤一般无坏死、出血、钙化和囊性变，这也是与其他颅内肿瘤的鉴别点之一。

【诊断与鉴别诊断】

影像学检查能够提示 PCNSL,但可靠的诊断依据组织病理学检查。要与脑膜瘤、多形性胶质母细胞瘤、室管膜瘤、髓母细胞瘤、转移瘤和局灶性感染疾病如弓形虫以及进行性多病灶脑白质病相鉴别。

【治疗原则】

手术:如仅采用支持治疗,患者生存期限为 1.8~3.3 个月。手术治疗能稍微改善预后,多达不到根治目的。手术对于 PCNSL 的主要价值在于诊断,可进行立体定向活检,如病灶占位效应明显出现脑疝时可以行减压手术。单纯切除肿瘤的患者中位生存期仅 4.6 个月。

放疗:原发性中枢神经系统淋巴瘤对放疗敏感,因此放疗是主要治疗手段。目前多推荐全脑放射,对于脑脊液播散者还需要行全脊髓放射,全脑放射剂量多在 40~50Gy;也可在放疗前进行化疗。放疗患者生存期限约 11.5~42 个月,中位生存时间 17 个月。

化疗:化疗是 PCNSL 的主要治疗措施。大样本的临床资料表明,化疗能够显著提高 PC-NSL 的中位生存期至 40 个月。甲氨蝶呤(MTX)是目前公认 PCNSL 的治疗首选用药。大剂量 MTX($2\sim8G/m^2$)静脉滴注后,以甲酰四氢叶酸进行解救,可明显拮抗 MTX 对骨髓和黏膜的毒性作用,而很少影响 MTX 对 PCNSL 的疗效。亦可以 MTX 联合其他化疗药物进行治疗(长春新碱,丙卡巴肼,美罗华)。对于复发者,可以再次进行大剂量 MTX 治疗,亦可以使用替莫唑胺,或美罗华+替莫唑胺,或拓扑替康,或大剂量阿糖胞苷。另外可以进行大剂量化疗后自体骨髓移植。

类固醇激素应用:由于淋巴瘤存在糖皮质醇激素受体,因此 PCNSL 对类固醇激素敏感。应用皮质醇激素后数天肿瘤溶解和肿瘤缩小,但肿瘤体积缩小是暂时的,几个月后或停药后病灶很快复发。类固醇激素可在活检前停药,在获取组织病理后尽快应用,以减少神经系统症状。

【预后】

WHO 中枢神经系统肿瘤分类中将原发性中枢神经系统恶性淋巴瘤归为Ⅲ或Ⅳ级。对预后有利的因素:年龄小于等于 60 岁和一般状态良好(ECoG 评分 PSO-1)。全身化疗、鞘内化疗加全脑放疗的综合治疗方案是目前最常采用的模式,有效率达 80%~90%,中位生存期达 30~40 个月,约 1/4 患者可以治愈。PCNSL 复发率 40%~60%,复发患者治疗较为棘手。

二、颅咽管瘤

【定义】

颅咽管瘤为发生于原始口腔外胚层形成的颅咽管(或称 Rathke 囊)或内胚层 Seessel 囊残余上皮细胞的肿瘤,属先天性肿瘤。本病可在任何年龄发病,但 70% 发生于 15 岁以下的儿童和少年;儿童中的发病高峰约在 5~10 岁,成人中发病高峰约在 50~60 岁。颅咽管瘤占颅内肿瘤的 5%~6%;约占儿童颅内肿瘤的 5%~10%。

【病理】

大体标本:肿瘤表明光滑或呈轻度凹凸结节状,肿瘤多为囊性或多囊性,完全实质者少,囊液呈黄色或黄褐色、咖啡色黏稠液体,内容物复杂,包括胆.固醇结晶、普通蛋白、角蛋白和钙化沉着。囊壁多有钙化斑点。

镜下检查:分为牙釉质型和鳞状上皮型。

【诊断依据】

1.临床表现　可出现不同程度的三组症状:

(1)内分泌功能障碍:为肿瘤累及垂体和下丘脑所致,包括生长发育障碍,性功能障碍,脂肪、水、电解质代谢障碍、精神障碍,表现为尿崩和垂体功能低下症状和体征。

(2)肿瘤压迫症状:出现头痛、视力视野障碍,肿瘤向鞍旁生长引起海绵窦综合征,向颅前窝生长产生精神症状、记忆力减退、嗅觉障碍,向颅中窝生长产生颞叶癫痫,向蝶窦、筛窦生长引起鼻出血、脑脊液鼻漏,向脑干方向生长产生锥体束征等。

(3)颅内压增高症状:肿瘤增大长入第三脑室引起室间孔阻塞,或肿瘤压迫中脑导水管出现脑脊液循环障碍,颅压升高。

2.辅助检查

(1)X线平片:多数出现鞍内或鞍上异常钙化以及部分患者出现颅内压增高征象;蝶鞍扩大。

(2)CT:平扫示鞍内或鞍上低密度囊性或囊实性肿块,病变边界清楚,呈圆或卵圆形,或分叶状。囊壁钙化呈弧线状,实质钙化则呈点片状。鞍上池部分或完全封闭,可有梗阻性脑积水征象。增强后如为囊性颅咽管瘤,其囊壁呈薄的环形强化,而中心低密度囊液无强化。少数颅咽管瘤不强化或呈均一强化。

(3)MRI:T_1加权像示肿瘤囊内容物多呈高信号,肿瘤的实质部呈等、低信号。T_2加权像示囊性成分为高信号,钙化在 T_2 加权像上几乎都为低或极低信号。增强后肿瘤的实质部分和囊壁可以强化,但有相当一部分颅咽管瘤不增强。

(4)内分泌检查:术前测垂体功能,如果出现皮质醇或甲状腺功能低下,应补充激素。

【鉴别诊断】

与垂体腺瘤、鞍结节脑膜瘤、视神经及第三脑室前部胶质瘤、生殖细胞瘤、脊索瘤、鞍区表皮样囊肿、上皮样囊肿及颈内动脉虹吸段动脉瘤等相鉴别。

【治疗及预后】

1.手术治疗　患者一般情况良好,首选治疗为肿瘤全切除。如肿瘤与颈内动脉、视神经等周围组织密切粘连以及肿瘤较大浸润下丘脑时,即使勉强切除,其效果不一定满意。手术入路有多种,如经额下入路,经翼点入路,终板入路,经胼胝体或经皮质侧脑室入路,经蝶窦入路,联合入路等。肿瘤同时侵犯鞍内和鞍上者为经蝶手术切除的适应证。

如患者下丘脑症状严重,已有意识障碍,卧床不起,不能耐受开颅手术,可行囊腔穿刺或用立体定向技术抽吸囊液,减低肿瘤对周围结构压迫,可同时注入同位素进行内照射治疗。

2.放疗 可分为普通放疗后或立体定向穿刺抽吸囊液后注入放射性核素的内放疗。颅咽管瘤对放疗有一定敏感性,许多学者认为放疗能增加术后生存率又能降低肿瘤复发。一般放疗剂量为 50~60Gy。

3.化疗 一般不应用全身化疗药物,但可经过 Ommaya 囊向瘤腔内注入化疗药物(如博莱霉素)。

4.激素替代疗法 应用于垂体功能低下的患者,一般补充泼尼松和甲状腺激素,根据低下情况来决定剂量。

5.预后 单纯手术 5 年生存率为 64.9%,加用放疗者 5 年生存率在 82.5%;术后加放疗肿瘤复发率为 0~30%,单纯手术者复发为 75%~78%。

三、脊索瘤

【定义】

脊索瘤来源于胚胎脊索结构的残余组织,是一种少见的破坏性肿瘤。脊索在胚胎 3 个月开始退化成椎间盘的髓核,沿神经轴的任何部位脊索组织残余,都可能发生脊索瘤。位于颅内者多见于蝶骨和枕骨交界处如斜坡、鞍区等;位于脊柱者,多见于骶尾部。脊索瘤多数为良性,少数为恶性,有浸润性生长的特点。

【诊断依据】

1.临床表现 病程较长,平均在 3 年以上。

(1)发病高峰在 30~40 岁,男性比女性多见,男:女为 3:2。

(2)早期症状主要是头痛,颅内压增高症状较少见。

(3)脊索瘤的临床表现随肿瘤侵袭和发展的方向不同而表现各异。

(4)鞍区的脊索瘤主要表现为:视力下降、视野缺损、原发性视神经萎缩、垂体功能低下、下丘脑受累表现如肥胖、多饮多尿、嗜睡。

(5)鞍旁脊索瘤主要表现为:同侧第 Ⅲ 至 Ⅺ 脑神经损害症状,其中以动眼神经、展神经、视神经损害症状多见,少数有锥体束征;突入眶内者可有眼球突出、失明和眼肌麻痹。

(6)斜坡脊索瘤可导致脑干、小脑受压,出现锥体束征和 Ⅵ、Ⅶ 脑神经障碍。

(7)向桥小脑角发展的脊索瘤可导致 Ⅶ、Ⅷ 脑神经障碍、后组脑神经症状和小脑症状。

(8)位于鼻咽侧壁的脊索瘤可导致为鼻塞、疼痛、鼻腔血性或脓性分泌物,鼻部包块、吞咽困难等症状。

(9)脊柱脊索瘤:不同节段脊柱的相应局部症状及所累及的脊髓和神经根症状。

2.辅助检查

(1)头颅 X 线片:肿瘤所在部位的骨质破坏和肿瘤钙化灶和软组织影。

(2)头颅 CT:低密度区和结节状钙化,肿瘤边缘强化。

(3)头颅 MRI:信号高低不一致,一般在 T_1 加权像上为低信号,T_2 加权像上为高信号,瘤体内可有钙化和囊性变。

(4)脑血管造影:位于鞍区的肿瘤见颈内动脉虹吸部向外侧移位,A_1 段向上抬高。鞍旁的肿瘤见颈内动脉海绵窦段上移,M_1、M_2上抬。斜坡的肿瘤见基底动脉向后或向侧方移位。静脉期可见肿瘤染色。

【鉴别诊断】

本病需与鼻咽癌、侵袭性垂体腺瘤、颅咽管瘤、脑膜瘤等鉴别。

【治疗原则】

1.手术治疗　根据肿瘤所在的具体部位,采用不同的入路,但由于肿瘤深在,全切除难度大。

(1)鞍区型:采用额颞入路、经口鼻蝶窦入路、经下鼻中隔入路等。

(2)颅中窝型:采用经颞下硬膜外入路。

(3)斜坡型:采用经口咽部入路。

2.放射治疗　采用普通放疗,X刀或γ刀等,因肿瘤主要位于颅底,放疗时应注意保护脑干。

3.预后　经手术全切除者可长期不复发,但按照目前的治疗方法,手术全切除比例较低,易复发,肿瘤因颅底广泛侵犯而预后较差。

四、三叉神经鞘瘤

【定义】

三叉神经鞘瘤起源于三叉神经的半月神经节或神经根,病理改变是由神经鞘膜或束膜的梭形细胞组成,为良性肿瘤,有包膜,可有囊性变,生长缓慢。根据肿瘤的生长方向和所在部位分为中窝颅型、后窝颅型和混合型。

【诊断依据】

1.临床表现

(1)最早出现的症状首发症状常常为三叉神经受累症状,包括相应分布区的持续性烧灼痛或刺痛,痛觉和触觉减退,角膜反射减退或消失,咀嚼肌无力及萎缩。

(2)肿瘤起源于半月神经节,位于中窝颅硬膜外,侵犯海绵窦可出现展神经、动眼神经和滑车神经受累症状如复视、眼球运动障碍、对光反射减弱或消失,颞叶受压者可出现颞叶癫痫。眶内受累可出现突眼,视力减退和视神经萎缩。

(3)肿瘤起源于三叉神经根,向后生长,位于后颅窝,可导致Ⅶ、Ⅷ、Ⅸ、Ⅹ、Ⅺ脑神经症状如听力下降、耳鸣、面肌痉挛或面瘫、吞咽困难、声音嘶哑、呛咳、咽反射消失、软腭麻痹、胸锁乳突肌及斜方肌无力,小脑性共济失调、脑干受累者可出现交叉性偏瘫及长束体征。

(4)混合型:结合了中后颅窝两型的临床特点,肿瘤多为哑铃形生长。

(5)上述各型都可有颅内压增高的症状如剧烈头痛、恶心、呕吐、视神经乳头水肿等表现。晚期肿瘤压迫三脑室和中脑水管可导致梗阻性脑积水。

2.辅助检查

(1)脑脊液检查:蛋白质含量增高,细胞数正常,有蛋白细胞分离现象。

（2）头颅X线片：颅中窝型可见卵圆孔区有边界清楚的骨质缺损区，眶上裂和视神经孔也可有骨质稀疏或破坏。较大的肿瘤可有鞍底和鞍背的骨质破坏。颅后窝型可见岩骨尖骨质吸收，但内听道正常。

（3）脑血管造影：颅中窝型可见颈内动脉海绵窦段移位，虹吸部张开；大脑中动脉水平段向上抬高。颅后窝型椎动脉造影见小脑上动脉近侧段向内上移位，基底动脉远段向对侧移位。

（4）头颅CT：可见颅中窝或颅后窝的卵圆形或哑铃形肿块，等密度或低密度，周边脑水肿不明显，增强扫描可均匀强化，囊性变者可环形强化。

（5）MRI：显示为实质性肿瘤，呈等信号或低信号，均匀强化。

【鉴别诊断】

三叉神经鞘瘤需与原发性三叉神经痛、颈内动脉海绵窦段的动脉瘤、听神经鞘瘤、鼻咽癌等鉴别。

【治疗原则】

1.手术治疗　应争取全切除，对巨大肿瘤或包膜与周围血管、神经粘连者，只能大部切除。手术入路应根据肿瘤所在位置及生长方向而定。

2.放疗　包括γ刀及X刀等治疗。

五、生殖细胞肿瘤

【定义】

生殖细胞肿瘤是来源于原始胚胎生殖细胞的肿瘤，分为：生殖细胞瘤，占全部生殖细胞肿瘤的2/3；非生殖细胞性生殖细胞肿瘤，包括畸胎瘤、绒毛膜细胞癌和内胚窦瘤。颅内的生殖细胞肿瘤好发于身体的中线部位，如松果体区、鞍上、下丘脑下部、脚间池、桥小脑角、小脑蚓部、丘脑和大脑半球，它与起源于松果体实质细胞的松果体细胞瘤和松果体母细胞瘤是完全不同的两类肿瘤，后两者起源于神经外胚叶髓上皮。

【诊断依据】

1.临床表现　松果体区的生殖细胞肿瘤临床表现：

（1）神经系统症状：包括上视不能、动眼神经麻痹、阿.罗瞳孔、小脑症状如动作不协调、动作不稳、共济失调、肌张力下降、嗜睡、偏瘫和锥体外系症状、听觉障碍、神经根刺激性疼痛、记忆力下降、癫痫、耳鸣、耳聋。

（2）内分泌系统症状：性早熟、垂体功能不足如发育迟缓、乏力、性征发育不良、尿崩症。

（3）颅内压高的表现：头痛、恶心、呕吐、视物模糊、视神经乳头水肿。

（4）婴幼儿患者因脑积水头围常常增大。

鞍区生殖细胞瘤的临床表现：

（1）视交叉损害症状：视野偏盲、视神经萎缩、视神经乳头水肿。

（2）中脑受损症状：嗜睡、动眼神经麻痹、眼球活动受限或不能、瞳孔扩大和上眼睑下垂等、锥体束征。

(3)下丘脑受损症状:尿崩症、多饮多尿、肥胖、低血压。

(4)垂体功能障碍:第二性征发育不全、消瘦、乏力、毛发稀疏;男性患者性欲减退;女性患者月经紊乱或闭经。

2.影像学检查

(1)颅骨 X 线平片:松果体区钙化、颅内压高者颅骨内板指压迹、后床突及鞍背骨质吸收。

(2)颅脑 CT:了解肿物的 CT 值,有无钙化、肿瘤密度等,有无合并脑积水。

(3)脑血管造影:重点了解有无脑积水的征象和颅内静脉如大脑内静脉、Galen 静脉移位。

(4)MRI:了解松果体区及鞍上有无占位病变、囊性还是实性、有无占位效应及脑积水;因生殖细胞肿瘤有沿脑脊液播散的特点,对合并脊髓受压症状的患者应作全脊髓 MRI;对 MRI 平扫未见异常或肿瘤边界显示不清者,应增强扫描。

(5)腰椎穿刺:脑脊液检查蛋白含量及细胞数均有少量增加,脑脊液查甲胎蛋白(AFP)和绒毛膜促性腺激素(β-HCG);脑脊液中找瘤细胞。

3.肿瘤标记物检查　血清甲胎蛋白(AFP)、GCT、GGT、β-HCG、癌胚抗原(CEA)、黄体生成素(LH)、褪黑素及其合成酶(HIOMF)、5.羟色胺(5-HT),生殖细胞肿瘤患者上述标记物水平常常升高。

【鉴别诊断】

松果体区生殖细胞肿瘤应与该区的松果体细胞瘤、上皮样及皮样囊肿、血管畸形、胶质瘤、脂肪瘤等鉴别。鞍区生殖细胞肿瘤应与第三脑室内肿瘤、黏液囊肿、颅咽管瘤、巨大垂体腺瘤、鞍区脑膜瘤、脊索瘤及骨软骨瘤等鉴别。

【治疗原则】

1.一般原则

(1)颅内原发的生殖细胞肿瘤除畸胎瘤以外,均为恶性肿瘤,手术不能根治,需辅助放疗或化疗。

(2)单纯的胚胎生殖瘤以放疗为主,手术主要为取活检明确诊断。

(3)因肿瘤巨大影响脑脊液循环引起脑积水或颅内压高的患者,先行脑室外引流或脑室腹腔引流,再进行放疗。

(4)生殖细胞肿瘤复发和转移的机会较多,应在放疗后辅助化疗。放疗应包括全脑及脊髓放疗。

(5)该病以综合治疗为主,但选择治疗方案前应明确肿瘤的组织类型。

(6)生殖细胞肿瘤对放疗比较敏感。根据肿瘤大小及患者一般情况,放疗可采用 60 钴、直线加速器、X 刀、γ 刀等,成人脑部放疗总量一般为 45～50Gy,全脊髓放疗剂量 20～30Gy,1 岁以下儿童剂量为成人的 50%,5 岁时用 75%,8 岁以后可与成人剂量相同。对怀疑生殖细胞肿瘤的患者,也可以采用试验性放疗,剂量一般为 5Gy,如果肿瘤在放疗数次后有所缩小,则可以继续放疗而不必手术。对 MRI 上怀疑畸胎瘤或上皮样囊肿的患者应避免试验性放疗。为避免出现放射性损伤,小于 3 岁的儿童应首选化疗,待其长大后能耐受放疗时再行放疗,对必需放疗的幼儿,剂量应如上所述,酌情减量。

(7)化疗药物选择:对生殖细胞肿瘤有效的化疗药物包括顺氯铵铂、长春新碱、博莱霉素、甲氨蝶呤、平阳霉素等,主张联合用药,治疗过程中应行血药浓度监测、复查颅脑 MRI,同时定期复查血常规和肝肾功能等。

(8)脑室腹腔分流术或脑室外引流术后放射治疗。因肿瘤所在部位深在,手术全切除的难度较大,且多数生殖细胞肿瘤对放疗敏感,可在脑脊液引流的情况下行放疗。

(9)先手术得到组织学标本后再放疗。手术可采取直视下手术或立体定向活检。直接手术探查:通过术前 MRI 选择手术入路,基本原则为:选择距肿瘤最近的入路;手术能充分暴露肿瘤且对周围结构的影响减低到最小。

主要入路分为:

(1)经脑室入路:包括经侧脑室入路、经胼胝体穹隆间入路、顶枕部经侧脑室三角区入路、颞顶枕经侧脑室三角区入路。

(2)不经脑室的入路:包括枕部经小脑幕上入路和幕下小脑上入路。

六、颅内转移瘤

【定义】

颅内转移瘤是指中枢神经系统以外的肿瘤转移至颅内者,以肺癌最多,胃肠道癌和乳腺癌其次,在儿童患者则以肉瘤和生殖细胞瘤多见。

【概述】

据神经外科资料,多数学者报道脑转移瘤占颅内肿瘤的 10% 左右,随着人类寿命延长、诊断设备进步以及原发瘤治疗有效,颅内转移瘤的发病率有增高趋势。在多种恶性肿瘤中,肺癌、乳腺癌及黑色素瘤易早期发生转移,而泌尿系统肿瘤则相反。有认为恶性肿瘤患者中 20%~40% 将发生脑转移,其中约 70%~75% 为多发脑转移瘤;因此,脑转移瘤的真实发生率远高于原发性脑肿瘤,美国资料提示,脑转移瘤的发生率至少是原发脑肿瘤发生率的 10 倍。

【肿瘤转移的途径及部位】

肿瘤转移的途径有三,①经肺-血液循环-脑;②直接侵袭;③经淋巴系统。脑转移瘤好发于脑实质内灰白质交界区。典型的大脑半球转移瘤多位于"分水岭"区域,提示微癌栓子位于表浅动脉的终末毛细血管内。肿瘤多位于幕上大脑中动脉供应区。额叶最多,顶叶次之,枕叶、颞叶再次之。小脑、脑干较少。

【病理】

按照转移瘤的病理特点分为结节型和弥漫型。

1.结节型　大体病理见瘤结节呈球状,边界清楚,肿瘤大小不一,系肿瘤多次侵入颅内所致,肿瘤起初位于皮质下,然后侵入白质,向外累及脑膜,肿瘤质地不等,较脆,血运多不丰富,但肿瘤周围水肿明显,并由此显示出边界较清楚。显微镜下见瘤组织界限不清,瘤细胞巢常沿血管外膜和脑组织向四周浸润。

2.弥散型　较少见,多表现为肿瘤累及蛛网膜、软脑膜、硬脑膜,脑膜普遍增厚变为灰白色,脑表面散在斑点状病灶。显微镜下显示瘤细胞浸润脑膜。

【诊断依据】

1.临床表现

(1)多数为中年以上患者,有其他部位肿瘤及手术病史并经病理证实为肿瘤,有时可无原发肿瘤的征象。

(2)一般呈亚急性起病,病程短,常有头痛、恶心、呕吐等颅内压高的症状;此为脑转移瘤的最常见临床表现。

(3)精神障碍如淡漠、各种幻觉、性格改变、智力下降、记忆力下降等。

(4)与肿瘤部位相应的局灶症状如偏瘫、失语、癫痫、感觉障碍。

(5)小脑及脑干症状等。

2.辅助检查

(1)血清学检查:血尿常规、肝肾功能、血沉、AFP、β-HCG、PSA、EPA、CA 系列等。

(2)胸片,对怀疑胸部阴影者做胸部 CT。

(3)B 超:包括甲状腺、肝、胆、胰、脾、双肾、膀胱;女性患者查子宫、附件;男性患者查前列腺。

(4)胃肠道方面:有胃肠道症状者行全消化道钡餐或胃镜等检查,对可疑病灶可做活检和病理检查。

(5)影像学表现。

1)头颅 X 线平片:主要了解有无颅内高压的表现、钙化、骨质增生或破坏。

2)颅脑 CT:包括平扫和增强,主要了解肿瘤的部位、数量、范围、脑水肿及中线移位情况、邻近结构受压情况。

3)颅脑 MRI:能更全面的了解肿瘤的部位、数量、范围、脑水肿及中线移位情况、邻近结构受压情况,特别是对颅后窝转移癌的显示比 CT 更清晰。对囊性,病变和出血性病变显示较好。

4)全身同位素骨扫描:主要了解有无全身其他部位的骨转移,对指导下一步治疗有帮助。

5)PET:主要了解有无全身其他部位的转移,肿瘤多表现为核素浓聚区。

【诊断及鉴别诊断】

既往有原发肿瘤病史的患者,如出现头痛、恶心、呕吐和局限性定位体征,应首先考虑脑转移瘤。对无肿瘤病史且年龄大于 40 岁以上患者,出现颅内压增高和神经系统定位体征,并在短期内病情进展较快,呈进行性加重,CT 和 MRI 等影像学检查出现典型表现(皮髓交界区类圆形占位、增强后明显强化、周围脑水肿明显,特别是多发占位病变者)支持转移瘤诊断。分化高的转移瘤可显示出原发瘤的特点;而分化低的脑转移瘤如果原发灶不明时,其细胞形态又与恶性胶质瘤相似,若出现腺样或乳突样结构时,可能误诊为室管膜瘤。因此鉴别诊断时需与不同类型胶质瘤等鉴别。

【治疗原则】

1.药物治疗　主要包括激素、脱水治疗及抗癫痫治疗;目的是缓解因肿瘤引起的颅内高压症状,为下一步治疗争取时间。

2.手术治疗　研究证明手术在一定程度上能够延长脑转移瘤患者的生存时间及生存质量;但要严格掌握手术指证。患者年龄、KPS 评分、原发瘤控制情况、转移瘤数目、手术可切除性均影响手术效果。

(1)单发颅内转移癌:原发病灶已切除,患者一般情况较好,未发现全身多处转移者,应尽早手术。

(2)多发颅内转移癌:原发病灶已明确,如果一般情况较差,特别是合并其他脏器如肝肾功能障碍、凝血机制障碍等,因手术不可能全切除,原则上不再手术。但对于颅内高压症状明显,其他脏器功能已经改善,为延长患者生命,也可以切除最大的或位于非功能区的病灶,手术以减压为主,待颅内高压症状缓解后再根据患者一般状态辅助化疗或放疗。

(3)先发现颅内转移癌而未发现原发病灶,可先切除颅内病灶,根据病理所示的组织类型选择化疗药物和放疗方案,同时积极寻找原发病灶。

(4)颅内转移癌和原发病灶先后发现,一般先切除原发病灶,后切除转移癌。但对于颅内压高症状明显,影响患者生命的情况下,也可先切除颅内病灶,后切除原发病灶。对原发病灶已广泛转移而不能手术者,也可单纯切除颅内病灶以缓解病情,延长生命,根据患者一般状态辅助化疗或放疗。

(5)手术应准确定位,根据发病部位选择具体入路,切除病灶,术后可以采取各种方法降低颅内压,如激素、脱水药物、利尿药,定期复查肝肾功能和加用胃黏膜保护剂,其他治疗同开颅术后常规用药。

3.放射治疗　γ 刀、X 刀治疗或普通放疗均可选择,可首选也可作为手术后的辅助治疗。

(1)全脑放疗(WBRT):对于不能手术的多发脑转移瘤患者,WBRT 能够使患者中位生存期延长。其中放疗敏感性是影响放疗效果的最主要因素;一般而言,淋巴瘤、睾丸癌及乳腺癌对放疗敏感,而黑色素瘤、肾癌和结肠癌较差。放疗处方一般为:总剂量 30Gy,10 次分割。

(2)术后辅助性全脑放疗:目前多主张对转移瘤先行切除,术后辅以放疗,以杀灭手术部位残留病灶及其他脑内部位亚临床病灶,以提高局部控制率,并延长中位生存期。

(3)立体定向放射外科(SRT):SRT 优势可以治疗多发脑转移瘤,肿瘤性质不影响效果,放射靶区以外脑组织损伤小。其缺点在于不能控制亚临床脑转移瘤,转移瘤的直径需小于3cm。SRT 常用剂量 16～20Gy。SRT 治疗脑转移瘤亦存在争论,如 SRT 后是否需 WBRT,对于多发转移瘤是采用 SRT 还是 WBRT,SRT 与手术效果比较等。

4.化学治疗　目前有循证医学级别 Ⅱ 级的证据提示化疗对于脑转移瘤患者能够受益。2011 年版美国 NCCN 中枢神经系统肿瘤诊疗指南推荐对于复发的脑转移瘤,除了使用对于原发瘤有效的化疗方案,对于脑转移瘤可以应用替莫唑胺标准化疗方案(5/28 方案)。如果是淋巴瘤或乳腺癌脑转移可采用大剂量甲氨蝶啶、环磷酰胺治疗;乳腺癌脑转移可使用卡培他滨、顺铂、依托泊苷治疗;肺癌脑转移可采用拓扑替康治疗。

七、上皮样肿瘤和皮样肿瘤

（一）上皮样囊肿

【定义】

上皮样囊肿也称胆脂瘤或珍珠瘤，是由神经管闭合期间外胚层细胞移行异常所致，占原发性颅内肿瘤的 1%，好发于 20～50 岁，以桥小脑角区最为常见，其次为鞍区、大脑半球的脑室内、四叠体、小脑，亦可以发生于颅骨板障或脊柱内。

【病理】

上皮样囊肿囊大体形态为色泽洁白而带光泽的块状肿物，壁薄而透明，与周围组织界限清楚，血供稀少。囊肿内有大量角化的表皮细胞，混有胆固醇结晶，呈干酪样或豆腐渣样。镜下囊肿外层为纤维结缔组织，内层为复层鳞状上皮细胞，表面有角化层，角化细胞不断脱落形成囊肿的内容物，并成层状排列。与囊肿邻近的脑组织有胶质增生。

【诊断依据】

1.临床表现　因肿瘤的部位不同而异。桥小脑角上皮样囊肿可表现为三叉神经痛、患侧面肌痉挛、耳鸣、听力减退、行走不稳、头痛、吞咽困难、声音嘶哑等；鞍区上皮样囊肿常见的临床表现为视力视野障碍、视神经原发萎缩、多饮多尿、脑积水，女性可有月经紊乱；大脑半球上皮样囊肿可有癫痫、偏瘫、锥体束征阳性、精神症状、颅高压症状；脑室内上皮样囊肿临床表现为颅高压症状，压迫周围组织引起轻偏瘫、偏身感觉障碍、同向性偏盲。囊肿破裂可出现无菌性脑膜炎。

2.辅助检查

（1）CT 为首选的检查方法。囊肿为圆形或不规则的均匀低密度区，CT 值接近脑脊液。如囊肿出血、钙化、囊肿内蛋白质含量增高 CT 图像可为高密度或等密度。注射造影剂后囊壁可出现环形增强，内容物不增强。

（2）MRI 平扫 T_1 加权像显示囊肿为低信号，T_2 加权像为高信号，且明显高于周围脑组织和脑脊液，周围无脑水肿。注射造影剂后无增强。

【鉴别诊断】

桥小脑角上皮样囊肿应与原发性三叉神经痛、听神经瘤、脑膜瘤、三叉神经鞘瘤、蛛网膜囊肿鉴别；鞍区上皮样囊肿应与垂体腺瘤、颅咽管瘤、脑膜瘤、脊索瘤相鉴别。

【治疗原则】

本病的治疗原则为手术切除，争取全切除，包括囊肿包膜。如包膜与周围重要结构粘连严重者不宜勉强剥离，避免造成严重的神经功能障碍。清除囊内容物时应避免溢出，注意保护周围脑组织，用生理盐水反复冲洗，以减少术后脑膜炎的发生。

预后：上皮样囊肿属良性肿瘤，术后一般恢复良好。囊肿的手术死亡率在 20 世纪前半叶高达 70%，近年来随着现代技术的进步，实际的手术死亡率几乎不存在。

（二）皮样囊肿

皮样囊肿较上皮样囊肿少见,约占颅内肿瘤的 0.1%～0.3%,因生长较上皮样囊肿迅速,故发病年龄较上皮样囊肿轻,多见于儿童或青春早期患者,男女发病率相同。好发于中线部位,如四脑室、小脑蚓、垂体、脑桥等,约 2/3 位于后颅窝,多伴有先天发育异常。

【病理】

与上皮样囊肿相比,囊肿壁较厚,除有复层鳞状上皮覆盖外,基底层还含有真皮层,内含皮肤的附件如毛囊、皮脂腺、汗腺等组织。囊腔内为干酪样皮脂并混有角化物质、上皮碎屑、胆固醇结晶、毛发和较稠厚液体。

【诊断依据】

1.临床表现　与上皮样囊肿相似,因多发于中线部位,多以颅高压症状为主,可有脑膜炎表现。症状较上皮样囊肿发展快。病变的头皮可见皮肤窦道,如窦道有炎症可引起颅内感染、脑膜炎、脑脓肿。

2.辅助检查　CT 表现与上皮样囊肿相似,部分病变可有钙化。MRI 表现 T_1、T_2 均为高信号。

【治疗原则】

治疗方法为手术切除。如有皮肤窦道应一并切除。预后良好。

八、血管母细胞瘤

血管母细胞瘤(血管网状细胞瘤)为良性肿瘤,起源于中胚层的胚胎残余组织,为颅内真性血管性肿瘤,约占颅内肿瘤的 1.3%～2.4%,多发于后颅窝。在中枢神经系统,血管母细胞瘤好发于小脑半球、蚓部、四脑室底、脑干。男性多于女性,约为 2∶1,30～40 岁多见。本病有遗传倾向。患者多合并有其他脏器的血管瘤性病变或红细胞增多症,视网膜和小脑同时发生血管瘤者称 Von Hippel-Lindau 病(VHL)。

【诊断依据】

1.临床表现　最常见的表现为头痛、眼震、共济失调、颅内压增高、脑干功能障碍(锥体束征、共济失调、脑神经核受损表现)、如脊髓受累可有感觉综合征,25%的病例可有红细胞增多症。

2.CT 表现　囊性病变可表现为囊壁光滑的囊腔,囊壁可见结节,边界清楚;注射造影剂后瘤结节可明显强化,突出于囊内。实质型病变平扫时肿块为等密度或稍高密度,呈结节状或分叶状,边缘不光滑或有尖状突起,与脑膜瘤鉴别困难。瘤周可有水肿,亦可无水肿,可伴幕上脑积水。

3.MR 表现　病变为类圆形囊性病灶,边缘锐利,轮廓光整,瘤壁结节突入囊内;T_1 加权像囊性区为等信号,T_2 加权像囊性区为高信号。增强后瘤结节现明显强化。常有较粗大的供血动脉和引流静脉。瘤周可有低信号带(含铁血黄素沉着)。

血管造影可显示实质性肿瘤的供血动脉和引流静脉以及肿瘤染色,如肿瘤血供丰富,可术前栓塞,减少术中出血。

【治疗原则】

1.首选手术治疗　囊性病变术中吸除囊液后,寻找瘤结节并切除。对实质性病变应先处理位于肿瘤深面的供血动脉,再处理病变表面的引流静脉。对于病变位于脑干、四脑室单支动脉供血的实质性病变,术前栓塞治疗可减少术中出血。手术应在栓塞后1周内进行。

2.常规放射治疗　对本病不敏感,可用于术后肿瘤残余。利用立体定向放射治疗本病可获得较好的近期疗效。

九、海绵状血管瘤

海绵状血管瘤(CA),又称海绵状血管畸形,因外表形态似海绵故得名。CA占全部脑血管畸形的5%～13%。多发于20～50岁,男女发病率相似。病变多为单发,少数为多发。

【病理】

大体观察病变为暗红色圆形或分叶状血管团,无包膜、边界清楚,呈桑葚状,其内为蜂窝状的薄壁血管腔隙,切面如海绵状。与脑AVM不同的是CA缺乏明显的供血动脉和引流静脉,血流速度也不快。镜检可见CA是由丛状、薄壁的血管窦样结构组成,其间有纤维结缔组织分隔,但窦间没有正常的脑组织,窦壁缺乏弹力层和肌层,没有明显的供血动脉和引流静脉,易发生出血、玻璃样变、纤维化、血栓形成和钙化。病变周围存在大量含铁血黄素沉着,周围脑组织常有胶质增生。

【诊断依据】

1.临床表现　头痛、癫痫、出血、局灶性神经功能缺失、脑积水。

2.辅助检查　CT表现为边界清楚的结节状病灶,为高密度或混杂密度,极少数为低密度。注射造影剂后可有轻度强化或不强化。MRI T_1 及 T_2 加权图像上病灶内部为混杂信号,周围为低信号环。注射造影剂后可有轻度强化或不强化。

【治疗原则】

1.对于症状或仅有轻微头痛者可保守治疗,随访观察。

2.有明显症状如神经功能缺失、出血、癫痫者应手术治疗,除切除病灶及周围不正常的脑组织外,还应切除周围含铁血黄素组织。术前应对癫痫病灶准确定位,术中可结合立体定向技术、导航、术中超声。

3.放射治疗对本病的效果仍存在争议,位于重要功能区的CA或手术后残余病灶可考虑辅助放射治疗。

（张　劼）

第十三章 颅脑疾病引起的昏迷

第一节 昏迷的病理生理学

昏迷是深度的意识障碍,是指机体对外界刺激无反应的状态,伴运动和感觉功能的丧失,仅保留自主神经功能。现代定义是中枢神经系统对内、外环境刺激所做出的有意义的应答能力的减退或消失,就是不同程度的意识障碍,严重的意识障碍被称为昏迷。

一、病理生理学基础

一般来讲,意识可以由两个部分组成:意识的水平和内容。

意识的内容即高级神经活动,包括定向力、感知觉、注意、记忆、思维、情感、行为等,使人体和外界环境保持完整的联系;意识的"水平"系统则指各种传入神经冲动激活大脑皮质,使其维持一定水平的兴奋性,使机体处于觉醒状态。

除了个别简单的神经活动,几乎所有的神经活动都是以反射弧的形式来完成的。意识是一种高级的神经活动,我们不妨也按照经典的反射弧来分析这一复杂的神经活动,分析在反射弧中,感受器、传入神经、中枢、传出神经和效应器这五个部分哪一个环节与意识障碍有关。

(一)感受器

人体的感受器包括一般感受器和特殊感受器两大类。

1.一般感受器 遍布全身的皮肤、黏膜等部位,包括感受触觉、痛觉、温度觉、空间位置觉等浅、深感觉的神经末梢。

2.特殊感受器 主要位于头面部,包括视觉感受器(眼)、听觉感受器(内耳)、味觉感受器(舌)等。

如果把动物的全部感受器去除,动物不会感受外界刺激,动物处于僵卧状态,似昏迷,但可以接受喂食、喂水。脑电图显示睡眠样脑电活动,但中间杂以快波活动,有时还可出现β节律。说明虽然感受功能已丧失,但神经中枢活动仍处于觉醒状态。

临床上严重烧伤的患者,感受器大部分丧失,但是患者抢救存活后会出现对烧伤的情感反应,如恐惧、惊慌、抑郁等。说明患者的意识状态是清醒的。

（二）传入神经

即意识的"开关"系统,包括特异性上行性投射系统和非特异上行性网状激动系统。特异性上行性投射系统是感觉传导通路的总称。与特异性上行性投射系统相比较,非特异性上行性网状激动系统有两点显著的差异,一是在投射通路上呈多突触联系,经过较多的神经元转换,因此和特异性上行性投射系统的三级神经元转换比较,神经冲动的传导速度慢,并且易被药物阻断;二是神经元之间多半为依傍式突触联系,神经冲动不能引起突触后的放电而是引起下一个神经元的电位变化或维持神经元的兴奋水平,从而对其他的神经兴奋发挥增强或抑制的作用。

颅内、外各种病变只要累及非特异性上行性网状激动系统的任何一个环节,都可能导致不同程度的意识障碍。

（三）中枢整合机构

指双侧大脑皮质产生意识的"内容"。有人做过动物实验:把黑猩猩的双侧大脑皮质切除,发现黑猩猩的"学习"功能丧失,意识水平低下,但仍然处于觉醒状态。

临床观察到,广泛性、弥漫性的双侧大脑半球损害时,患者可能出现意识水平低下或一过性意识障碍。但是大脑皮质不是维持觉醒状态的首要条件。

（四）传出神经

指锥体束,包括皮质脑干束和皮质脊髓束。如果在中脑的大脑脚或脑桥腹侧损害双侧锥体束,患者便处于不吃、不喝、不语,以及无面肌活动、不能伸舌和四肢瘫痪状态,有些患者只保留睁、闭眼动作,不仔细观察极像昏迷,但实际上患者意识完全清醒,和外界环境的交流只有靠睁、闭眼来实现。这种特殊形式的意识状态称为闭锁综合征,国内已有不少临床病例报道,主要见于脑干出血、梗死或肿瘤等。

（五）效应器

指肌肉和骨骼。临床上严重的肌病、肌炎、肌萎缩或广泛的骨骼疾病(除颅骨骨折外),都不会导致意识障碍。

因此,从反射弧的五个部分逐一分析,可以看出:影响意识最重要的结构是脑干上行性网状结构。只要脑干上行性网状激动系统受到损害,患者就不可避免地出现意识障碍。其次是中枢整合机构,广泛的、弥漫的大脑皮质损害会引起意识水平低下,条件反射难以建立。

二、昏迷的临床分类和分级

意识障碍常呈波动性,为了确定意识障碍的严重程度,评估其发展,观察治疗反应用以判断预后,从 1949 年起就陆续制订一些量表,这些量表可以大致上分为两个类别,一种称为昏迷量表,即把各种症状独立进行综合,得出昏迷严重程度;另一种称为计分系统,与昏迷量表不同,这种量表系把每个症状独立记分和分析,最终用得分多少来确定意识障碍的程度。从实际应用的方便程度来看,以 1974 年英国 Teasdale 和 Jennett 制订的 Glasgow 昏迷量表应用最广(表 13-1)。

表 13-1　Glasgow 昏迷量表

反应	功能状态	得分
睁眼反应	有目的、自发性地	4
口头命令	3	
疼痛刺激	2	
无反应	1	
口语反应	定向正确、可对答	5
定向不佳	4	
不恰当的词汇	3	
含混的发音	2	
无反应	1	
运动反应	服从医嘱	6
对疼痛刺激：局部感到痛	5	
逃避疼痛刺激	4	
刺激时呈屈曲反应（去皮质强直）	3	
刺激量呈伸展反应（去大脑强直）	2	
无反应	1	

Glasgow 昏迷量表最高分是 15 分，最低分是 3 分，分数越高，意识状态越好。

这个量表项目少，简单易行，实用性强。但 3 岁以下的小孩、老年人、言语不通、聋哑人、精神患者等因难以合作使应用受限制。量表除了上述缺点外，对昏迷之前的意识障碍无法表达和判断，如患者的情感反应和行为就无法描述。所以根据我们的临床观察和体会，按意识障碍的严重程度、意识范围的大小、思维内容和脑干反射把意识障碍分成轻、中、重三级，每一级又包括若干类型。重度意识障碍按照程度可分为下述三种。

1.昏睡状态　意识障碍严重，对外界刺激无应答反应，如对疼痛刺激无反应则属浅昏迷状态。有时发出含混不清的、无目的的喊叫。整天闭目似睡眠状，但不能被唤醒。脑干反射无变化，腱反射可能亢进或减退，有时出现病理反射。

2.昏迷状态　意识不清晰，对外界刺激包括疼痛刺激均无反应，无思维内容。脑干反射如咳嗽、吞咽反射迟钝，腱反射亢进或减弱，病理反射阳性。

3.深昏迷状态　最严重的意识障碍。一切反射包括脑干反射基本消失。肌张力低下。有时病理反射也消失，个别患者出现去大脑或去皮质强直发作。

另外，持续性植物状态是一种特殊的意识障碍，有时也被称为睁眼昏迷。患者意识不清晰，不食、不饮，但可睁眼，有睡眠一觉醒周期，对外界刺激无反应。可伴有自主神经功能紊乱，如多汗、皮脂腺分泌旺盛等。

三、诊断要点

（一）病史

意识障碍患者无法提供确切病史，因此必须及时地向周围的人了解病史和发病情况。

1.特点

(1)发病的急缓:急骤发生的意识障碍,多半是意外原因所致,如中毒、外伤、低血糖等,但可见于慢性疾患的急性并发症,如高血压动脉硬化引起的急性脑血管病、冠心病导致的阿-斯综合征等。渐进加重的意识障碍,多见于中毒性或代谢性脑病、中枢神经系统感染等,患者在意识障碍之前多伴有原发病的症状,如慢性肺病、肝病、肾病、糖尿病等,且原发病随着意识障碍的加重而加重。

(2)意识障碍的过程:意识障碍波动性大,时轻时重者,以中毒性或代谢性脑病居多。头部外伤有意识障碍,如果在清醒后再度陷入昏迷者,应考虑硬膜外血肿的可能性。

(3)意识障碍前或同时出现的伴随症状:如发热、头痛、呕吐、呕血、咯血、黄疸、水肿、血压变化、抽搐、尿便异常、心悸、气短等,注意这些症状与意识障碍的先后次序。

2.既往健康情况   如有无心、肝、肺、肾等内脏的慢性疾患;有无因糖尿病、高血压等出现意识障碍史等。

3.服药史   平时应用镇静催眠药或精神病药物的习惯和剂量;糖尿病患者注射胰岛素或口服降糖药物的剂量和时间等。

4.环境和现场的特点

(1)季节:冬季要考虑一氧化碳中毒;夏季要想到中暑。

(2)晨起发现的意识障碍:一氧化碳中毒、服毒或低血糖昏迷。

(3)公共场所急骤发病者:癫痫、脑血管意外、阿-斯综合征等。

(4)注意可能发生头部外伤的病史和现场。

(5)患者周围的药瓶、未服完的药片、呕吐物应收集并准备化验。

(二)快速而准确的检查

1.意识状态   应迅速确定有无意识障碍以及临床分级和分类。

2.生命体征

(1)体温:增高示有感染性或炎症性疾患;过高可能为中暑或脑干损害;过低提示为休克、第三脑室肿瘤、肾上腺皮质功能减退、冻伤或镇静催眠药过量。

(2)脉搏:不规则提示心脏病;微弱无力可能为休克或内出血等;过速提示休克、心力衰竭、高热或甲状腺功能亢进症(甲亢)危象;过缓则可能为颅内压增高或阿-斯综合征。

(3)呼吸:深而快的规律性呼吸常见于糖尿病酸中毒;浅而速的规律性呼吸见于休克、心肺疾病或药物中毒。

(4)血压:过高提示高血压危象、高血压脑病或颅内压增高等;过低可能为脱水、休克、晕厥、烧伤、肾上腺皮质功能减退或深昏迷状态。

3.气味   酒精味提示急性酒精中毒;肝臭味可能提示肝昏迷;苹果味提示糖尿病酸中毒;蒜味可能提示敌敌畏中毒;氨味可能提示尿毒症。

4.皮肤黏膜   黄染可能是肝昏迷或药物中毒;发绀多为心肺疾患;多汗提示有机磷中毒、甲亢危象或低血糖;苍白见于休克、贫血或低血糖;潮红为阿托品类药物中毒、高热、一氧化碳中毒等；大片皮下瘀斑可能为胸腔挤压综合征。面部皮脂腺瘤提示结节硬化症，可合并癫痫。

5.头面部　注意头发内的皮下瘀斑或头皮血肿。鼻和耳道溢液或出血常见于颅底骨折；瞳孔缩小提示有机磷或镇静催眠药中毒；瞳孔散大见于阿托品类药物中毒或深昏迷状态；双瞳孔不等大常见于脑疝形成；眼底视乳头水肿为颅内压增高的体征。

6.胸部　桶状胸、叩诊反响、唇甲发绀、肺部听诊有啰音等提示有严重的肺气肿和肺部感染，可能合并肺性脑病；心律异常见于心房纤颤、心房扑动、阿-斯综合征等。

7.腹部　肝、脾肿大合并腹水者常出现肝昏迷；腹部膨隆且有压痛可能为内出血或麻痹性肠梗阻。

8.四肢　肌束震颤见于有机磷中毒；双手扑翼样震颤多见于代谢性或中毒性疾病；杵状指提示慢性心、肺疾患；指甲内有横行白线提示重度贫血或重金属中毒；双下肢指陷性浮肿可能为心、肝、肾病。

9.神经系统检查　应注意脑膜刺激征，如颈强直、Kernig 和 Lasegue 征。发热伴脑膜刺激征常提示中枢神经系统感染；不发热而有脑膜刺激征需怀疑蛛网膜下隙出血；偏瘫多见于脑血管病和颅内肿瘤。

10.脑干反射　脑干反射可确定意识障碍的程度和预后，应予重视，主要的脑干反射有：

(1)呼吸模式：大的幕上肿物、双侧深部半球损害或代谢性脑病可引起潮式呼吸，表现为或大或小的过度呼吸间以短暂的呼吸暂停。潮式呼吸提示大脑或间脑受损，多见于中毒或代谢障碍，并非严重体征。当病变累及脑干呼吸中枢时，会出现中枢神经源性过度换气。病变累及脑干下部时，出现长吸呼吸或点头呼吸，即吸 2～3 次呼 1 次或吸气困难，到延髓受损，往往出现共济失调性呼吸，呼吸频率和时间均不规律。

(2)瞳孔变化：瞳孔两侧不等大，一侧散大、固定常说明该侧动眼神经受损。双侧瞳孔散大、固定常标志着中脑受损。中毒时瞳孔变化不定：阿片类中毒瞳孔缩小似针尖样，对光反射几乎看不到。巴比妥类中毒瞳孔也缩小，但不会呈针尖样，阿托品类中毒则瞳孔散大，对光反应消失。

(3)眼球运动：根据昏迷患者眼球的位置可推断哪些脑神经受损，如眼球向外分离，说明双动眼神经受损；眼球内聚，说明双外展神经受损；一侧眼球外展位，说明该侧动眼神经受损。根据脑神经损害的部位、范围、单侧或双侧，可以判断脑干损害的位置和范围。

目前通用的有两个检查方法：一是玩偶头试验，即轻扶患者的头向左右、上下转动，正常时眼球应向头位置的对侧方向移动，如不是这种情况，可判断哪些脑神经受损。另一是前庭眼球试验，即向一侧外耳道内注入 15ml 4℃水，正常时眼球出现震颤，快相向着注射凉水的一侧。

(4)肢体运动和姿势：四肢有随意运动，或有被动违拗表现，或对疼痛刺激有回避反应，说明皮质脊髓束基本或大致完整。一侧肢体抽动常表示对侧相应皮质运动区受刺激。舞蹈样运动说明底节有损害。姿势反射最常见的是去大脑强直和去皮质强直。去大脑强直表现为角弓反张，四肢均伸直，肌张力增高。见于多种病变，如中脑损害，后颅凹病变、缺氧、低血糖等。去皮质强直则表现为上肢屈曲、下肢伸直。常见于大脑白质、内囊和丘脑病变。这两种姿势反射可以是全身性,也可以是一侧性。

11.脑疝　脑疝是颅内压增高时最严重的合并症,指脑组织从骨质薄弱或没有骨性联接处嵌入。最常见的有两种形式,一种是颞叶海马沟回从小脑幕切迹处疝出,称沟回疝。沟回疝可压迫中脑,导致同侧动眼神经以及大脑脚受压,临床上出现同侧动眼神经麻痹:同侧瞳孔散大,对光反应消失,但在脑疝早期由于动眼神经受刺激可以出现短时间的瞳孔缩小,眼球向内、上、下运动受限,上睑下垂,而对侧上下肢瘫痪。另一种是小脑扁桃体从枕骨大孔处疝出,称小脑扁桃体疝或枕骨大孔疝。这种脑疝可压迫延髓导致呼吸、心跳突然停止。

脑疝属神经系统急症之一,必须立即做紧急处理,包括用脱水剂和紧急手术治疗。

(三)实验室及其他辅助检查

一般应先做常规检查,必要时再做其他辅助检查。

1.血常规　白细胞增高者,应考虑感染、炎症、脱水等;白细胞减少者,要怀疑血液病或脾功能亢进症。血红蛋白低应考虑贫血、内出血。怀疑一氧化碳中毒者,应做一氧化碳定性试验。血小板计数低者,应考虑血液病的可能性。

2.尿常规　对于原因不明的意识障碍患者,均应查尿常规。包括:①尿糖和酮体:从检查结果可能考虑到的病因见表13-2;②尿蛋白:大量并伴有红细胞、白细胞、管型者,应考虑尿毒症的可能性;③尿胆红素阳性,尿胆原大于1:20者,提示有肝损害。

表 13-2　从尿糖和酮体可能考虑的病因

葡萄糖	酮体	糖尿病史	降血糖药	可能病因
—	—	无		可除外糖尿病酸中毒及高渗性非酮症性昏迷(但肾阈高者除外)
		有	胰岛素、磺脲类	低血糖昏迷
	+			饥饿性酮症
+/−	+/−	有	双胍类	乳酸性酸中毒
+	—	有或无		糖尿病合并其他原因的昏迷
	弱阳性	有或无		高渗性非酮症性糖尿病昏迷
	+	有或无		糖尿病酮症酸中毒

3.大便常规

(1)腹泻或疑为中毒性痢疾者,应做大便镜检。

(2)疑有内出血或黑便者,应做大便潜血试验。

4.脑脊液检查　疑为中枢神经系统病变者,都应做脑脊液检查。

(1)压力:增高示颅内压增高(侧卧位时大于180mmH$_2$O 或 1.76kPa)。

(2)常规和生化(蛋白、糖、氯化物)检查:肉眼或镜下血性脑脊液,如能排除穿刺创伤所致,应考虑颅内出血。脑脊液检查正常而临床上有偏瘫,应考虑缺血性脑血管病。脑脊液压力高而常规和生化正常者,可能是中毒或代谢性脑病。脑脊液中白细胞增多提示感染性疾患。脑脊液细胞数正常而蛋白增高可能为颅内肿瘤、炎性脱髓鞘疾病或感染性多发性神经根炎。

（3）其他检查：符合化脓性脑膜炎的脑脊液特征的，应做细菌涂片和培养，并做药物敏感度试验。符合结核性脑膜炎者，应取上层薄膜查结核杆菌。怀疑真菌性脑膜炎者，应离心沉淀，用墨汁染色涂片找真菌。脑脊液还可以做多种血清免疫学检查，如免疫球蛋白、梅毒反应、寡克隆区带等。也可以做细胞学检查。

5.呕吐物检查　凡疑为药物或毒物中毒，如有呕吐物，应保留送化验；如无呕吐物，可插胃管取出内容物送检。

6.血液临床生物化学检查　包括血糖、钾、钠、氯化物、尿素氮、肌酐、二氧化碳结合力、血氨、转氨酶等。

7.心电图检查　疑为心脏病者，应做心电图或心电监护。

8.常规 X 线检查　如颅脑相可能发现颅骨骨折；胸片可发现肺部肿瘤和炎症；腹部平片可发现肠梗阻等。

9.电子计算机断层扫描（CT）检查　对于颅脑、胸腔、腹腔病变有较高的诊断价值。但颅脑 CT 检查对等密度的蛛网膜下隙出血和脑干病变诊断价值不高，尤其难以判断脑死亡。

10.磁共振影像（MRI）检查　对白质脑病、脑干病变、小的梗死灶的诊断价值很高。

11.单光子核素脑血流 CT 扫描（SPECT）和正电子发射 CT 扫描（PET）检查　主要用同位素静脉注射后，根据同位素聚集的地区和数量来判断血流量、供血情况和耗氧量。可早期发现脑内缺血灶和严重程度，对诊断脑死亡有一定帮助。

12.脑血管造影　原用以诊断颅内占位性病变，自从 CT 和 MRI 检查问世以来，使用较少，但有时也用以判断脑死亡和脑血管病。

四、鉴别诊断

临床上尚需与昏迷作鉴别诊断的有下列几种情况。

（一）动作不能性缄默症

最初描述的一位患者是处于清醒状态但无任何主动反应，只有在夜间低声问话时才做出单音节的回答，最后对患者行第三脑室囊肿切除术，术后情况良好，但对处于动作不能性缄默状态时的过程均遗忘。以后这组症状多半描述双侧额叶病变患者，虽然感觉和运动通路仍完整，但对刺激无反应，无欲望，而且患者对自身和环境的记忆仍存在，所以被称为意志缺乏。和最初的描述多少有些不同。

（二）闭锁综合征

由于皮质脑干束和皮质脊髓束双侧受损引起患者几乎丧失全部运动功能，仅能睁闭眼，但感觉和认知功能完全正常。临床上患者可用睁、闭眼来对指令做出正确的应答。

（三）植物状态

参考世界各国对植物状态的诊断标准，结合我国的临床实践，有关专家根据"能反映临床特点，有利于鉴别诊断，简明扼要，便于操作"等原则，制定我国"植物状态诊断标准"（草案），供医学界讨论。

1.认知功能丧失,无意识活动,不能执行指令。

2.保持自主呼吸和血压。

3.有睡眠-觉醒周期。

4.不能理解和表达语言。

5.能自动睁眼或在刺激下睁眼。

6.可有无目的性眼球跟踪运动。

7.下丘脑及脑干功能基本保存。

说明:①认知功能丧失是指对自身或外界刺激(如视、听、触、痛等)缺乏有意识的情感和行为反应;②下丘脑及脑干功能指心跳、呼吸、血压及脑干反射(包括瞳孔反射、角膜反射、头眼反射、前庭眼球反射、咳嗽反射、吞咽反射和呕吐反射)。

(四)脑死亡

脑死亡最主要的临床表现有下述几方面。

1.深度昏迷 患者对外界环境毫无反应,对口语或疼痛刺激无反应。无任何自发性运动。

2.呼吸停止 无任何的自主呼吸,必须用呼吸机来维持呼吸。

3.脑干反射消失 包括下述5项最重要的脑干反射消失:①瞳孔散大、固定;②角膜反射消失;③玩偶头试验时眼球无任何运动;④眼前庭反射消失;⑤咽反射消失。

4.脊髓反射可以存在 肌腱反射、腹壁反射以及在颈以下对疼痛刺激的反射可以消失也可以存在。去大脑强直或去皮质强直发作说明脑干仍有功能,所以不能诊断为脑死亡。

5.必要的除外条件 药物中毒、低温,内分泌代谢疾病必须除外。

五、急诊处理

(一)原则

1.尽力维持生命体征。

2.必须避免各内脏尤其是脑部的进一步损害。

3.进行周密的检查来确定意识障碍的病因。

(二)具体措施

1.保持气道通畅 应立即检查口腔、咽喉部和气管有无梗阻并用吸引器吸出分泌物,用鼻管或面罩吸氧。必要时插入气管套管,用麻醉机给氧,但气管套管最长只能维持72h,否则会由于压迫喉部黏膜而造成喉头水肿,因此在72h后要做气管切开术,用人工呼吸器维持呼吸。在抢救过程中,应常做血气分析,通常氧分压至少要高于10.64kPa(80mmHg),二氧化碳分压在3.99~4.66kPa(30~35mmHg)左右。保证足够的氧气输入是避免心脏和脑组织缺氧的最重要措施,否则即使原发病抢救成功,也会因心、脑的损害而影响功能。

2.维持循环血量 应立即输液以保证入量和给药途径,如血压下降,要及时给多巴胺和间羟胺类药物,使平均血压维持在10.7kPa或以上,否则组织的氧量将得不到保证。

3.输入葡萄糖 注意在输入葡萄糖之前一定要先查血糖和其他血液化学成分。葡萄糖以高渗为主,一方面可减轻脑水肿,另一方面可纠正低血糖状态,但对疑为高渗性非酮症性糖尿病昏迷的患者,一定要等血糖结果出来后再给葡萄糖。

4.保持酸碱、渗透压和电解质平衡　这三种不平衡状态会对脏器产生进一步损害,特别是心和脑,因此必须根据化验结果予以纠正。

5.治疗感染和控制高热　应及时做血、尿、伤口或咽拭子培养,选择广谱抗生素,以后再根据培养结果和药物敏感度试验予以调整。高热会损害脑组织,可采用物理降温方法,如睡冰褥子、戴冰帽,或人工冬眠,使体温控制在37℃左右。

6.脱水疗法　意识障碍或昏迷患者多伴有或继发脑水肿,脱水疗法很重要。目前最常用的是20%甘露醇,快速静脉滴注。合并心功能不全或肾病患者,也可用呋塞米(速尿)。头部外伤或炎症引起的脑水肿,可酌情考虑短期静脉滴注地塞米松或氢化可的松,甚至用甲泼尼龙"冲击"治疗。

7.控制抽搐　代谢性脑病或中枢神经系统疾病都可能引起抽搐发作,如果连续抽搐会因呼吸暂停而加重缺氧,引起脑组织进一步损害,所以必须及时处理,目前首选药物是地西泮(安定),10～20mg,或氯硝西泮(氯硝安定)1～2mg,静脉注射,抽搐停止后同时静脉滴注苯妥英钠0.5～1g,剂量在4～6h内可重复应用。

8.控制兴奋状态　意识障碍患者有时会伤人或自伤,应适当给予苯二氮䓬类药物或其他抗精神病药物,使患者安静。

9.预防继发感染　勤翻身,勤擦澡,必要时留置导尿管,预防吸入性肺炎、泌尿系感染或褥疮。

10.注意营养　除静脉输液和葡萄糖外,可给能吞咽的患者少量多次喂予易消化的食物,如吞咽困难或昏迷患者,则可插鼻饲管鼻饲牛奶、豆浆或混合奶,也可辅以菜汤、鸡汤等。维生素B族、维生素C等对神经系统恢复有用,应予以补充。

11.促进脑细胞代谢　可用胞二磷胆碱、能量合剂等药物。

六、预后

估计预后不能依靠单一的神经系统体征,必须综合各种体征来考虑。

(一)眼球运动

眼球运动是判断预后最有力的指标,如果眼球运动消失对各种类型的昏迷来说都预后不良。

(二)瞳孔对光反射

瞳孔对光反射对判断预后的价值几乎和眼球运动相同,不过对光反射消失的期限也应该予以重视。缺氧后脑病和急性脑血管病如果对光反射消失达2～3h,说明预后很差;头部外伤后的对光反射消失则应观察7～10天。一般以3天为限,如果3天后对光反射仍不恢复,则预后很差,或至少遗留中度甚至是重度残疾。

（三）去大脑强直发作

过去认为自发性或诱发的双侧肢体和躯干伸展性发作——去大脑强直是一切昏迷患者的不良征兆。近年来发现,有去大脑强直发作的昏迷患者约 1/4 可以存活,约 1/10 甚至重新恢复意识,而且残疾很轻。外伤后的年轻人即使有去大脑强直发作,预后尚可,尤其是儿童。现在一般不把去大脑强直发作看成是严重的脑干损害的指标,用它来估计预后,不及眼球运动和瞳孔对光反射可靠。

（四）迷持续的时间

昏迷持续时间对非外伤性昏迷来说很关键,一般在 1 周内或醒转或死亡。缺氧后脑病最大限度的昏迷时间是 3 天,在 3 天内清醒者可望痊愈且无严重残疾。心跳停止后复苏,如果在 1h 内肢体对疼痛刺激有防御反应,则有 100％ 完全恢复的可能性。昏迷时间在 6～24h 之内的患者,约 10％ 以下可获痊愈,而缺氧缺血性昏迷的患者如果昏迷持续超过 24～48h 时以上,几乎无一生存。外伤后昏迷的持续时间虽与预后有关,但要比别的原因造成的昏迷来得长,因此时间因素对脑外伤昏迷来说,判断预后的价值较小。

脑电图能反映大脑的血液供应和供氧情况,因此可看出皮质的功能状态,如果连续描记,对了解意识障碍患者的大脑情况是个很好的指标,不过能否估计预后则争论很大。心脏停搏复苏后,不论是儿童还是成人,反复描记昏迷后 12h 内的脑电图,对预后的判断作用较大,其正确率可达到 80％。应用高分辨功能的技术,加上长程的脑电图描记,可使预后判断的正确率提高到 99.8％,不过对任何一种结构性脑损伤引起的昏迷来说,单纯的、短程的脑电图描记价值并不大。

（马晓明）

第二节　脑出血引起的昏迷

一、脑出血总论

脑出血(ICH)是指脑动脉、静脉或毛细血管破裂导致原发性脑实质内的出血。

脑出血分为外伤性和非外伤性。非外伤性脑出血又分为原发性和继发性脑出血。原发性脑出血系指在动脉硬化的基础上,脑动脉的破裂导致脑实质血。继发性脑出血是指某些血管病变如血液病、结缔组织病、脑肿瘤、脑血管畸形、脑血样变性等所致的脑出血。高血压导致的脑出血又称为高血压动脉硬化性脑出血或高血压性脑出血,其占原发性脑出血的 80％ 以上。

90％ 的脑出血患者患有高血压。一般来讲,高血压患者如果长期不进行正规性的降压治疗,10 年以后,有半数以上发生脑出血。

（一）引起昏迷的临床特征与诊断

好发于中老年,也可发生在长期高血压的青年人。多为动态发病,少数静态发病。一般无先兆,但极少数患者在出血前数小时或数天前有短暂的症状,如头晕、头痛、肢体活动障碍或感觉障碍等。

高血压性脑出血病情在数分钟内达到高峰,部分在数小时或者 1～3 天内达高峰。临床表现取决于出血的量和部位。中等量以上出血患者的典型表现为突然出现头晕、头痛;随即出现呕吐咖啡样物质;继而出现意识障碍至浅昏迷,伴面色潮红或苍白、大汗淋漓、血压升高、脉搏缓慢有力、大小便失禁、瞳孔缩小、光反应迟缓、去大脑强直、呼吸不规则等。刺激时健侧肢体出现无意识的反应性动作,而患侧肢体无动作,少数患者出现全身性抽搐。最后进入深昏迷状态,伴体温升高、脉搏快而弱、血压下降、瞳孔散大、光反应消失、四肢呈弛缓状态等。双侧肢体疼痛刺激时,没有反应性动作,此时可能危及生命。小量出血者,可表现为单纯性某一症状或体征,或甚至无症状及体征。

根据出血部位分为:

基底核区出血:是脑出血的好发部位,尤其又以壳核出血最常见。

丘脑出血:主要为丘脑膝状体动脉或丘脑穿通动脉破裂出血。

脑叶出血:大脑皮质动脉破裂而导致脑叶出血,也称皮质下出血。

脑干出血包括脑桥出血、中脑出血、延髓出血。

小脑出血:占整个脑出血的 10%。

脑 CT 扫描是脑出血最好的确诊方法,其他检查有助于了解病因和病情及鉴别诊断。

1. CT 可准确、清楚地显示脑出血的部位、出血量、占位效应情况、是否破入脑室和周围脑组织受损情况。脑出血在 CT 上显示血肿灶为高密度影,边界清楚,在血肿被吸收后显示为低密度影。

2. MRI 可以发现脑 CT 不能发现的病灶及协助鉴别诊断,如脑干和小脑的少量出血,或亚急性期的脑出血。因此,MRI 对脑出血的诊断可达 100% 的阳性率,优于脑 CT 扫描。脑出血在 MRI 上的表现为混合信号,即出血灶为短 T_1、T_2 信号,周围水肿区和被损害的脑组织为长 T_1、T_2 信号;这些异常的信号随着时间的推移而发生变化。脑 MRI 还可以更清楚地观察到血肿及其周围脑组织的比邻关系,可以发现非高血压性脑出血的原因如血管畸形、肿瘤等。

3. 脑血管造影 中青年非高血压性脑出血,或 CT 和 MRI 检查怀疑有血管异常时,应进行脑血管造影检查。脑血管造影可以清楚地显示异常血管和显示出造影剂外漏的破裂血管及部位。如发现血管畸形还可进行栓塞治疗。

4. 腰穿检查 没有条件或不能进行脑 CT 扫描者,应进行腰穿检查协助诊断脑出血。但是,阳性率为 60% 左右,且有一定的假阳性率,即腰穿刺损伤所致。脑出血破入脑室或蛛网膜下隙时,腰穿检查有血性脑脊液,同时,还可以检测颅内压情况,利于指导降颅压治疗。但是,对于大量的出血或脑疝早期,应慎做腰穿检查,以免促使脑疝的发生致死。

(二)鉴别诊断

中老年人在动态下突然出现头痛、呕吐、局限性神经功能障碍及血压升高,结合既往有高血压病史,应考虑脑出血可能。脑 CT 可以确诊,并很容易地做出鉴别诊断及发现非高血压性脑出血的原因。如果患者在 45 岁以下,又无高血压病史者,应进行脑血管造影或脑 MRI 检查,以了解有否导致脑出血的其他原因,如脑血管畸形、动脉瘤、血管性肿瘤等。

脑出血应注意与脑梗死、脑室出血、蛛网膜下隙出血、高血压危象和高血压性脑病鉴别。

(三)治疗

1.急性脑出血的内科治疗　包括：一般治疗；调控血压；降低颅内压；止血药物；亚低温治疗；康复治疗。积极合理的治疗可挽救患者的生命、减少神经功能缺损和降低复发率。

(1)一般处理：脑出血急性期应保持安静，绝对卧床，保持大便通畅。不能进食者应留置胃管给予鼻饲，保证日常营养的需要量；同时也通过胃管了解有否胃出血及出血量。保持水电解质及酸碱平衡。脑出血患者处于高代谢状态，又大量应用脱水剂及其进食不够，应及时补充和纠正水电解质和酸碱失调。

(2)降低颅内压：积极脱水降低颅内压，是挽救患者生命的关键。可通过应用脱水剂、细胞膜稳定剂或手术去除血肿以降低颅内压。

1)甘露醇：20%甘露醇，250ml/次，静脉滴注，30min内滴完，1次/4～6h，根据情况及时调整用法、用量和持续时间。老年患者或有心功能不全者，125ml/次，每日1～3次。同时注意补充电解质及水分，并注意观察尿量、心脏功能及电解质情况。

2)呋塞米：当患者心功能不全或肾功能衰竭时不宜用甘露醇；或甘露醇应用后仍不足以降低颅内压者；则应用或加用呋塞米。用法：呋塞米40～100mg/次，肌内注射或静脉注射，1次/4～8h，应用时间长短依据病情而定。

3)甘油盐水：作用较上述两种药物弱，如脑水肿不严重者或需长期应用又无脑疝危险者，可用甘油盐水。用法：10%甘油，500ml/次，静脉滴注，3～4h内滴完，1次/日。或50%甘油盐水，口服，4次/日。甘油脱水比甘露醇慢，最大的缺点是滴速快、浓度大(>10%)时可出现溶血，引起肾衰。

4)白蛋白：是一种理想的、较强的脱水剂，其主要是通过提高血液胶体渗透压达到脱水效果。上述脱水效果不佳时，可加用白蛋白。用法：白蛋白10g/次，溶于生理盐水250ml中，静脉滴注，1～2次/日，连续5～10天。

5)手术治疗：严重的脑出血致颅内压过高，内科脱水治疗效果不佳，可能危及生命时，应及时进行手术治疗，降低颅内压，解除或避免脑疝形成。

(3)降血压治疗：脑出血患者绝大多数伴有不同严重程度的高血压，且对脑出血的病情有加重作用，因此，应及时适当地降血压治疗。但是，降血压程度也不宜过低，一般认为，使血压降至患病前水平即可。

急性期高血压常用的降压药物及方法：①25%硫酸镁10ml/次，肌内注射，1次/6～12h；②利血平1mg/次，肌内注射，1次/6～10h；③甲基多巴0.25～0.5g/次，静脉滴注，1次/6～10h。急性期过后，改口服降血压药物。

(4)止血药：脑出血患者是否应用止血药至今仍有争议。大多数认为一般是没有意义的，原因是：①大部分患者来院时出血已经停止，出血灶没有继续扩大；②高血压动脉硬化性脑出血患者的凝血机制是正常的；③常用的止血药物对正常凝血机制并不起加强作用；④由于脑组织实质性的限制作用及正常的凝血机制，所以，出血后在短期内血液很快发生凝固，阻塞破裂的血管。但是,如果是由于凝血机制障碍引起的脑出血或伴有消化道出血者,可应用1～2种止血药,如氨基己酸、氨甲苯酸、氨甲环酸、卡巴克洛、酚磺乙胺、巴曲酶等。

(5)抗感染:严重瘫痪、意识障碍和延髓性麻痹者,应积极使用抗生素以防治继发性感染,对于不严重的脑出血,在发病初期,一般不应用抗生素。使用抗生素的原则是应用普通抗生素,可用青霉素320万U/次,加入生理盐水100ml中静脉滴注,2次/日。如果发生感染,则依其感染的病原体和严重程度,应用更有针对性的抗生素。对于感染时间较长,抗感染治疗效果不佳者,应进行分泌物和血液细菌培养并做药敏试验,以选用合适的抗生素。

(6)降温治疗:对于体温超过38℃以上者应积极降温。常用的方法:①物理降温,如头部、腋下及腹股沟区放置冰袋,戴冰帽或睡冰毯等;②药物降温如可应用溴隐亭、退热片、吲哚美辛等。

(7)保持呼吸道通畅:严重脑出血患者多数伴有意识障碍和延髓性麻痹。应该注意翻身、扣背、雾化吸入,以协助排痰。咳痰困难者应给予人工吸痰;严重者,应尽早插管,甚至作气管切开;同时给予吸氧;预防坠积性肺炎;防止因痰阻塞造成的窒息死亡。

(8)康复治疗:脑出血病情稳定者,应尽早开展康复治疗,这有利于神经功能障碍的恢复。康复治疗必须视病情而行,避免过度活动,以免加重或促进再出血。

2.手术治疗

(1)既往有高血压的中老年患者,如突然出现局灶性神经功能缺损症状,并伴有头痛、呕吐、血压增高,应考虑脑出血。首选头部CT扫描,明确诊断及脑出血的部位、出血量、是否破入脑室及占位效应、脑组织移位情况。

(2)根据出血部位及出血量决定治疗方案:①基底节区出血:小量出血可内科保守治疗;中等量出血(壳核出血≥30ml,丘脑出血≥10ml)可根据病情、出血部位和医疗条件,在合适时机选择微创穿刺血肿清除术或小骨窗开颅血肿清除术,及时清除血肿;大量出血或脑疝形成者,多需外科行去骨片减压血肿清除术,以挽救生命;②小脑出血:易形成脑疝,出血量≥10ml,或直径≥3cm,或合并明显脑积水,在有条件的医院应尽快手术治疗;③脑叶出血:高龄患者常为淀粉样血管病出血,除血肿较大危及生命或由血管畸形引起需外科治疗外,宜行内科保守治疗;④脑室出血:轻型的部分脑室出血可行内科保守治疗;重症全脑室出血(脑室铸形),需脑室穿刺引流加腰穿放液治疗。

(3)内科治疗为脑出血的基础治疗,脱水降颅压、调控血压、防治并发症是治疗的中心环节,要精心处理。

二、脑室出血

血液自破裂的血管进入脑室系统叫脑室出血。脑室出血分原发性和继发性出血。原发性脑室出血是脉络丛或脑室壁血管破裂后血液直接进入脑室。继发性脑室出血主要是脑出血破入脑室。自CT扫描应用以来,脑室出血的诊断率明显上升。出血的脑室以侧脑室为最多,其次为第四脑室,第三脑室极少见。常见病因见于脉络丛破裂、烟雾病、高血压、梗死后出血。

(一)引起昏迷的临床特征与诊断

原发性脑室出血的临床表现取决于出血量。大量出血的表现为突然出现剧烈的全头疼痛和呕吐;继而意识障碍甚至昏迷、全身去大脑强直、间歇期四肢呈软瘫、瞳孔缩小、高热、出现脑膜刺激征;腰穿压力增高、脑脊液呈血性;脑CT扫描显示大多数的脑室内充满高密度影的血液,并有脑室扩大、脑沟变浅、脑回变薄。小量出血者可能仅出现一般性头痛、头晕、恶心或呕吐.脑膜刺激征可不明显;脑脊液呈粉红或淡红色;脑CT扫描显示部分脑室有高密度影。

腰穿检查提示颅内压力增高,血性脑脊液,细胞总数多者达百万个以上,少者仅为数千个;大多数为几万至几十万个之间。CT可确诊。脑血管造影可发现出血的原因,如血管畸形、动脉瘤、烟雾病等。在恢复期,脑MRI检查有助于了解脑室和脑室壁以及其血管情况。

典型原发性脑室出血主要表现为剧烈头痛、呕吐,继而昏迷、去大脑强直、脑膜刺激征阳性及血性脑脊液。但是,中、小量脑室出血者有时不容易确诊。脑CT扫描检查是原发性脑室出血最快、最准确的诊断方法,不仅可提供脑室出血的可能部位、出血量多少、脑室是否扩张,而且可协助排除继发性脑出血和区别蛛膜下隙出血;甚至极少量无明显症状的脑室出血也能及时明确诊断。原发性脑室出血应与蛛网膜下隙出血、脑出血和前交通动脉瘤破裂出血相鉴别。

(二)治疗

脑室出血的主要治疗为积极降低颅内压和止血。其治疗方法与蛛网膜下隙出血的治疗相似。但是,如血液在脑室内发生凝固出现铸形,出现急性阻塞性脑积水时,应立刻进行脑室引流术以挽救生命。

三、蛛网膜下隙出血

血液自破裂的血管进入蛛网膜下腔称为蛛网膜下隙出血(SAH)。

蛛网膜下隙出血占急性脑血管病的10%左右,占出血性脑血管病的20%。引起的病因:动脉瘤占50%;动静脉畸形占15%;烟雾病占10%;其他原因占15%,如高血压动脉硬化、血液病、颅内肿瘤、免疫性血管病颅内感染性疾病、抗凝治疗后、妊娠并发症、颅内静脉系统血栓、脑梗死等;原因不明者占10%。

颅内动脉瘤好发于30岁以上的成年人,大部分为先天发育异常的动脉瘤,也称浆果状动脉瘤,多呈椭圆形,以单个为多,也可见多个。另一种动脉瘤是由于高血压动脉硬化引起的动脉膨突,主要见于中老年人。

动脉瘤的好发部位依次为:颈内动脉系统占90%,其中颈内动脉及其分叉部位占10%,大脑前动脉及前交通动脉占30%,大脑中动脉及其分支占20%;椎基底动脉系统占10%,其中主干占7%,分支占3%。

动静脉畸形多见于青年人,其发生的部位主要在幕上,多见于大脑外侧裂及大脑中动咏分布区,以静脉破裂出血为多见。

烟雾病主要见儿童,占儿童蛛网膜下隙出血原因的 20%。

(一)引起昏迷的临床特征与诊断

首先出现头痛、呕吐,继之出现意识障碍。其他表现有脑膜刺激征、眼底异常、精神症状等。

CT 是检查蛛网膜下隙出血的快速、相对安全和阳性率较高的手段。所以,脑 CT 扫描是本病的首选检查方法。但是 CT 未发现异常者,可能出血量很少,不可因此排除该病。

不论任何年龄,突然出现剧烈头痛、呕吐和脑膜刺激征者,应考虑为蛛网膜下隙出血;如进行腰穿或脑 CT 扫描发现脑脊液或蛛网膜下隙有血者,即可确诊。但是,不典型时容易漏诊或误诊。如在老年患者发病或出血量不多者,其头痛、呕吐和脑膜刺激征不明显,此时主要靠脑 CT 扫描及腰穿检查发现才确诊,而少量出血 CT 可以无异常。

本病应注意与血管性头痛和颅内感染相鉴别。依靠脑 CT 扫描、磁共振成像和脑血管造影检查绝大多数能做出鉴别。例如颅内动脉瘤、动静脉畸形、高血压硬化性动脉破裂、脑肿瘤、血液病和结缔组织性疾病。

(二)治疗

应积极控制出血和降低颅内压,防止动脉痉挛和再出血;尽早进行脑血管造影检查,如发现动脉瘤或血管畸形,则应积极进行血管内介入或手术治疗,因为现在已达成共识:原则上讲,蛛网膜下隙出血是外科病,该病应外科治疗。

1.一般治疗　患者绝对卧床休息至少 4 周,避免用力大小便,防止剧烈咳嗽等。烦躁不安者适当应用止痛镇静药物,稳定血压,控制癫痫发作。

2.降颅内压治疗　蛛网膜下隙出血引起颅内压升高及脑水肿,严重者形成脑疝。因此,应积极地进行脱水降低颅内压治疗。

(1)药物治疗:主要应用甘露醇、呋塞米、白蛋白等进行脱水。具体用法请参照脑出血,注意要根据情况调整脱水剂的用法和用量。

(2)减压手术:如药物脱水治疗效果不佳并有脑疝发生的可能,应行颞下减压术和引流,以挽救患者的生命。

3.止血及防治再出血　蛛网膜下隙出血后的继续出血或再出血,危及生命,所以止血治疗和再出血的防治较为重要,但要注意充分评估使用止血药对血液系统的影响,有可能引起血栓。常用的药物如下,一般应用两种药物即可。

(1)氨甲苯酸:100～200mg/次,溶于葡萄糖液或生理盐水 20ml 中缓慢注射,2～3 次/日。

(2)氨甲环酸:为止血芳酸的衍生物,作用与止血芳酸相同,且较强。250～500mg/次,溶于葡萄糖或生理盐水 500ml 中静脉滴注,也可肌内注射,1～2 次/日。

(3)酚磺乙胺:250～500mg/次,溶于葡萄糖或生理盐水 500ml 中静脉滴注,也可肌内注射,1～3 次/日。

(4)巴曲酶:2kU/d,静脉注射,次数视情况而定。

(5)凝血酸:4～6g/次,溶于葡萄糖或生理盐水,静脉滴注,2 次/日。

（6）卡巴克洛：5～10mg/次，肌内注射或静脉注射，2～4 次/日。

（7）氨基己酸（EACA）：作用同氨甲苯酸。6～10g/次，溶于葡萄糖或生理盐水 500ml，静脉滴注，1～2 次/日。

4.防止动脉痉挛及脑梗死　主要应用钙拮抗剂如尼莫地平，选择性作用于脑血管平滑肌的。4mg/次，溶于葡萄糖或生理盐水，缓慢静脉滴注，1 次/日。

5.治疗脑积水　发生急性阻塞性脑积水者，应积极进行脑室穿刺引流和冲洗，同时加用脱水剂。

6.病因治疗　脑血管造影发现病因者，应积极针对性治疗，不仅能缓解病情，且还达到防止复发。动脉瘤或动静脉畸形者，在造影的同时可进行血管内介入性栓塞性治疗。

（马晓明）

第三节　脑栓塞引起的昏迷

脑栓塞是指脑动脉被异常的栓子阻塞，使其远端脑组织发生缺血性坏死，出现相应的神经功能障碍。栓子以血栓栓子为主，占所有栓子的 90%；其次为脂肪、空气、癌栓、医源物体等。脑栓塞发生率占急性脑血管病的 20%，占全身动脉栓塞的 50%。

一、引起昏迷的临床特征与诊断

平均发病年龄均较轻。女性多于男性。2/3 在动态下突然发病，1/3 在夜间睡眠中发病。大多在无前驱症状下，突然发病，常在数秒或数十秒内症状达高峰。小部分患者在几天内呈阶梯式进展恶化，这是因为反复栓塞所致。脑栓塞的表现取决于被栓塞的动脉，也可因多动脉性栓塞而表现复杂。80%的栓塞发生在颈内动脉系统，发病时可有短暂的意识障碍、头痛、头晕或（及）抽搐；继而可出现失语、凝视麻痹、面瘫、肢体瘫痪、感觉障碍。少数发生在椎基底动脉系统发生者，可表现为复视、口舌麻木、眩晕、共济失调、交叉性瘫痪、意识障碍等。因较大动脉阻塞致大块梗死者，或多发栓塞者，在发病后 3～5 天病情加重，甚至因颅内压增高引起脑疝致死。少量的空气栓塞，症状在短期内可完全消失；大量者，病情重，甚至在短期内死亡。其他类型的栓塞表现与血栓栓塞相似。

大多数患者可查出栓子来源的原发疾病，以风湿性心脏病、冠心病和动脉粥样硬化为多；或心脏手术后、长骨骨折、大血管穿刺术后等。如果合并其他部位栓塞者，还表现为相应症状如胸痛、咯血、呼吸困难、腹痛、腰痛和血尿等。

1.辅助检查　脑 CT 扫描可发现低密度影；脑 MRI 提示病灶区呈长 T_1 和长 T_2 信号。脑脊液检查大多数正常；但如果为大片梗死或出血性梗死时，颅内压增高，脑脊液呈血性。炎性栓子栓塞时，脑脊液出现白细胞增加。心电图可发现心律失常、心肌损害等。胸部 X 线检查可见心脏扩大。

2.诊断与鉴别诊断　患者在动态下突然发病并迅速达高峰,有明确的定位症状和体征;如询问检查出原发病如心脏病、动脉粥样硬化、骨折、心脏手术、大血管穿刺术等原因者即可确诊为本病。脑 CT 和 MRI 能协助明确脑栓塞的部位和大小。腰椎穿刺检查有助于了解颅内压、炎性栓死及出血性梗死。脑栓塞应注意与其他类型的急性脑血管病区别。尤其是出血性脑血管病,这主要靠脑 CT 和 MRI 检查加以区别,仅靠病史、症状和体征有时难以鉴别。

二、治疗

主要是积极改善侧支循环、减轻脑水肿、防治出血和治疗原发病。

1.脑栓塞的治疗　其治疗原则与脑血栓形成相同。但有以下注意:①由于本病容易合并出血性梗死或出现大片缺血性水肿,所以,在急性期不主张应用较强的抗凝和溶栓药物,也不主张动脉溶栓治疗。②由心源性栓塞所致者,常伴有心功能不全,在用脱水剂时应酌情减量,甘露醇与呋塞米交替使用。③其他类型的栓子所致的脑栓塞,有相应的治疗。如空气栓塞者,可应用高压氧治疗。脂肪栓塞者,加用 5％碳酸氢钠 250ml,静脉滴注,2 次/日;也可用小剂量肝素 10～50mg,每 6h 1 次;或 10％乙醇溶液 500ml,静脉滴注,以达到溶解脂肪的作用。④出现大片脑梗死,明显脑水肿,颅内压增高甚至脑疝者,应积极作颞下减压,以挽救生命。

2.原发病治疗　针对性治疗原发病是有利于脑栓塞的恢复和防止复发。如先天性心脏病或风湿性心脏病者,有手术适应证者,应积极手术治疗。亚急性细菌性心内膜炎者,应加用抗菌药物治疗。有心律失常者,努力纠正心律失常。骨折患者,减少活动,稳定骨折部位。心源性栓塞急性期过后,针对血栓栓塞容易复发,可长期使用小剂量的阿司匹林或双香豆素类药物;定期检查心脏超声,监测瓣膜和心房或心室壁的血栓块,以调整抗血小板或抗凝药物。

(马晓明)

第四节　颅内肿瘤引起的昏迷

一、星形细胞瘤

(一)概述

星形细胞瘤是胶质细胞中最常见的一种。星形细胞瘤来源于外胚层演变来的神经间质细胞。星形细胞瘤占胶质瘤 65％,占颅内肿瘤 20％。Rusell 按其组织学特点分为 5 型:①原纤维型,最常见;②原浆型,少见;③肥胖细胞型,少见;④纤维状细胞型;⑤间变型或恶性星形细胞瘤。Kernohan 按肿瘤恶性程度将其分为四级,此种分类法结合影像学特征,尚可估价其肿瘤多位于白质内,可以累及皮质。Ⅰ、Ⅱ级星形细胞瘤为分化良好型,恶性程度低,呈浸润型生长,无包膜,但一般边界清楚,常有囊腔形成,囊壁由神经胶质纤维和结缔组织构成,囊壁上有肿瘤结节,少数有点状钙化。肿瘤血管近于成熟,毛细血管内皮细胞结合较为紧密。Ⅲ、Ⅳ级星形细胞瘤又称多形性胶质母细胞瘤,多累及大脑深部,其细胞分化不良,恶性程度高,与正常脑组织分界不清。肿瘤常可坏死、囊变、出血。毛细血管内皮细胞形成不良,结构疏松,可见浸润生长。根据肿瘤生长部位、生长速度不同其症状各异。成人多见于大脑半球,少数见于小脑。常表现为:①颅内压增高,出现头痛、呕吐、视神经乳头水肿;②神经功能障碍,表现为偏瘫、偏身感觉障碍、偏盲、失语等。肿瘤突然出血可致患者很快昏迷,肿瘤生长于额叶,常表现为精神淡漠、反应迟钝、定向力差、智力低下、痴呆等;③癫痫,常表现为局限性癫痫,先从某一部位开始,再向其他部位扩散,有时一开始即表现为全身强直性痉挛性发作;④小脑星形细胞瘤,可引起颅神经障碍,出现小脑共济失调,上肢明显,并有眼球震颤、肌张力低等。

(二)诊断

根据肿瘤生长的部位和速度,而有不同的神经障碍症状,常伴有颅内压增高的表现。Ⅰ、Ⅱ级星形细胞瘤CT检查多呈低密度,占位征象不著,肿瘤周围无水肿,增强不明显。Ⅲ、Ⅳ级星形细胞瘤多呈混杂密度,边缘不光滑、占位征象明显,肿瘤周围水肿明显,椭圆状和花环状强化为其特点。磁共振显示Ⅰ、Ⅱ级星形细胞瘤,T_1加权象为低信号强度,T_2为高信号强度。水肿不明显,占位征象不著。Ⅲ、Ⅳ级星形细胞瘤,T_1加权像上为不规则之低信号强度,T_2加权象为不规则高信号强度,可见坏死、囊变、钙化。对于星形细胞瘤诊断困难时,可行数字减影血管造影检查。Ⅰ、Ⅱ级星形细胞瘤为乏血性。Ⅲ、Ⅳ级星形细胞瘤为富血性,肿瘤染色明显,肿瘤血循环快,早期出现静脉引流,血管形态不规整、管径粗细不均是其特点。核素检查显示Ⅰ、Ⅱ级星形细胞瘤为放射性减低。Ⅲ、Ⅳ级级星形细胞瘤为明显的放射性浓聚。

(三)鉴别诊断

Ⅰ、Ⅱ级星形细胞瘤与蛛网膜囊肿、囊性脑膜瘤、胆脂瘤、脑内软化灶、单发性囊性寄生虫病等鉴别。一般结合各种影像特点易于区别。Ⅲ、Ⅳ级星形细胞瘤应与脑脓肿、胶质增生、转移瘤、不典型脑膜瘤、恶性淋巴瘤等鉴别,对于鉴别困难时可行导航引导下定位穿刺活检检查。

1.脑梗死　脑梗死灶形态常与脑血管分布相关,复查时病灶密度进一步降低占位效应可减小或消失。

2.脑脓肿　可出现明显环状强化,有感染及发热病史,抗感染治疗有效。

3.动静脉畸形(AVM)　表现为不规则混合病灶,MRI可见病灶内团块状血管流空区。

4.脑膜瘤　与大脑半球邻近凸面的星形胶质细胞瘤相鉴别,脑膜瘤属脑外肿瘤,有其脑外肿瘤占位征象及特有颅骨改变,且强化要较后者明显。

5.转移瘤　病灶小,脑水肿却很明显,有原发病灶。

6.髓母细胞瘤　位于小脑蚓部,常侵入第四脑室,强化较均匀。

7.血管母细胞瘤　类似小脑囊状星形胶质细胞瘤,但其发病年龄大于后者,瘤体周无水肿,边界清晰,囊内密度更低。

8.脑内结核球　常伴斑片状钙化,病灶多较小,周围水肿明显,强化后病灶多呈环状或结节状强化。

二、室管膜瘤

(一)概述

室管膜瘤及室管膜母细胞瘤是一种少见的胶质母细胞瘤,占颅内肿瘤的 7.6%,小儿及青年多见。其发生部位按发病率多少依次为第四脑室、侧脑室、大脑半球、小脑半球、第三脑室。青年人的室管膜瘤多位于幕上,小儿多见于幕下。肿瘤来源于室管膜细胞,大体病理所见常呈粉红色和灰白色,其形状因部位不同而各异。生长于脑室系统附近,常向脑室内突出,多表现为分界清楚的肿块,向脑实质内生长常表现为浸润型。如呈膨胀性生长,可为界线清楚的结节状、分叶状或菜花状,肿瘤内可呈实性、囊性或黏液样变性,常发生钙化。镜下所见,肿瘤细胞常绕血管呈“菊花团”状结构。肿瘤细胞可经脑脊液而种植到脑室系统或脑池部位,甚至可转移到马尾部。常阻塞脑脊液循环而引起脑积水。

(二)诊断

1.临床表现

(1)颅内压增高表现:因肿瘤多发生于第四脑室,故易引起脑脊液循环障碍导致脑积水、颅内高压征。早期出现头痛,严重时伴恶心呕吐,头痛可与体位有关,仰伸位比俯屈位更易发生或加重,同时出现呕吐、眩晕或眼球震颤,严重者出现意识丧失,称为 Brung 征。儿童可出现头颅增大或“破壶音”阳性,视力下降或失明等。

(2)小脑症状:第四脑室肿瘤可压迫小脑脚和小脑腹侧,眼球出现水平或垂直震颤,四肢肌张力低,躯干和肢体共济运动失调等。

(3)脑干症状:第四脑室和小脑室管膜瘤可压迫或累及第 V～Ⅻ 对脑神经,出现相应脑神经症状,并可出现排尿障碍,双侧锥体束征或大脑强直状态等。

(4)其他症状:可见强迫头位和颈部抵抗,并有强直、发热、精神和性格改变,若转移至其他部位可引起相应症状。总之,肿瘤生长部位不同,其症状各异。

2.影像学表现

(1)X 线表现:早期鞍背及后床突骨质疏松或消失,严重时出现颅缝增宽,脑回压迹增深,颅顶骨与颅底骨不成比例。出现斑点状钙化,生理钙化移位,如肿瘤发生在侧脑室二角区常引起松果体钙化移位。

(2)CT 表现:瘤体征象:肿瘤位于脑室内,多见于第四脑室、侧脑室,其次为第三脑室内。平扫:肿瘤多表现为形态不同的略高密度或高密度,其中常有小的低密度坏死及囊变。并可见散在的斑点状高密度钙化,少数肿瘤可为脑室内囊性低密度灶,脑室内室管膜瘤脑水肿不明显。室管膜瘤常伴有不同程度的脑积水,表现为积水部分的脑室扩张。增强扫描见瘤体实体部分出现明显强化,坏死或囊变区不增强。

(3)磁共振表现:肿瘤多为信号不均之长 T_1 及 T_2,脑室内肿瘤 T_1 加权像上,肿瘤高于脑脊液,稍高于或等于脑组织信号强度。在 T_2 加权像上表现为明显高信号强度,可见阻塞性脑积水及转移种植表现。Gd-DTPA 注射后显示肿瘤信号增强。

(三)鉴别诊断

室管膜瘤多见于儿童及青年人,肿瘤多见脑室,尤其是第四脑室。常出现颅内高压,强迫头位、小脑性共济失调、脑神经损害、偏盲、偏瘫及偏身感觉障碍等症状。CT 显示在脑室内或附近有等密度和高密度病灶,可见散在点状钙化呈不均匀强化为其特征,脑积水常见。磁共振多轴位检查有利于病变生长位置的观察,表现信号不均之长 T_1 和 T_2 信号强度。应注意与以下疾病鉴别。

1.髓母细胞瘤 常发生在小脑蚓部,第四脑室顶部,小儿多见钙化而囊变少,第四脑室受压移位,CT 增强呈均一强化,磁共振多轴位检查更易确诊。

2.小脑星形细胞瘤 CT 检查囊变多见,增强有壁结节,钙化少见,周围水肿,脑积水少见。

3.少枝胶质细胞瘤 斑点状、团状钙化是其特点,囊性变多见,多见于中年人。

4.脉络丛乳头状瘤 本病少见,于脑室内可见不规则的肿块。

5.脑室内囊虫 成人多见,呈囊状,位于第四脑室,皮下有结节以资鉴别。

三、髓母细胞瘤

(一)概述

髓母细胞瘤是儿童后颅凹常见恶性肿瘤之一,占儿童颅内肿瘤的 7.6%,占胶质瘤的 10.7%,成人少见。髓母细胞瘤是恶性程度高、预后差的胚胎性肿瘤。组织来源于第四脑室顶部外颗粒层之胚胎细胞或残留的细胞而发生的。肿瘤在儿童期多发生于小脑蚓部或后髓帆,成人多发生在小脑半球,肿瘤可压迫或向第四脑室、导水管生长,而产生梗阻性脑积水,亦可侵入椎管。肉眼观察肿瘤呈红色或粉红色,境界清楚,但呈浸润性生长,质软,供血丰富。出血、液化、坏死少见,囊变更为罕见。镜下所见肿瘤细胞密集,呈圆形、椭圆形,细胞浆少,核染胞质丰富。肿瘤细胞具有向胶质母细胞和神经母细胞分化的特性,具有该两种肿瘤细胞的"双向分化"特征。瘤组织可经蛛网膜下隙种植到脊髓和马尾部,对放射治疗敏感。

(二)诊断

1.临床表现 髓母细胞瘤恶性程度高,平均年龄为 11 岁,病程平均为 4~5 个月。

(1)颅内压增高:主要是第四脑室和导水管发生梗阻所致,常出现头痛、呕吐、视神经乳头水肿三大症状。

(2)小脑症状和体征:因肿瘤多发生在小脑蚓部,故主要表现为躯干性共济失调,步态不稳,站立和坐不稳,闭目时身体晃动。眼震多呈水平性,肌张力低,肢体意向性共济失调,如指鼻试验及跟膝胫试验不准等。

(3)其他症状:可出现复视,面瘫,强迫头位,头颅增大,"破壶音"阳性,进食呛咳,亦出现锥体束征和小脑危象。15%小儿髓母细胞瘤出血入蛛网膜下隙而引起头痛。

2.影像学表现

(1)X线表现：多数出现颅内压增高征象，如颅围开大，脑回压迹增深。少数出现钙化。

(2)CT表现：绝大多数肿瘤位于小脑蚓部，表现为后颅凹中线部位高密度肿块，其中少数有低密度的坏死及高密度钙化。第四脑室受压变形甚至闭塞，病灶周围可有狭带状低密度水肿。脑积水征常见，成人小脑半球的髓母细胞瘤很难与Ⅱ级以上星形细胞瘤区别。增强扫描：呈均一强化，增强时可常见小的坏死灶，边界更清楚，室管膜下转移之病灶强化。

(3)磁共振表现：髓母细胞瘤 T_1 加权像呈低信号，T_2 加权像呈高信号，其信号强度可不均匀。多轴位检查可见第四脑室受压移位，病灶周围可出现薄层水肿带，可见脑积水。该肿瘤易于种植转移到脑和脊髓蛛网膜下隙处。T_2 加权像上可见高于脑、脊髓组织的点块状信号强度区。室管膜瘤与此不同。Gd-DTPA注射后见肿瘤实质部位信号增强，囊变区信号未见增强。

（三）鉴别诊断

本病多见于儿童，位于小脑蚓部，少见于成人。多以小脑症状为主，常伴有颅内压增高症状。CT扫描表现为高密度或混杂密度的肿块，发生于小脑蚓部病灶增强明显。磁共振多轴位检查，根据长 T_1 和长 T_2 信号，证实病变位于小脑蚓部，有利于髓母细胞瘤的诊断。后颅凹肿瘤CT和磁共振改变可以与髓母细胞瘤相似，但根据患者年龄和症状尚可区分，一般应与下列疾病相鉴别。

1.第四脑室室管膜瘤 病程长，小脑症状不明显，易引起呕吐，可见散在钙化，磁共振多轴位检查有易于鉴别。

2.小脑星形细胞瘤 良性多，病期长，钙化率高，易坏死囊变，CT和磁共振检查易明确肿瘤部位，位置多偏左。

3.小脑幕脑膜瘤 钙化多，生长慢，病期长，CT和磁共振检查容易鉴别。

4.血管母细胞瘤 多见于成人，坏死、囊变多，病程长，预后佳，可有遗传性等。CT增强有结节，磁共振检查肿块周围有血管组织，常出现信号流空征象等。

5.听神经瘤 易出现耳鸣、耳聋、面麻、小脑性共济失调；多位于脑桥小脑角区，CT和磁共振检查尚易鉴别。

（马晓明）

第五节　脑脓肿引起的昏迷

一、脑脓肿概述

病原体侵入脑组织，引起局限性化脓性炎症，继而形成脓腔称为脑脓肿。脑脓肿可发生于任何年龄，以青中年占多数。脓肿多为单发，也有多发，可发生在脑内任何部位。

（一）发病原因

引起脑脓肿的病原体有三类：即化脓性细菌、真菌及原虫，其中化脓性细菌最为常见。根据病源分类可将脑脓肿分为五类。

1.耳源性脑脓肿　最多见，约占全部脑脓肿的50%。大多继发于急、慢性化脓性中耳炎、乳突炎。病原菌主要是直接经邻近的骨性结构蔓延入颅。若炎症侵蚀鼓室盖入颅，则脓肿常发生在颞叶，少数发生在顶叶或枕叶；若炎症经乳突小房顶部、岩骨后侧壁，穿过硬脑膜或侧窦血管侵入颅内，则脓肿位于小脑半球侧叶前上部。

2.鼻源性脑脓肿　也是主要由邻近炎症直接蔓延发生。炎症引起副鼻窦壁的破坏，继而穿过硬脑膜向内扩展形成脑脓肿。脓肿多发生于额叶前部或底部，另外可见少量由蝶窦炎引起的垂体、脑干及颞叶的脓肿。

3.血源性脑脓肿　约占全部脑脓肿25%。多由于身体其他部位感染，细菌栓子经血行播散到脑内而形成脑脓肿。最常见的是源于肺、胸膜、支气管化脓性感染，其他病因还有先天性心脏病、细菌性心内膜炎、皮肤疖痈、骨髓炎、腹腔及盆腔脏器感染等。

4.外伤性脑脓肿　多继发于开放性脑损伤，战争时期多见。是致病菌经创口直接侵入或异物、碎骨片进入颅内而形成脑脓肿。近年来由于早期清创的进步及抗生素的广泛应用，外伤性脑脓肿已显著减少。

5.隐源性脑脓肿　此类脓肿多在手术探查时才发现。原发感染灶已痊愈或隐蔽深在，但已有细菌经血行潜伏脑内，当机体抵抗力弱时，脑实质内隐伏的细菌逐渐发展为脑脓肿。隐源性脑脓肿实质上是血源性脑脓肿的隐蔽型。

（二）发病机制

脑脓肿的形成是一个连续过程，大致可分为以下三个阶段。

1.急性脑膜炎、脑炎期　化脓菌侵入颅内后，由于病灶部位小血管的脓毒性静脉炎或化脓性栓塞，使局部脑组织软化、坏死，继而形成液化区，病灶周围血管扩张，伴炎细胞浸润和脑水肿。患者表现明显全身感染反应和急性局限性脑膜炎、脑炎的症状。这一阶段历时1～3天。

2.化脓期　脑炎软化灶坏死、液化，融合形成脓肿，并逐渐增大。如融合的小脓腔有间隔，则成为多房性脑脓肿。周围脑组织水肿更加明显。患者炎症反应逐渐缓和，全身感染征象有所好转，体温下降。这一阶段历时4～14天。

3.包膜形成期　脓肿外围的肉芽组织由纤维组织及神经胶质细胞的增生而初步形成脓肿包膜，一般于感染后10～14天包膜初步形成，21～28天或更久脓肿包膜完全形成。另外，包膜形成的快慢及厚度，与致病菌种类和毒性及机体抵抗力与对抗菌素治疗的反应有关。

（三）临床表现

临床症状取决于脑脓肿的类型、部位、大小以及病原菌的数量、毒性和患者机体的反应情况。一般表现为全身性感染症状、颅内压增高症状和脑部局灶性定位症状。

1.全身性感染症状　患者表现出畏寒、发热、头痛、呕吐、困倦、全身无力、嗜睡、倦怠等症状。同时周围血象呈白细胞增高、血沉增快。

2.颅内压增高症状　多数在脓肿形成后逐渐出现，也可在急性脑炎阶段发生。表现为程度不等的头痛,多呈持续性,阵发加重。头痛部位一般与脓肿部位有一定的关系。半数患者可出现视乳头水肿,严重者可发生脑疝危机生命。

3.脑部局灶性定位症状　取决于脓肿所在部位和性质。如,额叶脓肿常有淡漠性精神障碍及人格改变,优势半球顶叶脓肿可有失读、失写、失认及计算不能等,小脑脓肿可出现共济失调等。大脑半球表浅脓肿也可引起癫痫发作。

二、脑脓肿与昏迷

基于上述脑脓肿的病变发展过程,昏迷可在以下情况下发生。

(一)急性感染期昏迷

此期患者表现为全身性感染症状,目前广谱抗生素的使用,常使这一阶段的症状很快得到控制,如果控制不佳,患者全身中毒症状加重则可能会出现高热、昏迷,甚至死亡。

1.诊断

(1)临床表现:患者表现出畏寒、发热、头痛、呕吐、困倦、全身无力、嗜睡、倦怠等症状,严重者出现高热、昏迷。但这些症状非脑脓肿所特有,且常和原发病灶的症状混杂存在,故仅根据临床表现难以作出脑部感染的诊断。

(2)神经系统检查:患者可出现脑膜刺激症和局灶性神经功能缺失表现。

(3)辅助检查:包括实验室检查、影像学检查等。

1)实验室检查:脑脓肿患者急性期血象中白细胞均增多,中性粒细胞可达 $10 \times 10^9/L$,红细胞沉降率加快。脑脊液检查可有压力增高,也可以正常。脑脊液细胞学检查表现为中性粒细胞为主;生化检查示蛋白含量大大增多,常为 $1 \sim 2g/L$,甚至可达 $10g/L$ 以上,而糖和氯化物无特殊改变。脑脊液细菌培养常为阴性。

2)X 线片:X 线平片可显示颅骨与副鼻窦、乳突的感染灶。外伤性脑脓肿可见颅内碎骨片和异物等。

3)CT 检查:急性炎症期的坏死组织在 CT 平扫表现为界线不清的低密度区,随着病情进展,低密度区可逐渐扩大;此期若做增强扫描,已可见到低密度区周围有模糊的环状增强。

4)MRI 检查:急性期的炎症和水肿在 T_1WI 图像中显示为低信号区,在 T_2WI 图像中显示为高信号区;增强扫描呈结节状或片状异常对比增强。

5)脑电图:有人认为脑电图检查对幕上脓肿具有定位意义,一般在患侧大脑半球出现局灶性慢波。但对于急性期昏迷患者的诊断意义不大。

2.鉴别诊断

(1)化脓性脑膜炎:因可与脑脓肿伴发,故鉴别比较困难。一般化脓性脑膜炎起病相对较急,患者体温高、脉搏快,剧烈头痛。脑膜刺激征明显,而无局灶性体征。脑脊液中白细胞和蛋白含量均显著增加。CT 和 MRI 检查可做最终鉴别。

(2)病毒性脑炎:有季节流行性,病程一般较短,而无原发病灶。全身中毒症状较轻,周围血象变化示淋巴细胞升高。脑脊液变化可与脑脓肿相似,CT 和 MRI 检查可做最终鉴别。

(3)感染性血栓性静脉炎：全身中毒症状严重，常有脓毒血症表现，出现寒战、高热。与脑脓肿急性期症状非常相似，但脑膜刺激征及局灶性神经系统体征常不明显。CT、MRI 及 DSA 血管造影检查可做最终鉴别。

(4)脑结核：可与脑脓肿很像，但患者多有系统结核病史，抗结核药物疗效显著。

(5)脑桥出血：可表现为高热、昏迷。患者多有高血压、糖尿病等全身性疾病，而无感染史，且多为起病即迅速进入昏迷。高热为中枢性，而无全身性中毒症状，同时伴有双侧瞳孔针尖样缩小、四肢瘫痪、中枢性呼吸障碍等其他神经系统症状和体征，患者多在 48h 内死亡。CT 和 MRI 等影像学检查可鉴别。

(6)脑室出血：大量脑室出血可出现发热、头痛、脑膜刺激征及意识障碍，症状与脑桥出血相似，预后不良，患者多迅速死亡。CT 和 MRI 等影像学检查可鉴别。

另外，在一些甲状腺功能亢进症和糖尿病患者中，由感染诱发的甲状腺危象、高渗性昏迷、酮症酸中毒等，也可表现为发热、昏迷，有的亦伴有神经系统症状。这些通过详细的病史采集及血液生化检查不难鉴别。

3.治疗　脓肿急性期应采用内科治疗，包括抗感染、休息及营养支持等。抗生素的正确选择和足量应用为此期治疗的关键。原则上应针对脑脓肿的致病菌来选择药物，但临床实际操作中往往无法得到或无法及时得到细菌学诊断，因此只能根据医师的经验来判断最可能的菌种并选择相应的药物。选择药物时要兼顾药物对病菌的敏感性和其通过血-脑屏障的能力。以下为一些常用的抗生素。

(1)青霉素类：①青霉素：成人 40 万～80 万 U 肌内注射或 400 万 U 静脉滴注，每 8h 1 次，儿童每天 5 万～20 万 U/kg，分 4 次给予；②阿莫西林：为口服剂型。成人 250～500mg，每 6h 1 次；儿童每天 50～100mg/kg，分 4 次给予；③哌拉西林：成人 1～3g，每 6h 1 次；儿童每天 100～200mg/kg，分 4 次给予。

(2)头孢菌素类：①头孢噻肟：成人 0.5～1.5g，肌内注射或静脉注射，每 6h 1 次，儿童每天 50～120mg/kg，分 4 次给予。②头孢他啶：成人 1～2g，每 8h 1 次静脉给药；儿童每天 30～100mg/kg，分 3 次给予。③头孢哌酮：成人 1～2g，肌内注射或静脉注射，每 6～8h 1 次；儿童每天 100～200mg/kg，分 3～4 次给予。另外，庆大霉素、链霉素、氯霉素、万古霉素、甲硝唑、磺胺药及喹诺酮类抗生素等，都可以根据情况选用。

(二)脓肿形成期昏迷

此期的昏迷主要发生于由脑脓肿所致的两种危象，即脑疝和脓肿破溃。

1.脑疝　不论是幕上脓肿还是幕下脓肿都可以引起脑疝，如，颞叶脓肿易发生颞叶钩回疝，小脑脓肿可引起小脑扁桃体疝。各种原因所致的颅压突然改变都可为脑疝的诱因，如弯腰、打喷嚏、用力排便、腰椎穿刺放脑脊液等。

(1)诊断

1)病史和临床表现：患者有身体其他部位的化脓性感染病灶，病程中曾有全身感染的表现，同时有颅内占位症状。

2)神经系统检查:患者可出现脑膜刺激症和局灶性神经功能缺失症状,脑疝时则出现昏迷。

3)辅助检查:①CT检查:CT平扫可见低密度区,增强扫描可见周围环状增强,被称为"环状增影",是一个比较有诊断意义的征象,但并非脑脓肿所特有。一些恶性肿瘤、吸收期的梗死灶及血肿等均可有环状增影产生,但在形态上没有脓肿整齐、均匀。"环状增影"内有时可见气体,脓肿内出现液平,提示脓肿可能为产气菌所致,或与邻近气窦相通。②MRI检查:MRI平扫中病变的中央部分在T_2WI呈明显高信号,T_1WI呈低信号。周围的脓肿壁在T_1WI表现为等或稍高信号。脓肿晚期,脓肿壁由于纤维成分可表现为T_2WI等或低信号。增强扫描,脓肿壁呈均匀的环状强化,中央的液化坏死区不增强。③脑电图:脑电图检查对幕上脓肿有定侧及定位意义,一般在患者大脑半球出现局灶性慢波。由于影像学检查方式的发展,目前脑电图检查已很少用于脑脓肿的诊断。另外,脑血管造影、放射核素扫描等方式对脑脓肿的定位亦有意义,但在临床实际应用不多。

(2)鉴别诊断

1)脑桥出血:有时与脑疝压迫脑干所致症状相似,患者可表现为高热、昏迷。但多为起病即迅速进入昏迷,高热为中枢性,同时伴有双侧瞳孔针尖样缩小、四肢瘫痪、中枢性呼吸障碍等其他症状和体征。结合病史及影像学检查可加以鉴别。

2)脑室出血:有时脑室出血,血液刺激脑干可出现与脑疝相似的症状,结合病史及影像学检查可加以鉴别。

3)蛛网膜下隙出血:患者可出现头痛、脑膜刺激征及意识障碍,重症者可出现类似脑疝的症状。颅脑CT检查可见蛛网膜下隙高密度出血征象,腰穿脑脊液检查常见均匀一致的血性脑脊液,DSA血管造影可最终确诊责任血管的位置。

4)脑叶及基底节区出血:出血量多时也可发生脑疝昏迷,患者多有高血压病史,无全身性感染症状,CT、MRI等影像学检查可进一步鉴别。

5)外伤后颅内血肿:各种硬膜外和硬膜下血肿患者,可因血肿扩大致颅内压增高而出现脑疝。此类患者多有脑外伤病史,结合CT、MRI等影像学检查不难鉴别。

6)颅内肿瘤:根据病史一般不难区别,但有时与肿瘤型脓肿鉴别困难,最终需要进行增强CT或MRI检查来区别。

2.脓肿破溃　当脓肿接近脑室或脑表面时,因不适当的用力、腰椎穿刺、脑室造影及脓肿穿刺,可使脓肿突然破溃引起化脓性脑膜脑炎或室管膜炎。患者可表现为突然高热、昏迷。

(1)鉴别诊断

1)脑桥出血:患者可表现为高热、昏迷。但高热为中枢性,同时伴有双侧瞳孔针尖样缩小、四肢瘫痪、中枢性呼吸障碍等其他症状和体征,患者多在48h内死亡。CT、MRI等影像学检查可进一步鉴别。

2)脑室出血:大量脑室出血可出现发热、头痛、脑膜刺激征及意识障碍,预后不良,患者多迅速死亡。CT、MRI等影像学检查可进一步鉴别。

3)蛛网膜下隙出血:患者可出现头痛、脑膜刺激征及意识障碍。但查体一般没有神经系统局灶性体征,颅脑 CT 检查可见蛛网膜下隙高密度出血征象,腰穿脑脊液检查常见均匀一致的血性脑脊液,DSA 血管造影可最终确诊动脉瘤的位置。

(2)治疗:脓肿包膜形成后应行手术治疗,目前一般采取四种术式:立体定向穿刺吸脓、立体定向穿刺排脓后放置导管引流、内镜排脓及脓肿切除。

1)立体定向穿刺吸脓:适用于各种部位和类型的脓肿,特别适用于位置较深或位于运动区、语言中枢等功能重要部位,或老年人、小儿及那些一般情况较差无法耐受开颅手术者。操作时可在 CT 或导航技术引导下进行。穿入脓肿后要尽可能的吸尽脓液,然后向脓腔内注入抗生素,比较常用的有青霉素 2～5 万 U 或庆大霉素 1 万 U 稀释后注入。也有人认为抗生素从脓腔漏出后会引发癫痫发作,而不主张向脓腔内注入抗生素。穿刺吸脓术为微侵袭手术,且具有创伤小、并发症少的特点,其唯一不足是对多房性脓肿效果不理想。术后应定期复查 CT 了解脓肿吸收情况,一般需 2～3 次穿刺方可治愈。

2)立体定向穿刺排脓后放置导管引流:适用于较大及部位较深的脓肿。手术方法与穿刺吸脓基本一致,不同点是在穿刺取得脓液之后向脓肿腔内放置一引流管进行引流。目前此方法已较少应用。

3)内镜排脓:适用于部位较浅的多房性脓肿。操作时在 CT 或立体定向的引导下将内镜套刺入脓腔,然后导入内镜,用盐水冲洗脓腔。若发现有分隔存在,则可用内镜将其打开,使多房脓腔变为单房脓腔,便于彻底排脓。

4)脓肿切除术:穿刺吸脓失败、多房性脓肿、小脓肿或脓肿腔内有异物者均应行脓肿切除术。若怀疑脓肿为产气菌所致或与颅底气窦相通,亦应行手术切除治疗。脓肿破溃者应紧急手术切除脓肿,并彻底清洗脑室内积脓,注入适量抗生素。出现脑疝危象,经脱水及穿刺治疗无效者,亦应紧急行脓肿切除术。

(马晓明)

第六节　脑积水引起的昏迷

一、成人脑积水

脑积水是指由于脑脊液(CSF)的产生和吸收平衡障碍引起的脑室系统的扩张。脑积水产生的病因主要包括以下三个方面:①脑脊液产生过多,如脑室脉络膜腺瘤偶可致脑脊液量过多;②脑脊液被蛛网膜吸收发生障碍;③脑脊液循环发生障碍。其中,前两种情况极为少见,绝大多数脑积水病例属于第三类。如脑积水是由于脑脊液循环通道阻塞,引起其吸收障碍,即脑室系统不能充分地与蛛网膜下隙相通,称为非交通性脑积水。如阻塞部位在脑室系统以外,蛛网膜下隙或脑脊液吸收的终点,称为交通性脑积水。由于成人与儿童脑积水引起昏迷在临床特点、鉴别诊断与治疗等方面都有所不同,本章将分别论述。

(一)引起昏迷的临床症状和诊断

脑积水患者头痛以双额部疼痛最常见,常伴有恶心、呕吐;共济失调多属躯干性,站立不稳、宽足距、大步幅,而小脑半球病变表现为肢体性共济失调;可有视力障碍,包括视物不清、视力丧失和外展神经麻痹产生的复视;眼底检查可见视乳头水肿;病情进展可由于颅内压增高引起昏迷。气脑造影见全部脑室和不同程度的脑池扩大;脑 CT 和 MRI 可表现为脑室扩大。

(二)鉴别诊断

1.脑血管疾病

(1)脑出血:本病的临床特点:可有前驱症状,如头痛、头晕、肢体麻木等;多数突发起病常在用力、兴奋、情绪激动时发生,少数在安静或睡眠中发生。

1)全身症状:①昏迷:是早期出现的突出症状,多在开始就有,少数人逐渐发生。其程度取决于出血的量和部位,病灶接近于三脑室的中央灰白质或丘脑核,昏迷最易发生,破入脑室呈深度昏迷。②呕吐胃内容物或咖啡样物,有的以健手拍头示有头痛。③血压和体温升高,脉搏慢而洪大,呼吸深慢,常呈鼾声呼吸。④面红、多汗、二便潴留甚至二便失禁。

2)局灶症状:①偏瘫:病灶对侧弛缓性偏瘫,双眼常向病灶侧偏视。②面、舌瘫:可见病灶对侧面神经核上性瘫,舌瘫不易查出。③约有半数有颈强、克氏征(+)。④少数癫痫大发作或局限性癫痫发作。影像学 CT 和 MRI 检查可明确诊断。

(2)小脑出血:本病的临床特点:多为患有高血压、动脉硬化的老年人,少数为青壮年;突然发病,大多数患者在初起时头痛,特别是枕后痛,伴眩晕、呕吐、眼球震颤和共济失调,大多迅速进入昏迷;瞳孔缩小或不对称,注视麻痹,眼球浮动或分离,角膜反射早期消失;呼吸障碍尤以呼吸暂停多见;血性 CSF 及脑膜刺激征;如有小脑病征则进一步支持本病诊断;CT 和 MRI 检查可明确诊断。

(3)脑桥出血:本病的临床特点为:发病急,头痛、头晕、呕吐,肢体麻木无力,血压升高,很快陷入昏迷,短期内死亡,临床不易确诊;部分人有抽搐;少数病例起病时有构音障碍、吞咽障碍;检查可见一侧面神经麻痹和对侧肢体弛缓性瘫痪,头、眼偏向偏瘫侧;瞳孔多小如针尖,眼球可上下浮动,或固定于中央位;呼吸障碍早期出现;可有中枢性高热;CSF 多为血性;CT 和 MRI 检查可明确诊断。

(4)蛛网膜下隙出血:多出现较严重的急性意识障碍。轻者出现意识模糊、情绪易激惹、嗜睡状态,重者迅速出现昏迷状态。本病特点:起病突然,常可在用力或在情绪波动时诱发起病;起病时可出现剧烈头痛伴恶心、呕吐;有颈项强直,眼底检查有玻璃体出血,部分患者有视乳头水肿;早期腰穿可见有血性脑脊液、压力增高,36~48h 后脑脊液变为黄色;脑血管造影可发现有动脉瘤等原因。

(5)高血压脑病:出现意识障碍,于夜间突然发作。轻者表现意识模糊或嗜睡,重者可出现意识朦胧状态、谵妄状态或精神错乱状态,亦可能很快进入昏迷状态。本病的特点为:在原有高血压的基础上舒张压突然超过 18.7kPa；起病急骤，常常有头痛、呕吐及癫痫发作等；可有视乳头水肿及其他不恒定的神经系统体征；脱水或降压治疗症状缓解。

（6）多发性脑梗死：在高血压及脑动脉硬化的基础上发生，部分患者常出现嗜睡状态、木僵状态、意识混浊及昏迷状态，特别是脑干梗死患者更容易出现嗜睡或昏迷状态。本病特点：多见 50～60 岁以上的高血压及脑动脉硬化患者；多发于夜间；有反复发作史，病情具有波动性；伴有肢体瘫痪、失语、复视等神经系统症状和体征；脑 CT 检查可发现局部低密度区；脑 MRI 检查 T_2 加权像示多发高信号病灶区。

（7）脑血栓形成：多发生于 50～60 岁以上的老年人；既往有高血压及脑动脉硬化患者，平素可有短暂性脑缺血发作史；多在睡眠或休息时起病，典型症状是入睡时一切如常，晨起时半身无力；病情缓慢进展，有反复发作史，病情具有波动性，常呈阶梯状加重；症状以偏瘫、偏身麻木和失语为主，伴有复视等神经系统症状和体征，严重时可出现昏迷；脑脊液检查压力不高，常规和生化检查正常；CT 检查可发现局部低密度梗死区，大面积梗死可伴有脑水肿和占位效应。

2.闭合性颅脑损伤

（1）脑震荡：头外伤后即出现短时的昏迷，持续时间仅数秒至数分钟，一般不超过半小时；患者面色苍白，双侧瞳孔散大或缩小，对光反射消失，肌张力降低，脉搏慢而弱，呼吸缓慢，全身出汗，历时数秒、数分或迟至 20～30min 内恢复；几乎所有伤者清醒后对发生的情况不能回忆，即逆行性遗忘，是其特征；神经系统检查一般无明显异常；CSF 检查正常。遇到上述情况，患者或陪同人不能提供外伤史时，应注意鉴别。

（2）脑挫裂伤：本病的临床特点：患者受伤后即时出现不同程度的昏迷从嗜睡状态直至昏迷，持续半小时至数小时、数天或数月以上；脑挫伤后继发脑水肿，表现为颅内压增高的征象，如剧烈头痛、呕吐、血压升高、脉搏减慢等；由于脑损伤部位不同而出现肢体瘫痪、感觉障碍、脑神经麻痹、失语、癫痫样抽搐等症；神经系统检查有神经系统体征；CSF 检查 CSF 压力增高，可混有血液。

（3）外伤性颅内血肿：颅内血肿是颅脑损伤所致的颅内出血的继发性表现，出血达一定量时可引起颅内压增高及脑病，发生在脑干部位的少量出血也可能致命。颅内血肿是否发生昏迷决定于患者有否脑疝的发生。

1）硬脑膜外血肿：是指硬脑膜与颅骨之间发生的出血，典型病例（颞区急性硬脑膜外血肿）者可有较轻的急性脑外伤病史，受伤当时可有短暂的意识障碍、昏迷，初次意识障碍期间无神经系统阳性定位体征，意识好转后，随着血肿的扩大，出现急性颅内压增高的症状，如头痛、恶心、呕吐。意识好转期一般为 6～12h，但也有 2～3h 者，很少超过 1 天。随着病情发展，再次进入昏迷状态。在再次昏迷前后可出现伤侧瞳孔散大，光反射消失，对侧肢体锥体束征阳性等体征。

2）其他颅内血肿：硬脑膜下血肿、脑内血肿，这两种情况，多继发于严重的脑挫裂伤基础上。血肿发生时可使脑挫裂伤所致的神经症状明显加重，并出现急性颅内压增高、脑疝症状。

因为这两种血肿常无特异性症状及体征,仅凭临床症状常难以互相鉴别。由于颅内血肿多数情况下继发于严重的脑挫裂伤基础上,所以临床上两种情况常并存,鉴别两者相当困难,可参考以下几个方面:颅内血肿者较脑挫裂伤意识障碍发生相对晚,且在昏迷期间可有意识好转期;颅内压增高速度慢;神经系统定位体征出现较迟。

3.脑占位性疾病

(1)脑肿瘤:可因肿瘤部位、性质及生长的速度不同而表现不同程度的意识障碍。急性发展的脑肿瘤,随着肿瘤的迅速增长和颅内压的增高,表现反应迟钝、意识模糊、情感淡漠、嗜睡、注意力不集中等,严重时出现意识混浊直至昏迷。其中以额叶、胼胝休、垂体和间脑肿瘤引起嗜睡状态者为多。间脑肿瘤以嗜睡状态为其特征,其嗜睡常呈发作性不可抗拒的睡眠状态,发作时可伴有短暂的肢体无力,可在患者大哭或情绪波动时诱发。除嗜睡状态外,常伴有发作性意识障碍或意识丧失,这种意识障碍发作时出现肌肉过度强直,头向后仰等。颞叶肿瘤时常以钩回发作为其特点,发作前常有味觉、嗅觉及幻觉改变为先兆,而后意识模糊,常有梦境般的体验,并有舔舌、吮唇等自动动作。颅脑肿瘤的特点为:①具有颅内压增高的症状:头痛、呕吐、视乳头水肿;②具有神经系统定位阳性体征;③有意识障碍和其他精神症状;④CT 和 MRI 检查可确定肿瘤的部位和性质。

(2)脑脓肿:昏迷是脑脓肿危象,可以由脑脓肿的占位效应引起颅内压增高从而引起脑疝形成昏迷,也可以由脑脓肿破溃形成急性脑膜炎引起昏迷。本病的临床特点:有近期感染史、发热、畏寒、头痛、呕吐、意识障碍及脑膜刺激征等;颅内压增高症状表现为头痛,好转后又再次出现持续性头痛,并阵发性加剧,伴呕吐、脉缓、血压升高、眼底乳头水肿、意识障碍,严重时出现脑疝;脑部定位症状因脓肿部位而引起相应的神经障碍症状,如偏瘫、偏盲、感觉障碍、失语及抽搐等;早期脑脊液中的细胞数升高明显,脑脓肿形成后,白细胞可正常或略高且颅内压增高;CT 检查平扫时表现为边界清楚或不清楚的低密度灶;增强后脓肿周边呈均匀环状高密度影,而脓肿中央密度不变,脓肿周边可有水肿带,并有脑室系统受压、中线结构移位等象征;MRI 检查显示早期脑坏死和水肿比 CT 敏感;上述方法仍不能明确诊断者可行钻孔穿刺。

(三)治疗

1.手术治疗

(1)病因治疗:针对病因的治疗目的是通过去除引起脑积水的原因来达到治疗目的。对枕骨大孔区畸形如 Arnold-Chiani 畸形、扁平颅底等症,可施行后颅窝及上颈椎椎板切除减压术;切除阻塞脑脊液流通的肿瘤、动脉瘤或血管畸形;切除产生大量脑脊液的脉络丛乳头状瘤等。

(2)对症治疗

1)脑室外引流术:适用于脑血管病急性出血破入脑室或蛛网膜下隙引起急性脑积水者;后颅窝肿瘤所致的梗阻性脑积水并发急性脑疝者;颅内压增高性脑积水引起视力急剧减退或丧失者;脑积水病情危重,暂时无法明确病因或不能耐受手术者。

2)脑脊液分流术:分流术的历史悠久,曾尝试过各种的方法治疗来进行分流。①颅内分流术:随着脑室内窥镜的引入和成熟,第三脑室造瘘术及脑室脑池造瘘术成为治疗脑室系统内梗阻引起的脑积水的重要方案。对于中脑导水管梗阻者可采用脑室枕大池分流术（即Torkildsen手术）。②颅外分流术：脑室-腹腔分流术，适用于各种类型的脑积水，腹腔端管可置于肝膈面、小网膜囊、大腹腔及盆腔等部位。脑室-心房分流术，即将分流管远端通过颈静脉置入右心房，适用于腹腔炎症期粘连或分流失败者。其他颅外分流术，如脑室-胸导管分流术、脑室或腰椎-输尿管分流术及脑室-腮腺管分流术等方法也可采用。目前最为常用的是脑室-腹腔分流术，应用带活瓣的硅胶管分流装置治疗脑积水的方法较为普遍。目前常用的分体式分流管由三部分组成：脑室管、平底储液泵、远端导管，储液泵通常内含一压力控制阀瓣，压力控制阀除了控制脑脊液的单向流动外，还能起到控制压力的作用，这种阀门有个通过压，低于此压力时阀门不开放。虽然手术效果满意，但术后并发症并不少见，如分流管堵塞、分流管位置欠佳、感染、引流过度等，尚有更换分流管的需要。

2.非手术治疗　对早期或慢性发展或不适于手术者，可适当使用脱水治疗，如氢氯噻嗪、乙酰唑胺、山梨醇、甘露醇及中药等。药物治疗效果有限，亦可反复多次的腰椎穿刺或脑室穿刺放出适量脑脊液。

二、儿童脑积水

儿童脑积水产生过程、形成量和成人相同，平均每小时 20ml。但其脑积水临床特点有所不同。儿童脑积水多为先天性和炎症性病变所致，而成人脑积水的颅内肿瘤、蛛网膜下隙出血和外伤多见。

（一）引起昏迷的临床症状和诊断

与成人相比，儿童脑积水的临床表现是根据患者的发病年龄而变化。在婴儿急性脑积水，通常颅内压增高症状明显，骨缝裂开，前囟饱满，头皮变薄和头皮静脉清晰可见，并有怒张，用强光照射头部时有头颅通光现象。叩诊头颅，呈实性鼓音即"破罐音"和 Ma-cewen 征。病儿易激怒，表情冷漠和饮食差，出现持续高调、短促的异常哭泣，双眼球上视不能呈"日落征"，智力迟钝，运动异常主要有肢体痉挛性瘫，由于三室前部和下视丘、漏斗部受累，可出现各种内分泌功能下降症状。晚期，脑积水患儿可出现头下垂、四肢无力，甚至出现嗜睡和昏迷。病情继续进展时，可因发生脑疝而死亡。头颅 X 线片检查示颅腔增大，颅骨变薄，颅缝增宽，囟门扩大。脑超声波检查示双侧脑室对称性扩大。头部 CT 或 MRI 检查可见脑室扩大的程度及可测量皮质的厚度。

（二）鉴别诊断

1.婴儿硬脑膜下血肿或积液　多因头部外伤或其他出血因素引起，可单侧或双侧，以额顶部常见。急性硬脑膜下血肿可致患儿嗜睡甚至昏迷。慢性者，也可使头颅增大，颅骨变薄。前囟穿刺可资鉴别，从硬脑膜下腔可抽出血性或淡黄色液体。同位素脑室脑池扫描术，可发现脑脊髓液自大脑表面至蛛网膜绒毛的循环与吸收异常的现象。可行 CT 或 MRI 检查明确诊断。

2.脑发育不全　是婴幼儿神经系统的常见病。其临床表现非常复杂，多以运动和智力发育障碍为主,伴发听觉和视觉障碍,有的伴发抽搐可致昏迷。虽然脑室也扩大,但无头围异常增大。突出表现为痴呆而无颅内压增高症状。可行 CT 或 MRI 检查鉴别。

3.积水性无脑畸形　本病为大脑半球大部缺损的畸形,可以残存颞叶、枕叶或额叶的部分组织,其余皮质部分则由充盈液体的薄膜囊代替。患儿的脑基底神经节、丘脑、小脑和脑干一般尚残存。临床主要表现为出生后头颅大小正常,以后逐渐增大,颅缝裂开,后囟门开大,饱满,对外界反应差,眼直视、呆滞。初期肌张力正常,以后肌张力增高,腱反射亢进,可因抽搐致昏迷。行头颅透光检查,可见整个颅脑透光呈红色,照射枕部时瞳孔可透出红光。CT 检查颅内见不到大脑半球、脑室,整个颅腔大部呈脑脊液密度。脑干、小脑可正常存在。

4.瑞氏综合征　是一种以急性脑病合并内脏各器官尤其是肝脏脂肪变性为特点的综合征。①好发年龄在 6 个月至 6 岁儿童,尤以婴幼儿多见。②发病的 3～7 天有前驱病毒感染史,如上呼吸道感染、水痘或腹泻等;③起病急,在前驱症状好转后突然出现频繁反复呕吐;④呕吐数小时至 2 天出现进行性意识障碍、惊厥、颅内压增高,而肝病症状轻微或不显著;⑤辅助检查:血常规示白细胞总数升高,血液生化学检查见天门冬氨酸氨基转移酶、丙氨酸氨基转移酶升高为正常的 3 倍以上;胆红素正常或轻度升高;脑脊液检查:外观清亮,压力升高,细胞数正常范围,糖降低,蛋白正常或轻度升高,氯化物正常;脑电图检查:双侧大脑广泛性非特异性慢波增多;肝组织活检:可发现本病的典型病理变化,帮助确定诊断。

5.儿童缺氧缺血性脑损伤　新生儿所致的昏迷一般通过母亲孕期病史、分娩史及出生后新生儿的症状、体征进行诊断。新生儿期以外儿童由于急性缺氧所致的昏迷常有以下原因:气管、支气管异物,气管周围组织病变或气管内病变,各种原因导致的溺水,创伤性窒息,严重贫血。脑缺氧可致脑水肿,脑水肿后容积增大,而颅腔内容积是固定的,代偿作用有限(10%),致颅内静脉首先受压,静脉回流受阻,乃进一步加重脑水肿。继之脑动脉也受压,于是脑血流量下降,脑灌注压下降,脑缺血缺氧加剧,二氧化碳、乳酸堆聚,脑血管继发扩张,致颅内压不断增高,可形成昏迷,乃至死亡。

(三)治疗

1.手术治疗　手术治疗对进行性脑积水,头颅明显增大,且大脑皮质厚度小于 1cm 者,可采取手术治疗。早期手术效果较好;晚期大脑皮质已有萎缩及严重功能障碍者,手术效果较差。应据脑积水的原因、梗阻性质和部位,选择较为合理的手术。对于非交通性脑积水,原则上应明确病因,尽可能地解除梗阻;如为交通性脑积水,可行分流术。目前临床上手术可分为以下几种。

(1)减少脑脊液分泌的手术:脉络丛切除术后的灼烧术,现少用。

(2)解除脑室梗阻病因手术:大脑导水管成形术或扩张术、第三脑室造瘘术及颅内占位病变摘除术等。

(3)脑脊液分流手术:手术目的是建立脑脊液循环通路,解除脑脊液的积蓄,兼用于交通性或非交通脑积水。常用的分流术包括脑室-心房分流术、脑室-腹腔分流术和脑室-腰蛛网膜下隙分流术,由于脑室心房分流术,需将分流管永久留置于心脏,有引起心脏骤停及一些其他心血管并发症,目前,只用于不能行脑室腹腔分流术患者。脑室-腰蛛网膜下隙分流术只适用于交通行脑积水。目前仍以脑室-腹腔分流术为首选方法。

2.非手术治疗　适用于不能手术治疗的病例,或作为分流术的术前准备,以改善患儿的状况,赢得手术时机,目的在于减少脑脊液的分泌或增加机体的水分排出,应用脱水剂如甘露醇、利尿剂增加水分的排出,以糖皮质激素减轻脑室周围的水肿,或以醋氮酰胺抑制脑脊液的分泌,一般疗效短暂或不显著,且不宜长期使用。亦可前囟或腰椎反复穿刺放液。

(马晓明)

第七节　脑震荡引起的昏迷

脑震荡是原发性脑损伤中最轻的一种,是颅脑损伤后即刻发生短暂的脑功能障碍及近事遗忘;无肉眼可见的神经病理改变,显微镜下可见神经组织结构紊乱。一般认为是脑干网状结构受到损害而引起意识障碍。

一、引起昏迷的临床症状和诊断

表现为神志不清或完全昏迷,常为数秒或数分钟,一般不超过半小时。清醒后对受伤发生的时间、地点和伤前的情景都不能记忆,但对伤前较久远的事情尚能记忆——称之为逆行性遗忘。患者可有头痛、头晕、疲劳、乏力、畏光、耳鸣、心悸、恶心、呕吐、厌食、失眠、注意力不集中、反应迟钝、思维能力差、血管神经中枢紊乱和自主神经失调等方面的不同症状,短期内可自行好转。神经系统检查可无阳性体征,脑脊液检查无异常,CT检查颅内无异常发现。

二、鉴别诊断

(一)闭锁综合征

本病患者可保持意识的清醒,语言存在理解,但不能说话而可用眼球上下运动表示;双侧面、舌瘫痪,四肢瘫。由于语言障碍和肢体瘫痪,常被误认为昏迷。见于脑桥基底部的损害,如脑桥损伤、脱髓鞘病等。

(二)神性意识障碍

1.精神病性木僵　见于精神分裂症患者,临床表现为不言、不语、不动,甚至对强烈刺激也无反应,躯体呈腊肠样屈曲等。可伴有发绀、流涎、体温过低、尿潴留等自主神经功能紊乱症状。缓解后可回忆发作时所见所闻。

2.精神性抑制状态　又称为癔病,发生于剧烈精神刺激之后,突然对外界毫无反应,呼吸急促、屏气、双眼紧闭,眼睑快速眨颤。四肢伸展、屈曲或挣扎乱动。神经系统检查无受损体征,当拨翻其眼睑时可见眼球上转,瞳孔对光反射敏感。针刺人中、合谷等穴位,能迅速苏醒。

(三)一过性意识障碍

1.晕厥　又称晕厥,是一种突发而短暂的意识障碍症状,而不是疾病名称。常发生贫血、低血压、低血糖或排尿、疲劳等躯体因素之后。诊断依据是:①急性发病,病前有过累、饥饿等因素及其他疾病;②可有前躯症状如身体不适、四肢无力、恶心、头晕、面色苍白、眼前突然黑矇等;③意识丧失时肢端厥冷、额出冷汗、血压可偏低、瞳孔有可能散大、深浅生理反射消失甚至出现病理反射;④平卧短时间后意识恢复正常,无后遗症,以上症状和体征消失。临床上或根据躯体因素分为心源性晕厥、脑源性晕厥、反射性晕厥、直立性低血压晕厥、过度换气综合征、低血糖性晕厥、癔症性晕厥等类型,应进一步检查确诊。

2.短暂性脑缺血发作(TIA)　因脑血管供血障碍引起,常见于颈椎病合并椎基底动脉供血不足的患者。诊断依据:①发病年龄在中年以上,有动脉硬化、高血压、糖尿病、颈椎病、高脂血症等既往史;②因颈部突然旋转活动时出现眩晕、肢体麻木、黑矇,甚至跌倒、神志不清、肢体运动障碍等症状;③数分钟内神志可恢复正常,24h内其他症状减退或消失;④发作间歇有相应疾病的症状和体征,X线、CT扫描和MRI检查发现原发病的依据。

3.发作性睡病　是一种原因不明的睡眠障碍,男性10～30岁多见。临床表现为在白昼时间的发作性不可抗拒的睡眠,即在正常行走、吃饭、上课或工作时突然猝倒入睡。但睡眠不深,可被轻微刺激唤醒如常,时间不超过10min。体检无阳性体征,对躺下睡眠较长的需进一步检查排除其他疾病。

三、脑震荡引起昏迷的治疗

1.适当卧床休息。

2.给予精神鼓励,消除思想顾虑。

3.对症治疗:诉头痛者,可给予罗痛定、素米痛片等止痛药物。有恶心、呕吐者,可针对患者自主神经功能紊乱给予镇静、补充维生素等治疗。心情烦躁、抑虑失眠者,也可服用镇静剂。

4.脑震荡患者应短期留院观察2～3天,密切观察意识状况、瞳孔、肢体运动及生命体征的变化,以免遗漏颅内其他继发性病变。

(马晓明)

第八节　脑挫裂伤引起的昏迷

颅脑损伤主要发生在成年人,好发于15～44岁,平均年龄在30岁左右;男性为女性的两倍。车祸是最常见的颅脑损伤的原因,占所有患者的49%。车祸导致的颅脑损伤更多见于15～24岁的青少年,相反跌落伤更多见于儿童,所致的颅脑损伤相对较轻。车祸伤的患者往往合并有其他部位的多发性损伤。在一组严重颅脑损伤患者的统计中,50％以上的患者合并其他重要器官的损伤。

一、引起昏迷的临床症状和诊断

(一)脑损伤的一般性症状

1.意识障碍多较严重,持续时间较长,甚至伤后持续昏迷至死。

2.意识恢复后多有头痛、脑激惹及功能障碍。

3.常有较明显的自主神经功能紊乱,并且持续较长时间,主要有呼吸、脉搏、血压和体温的波动,严重者可因呼吸循环障碍及高热导致死亡。

4.可出现明显的、甚至难以纠正的病理生理和生物化学方面的异常,例如:脑脊液的压力增高,化验往往含有数量不等的红细胞;乳酸、蛋白质和乙酰胆碱等增高;在血液方面可出现白细胞数显著增高、白细胞分类左移、血浆蛋白下降(常为白蛋白下降,球蛋白相对升高)、血糖、乳酸和非蛋白氮增高、动脉血和静脉血氧含量降低和二氧化碳含量增高;在内分泌方面可以出现难以纠正的水、盐代谢紊乱和电解质失衡,有的因肾功能受损发生尿毒症,最后死于肾功能衰竭;在尿常规检查方面可出现蛋白尿、尿素氮排出增多及糖尿等现象。

(二)伤后立即显示神经系统症状

按部位不同大体可分为:额叶损伤、颞叶损伤、顶颞叶损伤、枕叶损伤、胼胝体损伤、基底节损伤、下丘脑损伤、垂体和垂体柄损伤、脑干各部损伤和小脑损伤等。这些部位的损伤大多是合并出现的,各部损伤的程度和范围常不相同,所以各例的临床表现多不一致。这些部位损伤所引起的症状体征,各有关专著皆有详尽记述,可供参考。

(三)因继发性脑水肿和(或)出血所致表现

脑水肿轻者,常表现为头痛、头晕或意识障碍加深等;较重者,可使原发性脑损伤所致的神经缺失症状加重,如不全瘫痪转变成完全瘫痪等;更重者,则出现颅内压急剧增高和脑疝征象。如果继发颅内出血,出血量少者常与脑水肿引起的症状相似;出血量多者则脑挫裂伤的症状可被出血引起的症状所掩盖。

脑挫裂伤患者往往有意识障碍,常给神经系统检查带来困难。对有神经系统阳性体征的患者,可根据定位征象和昏迷情况,判断受损部位和程度。凡意识障碍严重,对外界刺激反应差的患者,即使有神经系统缺损存在,也很难确定。

(四)影象诊断

对有多处脑挫裂伤或脑深部损伤的患者定位诊断困难,常需依靠 CT 扫描及其他必要的辅助检查作出确切的诊断。

1.X 线片　在伤情允许的情况下,X 线颅骨平片检查仍有其重要价值,不仅能了解骨折的具体情况,并对分析致伤机制和判断伤情亦有其特殊意义。

2.CT 扫描　能清楚地显示脑挫裂伤的部位、程度和有无继发损害,如出血和水肿情况。

同时,可根据脑室和脑池的大小、形态和移位的情况间接估计颅内压的高低。尤为重要的是,对一些不典型的病例,可以通过定期 CT 扫描,动态地观察脑水肿的演变或迟发性血肿的发生。

3. MRI(磁共振成像)　一般少用于急性颅脑损伤的诊断。MRI 成像时间较长,某些金属急救设备不能进入机房,躁动患者难以合作,故多以 CT 为首选检查项目。但在某些特殊情况下,MRI 优于 CT,如对脑干、胼胝体、脑神经的显示;对微小脑挫伤灶、轴索损伤及早期脑梗死的显示,以及对血肿处于 CT 等密度阶段的显示和鉴别诊断方面,MRI 有其独特的优势。

(五)腰椎穿刺

有助于了解脑脊液中的含血情况,还能测颅内压、引流血性脑脊液。不过,对于颅内压过高的患者,应禁忌做腰穿,以免造成脑疝。

(六)其他辅助检查

脑血管造影检查,现在已很少使用,但在没有 CT 及边远地区仍是一种可以选用的方法,以进行鉴别诊断。脑电图检查,现主要用于预后的判断和癫痫的诊断、监测。脑干听觉诱发电位检查,对于脑功能的受损程度尤其是脑干的损伤平面的判断,有重要参考意义。此外,放射性核素检查对脑外伤后期的并发症,如血管栓塞、动静脉瘘、脑积水以及脑脊液漏等情况,有一定参考价值。

二、鉴别诊断

(一)脑震荡所致昏迷

外伤导致的脑震荡引起的昏迷,突出表现是外伤后立即出现。其意识障碍从神智恍惚到完全昏迷都可出现。意识障碍持续时间为数秒、数分钟、数十分钟或更久,但一般不超过半小时。清醒后不能回忆受伤当时与伤前片刻的情况,这种记忆缺失称为逆行性遗忘。在意识障碍期间可有面色苍白、出汗、血压下降、心动徐缓、瞳孔缩小或散大、对光反应迟钝或消失、肌张力降低、生理反射迟钝或消失等表现,但很快随意识恢复而趋于正常。其间,不少伤者尚有头痛、头晕、恶心、呕吐等症状,通常均在短期内自行好转。但不论伤情如何,脑震荡的神经系统查体无阳性定位体征,脑脊液中不含红细胞。

(二)原发性脑干损伤所致昏迷

脑干损伤是一种严重的,甚至是致命的损伤。单纯的脑干损伤偶尔有之,但并不多见。当外力作用在头部时,不论是直接还是间接暴力都将引起脑组织的冲撞和移动,尤以鞭索性、旋转性或枕后暴力对脑干的损伤最大。原发性脑干损伤的病理改变常为挫伤伴灶性出血和水肿,多见于中脑被盖区、脑桥及延髓被盖区次之。典型表现多为伤后立即陷入持续昏迷状态,轻者对痛刺激可有反应,但严重时常是深度昏迷,一切反射消失,四肢软瘫,全无反应。生命体征多有早期紊乱,表现为呼吸节律紊乱、心跳及血压明显波动、双侧瞳孔时大时小、眼球位置歪斜或凝视,亦可四肢肌张力增高、阵发性去大脑强直,伴有单侧或双侧锥体束征。经常出现高热、消化道出血、顽固性呃逆,甚至伴发脑性肺水肿。

中脑损伤表现:意识障碍较为突出,系因网状结构受损而致,多有程度不同的意识障碍。伤及动眼神经核时,瞳孔可时大时小,双侧交替变化,光反应亦常消失,可有眼球歪斜,一侧上外一侧下内呈跷板式,严重时双瞳散大固定。当脑干在红核与前庭核两者间受伤时,即出现去大脑强直,表现为四肢伸直、角弓反张。患者头眼垂直运动反射和睫状节脊髓反射亦消失。

脑桥损伤表现:除有持久意识障碍之外,双侧瞳孔常极度缩小,角膜反射及嚼肌反射消失。由于呼吸节律调节中枢及长吸中枢均位于脑桥,故易致呼吸紊乱,呈现节律不整、陈施呼吸或抽泣样呼吸。若伤及侧视中枢则呈凝视麻痹,头眼水平运动反射消失。

延髓损伤表现:主要为呼吸抑制和循环紊乱,患者呼吸缓慢、间断。脉搏快弱、血压下降,心眼反射消失。当延髓吸气和呼气中枢受损时,可在短时间内停止呼吸,但心跳尚可维持数小时或数日,但已属脑死亡状态。

原发性脑干损伤往往与脑挫裂伤或颅内出血同时伴发,临床症状相互参错,难以辨明孰轻孰重、何者为主。特别是就诊较迟的患者,更难区别是原发性损伤还是继发性损害。因此,除少数早期患者,于伤后随即出现脑干损伤症状又没有颅内压增高,可资鉴别者外,其余大部分患者均需借助 CT 或 MRI 检查始能明确。不过在显示脑实质内小出血灶或挫裂伤方面,尤其是对胼胝体和脑干的细微损害,MRI 明显优于 CT。

脑干听觉诱发电位(BAEP),可以较准确地反映脑干损伤的平面及程度。通常在听觉通路病灶以下的各波正常,病灶水平及其上的各波则显示异常或消失。

(三)弥漫性轴索损伤所致昏迷

弥漫性轴索损伤(DAI),系当头部遭受加速性旋转暴力时,因剪应力而造成的神经轴索损伤。病理改变主要位于脑的中轴部分,即胼胝体、大脑脚、脑干及小脑上脚等处,多属挫伤、出血及水肿。镜下可见轴索断裂、轴浆溢出。稍久则可见圆形回缩球及血细胞溶解含铁血黄素,最后呈囊变及胶质增生。Adams 提出所谓原发性脑干损伤实际上是 DAI 的一部分,不应作为一种独立病征。通常 DAI 均有脑干损伤表现,几无颅内压增高,故需依靠 CT 或 MRI 检查始能确诊。

(四)丘脑下部损害所致昏迷

丘脑下部是自主神经系统重要的皮质下中枢,与机体内脏活动、内分泌、物质代谢、体温调节,以及维持意识和睡眠有重要关系。因此,丘脑下部损伤后临床表现往往重笃。单纯丘脑下部损伤较少,大多与严重脑挫裂伤或脑干损伤伴发。通常若颅底骨折越过蝶鞍或其附近时,常致丘脑下部损伤。

丘脑下部损害可引起意识与睡眠障碍:丘脑下部后外侧区与中脑被盖部均属上行性网状激动系统,系维持觉醒的激动机构,是管理觉醒和睡眠的重要所在。一旦受损,患者即可出现嗜睡症状,虽可唤醒,但又立即入睡,严重时可表现为昏迷。

另外,丘脑下部损害可导致其他系统的障碍。①循环及呼吸紊乱:丘脑下部损伤后心血管功能可有各种不同变化,血压有高有低,脉搏可快可慢。但总的来说以低血压、脉速较多见,且波动性大,如果低血压合并有低温则预后不良。呼吸节律的紊乱与丘脑下部后份呼吸管理中枢受损有关,常表现为呼吸减慢甚至停止。视前区损伤时可发生急性中枢性肺水肿。②体温调节障碍:因丘脑下部损伤所致中枢性高热常骤然升起,高达41℃甚至42℃,但皮肤干燥少汗,皮肤温度分布不均,四肢温度低于躯干,且无炎症及中毒表现,解热剂亦无效。有时出现低温,或高热后转为低温,若经物理升温亦无效则预后极差。③水代谢紊乱:多因丘脑下部视上核和室旁核损伤,或垂体柄内视上—垂体束受累致使抗利尿素分泌不足而引起尿崩症,每日尿量达4000～10000ml以上,尿比重低于1.005。④糖代谢紊乱:常与水代谢紊乱同时存在,表现为持续血糖升高,血液渗透压增高,而尿中无酮体出现,患者严重失水,血液浓缩,休克,死亡率极高,即所谓"高渗高糖非酮性昏迷"。⑤消化系统障碍:由丘脑下部前区至延髓迷走神经背核有一神经束、专营上消化道自主神经管理,其任何一处受损均可引起上消化道病变。故严重脑外伤累及丘脑下部时,易致胃、十二指肠黏膜糜烂、坏死、溃疡及出血。除此之外,这类患者还常发生顽固性呃逆、呕吐及腹胀等症状。

丘脑下部损伤往往与严重脑挫裂伤、脑干损伤或颅内压增高同时伴发,临床表现复杂,常相互参错,故较少单纯的典型病例。一般只要有某些代表丘脑下部损伤的征象,即应考虑伴有此部损伤。近年来通过CT和MRI检查,明显提高了丘脑下部损伤的诊断水平。不过有时对第三脑室附近的灶性出血,常因容积效应影响,不易在CT图像上显示。故对于丘脑下部仍以MRI为佳,即使只有细小的散在斑点状出血也能够显示,于急性期在 T_1 加权像上为低信号,在 T_2 加权像则呈等信号。亚急性和慢性期 T_1 加权像上出血灶为清晰的高信号,更利于鉴别。

(五)外伤性颅内出血所致昏迷

外伤性颅内出血是颅脑损伤的常见继发性病变。它是由于头颅受暴力损伤发生颅骨骨折、脑挫裂伤,从而造成板障静脉、静脉窦、桥静脉及脑内血管中央支、皮质支破裂,使血液积聚于颅腔的某一部分空间,当出血达到一定数量时,引起颅内压增高,脑受压或脑移位,使部分脑组织突入阻力较小的部分,如脚间池、小脑延髓池、小脑幕前切迹区、大脑镰下缘,形成脑疝发生。除斑点状出血的蛛网膜下隙出血外,各种血肿可按损伤病史和症状出现的时间分为三型:3天以内者为急性型,3天以后至3周以内者为亚急性型,3周以上者为慢性型。依颅内血肿的解剖层次分硬膜外血肿、硬膜下血肿、脑内血肿、脑室内血肿。外伤性颅内血肿引起的昏迷有两种变化形式:一是伤后即出现昏迷,渐次清醒以后,又逐渐进入昏迷,在两次昏迷之间,出现一个清醒期,表现为昏迷-清醒-昏迷的形式。此现象称为"中间清醒期"。伤后立即出现的昏迷,是脑震荡等原发脑损害所致;清醒后再出现的昏迷,是颅内血肿等继发损害所致。二是在颅脑受伤后,即刻出现意识障碍,随后意识障碍逐渐加重;或在伤后意识障碍稍有好转,不到完全转入清醒,又进入较深的意识障碍。此情况可能是由于脑震荡等原发性脑损伤较重,意识障碍持续较久;也可能由于颅内血肿发生较快,以至于原来的意识障碍尚未好转,又有新的伤情使之加重。这样就没有"中间清醒期"。出现中间清醒期的患者常见于硬膜外血肿;不出现的多见于颅内血肿。

外伤性颅内出血除出现意识变化外,还可具有头痛、呕吐、视乳头水肿的颅内压增高症状,以及瞳孔变化、肢体活动、生命体征变化、病理征阳性等脑疝的症状。根据血肿的发生部位,症状可各有不同,具体将在下章中提到。外伤性颅内出血多伴有颅骨骨折、脑挫裂伤、脑水肿等原发或继发损伤,造成症状发展快慢不一,可借助 CT 等进行动态观察鉴别。

三、治疗

(一)急救与转送

1.急救 脑挫裂伤所致昏迷患者的急救是否及时正确,殊为重要。因为昏迷患者,失去自我救助的能力,更需要做好现场急救。①解除气道阻塞:脑挫裂伤引起昏迷后,由于患者失去主动清除气道分泌物的能力,可因呕吐物或血液、脑脊液吸入气管,造成呼吸困难,甚至窒息。应立即清除口、鼻腔分泌物,保持呼吸道通畅。采侧俯位,放置口腔通气管或气管内插管,必要时须行气管切开。②维持血液循环:伤后出现低血压通常是暂时的,一般在首次临床评估前已经纠正。如患者出现休克,主要见于颅脑开放伤或身体其他部位并发伤,首先应辨明出血部位及时给予临时止血及包扎。对已暴露的脑开放创面出血可用明胶海绵贴附,再以干纱布覆盖,包扎不宜过紧,以免加重脑组织损伤。另外,应经输液维持收缩压在 100mmHg。

2.转送 转送前必须有初步检查的记录及病史,同时在患者呼吸道已通畅、休克得到纠正的情况下始可转送,途中应备有必要的抢救器材及药品。运输工具要求迅速平稳;保持侧卧位避免气道阻塞,搬动时头颈部不可过度扭曲。若系开放性颅脑损伤,高空转送时,高度不宜超过 4000 米,以免发生脑膨出。

(二)急诊室处理

1.紧急抢救 伤情急重的脑挫裂伤患者,持续昏迷或曾清醒再昏迷,GCS 3～5 分,颅内压增高,一侧瞳孔散大或对侧也开始扩大,生命体征改变明显,情况危急来不及作进一步检查者,应根据受伤机制和临床特点定位,直接行开颅手术抢救;若合并脑干原发损伤去脑强直、瞳孔时大时小、高热、生命体征紊乱,则应同时行气管插管或切开、冬眠降温、过度换气、脱水、激素及颅内压监护等处理。

2.急诊室观察 伤情较轻,昏迷时间在 20min 以内,GCS 13～15 分,神经系统检查阴性,生命体征基本稳定,辅助检查亦无明显阳性发现时,应留急症室观察 4～6h;若病情加重即收入院做进一步检查或观察;若病情稳定或好转,则可嘱其返家休息,但如有下列情况之一者,应即遵嘱返院复诊:①头疼、呕吐加剧;②意识再次发生障碍;③躁动不安;④瞳孔不等大;⑤呼吸抑制;⑥缓脉;⑦肢体出现瘫痪;⑧失语;⑨癫痫发作;⑩精神异常。

3.住院观察 伤情较重,昏迷时间 20min 至 6h 之间,GCS 9～12 分,有阳性或可疑的神经系统体征,生命体征轻度改变,辅助检查有局限性脑挫伤未见血肿,应收入院观察,必要时复查 CT,或有颅内压升高表现时行颅内压监护。

4.准备手术 伤情严重,昏迷超过 6h 或再昏迷,GCS 6～8 分,生命体征提示有颅内压增高改变,应立即行必要的 CT 等辅助检查,明确定位,安排急诊手术;若合并开放性颅脑损伤则应在纠正血容量不足的同时准备手术清创。

(三)手术治疗

原发性脑挫裂伤一般不需要手术治疗,但当有继发性损害引起颅内压增高甚至脑疝形成时,则有手术之必要。对伴有颅内血肿 30ml 以上、CT 示有占位效应、非手术治疗效果欠佳时或颅内压监护压力超过 4.0kPa(30mmHg)或顺应性较差时,应及时施行开颅手术清除血肿。

1.术前准备　颅脑损伤手术常属急症,容易忽略术前准备工作,以致对患者全身情况和重要器官的功能了解不够,直接影响到手术的成败。特别是对小儿和老年患者更不能掉以轻心,术前均应有重点地询问病史和体格检查,并做好各项术前准备工作。术前均常规给予抗生素预防感染。对有开放伤者尚须注射破伤风抗毒素。对已有脑病形成的患者,应在准备皮肤的同时快速滴注强力脱水剂、放置保留尿管、清除气道分泌物,或行气管内插管甚至气管切开。于抽取配血标本的同时送检血清肝、肾功能及有关化验。对躁动不安难以合作者或开放伤脑膨出的患者,应于麻醉后再行剃发,以免加重病情。

2.麻醉选择　急性颅脑损伤患者麻醉的要求主要是快速、平稳,较少影响颅内压。故一般多采用气管内插管麻醉,必要时可给予辅助呼吸或控制呼吸。麻醉方法和药物的选择因人而异,对大多数开颅手术患者,多采用全身麻醉。

3.基本手术方式

(1)钻孔探查:适用于伤情较重、迅速恶化的患者。来不及进行其他辅助性检查,而需要紧急钻孔。钻孔方法,常用锥孔或钻孔两种,通常根据颅脑损伤机制和临床征象即可初步判定钻孔探查的部位。一般应首选骨折线通过血管压迹附近钻孔,其次应选在颞部,尤其是瞳孔散大侧。

(2)骨窗开颅:经术前定位或钻孔探查明确颅内血肿后,延长切口,将钻孔按手术要求扩大成骨缺损,一般为 6~8cm 大小的骨窗,清除硬膜外血肿或呈瓣状切开硬脑膜,清除硬膜下及(或)脑内血肿。此方法可以作为颞肌下减压术和额颞部脑挫裂伤减压术的基本术式。

(3)骨瓣开颅:常用于诊断和定位均较明确的患者,可以在术前预计好骨瓣的位置和大小,显露较好,操作有序,不留缺损。但手术程序复杂、费时较多,不适于紧急抢救手术。开颅时,对颅内血肿压力较高的患者每当骨瓣翻起之际,因突然减压,常可引起血压下降,致使脑血管灌注压骤减,可加重脑缺血、缺氧损害,值得重视。

(4)开放伤清创:颅脑开放伤的早期清创时限可以延长到伤后 72h,在此期间除非有特殊的污染,一般都较少发生感染,清创缝合后常能一期愈合。原则上清创宜在全麻下施行,有利于充分清洁冲洗创口;在未准备好输血的各个环节之前,不要轻易触动嵌于创伤内的毛发和异物,以免引起大出血;应用灭菌生理盐水冲洗,冲洗时不可正对创口以免灌入颅腔;清创要求彻底,异物尽可能摘除;硬脑膜必须修复,头皮全层缝合;颅骨缺损留待后期处理。

(四)非手术治疗

脑挫裂伤的治疗当以非手术治疗为主,应尽量减少脑损伤后的一系列病理生理反应、严密观察颅内有无继发血肿,维持机体内外环境的生理平衡及预防各种合并症的发生。除非颅内有继发性血肿或有难以遏制的颅内压增高手术外,一般不需外科处理。脑挫裂伤发生之际,也就是继发性脑损害开始之时,两者密切相连、互为因果,所以尽早进行合理的治疗,是减少伤残率、降低死亡率的关键。非手术治疗的目的,首先是防止脑伤后一系列病理生理变化加重脑损害,其次是提供一个良好的内环境,使部分受损脑细胞恢复功能。

1.一般处理 主要是对症治疗、防治脑水肿,密切观察病情,及时进行颅内压监护及(或)复查 CT 扫描。患者宜采侧卧,保持气道通畅,间断给氧。若预计患者于短期内(3～5 天)不能清醒时,宜早行气管切开。同时应抬高床头 15°～30°,以利于颅内静脉回流、降低颅压。每日出入量应保持平衡,在没有过多失钠的情况下,含盐液体 500ml/d,生理盐水即已满足需要,过多可促进脑水肿。含糖液体补给时,应防止血糖过高,以免加重脑缺血、缺氧损害及酸中毒。必要时应适量给胰岛素予以纠正,并按血糖测定值及时调整用药剂量。若患者于 3～4 天后仍不能进食时,可放置鼻饲管,给予流质饮食。此外,对重症患者尚需定期送检血液的生化及酸碱标本,以便指导治疗措施。同时,应重视心、肺、肝、肾功能及合并症的防治。

2.特殊处理 严重脑挫裂伤患者常因挣扎躁动、四肢强直、高热,抽搐而致病情加重,应查明原因给予及时有效的处理。对伤后早期就出现中枢性高热、频繁去大脑强直、间脑发作或癫痫持续发作者,宜行冬眠降温及(或)巴比妥治疗。

外伤性急性脑肿胀又称弥散性脑肿胀(DBS),是重型脑损伤早期广泛性脑肿大,可能与脑血管麻痹扩张或缺血后急性水肿有关,好发于青少年。一旦发生,应尽早采用过度换气、巴比妥、激素及强力脱水,同时冬眠降温、降压也有减轻血管源性脑水肿的作用。手术无益反而有害。

弥散性血管内凝血(DIC),为继发于脑损伤后的凝血异常,其原因是脑组织中富含凝血激酶,外伤后释放入血,激活凝血系统。由于血小板的异常聚积,可使脑皮质、基底节、白质内以及脑干等处小血管发生血栓,随后又因纤维蛋白元溶解而引起继发出血。迟发性颅内血肿亦可能与此有关。血管内凝血需依靠实验室检查始能诊断,即血小板减少、纤维蛋白原减少及凝血酶原时间延长。一旦发生,应在积极治疗颅脑损伤的同时输给新鲜血液,补充凝血因子及血小板。亦有作者采用肝素抗凝治疗或用抗纤溶环酸对抗过量纤溶。

3.降低颅内压 几乎所有的脑挫裂伤患者都有不同程度的颅内压增高。轻者可酌情给予卧床、输氧、激素及脱水等常规治疗。重症则应尽早施行过度换气、大剂量激素,并在颅内压监护下进行脱水治疗。伤情严重时尚应考虑冬眠降温及巴比妥疗法。此外,在严重脑挫裂伤的治疗中,应注意血液流变学变化并予纠正。目前,神经外科常用的脱水剂甘露醇对血液流变学就存在着双相影响,即输入早期是增加血容量,血液被稀释;而后期则是血容量下降,血液黏度相对升高。若反复多次使用甘露醇之后,势必引起血液黏度的显著增高,产生所谓"反跳现象",甚至可以加重血管源性脑水肿。为此,有学者对脑损伤患者行脱水治疗时,以血细胞比容作指标,按 0.3～0.4 为"最适血细胞比容"。采用右旋糖酐-400.5g/(kg·d)静脉滴注施行等容量或高容量血液稀释疗法,维持血液的黏度在"最适血细胞比容"值水平,以减轻脑水肿及脑继发性损害。

4.脑功能恢复治疗 目的在于减少伤残率,提高生存质量,使颅脑外伤患者在生活、工作和社交能力上尽可能达到自主、自立。脑功能恢复虽是对颅脑外伤后期的瘫痪、失语、癫痫以及精神智力等并发症或后遗症的治疗,但必须强调早期预防性治疗的重要性。在颅脑外伤急性期治疗中就应注意保护脑功能,尽量减少废损。当危险期渡过后,病情较为稳定时,即应给予神经功能恢复的药物。同时开始功能锻炼,包括理疗、按摩、针灸及被动的或主动的运动训练。

(马晓明)

第九节 外伤性颅内血肿引起的昏迷

颅脑损伤是一种常见的外伤。由于伤及中枢神经系统,其死亡率和致残率均高。无论在平时或战时,颅脑损伤都占全身部位损伤总数的 20%,其发生率可居于创伤的首位或仅次于四肢骨折,而死亡率却远远高于四肢骨折。目前颅脑损伤的主要原因是交通事故、建筑、工矿企业的工伤事故,运动损伤及自然灾害等一些不可预料的因素。因难产或产钳引起的婴儿颅脑损伤也可偶见。随着现代化进程的加快,颅脑损伤的发生率还会增加,所以如何进行预防、诊断及治疗,如何进一步降低颅脑损伤的死亡率和致残率正越来越受到人们的重视。

一、引起昏迷的临床症状和诊断

(一)硬膜外血肿

硬膜外血肿的临床表现可因出血速度、血肿部位及年龄的差异而有所不同,但从临床特征看,仍有一定规律及共性,即昏迷-清醒-再昏迷。现以幕上急性硬脑膜外血肿为例,概述如下。

1.意识障碍 由于原发性脑损伤程度不一,这类患者的意识变化,有三种不同情况:①原发性脑损伤较轻:伤后无原发昏迷,至颅内血肿形成后,始出现进行性颅内压增高及意识障碍,这类患者容易漏诊;②原发性脑损伤略重:伤后曾一度昏迷,随后即完全清醒或有意识好转,但不久又再次陷入昏迷状态,这类患者即所谓典型病例,容易诊断;③原发性脑损伤严重:伤后持续昏迷,且有进行性加深表现,颅内血肿的征象常被原发性脑挫裂伤或脑干损伤所掩盖,较易误诊。

2.颅内压增高 随着颅内压增高,患者常有头疼、呕吐加剧,躁动不安的典型变化,即Cushing 反应,出现血压升高、脉压差增大、体温上升、心率及呼吸缓慢等代偿性反应。等到衰竭时,则血压下降、脉搏细弱及呼吸抑制。

3.神经系统体征 单纯的硬膜外血肿,早期较少出现神经受损体征,仅在血肿形成、压迫脑功能区时,才有相应的阳性体征。如果患者伤后立即出现面瘫、偏瘫或失语等症状和体征时,应归咎于原发性脑损伤。当血肿不断增大引起颞叶钩回疝时,患者则不仅有意识障碍加深,生命体征紊乱,同时将相继出现患侧瞳孔散大,对侧肢体偏瘫等典型征象。

(二)硬膜下血肿

急性硬膜下血肿大多为复合型,故临床表现酷似脑挫裂伤,所不同的是进行性颅内压增高更加显著,超过了一般脑损伤后脑水肿反应的程度和速度。患者伤后意识障碍较为突出,常表现为持续性昏迷,并有进行性恶化,较少出现中间清醒期,即使意识障碍程度曾一度好转,也为时短暂。亚急性者,由于原发性脑挫裂伤较轻,出血速度稍缓,故血肿形成至脑受压的过程略长,使颅内容积代偿能力得以发挥,因此常有中间清醒期,不过神志恢复的程度,不如硬膜外血肿那样鲜明、清醒。颅内压增高症状:急性者,主要表现为意识障碍加深,生命体征变化突出。同时,较早出现小脑幕切迹疝的征象;亚急性者,则往往表现头疼、呕吐加剧、躁动不安及意识进行性恶化,至脑疝形成时即转入昏迷。局灶性体征:伤后早期可因脑挫裂伤累及某些脑功能区,伤后即有相应的体征。慢性硬膜下血肿主要表现为慢性颅内压增高,神经功能障碍及精神症状,多数患者有头疼、乏力、智能下降、轻偏瘫及眼底水肿,偶有癫痫或卒中样发作。老年人则以痴呆、精神异常和锥体束体征阳性为多;小儿常有嗜睡、头颅增大、顶骨膨隆、囟门凸出、抽搐、痉挛及视网膜出血等特点,酷似脑积水。

(三)脑内血肿

脑内血肿的临床表现根据血肿的部位而定。除颅内压增高外,多无明显定位症状或体征。若血肿累及重要功能区,则可出现偏瘫、失语、偏盲、偏身感觉障碍以及局灶性癫痫等征象。因对冲性脑挫裂伤所致脑内血肿患者,伤后意识障碍多较持久,且有进行性加重,多无中间意识好转期,病情转变较快,容易引起脑疝。因冲击伤或凹陷骨折所引起的局部血肿,病情发展较缓者,除表现局部脑功能损害症状外,常有头痛、呕吐、眼底水肿等颅内压增高的征象,尤其是老年患者因血管脆性增加,较易发生脑内血肿。

本病诊断主要根据明显的外伤史,伤后可有昏迷等意识障碍、颅内压增高症状、局灶神经性体征等作出。辅助检查辅助检查主要依靠 CT 扫描,既可了解脑挫裂伤情况,又可明确有无颅内血肿;颅骨 X 线片可检查患者出现的颅骨骨折;磁共振成像(MRI)不仅能直接显示损伤程度与范围的优点,同时对处于 CT 等密度期的血肿有独到的效果,因红细胞溶解后高铁血红蛋白释出,T_1、T_2 均显示高信号,故有其特殊优势;此外,脑超声波检查或脑血管造影检查,对颅内血肿亦有定侧或定位的价值。

二、鉴别诊断

(一)脑震荡

可出现一过性的意识丧失,历时数秒至数十分钟不等,一般不超过半小时。患者感知模糊,定向障碍,理解迟钝,思维困难,行动缓慢,不知自己已经受伤。醒后有一过性逆行性遗忘。神经查体,影像学检查未见异常。

（二）脑挫裂伤

患者伤后可能立即出现嗜睡、昏迷,表现面色苍白,脉搏缓慢,亦可发生恶心呕吐,昏迷时间与外伤的程度有关。部分颅脑外伤患者初期症状过后,出现外伤性意识朦胧状态,患者不但表现意识清晰度明显降低,而且意识范围变得狭窄,并有定向力障碍,本病的特点为:①有明确的颅脑外伤史;②颅脑外伤后呈现不同程度的意识障碍;③躯体及神经系统检查可有阳性体征发现;④CT 及 MRI 检查可发现颅脑病变的部位和性质;⑤严重的颅脑损伤留有智能障碍、人格改变及癫痫发作等后遗症。

（三）脑干损伤

脑干损伤的主要特点有:①伤后立即出现昏迷;②如无合并其他损伤,则没有颅内压增高表现;③出现相应的神经系统症状:中脑损伤表现以意识障碍、瞳孔不等大、光反消失、去大脑强直为主;脑桥损伤表现以意识障碍、瞳孔如针尖、呼吸紊乱为主;延髓损伤表现以呼吸抑制和循环紊乱为主;④出现相应的定位性病理反射及生理反射消失;⑤CT 及 MRI 检查可发现脑干部位的混杂密度及信号。

（四）弥漫性轴索损伤

弥漫性轴索损伤的表现有:①损伤部位多在脑的中轴线上,比脑干损伤广泛;②伤后立即出现昏迷,且不易恢复;③神经系统查体没有明确的定位体征;④CT 提示脑实质内、胼胝体、脑干及小脑等处有多发的小出血灶或伴脑组织弥漫性肿胀、脑室缩小、环池消失,但中线无移位。

（五）颅脑肿瘤

可因肿瘤部位、性质及生长的速度不同而表现不同程度的意识障碍。颅脑肿瘤的特点为:①具有颅内压增高的症状:头痛、呕吐、视乳头水肿;②具有神经系统定位阳性体征;③脑脊液、脑电图,以及 CT、MRI 检查可确定肿瘤的部位和性质。

（六）自发性蛛网膜下隙出血

多出现急性意识障碍,轻者出现意识模糊、嗜睡状态,重者迅速出现昏迷状态。本病特点:①起病突然,常可在用力或在情绪波动时诱发起病。②起病时可出现剧烈头痛伴恶心、呕吐。③有颈项强直,眼底检查有玻璃体出血.部分患者有视乳头水肿。④早期腰穿可见有血性脑脊玻,压力增高,36～48h 后脑脊液变为黄色。⑤CT 可见脑池内积血,出血量大者可形成血肿,脑血管造影可发现有动脉瘤、血管畸形等原因。

三、外伤性颅内血肿所致昏迷的治疗

（一）急性硬膜外血肿

原则上一经诊断即应施行手术,排除血肿以缓解颅内高压,术后根据病情给予适当的非手术治疗。一般若无其他严重并发症且脑原发损伤较轻者,预后均良好。

1.手术治疗　通常多采用骨窗开颅或骨瓣开颅术,便于彻底清除血肿、充分止血、必要时行硬膜下探查,是硬膜外血肿沿用已久的术式。近年来,由于 CT 扫描检查的广泛应用,血肿的部位、大小和脑损伤情况了如指掌,并能动态地观察血肿的变化。因此有作者采用颅骨钻孔引流硬膜外血肿也获得成功。常用的术式有如下几种。

(1)骨窗开颅硬膜外血肿清除术:适用于病情危急,已有脑疝来不及行影像学诊断及定位,直接送入手术室抢救的患者,先行钻孔探查,然后扩大成骨窗清除血肿。钻孔的顺序应是先在瞳孔散大侧颞部骨折线的附近,探得血肿后按需要延长切口,扩大骨孔,排出血肿,并妥善止血。若清除血肿后硬脑膜张力仍高,膨起或呈蓝色时均应切开探查,以免遗漏硬脑膜下或脑内血肿。

(2)骨瓣开颅硬膜外血肿清除术:适用于血肿定位明确的病例。根据影像学检查结果,行成形骨瓣开颅。暴露血肿后不必急于挖出血肿,因此时颅压已得到相当的缓解,为减少出血起见,可由血肿周边向血肿最厚处近颅底侧逐渐剥离,多能发现已破裂的硬脑膜动静脉,而予以电凝或缝扎。待血肿清除后,如果硬脑膜张力高或疑有硬脑膜下血肿时,应切开硬膜探查。

(3)钻孔穿刺清除硬膜外血肿:适用于特急性硬膜外血肿的紧急抢救,为暂时缓解颅内高压,赢得时间,先行锥孔或钻孔排出部分液态血肿。这种应急措施已用于院前急救或脑内血肿的引流。最近,有学者用于急性硬膜外血肿的治疗,做到快速引流血肿抢救患者。其适应证为病情相对稳定,出血量约 30~50ml,经 CT 检查明确定位,中线移位达 0.5cm 以上,无继续出血者。

2.非手术治疗　硬脑膜外血肿的保守治疗:适用于神志清楚、病情平稳,CT 检查血肿量小于 40ml,中线移位不超过 1.5cm;无意识恶化、眼底水肿及新病征出现;非颅中窝或颅后窝血肿者。治疗措施应是在严密观察患者临床表现的前提下,采用脱水、激素、止血及活血化瘀药物治疗,并利用 CT 作动态监护,以策安全。

(二)慢性硬膜外血肿

对已有明显病情恶化的患者,应及时施行手术治疗。除少数血肿发生液化,而包膜尚未钙化者,可行钻孔冲洗引流之外,其余大多数患者都须行骨瓣开颅清除血肿。对个别神志清楚、症状轻微、没有明显脑功能损害的患者,亦有人采用非手术治疗,在 CT 监护下任其自行吸收或机化。

(三)性硬膜下血肿

急性硬脑膜下血肿病情发展急重,一经诊断,应争分夺秒,尽早施行手术治疗。亚急性硬脑膜下血肿中,有部分原发性脑损伤较轻,病情发展较缓的病例,亦可在严密的颅内压监护下或 CT 扫描动态观察下,采用非手术治疗获得成功。但治疗过程中如有病情恶化,即应改行手术治疗。

1.手术治疗　手术方法的选择须依病情而定。常用的手术方法有以下三种:①钻孔冲洗引流术:根据 CT 显示血肿所在部位,行钻孔引流。发现血肿后,应将钻孔稍加扩大,以方便冲洗和清除血肿。如为液状血肿,又无活跃性出血时,可在血肿较厚的部位再多行 1~2 个钻孔,然后经各孔间插管冲洗常可将血肿大部排出。此时,若颅内压得以缓解,脑搏动良好,即可终止手术。小儿急性硬膜下血肿囟门未闭者,可经前囟侧角穿刺反复抽吸逐渐排出,若属固态血肿则需钻孔引流或开颅清除血肿。②骨窗或骨瓣开颅术:适用于血肿定位明确的患者;经钻孔探查发现血肿呈凝块状,难以冲洗排出者;钻孔冲洗引流过程中有鲜血不断流出者;或于消除血肿后,脑组织迅速膨起,颅内压力又复升高者,均应立即扩大钻孔为骨窗或行骨瓣开颅,充分清除血肿及挫碎、糜烂的脑组织,妥善止血。③颞肌下减压或去骨瓣减压术:急性硬脑膜下血肿伴有严重脑挫裂伤脑水肿或并发脑肿胀时,虽经彻底清除血肿及糜碎挫裂的脑组织之后,颅内压仍不能有效缓解,脑组织依然膨隆时,则需行颞肌下减压或去骨瓣减压。

2.非手术治疗　如果原发脑损伤较轻,病情发展迟缓,始可采用非手术治疗。适应证为:神志清楚、病情稳定、生命征基本正常,症状逐渐减轻;无局限性脑压迫致神经功能受损表现;CT 扫描脑室、脑池无显著受压,血肿在 40ml 以下,中线移位不超过 1cm;颅内压监护压力在 3.33～4.0kPa(25～30mmHg)以下。

(四)慢性硬脑膜下血肿

慢性硬脑膜下血肿一旦出现颅内压增高症状,即应施行手术治疗,而且首选的方法是钻孔引流,疗效满意。现存的问题主要是术后血肿复发率仍有 3.7%～38%。处理方法:①钻孔或锥孔冲洗引流术:根据血肿的部位和大小选择前后两孔(一高一低),分别行颅骨钻孔或颅锥锥孔,引流血肿;②前囟侧角硬脑膜下穿刺术:小儿慢性硬脑膜下血肿,前囟未闭者,可经前囟行硬膜下穿刺抽吸积血;③骨瓣开颅慢性硬膜下血肿清除术适用于包膜较肥厚或已有钙化的慢性硬膜下血肿。

(五)脑内血肿

对急性脑内血肿的治疗与急性硬脑膜下血肿相同,均属脑挫裂伤复合血肿,两者还时常相伴发。手术方法多采用骨窗或骨瓣开颅术,于清除硬膜下血肿、挫碎糜烂脑组织后,应随即探查额、颞叶脑内血肿,予以清除。如遇有清除血肿后颅内压缓解不明显,或仍有其他可疑之处,如脑表面挫伤、脑回膨隆变宽,扣之有波动时,应行穿刺。对疑有脑室穿破者,尚应行脑室穿刺引流。对单纯性脑内血肿,发展较缓的亚急性患者,则应视颅内压增高的情况而定,如为进行性加重,有形成脑疝之趋势者,仍以手术治疗为宜。有少部分脑内血肿虽属急性,但脑挫裂伤不重,血肿较小,不足 30ml,临床症状轻,神志清楚,病情稳定,或颅内压测定不超过 3.33kPa(25mmHg)者,亦可采用非手术治疗。对少数慢性脑内血肿,已有囊变者,颅内压正常,则无需特殊处理,除非有难治性癫痫外,一般不考虑手术治疗。

(马晓明)

第十四章　中枢神经系统感染性疾病

第一节　头皮炎症

【定义】

头皮炎症包括疖、痈、脓肿，多由金黄色葡萄球菌及链球菌等感染所致。如处理不当，可造成颅内感染。

【诊断依据】

1.临床表现

(1)疖：为毛囊或皮脂腺的急性化脓性感染；多见小儿患者，局部出现圆锥状硬结、红肿、疼痛、中心可出现脓栓。

(2)痈：为相邻的毛囊和皮脂腺的急性化脓性感染，见于各种年龄患者，多见于颈枕部位、红色肿块、质硬、周围肿胀。可见多头疖肿形成、似蜂窝、脓头间皮肤有坏死、中央可有溃烂。

(3)蜂窝织炎：为头皮及帽状腱膜下层急性化脓性感染。局部红肿、热、痛、边界不清。有头痛、高热、寒战等全身反应。

(4)脓肿：头皮感染及头皮血肿继发感染形成。局部红肿、疼痛、触之有波动感，可破溃流脓。头痛、发热、寒战。可并发颅骨炎症。

2.辅助检查

(1)实验室检查：①周围血象：白细胞数增高；②脓液培养：有致病细菌。

(2)影像学检查：头颅 X 线片有颅骨病变时，可见骨结构破坏。

【治疗原则】

1.抗感染治疗选用敏感抗生素。

2.手术治疗脓肿切开引流。

（赵德涛）

第二节　化脓性脑膜炎

化脓性脑膜炎指的是由化脓性细菌所引起的脑膜炎。由于此类感染主要波及蛛网膜下腔，所以脑、脊髓、颅神经以及脊神经均可受累，而且还常常伴有脑室壁及脉络丛的炎症。

一、病因

化脓性脑膜炎可由任何化脓性细菌引起。最常见的致病菌为脑膜炎双球菌、嗜血流感杆菌和肺炎球菌。其次为金黄色葡萄球菌、链球菌、大肠杆菌、变形杆菌、沙门氏菌及绿脓杆菌等。其他较为少见。新生儿脑膜炎以大肠杆菌和溶血性链球菌为多见。开放性颅脑损伤所引起的多数为葡萄球菌、链球菌和绿脓杆菌。感染途径：①由邻近的化脓性病灶所引起的，包括副鼻窦炎、中耳炎、乳突炎、扁桃体炎、颈部的化脓性病灶、颅骨骨髓炎、硬脑膜外、硬脑膜下脓肿以及脑脓肿等。②由颅脑损伤所引起的，包括开放性颅脑损伤和颅底骨折等。③由远离的化脓性病灶经血行感染所引起的，包括细菌性心内膜炎、肺部的化脓性感染，菌血症以及其他远处的化脓性病灶。④某些先天性的病变，如脑膨出或脊膜、脊髓膨出破溃时，感染也可直接进入蛛网膜下腔。皮样囊肿如果与外界相沟通时，也可引起直接感染。⑤由于神经外科手术后感染所引起，包括颅脑和脊髓的手术。

二、病理

各种致病菌所致的化脓性脑膜炎的病理变化大体上相似。早期只有大脑表面的血管扩张、充血，随之炎症迅速沿蛛网膜下腔扩展，且有大量脓性渗出物覆盖于脑表面和沉积于脑沟、脑池和脑的基底部。有时炎症也可波及脑室内。脓液的颜色与致病菌种类有关，如脑膜炎双球菌，金黄色葡萄球菌、大肠杆菌及变形杆菌的脓液常为灰或黄色；肺炎双球菌脓液为淡绿色；绿脓杆菌的脓液为草绿色等。发病数周后，由于脑膜粘连致使脑脊液的吸收障碍和循环受阻，从而引起交通性或非交通性脑积水。如并发脑动脉炎，可引起脑缺血或脑梗死。此外，还可引起颅内静脉窦血栓形成、硬脑膜外、硬脑膜下脓肿或脑脓肿等。显微镜下可见脑膜甚至室管膜及脉络丛有炎症细胞浸润，以多形核白细胞为主。有时还可发现致病菌。此外，还可见脑膜及脑皮层的血管充血或血栓形成，脑组织有水肿，神经元变性及神经胶质细胞增生等表现。

三、临床表现

本病通常为爆发性或急性起病，少数为隐袭性发病。初期常有全身感染症状，如畏冷、发热、全身不适等。并有咳嗽、流涕、咽痛等上呼吸道症状。头痛比较突出，伴呕吐、颈项强直、全身肌肉酸痛等。精神症状也较常见，常表现为烦躁不安、谵妄、意识朦胧、昏睡甚至昏迷。有时可出现全身性或局限性抽搐，在儿童尤为常见。检查均可发现明显的脑膜刺激征，包括颈项强直、克尼氏征及布鲁金斯基征阳性。视乳头可正常或充血、水肿。由于脑实质受累的部位与程度不同，可出现失语、偏瘫、单瘫，及一侧或双侧病理征阳性等神经系统的局灶性体征。由于脑基底部的炎症常累及颅神经，故可引起睑下垂、瞳孔散大固定、眼外肌麻痹、斜视、复视、周围性面瘫、耳聋及吞咽困难等。颅内压增高也较常见，有时可致脑疝形成。

四、诊断

化脓性脑膜炎的诊断除根据病史和临床表现外,实验室检查也十分重要。急性期间周围血象中白细胞总数增高,中性粒细胞占 80%～90%。脑脊液检查早期即有炎症性改变,压力增高,外观混浊,甚至为脓性,细胞数可高达（1000～10000）×10^6/L（1000～10000/mm^3）以上,且以多形核白细胞为主。恢复期才以淋巴细胞为主。脑脊液中蛋白含量增高,但糖与氯化物明显降低。50%病例经过脑脊液涂片检查及细菌培养可查到致病菌。脑脊液的免疫蛋白测定可发现 IgG 或 lgM 均明显增高。乳酸脱氨酶含量也增高。特别是免疫萤光抗体染色、免疫对流电泳测定抗原及乳酸凝集实验等均有助于病原等的诊断。放射学检查:虽然头颅 X 线拍片及各种造影很少发现阳性改变,头颅 CT 扫描在病变早期也可无异常发现,但随着病变的进展,CT 增强扫描时可见脑膜呈线状强化。如并发硬脑膜下积液,CT 片上可见于颅骨内板下方出现新月形低密度区。包膜形成时,其内膜可被强化。炎症波及室管膜及脉络丛时,可显示脑室壁线状强化。如并发脑积水则可见脑室扩大等。如脑实质受累则显示低密度区和占位效应。MRI 检查依病变的不同阶段而有不同表现,在病变早期可见脑膜及脑皮层呈条状信号增强、脑组织广泛水肿、脑沟裂及脑回变小。在病变中期,可在皮层及皮层下出现缺血性病灶以及脑室周围出现间质性水肿。后期,可见脑积水、硬脑膜下积液或脑萎缩。

五、鉴别诊断

根据发热、头痛、脑膜刺激征以及脑脊液中多形核白细胞增多为主的炎症性变化等,诊断不难。但应与下列疾病相鉴别。

1.非化脓性脑膜炎　因为不论是结核性、病毒性、真菌性和其他病原体所引起的非化脓性脑膜炎也会出现发热、头痛及脑膜刺激征,所以应鉴别,非化脓性脑膜炎的脑脊液细胞反应多为淋巴细胞,而化脓性脑膜炎的脑脊液中细胞增多以多形核白细胞为主,加上糖含量降低和乳酸脱氢酶增高可排除非化脓性脑膜炎。

2.机械、化学、中毒性脑膜损害以及癌性脑膜病　这些情况也会出现与化脓性脑膜炎类似的临床表现,但通常凭详细的病史、原发病的确定,对疾病转归的观察以及试验性治疗等可使诊断得以澄清。

3.出血性脑血管病　出血性脑血管病,特别是蛛网膜下腔出血往往突然发病,也可有发热、头痛及脑膜刺激征等,但腰椎穿刺脑脊液呈血性可证实诊断。

六、治疗

化脓性脑膜炎的诊断一经确定,即应立即采用相应的抗生素进行治疗。若病原体明确者应针对病原菌选用敏感的药物。若一时无法明确者,可按一般发病规律选用药物,如脑膜炎双球菌、肺炎双球菌感染可首选青霉素G；嗜血流感杆菌应首选氨苄青霉素及四环素；肺炎球菌首选头孢菌素、氯霉素或卡那霉素；大肠杆菌首选氨苄青霉素及头孢菌素；厌氧杆菌和变形杆菌首选卡那霉素及庆大霉素；沙门菌属则首选氨苄青霉素及氯霉素；绿脓杆菌首选多粘菌素及庆大霉素。如果全身给药效果欠佳，可结合鞘内给药。若临床上考虑为多种致病菌混合感染，则需联合用药。使用抗菌素的同时尚须注意营养，水是解质平衡，防治脑水肿和加强护理。在充分使用抗菌素的情况下投予肾上腺皮质激素类药，有助于控制脑水肿和减轻炎症反应。

七、并发症及后遗症

化脓性脑膜炎的常见并发症包括硬脑膜下积液、积脓、脑脓肿、脑梗死、静脉窦血栓形成等颅内化脓性感染性疾病以及细菌性心内膜炎、肺炎、化脓性关节炎、肾炎、眼睫状体炎甚至弥漫性血管内凝血等颅外病变。后遗症包括癫痫、脑积水、失语、肢体瘫痪以及颅神经麻痹。

八、预后

本病的预后在磺胺类药特别是抗菌素问世以后已大为改观。若诊断及时、治疗恰当，预后均较好。但年老或新生儿以及存在严重并发症和神志昏迷者预后则较差。

（王　凡）

第三节　结核性脑膜炎

CNS细菌感染包括化脓性细菌（如脑膜炎双球菌、肺炎双球菌、链球菌、葡萄球菌、流感杆菌、大肠杆菌、绿脓杆菌、变形杆菌、厌氧杆菌、产气杆菌、产碱杆菌、肺炎杆菌、白喉杆菌、淋球菌等）和非化脓性细菌（如结核杆菌、布氏杆菌等）感染。临床上化脓性感染相对较少，本节主要讨论结核性脑膜炎。

结核性脑膜炎（TBM）是由结核杆菌引起的脑膜和脊膜非化脓性炎症，是最常见的神经系统结核病。近年来由于结核杆菌基因突变、抗痨药物研制相对滞后和AIDS病患者增多，国内外结核病发病率及死亡率都逐渐增高。

【病因及病理】

结核性脑膜炎总是继发于身体其他部位的结核病，约占全身性结核病的6%。结核杆菌感染经血播散后在软脑膜下种植，形成结核结节，结节破溃后大量结核杆菌进入蛛网膜下腔引起结核性脑膜炎。

病理主要改变为脑膜广泛性慢性炎症反应，蛛网膜下腔有大量炎症和纤维蛋白性渗出，尤其在脑基底部的Willis动脉环、脚间池、视交叉池及环池等处，充满黄厚黏稠的渗出物，脑膜增厚、粘连，压迫颅底脑神经及阻塞脑脊液循环通路，引起脑积水而导致脑室扩张。脑膜和脑表面可见结核结节,可有室管膜渗出或肉芽肿室管膜炎。动脉炎可导致脑梗死。显微镜下可见增厚的脑脊膜渗出液中主要包括有单核细胞、淋巴细胞、浆细胞、巨噬细胞。也可见肉芽肿。

【临床表现】

1.常为急性或亚急性起病,慢性病程,常缺乏结核接触史。早期表现发热、头痛、呕吐和体重减轻,通常持续1～2周。如早期未及时治疗,4～8周时常出现脑实质损害症状,如精神萎靡、淡漠、谵妄或妄想,部分性、全身性癫痫发作或癫痫持续状态,昏睡或意识模糊;肢体瘫痪如为结核性动脉炎引起可卒中样发病,出现偏瘫、交叉瘫、四肢瘫和截瘫等;如由结核瘤或脑脊髓蛛网膜炎引起,表现类似肿瘤的慢性瘫痪。

2.体检常见颈强、Kernig征和意识模糊状态。合并症包括脊髓蛛网膜下腔阻塞,引起脑积水、脑水肿、视力障碍和视乳头水肿;可见眼肌麻痹、复视和轻偏瘫,严重时出现去脑强直发作或去皮质状态。

3.老年人症状不典型,如头痛、呕吐较轻,颅内压增高症状不明显,约半数患者脑脊液改变不典型。在动脉硬化基础上发生结核性动脉炎引起脑梗死较多。

【辅助检查】

1.脑脊液检查

(1)常规检查:应尽快检查CSF,并在病初重复多次检查。典型的脑脊液改变虽无特异性但可高度提示诊断。CSF压力增高可达400mmH$_2$O或以上,外观无色透明或微黄,静置后可有薄膜形成;单核细胞显著增多,常为$(50～500)×10^6$/L;蛋白增高,通常为1～2g/L,脊髓蛛网膜下腔阻塞时可超过5g/L;糖及氯化物下降。非典型的CSF-改变中,约有15%的患者早期可见多形核白细胞增多,蛋白仅轻度升高,糖正常。病程中动态检查时发现,细胞由多形核白细胞逐步向淋巴细胞转变,糖下降,蛋白升高。部分患者起初CSF检查可无细胞,以后逐渐出现典型异常改变。

脑脊液抗酸杆菌染色涂片仅少数病例阳性。可通过以下各方法增加阳性率:抽大量CSF(10～30ml),离心20分钟后吸取沉淀和表层来涂片;多滴法:依次反复多次涂片。

(2)结核杆菌培养:结核杆菌培养是诊断结核性脑膜炎的金标准,但阳性率低(约20%)、耗时长(6～8周)、需大量脑脊液。由于许多病例是由耐药菌引起,故对阳性培养结果应做药物敏感试验。

(3)PCR法:由于PCR的高灵敏性,其检测结果与临床病情有时不相吻合,故使临床医师对PCR检出结果的临床含义持有疑义。

2.头CT或MRI检查　头CT或MRI检查可显示基底池和皮层脑膜对比增强或脑积水等。

3.神经系统外结核病的实验室依据　约半数患者皮肤结核菌素试验阳性或胸部X线平片可见活动性或陈旧性结核感染证据。

【诊断和鉴别诊断】

1.诊断　根据结核病史或接触史,出现头痛、呕吐、脑膜刺激征,结合CSF淋巴细胞增多、蛋白增高及糖含量减低等特征性改变,CSF抗酸涂片、结核杆菌培养和PCR检查等可做出诊断。

2.鉴别诊断

(1)亚急性意识模糊状态伴 CSF 淋巴细胞增多也见于其他许多情况,例如,隐球菌脑膜炎临床经过、表现和 CSF 改变与之极为相似,应尽量寻找结核菌和新型隐球菌感染的实验室证据;其他包括病毒性脑膜炎、部分治疗的细菌性脑膜炎、梅毒和肿瘤等,可通过涂片、培养、血清学及细胞学检查等鉴别。

(2)极少数患者可合并脑结核瘤,表现连续数周或数月逐渐加重的头痛,伴癫痫发作和急性局灶性脑损伤体征,检查可见视乳头水肿、外展神经麻痹(继发于高颅压)、偏瘫、视野缺损等;可出现假脑瘤样颅内压增高症状;CT 增强显示大脑半球单发病灶,CSF 检查通常正常。

【治疗】

早期诊断、尽早开始治疗与预后直接有关。本病治疗原则是早期给药、合理用药、联合选药和系统治疗,只要患者临床症状、体征及实验室检查高度提示本病,即使 CSF 抗酸涂片阴性亦应立即开始抗痨治疗。

1.抗痨治疗　异烟肼(INH)、利福平(RFP)、吡嗪酰胺(PZA)或乙胺丁醇(EMB)、链霉素(SM)是结核性脑膜炎最有效的联合用药方案,儿童因乙胺丁醇的视神经毒性作用、孕妇因链霉素的听神经毒性作用应尽量不用。

WHO 建议应至少选择 3 种药联合治疗,常用异烟肼、利福平和吡嗪酰胺,轻症患者治疗 3 个月后停用吡嗪酰胺,继续应用异烟肼和利福平 7 个月。耐药菌株可加用第四种药如链霉素或乙胺丁醇。利福平不耐药菌株,总疗程 9 个月已足够;利福平耐药菌株需连续治疗 18～24 个月。由于中国人为异烟肼快速代谢型,成年患者日剂量可加至 900～1200mg。药物副作用包括肝功能障碍(异烟肼、利福平和吡嗪酰胺),多发性神经病(异烟肼),视神经炎(乙胺丁醇)、癫痫发作(异烟肼)和耳毒性(链霉素)等。应注意保肝治疗,异烟肼可合用吡哆醇(维生素 B6)50mg/d。

2.皮质类固醇　用于脑水肿引起颅内压增高、伴局灶性神经体征和脊髓蛛网膜下腔阻塞的重症病人。常选用地塞米松,成人 5～10mg/d 静滴,或波尼松,成人 60mg/d 或儿童 1～3mg/kg·d 口服,3～4 周后逐渐减量,2～3 周后停药。须特别注意,若不能排除真菌性脑膜炎时激素应与抗真菌药物合用。

重症患者在全身用药同时可鞘内注射地塞米松 5～10mg,α-糜蛋白酶 4000U,透明质酸酶1500U,每隔 2～3 天 1 次,注药宜缓慢;症状消失后每周 2 次,体征消失后 1～2 周 1 次,直至CSF 正常,CSF 压力增高病人慎用。颅内压增高可用渗透性利尿剂如 20％甘露醇、甘油果糖或甘油盐水等,同时须注意及时补充水电解质和保护肾脏。

【预后】

预后与患者年龄、病情和治疗是否及时等有关,发病时昏迷是预后不良的重要指标。临床症状体征完全消失,脑脊液细胞数、蛋白、糖和氯化物恢复正常提示预后良好。即使经过适当的治疗,仍有约 1/3 的结核性脑膜炎患者死亡。

(许建新)

第四节　颅骨感染性疾病

一、颅骨结核

【定义】

颅骨结核是结核杆菌侵入颅骨引发的一种特异性炎症。主要是通过血行、淋巴播散及邻近病灶直接侵入。

【诊断依据】

1.临床表现

(1)有结核病史；有低热、消瘦乏力、食欲不振、夜间盗汗。

(2)见于青少年；起病缓慢、病程长，病变可在额骨、顶骨部位。

(3)病灶可单发、多发，局部肿胀，可出现无痛性寒性脓肿。脓肿破溃后可形成窦道，有灰白色干酪样脓液排出，有时有破骨片。

2.辅助检查

(1)实验室检查

周围血象：白细胞数增多，以淋巴细胞为主，血沉加快。

脓液培养：有结核菌。

(2)影像学检查

1)头颅拍片：颅骨单发或多发病灶；边缘整齐的或穿凿样的圆形或椭圆形骨缺损，可有大小不一的游离高密度。

2)CT 或 MRI：可见病灶区骨缺损和游离死骨。同时可发现硬膜外、硬膜下及脑内的病变。

【鉴别诊断】

与颅骨骨髓炎鉴别，前者结核菌培养为阳性。

【治疗原则】

1.药物治疗应用抗结核药物。

2.手术治疗清除病灶。

二、颅骨骨髓炎

颅骨骨髓炎为细菌感染所致，多见于金黄色葡萄球菌及其他菌感染，常见于颅脑外伤及术后直接原因所致，也可由血行感染及邻近组织感染所致。

【诊断依据】

1.临床表现

(1)有头颅外伤史或手术史。

(2)有邻近组织炎性病灶,如额窦炎。

(3)可见急性发病症状,如发热,局部肿胀,压痛,红斑。

(4)慢性骨髓炎:患者为无痛性头皮肿胀,可有多发窦道的疼痛区,有皮下积脓、破溃、流脓,脓液中可杂有坏死颅骨。

2.辅助检查

(1)实验室检查:①周围白细胞数升高;②脓液培养可查到致病菌。

(2)影像学检查

1)头颅 X 线片:可表现为地图样骨破坏区,界限较模糊,不规则,呈斑点状骨破坏区,有骨硬化带,界限较清晰。多数有游离死骨;大小不一、形态不整。

2)CT 及 MRI:可见病灶区骨缺损及游离死骨。同时可见硬膜外、硬膜下的病灶改变。

【治疗原则】

1.一般治疗　抗生素治疗,选用敏感抗生素。

2.手术治疗　切除感染的骨组织,清除周围感染的组织。

(刘文祥)

第五节　螺旋体感染

一、神经梅毒

神经梅毒是由梅毒螺旋体感染人体后引起的大脑、脑膜或脊髓损害的一组临床综合征,通常是晚期梅毒全身性损害的重要表现之一。神经梅毒的临床表现十分复杂,导致临床诊断时误诊的机率较大。

【流行病学】

在抗生素广泛应用以前,西方国家成人梅毒感染率为 8%～10%,其中超过 40%的病例出现神经系统受累。随着青霉素等抗生素的应用,梅毒的感染率曾一度保持相对稳定,但近年来由于艾滋病的流行和毒品的泛滥,梅毒感染率急剧回升。1999 年联合国卫生组织估计全世界成年人中梅毒新发病例为 1200 万。西欧梅毒发病率较低,在英国人群中约为 0.3/10 万,而俄罗斯 1996 年 20～29 岁人群中梅毒发病率为 900/10 万。20 世纪 50 年代以后梅毒曾经在我国几乎绝迹,但 70 年代以后发病又有上升趋势。据文献报道,从 1989～1998 年,我国梅毒的发病增加了近 20 倍。

【病因和发病机制】

神经梅毒的病原体是苍白密螺旋体,可直接经过皮肤和黏膜破损部位感染人体,进入人体后引起螺旋体血症,并可通过血液循环进入子宫导致母婴感染或因共用注射器而引起血源性传播。通常在侵入机体 3～18 个月以后,梅毒螺旋体逐步侵入中枢神经系统。神经梅毒的主要病理改变是脑(脊)膜的炎症和小动脉的血管内膜炎。

【临床表现】

神经梅毒是全身梅毒的一部分,多发生于梅毒晚期,未经治疗的梅毒病人中约 4％～9％可以发展成为有症状的神经梅毒。按发病过程和临床表现,神经梅毒分为以下类型。

1. 无症状性神经梅毒　临床无神经系统症状和体征,诊断完全依赖于血清学和脑脊液检查。

2. 脑(脊)膜血管型梅毒　广泛的脑(脊)膜炎症和小动脉血管内膜炎是脑(脊)膜血管型梅毒的共同发病基础。临床以慢性脑膜炎为主,常见间歇性头痛、头晕以及记忆力下降等;少数病人可以出现急性脑膜炎或脑膜脑炎的表现,表现为发热、头痛、意识障碍、癫痫发作等,体征主要表现为颈项强直,Kernig 征阳性。影响脑脊液循环时可出现颅内压增高的症状和体征。

脑膜血管和大脑表面血管内膜炎时可以阻塞血管而出现相应供血区的脑梗死症状。临床上往往突然发病,局灶性神经系统症状和体征与脑卒中没有明显差别,主要是偏瘫、偏身感觉障碍、偏盲、失语、吞咽困难和前庭功能障碍等。

脊膜血管型梅毒相对少见,主要表现为脊髓脊膜炎或者横贯性脊髓炎。

3. 脑(脊髓)实质型梅毒　自抗生素应用以来已罕见,是由梅毒螺旋体直接侵袭神经组织并破坏组织结构引起的,常在感染后数年或数十年后出现,主要包括麻痹性痴呆和脊髓痨两种类型。

(1)麻痹性痴呆:记忆力减退、判断力丧失和情绪不稳是最常见的症状,也可出现人格改变、虚构和夸大妄想等精神症状。体格检查可见瞳孔对光反应迟钝,最终可进展成阿-罗瞳孔。疾病后期痴呆和肢体瘫痪症状加重,也可出现癫痫发作。

(2)脊髓痨:一般在梅毒感染后 15～20 年出现,其特征性的临床表现为"闪电样疼痛",常发生在肢体远端,表现为剧烈的刺痛、放射痛,历时短暂,可反复发作。因主要累及脊髓后索,可出现进行性共济失调症状,因此也称为进行性运动性共济失调。腰骶神经根受累时尚可出现括约肌功能障碍,主要表现为膀胱功能失调和男性性功能损害等。主要体征包括膝反射和踝反射消失,下肢震动觉和位置觉减退以及闭目难立征等。

4. 先天性梅毒　梅毒未经彻底治疗的母亲生出的新生儿中,可出现类似于成人梅毒的临床表现,可以为无症状性神经梅毒,也可以表现为其他任何一种类型。部分患儿可以出现脑积水和哈钦森三联征(间质性角膜炎、畸形齿和听力减退)。

【实验室检查及特殊检查】

脑脊液检查表现为淋巴细胞轻度增高,蛋白质含量增高,糖含量正常或减低。

从脑、脑膜或者脑脊液中分离出梅毒螺旋体才能确诊神经梅毒,但因为实行难度大,难以用于临床梅毒的诊断。

目前梅毒的血清学和脑脊液检查是诊断的主要方法。疑诊病人可先应用 RPR 或高效价 VDRL 筛查,阳性者可采用 TPHA 或 FTA-abs 进行确诊。筛查试验敏感度高,假阳性可见于自身免疫性疾病、结核、疫苗接种和其他类型的螺旋体感染等。其中 VDRL 能进行浓度测定,可用于随访治疗的效果。确诊试验的特异性更强,有文献报道 TPHA 的灵敏度和特异度分别为 98.3% 和 100%。艾滋病病人的梅毒筛查和确诊试验都可出现假阴性。

【诊断和鉴别诊断】

活动期神经梅毒的诊断需要满足 3 个标准,即相关的临床病史(不洁性接触史、皮肤梅毒症状史等)、脑脊液表现和梅毒血清学检查阳性,同时还要排除其他可引起同样神经功能缺失和脑脊液异常的神经系统疾病。

无症状梅毒的诊断必须依据血清学和脑脊液检查。

本病需要与其他各种原因引起的脑膜炎、脑血管病、痴呆和脊髓病相鉴别,梅毒血清学和脑脊液检查具有重要的鉴别价值。

【治疗】

1.病因治疗　神经梅毒应早期治疗。

(1)青霉素为首选药物,高剂量的青霉素能在脑脊液中达到杀灭梅毒螺旋体的药物浓度。青霉素 G 可安全有效地治疗有或无症状的梅毒病人,剂量为每天 1800～2400 万 U,每 4 小时 1 次静脉滴注或连续滴注,10～14 天为 1 个疗程。普鲁卡因青霉素每天 240 万 U,肌肉注射,合并丙磺舒每次 500mg,每日 4 次,10～14 天为 1 个疗程。

(2)青霉素过敏者可以改用头孢三嗪 2g 肌注或静滴,每日 1 次,连用 14 天;或用四环素 500mg 口服,每日 4 次,连用 14 天。

治疗过程中应密切注意有无 Jarisch-Herxheime 反应出现。这是抗生素应用后导致大量的病原体死亡,释放毒素入血而导致的发热反应。临床表现为突然发热、寒战、颜面潮红、呼吸急促和血压下降等。据报道 50% 以上的病人在治疗时可出现该反应,通常发生在首剂抗生素治疗后 2～6 小时,可持续 24/小时。该反应发生时情况危重,应立即使用氢化可的松 200～300mg,或地塞米松 5～10mg,静脉滴注,同时予以饮水、镇静、退热和抗休克治疗。

神经梅毒治疗后应在第 3、6、12 个月以及第 2、年年底进行临床检查和血清学与脑脊液检查,如果第 6 个月脑脊液细胞数仍不正常或脑脊液 VDRL 滴度仍未降低者,可认为治疗不彻底,仍可重复应用大剂量青霉素治疗。

2.对症治疗　闪电样疼痛可应用卡马西平进行治疗。

【预后】

麻痹性痴呆病人难以独立生活,未经治疗者可在 3～4 年内死亡;脊髓梅毒预后不定,多数病人可以获得改善;其他类型的梅毒经正规积极治疗后,一般预后较好。

二、神经莱姆病

莱姆病是由伯氏疏螺旋体经蜱传播而引起的人兽共患病,主要侵犯皮肤、神经系统、心脏和关节等多个系统,严重者终生致残甚至死亡。本病因 1975 年在美国康涅狄格州的 Lyme 镇首先发现而得名。神经莱姆病是指伯氏疏螺旋体感染引起的神经系统症状和体征。

【流行病学】

本病广泛分布于美国、欧洲、亚洲和澳大利亚等。美国每年大约有 12000 名新发病例,其中在 5～10 岁的儿童发病率最高。我国 1985 年在黑龙江林区首次发现此病,目前经流行病学调查及病原学证实,23 个省(市、自治区)存在莱姆病的自然疫源地。在北半球,5～7 月份为莱姆病感染高峰期,临床症状可以在任何月份出现,各种年龄和性别均可感染。

【病因和发病机制】

伯氏疏螺旋体以蜱作为虫媒传播,感染人和动物。伯氏疏螺旋体侵入皮肤并且在局部孵育(Ⅰ期),形成慢性游走性红斑(ECM);数日或数周内(Ⅱ期),螺旋体进入血液和淋巴液,播散到各个器官,通过损伤血管而引起多器官损害;部分病人可转变为慢性病变(Ⅲ期)。伯氏疏螺旋体感染后约 10% 病人发生神经系统损伤。

【临床表现】

本病临床表现复杂多样,有多种临床类型,其病程通常可以分为 3 期。病人可仅有一种病期,也可同时具有 3 个病期。

第Ⅰ期主要表现为慢性游走性红斑(ECM),可见于 80% 的病人,是莱姆病的特征性表现。ECM 通常在蜱叮咬后平均 7～10 天出现,为小红斑或丘疹,逐渐向外周扩大,形成圆形或椭圆形皮疹,外缘有红色边界,中央逐渐褪色似平常皮肤,直径一般为 5～50cm。有时中心可形成硬结、水泡或坏死。ECM 可出现于身体任何部位,以躯干部多见,儿童常发生在面部。皮疹可持续 1～4 周,少数病人可持续数月,消退后无色素沉着,少数病人可出现复发。在此期,部分病人可以出现脑膜刺激症状,如头痛、颈项强直等,但脑脊液检查可正常。

第Ⅱ期从皮疹发生后数周开始,以神经系统症状为主,可以表现为:①脑膜炎,较常见,表现为头痛、发热、颈强、极度疲劳等,可同时伴有颅神经炎、周围神经根炎或轻度脑炎表现。②面瘫,在颅神经炎中最常见,可见于约 3% 的莱姆病病人,单侧发病多于双侧发病。③神经根炎或周围神经炎,病人可出现严重的游走性神经根痛或四肢远端手套、袜子样感觉障碍。本期其他系统损害的表现有:①继发性红斑,出现在 ECM 发生后数日内,数目不定,形态较小,消退较快。②约 4% 的病人在 ECM 发生后数周出现心脏症状,常见为轻度房室传导阻滞,亦可发生心肌炎、心包炎等。③游走性关节疼痛、肿胀,持续数日,以颞颌关节最常见。

第Ⅲ期为慢性持续性感染,发生在 ECM 出现后数月,以慢性关节炎为特征,持续时间长,表现为间歇性单关节或少数关节疼痛,多发生在大关节,特别是膝关节,其次是肩、肘、踝、腕等关节。神经系统的表现可有:①周围神经炎,由第Ⅱ期发展而来,可有肢痛、感觉异常,夜间蚁走感明显。②进行性脑脊髓膜炎,主要为多发性硬化综合征,有颅神经麻痹、强直性轻瘫、共济失调、膀胱功能紊乱等临床表现,但无 ECM 的临床表现,从脑脊液中检测出特异性抗体可提供有力的诊断依据。③亚急性脑炎,表现为头痛、记忆力下降、睡眠及语言障碍,并可有抑郁情绪和神经性耳聋。MRI 可显示异常信号。

【实验室检查及特殊检查】

脑脊液中白细胞增多,平均 $100×10^6/L$,以淋巴细胞为主;蛋白质轻度增高;糖含量一般正常,偶有降低。

从病人的血液、脑脊液或皮肤分离培养伯氏疏螺旋体可用于莱姆病的确诊,但因操作复杂而不用做常规检查。

目前主要采用脑脊液和血清学试验诊断。用 ELISA 法可以快速检出脑脊液和血清中伯氏疏螺旋体特异性抗体。IgM 抗体在感染后 3～4 周升高,6～8 周达到高峰,随后下降,4～6 个月恢复正常;IgG 抗体在 6～8 周升高,4～6 个月达到高峰,常在数年内仍可检测到。早期 IgG1 型抗体的敏感性与特异性明显高于前两者。另外,早期应用抗生素治疗有利于清除抗体,但抗体滴度高低并不反映疾病控制的程度。

【诊断和鉴别诊断】

神经莱姆病的诊断主要依据流行病史和典型的临床表现,即在蜱叮咬后发生红斑以及神经系统的症状和体征,血清和脑脊液的免疫学检测结果阳性。通常莱姆病准断标准为:①在流行区,明确的慢性游走性红斑或抗伯氏疏螺旋体抗体滴度≥1：256,以及 1 个或 1 个以上的器官系统受累。②在非流行区,明确的慢性游走性红斑和抗伯氏疏螺旋体抗体滴度≥1：256;或明确的慢性游走性红斑和 1 个或 1 个以上的器官系统受累;或抗伯氏疏螺旋体抗体滴度≥1：256 和 1 个或 1 个以上的器官系统受累。符合以上条件的任何一条均可准断为莱姆病。

鉴别诊断:神经莱姆病在第Ⅱ期需要与慢性或复发性脑膜脑炎(白塞病、钩端螺旋体病、结核性或真菌性脑膜脑炎等)、特发性面神经麻痹、多发性硬化相鉴别;第Ⅲ期需要与更多的神经系统疾病进行鉴别,如进行性脑脊髓膜炎与多发性硬化相鉴别,亚急性脑炎应与原发性精神疾病、早期 Alzheimer 病相鉴别。

【治疗】

1.药物治疗　Ⅰ期病人应口服抗生素治疗,疗程 2～3 周,可选择的方案包括:四环素 500mg 口服,每日 4 次;强力霉素 100mg 口服,每日 2 次;苯氧甲基青霉素 500mg 口服,每日 4 次;阿莫西林 500mg 口服,每日 3～4 次。儿童、孕妇、不能耐受四环素者以及青霉素过敏者可应用红霉素 500mg 口服,每日 4 次。

莱姆病晚期仍可应用口服抗生素治疗,但疗程应延长至 30 天。

有严重并发症的病人,如脑膜炎或心肌炎,须静脉应用 β-内酰胺类抗生素,如青霉素 G300 万～400 万 U,每 4 小时 1 次或头孢曲松每日 2g,疗程 14～21 天。

单药治疗欠佳的病人可考虑联合应用青霉素和头孢曲松或罗红霉素。抗生素治疗过程中应注意发生 Jarisch-Herxheimer 反应的可能。

2.对症治疗　Ⅰ期的结膜炎和畏光不需治疗。Ⅱ期的面神经麻痹为自限性,需支持治疗以防发生暴露性角膜炎。角膜炎和巩膜外层炎可从激素治疗中获益,但单独应用激素而不应用抗生素则治疗无效。

【预后】

如早期正确应用抗生素治疗,莱姆病各期的病人预后都良好。

　　钩端螺旋体病是由 L 型钩端螺旋体感染引起的多系统受累的急性传染病,临床以急性起病、发热乏力、球结膜充血、肌肉酸痛和浅表淋巴结肿大为典型特征;一般为自限性病程,少数严重感染可损害肝脏、肾脏和神经系统,预后较差。神经系统钩端螺旋体病即是由钩端螺旋体引起的以神经系统损害为突出表现的一组临床综合征。

【流行病学】

　　钩端螺旋体病在全世界均有流行,以热带和亚热带地区多发。我国除西藏外,各省份(包括台湾)均有钩端螺旋体感染和流行的报道,但主要集中在西南和南方省份。人群对钩端螺旋体普遍易感,尤其是疫区的农民、渔民、饲养员等。近年来在参与体育、娱乐、旅游和探险活动的人群中也常有发生。本病在 7~9 月多发,以青壮年男性和农村儿童为主,男性发病占 80% 以上。

【病因和发病机制】

　　人类钩端螺旋体病由细螺旋体中的单独类别 L.interrogan 引起。鼠和猪是本病的主要传染源,我国以黑线姬鼠为主,传播途径有接触传播、消化道传播以及母婴传播等。人类感染多来自于接触受污染的水、土壤、蔬菜或动物的组织等。钩端螺旋体通过皮肤或黏膜进入人体,由淋巴系统和小血管进入血液循环和组织脏器中繁殖导致菌血症。病人在感染后 1 周左右可出现严重的感染中毒症状,以及全身各主要脏器如肝脏、肾脏、肺和中枢神经系统的病变。神经系统钩端螺旋体病的基本病理改变是脑实质血管的损害。

【临床表现】

　　钩端螺旋体病的潜伏期一般为 1~2 周,通常急性起病。临床经过可以分为 3 个阶段。

　　1.钩端螺旋体血症期　一般持续 2~4 天,典型表现为感染中毒症状和体征,如发热、头痛、全身乏力、眼结膜充血、腓肠肌压痛和浅表淋巴结肿大等。少数病人可以出现中毒性精神症状。

　　2.钩端螺旋体血症极期及后期　一般为发病后 4~10 天,临床类型可按有无明显脏器损害分为流感伤寒型、肺大出血型、黄疸出血型、肾功能衰竭型和脑膜脑炎型。脑膜脑炎型病人通常有剧烈头痛、频繁呕吐和脑膜刺激征;严重的病人可有神志不清、烦躁不安和颅内压增高表现,病情更危重。脑脊液检查压力增高、蛋白轻度增高、糖和氯化物正常。

　　3.后发症期或恢复期　多数病人钩体血症的症状和体征逐渐缓解并消失,少数病人在退热后数天至 3 个月可再次出现发热和其他症状,称为后发症。神经系统的后发症主要有两类。

　　(1)无菌性脑膜炎:多在急性期半个月后发病,病人再次出现脑膜刺激症状和体征,脑脊液可检测到抗钩端螺旋体 IgM 抗体及抗原一抗体复合物,但不能分离出螺旋体,临床病程可自愈。

　　(2)钩端螺旋体脑动脉炎:是最常见和最严重的神经系统后发症之一.常见于波摩那型钩体感染的病例,多于急性期退热后半个月至 5 个月发病,临床主要表现为中枢性瘫痪,多数为偏瘫;可以出现失语、假性延髓麻痹等,也可以出现癫痫发作。

【实验室检查及特殊检查】

　　病人血液白细胞总数和中性粒细胞一般正常或轻度增高,70% 病人尿常规检查有轻度蛋白尿、红细胞、白细胞或管型。

对钩端螺旋体进行分离培养可以确诊,培养时间一般为 3～5 天。发病 10 天以内能在病人血液和脑脊液中分离出钩端螺旋体,直至恢复期病人小便仍能检出钩端螺旋体。

利用酶联免疫吸附试验检测抗钩端螺旋体抗体灵敏度高,而近来国外普遍采用的钩体 IgM 抗体技术,有高度的特异性,可用于钩体病的诊断。

影像学检查有助于诊断钩体脑动脉炎。MRA 或血管造影可以发现双侧或单侧颈内动脉虹吸段和大脑前、中动脉近端狭窄,并在基底节区形成特征性的颅底异常血管网,表现为"烟雾病"。头颅 CT 或 MRI 示大脑半球多发性或双侧梗死灶。

【诊断和鉴别诊断】

由于本病临床表现非常复杂,早期诊断较困难,临床诊断需要根据:①流行病学资料,如流行季节、流行区、疫水接触史等;②临床表现,根据不同时期的钩端螺旋体病的亚型而定;③确诊需要具备病原学或血清学的阳性检查结果。

中枢神经系统后发症中无菌性脑膜炎应与其他病原性脑膜炎相鉴别,主要依据流行病史以及脑脊液检查结果。钩端螺旋体脑动脉炎可引起颅内血管闭塞,产生局灶型神经功能缺损症状,应与临床常见的脑血管病相鉴别,主要依据发病年龄和较典型的脑血管造影改变。

【治疗】

疾病早期应给予青霉素治疗。青霉素 G 成人剂量为每日 120 万～160 万 U,分 3～4 次肌注,疗程至少 1 周。若病人对青霉素过敏,可以改用四环素.疗程至少 1 周。同其他螺旋体感染性疾病的治疗一样,治疗过程中应注意出现 Jarisch-Herxheimer 反应的可能。

对于钩端螺旋体动脉炎应加大青霉素剂量,同时对重症病人可以采用激素治疗。

（刘文祥）

第六节　颅内脓肿

化脓性细菌侵入颅内,引起局限性化脓性炎症,继而形成脓肿者称为颅内脓肿。脓肿的细菌来源可来自邻近结构的感染灶、远隔部位的感染病灶或通过开放性颅脑损伤直接进入颅内,颅内脓肿形成的病理学分几个阶段,临床上各个阶段相互衔接,难以明确划分。一般来说患者具有三类症状:急性感染性症状、颅内压增高症状和脑局灶性症状。由于脓肿发生的部位不同,临床上称之不同部位的脓肿。

一、硬膜外脓肿

【定义】

脓液积聚在硬膜与颅骨之间的潜在间隙内,多由邻近组织的感染直接侵入而形成。见于颅骨骨髓炎、黄色肉芽肿、中耳炎及头皮外伤。病原菌常见于金黄色葡萄球菌及溶血性链球菌及需氧性链球菌。

【诊断依据】

1.临床表现

(1)临床上多有较明确的局部炎症病灶。

(2)有头痛、发热及轻度全身感染症状。

(3)出现局部症状:如神经功能障碍;癫痫发作,感觉、运动障碍等。

2.辅助检查

(1)实验室检查:周围白细胞数升高或正常,血沉常常增快。

(2)影像学检查:

1)头颅 X 线片:可见部分原发性疾病,颅骨骨质破坏。

2)CT:脓肿表现为凸透镜样的肿块,肿块内为等密度影,而周围相对增强。

3)MRI:脓肿为梭形异常信号区:在 T₁ 加权像上病变信号介于脑组织与脑脊液之间。在 T₂ 加权像上病变信号高于脑组织。

【鉴别诊断】

急性硬膜外血肿:有明确的头部外伤史、病情发展快、出现相应的颅内压增高和局灶性症状、体征明确。X 线拍片多可发现颅骨骨折。CT 示肿物为高密度影像。

【治疗原则】

1.抗感染治疗   选择敏感的抗生素。

2.手术治疗   开颅切除脓肿;清除脓液、炎症肿块及部分炎症颅骨。

二、硬膜下脓肿

【定义】

化脓性感染发生在硬膜下间隙,脓液呈局限性积聚,多由鼻窦炎、中耳炎、感染逆性扩散及开颅手术后、外伤后感染引起,也可由血行播散感染引起,最多见的微生物是需氧或厌氧链球菌,也有金黄色葡萄球菌,肺炎球菌、流感嗜血杆菌、大肠杆菌等。多数合并有硬膜外脓肿。

【诊断依据】

1.临床表现

(1)有明确的炎症病史。

(2)表现为头痛、恶心、呕吐、发热、脑膜刺激症状,严重者可有嗜睡;昏迷。

(3)局灶性症状:癫痫发作,一侧肢体瘫痪,言语障碍,颈部强直,布氏征或克氏征阳性。

2.辅助检查

(1)实验室检查:①血周围的白细胞数增高;②血培养可呈阳性结果。

(2)影像学检查:头部 CT 显示低密度半月形或凸透镜状的液体聚集,增强后脓肿内膜呈增高信号,灰、白质交界发生了移位。MRI 显示 T₁ 加权像上典型的硬膜下脓肿表现为低信号,T₂ 加权像上则表现为高信号。

(3)腰椎穿刺:因颅内压高,多不主张做。

【鉴别诊断】

与慢性硬膜下血肿相鉴别,该例多有头部外伤史、老年人多见、病史长、有局灶性症状和体征、无炎症病史及感染中毒症状。

【治疗原则】

1.对症治疗　对于出现神志障碍者及癫痫发作患者,应保持呼吸道通畅及抗癫痫治疗。

2.手术治疗

(1)脓肿穿刺,引流。

(2)开颅脓肿清除。

3.抗感染治疗　应用敏感抗生素治疗 6 周以上。

三、脑脓肿

化脓性细菌侵入脑组织内,引起局限性炎症,脓液积聚在脑实质内。临床上出现颅内压增高及局灶性症状。多见于头部外伤、邻近组织感染及远隔部位的感染直接或血性播散,进入脑组织内。

病原菌:多为厌氧菌所致,如厌氧链球菌(消化道链球菌)、拟杆菌、消化道球菌及需氧的葡萄球菌、链球菌、肠杆菌、嗜血杆菌、肺炎球菌等。因感染源不同,脑脓肿发生的位置各有不同。

(一)额叶脑脓肿

发生在额叶,位于额叶底前部脑组织内脓肿。多见于额窦及筛窦部的炎症、外伤,直接播散或远隔感染部位的血性播散。病原菌见于链球菌、肺炎球菌及原发病灶菌等。

【诊断依据】

1.临床表现

(1)有原发性感染病史或局灶性感染病史。

(2)近期有发热、头痛、全身不适的症状。

(3)颅内压增高症状:头痛,持续性,阵发性加重,伴恶心,呕吐,视神经乳头水肿。

(4)局灶性体征:性格改变、表情淡漠、记忆力减退、对侧肢体偏瘫、运动性失语、局限性或全身性癫痫发作。

2.辅助检查

(1)实验室检查:①周围血象,白细胞数增高;②血培养,有时可呈阳性。

(2)影像学检查:

1)头颅 CT 可见脑组织内大片低密度区,可有不全环形增高区,中线移位。注药后,肿物中心低密度,环状增强。周边大片低密度区,中线移位。

2)MRI 显示 T_1 加权像上脓肿周围高信号环行带和中心低信号区,外周低信号区。T_2 加权像上水肿区域信号显著增强,病灶中心与脑灰质相同或稍有增高;脓肿壁显示清晰、低信号。

【鉴别诊断】

1.脑胶质细胞瘤　有局灶性症状及颅内压增高症状;无感染病史。CT 显示肿物呈不规则的低密度或混杂密度影,边缘不清,增强后肿物实质内或有或无强化改变。

2.脑转移瘤　　见于肿瘤晚期患者或高龄患者,未找到原发病灶者。CT 显示颅内单发或多发性占位病灶,组织水肿明显,注药后瘤体增强。

【治疗原则】

1.一般治疗

(1)抗感染治疗:选择一些病原菌敏感药物。

(2)降颅内压治疗。

2.手术治疗

(1)脑脓肿穿刺:抽吸脓液或引流,对于单房性、深部、病重及老年人较好。

(2)脑脓肿切除术:脓肿完整切除术;用于脓肿反复穿刺未治愈者,外伤后脑脓肿内有异物者,脓肿破溃造成脑疝者应急诊手术。

(二)颞叶脑脓肿

发生于颞叶脑组织内炎症,脓液在脑实质内积聚形成脓肿。见于口腔、中耳等头面部的炎症,直接或逆行性感染,也可见于远隔部位的血播散性感染。其中,变形杆菌或链球菌多为致病菌,也可见其他菌类。

【诊断依据】

1.临床表现

(1)有局部感染病灶或有炎症感染病史。

(2)近期有发热,头痛,全身不适症状。

(3)颅内压增高症状:头痛、持续性、阵发性加重现象,伴恶心、呕吐、视乳头水肿。

(4)局灶性症状:①癫痫发作,颞叶钩回发作性癫痫;②位于主半球者有语言障碍:感觉性,命名性或混合性失语;③一侧肢体无力或不完全性瘫痪;④视野障碍:同向性偏盲。

2.辅助检查

(1)实验室检查:同额叶脑脓肿。

(2)影像学检查:同额叶脑脓肿。

【治疗原则】

1.一般治疗

(1)抗感染治疗:选择病原菌敏感药物。

(2)降颅压治疗。

2.手术治疗

(1)脑脓肿穿刺:抽吸脓液或引流,对于单房性、深部、病重及老年人较好。

(2)脑脓肿切除术:脓肿完整切除术;用于脓肿反复穿刺未治愈者,外伤后脑脓肿内有异物者,脓肿破溃造成脑疝者应急诊手术。

(三)顶叶脑脓肿

发生于顶叶脑组织内的炎症,脓液积聚在脑内。多因脓毒血症或远处感染经血行播散到脑内、致病菌多和原发病菌相同或为混合菌致病。

【诊断依据】

1.临床表现

(1)有原发病灶感染史。

(2)近期出现头痛、发热、恶心、全身不适症状。

(3)有颅内压增高症状:头痛,持续性、阵发性加重,伴恶心、呕吐、视神经乳头水肿。

(4)局灶性症状:对侧肢体不全瘫,有深/浅感觉障碍。失读、失写、失认,计算不能。可出现感觉性癫痫发作。

2.辅助检查

(1)实验室检查:同额叶脑脓肿。

(2)影像学检查:同额叶脑脓肿。

【治疗原则】

1.一般治疗

(1)抗感染治疗:选择一些针对病原菌敏感药物。

(2)降颅压治疗。

2.手术治疗

(1)脑脓肿穿刺:抽吸脓液或引流,对于单房性、深部、病重及老年人较好。

(2)脑脓肿切除术:脓肿完整切除术;用于脓肿反复穿刺未治愈者,外伤后脑脓肿内有异物者,脓肿破溃造成脑疝者应急诊手术。

(四)小脑脓肿

化脓性细菌侵入小脑内,引起局限性化脓性炎症,继而形成脓肿。多见于中耳炎,直接侵入或血性播散所致,致病菌多为变形杆菌或链球菌或混合感染。

【诊断依据】

1.临床表现

(1)有原发性感染病灶(中耳炎、乳突炎)或远隔部位的感染病史。

(2)近期有发热,头痛、恶心及全身不适病史。

(3)颅内压增高:患者头痛,持续性伴阵发性加重,恶心、呕吐、视神经乳头水肿,颈部僵硬。

(4)局灶性症状:两眼球有水平性震颤。肢体共济失调。强迫头位,脑膜刺激征阳性。严重者出现枕大孔疝。

2.辅助检查

(1)实验室检查

1)周围血象,血细胞数增高。

2)血培养,有时可呈阳性。

(2)影像学检查

1)头颅 CT 可见小脑内大片低密度区,可有不完全环形增高区。中线移位。增强扫描显示肿物中心低密度,环状增强。周边大片低密度区,中线移位。

2)MRI:T_1 加权像上脓肿周围高信号环行带和中心低信号区,外周低信号区。T_2 加权像上水肿区域信号显著增强,病灶中心与脑灰质相同或稍有增高;脓肿壁显示清晰、低信号。

【治疗原则】

1.一般治疗

(1)抗感染治疗:选择一些针对病原菌敏感药物。

(2)降颅压治疗。

2.手术治疗

(1)脑脓肿穿刺:抽吸脓液或引流,对于单房性、深部、病重及老年人较好。

(2)脑脓肿切除术。

(许建新)

第七节　新型隐球菌脑膜炎

新型隐球菌脑膜炎是由新型隐球菌感染引起的脑膜炎,是中枢神经系统最常见的真菌感染,脑膜和脑实质往往同时受累。本病病情重,病死率高,且因临床表现与结核性脑膜炎很相似,临床容易误诊。

【流行病学】

包括隐球菌脑膜炎在内的隐球菌病在欧洲和美国的感染率为3%~6%。在美国、欧洲和澳大利亚一些艾滋病发病率高的地区,作为主要的机会性感染,隐球菌病可见于5%~10%的艾滋病病人,而自从氟康唑用于口腔念珠菌病治疗和抗逆转录病毒治疗应用后,隐球菌病的发病率在发达国家已经下降。非洲和东南亚等地区的艾滋病病人中隐球菌病更常见,例如在非洲南部地区,隐球菌性脑膜炎占实验室确诊脑膜炎病例的20%~45%,高于结核性和细菌性脑膜炎。即使在发达国家,艾滋病病人中隐球菌性脑膜炎相关死亡率也高达10%~30%。我国各地陆续有隐球菌脑膜炎的报道,总体而言呈逐年增多趋势,尤其近年来随着广谱抗菌药物和激素的大量应用以及免疫缺陷性疾病的增多,其发病率不断上升。

【病因和发病机制】

新型隐球菌为革兰染色阳性菌,属条件致病菌,广泛分布于自然界,存在于土壤、鸟类的粪便(尤其是鸽粪)中,通常在机体免疫力低下的人群中引起感染。鸽子饲养者新型隐球菌感染率高于一般人群。通常呼吸道是主要的侵入途径,其次为皮肤和黏膜。新型隐球菌脑膜炎多见于全身性疾病,特别是全身性免疫缺陷性疾病和慢性衰竭性疾病,如艾滋病、白血病、淋巴瘤、结核病、结节病、红斑狼疮、慢性器官衰竭、器官移植、恶性肿瘤和接受免疫抑制治疗的病人等。约有20%的病人没有明确的易感因素。

【临床表现】

本病通常呈慢性或亚急性起病,进展缓慢,起病前可有上呼吸道感染或肺部感染史。早期可有轻度间歇性头痛,之后转变为持续性并进行性加重。少数病人,尤其是免疫功能低下的病人可呈急性起病。大多数病人早期症状以发热、头痛、恶心、呕吐常见,检查可见明显的脑膜刺激征(颈项强直以及Kernig征阳性);少数病人以精神症状和局灶性神经体征为主,如意识障碍、记忆减退、人格改变等。

神经系统体征主要包括脑膜刺激征、视乳头水肿、颅神经麻痹(以眼球运动神经、面神经、听神经受累多见)和意识水平下降等。如果隐球菌在脑实质内形成较大的肉芽肿,可引起肢体瘫痪和共济失调等局灶性体征,甚至可以导致脑疝而使病人在短期内死亡。

颅内压增高为常见的并发症,可以引起明显的视力和听力下降。慢性病例可因脑底部蛛网膜粘连导致脑脊液循环受阻而形成脑积水,严重者可出现认知障碍和步态共济失调等。

【实验室检查及特殊检查】

脑脊液压力常明显增高,多超过 200mmH$_2$O;脑脊液中白细胞计数增多,通常为(100～500)×10^6/L,早期以多形核细胞占优势,但很快转变为以淋巴细胞为主;在艾滋病病人中,淋巴细胞可减少,甚至检查不到淋巴细胞。脑脊液蛋白含量常增高,糖和氯化物含量降低。

将脑脊液离心沉淀后涂片进行墨汁染色,如检出隐球菌则可确定诊断。在艾滋病病人中墨汁染色的阳性率为 70%～90%,而在非艾滋病人群中阳性率不到 50%。常规检查未能发现隐球菌者可行脑脊液真菌培养,通常 2～4 天,最迟 10 天可有隐球菌菌落出现。新型隐球菌脑膜炎的培养阳性率较高,一般可达 75%左右。

采用乳胶凝集试验检测隐球菌荚膜多糖抗原迅速而简便,是目前广泛采用的检查方法,有利于早期诊断。乳胶凝集试验的敏感性高于 90%,如果滴度大于 1∶4,则具有特异性。假阳性通常与标本中存在干扰物质有关,如类风湿因子阳性、肿瘤、结节病等均会影响试验结果。但因为乳胶凝集试验检测的隐球菌荚膜多糖抗原是大分子物质,不能从血清扩散进入脑脊液,所以脑脊液乳胶凝集试验阳性时一般可认为存在蛛网膜下腔隐球菌感染。

新型隐球菌脑膜炎缺乏特异性的影像学表现。头颅 CT 可能显示脑膜强化、单发或多发结节、脑水肿或脑积水。MRI 对于检测脑实质、脑膜、基底节和中脑等部位的多发结节状强化病灶更敏感。多数病人的肺部 X 线检查可有异常,类似于结核性病灶、肺炎样改变或肺部占位样病灶。

【诊断和鉴别诊断】

根据隐袭起病、缓慢进展的病程,脑膜炎的症状和体征,结合脑脊液常规表现,尤其是有免疫缺陷性疾病或慢性消耗性疾病病史者,应该疑诊隐球菌脑膜炎,在脑脊液中发现隐球菌是确诊的依据。

本病与结核性脑膜炎的临床表现及脑脊液常规检查结果非常相似,所以临床常常容易误诊,可以通过发热和肺部病灶的特点进行鉴别,但确诊仍然需要脑脊液病原学检查。也需要与非典型性化脓性脑膜炎进行鉴别,在询问病史时应注意询问病人抗生素的应用情况。

【治疗】

1.一般治疗　由于本病病程长,病情重,机体慢性消耗大,应特别注意病人的全身营养、全面护理、防止肺部感染等,保持水与电解质平衡。

2.对症治疗　颅内压增高者可应用脱水剂,防止脑疝发生;有脑积水者,可行侧脑室分流减压术。

3.抗真菌治疗

(1)首选治疗药物为两性霉素 B,宜与氟胞嘧啶联合应用。两药联合后两性霉素 B 的剂量可以略减,从而减少其不良反应。两性霉素 B 静脉应用的剂量为每次 0.7mg/kg,每天或隔日 1 次,用药总量为 2000~3000mg。由于该药在全身用药时脑脊液中的浓度仅为血浓度的 1/10,因此需同时辅以椎管内给药,成人每次 0.5~1mg,儿童每次 0.1~0.5mg,自小剂量开始,宜与地塞米松合用,每周给药 2~3 次,病原体消失后减量为每周 1~2 次。两性霉素 B 的不良反应较大,尤其肾毒性明显,应加强监测。

(2)氟胞嘧啶也是本病的选用药物,但在单用时疗效差且易产生耐药性,因此常与两性霉素 B 合用以增强疗效,剂量为每天 100~150mg/kg。不良反应有恶心、白细胞减少、肝肾功能损害和皮疹等。

(3)氟康唑,口服吸收良好,血及脑脊液中药物浓度高,对于治疗急性隐球菌脑膜炎具有一定的疗效,但较多的临床资料显示隐球菌脑膜炎的初期治疗尚需选用两性霉素 B 联合氟胞嘧啶,待病情稳定后继以氟康唑长程治疗以减少复发。剂量为 200~400mg/d,一次口服,疗程一般 6~12 个月。主要不良反应为恶心、腹痛、腹泻等。

【预后】

未经治疗的隐球菌脑膜炎通常在数月内死亡,平均病程为 6 个月,而在接受治疗的病人中病死率仍高达 10%~40%。研究表明,有基础性疾病者(如慢性肾功能或肝功能衰竭、血液系统恶性肿瘤等)、无头痛症状者、有精神症状者病死率高,预后差。部分病人可在治疗结束后 1~2 年又复发或遗留失明、颅神经麻痹、运动障碍或精神症状等。

(王　凡)

第八节　脑真菌性肉芽肿

【定义】

脑真菌性肉芽肿是由引起深部组织的真菌侵入脑内而形成。引起发病的真菌很多,包括隐球菌、念珠菌、放线菌、曲霉菌、新型隐球菌、球孢子菌、诺卡放线菌等,多为血行播散进入颅内,脑组织内。感染后临床上可出现脑膜炎、脑炎、脑脓肿、脑肉芽肿。

【诊断依据】

1.临床表现

(1)见于任何年龄,30~50 岁多见。病史长或亚急性起病。有低热、头痛、恶心、呕吐,脑膜刺激征明显。

(2)颅内压增高,出现头痛、恶心、呕吐、视神经乳头水肿。

(3)局灶性症状:颅底神经损害,如展神经麻痹,面神经麻痹。肢体感觉,运动障碍,癫痫发作。

2.辅助检查

(1)实验室检查

1)腰椎穿刺:脑脊液压力增高,脑脊液无色透明或浑浊,白细胞增多,以淋巴细胞为主。

2)脑脊液涂片:墨汁染色可找到隐球菌。

3)脑脊液补体试验或乳胶凝集实验:呈阳性反应。

(2)影像学检查

1)CT:显示脑基底池模糊变形、不对称,强化明显。脑室扩大,硬膜下水肿形成;脑实质内肉芽肿呈等密度或高密度;强化后可见大小不一、多发、边界清晰的强化结节,或呈不均匀强化环形。

2)MRI:显示基底池及脑白质区单发或多发类圆形结节,呈长 T_1、长 T_2 信号。注药后结节呈明显强化。

【鉴别诊断】

与结核性脑膜炎相似,脑脊液反复查找真菌,可与其他病鉴别。

【治疗原则】

1.药物治疗　有两性霉素 B、氟康唑、氟胞嘧啶等。对不同真菌应用不同药物,可合并用药。

2.立体定向　穿刺取活检。

3.手术治疗　切除病灶组织。

(赵德涛)

第九节　寄生虫感染

一、脑囊虫病

脑囊虫病是猪绦虫的幼虫寄生于脑、脑膜、脑室内引起相应神经功能障碍的疾病。根据临床表现特点可分为以下类型:癫痫型、脑膜炎型、高颅压型、痴呆型、脊髓型,各型可互相转化或重叠。

【流行病学】

人是猪带绦虫的中间宿主和终末宿主。感染途径有三:①内源性自身感染,因呕吐等逆蠕动返流至胃;②外源性自身感染,即患者肛门手口感染;③异体感染,患者本人并无肠绦虫,因摄入被污染的食物而感染。

脑囊虫病约占囊虫病的 80% 以上。我国华北、东北、西北、云南等地发病率较高。

【病因和发病机制】

囊虫在神经系统存在方式有活动期、退变死亡期及钙化期。活动期通常不引起症状,退变期囊内异种蛋白渗透入囊周脑组织,引起炎性反应。

【临床表现】

脑组织感染囊虫后至出现症状常需数月至数年时间。临床表现与脑内囊虫的数目、发育期和分布部位有关。

癫痫型:约占脑囊虫病的80%,以反复发作的各种类型癫痫为特征,约半数表现为单纯大发作,严重时可表现为持续状态。发作与囊虫多位于大脑灰白质交界处影响皮质兴奋性有关。

脑膜炎型:与病毒性脑膜炎相似。起病可呈急性或亚急性,症状在病程中可有波动。

高颅压型:30%～40%的患者有高颅内压,具有进行性增高的特征。单纯的高颅压型主要由囊虫寄生于脑室系统影响脑脊液循环所致,有时可表现为Bruns综合征,与囊虫呈活瓣样阻塞脑室孔有关。

痴呆型:以进行性精神异常和智能低下为特征,有的病例可出现幻觉及妄想,极易被误诊为精神分裂症。

脊髓型:少见,可有根痛和脊髓压迫症的表现。

【实验室检查及特殊检查】

1.粪便检查　检出绦虫卵或节片,可确诊绦虫病。

2.免疫学检查　血清和脑脊液囊尾蚴抗体补体结合试验、间接血凝试验、酶联免疫吸附试验等,阳性者有助于脑囊虫病的诊断。

3.脑脊液检查　脑脊液压力增高,蛋白轻度增高,糖正常,细胞数增加,其中嗜酸粒性细胞占相当比例,脑脊液细胞学检查对发现嗜酸性粒细胞增多更有帮助。

4.EEG检查　主要表现为弥漫性或局灶性慢波活动,以及棘(尖)波、棘(尖)-慢综合波,有助于继发性癫痫的诊断。

5.CT或MRI检查　对明确病变的部位、大小及数目敏感可靠,而且可以确定病灶的新旧程度,如CT所见低密度影为新病灶,高密度影为旧病灶。病变位于脑膜者,CT上仅表现为蛛网膜下腔局部显著扩大,MRI增强后能显示局部炎症所致的脑膜强化现象。病变位于脑室者,表现为脑室局部扩张,以及因阻塞室间孔或第四脑室引起的阻塞性脑积水。病变位于脑实质内者,在CT上呈圆形囊状结构,囊内常可见点状钙化的高密度头节,表示囊尾蚴已死亡。在囊尾蚴活动期,周围脑组织几无水肿,也不被强化。在退变期,周围水肿及环状或结节状造影剂强化,严重者可以继发脑脓肿。MRI表现更具有特征性。在活动期,脑实质内可见多发的、大小一致的囊腔,T_1加权囊腔为低信号,头节为点状较高信号;T_2加权囊腔为高信号,头节为点状低信号影;增强后囊壁呈线状均匀强化,头节亦有强化。在退变期,头节消失,囊腔周围脑水肿明显,增强后囊壁呈较厚的环状强化。

6.活组织检查　如有皮下结节,应常规做活组织检查。对生长在脑室系统的囊虫,可在内窥镜下取出囊虫送检。

【诊断和鉴别诊断】

1.诊断依据

①粪便中发现绦虫卵或妊娠节片是诊断绦虫病的重要依据;②在疫区,对具有癫痫发作、

颅内压增高、精神障碍三大症状的患者应高度怀疑脑囊虫病,若有囊虫皮下结节对诊断脑囊虫病更为有利;③特征性的脑 CT、MRI 改变是诊断脑囊虫病的重要依据;④血清、特别是脑脊液检查结果对确诊脑囊虫病有帮助。

2.鉴别诊断　癫痫型应与原发性癫痫以及其他原因所致的继发性癫痫相鉴别。脑膜炎型应与结核性或隐球菌性脑膜炎相鉴别。多发囊肿需与多发性转移瘤及多发性腔隙性脑梗死鉴别。

【治疗】

1.药物治疗　单用吡喹酮治愈率约 60%～80%,剂量为 180mg/kg,3～4 天内分次口服,1 个月后可行第 2 个疗程治疗。阿苯咪唑对脑囊虫病也有较好的疗效,副作用相对较轻。剂量为 18mg/kg·d,10 日为 1 个疗程,间隔 2 周再服第 2 疗程,一般 2～3 个疗程。在治疗过程中或治疗后可能因囊虫死亡引起急性炎症反应,出现临床表现加重的现象,如颅内压增高、癫痫发作。故在开始治疗的 2～4 天,应给予地塞米松 10mg/d,静脉注射或口服,同时给予脱水治疗和抗惊厥治疗。对癫痫型应抗癫痫药,疗程 3～6 个月以上。

2.手术治疗　对局限性癫痫发作,药物治疗效果不好者,可考虑手术治疗;脑底葡萄状虫体造成交通性脑积水者,应分期探查颅后窝和视交叉部,摘除葡萄状虫体。阻塞性脑积水者可行脑室心房或腹腔分流术;多发性脑囊虫所致的颅内压增高显著者,宜先行颞肌下减压术,术后再行药物治疗。

【预后】

脑囊虫病如不及时治疗,可引起痴呆、脑疝。弥漫性脑囊虫病伴痴呆者预后不良,脑囊虫病伴流行性乙型脑炎者病死率很高。

二、脑型血吸虫病

脑型血吸虫病是由血吸虫及其虫卵所分泌的毒素所致的中毒性脑炎或血吸虫虫卵经血液循环沉积于脑组织引起病变的一种脑寄生虫病。临床可分为急性型和慢性型两大类,慢性型又分为癫痫型、脑血管病型、颅内占位病变型等。

【流行病学】

在我国流行的是日本血吸虫病,主要流行于长江流域及其以南的 12 个省、市、自治区。

传染源主要是病人及保虫宿主(如牛、猪等),钉螺是唯一的中间宿主,人对血吸虫普遍易感。

脑型血吸虫病患者约为血吸虫病患者总数的 1.74%～4.29%。

【病因和发病机制】

血吸虫成虫及虫卵所分泌的毒素、代谢产物及虫体、虫卵等异种蛋白均可引起脑组织中毒反应和变态反应,引起脑组织广泛中毒、水肿及坏死,产生中毒性脑炎,即为急性脑型血吸虫病。

血吸虫虫卵可经体循环、颅内静脉窦或椎静脉系统侵入颅内或椎管内,于中枢神经系统内形成具有占位效应虫卵肉芽肿;异体蛋白刺激产生免疫反应,形成广泛脑水肿,即为慢性脑型血吸虫病。

【临床表现】

急性型:在感染数周后发病。主要为中毒反应与变态反应引起的急性脑炎或脑脊髓炎,表现为突发高热、头痛、精神异常、痉挛发作、瘫痪、大小便失禁及意识障碍等。

慢性型:多在感染后数年发病。①癫痫型:慢性型患者多属此型,表现为各种类型的癫痫发作,由血吸虫虫卵沉积于大脑皮质或灰白质交界处所致。②脑血管病型:急性起病,表现为偏瘫、失语、意识障碍甚至昏迷,可能为血吸虫虫卵栓塞脑血管所致。③颅内占位病变型:以颅内高压为特征,缓慢起病,可伴有偏瘫、失语、共济失调。为血吸虫虫卵肉芽肿及弥漫性脑水肿所致。

【实验室检查及特殊检查】

1.粪便检查　直接涂片发现血吸虫卵或粪便沉渣孵化检出血吸虫毛蚴,是确诊血吸虫病的直接依据。

2.血液检查　嗜酸性粒细胞增多,晚期有脾功能亢进症所致的白细胞和血小板减少,以及不同程度贫血。

3.脑脊液检查　脑脊液压力及蛋白含量均增高,脑脊液白细胞数正常或轻度增加,细胞学检查分类嗜酸性粒细胞比例明显增加。在脑脊液中检出血吸虫卵,可作为确诊慢性脑型血吸虫病的依据。

4.免疫学检查　以血吸虫为抗原的血液和脑脊液补体结合试验、环卵试验等对诊断具有参考价值。

5.影像学检查　脑 CT 或 MRI 显示脑部病变的部位、数量,常为多发性结节样病灶,周围有脑水肿。

6.组织活检　结肠黏膜组织或肝组织活检找到血吸虫卵可以确诊血吸虫病,脑组织活检发现血吸虫虫卵可以确诊慢性脑型血吸虫病。

【诊断和鉴别诊断】

1.诊断依据

①疫水接触史是诊断本病的必要条件。②发热、咳嗽、荨麻疹、腹泻等全身感染症状的病史,体检发现肝脾肿大。③周围血嗜酸性粒细胞计数增多,血清学检查阳性,粪便中找到虫卵、孵化阳性或结肠活检虫卵阳性均属感染证据。

血吸虫病患者一旦出现脑部损害的症状与体征,即应考虑本病。于脑脊液或脑组织活检中查到血吸虫虫卵,即可确诊。脑脊液嗜酸性粒细胞增多有一定助诊价值,脑 CT 与 MRI 能显示病变部位、数量。

2.鉴别诊断　急性脑型血吸虫病应与其他原因所致的脑炎进行鉴别。癫痫型应与原发性癫痫或其他原因所致的继发性癫痫进行鉴别,脑血管病型应与其他原因引起的脑血管病鉴别,颅内占位病变型应与脑肿瘤或其他占位性疾病进行鉴别。

【治疗】

1.药物治疗　首选吡喹酮,20mg/kg·d,分 3 次口服,连用 10 天,停药观察一个月后,可重复应用。对伴癫痫发作者同时予以抗痫药物,对颅内压增高应予脱水治疗,有明显变态反应表现者应给予类固醇激素药物静脉滴注或口服。

2.手术治疗　适应症为血吸虫虫卵肉芽肿经药物治疗无效或不能耐受药物治疗的患者;伴有严重颅内压增高并可能出现脑疝者;与脑瘤鉴别诊断困难需活检者。手术治疗后仍应根据病情进行必要的药物治疗。

【预后】

若能及时诊治,一般预后良好。经正规治疗后,85％患者的癫痫发作减少或停止,80％的患者可恢复原来的劳动能力。

三、脑棘球蚴病

脑棘球蚴病又称脑包虫病,是棘球蚴幼虫寄生于颅内所致的疾病,属人畜共患性寄生虫病。

【流行病学】

棘球蚴病几乎遍布全世界,在我国主要分布于甘肃、宁夏、青海、新疆、陕西、内蒙古及四川西部等畜牧地区。我国的棘球蚴病有两种,即囊状棘球蚴病与泡状棘球蚴病,以前者多见。

狗是棘球蚴病主要传染源。在牧区工作生活的人或曾去过牧区的人,以及做屠宰、皮毛等工作的人都有可能感染棘球蚴病。近年来,牧区邻近的一些城镇家庭养畜、养犬增多,城镇居民及儿童患棘球蚴病的人数有明显增多趋势。

脑棘球蚴病约占棘球蚴病的 1％,大多发生在脑实质内。

【病因和发病机制】

人或家畜误食棘球绦虫的虫卵后,在胃或十二指肠内孵化成六钩蚴,后者钻入肠壁血管或淋巴管,随血流侵入全身组织。幼虫经过数月的发育,成为囊状幼虫,早期无明显症状和体征,后期产生占位效应压迫邻近的器官组织。棘球蚴囊一旦破裂,囊液可引起变态反应,甚至休克。

【临床表现】

与脑肿瘤相似,表现为癫痫发作与颅内压增高症状,后者常为首发症状。儿童患者可有头围增大,头皮静脉扩张。局灶性症状取决于棘球蚴生长的部位,常见有运动性或感觉性癫痫、轻偏瘫、偏身感觉障碍、视野缺损和精神症状等。椎管内棘球蚴症表现为长期神经根刺激症状,或因脊髓受累而突然出现截瘫。

【实验室检查及特殊检查】

1.血液检查　嗜酸性粒细胞增多。

2.脑脊液检查　颅内压增高,蛋白增高,嗜酸性粒细胞增多。因脑棘球蚴病常伴非对称性颅高压,脑脊液检查应慎重。一般不宜做脑室穿刺或造影,以免刺破囊壁引起棘球蚴扩散。

3.皮内试验　阳性率在80%～90%,可有假阳性。具体方法是用囊液抗原0.1ml注射于前臂内侧皮内,观察15～20分钟,阳性者局部出现红色丘疹,可有伪足,为即刻反应,约120～150分钟后开始消退,12～24小时后出现红肿和硬结,为延迟反应。在单纯性病例,两种反应均为阳性。在穿刺、手术或感染后,即刻反应阳性,延迟反应被抑制。当患者血液中有足量的抗体存在时,延迟反应常不出现。

4.免疫学试验　检测患者血清或脑脊液的抗体,试验阳性具有诊断意义。常用的方法有间接血凝试验和酶联吸附,阳性率约90%,可有假阳性和假阴性反应。

5.影像学诊断　头颅CT或MRI可显示囊肿的部位、大小和形态。典型的棘球蚴囊为边界清晰、密度同CSF或略高的类圆形囊性肿块,壁多有钙化,几乎不增强,偶可为实质性肿块,病灶周围一般无脑水肿。

【诊断和鉴别诊断】

1.诊断依据

①牧区羊犬接触史。②局灶性脑损害体征、癫痫发作和颅内压增高等症状。③棘球蚴皮内试验和补体结合试验阳性,血和脑脊液嗜酸性粒细胞增多,头颅CT扫描和MRI检查显示颅内囊肿。

2.鉴别诊断　与其他颅内占位病变、颅内压增高和癫痫等鉴别。

【治疗】

1.药物化疗　丙硫苯咪唑每次750mg,每日2次,连用42日。甲苯咪唑的剂量国外为每日20～200mg/kg不等,通常以每日40～50mg/kg为宜,分3次口服,疗程1个月,休息1个月后可再续1个疗程。阿苯达唑吸收较好,疗效较好,有取代甲苯咪唑的趋势。治疗囊状棘球蚴病时,剂量每日10～40mg/kg,分2次口服,30天为1个疗程,视病情可连续数个疗程。吡喹酮亦可用于不能手术或术后复发者。对癫痫发作及颅内压增高者亦应分别给予抗癫痫药物及脱水剂。

2.手术治疗　对棘球蚴巨大囊肿,手术为根治的唯一方法。

【预后】

相对其他部位的棘球蚴病来说,脑棘球蚴病的预后较差。泡状棘球蚴病的预后较囊状棘球蚴的预后更差。

(刘文祥)

第十节　梅毒性肉芽肿

【定义】

梅毒性肉芽肿系梅毒侵犯软脑膜形成颅内局限性肿块。其中如果形成比较大的肉芽肿,可以呈现纤维性包膜,外周极为坚韧,与脑组织分界明显。

【诊断依据】

1.有梅毒病史。

2.临床表现　起病缓慢,常有痴呆、癫痫发作、颅内压升高及局限性脑病灶所引起的相应的体征。

3.辅助检查

(1)血清和脑脊液检查:康氏、华氏反应呈阳性。

(2)影像学检查:头部 CT 或 MRI:显示脑部占位性病灶。

【治疗原则】

1.药物治疗　大剂量青霉素,必要时辅以砷剂和铋剂治疗。

2.手术治疗　大的占位性肉芽肿可以行手术切除。

(王　凡)

第十一节　艾滋病的神经系统损害

【定义】

获得性免疫缺陷综合征,简称 AIDS 病。是由 HIV-1 和 HIV-2 引起的传染病。免疫系统的缺陷、尤其是 T 细胞介导的免疫缺陷使 HIV 感染者易患各种机会性感染和恶性肿瘤。此外,越来越多的证据表明 HIV-1 型为亲神经病毒,并且能够直接导致中枢神经、周围神经的损伤。

根据 HIV 发生感染后的表现分为 5 种状态:①急性感染期;②潜伏状态;③持续性全身淋巴结增生;④艾滋病相关综合征(ARC);⑤艾滋病全盛期。HIV 引发的神经系统感染可单独存在,也可与前 5 种状态共同发病。有 1/3 的艾滋患者有神经系统的表现,约 10% 的患者为首发症状和主要表现。

【诊断依据】

1.临床表现　艾滋病的临床表现复杂多变,若合并机会性感染或肿瘤则更为复杂。

(1)一般病史和症状

1)有与艾滋病患者发生不正常性交史或静脉吸毒者。

2)曾使用进口的第Ⅷ凝血因子或血液制品。

3)体温在 38℃左右,持续一个月未找出原因并有腹泻、消瘦或肺部症状,体重减轻以及原因不明的全身淋巴结肿大。

(2)原发性神经系统损伤症状出现在 HIV 早期感染患者。

1)对脑膜的侵犯:见于急性、慢性脑膜炎。表现为头痛、脑膜刺激征、Ⅴ、Ⅶ、Ⅷ脑神经损伤症状,部分患者有精神症状、意识障碍及抽搐发作。

2)对脑实质的损害:见于弥散性脑炎(艾滋病、痴呆综合征),表现为智力障碍、感情淡漠以至痴呆,上肢笨拙及震颤,下肢无力共济失调、行动困难、截瘫或四肢瘫、大小便障碍。

3)脊髓及周围神经损害:表现为下肢无力、腱反射亢进、锥体束征阳性、截瘫,深感觉障碍、感觉性共济失调、肌震颤、远端肢体麻木、无力;腱反射低下或消失。

4)机会性感染:见于脑实质性疾病、脑膜性疾病。当患以下疾病时容易感染:巨细胞病毒性脑炎、单纯疱疹病毒性脑炎、进行性多灶性脑白质病变、寄生虫感染疾病(如脑弓形虫病是艾滋病常见的并发病)、真菌感染性疾病(如隐球菌性脑膜炎等)、细菌性感染疾病、中枢神经恶性肿瘤及 Kaposi 肉瘤。

(3)主要表现为精神障碍、视觉障碍、构音障碍、面瘫、偏瘫、感觉障碍、癫痫发作。

2.辅助检查

(1)脑脊液检查

1)脑脊液淋巴细胞增高、蛋白增高。

2)HIV 抗体阳性反应。

3)脑脊液涂片、染色、培养可发现相关疾病。

(2)脑组织活检:取脑组织检查、分离 HIV 病毒。

(3)影像学检查

1)头部 CT:显示脑萎缩,35%艾滋病有单纯性脑萎缩、25%有脑局限性损害及相关的神经损害。

2)MRI:显示脑部更多的病灶,弓形虫病一般为双侧多发颅内异常。

3)脑血管造影:示脑内血管多发狭窄病变。

(4)其他检查

1)脑电图检查:脑电基本节律减慢。

2)肌电图检查:神经传导延长、纤颤电位。

【治疗原则】

目前主要预防感染,对症药物治疗,一旦发病尚无特殊药物治疗。

1.药物治疗

(1)齐多夫定:增加 T 细胞数量,减少血液中 HIV-1。

(2)双叠氮胸苷:可进入血脑屏障、达到抗病毒的浓度。

(3)更昔洛韦:有神经痛病者。

(4)皮质激素:肾上腺皮质激素用于治疗慢性、急性炎性神经脱髓样病变。

(5)抗生素和抑制真菌药物可用于全身感染。

2.手术治疗   艾滋病的中枢神经损害手术并非主要的治疗手段。

(1)单发的无脑神经转移的淋巴瘤、Kaposi 肉瘤及艾滋病相关的病原体感染引起的肉芽肿、脓肿可开颅手术。

(2)继发脑积水:可考虑脑室分流术。

(3)脑组织活检:立体定向手术取活检,进行确诊。

(许新强)

现代心内科学

（下）

王　雷等◎主编

吉林科学技术出版社

第十五章　脊髓疾病

第一节　脊髓损伤

一、脊髓的解剖

脊髓位于脊柱内,节段分为颈 8、胸 12、腰 5、骶 5、尾 1。脊柱由一系列脊椎组成。脊髓本身的"神经"节段水平是根据脊椎之间进出脊柱的脊神经根而定的。脊椎和脊髓节段的水平并非全部一样。脊髓上端,前 2 个颈段脊髓大致与前 2 个颈段脊椎水平相当。但颈 3～颈 8 段脊髓位于颈 3～颈 7 脊椎之间。同样,在胸段脊髓中,前 2 个胸段脊髓大致与前 2 段胸段脊椎水平相当。但胸 3～胸 12 脊髓段位于胸 3～胸 8 之间。腰段脊髓位于胸 9～胸 11 椎骨之间,而骶段位于胸 12～腰 1 椎骨之间。脊髓尖或称脊髓圆锥位于腰 2 脊椎水平。腰 2 以下只有脊神经根,称为马尾。

第一和第二颈椎支撑头部活动。颈 1 椎骨支撑头颅,称为"寰椎"。头颅后部是枕骨,枕骨与颈 1 椎骨之间的关节称为"寰枕关节"。颈 2 椎骨支撑寰椎的活动,称为轴椎。颈 1 与颈 2 椎骨之间的关节为"寰轴关节"。颈段脊髓的神经支配膈肌(颈 3)、三角肌(颈 4)、二头肌(颈 4～5)、腕伸肌(颈 6)、三头肌(颈 7)、指屈肌(颈 8)以及手部肌肉(颈 8～胸 1)。

二、病因学和流行病学

脊髓损伤通常是由于脊柱的创伤导致,首先椎骨或椎间盘移位,然后压迫脊髓引起损伤,脊髓损伤可以在没有明显脊椎骨折的情况下发生,而脊椎骨折也可能不出现脊髓损伤。脊髓损伤还可能由于脊髓缺血造成。在发达国家,包括在送往医院途中死亡的患者,大约每年每 100 万人口中会出现 12～53 个新病例。脊髓损伤最常见的原因是交通事故、坠落、暴力和运动损伤。脊髓损伤发生于交通事故的占 50%、发生于坠落的占 15%～20%、发生于运动损伤的占 10%～25%。个别脊髓损伤的病例与误食酒精有关。与工作相关的脊髓损伤占 10%～25%,暴力损伤占 10%～20%。运动、娱乐活动引起的损伤在不断增加,暴力引起的脊髓损伤急剧上升(钝挫伤,穿透伤,枪、刀伤),成年人尤其是发生于坠落的发病率也在不断增加。缺血性脊髓损伤多是由于血管损伤或阻断引起,而出现于脊髓损伤前的病理变化包括骨关节炎、椎管狭窄、强直性脊柱炎、风湿性关节炎和先天畸形。有关统计数据指出 55% 的脊髓损伤发生于颈部(主要是第 4~6 颈椎水平),45% 的脊髓损伤是完全性的。20%~60% 的脊髓损伤患者有其他复合伤,如颅脑、胸腔损伤等。受伤的平均年龄已经从 20 世纪 70 年代中期的 29 岁慢慢增加到目前的 40 岁左右。超过 80% 的脊髓损伤发生在男性。在美国,现在大约有 25 万人脊髓损伤。在中国,脊髓损伤发生率约每年 60000 例。

55% 的创伤性脊髓损伤涉及颈髓损伤。创伤性颈髓损伤 3 个月的死亡率为 20%~21%。在美国,每年治疗脊髓损伤患者的费用估计达 40 亿~90 亿美元。由于这种疾病在急性和慢性阶段的生存人数不断增多,脊髓损伤患者在生活中正越来越常见。每个脊髓损伤患者的治疗费用直接与脊髓损伤平面和患者的年龄有关。依赖机械通气的四肢瘫痪高龄患者的费用最高。长期生存的调查显示,高位神经水平的损伤、完全性脊髓损伤、老龄以及受伤后的前几年有更高的死亡风险,故相应的治疗费用大幅度提高。

三、发病机制

(一)原发性脊髓损伤

指外力直接或间接作用于脊髓所造成的损伤。

(二)继发性脊髓损伤

指外力所造成的脊髓水肿、椎管内小血管出血形成血肿、压缩性骨折以及破碎的椎间盘组织等形成脊髓压迫所造成的脊髓的进一步损害。造成继发性损伤的机制包括:①血管舒缩功能受损,缺血、出血、血管痉挛、血栓形成和通透性增加;②炎症趋化因子、细胞因子和类花生酸类物质的释放、细胞黏附分子表达和白细胞浸润引起炎症变化;③三磷酸腺苷耗竭、自由基产生、脂质过氧化、兴奋性氨基酸释放、细胞内钙超载和线粒体功能不全引起细胞功能障碍。

继发性损伤的一个标志是脊髓水肿,可能会在临床上表现为神经功能恶化,在磁共振成像(MRI)表现为实质信号异常。脊髓水肿通常在伤后 3~6 天最严重。除了这些急性变化,脊髓损伤在伤后数周或数月,还可出现脊髓细胞凋亡,胶质瘢痕形成,并产生囊性腔。继发性脊髓损伤的临床意义是出现了如低血压、休克、动脉血氧含量下降、儿茶酚胺释放下降、高凝状态和高热等全身改变。在受伤时即刻出现的局限性的低灌注和缺血,经过数小时以后不断向两个方向进行性扩展。除了缺血性因素外,其他如自由基、钙离子、类二十烷酸、蛋白酶、磷酸酶等的释放均可引起继发性损伤。

病理学改变表现为瘀伤处出血,首先开始于灰质,经过数小时可以发生深入脊髓的严重出血。接着脊髓出现水肿、细胞染色体溶解和空泡溶解,最终神经元坏死。细胞凋亡,尤其是少突胶质细胞的凋亡也会发生。在白质,血管源性水肿、轴突降解和脱髓鞘随之发生。出血部位出现多型晶体。接着,凝固性坏死和空洞形成相继发生。

四、临床表现

"截瘫"指脊髓胸段、腰段或骶段(不包括颈段)椎管内脊髓损伤之后,造成运动和感觉功能正常。性功能也与脊髓骶段有关,脊髓损伤后性功能受到影响。在体验性幻想时,来自大脑的信号传递到胸10～腰2脊髓水平,在男性,信号再转达给阴茎,这些信号引发阴茎勃起。另外,在直接接触阴茎或其他性敏感的区域如耳朵、乳头或颈部时,反射性勃起也可发生。反射性勃起是无意识的,在没有性幻想时也会发生。控制人体引起反射性勃起的神经位于骶神经(骶2～4),在脊髓损伤后会受到影响。

马尾神经起自第2腰椎的骶脊髓,一般终止于第1骶椎下缘,腰椎2以下只能损伤马尾神经,马尾神经在椎管内比较分散和活动度大,不易全部损伤,多为不完全性损伤,表现为损伤平面以下弛缓性瘫痪,腱反射消失,没有病理性锥体束征,两侧症状多不对称,可出现剧烈的疼痛和不等程度的感觉障碍,括约肌和性功能障碍多不明显。

五、神经功能评估

(一)脊髓损伤分类

脊髓损伤可以分为完全性与不完全性两大类。根据是否存在肛门感觉和肛门括约肌收缩来定义是否为"完全性"脊髓损伤。这样"完全性"脊髓损伤就简单定义为:代表骶髓最低段(骶4～5)的肛门和会阴区无运动和感觉功能。2000年,美国脊髓损伤学会(ASIA)和国际截瘫医学会根据 Frankel 脊髓损伤分级,修订提出了一套统一的 5 级残损分级量表(AIS)(表 15-2)。同时,ASIA 认定 5 个不完全性的脊髓损伤综合征,包括①中央脊髓综合征是上肢肌力减弱重于下肢;②布朗-塞卡综合征反映一侧脊髓损伤更重;③脊髓前柱综合征损伤主要在脊髓前束,包括前庭脊髓束;④圆锥综合征为圆锥损伤;⑤马尾综合征为脊髓根损伤。

表 15-2 美国脊髓损伤学会脊髓残损分级量表

AIS 分级	描述	是否为完全脊髓损伤
A	在骶段 S4～S5 无任何感觉或运动功能保留	完全性脊髓损伤
B	骶段 S4～S5 在内尚存感觉功能,但无运动功能	感觉不完全性损伤
C	在神经平面以下存在运动功能,且平面以下半数以上关键肌肌力小于 3 级	运动不完全性损伤
D	在神经平面以下存在运动功能,且平面以下但半数以上关键肌肌力等于或大于 3 级	运动不完全性损伤
E	感觉和运动功能正常	正常

以骶4～5是否有功能作为是否是"完全性"损伤的定义,解决的不仅是部分保留带和外侧功能保留的问题,而且还解决了功能恢复的问题。事实证明,极少有骶4～5功能丧失的患者能自然恢复这些功能。虽然这样简化了评估损伤是否是"完全性"的标准,但 ASIA 仍决定,运动和感觉水平应该在两侧分别表示,并注明部分保留带。

损伤部位以下运动和感觉功能缺失并不一定意味着没有轴突穿过损伤部位。许多医师将"完全性"脊髓损伤等同于缺乏轴突穿过损伤部位。许多动物和临床资料表明,多达5%～10%的动物或人最初损伤部位以下没有感觉和自主功能,但后来恢复了某些功能。如果是不完全性损伤,最近的研究表明,通过强化练习和操练,近90%将恢复了独立行走功能。

(二)无意识或不配合患者的神经功能评估

如果患者意识丧失或不能配合,那么神经学检查可能会比较困难。对于这些患者,一些临床表现可以提示有脊髓损伤的可能性。这些临床表现包括:①在损伤水平以上对疼痛有反应,而以下就对疼痛没有反应;②上肢和(或)下肢弛缓,反射消失;③肘部屈曲而伸展无力提示颈髓损伤;④不恰当的血管扩张(与低体温有关、或者当胸腰部脊髓损伤时在下肢出现但不在上肢出现);⑤无法解释的心动过缓、低血压;⑥阴茎异常勃起;⑦肛门部位肌肉松弛、反射消失等。但是,脊髓损伤的确诊还是要依靠 MRI 和体感诱发电位(SSEP)。

(三)脑脊液生物标记物监测

目前神经功能测定方法都是用于损伤严重程度的分级和预测神经系统功能恢复程度。然而,在急性受伤的患者,目前这些措施往往无法有效及时地进行。研究表明,神经丝蛋白 H 磷酸化亚型(pNF-H)是神经丝蛋白 H(NF-H)的磷酸化亚型,被认为是可以反映轴突损伤的潜在标志物。实验表明,各类实验性脊髓损伤和创伤性脑损伤中,可溶性 pNF-H 的免疫反应很容易在成年大鼠血清中检测到,但在正常动物血清中检测不到。脊髓损伤以后,血清 pNF-H 表达在 16 小时后达到第一个高峰,在 3 天后达到第二个高峰,第二个峰值通常更大。这些结果表明,pNF-H 在血清中的免疫反应水平,可以用来方便地监控在实验条件下和假定临床情况下的神经元损伤和变性。因此,检测这种血清或脑脊液中蛋白质,可能为判断神经元损伤的存在和程度提供有关信息。

在实验性脊髓损伤的系列研究中,生物标志物 S-100B、神经原特异性烯醇化酶(NSE)、神经丝轻链和胶质纤维酸性蛋白显著增加。在伤后 2 小时,血清和脑脊液中 NSE 和 S-100B 蛋白水平显著增加,并在 6 小时达到了最大值。在一定时间窗内,血清和脑脊液中 NSE 和 S-100B 蛋白水平与损伤的严重程度是密切相关的。在实验性脊髓损伤后,NSE 和 S-100B 蛋白水平在血清和脑脊液中显著增加,并显示出时间依赖性,从而可能被视为急性脊髓损伤的特定生物标志物。有关研究人员建立了用 S-100B、胶质纤维酸性蛋白(GFAP)和白介素(IL)-8 构成的生化模式,来预测损伤的严重程度。在伤后 24 小时内,利用这些蛋白的浓度,该模型准确地预测了 89% 的患者的 AIS 分级。此外,在伤后 6 个月,通过这些脑脊液蛋白比用 AIS 分级能更好地预测节段性运动功能恢复。在伤后的第 3~4 天,炎性细胞因子,如 IL-6,IL-8 和单核细胞趋化蛋白-1(MCP-1)的表达模式为人类脊髓损伤的病理生理提供了宝贵信息。此外,S-100B 血浆浓度的增加与不良的功能恢复密切相关。

(四)影像学检查

影像学检查的主要目标是迅速、准确地确定脊柱损伤部位及其所引起的脊髓损伤。有脊柱或脊髓损伤危险性的所有外伤患者都应进行影像学检查,这些患者可能存在:①颈、背部疼痛或压痛;②感官或运动障碍;③神志不清水平;④酒精或药物中毒等。大于 95% 的脊髓损伤患者都伴随脊柱损伤[骨折和(或)脱位]。对于 X 线平片或计算机断层扫描(CT)没有任何脊柱损伤异常的脊髓损伤患者,被称为无放射影像学脊髓损伤异常(SCIWORA)。但是,如果用磁共振成像(MRI)诊断隐匿性椎间盘或韧带损伤,将提高脊髓损伤的诊断率。

1. X线平片　除了那些没有意识或多发伤的患者,对于有症状的疑似脊髓损伤的患者,X线平片仍然是比较传统的检查方法。然而,没有可以察觉到的异常并不意味着可以排除脊髓损伤。摄片效果不佳、摄片技术质量不好或者阅片者缺少经验等因素都可能导致漏诊。即使没有受到这些限制,颈部X线片经常会无法很好显影骨折和半脱位,仍然要高度怀疑脊柱骨折和脊髓损伤。从颅底部直至包括第7颈椎和第1胸椎交界处的整个颈椎节段,都应该在平片上充分显影。通常情况下,椎前软组织异常提示细微的损伤。

对于颈椎,三位创伤系列摄片在大部分医院是标准检查方法。这种检查方法包括侧位、正位和齿状突开口位三个位置。侧位片要注意:①要将整个颈椎及颈7~胸1椎间隙都摄入片中;②观察锥体对齐、骨性结构、椎间隙的异常和软组织增厚。五位系列摄片被认为可以提高诊断率而推荐应用。但是也有研究表明,这种检查方法对于诊断率并没有影响。对于胸腰段损伤,侧位和前后位X线摄片是标准的X线检查方法。

2. CT　在诊断脊髓损伤方面,CT尤其是更先进的多排CT扫描的敏感性,远远强于X线平片。CT扫描在检测和评估脊髓损伤、排除椎间隙损伤方面有着至关重要的作用。

CT扫描的指征包括:①X线平片不能很好显影;②临床上高度怀疑脊髓损伤,但X线片显示正常。例如出现持续性或进行性颈部疼痛或压痛,或者出现神经系统的异常表现;③对于X线片的检查结果表示怀疑;④存在异常X线表现,对于在X线平片上看到的骨折、半脱位或脱位做进一步的检查;⑤椎管评估。

CT扫描应该在所有疑似或确诊的脊髓损伤患者中进行。如果患者意识障碍或存在严重的多发伤,CT扫描应该被作为检查评估颈、胸或腰段脊髓损伤的首选影像学检查方法,而不要先进行X线摄片检查。应常规进行矢状位和冠状位重建。在最近的一项研究中,70例颈1~3受伤的患者中,67例通过CT正确诊断,而通过X线片正确诊断的仅为38例。螺旋CT允许矢状位和三维重建,并可能为诊断会提供更大的准确性。然而这些研究被认为存在缺陷。尽管作为单一的诊断方式,CT是不能确定诊断的,但三位平片与CT相结合的阴性诊断率>99%。如果有必要,脊髓的CT扫描应该与其他部位的CT扫描相配合进行诊断。虽然CT骨髓造影已经被MRI所取代,但是如果没有MRI检查设备或患者有MRI禁忌证,就可选择CT骨髓造影。

3. MRI　MRI使包括韧带、椎间盘和脊髓本身的软组织形象化,从而显示脊髓损伤的位置、范围和性质。MRI在脊髓损伤的神经损害、预后评估和手术方案设计方面都提供了重要的信息。如果出现不能解释的神经功能损害、损伤的椎骨水平与神经水平的不一致或者神经功能恶化,应及时进行MRI检查。

存在脊髓损伤而没有知觉、或者不能配合、或者极度兴奋、或者有相关其他创伤的患者,经常需要进一步进行颈椎影像学检查。此时可选择以下几部分:①维持颈部和或脊柱保护措施,直到患者恢复意识和反应;②在医生监测下的脊柱动力位成像;③应用脊髓MRI排除纯粹的韧带损伤。在这三个选项中,因为可以指示颈椎是否有不稳定现象,通常会选择MRI来使脊髓清晰成像。MRI显示的脊髓创伤偏位及其他表现,很大程度上决定了进一步的治疗和诊断策略。

4. 颈椎损伤的排除　考虑到部分颈椎节段损伤的漏诊将造成严重后果,因此须在充分影像学检查之后才能排除颈椎损伤,而且必须由有经验的专家来进行。虽然加拿大颈椎准则为急性、稳定的创伤患者提供了影像学检查指南,但不适用于重症加强医疗病房(ICU)患者。对于 ICU 患者,尤其是存在意识障碍时,排除颈椎损伤的标准方法还有争议。最佳方法似乎是螺旋多排 CT 薄层扫描与重建,选择 MRI 用于进一步检查,而不是使用屈/伸成像检测不稳定的韧带损伤。

早期颈髓清晰显像有利于早期撤除颈圈以及解除与放置颈圈相关的压疮、气道管理困难、中心静脉置管困难和头颅损伤时颅内压增高等问题。

(五)检查其他复合伤

颈椎损伤(四肢瘫痪),可复合头部损伤。颈椎损伤的发生率占颅脑创伤的 1%～3%。所有颈髓损伤的患者中,25%合并一定程度的头部损伤,2%～3%有严重的损伤。因此,头部损伤的患者都应该先假设有颈椎损伤,直到确定排除诊断。

胸腰椎损伤(截瘫),可复合胸腹部创伤。尽管主动脉 X 光摄影术可以更好地评估其他胸腔损伤,但胸部加强对比螺旋 CT 可以用于临床评估其他胸腔损伤,排除大血管损伤。脊髓损伤合并腹部损伤的诊断较为困难。然而,如果出现过度的低血压、背部疼痛或者在脊柱或胸腔 X 线平片中看见游离气体或液体,就怀疑腹腔脏器损伤。腹部 CT、诊断性腹腔灌洗或者超声检查均可帮助诊断。

六、脊髓损伤的急救处理

脊髓损伤急救处理的首要原则是维持呼吸和循环功能,使继发性脊髓损伤最小化。脊柱必须固定防止进一步损伤发生。这包括直线形固定,在头部两侧放置沙袋固定,用坚固的颈圈制动,以及在转运时应用背板。固定制动的目的是防止不稳定脊柱对脊髓造成进一步损伤。因为脊柱损伤可以发生在不相邻的脊柱节段,所以在相应的身体检查和影像学检查排除脊柱损伤之前,整个脊柱都应该固定制动。固定制动被广泛地作为对有脊柱损伤可能性的患者的救护标准。对于影响呼吸的颈部脊髓损伤,有时通气支持是必要的。多数情况需要紧急气管插管,用双手托颌法开放气道,插管时头颈部必须摆正。上位脊髓损伤可能会发生神经源性休克,需要大量扩容。如果血压低,必须给予输液和药物治疗,以保持脊髓内的血流。为了使患者最大限度减少水肿恶化的发生,对于怀疑并发颅脑损伤的患者,除补充生理盐水或乳酸林格氏液外,经常需要补充胶体液。

初步复苏和评价后,在维持脊柱固定措施的同时,进行 X 线平片和 CT 扫描等检查。对于精神状态改变和(或)怀疑颈椎损伤的患者,初步检查必须包括能清楚地显示颈椎直至颈 7～胸 1 交界处的颈椎正、侧位和齿状突位 X 光片。额外的脊髓检查可能需要在患者固定和更多紧急诊断检查进行以后进一步采取。在此期间,坚固的颈圈固定和背部夹板固定必须继续应用。然而,固定制动不是完全没有弊端的。在 70% 患者中,固定制动可以带来疼痛、压疮、胸壁损伤。另外,颈部固定制动可以增加呼吸道损害、插管困难、呼吸困难和颅内压增高。临床救治过程中应充分考虑这些因素对患者的影响。

常规胸腹部 X 线片可能会提供存在严重胸腰段脊髓损伤的重要信息。尽管这不能替代接下来的正规脊髓检查,但这些检查往往是例行创伤救治工作的一部分,并为脊柱创伤的存在提供早期的线索,可能有助于决定后续影像学检查的优先次序。

在颈圈固定颈部等固定措施以后,转运中仍要保持患者平稳,防止人为损伤发生。进入急诊室后,必要时可应用吗啡止痛,以利于实施进一步检查。如果病情平稳,可转入监护条件更佳的单位治疗,这可降低并发症和缩短住院时间。脊髓损伤患者应转入 ICU 严密监测治疗,进一步支持呼吸、循环等重要生命器官功能。

七、脊髓损伤患者的器官功能支持

脊髓损伤对生命重要器官功能造成影响。许多研究报告指出,脊髓损伤患者急性期应在 ICU 接受治疗,对各种潜在并发症进行监测、评估和防治。在脊髓损伤患者中可以看到不同的早期和晚期并发症,这些并发症涉及各个系统的程度,总是和脊髓损伤的水平及严重性相关。

(一)呼吸系统

呼吸系统问题是脊髓损伤患者转入 ICU 的最常见原因呼吸系统并发症的发生,取决于脊髓损伤的程度、患者年龄以及是否存在潜在呼吸系统疾病和复合伤。这些并发症包括肺不张、痰液潴留、肺炎和急性呼吸衰竭。呼吸系统并发症也是导致死亡的主要危险因素,尤其是四肢瘫痪的患者。在急性受伤住院阶段,84%的颈 1～4 损伤患者和 60%的颈 5～8 损伤患者会发生呼吸系统并发症。膈肌受颈 3～5 神经支配。颈 3 损伤患者,膈肌的大部分神经支配已丧失,所有患者均需要进行机械通气支持,大约 50%患者需要永久机械通气支持。斜角肌无力和肋间肌瘫痪导致矛盾呼吸形式,腹肌瘫痪导致不能咳嗽。对于截瘫患者,膈肌是完好的,但受损脊髓神经水平的肋间肌和腹肌功能下降,肺活量有一定程度下降,咳嗽功能受到不同程度损伤。

1.人工气道 有研究显示,脊髓损伤患者气管插管的决定因素包括颈 5 水平以上的损伤、损伤严重程度评分(AIS)和完全性脊髓损伤。总体而言,有 74%的脊髓损伤患者需要气管插管。表 15-3 列出了脊柱和脊髓损伤患者气管插管的建议指征。

表 15-3 脊柱和脊髓损伤患者气管插管的建议指征

气道损伤

昏迷

水肿

咽后血肿

高误吸风险

呼吸衰竭

用力肺活或用力肺活 < 15ml/kg 的显著下降

呼吸做功增加

$PaO_2 < 60mmHg$ 或显著下降,尽管补充氧气

$PaCO_2 > 60mmHg$

复合颅脑创伤,格拉斯哥昏迷量表评分 < 8,或存在颅内高压

气管插管的方式包括清醒情况下纤维光学支气管镜引导经口（鼻）气管插管，和全麻下经口气管插管。两种方法无优劣之分，决定选择的因素包括情况的紧急程度、医务人员的技术和训练、设备的可取性、患者的意识状态和复合伤。虽然麻醉下经口气管插管时颈部移动的概率会更大，但这仍是一种安全的技术，而且没有证据表明会导致神经功能。必须做好快速诱导和插管困难的准备。颈圈被拆除以保证口部充分张开，头部的人工固定必须在没有牵引力的情况下进行，并给予环形压力。琥珀胆碱在脊髓损伤发生后10天～7个月之间应该避免，以防止严重的高钾血症。罗库溴铵是更理想的肌松剂。

一般认为下列患者应进行气管切开：上颈段损伤、出现呼吸衰竭、呼吸道感染痰液不易咳出、已经发生过窒息。另有两个因素也可能影响气管切开的应用，即是否为完全性损伤和损伤水平是否高于颈5水平。气管切开在不完全性损伤患者的概率较低（6％～33％），而在颈5水平以上的完全性损伤患者中，气管切开的概率在81％～83％，而颈5水平及以下完全性损伤发生概率为49％～60％。此外，如果需要长期机械通气（大于2周），或多次拔管失败，就要考虑气管切开。对于高位脊髓损伤、原先有肺部疾病和高龄患者，可考虑早期气管切开。文献报道多数气管切开在伤后3～10天之间。有些报道推荐在颈椎前路稳定术后再行气管切开术，主要是考虑到前路稳定术与气管切开切口部位感染风险之间的关系。

2.机械通气、呼吸治疗和感染控制　脊髓损伤患者的机械通气和呼吸治疗应遵循危重患者的总体原则。呼吸支持的目的是预防和纠正低氧血症并维持患者的通气功能。对脊髓损伤患者的呼吸治疗也具有十分重要的临床意义。具体措施包括肺部清洁措施、胸腔物理疗法、增加呼吸道湿度和持续性气道正压通气。每2小时改变卧姿可防止肺不张，强化生理支持治疗，在用非侵入性的通气支持方式时每4小时进行一次深呼吸，如有必要可用支气管扩张剂。协助咳嗽可能有利于清除痰液。有研究显示，持续体位旋转治疗能够显著降低与脊髓损伤有关的肺部并发症。采取措施增加最大呼气流速可改善咳痰效果，对于清醒患者进行呼吸肌肉阻力训练能改善最大吸气压力和肺活量。

3.机械通气的撤离　撤除机械通气应根据以下指标：①患者一般情况好转，末梢循环好，感染已控制，水电解质平衡已被纠正，肺部X线片无明显异常；②血气分析示动脉血氧分压高于80mmHg，二氧化碳分压低于45mmHg；③呼吸频率<28次/分，分钟通气量>8L，潮气量>5ml/kg，最大吸气负压>20cmH_2O；④呼吸肌力量逐渐增强，肺活量至少达到0.8L以上。

对于高位损伤引起的四肢瘫痪，机械通气的撤除通常存在困难，并且反复发生的肺不张也使病情复杂化。没有哪一种撤除机械通气的方法被视为更具优越性。撤除呼吸机过程中，最常使用的两种通气支持方式是同步间歇指令通气和压力支持通气，流量触发下的压力支持通气较方便。也可从一开始就采用T管自主呼吸试验，但需要注意的是应加强心理支持治疗以防止患者焦虑和丧失信心。几乎所有的颈4或者更低位的四肢瘫患者，和大约50％的颈3损伤四肢瘫患者可以在一定时间后撤除机械通气，但人工气道的撤除应该延后，直到明确患者已经适应脱离机械通气、肺不张不再出现、痰液分泌物明显减少和不再需要频繁气道吸引后才考虑拔管。不能撤除机械通气的颈1～3水平损伤四肢瘫患者可以通过家庭通气机进行永久性的机械通气支持。这些患者中，有些可能适合膈肌起搏。

4.膈肌起搏　在四肢瘫而膈神经完整的患者中，通过使用腹腔镜手术植入肌肉内电极引起膈肌兴奋称为膈肌起搏(DP)。有研究表明 DP 可成功替代正压机械通气。DP 的最终目标是取代长期机械通气。DP 术后,通过改变脉冲宽度、幅度、频率进行程序化控制膈肌兴奋,以最大限度地增加潮气量,同时保持患者感觉舒适。由于这些脊髓损伤患者一直长期依赖呼吸机,肌纤维萎缩的发生率高,因此需要先修复膈肌。

(二)循环系统

1.循环衰竭　动物试验证实,脊髓损伤后立即发生的低血压(急性期),原因在于副交感神经活动占主导地位的自主神经平衡紊乱。随后的偶发性高血压(慢性期)可能是自主神经异常反射状态的一部分。在脊髓休克的早期阶段,孤立的脊髓节段自主神经反射活动丧失。这些改变将导致窦性心动过缓和血管性低血压,尤其对于胸 6 以上节段损伤。患者对姿势改变、体液丢失和间歇性正压通气引起的进一步低血压很敏感。这些因素促使患者发生体循环衰竭。高血压是由脊髓损伤水平以下的传入刺激引起,严重有时可能导致脑出血。针对发生循环衰竭的潜在危险性,监测措施应该包括心电图、血压、中心静脉压和尿量等。扩充血浆容量对于纠正一定程度的相对低血容量是必须的。大量研究表明,脊髓损伤后低血压是导致脊髓继发性缺血损伤的重要危险因素,提高血压可以改善神经功能。现有指南建议,在发生脊髓损伤后7 天内,应及时纠正低血压并维持平均动脉压在 85～90mmHg。

2.心律失常　由于交感神经通路的阻断和迷走神经相对性兴奋,心律失常问题在脊髓高位损伤以后都极其常见,尤其是在脊髓损伤急性期更易发生。这些心律失常包括严重的心动过缓、房室传导阻滞和心脏停搏。在脊髓损伤的早期阶段,4.9％人经历过心跳呼吸骤停。严重的颈髓损伤患者发生心动过缓的概率是 100％,短阵心动过缓(心率小于 45 次/分)占 71％,心脏停搏发生率占 16％。在气管内吸引或体位改变时,迷走神经活动会进一步增加,特别是在受伤后的第一周。加之气管内吸引导致的缺氧,是造成心脏停搏的主要原因,对于高危患者,需要给予阿托品治疗。患者是否存在结构性心脏病和左心室功能低下,是决定预后和是否进行药物治疗的重要因素。当存在心血管疾病或引起症状的心律失常时,最初治疗包括 β-受体阻滞剂。对于更严重的心律失常,需要应用抗心律失常药物或射频消融,当有危及生命的心律失常时,应考虑植入式自动除颤器。

3.自主神经功能紊乱和循环系统并发症　由脊髓损伤引起的继发性改变中,自主神经功能紊乱可能是一个发生在损伤之后的最具生命威胁的情况。在解决脊髓休克问题的过程中,胸 6 水平以上的损伤将会导致代偿性心动过缓的突发性高血压,原因为受到诸如疼痛、膀胱过度充盈或粪便嵌顿刺激之后引起的自主神经功能紊乱。自主神经反射亢进的产生是由于人体缺乏上位脊髓交感神经元的控制,因而在受损神经节段水平下对传入冲动的反应引起了过度的突发性自主神经反射活动。自主神经反射亢进也可发生与脊髓休克恢复之后,且通常仅发生在胸 6 水平以上的脊髓损伤患者。大量的交感神经传入冲动造成了短阵的血管急剧收缩而造成高血压,随之伴有颅内出血的危险性。患者可主诉头痛、恶心、呕吐、呼吸困难、颤抖、出汗、颜面潮红、鼻腔堵塞和视力模糊症状。临床检查可见心动过速、心律不齐、阵发性高血压、出汗、视野缺损等。损伤平面以上可有血管扩张,以下则为血管收缩。

自主神经反射亢进时应立即采取治疗措施,否则会导致严重心脑血管并发症,甚至死亡。一旦发生自主神经反射亢进,患者须立即取直坐位,使静脉血集中于下肢,降低心输出量,并要解除任何衣物或束缚身体的装置。根据诱发自主神经反射亢进的最常见原因,应首先检查泌尿系统,膀胱是否过度充盈。如果留置导尿管不到位,患者应重新插管。此外,如果导管引流通畅而血压仍升高,进而应怀疑是否有粪便嵌塞,这是自主神经反射亢进发生的第二大常见原因。之后,依次检查有无压疮、痉挛、局部感染等。在解除自主神经反射亢进诱因的同时,应进行药物治疗,最常用的包括硝苯地平和硝酸盐类药物。自主神经反射亢进可以在反射弧的不同部位。药物可能干扰在神经节、节后神经或传输效应器官(血管)处的神经递质。神经节阻断剂包括三甲噻方、酒石酸喷托铵、六烃季铵和四乙基氯化物。α-肾上腺素能阻断剂包括酚妥拉明和酚苄明。硝普钠可缓解自主神经反射亢进患者急性高血压危象。硝酸甘油是一个强有力的血管扩张剂,可引起血管平滑肌舒张,对外周动脉和静脉产生血管扩张作用。硝苯地平抑制钙离子跨膜进入心肌细胞和平滑肌细胞。临床可根据实际情况选择应用。

(三)消化系统

由于交感神经调节功能丧失,胃肠蠕动能力下降是脊髓损伤后一种常见的症状。脊髓损伤减慢了肠道活动,延长了食物在肠道的通过时间。在损伤急性期,急性胃扩张和麻痹性肠梗阻是常见的问题。因为肠蠕动功能下降,吞入气体导致了胃扩张和腹胀,及时插入鼻胃管可以防止这些症状出现。尽管存在这些问题,也应早期尝试性应用肠内营养。在开发肠内营养途径时,应特别注意掌握营养物给予的速度、浓度和温度。

脊髓损伤时应激性溃疡合并消化道出血的发生概率为3%～5%。应用激素会进一步提高发生严重胃肠道出血的危险性。据美国第二次全国急性脊髓损伤研究(NASCISII)报道,对照组发生胃肠道出血的比例是3%,而应用甲强龙的实验组的比例达4.5%。H_2受体拮抗剂和质子泵抑制剂可预防应激性溃疡的发生。

(四)泌尿系统

腰2～4为排尿的脊髓反射中枢,圆锥以上脊髓损伤的截瘫患者,由于尿道外括约肌失去高级神经支配,不能自主放松,因而出现尿潴留。阴部神经中枢受损,尿道外括约肌放松,出现尿失禁。由于膀胱逼尿肌瘫痪和尿潴留会造成膀胱过度扩张的危险。导尿管应该早期插入并保持通畅。患者因尿潴留而需要长期放置导尿管,容易发生泌尿道感染和结石,男性病员还会发生附睾炎。泌尿系感染特点为起病急而快,高热,寒战,体温38～39℃,白细胞总数及中性分类升高,出现脓尿、血尿。一般通过病史、症状、尿液常规检查,可明确诊断。但为了确诊感染与致病菌尚需做尿培养,可明确致病菌,参考细菌对药物敏感试验,可选择有效的抗菌药物。

脊髓损伤后可导致神经源性膀胱,系中枢神经和周围神经疾患引起的排尿功能障碍。正常排尿有赖于膀胱逼尿肌和括约肌的松弛,两者相互协调。神经源性膀胱的临床表现为排尿功能紊乱,包括:①运动障碍及反射性尿失禁、急迫性尿失禁、压力性尿失禁;②感觉障碍及尿频、尿急、膀胱充盈感,排尿后有不同程度缓解。治疗可采用膀胱训练、膀胱引流、膀胱封闭、药物治疗(α-肾上腺素能受体阻断剂如苯卞胺、刺激膀胱收缩药物如新斯的明、乙酰胆碱能受体阻断剂如羟基丁酸、乙酸胆碱能受体促进剂如盐酸乌拉坦碱等)、手术治疗、应用人工膀胱括约肌、人工体神经-内脏神经反射弧手术等。

(五)代谢及内分泌

1.高钙血症　脊髓损伤患者的特征性代谢紊乱主要表现为骨钙代谢异常、抗利尿激素分泌异常综合征和脑耗盐综合征,后两者在第八章中有详细描述。脊髓损伤导致的高钙血症,是最严重的电解质紊乱,也是制动后常见而又容易被忽视的电解质异常,发病率为 $10\%\sim23\%$,其中以青少年及年轻男性多见。该病通常起病隐匿,临床征兆多变且无特异性,极易被脊髓损伤的主要症状所掩盖,如未及时加以处理,患者会出现脱水、草酸钙肾结石,甚至发展为肾衰竭。卧床后体钙丢失途径主要是尿,其次是粪便,与骨钙丢失程度一致。血钙增高是尿排泄的必然渠道,制动后数周～数月都可以发生。卧床 4 周左右可以发生症状性高钙血症。早期症状包括食欲减退、腹痛、便秘、恶心和呕吐。进行性神经体征为无力、低张力、情绪不稳、反应迟钝,直至昏迷。过去一般认为脊髓损伤后肢体自主活动受限是引起高血钙的主要原因。但近年来有证据表明,高钙血症并非单纯的失用性血钙升高。脊髓损伤后的骨矿物质丢失比单纯卧床引起的骨矿物质丢失更加迅速。脊髓损伤患者高钙尿症会在脊髓损伤后第 1 周出现,并持续到 6～18 个月,其峰值是卧床所致高钙尿症的 4～10 倍。急性脊髓损伤激发破骨细胞活性,加速骨吸收,导致骨钙的丢失,骨钙从血经肾脏排出,钙的释放超过肾脏排泄的能力是脊髓损伤后高钙血症的主要原因。另外,脊髓损伤后肌肉收缩对骨的应力作用丧失、饮食状况的改变、神经对骨的营养作用消失、钙调节激素的变化均可能引起骨吸收的增强、血钙增高,最终将导致患者骨质疏松、泌尿系结石等。

脊髓损伤后高钙血症的治疗要注意让患者尽早活动,同时给予药物和水化治疗,以尽快恢复钙代谢平衡。脊髓损伤患者由于 1,25-二羟基维生素 D_3 水平很低,导致了肠道对钙的吸收不良。现在普遍认为没有必要限制食物中钙的摄入。有研究表明,患者口服 500mg 维生素 C,就会增加泌尿系统草酸盐浓集和草酸钙结石的发病率。因此,尽管临床上作为常规用药的维生素 C 在创伤修复中起重要作用,但对脊髓损伤患者应谨慎,以免对钙的代谢造成影响。对于有症状的高钙血症,应尽早施行药物治疗。对无临床表现的高钙血症也应采取积极措施预防。肾钙沉着症的发生,水化治疗是重要的治疗方法,通过补充液体恢复有效血容量,同时减轻其他药物对肾脏的毒性,加快血钙自尿中排除。水化治疗过程中,尤其是应用利尿剂的同时,应当检测电解质水平,防止出现如低钾血症等的电解质紊乱。有报告指出,降钙素合并应用甲基泼尼松龙 20～40mg/d 可提高疗效。降钙素辅以依替磷酸钠可以作为脊髓损伤患者高钙血症水化疗法的替代治疗方法。二磷酸盐类药物也有降血钙作用,代表药物是依替磷酸钠和帕屈磷酸二钠。该类药物阻碍破骨细胞的分化和黏附,使骨基质溶解降低,减少骨吸收。

2.能量和蛋白质代谢　脊髓损伤患者早期对糖原的利用发生障碍。葡萄糖的燃烧首先要靠己糖激酶作为触媒,才能变成 6-磷酸葡萄糖,以后再分解成水及二氧化碳并释放热量。损伤早期,腺垂体促肾上腺皮质激素分泌增加,此物质有抑制己糖激酶的作用,因此不能充分利用葡萄糖,只能靠燃烧脂肪和蛋白质供应热量,使脂肪及蛋白质的消耗大为增加,组织分解代谢增加。同时蛋白质摄入减少,尿氮排泄增加,导致负氮平衡。制动后造成尿氮排出明显增加,平均每天丧失 2g,因此可导致低蛋白血症、水肿、瘦体重降低和体脂增加。由于制动期间抗利尿激素的抑制产生多尿,加上食欲减退造成的蛋白质摄入减少,可以加剧体重降低,特别是瘦体重降低。在创伤或饥饿情况下,负氮平衡可以达到 8～12g/d。氮排出增加开始于制动的第

4～5天,在第2周期间达到高峰,并一直持续。3周卧床所造成的负氮平衡可以在1周左右恢复,但7周卧床造成的负氮平衡则需要7周才能恢复。因此,对于脊髓损伤患者,应强调早期营养的实施。当肠内营养途径开发不利时,应考虑给予肠外营养,补充足量的热量和蛋白质。

3.其他内分泌改变　主要包括:

(1)由于血容量向中心转移,导致身体的自动反馈调节引起抗利尿激素分泌减少。抗利尿激素在第2～3天开始发生抑制。

(2)肾上腺皮质激素分泌增高(可达正常水平的3倍),尿中排出量也增加,是机体应激反应的表现,以保证制动时能量代谢的需要。雄激素降低,减少组织合成代谢,成为应激反应的组成部分。

(3)糖耐量异常:血清胰岛素和C肽同时增高,在制动后1个月达到高峰,说明主要问题不是胰岛分泌减少,而是胰岛素的利用障碍,其中肌肉胰岛素受体抵抗为主要原因。卧床3天后肌肉胰岛素敏感性降低,出现糖耐量异常。血糖水平可以正常或升高。长期制动可导致胰岛素峰值水平逐步降低,最终导致高血糖。

(4)血清甲状腺素和甲状旁腺素增高或不稳,是造成高钙血症的主要原因之一。但血清降钙素和催乳素保持不变。

(六)静脉血栓栓塞

导致静脉血栓栓塞主要的相关因素,是脊髓损伤后下肢肌肉运动功能降低或缺乏,同时丧失了交感神经支配而导致了血管舒张和静脉系统血液滞留。此外,高凝状态、创伤及内皮细胞损伤也参与静脉栓塞的形成机制。完全性下肢瘫痪的患者发生深静脉血栓的可能性最大。荟萃分析显示,脊柱骨折和脊髓损伤是增加深静脉血栓(DVT)形成的独立危险因素。使用纤维蛋白原扫描、阻抗体积描记法或静脉造影发现,在没有抗凝治疗的情况下,脊髓损伤患者DVT的发生率可以达到90%～100%。DVT最严重和致命的后果在于血栓脱落造成的肺栓塞。急性脊髓损伤患者的尸检研究结果显示,肺栓塞的发生率为37%。即使采取预防性抗凝治疗措施,仍然会有10%的患者发生深静脉血栓,而2.7%的患者会发生致命的肺栓塞。多普勒超声、阻抗体积描记法和血管造影是推荐的DVT辅助检查方法。有条件时可行彩色多普勒检查,这是一项无创性检查,可有效地了解下肢静脉血管及血栓位置、范围等情况以辅助诊断。

减少DVT形成风险的预防措施包括物理措施和抗凝药物。气动加压装置和弹力袜是常用的物理措施。一旦患者病情稳定,早期活动和被动锻炼也很重要。关于预防的指南建议,间歇充气加压或电刺激下肢肌肉,再根据风险因素加上依诺肝素30mg,每日两次,或用普通肝素在伤后72小时内开始,持续8～12周。不同药物治疗方案,如阿司匹林、华法林、低分子肝素(例如依诺肝素、亭扎肝素)或普通肝素,在不同出血风险等级的脊髓损伤中营养,都能提供有效的预防作用。低分子量肝素可能在防止DVT和减少出血并发症方面更加有效。在脊髓损伤患者,以肝素为基础的药物预防方案中,低分子量肝素与普通肝素相比,能显著降低深静脉血栓形成和出血的概率。在脊髓损伤患者中预防血栓形成的措施应尽早开始,但由于考虑到损伤部位的出血危险,抗凝药物的使用时间尚存在争议。然而,还是应该尽早开始应用物理预防措施。一旦诊断为深静脉血栓,通常的处理方案包括尽早应用低分子量肝素治疗血栓,和预防性应用华法林至少6个月。凝血酶时间国际标准化比值(INR)应该保持在2～3之间。

（七）体温调节障碍

高位脊髓损伤后,体温调节异常,多出现体温升高,原因包括:①体温调节中枢的传导通路受到破坏,产热和散热不能保持平衡;②机体产热量不受调节,高热又可加速新陈代谢,使产热量更增加;③由于脊髓损伤后自主神经系统功能紊乱,受伤平面以下皮肤不能出汗,对气温的变化丧失了调节和适应能力,如果周围环境温度过高常易发生高热,可达 40℃ 以上,呼吸交换量减少亦可减少散热量。相对而言,许多脊髓损伤患者在损伤平面以上身体出汗会异常增多,通常发生在上部躯干和面部;④痉挛性瘫痪或肌张力增高者,肌肉收缩做功,可产生较多热量;⑤一些并发症,如褥疮、泌尿系感染及肺部感染亦可引起高热。

四肢瘫患者不仅可出现高热,在早期也可出现低体温,尤其在寒冷季节,因为血管不能收缩,更易发生。颈髓损伤患者,伴有体温降低者多同时有低血压,与患者既往心血管系统病史有关。低温时发生的低血压与全身血管包括小动静脉和毛细血管舒张,周围阻力降低,循环量减少有关。肌肉瘫痪后,由于小动脉后毛细血管、小静脉和静脉失去肌肉支持而舒张,使静脉回流减少,右心房压力降低,影响心室充盈,减少心搏量。颈髓损伤后,低温尚可引起心率减慢。

高位脊髓损伤体温调节异常的患者,常规的体温监测结合保持体温的措施是必要的。首先应注意室温,使其维持在 10～30℃ 之间,室温高于 30℃ 时,应利用风扇或空调调节。低于 10℃,则应保温,还应注意增加被褥加以保护。高热患者宜用物理方法降温,可用酒精浴或用多数冰袋分别置于颈部、腋部及腹股沟等大血管走行部位。还可以应用冬眠合剂(氯丙嗪 50mg、异丙嗪 50mg、哌替啶 100mg 各 2ml 混合),每 4 小时静脉注射 1ml。冬眠合剂除有降温作用外,还有止痛及安眠作用。对低温下出现的低血压,因有效循环量减少,升压药只起暂时作用,应注意补充血容量。

八、脊髓损伤治疗

（一）皮质类固醇激素治疗

皮质类固醇激素治疗的目的是为了降低继发性损伤的发生,促使受损神经元恢复。美国性急性脊髓损伤研究(NASCIS)I 检验了小剂量(100mg)和大剂量(1000mg)的甲基泼尼松龙用药 10 天后的效果。但是,这项试验没有设立对照组,结果显示大剂量用药患者中出现了大量伤口感染,此外无其他阳性发现。随后的 NASCIS II 研究设计为前瞻性、随机、双盲、多中心临床试验,对象为非穿透性脊髓损伤患者,在接受甲强龙治疗后 6 周、6 个月和 1 年的神经功能状况。该研究应用甲基泼尼松龙 30mg/kg,15 分钟静脉注射完毕,休息 45 分钟,之后的 23 小时内以 5.4mg/(kg·h)的剂量持续静脉注射。结果表明,脊髓损伤发生 8 小时内开始应用甲基泼尼松龙,可以轻度改善活动能力,并提高 6 个月和 1 年的感官评分。该研究结果提示甲基泼尼松龙降低脊髓损伤后的继发性损伤。随后在 NASCIS III 试验中发现,如果在脊髓损伤后的 3～8 小时内开始使用甲基泼尼松龙,持续应用 48 小时而不是 24 小时,结果表明可出现进一步的运动评分改善和神经功能改善。有学者认为,如果受伤后 8 小时内还没有开始应用甲基泼尼松龙,就不要再使用,8 小时后开始治疗无助于功能恢复。通过这些多中心临床研究,甲基泼尼松龙在20世纪90年代已经成为急性脊髓损伤的标准治疗方法。然而,重新评估NASCISⅡ和NASCISⅢ试验关键数据显示,其阳性结果可能是基于统计学上的假象。且许多研究并未复制出相同的结果,使得早期应用甲基泼尼松龙受到质疑。由于存在剂量相关性不良反应,全身应用高剂量甲基泼尼松龙治疗急性脊髓损伤,仍然是有争议的。近期有研究报告表明,局部持续给予纳米粒子形式的甲基泼尼松龙,大大超过全身给药的疗效。相对于全身给药而言,甲强龙—纳米粒子治疗显著降低病变范围和改善活动能力,给以具有纳米粒子功能的甲强龙为脊髓损伤后治疗提供了一个局部给药的有效方法。尽管如此,早期大剂量甲基泼尼松龙仍然在多数治疗中心采用。

(二)神经节苷脂和其他神经保护药物

神经节苷脂是含糖脂的唾液酸,在神经细胞膜中高浓度存在。这些复合物涉及各种细胞表面现象,如细胞底物结合及受体功能。过去15年的研究已经阐明了这些复合物的一些作用,包括:①在细胞培养中促进神经元的生存;②在细胞培养中增加神经突起的数量、长度和分支;③改善周围和中枢神经系统损伤性和缺血性伤害的恢复。动物实验显示,脊髓损伤后应用神经节苷脂,对羟色胺神经元的再生有适度的影响。前瞻性、随机、双盲、单中心研究发现,脊髓损伤患者伤后72小时内应用神经节苷脂,改善神经功能。然而也有研究显示了阴性结果。试验和临床研究中尝试的其他神经保护药物包括:环氧合酶抑制剂、免疫亲合蛋白配体、抗氧化剂、蛋白酶和细胞凋亡抑制剂、促红细胞生成素、促甲状腺激素释放及其类似物和牛磺酸等的药物。有些药物已经在动物实验,甚至在临床研究中显示出价值。然而,在将它们应用于急性脊髓损伤患者临床治疗之前,尚需进行严格评价。未来的研究倾向于评估不同治疗药物的联合应用,阐明可能的辅助药物及药物之间的协同或拮抗作用机制。

(三)高压氧治疗

多数临床中心应用高压氧(HBO)治疗辅助神经功能恢复。实际操作中应注意:①应脊髓损伤后早期进行HBO治疗,最好在6~12小时之内;②第一个24小时内行多次治疗,最少2次,可以3次或更多;③应用2~2.5个标准大气压;④每次治疗不超过2小时,两次治疗间隔2小时以上,以避免氧中毒。

脊髓损伤的早期数小时内,组织出血、水肿、微循环障碍,使脊髓组织缺氧。因此,早期应用HBO治疗,将充分携氧的血流带至脊髓损伤区域,具有理论上的合理性。然而目前尚无临床对照研究证明其有效性。

(张　劼)

第二节　椎间盘突出症

一、腰椎间盘突出

椎间盘的功能是在运动的情况下支撑和分散负载,同时保证稳定的运动。椎间盘的髓核随年龄的增长,其蛋白多糖减少,同时出现脱水(水合作用减少)。黏液蛋白变性,发生纤维组织的长入。椎间盘间隙高度减少,并且易受损伤。机械负载下,核内的压力上升,可发生纤维环撕裂和髓核疝出。

【诊断标准】

1.临床表现

(1)疼痛:首发症状可能是背痛,有时是突然产生根性疼痛。坐骨神经痛对于腰椎间盘突出诊断的敏感性极高,如果没有坐骨神经痛,患者存在有临床意义的腰椎间盘突出的可能性非常小。屈膝屈股时疼痛减轻。患者通常避免过多活动,然而,一个姿势(坐、站或卧)保持过久也可能会加重疼痛。咳嗽、打喷嚏或用力排便时疼痛加重。

(2)神经根症状:下肢放射性疼痛、肌力减弱、皮区性感觉改变、反射改变。查体的时候可以发现有明显的神经紧张表现:如直腿抬高试验(Lasegue 征)阳性。有时表现为神经根综合征,即多根神经根受累。

(3)马尾综合征:表现有括约肌功能紊乱:如尿潴留、尿和(或)便失禁、肛门括约肌张力减小。还出现"马鞍区感觉缺失",分布于肛门区域、生殖器下部、会阴、臀部、大腿后上侧。可伴有显著的运动力弱和跟腱反射消失。性功能障碍通常发生较晚。

(4)定位体征如表 15-4 所示。

表 15-4　腰椎间盘突出定位体征

	腰椎间盘水平		
	$L_3 \sim L_4$	$L_4 \sim L_5$	$L_5 \sim S_1$
受累神经根	L_4	L_5	S_1
比例	3%~10%(平均 5%)	40%~45%	45%~50%
消失的反射	膝腱反射	股内侧腱	跟腱反射
运动无力	股四头肌(膝伸展)	踇长伸肌和胫骨前肌(足下垂)	腓肠肌(足底屈)
感觉减退	躁和足的内侧	踇趾蹼和足背侧	踝和足的外侧
疼痛分布	股前	下肢后侧	下肢后侧,常常至踝部

2.辅助检查

(1)腰骶 X 线:可以诊断一些先天异常(如隐性脊柱裂),提供退行性改变的证据(包括骨赘),但观察椎间盘突出和椎管狭窄的意义不大。

(2)腰骶 MRI:可见椎间盘疝出,压迫神经根或鞘囊,还可以发现明显的椎间盘退行性改变(T_2WI 信号减弱,椎间盘高度减小),并可以提供矢状面的信息,观察马尾神经。

(3)腰骶 CT:椎间盘脱出的表现包括硬脑膜外脂肪的缺失、鞘囊的突起缺失(有疝出的椎间盘造成的压迹),特点是骨组织清晰度非常好。

(4)椎间盘造影术、必要时可行椎间盘造影检查,可了解其脱出部位。

【治疗原则】

1.保守治疗

(1)卧床休息:通过减少神经根压力和(或)椎间盘内的压力来减少症状。同时也减少了运动引起的疼痛。

(2)腰背肌锻炼:最初 2 周采用对背部影响较小的锻炼:步行、骑自行车等,2 周后来练习躯干的肌肉(特别是背部的伸肌和可能的腹部肌肉)是有益的,逐渐增加锻炼强度效果更好。

(3)止痛药对症治疗。

(4)硬脊膜外注射类固醇。

(5)适当的物理治疗:急性期不推荐使用,对牵引及按摩推拿更应慎重。

2.外科手术治疗

(1)手术指征:非手术治疗失败,在神经根疾病发作后等待5～8周,无下列项目出现再考虑手术。

①马尾综合征。

②进行性运动功能缺失(例如足下垂)。

③虽然经过适当的镇痛药物治疗,但患者仍不能忍受疼痛。

(2)手术方法

①经椎管入路:标准的开放性腰椎板切除术和椎间盘切除术。显微椎间盘切除术:应用更小的切口。住院时间短,失血少。总的效果与标准的椎间盘切除术类似。

②椎间盘内方法:髓核化学溶解术:使用木瓜凝乳蛋白酶,长期效果需要评价,并有过敏现象。经皮内镜椎间盘切除术,将椎间盘中央的内容物切除,通过减少椎间盘内的压力来解除椎间盘脱出部分对神经根的压力。当存在严重的神经损害时,不推荐使用。

(3)手术治疗的并发症

①感染。

②神经根损伤出现感觉、运动功能障碍。

③硬脊膜意外开放:可能导致脑脊液漏,绝大多数不需要修补;假性脊膜膨出。

④椎间盘突出复发。

二、颈椎间盘突出

与腰椎不同,颈部神经根位于相同数目椎体、椎弓根的上方,颈神经根与椎弓根的下表面关系密切、椎间隙与椎弓根的下部邻近。

【诊断标准】

1.临床表现

(1)神经根症状:通常侵害突出平面椎间孔发出的神经,如 $C_6 \sim C_7$ 通常造成 C_7 神经根病变;C_8 和 T_1 神经根受累可以产生部分 Horner 综合征。

	颈椎间盘			
	$C_4 \sim C_5$	$C_5 \sim C_6$	$C_6 \sim C_7$	$C_7 \sim T_1$
占颈椎间盘百分比	2%	19%	69%	10%
受压神经根	C_5	C_6	C_7	C_8
消失的腱反射	三角肌和胸肌	肱二头肌和肱桡肌	三头肌	指反射
运动力弱	三角肌	前臂屈肌	前臂伸肌(垂腕)	手内部肌
感觉异常和感觉减退	肩	上臂、拇指、前臂桡侧	第2,3手指,所有的指尖	第4、5手指

（2）体征：Spurling 征（患者向有症状的一侧倾斜头部，压迫其头顶，产生放射性疼痛），轴向人工牵拉：患者仰卧，应用 10~15kg 的轴向牵拉，神经根性症状减轻或消失为阳性），肩外展试验（坐位，抬起手置于头上），神经根性症状减轻或消失为阳性。

2.辅助检查

（1）腰部 MRI：是颈椎间盘突出首选的检查方法。

（2）脊髓造影（X 线或 CT）：不能行 MRI 检查或需要了解更多骨质细节时选用。

（3）普通 CT：常在 C_5~C_6 显示良好，在 C_6~C_7、C_7~T_1 显示不好（肩关节伪迹）。

【治疗原则】

1.保守治疗　超过 90% 由颈椎间盘突出造成的急性颈神经根病，可以不通过手术得到改善。应用适当的止痛药、抗炎药（非甾体抗炎药或短期减量的类固醇），以及间断颈部牵引，可以缓解症状。

2.手术治疗　手术适合用于经非手术治疗不能改善症状或有进展性神经功能缺损的患者。

（1）前方颈椎间盘切除加椎体融合术（ACDF），限于 C_3~C_7 水平，一般适用于 1 或 2 个节段的病变，如可能也可做 3 个节段。此入路在术中对椎间隙融合固定，减少半脱位的几率，并且是处理中央椎间盘突出的唯一可行的方法。

（2）后入路颈椎减压（通常在以下情况下使用）。

①多节段颈椎间盘突出或骨赘造成脊髓病变。

②当椎间盘突出与椎管狭窄合并发生时，并且后者更加广泛和（或）更加重要。

③无法接受喉返神经受损引起声音改变危险。

④低位（如 C_7、C_8 或 T_1）或高位（如 C_3 或 C_4）颈神经根受压，使用前入路困难者。

⑤单侧神经根病变。

（3）手术后监测（颈前入路）

①提示手术后血肿的证据：呼吸痛苦、吞咽困难、气管偏斜。

②手术节段的神经根支配肌肉力弱：如 C_5~C_6 的二头肌，C_6~C_7 的三头肌。

③长束体征（Babinski 征等）：可以提示脊膜外血肿压迫脊髓。

④进行骨融合的病例：极度吞咽困难可能提示骨移植物向前突出影响到食道；查侧位脊柱 X 线可帮助诊断。

⑤声音嘶哑：可能提示喉返神经损伤引起的声带麻痹，先应禁止经口进食，直到能够进一步评价。

（刘文祥）

第三节　椎管内肿瘤

【定义】

椎管内肿瘤也称为脊髓肿瘤，包括发生于椎管内各种组织如神经根、硬脊膜、血管、脊髓及脂肪组织的原发性和继发性肿瘤。

【诊断依据】

1.病史　一般椎管内肿瘤发展较缓慢,多在1～3年左右,转移癌病程多在半年以内,神经纤维瘤病程在数年,个别可达10～20年。应详细了解有无脊神经根痛及其放射部位,感觉,运动和大小便障碍,发生的先后次序。

2.体征　①神经根痛是最常见的首发症状,以硬脊膜外肿瘤最多见;②疼痛;③运动障碍及反射异常;④感觉障碍;⑤自主神经功能障碍。

3.脊柱X线平片　有20%～40%的椎管内肿瘤可引起相应节段椎骨骨质改变。包括椎间孔扩大,椎管扩大。椎体及邻近骨质吸收和破坏。椎管内钙化及椎旁软组织影。

4.CT扫描平扫　价值不大,增强时病变部位可见椎管膨胀、扩大,椎体后缘受压,椎管内软组织填充,髓内肿瘤可有不同程度的增强。

5.MRI扫描　能显示肿瘤的大小、数目、位置,并可显示肿瘤与脊髓的关系。

6.腰椎穿刺　行脑脊液生化常规检查及动力学试验。

7.脊髓造影　可以提供蛛网膜下腔是否有梗阻,并能确定梗阻平面及梗阻程度。

8.脊髓血管造影　可显示肿瘤病理性血管及其供血动脉和引流静脉情况,对手术操作有指导意义,对于血管瘤,血管网织细胞瘤及其他血管性病变的诊断和手术切除更有意义。

【鉴别诊断】

应与脊髓蛛网膜炎、脊髓血管畸形、椎间盘突出、脊髓空洞症、脊柱结核和脊柱原发或继发性肿瘤相鉴别。

【治疗原则】

目前手术切除椎管内肿瘤仍是唯一有效的方法。约3/4椎管内肿瘤为良性病变。对此如能全切其预后良好。对恶性肿瘤经手术充分减压并术后辅以放疗也可以获得一定的缓解。

(张　劼)

第四节　椎管内转移性肿瘤

一、概述

椎管内转移瘤压迫脊髓较为常见,其真正发病率难以准确统计。因绝大多数患者一旦诊断为椎管内转移瘤后往往接受单纯的放疗或手术加放疗,或放弃治疗,因此,确定转移瘤的准确来源亦较为困难。Larson报告美国大约每年有2万例椎管内转移瘤发生。北京天坛医院从1980年至1990年共收治椎管内肿瘤842例,其中椎管内转移瘤为31例(3.7%),其中男性占24例。天津杨树源等报告402例椎管内肿瘤,其中转移瘤为76例(4%),男女比例相近。由于统计学资料不够完善,因此,真正发病率和性别差异只供参考。

二、病理

椎管内转移瘤原发病灶有时难以确定,癌细胞转移途径类似于脑转移,主要经动脉、静脉、淋巴系统及蛛网膜下腔脑脊液播散。全身各处的恶性肿瘤均可转移到椎管内。肺癌、肝癌、乳腺癌、甲状腺癌、消化道癌及其前列腺癌均可经动静脉系统转移至椎管。淋巴系统肿瘤如淋巴肉瘤,可以通过椎旁淋巴结经椎间孔直接侵入硬脊膜外,破坏椎骨及压迫脊髓。大约有 2%~5% 的淋巴系肿瘤侵犯椎管硬膜外,破坏椎骨并压迫脊髓。急性白血病,尤其是急性淋巴细胞性白血病可以浸润到椎管内硬脊膜或神经根及其脊髓血管壁,引起脊髓受压迫缺血或出血,导致脊髓功能障碍。

椎管内转移瘤可分布在椎管内或脊髓的任何节段,但以胸段最多见。椎管转移瘤绝大多数发生在硬脊膜外,一部分破坏脊椎骨质如椎体及邻近结构,引起压缩性骨折。脊髓内型及硬膜内型椎管内转移瘤很罕见,瘤细胞可通过神经根或蛛网膜下腔扩展入脊髓内。

三、临床表现

椎管内转移瘤的临床病史特征往往无特异性。一旦出现脊髓压迫症状时,患者才就诊并进行脊髓针对性检查。此时,部分病例很难确定原发灶,因此对从原发灶到椎管内转移的时间无准确统计。

由于椎管内转移瘤绝大多数在硬膜外浸润性生长,故易侵犯脊神经根,因此疼痛为最常见的首发症状。神经根性疼痛从后背开始放射,常因咳嗽、打喷嚏、深呼吸或用力等动作而加剧。椎管硬膜外转移性肿瘤以疼痛为首发症状者占 96%。夜间平卧位时疼痛更明显。神经根性疼痛部位与相应棘突压痛部位相符合,有一定的定位价值。由于病情发展迅速,患者就诊时出现不完全及完全性截瘫者约占 86%。约 14% 尚未出现截瘫者以严重疼痛为主要症状。

四、放射学检查

对于存在恶性肿瘤病史的患者,如出现进行性脊髓受压迫症状,则诊断椎管内转移瘤十分容易,但这种典型病例极少。对于脊髓压迫为首发症状者,则需要结合相应的辅助检查,诊断并不困难。脊柱 X 线平片对椎管内转移瘤的价值比其他椎管内任何肿瘤为大。其主要特征是椎管周围骨质疏松破坏,以椎板及椎弓根骨质破坏最常见,其次为椎体破坏引起压缩性骨折。脑脊液动力学或脊髓造影检查在临床中很少使用。

CT 扫描对椎管内转移瘤的主要价值在于能明确椎管周围骨质破坏情况,通过轴位骨窗像或三维重建图像,能清晰显示椎体、椎板及椎弓根处骨质破坏情况。对肿瘤本身轮廓显示则不如核磁共振敏感。

核磁共振对脊髓及其椎管病变特别敏感,首先能准确定位并对受累节段的脊髓、椎体、椎板、椎间孔等结构能明确分辨,因受肿瘤压迫邻近脊髓水肿或受压变形,常为高 T_1 及高 T_2 信号。注药增强检查后,往往发现病变能明显强化。总之,通过核磁共振检查能够准确发现椎管内转移瘤的位置、肿瘤本身特征、邻近脊髓与神经根的受压情况,为进一步治疗提供最准确的信息。

五、诊断与鉴别诊断

对于中年以上有持续腰背痛患者,X线平片显示椎体有破坏或有肿瘤手术史或已发现原发病灶者,结合核磁共振与CT扫描诊断椎管内转移瘤一般不困难。但在临床应注意与下列疾患相鉴别:①慢性腰背疼痛:以椎间盘突出或椎关节增生最为常见。转移瘤的疼痛固定,持续进展不因休息或体位改变而缓解,常规镇痛剂效果不佳。对中年以上有上述疼痛者,应进行必要的检查。②脊柱结核:脊柱结核患者有时无明确的结核史,当结核引起椎体及邻近结构的破坏时,放射影像学常难以区别,临床上,经针对性的检查与一般保守治疗仍不能明确者,应行手术探察,进行针对性治疗。③嗜酸性肉芽肿:常有腰背疼痛,与椎管转移瘤相似,但此症多发生于儿童及青年,外周血中白细胞及嗜酸性细胞居多,病情稳定,可作长期随访观察,无特殊治疗。

六、治疗

椎管内转移瘤通常压迫脊髓和神经根引起脊髓功能障碍或顽固性疼痛,往往以单纯放疗或手术后加放疗作为姑息性治疗,预后极差。血液系统恶性肿瘤,如淋巴瘤及其白血病均可侵犯脊髓或神经根,通常只作放疗选择。

对椎管内转移瘤的治疗强调以手术治疗、放疗及生物治疗为主的综合治疗,对患者生存率改善不明显。普遍认为,对椎管内转移的病人,无论作何种手术,术后存活率很少能超过一年以上,若出现截瘫,手术后神经功能的改善不明显。手术治疗的主要价值在于可以减轻脊髓及神经根受压程度,减轻疼痛,如可能尽量切除肿物,明确病理诊断为术后放疗及化疗提供依据。

椎管内转移瘤的手术适应证是:①全身情况尚能耐受手术者;②转移瘤压迫脊髓明显且为单发者;③剧烈疼痛行各种非手术治疗无效者;④原发癌已切除后出现的椎管内转移瘤。手术禁忌证是:①合并全身广泛转移者;②原发病灶已属晚期;③发病72小时内已出现完全性弛缓性截瘫者;④虽为转移瘤但无脊髓明显受压者。

手术原则主要是作充分的椎板切除减压,并尽量作肿瘤切除以解除对脊髓的压迫。对个别顽固性疼痛者可做脊髓前外侧索切断术或前联合切开术。转移瘤病灶常与硬脊膜粘连紧密,只能做到部分或大部分切除,有的只做到活检。因此,术后再辅以放疗或化疗,使症状进一步得到缓解。

关于椎管内转移瘤的放疗,无论是单独进行或术后辅以放疗,均取得一定效果。由于正常脊髓组织对放射耐受程度极为有限。因此,在选择放射剂量时,应该对因高剂量放射引起的脊髓损害和因低剂量无法抑制肿瘤生长而导致的脊髓功能障碍进行权衡。在现代放疗设备与精确计划下,标准剂量为每天180～200rad,总剂量为5700～6100rad,放射并发症大约为5%。放射剂量在6800～7300rad,放射并发症高达50%。不少学者对椎管内转移瘤推崇3000rad

放射总量,每次300rad,共放射治疗10次。放射治疗所引起的副作用分为两类:瞬间放射性脊髓损害和迟发性放射性脊髓损害。瞬间放射损害症状通常为突发的,电击样疼痛由脊柱向肢体放射,症状通常对称分布,神经系统检查常无特殊阳性体征,瞬间放射性脊髓损害症状主要是由于脊髓后柱与侧方脊丘束神经纤维脱髓鞘所致,绝大多数病人未经特殊治疗,临床症状可以不同程度地自发性恢复。

迟发性放射性损害,通常表现数月的进行性神经功能障碍,包括感觉麻木、温痛觉减退等,往往持续数周至数年。虽然通过使用类固醇激素或高压氧治疗后可获得临床改善,但总的说来,尚无有效的办法治疗迟发性放射性损害。

椎管内转移瘤的化学药物治疗,则主要决定于原发性肿瘤的类型,有学者虽试用插管化疗治疗神经系统肿瘤,但尚无论据证明该方法比单纯静脉给药能延长生存率。

对转移瘤侵犯椎体引起广泛破坏,导致严重椎体压缩骨折者,一般状况较好时,进行根治性肿瘤切除,并以人工椎体植入辅以内固定技术,将有助于延缓截瘫发生和护理,提高病人生存质量。

(宁显宾)

第五节　脊髓蛛网膜炎

【定义】

脊髓蛛网膜炎是蛛网膜的一种慢性炎症过程,在某种病因的影响下,使蛛网膜逐渐增厚,引起脊髓和神经根损害,形成囊肿阻碍髓腔,影响脊髓血液循环,最后导致脊髓功能障碍。

【诊断依据】

1.病史　感冒或发热及全身感染性疾病后出现脊髓或神经根受累的症状。有多节段感觉障碍,双侧对称的体征。

2.腰椎穿刺　常见脑脊液白细胞增多。

3.椎管造影　见病变部位呈斑点状或片状不规则分布,如有阻塞平面,其边缘多不整齐。

【鉴别诊断】

1.椎管内肿瘤　脑脊液细胞数不增多,而蛋白增多。X线平片可有椎弓根内缘吸收和椎间孔扩大。

2.椎间盘突出　多有外伤史,在腰骶部多有神经根受累。脊髓造影可以鉴别。

【治疗原则】

1.非手术治疗　为主要治疗方法。包括抗生素(有记性感染症状时)、皮质内固醇激素、维生素等药物治疗。

2.手术疗法　仅适用于局限性粘连及有囊肿形成的病例,如果为弥漫性粘连性蛛网膜炎,由于病变范围甚广,供应脊髓及神经根的血管和软脊膜纠缠在一起,不宜采用手术治疗。对有囊肿形成或局部有粘连的脊髓蛛网膜炎,可进行囊肿摘除或粘连分离,术后辅以药物治疗。

(王　凡)

第六节 腰椎椎管狭窄

由于小关节面和黄韧带肥厚造成,可能由于椎间盘突出或脊椎前移而加重,可能在先天狭窄的基础上发生。最常见于 $L_4 \sim L_5$,其次 $L_3 \sim L_4$。

【诊断标准】

1.临床表现

(1)症状性狭窄:产生逐渐进展的站立和行走时的腰腿痛,间歇性跛行,坐位和躺下时缓解(神经性跛行)。

(2)神经系统检查:踝反射减弱或消失,以及膝腱反射减弱常见,少部分病例神经系统检查正常。

(3)减压手术通常有效。

2.辅助检查

(1)X线:可显示脊椎前移。椎管轴位直径通常狭窄。

(2)CT检查:可显示轴状位椎管的直径、韧带肥厚、小关节面关节病、纤维环膨出,以及突出的椎间盘。

(3)脊髓X线造影:侧位片通常显示"洗衣板型"影像(多个前方的缺陷),轴位片经常显示"细腰型"(染色柱狭窄)。

(4)MRI检查:可显示对神经结构的损害, T_2WI 上见狭窄严重节段脑脊液信号缺失。可良好地评价脊椎前移引起的神经损害。

3.鉴别诊断

(1)血管性跛行:行走诱发的症状站立时缓解,是一个关键的鉴别特点。

(2)转子滑囊炎。

(3)椎间盘突出。

(4)小关节面旁囊肿。

(5)蛛网膜炎。

(6)椎管内肿瘤。

【治疗原则】

1.保守治疗   非甾体抗炎药和物理治疗是主要的非手术治疗。

2.手术治疗   当经药物治疗,症状加重时,采用手术减压。手术的目的是缓解疼痛,阻止症状进展,可能使已经存在的一些神经缺陷恢复。

术中对神经孔中的神经进行减压。合并退行性脊椎前移、椎管狭窄和神经根病的患者可以考虑脊柱融合。

(许新强)

第七节　硬脊膜外脓肿

【定义】

硬脊膜外脓肿是指发生于硬脊膜外间隙的急性化脓性感染。

【诊断依据】

1.病史　有无化脓感染病史,无无高热寒战等急性全身感染症状,有无神经根痛及放射痛,感觉运动及大小便障碍。

2.体征　急性发病,全身感染及中毒症状明显。腰背部肿胀压痛。病情急剧可在数日内出现脊髓横贯性损害症状。

3.实验室检查　白细胞及分类增高。

4.腰椎穿刺　可行腰穿抽吸分泌物做涂片检查。

5.CT、MRI　可显示病变部位及脊髓硬膜外腔和脊椎等病变。

【鉴别诊断】

神经症状出现前应与急性化脓性脑膜炎及风湿性脊柱炎鉴别。神经症状出现后,应与下述疾病相鉴别。

1.急性横贯性脊髓炎　无感染化脓史,脑脊液无色清亮,蛋白含量正常。

2.脊柱结核　既往有腰痛史,脊柱X线有骨质改变。

3.椎管内转移癌　发病年龄大,有原发肿瘤灶。

【治疗原则】

1.对明确的急性硬脊膜外脓肿应行急诊手术。

2.椎板切除,排除脓液,切除肉芽组织。解除对脊髓的机械性压迫,并做到充分引流。

3.全身应用抗生素控制感染,加强支持疗法和截瘫护理。

（王　凡）

第八节　脊髓空洞症

一、概述

脊髓内由于受多种原因的影响,形成管状空腔,称为脊髓空洞症,在空洞周围常有神经胶质增生。本症发病较为缓慢。临床表现为受累的脊髓节段神经损害症状,以痛、温觉减退与消失、而深感觉保存的分离性感觉障碍为特点,兼有脊髓长束损害的运动障碍与神经营养障碍。

二、病因

有关病因问题至今尚无统一的认识,确切病因不明。其发生原因可能与某些先天性发育畸形因素(寰枕畸形、脊柱裂、神经管闭合不全等)及后天继发因素(如损伤、肿瘤等)有关。

1965 年 Gardner 提出本症常伴有枕骨大孔区畸形,如先天性小脑扁桃体下疝、颅颈区畸形及颅底蛛网膜炎与粘连等,并由此使第四脑室中孔闭塞。1969 年 Williams 认为本病多由于胚胎早期发育异常所致的后脑畸形或神经管闭合不全所致,脊髓空洞腔通过中央管与第四脑室相交通。这些病人不仅颅颈交界处有骨性畸形,而且后脑的发育亦呈现异常,如脊柱侧凸畸形、Arnold-Chiari 畸形、脊柱裂、脊髓纵裂、脊髓脊膜膨出、脑积水及寰-枕畸形等。第四脑室内脑脊液存在搏动冲击作用,使脊髓上端中央管开口扩大,逐渐形成脊髓空洞症。

本病多发于颈段及上胸段亦支持这种观点。脊髓蛛网膜下腔之脑脊液搏动波也能传导至脊髓中央管。如果单纯使脊髓中央管形成管状扩张性空洞,则称之为脊髓积水;若使中央管室管膜分离而在中央管旁形成空腔,称为脊髓空洞性积水。这些统称为脊髓空洞症。此症多见于青年与中年人。

也有学者认为,脊髓空洞症是脊髓背侧中缝发育畸形的结果,或因脊髓胶质增生及退行性变形成空洞。近些年来尚有 Milhorat、Miller 等基于对流产胎儿脊髓中、上段中央管的研究、以及自然死亡的成年与正常人 MRI 扫描结果的研究,发现脊髓中央管自颈段脊髓交界处伸向第四脑室,且向背侧移行,其前后径变长,开口扩大,直接与枕骨大孔区蛛网膜下腔相通,而不通向第四脑室。因此认为,脊髓空洞之形成并不一定与颈髓区压迫因素有关。Chiari 曾报道一个 6 月女婴患有下肢截瘫、膀胱和直肠功能障碍,死于肺炎。经病检见到除了后脑畸形外,在胸髓的较长节段有空洞形成,并与扩大的中央管相通。而另一个女孩生前患有颈部脊髓脊膜膨出症。手术后,她死于脑膜炎。尸检中发现小脑扁桃体下疝至 C_1 水平,在 C_1 至 L_1 平面的髓内有一巨大的空洞腔,并与中央管和第四脑室相通。因此他推测,导致空洞形成始于子宫内的胚胎期,由于脊髓内中央管闭合不全而合并有脊髓脊膜膨出,在 CSF 的机械性压力作用下,使充满液体的空洞腔和脊髓、脊膜膨出囊不断发展。因而 Ostertag 将脊髓空洞症定义为"具有进展倾向的神经管闭合不全性疾病",是有其理论依据的。

其他因素如脊髓损伤性出血、慢病毒感染、肿瘤、蛛网膜炎等,影响脊髓缺血、软化、退行性变,也可引起脊髓空洞症。作为严重创伤性脊髓病变晚期结果的脊髓空洞症,在一组 864 例外伤性截瘫和 523 例外伤性四肢瘫痪的病人中,其发生率分别为 1.8% 和 0.2%。关于慢病毒感染的一项有趣的实验研究由 Guiraud 博士完成:他对一个死于脊髓空洞症的病人抽取 0.5ml 脊髓组织,匀浆后将其接种到两个猴子的脑内。分别于接种后 2 个月和 8 个月,这两只动物都表现出一些类似人类脊髓空洞症的征象。动物死后将其中一只猴子的脊髓匀浆组织再接种到一只兔子的脑内,该兔于 3 年后死亡。在以后的 15 年里,脊髓匀浆组织从一只兔子的脑接种到另一只兔子的脑内。所有的动物都表现出有后束受损的体征,包括温度觉缺失、驼背和足跖营养障碍。经病理解剖证明,在空洞形成的周围有神经胶质纤维增殖和血管增生。

三、病理和分型

脊髓空洞症多发生于颈段及上胸段的中央管附近,靠近一侧后角,形成管状空洞,可延续多个脊髓节段,并不一定与中央管相通。在脊髓横断面上,可见空洞腔占据了大部分的髓质,前角背侧也可受累,前后连合结构常被破坏。随着空洞腔的进一步发展,后角也可受累、甚至包括后索的腹侧。空洞可局限于脊髓的一侧,也可占据两侧。空洞形状不一,在脊髓同一平面有可能存在多个空洞腔,它们可相互隔开,也可互相联通。此症有的与延髓空洞同时存在。空洞向上有延至桥脑与中脑者。腰段以下空洞症较少见。少数情况于脊髓末端见有小的空洞,并且与脊柱裂共存。

脊髓受压变性常是空洞扩大之必然结果。空洞部位脊髓呈梭形膨隆,颜色变淡,软膜血管减少。空洞可位于中央或偏于一侧,或偏于前或后,使脊髓灰质、侧索、后索受压变性。空洞之壁光滑,为增生的胶质及趋于变性的神经纤维,颜色变白,周围的神经纤维呈现水肿。晚期脊髓空洞巨大者,脊髓组织菲薄,可造成椎管腔的梗阻。

依照病理状况,脊髓空洞症可分为两种类型:一类为交通性脊髓空洞症,即脊髓空洞与第四脑室、蛛网膜下腔脑脊液相交通,常合并小脑扁桃体下疝Ⅰ型与Ⅱ型畸形。它可能系生长发育过程中的某些异常因素的作用所致,例如脊髓中央管可能在较高的脑脊液压力的作用下,液体不断渗漏入周围神经组织,使之发生持续性扩张而形成本病;另一类为非交通性脊髓空洞症,空洞与脑脊液循环通路不相交通。它的形成与髓内肿瘤、外伤性截瘫和一些变性疾病有一定关系。

四、临床表现

脊髓空洞症的临床表现有三方面,症状的程度与空洞发展早晚有很大关系。一般病程进展较缓慢,早期出现的症状多呈节段性分布,最先影响上肢。当空洞进一步扩大时,髓内的灰质和其外的白质传导束也被累及,于空洞腔以下出现传导束功能障碍。因此,早期病人的症状比较局限和轻微,晚期症状则表现广泛甚至出现截瘫。

1.感觉症状　根据空洞位于脊髓颈段及胸上段,偏于一侧或居于中央,出现单侧上肢与上胸节之节段性感觉障碍,常以节段性分离性感觉障碍为特点。痛、温觉减退或消失,深感觉存在。该症状也可为两侧性。

2.运动症状　颈、胸段空洞影响脊髓前角,出现一侧或两侧上肢弛缓性部分瘫痪症状。表现为肌无力及肌张力下降,尤以两手的鱼际肌、骨间肌萎缩最为明显,严重者呈现爪形手畸形。三叉神经下行根受影响时,多发生同侧面部感觉呈中枢型痛、温觉障碍,面部分离性感觉缺失形成所谓"洋葱样分布",伴咀嚼肌力弱。若前庭小脑传导束受累,可出现眩晕、恶心、呕吐、步态不稳及眼球震颤。而一侧或两侧下肢发生上运动元性部分瘫痪,肌张力亢进,腹壁反射消失及Babinski征阳性。晚期病例瘫痪多加重。

3.植物神经损害症状　空洞累及脊髓(C_8颈髓和T_1胸髓)侧角之交感神经脊髓中枢,出现 Horner 综合征。病损相应节段、肢体与躯干皮肤可有分泌异常,多汗或少汗症是分泌异常的唯一体征。少汗症可局限于身体的一侧,称之为"半侧少汗症",而更多见于一侧的上半身,或一侧上肢或半侧脸面。通常角膜反射亦可减弱或消失,因神经营养性角膜炎可导致双侧角膜穿孔。另一种奇异的泌汗现象是遇冷后排汗增多,伴有温度降低,指端、指甲角化过度,萎缩,失去光泽。由于痛、温觉消失,易发生烫伤与碰、创伤。晚期病人出现大小便障碍和反复性泌尿系感染。

五、诊断

根据慢性发病和临床表现的特点,有节段性分离性感觉障碍,上肢发生下运动神经元性运动障碍,下肢发生上运动神经元性运动障碍等,多能作出明确诊断。

采用感应电流检测肌肉收缩功能,对于有严重肌麻痹者可出现电变性反应,检测运动时值常有增加。肌电图检查对于脊髓下运动神经元通路任何水平的损害有意义。CT、MRI 扫描对脊髓空洞症具有特殊的诊断价值,在绝大多数病例均能显示脊髓空洞以及其伸展范围和大小。

六、鉴别诊断

本症需与多发性硬化、肌萎缩性侧索硬化、脊髓灰质炎、脊髓髓内肿瘤、颈肋、腕管综合征、环枕畸形等症相鉴别。MRI 扫描有利于明确诊断。

七、治疗

一般治疗采用神经营养药物,过去曾试用放射治疗,但疗效皆不确切。鉴于本病为缓慢进展性,以及常合并环枕部畸形及小脑扁桃体下疝畸形,而且这些又被认为与病因有关,因此在明确诊断后应采取手术治疗。但目前尚缺乏公认的统一的手术方式。手术的效果仍需要通过较大量病例的实践与较长时期的观察。

手术的理论依据是:①进行颅颈交界区域减压,处理该部位可能存在的畸形和其他病理因素,消除病因,预防病变发展与恶化;②做空洞切开分流术,使空洞缩小,解除内在压迫因素,以缓解症状。

1.颅后窝、颅颈交界区减压术　按常规颅后窝减压术方式进行,包括切除部分枕骨和上颈椎椎板,将硬膜广泛敞开,分离粘连,着重于解除枕骨大孔区之小脑扁桃体下疝、蛛网膜粘连,使第四脑室中孔脑脊液流出畅通。对脊髓空洞症有较好的效果。如发现有肿瘤、囊肿等病理因素,需一并作处理。

2.脊髓空洞切开引流术　行枕、颈切开术,将硬脊膜切开,探查空洞部位之脊髓,一般情况下可发现脊髓膨隆。于脊髓最膨隆处的背侧中线、沿后正中裂选择一无血管区,纵形切开脊髓,到达空洞腔。显露脊髓空洞,然后切开空洞并排放液体,于切开处向囊腔内放置一片硅胶膜,以丝线缝合于硬脊膜的边缘作为持续引流的引物,可改善症状。

3.脊髓空洞转流术 按颅颈术式打开枕颈区,于空洞内放置一条细硅胶管,作脊髓空洞-蛛网膜下腔引流术;或将导管送至小脑延髓池或桥池作分流术,对解除脊髓空洞症状有较好效果。

手术后大部分病例空洞缩小或消失。可通过 MRI 扫描定期检查对比,观察空洞变化及脊髓的状况。但手术并非根治性的.一般近期疗效较为明显。对于晚期病例、脊髓空洞巨大或神经组织萎缩与退变明显者,手术的疗效不很显著。

其他治疗包括维生素 B 族、血管扩张剂、神经细胞代谢功能活化剂等,均可应用。尚可根据病情采用体疗、理疗、针刺疗法,以促进术后神经功能恢复。

(王 凡)

第九节 脊髓血管性疾病

脊柱脊髓血管性疾病占原发脊柱内占位的 40%。80%发生于 20～60 岁。主要包括脊髓动静脉畸形、硬脊膜动静脉瘘、髓周动静脉瘘、Cobb 综合征及肾静脉狭窄、奇静脉狭窄、半奇静脉狭窄、腰静脉狭窄引起的椎管内静脉高压综合征等。

【诊断标准】

1.临床表现 85%表现为进展性脊髓神经功能缺损,如持续数月至数年的背痛和与之相关的进展性的感觉缺失及下肢力弱。也有表现为突发脊髓病,通常继发于出血。

2.辅助检查

(1)选择性脊髓血管造影是诊断该病的"金标准"。在动脉造影无异常发现时,应行选择性肾动脉造影,经股静脉插管行奇、半奇静脉、腰静脉造影。

(2)MRI 及 MRA 检查可提示椎管内有无血管性病变。在 MRI 及 MRA 冠状位可见流空信号及迂曲的血管影,位于髓内上有水肿;在矢状位流空信号呈点状或串珠样,血管迂曲影主要位于脊髓背侧,有时位于腹侧;而髓内无此表现,伴有脊髓水肿,此种表现提示为硬脑膜下髓周动静脉瘘或椎管内静脉高压综合征。脊髓 AVMs 在 MRI 和 MRA 上着重表现为血管影及畸形血管团,可见供血动脉和引流静脉。

【治疗原则】

脊髓 AVM 可行血管内栓塞加微创外科手术切除,硬脊膜下髓周动静脉瘘,供血动脉较直,插管易于到瘘口者可行瘘口栓塞治疗,不适合栓塞者可行手术治疗,行椎管探查全椎板切除。如为硬脊膜动静脉瘘,在供血动脉的椎间孔处找到瘘口行供血动脉、瘘口及近瘘口的静脉烧灼,如为髓周 AVF,在相应脊髓节段髓周找到瘘口,行烧灼夹闭会取得满意疗效。

如肾静脉(尤见于左肾静脉)狭窄,可行狭窄静脉扩张、成形,切除狭窄段,行血管吻合或移植、搭桥等手段来解除狭窄,恢复肾静脉向下腔静脉的正常回流而治愈。

如奇静脉、半奇静脉、副奇静脉及腰静脉狭窄,可经股静脉入路插管到上肢静脉找到病变部位,行狭窄扩张成形而恢复该静脉的正常血流,使其血不再经椎管内回流而达到治疗目的。

(赵德涛)

第十节　脊髓动静脉畸形

【定义】

为先天性胚胎发育异常所致,是脊柱脊髓 AVM 中最常见的一种。

【诊断依据】

1.病史　发病年龄多小于 40 岁,平均 20 岁,男女相等。

2.临床表现　脊髓蛛网膜下腔出血,进行性运动感觉障碍。

3.血管造影　为必不可少的检查。可全面了解畸形的部位、范围、形态、供血动脉及引流静脉及与脊髓的关系。

4.腰椎穿刺　畸形血管破裂出血可见血性脑脊液,未破裂者可见脑脊液蛋白增加。

5.MRI　可以全面了解动静脉畸形的部位及畸形血管团的大小。

6.脊柱 X 线平片　病程长者可见椎管内占位和椎体虫蚀样表现。

【治疗原则】

1.手术适应证

(1)脊髓前动脉与畸形血管团间距离较长。

(2)脊髓内畸形血管团为团块状而非弥漫状。

(3)畸形位于脊髓背部髓外近中线。

(4)有血管瘤样扩张。

(5)引流静脉不在后方。

2.血管内栓塞　有条件时应首选,其适应证为

(1)AVM 主要由脊髓后动脉供血。

(2)脊髓前动脉供应蒂扩张,较少迂曲。

(3)供血动脉直接进入畸形。

(4)畸形血管的上下有正常的脊髓前动脉侧支循环。

（刘春雷）

第十六章　脑血管疾病

第一节　高血压性脑出血

【定义】

高血压性脑出血是因高血压病伴发的颅内小动脉粥样硬化性病变在血压骤升时破裂所致的出血。

【诊断依据】

1.好发年龄在 50～70 岁,有高血压和动脉粥样硬化史。

2.临床表现

(1)一般症状:急骤发病,初为急性颅内压增高表现,可伴有失语、偏瘫,继之进入昏迷状态,严重的可在短时间内发生脑疝(瞳孔散大、病理呼吸、去脑强直)而死亡。

(2)神经定位征:常在发病后半小时内出现体征。

1)壳核出血:最常见,出血累及内囊和(或)外囊,有典型的"三偏征":①偏瘫:出血对侧中枢性面瘫、不完全或完全性偏瘫;②偏身感觉障碍;③偏盲并有双眼同向凝视;累及优势半球的可伴有失语。

2)丘脑出血:表现为"三偏征",同时伴有眼球运动障碍和 Horner 征,出血可破入脑室。

3)皮质及皮质下出血:多以抽搐发病,昏迷较少见。

4)小脑出血:眩晕、呕吐症状较著,可伴有眼球震颤和共济失调,易发生脑积水。

5)脑干出血:90％位于脑桥,发病后迅即进入深昏迷,表现为呼吸循环不稳定,瞳孔呈"针尖"样,伴有四肢瘫、中枢性高热。死亡率极高。

6)脑室出血:多数情况下出血破入脑室使病情进一步恶化,表现为不同程度的意识障碍、脑膜刺激征、中枢性高热和急性脑积水,甚至急性肺水肿和严重心律失常。

3.头颅 CT 扫描:是确诊脑出血的首选检查,新鲜出血为脑内高密度、边缘清晰、有占位效应的病灶,吸收期血肿边缘模糊,周边有水肿带。阅片时应明确血肿部位、出血量、占位效应(中线移位、脑室脑池受压等)、是否破入脑室、周边水肿带以及有无急性脑积水或蛛网膜下腔出血等。

按以下公式估算血肿量:血肿量(厘米^3)＝血肿最大层面的长径(厘米)×血肿最大层面的宽径(厘米)×整个血肿层厚(厘米)×0.5。

【鉴别诊断】

1.出血性脑梗死   有脑梗死病史,出血区内为混杂密度影,CT 值不如脑出血的高。

2.动脉瘤破裂   表现为蛛网膜下腔出血,血肿部位与动脉瘤部位一致,很少见于壳核和丘脑等高血压脑出血好发部位。对怀疑动脉瘤的病例,应行脑血管造影检查。

3.脑动静脉畸形(AVM)   多见于青少年或青壮年,很少见于高血压性脑出血的好发部位。MRI 检查可见到局部有异常血管流空影,脑血管造影对诊断有决定性意义。

4.海绵状血管瘤   临床症状较轻,可表现为癫痫、局灶性神经功能障碍等。CT 扫描可见密度更高的钙化灶。MRI 检查具有诊断价值,T_1 像呈等或混杂信号,T_2 像呈高信号,周围因含铁血黄素沉积呈低信号环影,病变可不同程度强化。

5.颅内肿瘤出血   出血可使病情在原有症状基础上突然加重,也可为首发症状。增强的头颅 CT 和 MRI 扫描具有诊断意义。

6.脑内出血   还应考虑的鉴别诊断有脑动脉淀粉样变、脑外伤、凝血机制障碍等。

【治疗原则】

1.一般处理

(1)密切观察病情变化,有条件的住重症监护室。

(2)体位:绝对卧床,抬高头位,有意识障碍的应定时翻身。被动活动肢体防止发生深静脉血栓、压疮和失用性肌肉萎缩。

(3)呼吸道管理:及时清除呼吸道和口腔分泌物、呕吐物,防止舌后坠。定时翻身拍背、雾化吸入和吸痰,预防坠积性肺炎。如估计昏迷时间较长可作预防性气管插管和(或)气管切开,并留置鼻饲管。

(4)支持治疗:加强营养,纠正水电解质和酸碱紊乱。可鼻饲瑞素、能全力、匀浆奶等,也可同时或单独给予静脉营养如脂肪乳、氨基酸、水乐维他等。

(5)对症治疗:酌情应用止痛、镇静药物,高热患者应予以物理和药物降温治疗。

(6)应用润肠通便药物,咳嗽者予以止咳药物。

2.内科治疗

(1)控制颅内压:20%甘露醇脱水作用最强,但有肾损害副作用,可以 125～250ml 静脉快速输注,每 6～8 小时一次。甘油果糖作用次之,用法同上,肾损害小。利尿性脱水剂如呋塞米可与甘露醇等合用增强其脱水作用,同时有降血压作用。

(2)控制血压:血压应维持在 160/100mmHg 以下,高于上述水平应给予药物降压。如硝普钠 50mg 加入 500ml 的 5%葡萄糖液以 10～30 滴/分静滴或以 0.25～10μg/(kg·min)的滴速持续静脉泵入。压宁定可先行静脉注射 25～50mg,待血压下降 2 分钟后,静脉维持给药,给药方法是将 50～250mg 的药物加入到 100～500ml 的静脉输液中或 25mg 稀释到 50ml 静脉泵中泵入,初始输入速度为 2mg/h,可根据血压情况调整至 9mg/h。硝酸甘油 5～10mg 入 5%葡萄糖液 500ml 以 10～30 滴/分静点或静脉泵入。卡托普利 12.5mg 口服,3 次/日。硝苯地平 10mg 口服,3 次/日。

(3)止血剂和抗纤维蛋白酶制剂的应用:立止血、6-氨基己酸、氨甲苯酸等能够促进动脉破裂口处的凝血过程或抑制纤溶过程,同时防止消化道出血和治疗有出血倾向的患者。

　　(4)肾上腺皮质激素：有助于减轻脑水肿。地塞米松 10～30mg/d 静脉注射,甲泼尼龙 0.2～1.0g/d 静脉输入。

　　(5)防止应激性溃疡：法莫替丁 40mg 静脉注射,1～2 次/日。奥美拉唑 40mg 静脉注射,1～2 次/日。吉维乐 1 包口服,3 次/日。

　　(6)防止癫痫发作：苯妥英钠 100mg 口服,3 次/日；苯巴比妥 100mg 肌注,3 次/日；安定 10mg 肌注,3 次/日。德巴金(丙戊酸钠的商品名)800mg 静脉注射作为负荷量,然后以 1600mg/d,持续 24 小时静脉泵入,体重轻者或儿童可酌情减量至 1200mg/d,连续用药 3～4 天后改为口服德巴金 500mg,每天 2 次。

　　(7)抗生素：明确诊断合并肺炎者可根据痰培养、药敏结果选择应用抗生素治疗。

　　(8)改善脑代谢药物：纳洛酮、ATP、辅酶 A、细胞色素 C、胞磷胆碱、醒脑静等用于催醒和神经功能的恢复。

　　3.手术治疗

　　(1)适应证

　　1)壳核出血：出血量＞30ml,有意识障碍,有或无一侧脑疝形成而无手术禁忌者；经内科治疗无效、病情继续加重为浅、中度昏迷者；出血破入脑室或脑室内铸型者。

　　2)各脑叶的出血量大于 30ml,伴有中线移位或周围水肿严重者。

　　3)小脑出血量＞10ml,颅内压增高,小脑症状明显,病情呈进行性加重者；血肿较小但压迫或破入第四脑室,引起急性梗阻性脑积水。

　　4)脑干出血超过 5ml,临床症状呈进行性加重者或血肿接近脑干表面,有破入脑室或蛛网膜下腔的危险。

　　5)血肿量在 15～30ml,最大径 2～3cm 的丘脑出血经密切观察保守治疗无效,出现意识障碍者；血肿量超过 30ml,血肿最大径超过 3～4cm 的。

　　(2)禁忌证

　　1)年龄超过 70 岁的深昏迷患者。

　　2)脑疝晚期,双侧瞳孔已散大,有去脑强直、病理性呼吸及脑干继发性损害。

　　3)生命体征不稳定者,如血压过高(＞200/120mmHg)或过低、高热、呼吸不规则等；有严重心、肝、肺、肾、血液等器质性病变如合并严重的冠心病或供血不足、肾衰竭、呼吸道不畅、高热及肺部严重并发症。

　　4)脑干血肿量少于 5ml,患者情况良好的。

　　5)小脑出血量在 10ml 以下,临床症状轻微的。

　　6)大脑脑叶出血量少于 30ml,患者意识清醒,神经功能障碍较轻者。

　　(3)手术方法

　　1)开颅血肿清除术,必要时去骨瓣减压,目前主张微创手术。

　　2)锥颅穿刺抽吸血肿。

　　3)立体定向脑内血肿穿刺吸除术。术中酌情在血肿腔置管引流,术后如无禁忌可经引流管注入尿激酶来促使血肿液化和排出,方法是：尿激酶 10000U 溶于 3ml 生理盐水中注入血肿腔,夹管 1～2 小时,然后开放引流。可反复给药不超过 3 次/日,至引流液减少或变清。

(张效珏)

第二节　蛛网膜下腔出血

　　蛛网膜下腔出血(SAH)是典型的神经重症疾患,治疗的难度、强度、全面性和复杂性是对神经重症医师的真正考验。然而,SAH又是一种"单纯"脑灌注障碍疾病。理论上,只要及时适当做到脑灌注保障,就有机会纠正脑代谢异常从而全面改善预后。因此,重症SAH的治疗应围绕着寻找脑代谢需求与脑灌注保障之结合点全面展开。如何运用重症加强医疗病房(ICU)的生命支持手段,在体循环和脑循环血流动力学之间建立桥梁,在脑灌注和脑代谢之间维持平衡,从而帮助患者平稳度过病理生理过程,是需要神经重症医师不断探索的课题。

　　急性中枢神经系统功能障碍所触发的各种并发症既是造成继发脑损伤的危险因素,又是独立于神经系统的重要预后决定因素。因此,SAH的整体治疗需要包括神经外科、神经介入、神经重症及神经康复、急诊和麻醉医师天衣无缝的合作,还需要呼吸科、心脏科、内分泌科、肾科、消化科、影像科、超声科等更多学科的参与。

　　传统观念认为,级别较高的SAH患者因病情重、预后不好,不适于转运,甚至不适合早期闭塞动脉瘤治疗。而近期的研究却显示,收治到"高容量中心"(每年收治SAH患者超过60例,同时具备血管神经外科医生和介入医师,拥有专业的神经重症医师和监护室)的Hunt-Hess 4～5级的SAH患者,经动脉瘤处理及重症监护治疗后6个月,35％～57％的病例有很好的结果。对神经重症医师来说,这无疑是令人鼓舞的。

一、概述

(一)一般情况

　　SAH的定义是颅内出血主要位于蛛网膜下腔(蛛网膜和软脑膜之间)。通常可分为创伤性和非创伤性。非创伤性或自发性SAH约占脑卒中的1％～7％,其中80％～90％的出血原因为颅内动脉瘤破裂。

　　SAH是常见的急性脑血管事件,报告的发病率为(3～25)/10万人年。其结果往往是灾难性的。虽然近几年在诊断方法、血管内治疗技术、手术和围手术期管理及神经重症监测治疗方面有了巨大的进步,然而SAH患者的总体预后仍然很差,总体死亡率高达45％,并且生还者中的致残率很高。

(二)病因

　　大多数SAH是由颅内囊状动脉瘤破裂引起的。其他原因包括创伤、动静脉畸形/瘘、血管炎、颅内动脉夹层、淀粉样血管病、中脑周围非动脉瘤性SAH、脊髓血管病变、出血体质和违禁药物使用(特别是可卡因和苯丙胺)(表16-1)。放射学和尸检系列报告显示,颅内囊性动脉瘤的发生率约为5％,其中20％～30％的患者有多个动脉瘤。SAH的发病率随年龄增加而上升,通常多数发生在40～60岁间(平均≥50岁),但从儿童到老人均可以发生SAH。SAH的发病风险存在人种差异。女性发病率高于男性1.6倍,尽管不是所有种群都有如此差别。研究表明,性别所致差异与激素状态相关。

表 16-1　动脉瘤形成的风险因素

可修正因素	不可修正因素
吸烟(剂量依赖,最重要的风险因素)	之前 SAH 病史(新形成动脉瘤率 1%～2%每年)
高血压	多囊肾
中-重度酗酒	结缔组织病(Ehlers-Danlos 综合征又称先天性结缔组织发育不全综合征)马方综合征
可卡因应用	主动脉狭窄
心内膜炎(真菌性动脉瘤)	弹性假黄瘤
	烟雾病
	动静脉畸形
	纤维肌性发育不良
	假性动脉瘤
	假性动脉瘤
	神经纤维瘤病
	糖皮质激素替代治疗
	醛固酮增多症
	家族史(家族性颅内动脉瘤综合征,是指 2 个 1～3 级亲属患有颅内动脉瘤,患有未破裂动脉瘤的概率为 8%,这些患者趋向于较年轻时发病并且易为多发动脉瘤。)

(三)临床表现

动脉瘤破裂使血液以动脉压力直接释放进入脑脊液中。血液在脑脊液中迅速蔓延,颅内压迅即增高。出血通常只持续几秒钟,但常会再出血,并经常发生在出血后的第一天。SAH 的症状通常出现非常突然,30%的病例发生在晚上,冬春季好发。最主要的症状是突发的,剧烈头痛(97%)。约 30%的患者为单侧头痛,主要是动脉瘤的一侧。头痛的发作可能伴有较短的意识丧失、癫痫、恶心、呕吐。

约 30%～50%的患者在重症 SAH 之前 6～20 天有轻微的出血或"泄漏警告",仅表现为突发剧烈头痛(前哨头痛)。

(四)诊断

突发的"晴空霹雳般"的头痛,无论其严重程度或之前有无头痛病史,均应高度怀疑 SAH 的可能性,需积极进行诊断评估。意识状态改变,起病时伴有恶心呕吐、脑膜刺激征、眼底出血等症状体征是典型的 SAH 的临床表现。对于病史高度怀疑 SAH 的患者,首要是迅速检查确定的 SAH 的存在,其次是对出血原因进行鉴别。不能错失的致命疾病诊断包括:①动脉瘤性 SAH;②假性动脉瘤破裂;③心内膜炎真菌性动脉瘤破裂;④脑膜炎和(或)脑炎。

1. SAH 的诊断　SAH 诊断的主要手段是头颅计算机断层扫描(CT)平扫和腰穿。阴性的 CT 扫描和腰穿结果可以排除 SAH 的诊断,但需在症状出现后数天内检查,以免出血吸收造成假阴性结果。无论如何,如果对诊断仍存疑虑,应考虑作全脑血管造影。

头颅 CT 是诊断 SAH 的基本手段。出血后 24 小时内检查的检出率为 92%。应采取从脑底部开始的薄扫 CT 以增加发现小出血的敏感度。

CT 扫描(出血后 72 小时内)显示的血块分布位置对于预测动脉瘤类别的作用是不准确的。除非是大脑前动脉或前交通动脉瘤或脑内血肿。

头颅 CT 检测 SAH 的灵敏度在出血后 12 小内最高(接近 100%),然后随着时间的推移逐步下降,至第 5 天约为 58%。但当 SAH 出血较轻微时,CT 的检出率可能会明显下降。例如,在一项研究中,轻微的 SAH 的患者经 CT 扫描有 55% 不能确诊,但全部患者的腰椎穿刺均呈阳性。

即使头颅 CT 扫描阴性,如果仍高度怀疑 SAH,需做腰穿检查。典型的表现是腰穿初压高,并且红细胞计数升高,同时第一管到第四管脑脊液红细胞计数不会下降。将脑脊液标本立即离心的方法有助于鉴别穿刺伤造成的出血。

对于脑磁共振检查(MRI)检查,有限的数据表明,质子密度和液体衰减反转恢复(FLAIR)序列诊断急性 SAH 的敏感度和头颅 CT 接近。此外,MRI 的 FLAIR 和 T_2 加权成像序列对亚急性 SAH 的敏感度较高(例如,出血后 4 天)。

SAH 的漏诊并不少见,常见的原因有 3 个:①没有重视 SAH 的临床表现;②没有进行头部 CT 扫描或对 CT 扫描诊断 SAH 的局限性了解不足;③未进行腰穿或没有正确解释腰穿结果。即便临床表现典型,SAH 诊断的延误仍然不少见,约有 25% 的 SAH 患者的治疗因此延误,并可能影响预后。

2.病因诊断　一旦 SAH 的诊断成立,为查明出血原因,必须尽早作全脑数字减影血管造影术(DSA)。作为诊断动脉瘤性 SAH 的金标准,DSA 不但拥有最高的分辨率,可以显示动脉瘤的解剖形态,对于进一步治疗决策的指导意义最大。

约有 14%～22% 的 SAH 会出现首次血管造影阴性。考虑到病变被隐藏在新鲜血块下的可能,必须在出现阴性结果后 4～14 天重复血管造影。至于是否在 2～3 个月后在进行第三次造影存在争议,可能不是必需的。

CT 血管造影(CTA)和磁共振血管造影(MRA)作为筛选和术前规划的无创检查是有用的。CTA 和 MRA 在确定 3～5mm 或更大的动脉瘤方面,具有高度的敏感性,但这两项检查仍没未达到常规血管造影的分辨率。使用常规血管造影或数字减影血管造影作为金标准,CTA 检测破裂动脉瘤的灵敏度,可达到 83%～98%。联合经颅多普勒超声(TCD)检查,可提高 CTA 或 MRA 的诊断性能,但小的动脉瘤可能无法可靠地确定。

目前临床中 CTA 的作用在不断提高。与传统的血管造影相比较,CTA 的主要优点在于可以较迅速和方便的获得,往往在 SAH 后经头颅 CT 扫描时就可以获得初步诊断。CTA 越来越多地替代血管造影运用于 SAH 患者,从而避免了常规血管造影的需要。尤其是当病情恶化,需要紧急开颅血肿清除时。此外,在处理急诊患者时,CTA 比 MRA 更为实用。

3.并发症诊断　SAH 的致死率和致残率极高,其中大约有 10% 于到达医院之前死亡,25% 于发病后 24 小时内死亡,而约 45% 在 30 天之内死亡。其原因为 SAH 常常出现一系列并发症,如:再出血、血管痉挛,迟发性脑缺血损伤、脑积水、颅内压增高、脑水肿、癫痫发作、低钠血症、心脏异常、下丘脑功能障碍和垂体功能不全等。

二、SAH 患者的评估

(一)超急性期评估和处理

1.急救和转运 应充分重视 SAH 超急性期的处理,以确保 SAH 不被漏诊和及时转运至"高容量的治疗中心"。应对急救人员进行继续教育,从而充分认识到在患者出现不同程度的意识障碍时,进行神经系统评估的重要性。在快速转运患者时,应该提前通知医院的急诊室进行准备,以避免不必要的延误。

尽管 SAH 患者急诊时并非都有局灶性神经功能障碍,但若患者有 1 项以上的症状和体征,包括头痛、不同程度的意识障碍或呕吐时,急救人员应高度怀疑患者发生 SAH。

2.气道、呼吸、循环(ABC)评估

(1)气道安全性评估:由于重症 SAH 患者常伴有不同程度的气道梗阻和误吸,故需要严密关注有严重神经功能障碍的患者的气道是否通畅,需评估紧急气管插管的风险和获益。一旦出现呼吸困难和(或)氧合障碍,需立即行快速气管插管。气管插管后还应放置经鼻或经口胃管以避免误吸。

(2)呼吸状态评估:严密监测通气和氧合状况,维持尽可能高的动脉血氧饱和度和适当的动脉血二氧化碳分压(30~35mmHg),避免缺氧、过度通气和二氧化碳潴留。

(3)循环和心脏状态评估:严密监测心脏和循环状况,包括心律失常、低血压、高血压和过度的血压波动。

(二)神经功能状态和出血严重程度评估

有多种评价量表可对 SAH 患者进行评价,包括 Hunt-Hess 分级、Fisher 分级、格拉斯哥昏迷量表(GCS)以及世界神经外科医师联盟委员会(WFNS)分级和 Claassen CT 分级等。实际上,每种量表都有其局限性。这些量表多数来自回顾性研究,而且并未对不同评价者之间的差异进行评估。尽管对量表的选择尚存争议,但我们依然建议,至少选择一种量表对 SAH 患者进行评估,并记录在案。

应用于重症 SAH 患者评估量表主要分 3 种:①通过对临床症状体征进行疾病严重程度评估,如 GCS 评分、Hunt-Hess 分级和 WFNS 分级;②根据 CT 显示出血多少,评估疾病严重程度和并发症发生可能性,如 Fisher 分级和 Claassen CT 分级;③转归评估,常用格拉斯哥转归评分(GOS)。

临床上,SAH 严重程度并不总是与出血量相关。此外,常常会有发病时临床表现差.之后一度缓解,待血管痉挛出现后再次恶化的现象。最终的预后常常在数周后才能准确判断。对于神经重症医师,重点在于判断疾病此刻的严重程度和可能的并发症进展程度,以及采取的治疗措施的风险,并以此作为临床治疗决策的依据。毋庸置疑,方案制订需要综合考量和连续评估,这些因素包括:①发病以来的临床表现,包括症状体征以及变化过程。虽然许多 SAH 患者发病后有临床缓解的表现,但仍应谨记患者曾有的严重表现,以免误判患者对 SAH 反映的严重程度。②CT 显示的出血严重程度。对于判断如脑积水和脑血管痉挛严重程度非常重要。③患者既往状况和合并症及已发并发症的情况。对于高龄或极年轻的患者,合并严重的全身性疾病的患者(如高血压、糖尿病、严重动脉硬化、慢性阻塞性肺疾患、心功能不全、垂体功能低下、甲状腺功能障碍、严重贫血、严重感染等),以及早期出现严重并发症(如严重心肌损伤,神经源性肺水肿等)或早期血管造影发现严重血管痉挛者均应高度重视,并将 SAH 分级调高一级。尤其值得注意的是那些临床症状与 CT 出血严重程度不符的患者,例如 Hunt-Hess 4 级和 Fisher 2 级。

1.神经功能状态评估

(1)GCS:GCS 是目前最常用的意识评估工具。改良的 GCS 评分应记录最好反应/最差反应和左侧/右侧运动评分。对于观察迟发神经功能障碍,有人建议使用改良 GCS 评分,连续评估最差反应,以期早期发现神经功能恶化。

(2)Hunt-Hess 分级(表 16-2)

表 16-2　Hunt-Hess 分级

分级	症状
0	未破裂动脉瘤
1	无症状或轻度头痛,极轻微的颈项强直
1a	无急性脑膜/脑反应,但有固定的神经功能缺失
2	中至重度头痛,可见颈项强直,或脑神经瘫痪(如Ⅲ,Ⅳ)
3	嗜睡、错乱状态或轻度定向障碍
4	昏迷状态,中到重度偏瘫,早期去脑强直,可伴有自主神经障碍
5	深昏迷状态,去脑强直,濒死状态

应用中需注意的问题包括:①对于严重的全身性疾病(例如糖尿病、严重动脉硬化、慢性阻塞性肺疾患)或血管造影发现严重血管痉挛者,评分加 1 分。②出于慎重考虑,应以发病来最严重的临床表现作为评分标准。

(3) WFNS 分级(表 16-3)

表 16-3　WFNS 的 SAH 分级

WFNS 分级	GCS 评分	运动障碍
Ⅰ	15	无
Ⅱ	14～13	无
Ⅲ	14～13	有
Ⅳ	12～7	有或无
Ⅴ	6～3	有或无

2.出血严重程度分级和脑血管痉挛风险评估

(1) Fisher 分级(表 16-4)

(2)改良 Fisher 分级与 Fisher 分级的比较(表 16-5)

（3）Claassen CT 分级（表 16-6）

表 16-4　**根据 SAH 出血严重程度的 CT 表现的 Fisher 分级**

分级	CT 表现
1	未见出血
2	弥漫出血,未形成血块,垂直厚度小于 1mm
3	较厚积血,垂直厚度大于 1mm(纵裂、岛池、环池)或水平面上(侧裂池、脚间池)长×宽大于 5mm×3mm
4	脑内血肿或脑室内积血,但基底池内无或有少量弥漫性出血

表 16-5　**改良 Fisher 评分与 Fisher 评分用于预测脑血管痉挛发生率的比较**

分级	改良 Fisher	血管痉挛发生率(%)	Fisher	血管痉挛发生率(%)
0	无 SAH 或 IVH		—	—
1	薄的 SAH,无 IVH	—	未见出血	21
2	薄的 SAH,有 IVH	24	局部或散在薄的 SAH	25
3	厚的 SAH,无 IVH	33	弥散厚的 SAH 或局部血块,有/无脑出血或 IVH	37
		33		
4	厚的 SAH,有 IVH	40	无或弥散厚的 SAH,有脑内血肿和脑室内积血	31

注:ICH:颅内血肿;IVH:脑室内积血

表 16-6　Claassen CT **分级**

分级	CT 显示出血量
1	没有 SAH,无脑室内积血
2	少量 SAH,无脑室内积血
3	少量 SAH,伴有双侧脑室内积血
4	较厚的 SAH(完全充满一个或更多脑池或脑裂),没有双侧脑室积血
5	较厚的 SAH(完全充满一个或更多脑池或脑裂),伴有双侧脑室积血

　　3.转归评估　有许多因素影响 SAH 的转归,不同国家的病死率报告差异很大。影响 SAH 患者预后的因素可分为:患者因素、动脉瘤因素和医疗机构因素。患者因素包括初次出血的严重程度、年龄、性别、接受治疗的时间以及合并症,如高血压、心房纤颤、充血性心衰、冠心病和肾病。动脉瘤因素包括动脉瘤的大小、位于后循环或形态学表现。医疗机构因素包括外科手术技巧及血管内操作的有效性、机构治疗 SAH 患者的容量以及对患者作首次评估的机构的类型。

　　通常采用 GOS 对 SAH 患者的转归进行评估(表 16-7)。

　　4.患者风险因素评估　应对患者进行详细的体检及记录病史,同时需格外关注 SAH 的危险因素(表 16-8)。对年轻或有药物滥用史的患者,必须要检测是否中毒。入院时,一定要记录可影响患者预后的危险因素,如年龄、高血压史、发病至接诊的时间以及接诊时血压等。

表 16-7　GOS 转归评分

评分	等级	描述
5	恢复良好	恢复正常生活,尽管有轻度缺陷
4	轻度残疾	残疾但可独立生活;能在保护下工作
3	重度残疾	清醒、残疾,日常生活需要照料
2	植物生存	仅有最小反应(如随着睡眠/清醒周期,眼睛能睁开)
1	死亡	死亡

表 16-8　SAH 患者危险因素记录表

患者高危因素评估		
年龄(岁)	40~60	>60 或<40
性别	男	女
前哨头痛	无	有
家族史	无	有
发病时间		
意识障碍	无	有:持续时间
呕吐	无	有
剧烈头痛	无	有
剧烈后枕部疼痛,颈痛	无	有
癫痫发作	无	有:持续时间,表现
运动障碍	无	有:持续时间,表现
语言障碍	无	有:持续时间,表现
其他神经功能障碍如复视	无	有:表现
失禁	无	有
精神异常、谵妄、烦躁	无	有
入院时血压(mmHg)	90~160	>160 或<90
入院时 SpO_2(%)	90~100	<90
入院时体温(℃)	<38.5	≥38.5
高血压病史	无	有:时程,程度,治疗情况
心律失常病史	无	有:时程,程度,治疗情况
心功能不全	无	有:时程,程度,治疗情况
冠心病	无	有:时程,程度,治疗情况
COPD	无	有:时程,程度,治疗情况
呼衰	无	有:时程,程度,治疗情况
严重哮喘	无	有:时程,程度,治疗情况
严重过敏史	无	有:时程,程度,治疗情况
肾病	无	有:时程,程度,治疗情况
肝病	无	有:时程,程度,治疗情况
近期发热病史	无	有:时程,程度,治疗情况
吸烟	无	有:时程,剂量
酗酒	无	有:时程,剂量
药物滥用史	无	有:种类,时程,剂量
其他		

5.脑电监测和评估

(1)脑电双频指数(BIS):BIS 采取的是双频谱分析,不仅分析脑电图(EEG)功率和频率,还分析 EEG 各个成分波之间的非线性关系(位相和谐波),因而其数值比单纯功率谱分析包含更丰富的信息。由于 BIS 属于量化参数,临床应用相对方便直观。BIS 以往主要用于麻醉深度的监测。近年来,已有一些病例研究提示其在脑卒中领域的应用价值,在昏迷程度判断,镇静深度选择以及动态观察病情变化(如预测脑缺血)和治疗反应上作用显著。

(2)定量脑电图分析(qEEG)监测:qEEG 监测在出血性脑卒中的研究主要针对 SAH 的患者,用以探测出血后的血管痉挛并预测迟发性脑缺血的发生。EEG 对脑血流变化高度敏感,能够早于临床及影像学检查之前发现血管痉挛所造成的脑缺血,故 SAH 发病后 EEG 的持续监测已经在临床上应用多年。早年的研究显示 EEG 慢波成分增加并波幅降低时,患者发生血管痉挛并极有可能发生迟发性脑缺血。近些年的研究表明,相对功率比 ADR 是判定 SAH 后是否存在血管痉挛以及预测迟发性脑缺血发生的重要指标。此外,与传统头皮 EEG 比较,皮质 EEG 抗干扰能力更强、敏感性更高、信号也更稳定,故可能更适合于量化分析。

三、SAH 后再出血的预防

再出血是严重影响 SAH 患者预后的主要因素,其中超早期再出血(初次出血后 24 小时内)占 9%~17%,40%~87%在初次出血后 6 小时内,多数再出血发生在 8 小时内。再出血的危险因素包括:①大动脉瘤;②明显神经功能障碍;③初次出血后 3 小时内行脑血管造影;④初次出血时意识丧失;⑤动脉瘤闭塞不全及延迟治疗。

(一)卧床休息

卧床休息是预防 SAH 患者再出血的重要措施。尽管有研究显示,单纯卧床并不能降低再出血的发生率,但它显然是预防再出血治疗的一部分。必要时给予适当镇静治疗也应属于考虑范围内,但须注意意识障碍时的气道管理。

(二)血压控制

血压升高是否是 SAH 再出血的独立危险因素,尚无定论。考虑到 SAH 后再出血和脑缺血风险并存,血压控制的范围需要考虑到患者基础血压、年龄、再出血和缺血风险率等。目前尚缺乏严格的对照研究证实控制血压与 SAH 急性期再出血的关系。值得注意的是,再出血的发生可能不仅仅是单纯血压过高造成的,血压的大幅度波动较血压的绝对值可能更具相关性。

脑的特殊性在于存在血-脑脊液屏障及脑血管自动调节功能,不同患者的自动调节功能和可耐受的最低平均动脉压存在明显个体差异。而 SAH 时血-脑脊液屏障和脑血管自动调节功能受到不同程度损害,因此,控制性降压时必须考虑降压药物对脑血管自动调节功能、脑血流量和颅内压的影响。

1.降压药物的选择　由于药物作用机制不同,降压药物对脑血流和颅内压的影响也不尽相同。许多降压药物实际上会增加脑血流或颅内压,故 SAH 患者选择降压药物时应慎重考虑实际脑灌注控制需求。理想的神经重症降压药物需满足以下要求:控制血压迅速温和、半衰期短、剂量-效应可以预测、可供静脉使用。急性 SAH 的血压控制可选择拉贝洛尔、尼卡地平、乌拉地尔、利尿剂等。由于硝普钠有升高颅内压的不良反应,且长时间输注还有可能引起氰化物中毒,应避免使用硝普钠。

2.血压控制的目标　血压控制的目标应以平时的基础血压为准,尤其是患者既往有高血压病史。必须严格避免低血压。有研究建议,动脉瘤没有处理前,应该治疗过度升高的血压,平均动脉压<110mmHg 不需要处理。

避免不必要的操作,如通便、导尿等。改善环境、适度镇静镇痛对于缓解血压增高减少血压波动是有益的。

如果出现不能解释的突发血压升高,尤其是高过初次出血时的血压,要高度怀疑再出血的可能。

3.血压控制的监测　必须了解患者的基础血压、SAH 第一次出血时的血压。必须严格监测血压,不仅仅是血压升高,还有血压波动。必须监测降压药物对脑血管自动调节功能、脑血流灌注和颅内压的影响。建议使用经颅多普勒和颅内压监测。必要时也需要监测体循环血流动力学状态。

(三)抗纤溶治疗

抗纤溶治疗可减少再出血的发生率,但增加缺血性脑损伤的发生,因此对整体预后改善不明显。目前提倡初次出血后 72 小时内给予抗纤溶治疗。SAH 后 72 小时再出血的风险已经显著降低,抗纤溶治疗会增加药物不良作用,应当避免。

未处理动脉瘤使用抗纤溶治疗预防再出血需权衡出血和缺血的风险,尤其是对于合并早期脑血管痉挛的患者。存在血栓危险因素的患者,抗纤溶治疗为相对禁忌证,如患者有中风病史、心肌梗死、周围血管疾病或心电图异常等。

抗纤溶治疗时应该密切筛查深静脉血栓。血管内治疗动脉瘤之前 2 小时应该停止使用抗纤溶治疗。通常使用氨甲环酸或氨基乙酸静脉制剂。

在早期治疗 SAH 时,如果对患者采用抗纤溶治疗的同时,联合预防性地抗血管痉挛治疗,则既可降低再出血率,又能够防止缺血性卒中的发生。

(四)手术或血管内治疗闭塞破裂动脉瘤

1.早期治疗　只有闭塞动脉瘤才能根本防止再出血。因此,应尽量创造条件尽早闭塞破裂的动脉瘤。治疗前的时间越长,治疗前再出血的发生率就越高,而且预后越差。近年来,对破裂动脉瘤进行早期手术的趋势有所增加,尤其对于术前分级较低和中等的患者。同时,早期手术还有利于抗脑血管痉挛治疗。从理论上说,血管内治疗可在行诊断性造影时即实施,不仅节省时间,亦不会增加风险。

2.术式选择　选择介入栓塞或手术夹闭对再出血的发生率没有显著性差异。治疗方法的选择需在造影后由外科医师和血管内治疗医师共同决定。如果患者的病情允许,造影后应即刻对动脉瘤行血管内治疗,以缩短治疗时间,降低数小时内的再出血风险。

对颅内动脉瘤的治疗是否有效,主要取决于两个因素,即再出血率和经影像学检查的动脉瘤复发率。动脉瘤栓塞后的再出血率约为每年 0.9%,动脉瘤的闭塞程度与再出血率有显著相关性。尽管动脉瘤的闭塞程度并非是影响再出血的唯一因素,但完全闭塞动脉瘤仍是血管内及手术治疗的共同目标。

病例报道和队列研究均已证实，经手术或血管内治疗后完全闭塞的动脉瘤，依然有发生再出血的可能。最近一项对 431 例破裂动脉瘤患者行栓塞治疗的研究显示，早期再出血率为1.4%，且再出血的死亡率达 100%，其中有 2 例患者的动脉瘤经影像学检查已达到完全闭塞。但多数再出血还是出现于治疗后造影显示动脉瘤闭塞不完全的患者中。不完全闭塞的动脉瘤亦可发生再生长。而大部分颅内动脉瘤无法经一次治疗即达到完全闭塞。

动脉瘤的大小和形状是导致其闭塞不完全及复发的最重要原因。对大脑中动脉瘤的栓塞较为困难，而该部位的动脉瘤较其他部位更适合开颅手术治疗。通常，后循环动脉瘤的开颅手术治疗较为困难，而栓塞治疗的效果会更好。海绵窦段及颈内动脉动脉瘤的开颅手术治疗也很困难，两种方式比较，栓塞处理相对容易，两种方法均能减轻动脉瘤的压迫症状。

能否完全栓塞与动脉瘤的大小及术后并发症相关。在有些研究中，动脉瘤颈的大小被认为是影响完全栓塞和复发的独立因素。瘤颈<5mm 及瘤颈/体比值<0.5 的动脉瘤，预后更好且更易完全栓塞。荟萃分析也指出，血管内治疗瘤径>25mm 的巨大动脉瘤，致死率和致残率均较高。原因是完全栓塞巨大动脉瘤很困难，且复查时常需再次栓塞。瘤径<3mm 的微小动脉瘤用弹簧圈栓塞非常困难，并且动脉瘤易在术中发生破裂。但目前尚缺乏对照研究评价动脉瘤的大小对预后所产生的影响。

患者的全身状况与出血后并发症也对治疗方式的选择产生影响。若发现较大的血肿，占位效应严重，最好行开颅手术清除血肿以降低颅压。若患者的神经功能评分较差或脑肿胀明显，将会增加手术风险。但对血管内治疗的影响则相对较小。部分患者也可采用栓塞与外科减压术联合治疗。

术者的技术水平及所在的医疗中心对患者预后亦有较大影响。无论是开颅手术还是血管内治疗病例的选择需要考虑很多因素，包括患者的一般状况、动脉瘤的特征、医院设备的质量、临床医师的技术水平和经验等。

动脉瘤栓塞后复发并不少见，即使初次栓塞完全的动脉瘤也可复发，常需再次栓塞以预防动脉瘤的复发和出血。在动脉瘤不全栓塞的患者出现 SAH 与其他症状之前，即应对其进行影像学随访。目前，尚不能确定有多少动脉瘤在栓塞后还需再次治疗。因此，若不能对动脉瘤进行完全栓塞，可以考虑行开颅手术夹闭。

临床上也可通过闭塞动脉瘤的载瘤动脉进行治疗，但该疗法可能引起脑缺血，尤其是对SAH 急性期的患者。治疗前可通过球囊闭塞试验，根据脑功能及血流动力学变化以评估是否能够闭塞载瘤动脉。但有时闭塞试验呈阴性，甚至接受过颅内一侧血管旁路移植术的患者仍然会出现脑缺血。闭塞载瘤动脉可通过夹闭或血管内治疗进行。操作过程中需要全身肝素化，这在 SAH 的急性期会产生一定的风险。该治疗方法一般只在既不能手术也不能用弹簧圈栓塞，且如不治疗其风险很大的情况下，才会被采用。颈动脉结扎术虽可降低再出血率，但手术失败（发生再出血及术后并发症）的风险较直接处理动脉瘤的方法高。

决定患者血管内治疗或手术治疗效果最重要的因素是患者术前的神经功能状况，而这取决于出血当时的严重程度。

3.术后复查　动脉瘤闭塞后应对患者进行长期随访。如果已明确动脉瘤被完全闭塞，通常要求患者在术后 6 个月行造影复查,再根据造影结果决定随后的复查时间。若动脉瘤未能完全栓塞,影像学随访的时间间隔更应缩短。

血管造影一直是栓塞后的首选复查手段。目前的证据显示,经手术治疗的动脉瘤闭塞不完全及复发率明显低于栓塞治疗。目前的数据提示,动脉瘤包裹术并不能有效地防止再出血,无法得出动脉瘤包裹术的疗效优于保守治疗的结论。

4.总体建议

(1)需要尽早对动脉瘤性 SAH 患者行动脉瘤夹闭或血管内治疗以减少再出血的发生。

(2)与动脉瘤完全闭塞相比较,行动脉瘤包裹术、夹闭不全及不完全栓塞的动脉瘤,再出血风险较高,需要长期的造影随访。因此,应尽可能完全闭塞动脉瘤。

(3)对于破裂动脉瘤治疗方案的选择,如果经验丰富的外科医师和血管内治疗医师一致认为,血管内或手术治疗均可实施,则血管内治疗的效果更好。要注意根据患者的病情及动脉瘤的特点来决定治疗方案。建议尽量在可同时提供两种疗法的医院内,对患者进行治疗。

(4)尽管既往的研究认为,早期和延期手术对 SAH 患者的总体预后并无影响,但出血后的早期治疗可以降低再出血率,而且新技术的使用可以提高其疗效。推荐对多数患者都应进行早期干预。

(5)具体式式的选择应考虑以下几个方面:

1)术者经验水平;

2)本机构治疗总体水平;

3)时机:早期手术需考虑脑肿胀的因素,通常介入治疗影响较小;开颅手术治疗常常会加重脑损伤;

4)合并血肿的 SAH 患者需接受开颅手术以清除血肿;

5)如有可能,即使是分级较高、病情较重的患者亦应尽早接受动脉瘤闭塞治疗,可以为神经重症医师进一步治疗提供可靠基础。

四、脑血管痉挛和迟发脑缺血的防治

(一)关于脑血管痉挛(CVS)和迟发脑缺血(DCI)的争议

决定 SAH 不良预后的最重要因素是急性 SAH 对脑组织的危害作用,以及迟发脑缺血损伤。SAH 造成脑血流量的急剧下降,减弱了脑血管自动调节功能,进而造成急性脑缺血。这些病生理过程导致了颅内压的上升和脑灌注压的下降。减弱了氧化亚氮的有效性,剧烈的急性血管收缩,以及微血管血小板聚集,微血管胶原酶的激活,微血管胶原的缺失,内膜屏障抗原导致微血管灌注下降和渗透率增加。尽管最近对 SAH 造成脑损伤的机制了解有所进步,却少有有效的治疗方案提出,未来需要更深入的研究。脑血管痉挛(CVS)造成迟发脑缺血(DCI)损害是影响预后的另一个主要因素,同样存在争议需要进一步研究。

CVS 的诊断主要依据患者的临床症状、体征及 TCD 检查和脑血管造影的影像,如果仅在血管造影时发现血管处于痉挛状态,患者没有相应的神经功能缺损症状,则称为"无症状性血管痉挛",如果患者出现迟发神经功能缺损症状,则称为"症状性血管痉挛",又称 DCI。

CVS 即指"颅内动脉的持续性收缩状态"。但具体的诊断标准存在很大分歧,并且 CVS 是否是 DCI 的唯一病因也尚无定论。DCI 与 CVS 常伴随出现,但也可独立发生,只存在 CVS 而没有 DCI 的情况也较常见。因 DCI 导致的患者病情恶化,常需要排除其他并发症如低钠血症、感染及低血压等,在昏迷或镇静患者中则需要更多的监测手段如 TCD 和 EEG 等。

根据不同监测手段,CVS 的诊断分为 TCD 证实的 CVS、血管造影 CVS 和症状性 CVS。症状性 CVS 的定义为出现 CVS 的 SAH 患者出现临床恶化并除外其他原因(如癫痫、脑积水、脑水肿等),发生率约为 20%～40%。DCI 被定义为症状性 CVS 或 CVS 时 CT 或 MRI 上出现新的梗死。CVS 最严重的后果是 DCI。文献中对 DCI 的定义不一,与 CVS 也常互换使用。为避免在定义 DCI 时的不一致性,有学者提出将影像学上的 CVS、DCI 所致的病情恶化、脑梗及功能结局分别定义。建议将脑梗死(CT 或 MRI)及功能结局作为研究 DCI 的指标,与预后相关性更好,研究者之间更易达成一致,并且可以发现昏迷或镇静患者的病灶。DCI 所致的病情恶化可作为次级指标,影像学的 CVS 可以作为概念验证,而不能作为预后指标,TCD 则不适于作为概念验证。

(二)病因和病理生理机制

1.病因　位于脑底 Willis 动脉环周围的颅内动脉瘤破裂常导致广泛的 SAH,流入蛛网膜下腔的血液及其降解产物是导致 CVS 的最主要原因。CVS 的发生率以及严重程度多与蛛网膜下腔积血的多少密切相关。颅脑损伤、颅脑手术或血管内介入治疗过程中,对血管的损伤、挤压和牵拉、血管内操作中的机械刺激、造影剂等化学物质以及手术中出血流入蛛网膜下腔等因素也可导致 CVS。

2.病理生理机制　CVS 和 DCI 的病理生理机制并不是十分清楚,CVS 的病理生理机制可能与下列因素有关:①血液及手术器械对血管壁的机械性刺激;②血块压迫、血管壁营养障碍等导致血管壁结构破坏;③氧合血红蛋白氧化成高铁血红蛋白并释放氧自由基造成的损伤;④各种血管活性物质,如 5-羟色胺、儿茶酚胺、血红蛋白及花生四烯酸代谢产物的缩血管作用;⑤颅内压增高,过量脱水治疗而不及时补充血容量造成的血液浓缩;⑥血管壁的炎症和免疫反应。

以上各种理化因素均可导致血管壁平滑肌细胞膜通透性改变,钙离子内流增加,同时细胞内钙库释放增多,最终导致平滑肌细胞内钙离子浓度增加,促使血管平滑肌发生异常收缩,导致血管痉挛。因此,钙离子超载是目前公认的 CVS 发生过程中最重要的环节。

3.脑血管痉挛的分类　根据部位或者范围可分为 3 类:①弥漫性 CVS,血管痉挛可同时涉及颈内动脉、椎基底动脉、大脑中动脉、大脑前动脉的近段等多支颅内主要血管,造影显示各血管显影不清,呈线状;②多节段性 CVS,造影显示一支或数支颅内动脉呈粗细不均的腊肠样或竹节样痉挛;③局灶性 CVS,主要是发生于破裂动脉瘤所在的载瘤动脉的局限性痉挛。

根据血管造影显示的管腔狭窄程度,CVS 可分为 3 级:①重度:管腔缩窄 50% 或以上;②中度:管腔缩窄 25%～50%;③轻度:管腔缩窄小于 25%。

根据病程可分为早发性和迟发性 CVS。早发性 CVS 多于出血后 24 小时内发生,急诊血管造影可发现,多为破裂动脉瘤附近的单侧局灶性血管痉挛。传统的脑血管造影通常只能发现颅内大血管的血管痉挛,采用正交极化光谱成像方法,可以定性和定量研究大脑皮层的微循环血流状况。2003年的一项研究发现,SAH后早期(夹闭术前)有超过50%的患者发生了节段性的微血管痉挛,血管直径减少可多达75%,由此引起一系列临床症状,并最终影响临床转归。因此,及时发现微血管痉挛的发生并尽早防治,是提高脑血管痉挛疗效的关键之一。典型的迟发性CVS多在SAH后第3～5天开始出现,第7～10天达高峰,持续2～3周后逐渐缓解。

(三)CVS和DCI的诊断

2.临床表现

(1)病史:明确的颅内动脉瘤破裂导致SAH,患者有典型的剧烈头痛发作史。其他情况还包括颅脑损伤、血管内介入治疗、颅脑手术或其他颅脑疾病史。

(2)典型症状:CVS本身并无典型的特异性临床表现,一般在SAH后3～5天,如果出现意识状态的恶化,甚至伴随新出现的局灶定位体征,如偏瘫、偏身感觉障碍、失语,以及颅内压增高的表现,如头痛、呕吐等,临床除外电解质紊乱,CT检查除外继发性脑积水及颅内血肿等后,需高度怀疑CVS的可能性。还有不明原因的体温升高、白细胞增多也需引起临床重视,存在CVS的可能性。虽然首要重视的是临床表现,但床边评估意义有限,尤其对于神经状况较差或镇静患者,需要更为积极的监测。

DCI所致的病情恶化包括:①局灶性神经障碍;②GCS评分减少2分或以上;③病情恶化持续超过1小时;④排除动脉瘤闭塞后早期病情恶化,以及其他情况所致。

DCI所致脑梗死的定义包括:①SAH后6周内,CT或MRI发现病灶,或死亡前最后一次CT或MRI发现,或尸检时发现;②排除动脉瘤闭塞后24～48小时之间CT或MRI发现的脑梗;③排除其他因素如动脉瘤夹闭或血管内治疗;④排除脑室置管及脑内血肿所致的CT低密度影。

(3)时程:CVS通常发生在SAH后3～14天,但具体时程并不确定。30%～70%的患者发生血管造影CVS,但它的临床意义尚不清楚。

(4)脑血管痉挛的风险因素:包括较差的临床分级、CT显示较厚的出血(SAH和脑室出血)、发热、入院时高血压、前哨出血、血容量不足、低心输出量和吸烟。

2.辅助检查

(1)脑血管造影:脑血管造影是脑血管痉挛诊断的"金标准",如果血管造影证实患者存在严重的脑血管痉挛,也可以考虑同时行血管内介入治疗,或直接在痉挛部位行血管内球囊扩张术。

(2)TCD血流检测:TCD显示的血流速度升高比出现临床症状早24～48小时。因此,动态监测TCD可以为症状性CVS提供治疗窗。对于血管造影性CVS,TCD的大脑中动脉(MCA)平均流速大于200cm/s时的预测阳性率为87%,而MCA平均流速小于120cm/s时的阴性预测率为94%。然而,对其他部位血管(如大脑前动脉)的预测意义不大。对于症状性

CVS,TCD 流速变化的预测意义也有限。

Lindegaard 比值(即 MCA 与颈内动脉血流速度的比值)可用于校正充血(由于心输出量增加或贫血)对平均流速的影响(表 16-9)。

表 16-9　Lindegaard 比值预测血管造影性脑血管痉挛

MCA/ICA 流速比值	血管造影性脑血管痉挛
<3	无痉挛
3~4.5	轻度血管痉挛
4.5~6	中度血管痉挛
>6	重度血管痉挛

MCA:大脑中动脉;ICA:颈内动脉

SAH 后需每日进行 TCD 检查以动态观察脑血流速度变化,并进而筛查出需要严密监测的可能出现症状性 CVS 患者。CVS 的治疗不必根据 TCD 值的变化。患者应保持等容量状态,一旦症状性痉挛或脑缺血出现,需着手进一步的评估和治疗。当患者状态难以观察(昏迷、镇静等)而 TCD 监测显示流速值上升时,可考虑做血管造影或 CTA/MRA 以确定血管痉挛的状态。TCD 流速值正常可以作为预测脑血管造影性和症状性 CVS 阴性的手段。

虽然受操作者影响较大,但在训练有素的神经重症中心,动态 TCD 监测对于脑血流灌注状态的判断以及 CVS 诊断的敏感性和特异性均较高。脑血流速度受多种因素影响,诸如年龄、颅内压、动脉压、二氧化碳水平、脑血管解剖、侧支循环以及对治疗干预的反应。因此,临床上应将 TCD 监测作为动态观察多方面参数的指标。应尽早取得患者基线 TCD 血流状态和大脑动脉受损情况,并动态监测评估病情变化以及对治疗的反应。

(3)CTA 和 MRA:CTA 与血管造影相关性较好,且敏感性(80%)特异性(93%)都较高。但 CTA 测得血管管径较实际值小,所以可能过度估计血管痉挛的严重程度。对于诊断小动脉的血管痉挛,以及鉴别轻度和中度痉挛,尚有一定局限性。

(四)CVS 和 DCI 的治疗

CVS 和 DCI 的临床处理包括预防、病因治疗、支持治疗和防治并发症等 4 个方面。具体治疗措施的原则包括:保护和恢复脑血管自动调节功能、保护血-脑脊液屏障、改善体循环和脑血流动力学参数以保持有效脑灌注、控制并发症(如颅内压增高、脑水肿、心肺并发症等)。

1.病因治疗

(1)破裂动脉瘤的闭塞为后续治疗提供可靠的基础,应尽早实施。即使患者入院时病情已危重。如采取手术夹闭动脉瘤,可顺势清除蛛网膜下腔的积血。

(2)早期尽可能地清除蛛网膜下腔的积血,是预防 SAH 后 CVS 的有效手段。除开颅手术之外,采用脑室脑池外引流和(或)腰穿腰池引流,可清除蛛网膜下腔积血及减少其他致痉物质,降低颅内压,预防脑积水。各种引流方法均有风险性和局限性,需根据具体情况酌情使用。

(3)风险因素控制包括发热控制、癫痫控制、避免低血压、低心输出量、低血容量和贫血及内环境紊乱等。高钙血症可造成或加重血管痉挛,需要避免和纠正。此外,开颅手术及血管内介入操作中,也要考虑尽可能减轻局部血管刺激和损伤、避免手术中出血流入蛛网膜下腔,诱发脑血管痉挛。

　　2.药物治疗

　　(1)钙离子拮抗剂:尼莫地平是唯一的经大型试验证明改善 SAH 结果的药物。荟萃分析提示,尼莫地平能够降低死亡、严重残疾、症状性 CVS 和经 CT 证实的 CVS 所致脑梗死的危险度。然而,尼莫地平并不减少血管造影性 CVS 的发生率。

　　标准的治疗遵循早期、全程、足量、安全的原则。

　　推荐尼莫地平的用法和用量如下:

　　1)早期:急性 SAH 患者入院后应立即开始给予尼莫地平静脉输注。在动脉瘤未处理时应用尼莫地平不会增加再出血发生率,而有研究表明,术前开始应用甚至效果优于术中应用。

　　2)全程:应根据临床表现和 TCD 等辅助检查判断 CVS 的状态来决定治疗的时程。通常 SAH 后 CVS 可持续 2～3 周,因此尼莫地平维持治疗至少需 14～21 天。说明书建议尼莫地平静脉滴注 14 天,后改为口服序贯治疗。之后是否需要长期口服可借鉴当地医生的经验。

　　3)足量:尼莫地平静脉输注的剂量依体重而定。治疗剂量为 0.03mg/(kg·h)(最大剂量 2mg/h)静脉持续泵入。最好开放静脉通路单独微量泵入,避免与其他药物混合。体重低于 70kg 或血压不稳的患者,起始剂量为 0.5mg/h,如耐受良好,2 小时后可增加至 1mg/h。体重大于 70kg 的患者,起始剂量为 1mg/h,如耐受良好,2 小时后可增加至 2mg/h。每天静脉给药剂量为 24～48mg。口服序贯治疗的推荐剂量为 60mg,每 4 小时 1 次。

　　4)安全:静脉泵入尼莫地平时出现血压下降,需首先考虑是否存在血容量不足。适当的血流动力学评估和保持充足的血容量是 CVS 治疗的基础,也是保证尼莫地平治疗足量有效的基础。通常有效循环血量充足时使用尼莫地平是安全的。此外,尼莫地平不增加动脉瘤 SAH 后再出血的发生率,对颅内压的影响与安慰剂相似。

　　5)有许多研究报告其他使用尼莫地平的方法对治疗难治性 CVS 有效。包括:①术中局部灌洗:将新配置的尼莫地平稀释液(尼莫地平注射液/林格氏液 1:19)加温至与血液温度相同后,于术中脑池滴注;②动脉内持续给药治疗难治性 CVS;③鞘内给药。应注意的是,上述治疗方法均以尼莫地平持续静脉泵入为基础。

　　(2)镁制剂:硫酸镁作为非竞争性的钙拮抗剂,理论上可以舒张血管,并具有潜在的神经保护作用。

　　总结多项Ⅱ期临床研究,硫酸镁可能减少 DCI 的发生,但可能有低血压、低血钙等不良反应。在一项Ⅲ期临床研究中,不支持硫酸镁对 SAH 的益处。现有证据不支持诱导性高血镁治疗,但应避免低镁血症。

　　(3)他汀类药物:有证据支持早期应用他汀类药物可减少缺血性神经障碍,也可能减少早期 CVS 的发生及早期的死亡率。但这些研究在病例数量及选择、治疗方案、预后评估等实验设计方面的不一致,对早期应用此类药物仍存争议。SAH 后早期应用他汀类药物(辛伐他汀或普伐他汀)仍存争议,但早期应用是安全的(无服用他汀类药物的 SAH 患者)。动脉瘤 SAH 之前长期使用他汀类药物者,应该继续使用。发病前没有服用他汀类药物的患者,也可以考虑加用他汀治疗。

　　(4)罂粟碱:罂粟碱是一种血管扩张剂,局部应用可高选择性作用于痉挛动脉,缺点为作用时间短暂,对老年患者的血管舒张作用下降。

用法:0.3％罂粟碱溶液 100ml 以 0.1ml/s 速度动脉内灌注。可用于血管内介入治疗时动脉内灌注或开颅手术中局部灌洗。

(5)其他药物:法舒地尔是一种蛋白激酶抑制剂,可减少血管平滑肌细胞对细胞内钙离子浓度增高的敏感性。日本一项随机临床试验(275 例 SAH 患者)证实,法舒地尔能减少 CVS 发生。根据其使用说明,为避免诱发动脉瘤再破裂出血的危险性,应在导致 SAH 的颅内动脉瘤被夹闭或栓塞后再开始使用,而且用药时间不宜超过 2 周,其剂型为静脉制剂。法舒地尔的推荐用法为每日 2～3 次,每次 30mg 静脉滴注 30 分钟。

3.血管内治疗

(1)适应证:对于存在缺血症状而又无法耐受内科治疗者可以选择血管内治疗,血管内治疗血管痉挛逆转 DCI 症状的有效率为 30％～70％。但是目前还不清楚其时机和必要条件。确切的治疗时机是受多种因素影响的,如血流动力学治疗的效果、患者的耐受能力、以前存在血管狭窄的证据以及患者或者家属的意愿等。

(2)方法:主要方法是介入动脉内给予血管扩张药物(如罂粟碱、尼莫地平和尼卡地平)或介入行血管成形术治疗血管痉挛,并且可以改善神经功能障碍,两者之间没有明显差别。需严密监测评估两种治疗的有效期,防治再次痉挛。血管扩张剂的效果是短暂的,相比之下血管成形术的效果更持久。预防性球囊血管成形术(出血后 96 小时内)并不能减少 DCI 的发生率,但可减少 SAH 患者治疗性球囊扩张的使用率,有潜在的风险,且不一定能够改善临床预后。因此,不推荐预防性使用球囊血管成形术。

(3)药物:血管内给予尼卡地平有助于舒张痉挛血管,改善神经功能障碍,但维拉帕米的作用仍存争议。

(4)并发症:包括血管成形术时的血管破裂,及动脉内给予罂粟碱时的颅内高压及可能的神经毒性。

(5)治疗窗:血管内治疗成功的关键在于尽早,在症状出现 2 小时内实施治疗效果最好。

4.高血流动力学治疗(3H 治疗)　"3H 治疗"是以高血压、高容量以及高血液稀释度 3 个英文单词的字头组成。"3H 的治疗"理念被提倡作为 SAH 导致 CVS 的一线治疗而风靡一时。关于高容量治疗,在最初的报告中,扩容在动脉瘤性 SAH 治疗中扮演双重角色,既能预防脑血管痉挛,也能作为脑血管痉挛发作的主要治疗方法。而随后 Lennihan 等人的研究中发现,高容量和等容量作为预防 CVS 的方法,在局部脑血流量和 14 天 CVS 发生率上无显著性差别。Ekelund 等人的研究证实,预防性高容量治疗不会增加脑血流量。而在一组正常血容量治疗发生 CVS 的患者中发现,使用生理盐水迅速扩容能够改善缺血区域的脑血流灌注。有趣的是,扩容治疗有效的机制被解释为容量增加导致脑灌注压增加,并由此改善了脑灌注。血液稀释在"3H 治疗"中最受争议。此治疗方法的依据是通过血液稀释改善血液黏稠度,改善脑血流灌注流体力学从而改善脑灌注。但最近的回顾性研究却表明,那些平均血红蛋白水平更高的患者预后更好。产生这种研究结果的原因也不难解释,脑灌注需要合适的量也需要足够的质,而过高的血液稀释会影响脑的代谢底物输送。虽然,没有证据表明"3H 治疗"会增加动脉瘤破裂再出血的发生率。但确实许多研究诉病其过高的血流动力学状态造成诸多并发症而直接影响预后,常见的是心力衰竭和肺水肿。

另一方面,考虑到受损脑灌注的脆弱性和保护血-脑脊液屏障及脑血管自动调节功能,应尽量保持血流动力学状态的稳定性,避免剧烈波动加剧脑损伤。

(1)高血流动力学治疗的时机和指征:多种临床症状、实验室检查等监测数据可作为积极治疗及其他检查的指征,以减少 CVS 和 DCI 的发生,但均无循证医学证据支持,主要是基于病理生理学及临床经验。

实际操作中可根据患者的临床表现,进行预警级别分级(表 16-10),并采取相应处理措施。

表 16-10　SAH 后 CVS 和 DCI 的预警分级和相应治疗方案

预警分级	临床表现和监测状态	处理
1 级	危险因素已知(如临床评级差,失血等),无新发症状和影像学表现	脑保护策略,基础治疗,临床监测为主,考虑目标导向体温控制
2 级	新出现的临床表现和(或)影像病灶,不明原因的 MAP 升高	CVS 诊断评估,明确新组织损伤,收住 ICU,试验高血流动力学治疗的反应性,严格控制体温
3 级	确认脑组织损伤	维持高血流动力学状态,考虑血管内治疗和低温治疗
4 级	确认难治性脑组织损伤	一线治疗:如代谢抑制、低温、去骨瓣减压等

(2)高血流动力学治疗方案:理论上,仅从流体力学角度考虑,高血流动力学状态,即"3H治疗"改善脑血流量有其合理性。由于脑血管痉挛的治疗未有革命性突破,"3H治疗"仍有其存在价值,但具体细节需一一考虑周全,其中对脑灌注压、血容量和血液稀释的度的把握具有重要的临床意义。

1)脑灌注压调控的度:临床怀疑 DCI 患者,应该进行诱导性高血压试验。高血压在正常或高血容量患者中,与脑血流增多、改善脑组织氧合及神经症状改善有关。此时需要严密监测血压升高与脑灌注血流量增多以及脑代谢改善之间的联系,可利用的监测手段主要包括颅内压、TCD、脑组织微透析和脑氧监测。观察患者对治疗的反应性,确保升压治疗的有效性和安全性。诱导性高血压应当遵循逐渐升高的原则,同时评估不同平均动脉压水平的神经功能,以选择合理的血压水平。需要明确的是,诱导性高血压试验的基础是保证正常的血容量状态。

理论上,血压升高造成脑血流量增加会使颅内压增高。因此,血压选择上应根据颅内压监测做出判断,适度的颅压升高可能意味着脑灌注的改善,而过度的颅内压升高可能意味着脑充血的存在。临床上,诱导性高血压如能改善脑灌注从而改善脑代谢时,因代谢改善导致脑水肿减退,会出现颅内压不升反降的现象,对指导治疗很有意义。而诱导性高血压后出现顽固的颅内压升高往往表明升压治疗是不适当的。需要注意的是,诱导性高血压后临床症状改善和颅内压的下降往往需要一些时间,要结合 TCD 等动态观察。

升压药物的选择应该基于药物的药理学特性。升压作用上,去甲肾上腺素和苯丙肾上腺素优于多巴胺,前两者之间无显著差异。其他升压药物无效时,可考虑选用精氨酸加压素。

当患者存在心室功能不全时,应避免勉强升压。当心室功能不全影响心排量时,必要时应考虑改善心功能,多巴酚丁胺常作为首选药物,米力农及主动脉内球囊反搏也有应用的先例。

综上所述,诱导性高血压作为 CVS 和 DCI 治疗的一部分,需严密全面监测其安全性和有效性。血压升高的度和时程需考虑心肺的承受能力。同样,不必把升高血压作为孤注一掷的砝码,同时调整其他综合治疗(如镇静和低温等),往往可以减轻治疗对血压升高的依赖程度。

2)血容量调控的度:纠正容量失衡是 SAH 治疗的重要环节。容量过多过少都是有害的,维持正常血容量是合理和必要的。SAH 后的低血容量与患者预后不良明显相关。应严格避免低血容量,同样避免预防性高容量治疗。一旦临床需要采用高血流动力学治疗,容量状态是基础,如何做到容量充分而不过分可以通过严密的血流动力学监测实现。液体平衡管理应该基于血管内容量状态,无论是非侵袭性还是侵袭性监测技术都无法超越临床评估。监测数据参数需与患者临床表现结合来指导容量管理。对重症 SAH 患者进行血流动力学监测和血管内容量监测是有益的,如肺动脉漂浮导管和脉波指示剂连续心排血量监测(PICCO)。这些指标可帮助神经重症医师进行量化的血管内容量管理,并最大限度防治心肺并发症,特别是在治疗 CVS 时的高血流动力学状态下。PICCO 与 TCD 结合,尚能辅助判断体循环血流动力学对脑灌注的影响,帮助神经重症医师决策调整血流动力学状态。不推荐仅根据中心静脉压(CVP)的监测结果管理患者的液体平衡。以临床评估为基础,PICCO 能提供全面的容量参数以及血流动力学状态和血管外肺水指标。可以监测患者对容量治疗的反应性以及耐受程度来决定高容量状态的度。避免不必要甚至有害的容量扩张。切不可盲目地单纯以液体入量作为容量管理的目标。

具体应用何种液体进行扩容,尚没有充分的证据。等张晶体液往往是容量替代治疗的首选。人工胶体液的作用尚未证实,需进一步研究,尤其是长程使用。临床上应根据容量治疗的反应性作出判断。有研究提示,在高级别 SAH 患者中,23.5%高渗盐可以降低颅内压、增加脑灌注压及脑血流量。

3)血液稀释的度:虽然流体力学理论上血液稀释会改善血流状态,但临床上过度的血液稀释不但会造成氧输送的障碍,还会进一步破坏血-脑脊液屏障。足够的脑血流灌注不仅仅意味着灌注量的增加,更意味着灌注质的改善。目前没有充分的证据提示合理的血液稀释度。应根据患者的具体情况作出判断。血液浓缩对于流体力学是无益的。一般的建议保持血红蛋白浓度在 100～120g/L,或血细胞比容在 30%～35%。原则上不推荐进行血液稀释治疗,除非患者合并红细胞增多症。

5.强化低温镇静治疗　由于脑特殊的生理结构和代谢特点,脑代谢与脑血流量在整体和局部上都存在正比关系。生理上,一定的脑代谢需求总是要配合一定的脑血流量供给。病理状态下,脑血流的量和质与脑代谢需求之间的失衡是造成继发脑损伤的重要因素,也是临床治疗上的重点、难点和关键点。脑保护观念的核心是确保脑灌注与脑代谢需求的匹配。当临床上各种改善脑灌注的手段效果不佳或不良反应明显时,如能适时适当地降低受损脑组织的代谢需求,将给整体治疗的平衡带来改观。这时,实现脑保护的主要手段是镇静和体温控制。

体温对脑代谢率的影响是多方面的。一方面,体温每降低一摄氏度,脑代谢率会降低 6%～10%,反之亦然。另一方面,脑细胞代谢的活跃程度决定了对脑灌注的需求程度。正常状况下,脑血流量约占心输出量的 18%～20%,不仅因为脑细胞代谢旺盛且缺乏能量储备,还因为保持充分的脑血流量是脑组织散热的主要途径。体温的升高不但直接影响脑代谢,更因为脑组织散热能力下降而造成热潴留,加重脑损伤。病理状态下,由于脑组织微循环障碍,脑代谢底物供应和散热功能均大打折扣,是继发脑损伤加剧的主要原因。镇静剂能直接降低脑代谢率,从而降低脑组织对代谢底物的需求。

由于脑组织产热和散热与脑血流灌注的特殊关系,在制订 SAH 后体温控制方案时需全面考虑体温对 SAH 患者预后的影响。体温控制的最终目标显然是控制脑温,因此有可能应监测脑温并以此来作为目标化体温管理的温度标准。另一方面,监测所谓 AT(即脑温与核心温度的差),可以辅助判断脑损伤和脑灌注的水平以及对容量治疗的反应。研究表明,体温越低,对脑组织的保护作用越强,但相应不良反应也越严重。利弊权衡应始终贯彻于目标化体温管理的方案制订和实施中。低温可以有效降低颅内压,降低脑代谢率,改善细胞酸中毒,稳定细胞膜,稳定血-脑脊液屏障,从而拉近病理生理状态下的脑代谢需求与脑灌注保障之间的差距。

(1)目标化体温管理的指征:从及时打断脑继发损伤的恶性循环和实施脑保护的角度,应尽早实施体温控制。同样的,根据 SAH 后脑缺血的预警分级(表 16-10)来决定采用何种体温控制目标,包括低温治疗的时机。而发热控制应贯穿 SAH 治疗的全部过程。

(2)目标温度类型的选择:目标化体温管理的目标温度应以脑温为准,尤其是受损脑组织的温度。有报告表明,由于脑水肿导致脑组织局部微循环障碍,受损的脑组织散热效率大大下降,局部温度可能超过核心温度(如膀胱温)4℃以上。简单计算一下,如果目标化体温管理设置的温度目标以膀胱温为准,那么膀胱温 35℃时脑温达 39℃,体温控制的目的远未达到。温度点的选择会直接影响脑保护低温治疗的结果。因此,温度目标的设定应以靶器官甚至靶向组织的温度为准,以实现脑代谢与灌注平衡的终极目标。

(3)目标化体温管理的时程:目标化体温管理的时程应根据脑组织受损程度和相应病理生理过程调整,不应机械的以 48 小时或 72 小时划分。控制体温直至脑继发损伤的病理生理状态改善为止。因此,需全面监测评估脑状态,包括颅内压、脑血流量、脑代谢情况等,同时需评估治疗手段和时程对机体的影响。

(4)目标温度的选择:目标化体温管理控温的强度应与脑缺血的风险程度成正比,跟机体对温度控制的不良反应程度成反比。虽然温度越低对脑组织的保护作用越大,但随着温度的降低,并发症的风险逐渐加大。因此需权衡利弊,综合评估来确定体温控制的目标点并随时调整。从 30℃ 到 37℃,每一度的选择均需有不同利弊的考量。除考虑脑损伤严重程度外,仍需观察患者对控温治疗的反应,如颅内压和脑代谢的变化。以颅内压作为控温治疗的间接目标是适宜的,但具体目标值多少尚无定论,借鉴颅脑创伤的经验,建议将颅内压控制在 15mmHg 以下。

(5)复温:目标化体温管理需足够强度及足够长久的控制体温以使脑组织恢复,重症 SAH 的急性期常常需要 2 周时间,过早复温会加重脑损伤。复温速率的考量也是同理。有研究报告,长程低温处理后使脑组织得以恢复,对复温的反应并不剧烈,或对发热的耐受能力得到提高。

(6)体温控制的手段:发热的控制包括应用退热剂、体表降温及血管内降温。皮肤表面降温和血管内降温更加有效,应替代退热药物作为一线的控温手段加以重视。理想的控温手段应包括以下元素：无创、智能、精确、高效、方便和价廉。血管内降温的设备已应用于临床，控温效果优异，但有创操作时间较长，且常需抗凝以防止血栓形成，高昂的价格也限制了广泛应用的可能性。体表降温操作方便，高效的包裹式控温毯的出现使得更广泛的实现目标化体温管理成为可能。此外，如果患者接受连续性肾脏替代治疗，调节置换液的温度也可以在一定范围内起到控制温度的作用。

（7）镇静治疗的协同作用：对重症 SAH 患者实施镇静治疗，不但能增加躁动患者的安全性和依从性，降低应激反应的程度，更可直接降低脑代谢率，减少其他脑灌注支持治疗的强度。同样，适度镇静对低温治疗的协同作用是显著的。以脑保护为出发点的镇静治疗的度未见明确报道，治疗考虑上主要有以下几点：①要充分考虑到受损脑组织对镇静剂的耐受能力，安全剂量需要摸索；②建议选择半衰期较短，蓄积较少的药物。咪达唑仑、右美托咪啶和异丙酚均可考虑；③辅助镇痛剂可以有效降低镇静剂使用剂量；④辅助体温中枢调节药物，既可强化镇静又可降低机体对低温治疗的反应，如寒战；⑤建议持续脑电监测或双频脑电指数监测指导镇静深度的选择。

（8）低温治疗的并发症控制低：低温治疗的并发症主要包括寒战、循环系统抑制、凝血障碍和感染等。

（李荔荣）

第三节　颅内动脉瘤

【定义】

颅内动脉瘤为颅内动脉壁局部的异常膨出或扩张，其中 80％发生于脑底 Willis 动脉环前半部，是蛛网膜下腔出血的最常见原因，根据动脉瘤直径大小分类：小于 0.5cm 为小动脉瘤；等于或大于 0.5cm 及小于 1.5cm 为一般动脉瘤；等于或大于 1.5cm 及小于 2.5cm 为大型动脉瘤，等于或大于 2.5cm 为巨型动脉瘤，好发年龄在 40～60 岁。

【诊断依据】

凡疑为颅内动脉瘤时，原则上应尽快诊断。

1.病史采集　采集病史时应注意患者的发病年龄，有无明确的诱因如排便、情绪激动等，了解患者有无先天性心脏病、脑血管畸形、多囊肾等先天性疾病，有无鼻出血，有无家族史，有无糖尿病、高血压和动脉硬化，有无感染和外伤史。

2.未破裂动脉瘤的症状体征　动脉瘤压迫神经引起的常见局灶性体征有：海绵窦综合征（海绵窦内颈内动脉瘤），动眼神经麻痹（后交通动脉瘤、前脉络膜动脉瘤和大脑后动脉 P_1 段动脉瘤，前者最常见），展神经麻痹尤其是双侧麻痹（基底动脉瘤），较大的 Willis 动脉环前半部动脉瘤还可引起视功能障碍（颈内动脉-眼动脉瘤，大脑前动脉水平段动脉瘤和前交通动脉瘤）、垂体和下丘脑功能紊乱，甚至颅内高压和偏瘫失语等。Willis 动脉环后半部动脉瘤可引起头晕耳鸣、小脑及脑干体征。

3.动脉瘤破裂之前的先兆症状体征　部分颅内动脉瘤破裂出血可有先兆表现，如局部扩张引起的具有定位意义的视野缺损、眼外肌麻痹、局部头痛和面部痛等,少量漏血引起的全头痛、恶心、颈背痛、昏睡、畏光等,脑缺血引起的运动和感觉障碍、平衡失调、眩晕、幻视等。

4.破裂出血引起的临床表现　往往是颅内动脉瘤的首发症状,表现为突然起病,有剧烈头痛、恶心、呕吐,常合并有不同程度的意识障碍,可因并发急性脑积水出现颅内压增高,4～7天后因继发性脑血管痉挛而使病情加重,或再出血而使病情恶化甚至死亡。

5.再出血的诊断　再出血多发生于前次 SAH 的近期,尤其是最初 24 小时内,发生率约为4%,至2周时累计约 20%左右,死亡率为 20%～50%。在首次出血后2周左右,患者病情好转后又突然加重,出现剧烈头痛、昏迷、脑膜刺激征、腰椎穿刺发现脑脊液又有新鲜血或 CT、MRI 检查脑池、脑室、蛛网膜下腔又有新鲜出血等均是再出血的诊断依据。

6.CT 扫描　能够确定有无蛛网膜下腔出血、脑内血肿及其出血范围、血肿大小和有无继发脑梗死、脑积水等情况。出血部位有助于定位动脉瘤的位置。如前交通动脉瘤,鞍上池积血较多;后交通动脉瘤与大脑中动脉侧裂段动脉瘤则侧裂池积血较多,有的伴有血肿。CT 扫描能检测出较巨大的动脉瘤及其占位效应,但其特异性和敏感度不如 MRI,而且在显示动脉瘤的全部及其毗邻结构方面不如 MRI。

7.MRI 扫描　动脉瘤瘤腔内血流在 T_2 像中呈现黑色的流空影,瘤腔内血栓在 T_1 像呈白色高信号影,与周围脑脊液对比明显,有助于显示血管造影阴性和未出血或出血基本吸收的疑似病例的诊断。

8.DSA　是诊断颅内动脉瘤的标准经典检查,除病情为 Hunt 及 Hess 分级 V 级者外,皆应尽早行血管造影。除拍摄正、侧位片外,必要时应加摄斜位片或颅底位片,以便更清晰显示动脉瘤颈和载瘤动脉情况。造影时行 Matas 试验有助于判断前交通动脉和后交通动脉的开放情况,作为术中能否暂时或永久阻断颈动脉或椎动脉的参考。目前 3D DSA 检查对于提高脑动脉瘤的检出率帮助很大。

9.CTA　对颅内动脉瘤诊断的特异性和敏感度逼近或达到了 DSA 的水平。其优于 DSA之处在于既可显示动脉瘤瘤体、瘤颈、瘤腔的三维结构,又可显示载瘤动脉和周围血管分支的三维解剖关系,特别是巨大动脉瘤造成的血管移位或被前床突遮盖时,可显示得更为清晰。

【鉴别诊断】

动脉瘤破裂出血的病例,特别是局部形成血肿的,血肿多位于额叶、脑室、胼胝体、透明隔、颞叶内侧、外侧裂及外囊等处,应考虑与高血压性脑出血(基底节、丘脑)、脑血管畸形和脑底异常血管网症出血、颅脑损伤和颅内肿瘤出血等相鉴别。巨大的颅内动脉瘤有时可误诊为脑膜瘤、脑脓肿、实质性颅咽管瘤或垂体瘤等,应结合临床表现或其他检查方法予以鉴别。

【治疗】

1.手术治疗

(1)开颅手术直接处理动脉瘤

1)手术方法:包括动脉瘤瘤颈夹闭或结扎术、动脉瘤孤立术及动脉瘤壁加固术,其中最常用的是动脉瘤直接夹闭术。

2)手术时机:Ⅰ～Ⅱ级患者争取在发病3天内手术,对Ⅲ～Ⅳ级患者可根据患者的具体情况或早期(出血 3 天内)或晚期(出血 2 周左右)手术;若伴有脑血管痉挛或患者一般情况很差(Hunt 分级为 V 级),应延期至患者情况好转,脑血管痉挛消失后手术。但动脉瘤破裂出血形成颅内血肿,并有明显的颅内压增高、脑功能障碍,甚至脑疝形成者,即使是 V 级患者,经脑血管造影证实后,均应立即手术,也可同时处理动脉瘤。

手术时机还应考虑以下因素:①动脉瘤部位:基底动脉及大脑后动脉 P1 段的动脉瘤部位深在,宜等待其神经症状改善及稳定后再行手术;②颅内压增高的程度:颅内压增高对手术不利,应予以相应治疗,待患者情况改善后再手术;③脑的供血情况:有脑缺血或脑梗死的病例手术最好推迟。但对年轻患者虽有偏瘫等神经功能障碍,CT 扫描示有低密度脑梗死,如患者意识比较清醒,也可早期手术;④对高龄、有高血压、心脏病等,手术应延迟进行。

(2)颈内动脉结扎术:本法通过结扎颈内动脉,减少再出血率,达到间接治疗动脉瘤的目的。适用于无法直接开颅手术处理的颈内动脉海绵窦或床突下段动脉瘤或其他不能夹闭的巨大动脉瘤或梭形动脉瘤以及瘤体大又无明显瘤颈而且只能被一侧颈动脉造影所显影的前交通动脉瘤。术前需做 Matas 试验(压迫颈动脉试验)与血管造影了解颅内前后交通动脉侧支循环情况,只有患者能耐受颈内动脉闭塞达 30 分钟而无脑缺血症状,造影证实颅内侧支循环良好时,方可结扎颈内动脉。目前在国内大的神经外科中心已很少采用。对于上述的病例可以采用颅内外高流量搭桥后再行动脉瘤孤立手术。

2.血管内介入治疗　采取经皮穿刺股(或颈)动脉,插入导引管,再经导引管插入微导管至动脉瘤内或载瘤动脉,经微导管送入栓塞材料(如可脱性球囊、可脱性微弹簧圈、固相液体栓塞剂),将动脉瘤或载瘤动脉闭塞的方法。治疗方法有:直接的选择性动脉瘤栓塞术、覆膜支架置入术和载瘤动脉闭塞术。

(1)适应证

1)瘤颈清楚,动脉瘤瘤颈的直径与动脉瘤瘤体横径之比(N/A)≤1/3,瘤颈直径小于 4mm,可直接行选择性动脉瘤栓塞术;对于宽景动脉瘤可采用支架或球囊辅助栓塞。

2)全身情况差,不能耐受麻醉或手术的高危患者。

3)动脉瘤破裂出血后,一般情况差,有脑血管痉挛,病情分级为 Ⅳ～Ⅴ 级的患者,手术危险性大。

4)因动脉瘤解剖部位特殊不能手术或手术十分困难的,如海绵窦段动脉瘤;或解剖位置深,又在重要功能区,如后半循环的基底动脉分叉部和大脑后动脉 P1 段动脉瘤。

5)患者不愿接受手术。对于那些无法进行直接的动脉瘤夹闭或选择行动脉瘤栓塞术的病例,可考虑行载瘤动脉闭塞术,但之前必须经过严格的 Matas 试验证实其侧支循环良好,或先进性高流量搭桥手术。

(2)禁忌证

1)患者有多脏器功能损害。

2)有严重脑损害表现者(包括有脑基底节区血肿、脑干血肿、脑功能区大片梗死)。

3)有继发性脑血管痉挛表现。

(李荔荣)

第四节　海绵状血管畸形

海绵状血管畸形(CM)也称海绵状血管瘤,是一种边界清楚的良性血管性错构瘤。它由形状不规则、厚薄不一的窦状血管性腔道组成,占中枢神经系统血管畸形的 5%～13%,尸解中占 0.02%～0.13%。其多位于脑内,但不包含神经实质、大的供血动脉或大的引流静脉。大多数位于幕上,10%～23%位于颅后窝,多见于桥脑。通常直径约 1～5cm。半数多发,可有出血、钙化或栓塞。偶见于脊髓。可分为两型:散发型和遗传型。后者的遗传方式是孟德尔常染色体显性方式,并有多种表现型。

【诊断标准】

1.临床表现

(1)癫痫发作:约占 60%。

(2)进行神经功能缺损:约占 50%。

(3)颅内出血:约占 20%,通常为脑实质内出血。此类病灶倾向于反复发作的少量出血,极少出现灾难性大出血。

(4)脑积水。

(5)无症状偶然发现。

2.辅助检查　脑内海绵状血管畸形的诊断主要依靠头部 CT 和 MRI 检查。DSA 检查通常为阴性。

(1)头部 CT:可清楚地显示病变的出血和钙化。可能遗漏很多小的病灶。

(2)头部 MRI:对于本病的诊断具有特异性,在 T_1 和 T_2 相上病变呈类圆形混杂信号,MRI 的 T_2 加权相是最敏感的,可见病变周边被一低信号环完全或不完全地包绕(含铁血黄素沉积环)。若发现同样特点的多发病灶或患者存在家族史,则强烈支持该诊断。

有 1 个以上家庭成员有海绵状血管畸形的患者的第一级亲属,应做增强 CT 或 MRI 检查及适当的遗传咨询。

【治疗原则】

脑海绵状血管畸形的治疗方法主要分为保守治疗和手术治疗。

1.保守治疗　对于无症状、较小的海绵状血管畸形,可采取 CT 和 MRI 随访下保守治疗,包括药物控制癫痫发作等。

2.手术治疗　手术切除病变是根本的治疗方法,它的治疗指征仍没有统一。微创手术治疗是目前手术治疗脑海绵状血管畸形的最佳选择。对于非功能区的表浅病变,如果病灶反复出血而逐渐增大或癫痫反复发作而药物控制不满意,可采取手术治疗。位于功能区和脑深部(如脑干)的病变,若术前已有神经功能障碍,可考虑手术治疗。未出血或偶然发现的病变,应根据病变的部位和大小权衡手术治疗是否会带来新的并发症或功能缺陷,然后再决定是否手术。

3.放射治疗(包括立体定向放射外科)　放射治疗对本病的效果仍存在争议,目前多数意见认为本病对放射治疗不敏感。

(张效珏)

第五节 脑动静脉畸形

一、发病率

脑动静脉畸形是胎儿期脑血管形成异常的先天性疾患,但是,家族性动静脉畸形却极少见。迄今为止,各国仅有不超过 10 个家族系统的报告。

经回顾一般尸检材料及两组神经病理尸检材料,发现动静脉畸形的发生率为 0.35%～1.1%。通过 4069 例脑解剖,发现脑动静脉畸形占 4%。

根据我们的 800 例动静脉畸形,发生于幕上者占 90.8%;幕下者 9.2%。两半球的发生率相似。一般只发生于一侧,双侧同时受累者占 2%,位于中线者占 8%。

颅内动脉瘤与动静畸形可同时存在。在颅内动静脉畸形患者中,合并有动脉瘤者 2.7%～9.3%,而 Willinsky 报告 101 例动静畸形,竟有 22.8% 的病例合并有一个或几个动脉瘤。动脉瘤可位于动静脉畸形内的近端或远端,一些则远离动静脉畸形。在颅内动脉瘤患者中,合并有动静脉畸形的占 1.4% 左右;而 Blackwood 的尸检统计则高达 55.6%。动脉瘤合并动静脉畸形病人与单纯动脉畸形者比较,前者年龄较大,更多出现癫痫、出血及神经功能障碍,这是因高流量的血管畸形造成的。栓塞动静脉畸形也使近端在同一根动脉上的动脉瘤同时缩小或消失。部分栓塞动静脉畸形不能消除出血的危险性,但能减少发展成动脉瘤的机会。

二、病原学和病理学

动静脉畸形是由一团动脉、静脉及动脉化的静脉(动静脉瘘)样血管组成,动脉直接与静脉交通,其间无毛细血管。在全部尸解中占 0.2%～0.6%,但占脑血管畸形的 50% 左右。有些动静脉畸形,由于血栓形成或出血破坏,常规血管造影不显影,称做隐匿型动静脉畸形;也可很大,累及半球之大部,称为巨大型动静脉畸形。局部血管呈丛状或血管聚成球形,有一个或多个供血动脉及一个或多个引流静脉。血管的管径大小不一;大的动脉常似静脉样增粗,引流静脉可到直径 1cm。而隐匿型动静脉畸形的供血动脉很小,只有 0.2～0.3cm。血管组成的致密程度不同,有的致密似海绵状血管瘤。静脉血管常有节段性扩张,甚至于成囊状在畸形血管团内缺乏正常的毛细血管床。在这些异常血管之间夹杂有胶质样变的脑组织,及充满含铁血黄素的巨噬细胞。血管壁的厚薄不一,多由纤维组织构成,偶有平滑肌纤维,多无弹力层。异常血管内常有血栓形成或机化及钙化,并可伴有炎性反应。超微结构检查,动静脉畸形血管中仅有一部分能分辨出动脉和静脉样结构,而大部分病变血管不能区别血管结构。位于脑表面,动静脉畸形的软膜增厚、不透明。膜下搏动的动脉及静脉,因含有红色及蓝色层状或涡流状血流,往往辨认不清。引流静脉有时也动脉化呈红色。

由于畸形血管的盗血,使其周围脑组织供血减少,因而出现盗血症状。这种盗血是由于动静脉瘘造成的,在脑血管造影上极易显示,同时,可见对畸形病灶周围正常脑组织的供血减少(其动脉充盈不良,甚至完全不充盈)。

脑动静脉畸形是一种先天性疾患。在胚胎早期,原始的动脉及静脉是相互交通的,以后由于局部毛细血管发育异常,动脉及静脉仍然以直接沟通的形式遗留下来。由于没有正常毛细血管的阻力,血液直接由动脉流入静脉,使静脉因压力增大而扩张,动脉因供血多,也逐渐增粗,加上侧支血管形成及扩大,形成迂曲、缠结、粗细不等的畸形血管团,血管壁薄弱处扩大成囊状。血管畸形,附近脑组织因缺血而萎缩,或因陈旧出血而黄变。畸形的血管团一般呈楔形分布,尖端指向脑室壁。

动静脉畸形的出血与其体积的大小及其引流静脉的数目、状态有关,即中小型(<4cm)的容易出血;引流静脉少、狭窄或缺乏正常静脉引流者容易发生出血。至于与年龄、性别、供血动脉数目、部位似无明显的关系。

幕上动静脉畸形接受大脑前、中、后动脉的分支供血,深部动静脉畸形的供血来自大脑后动脉、脉络膜前及脉络膜后动脉、豆纹动脉。浅部动静脉畸形的供血主要来自大脑中动脉的分支,它们埋藏在脑沟内。除非极小动静脉畸形外,大多数由2支或2支以上主要脑动脉供血。幕下动静脉畸形由小脑上、小脑前下或小脑后下动脉供血,有时3支都供血。深部穿通支供应脑干及其周围的动静脉畸形。

据报告122例脑血管畸形。临床上有过脑出血55例中,35例(64%)在病变内或其周围的切片中有含铁血黄素或血棕晶质。而临床上无出血历史的病人中,26例在畸形邻近有含铁血黄素或血棕品质。在病史中有头痛的32例,其中20例(63%)病理切片有陈1日性出血迹象。14例是在尸检时才发现动静脉畸形,其中,11例(79%)是由于动静脉畸形致死。其他常见的组织学改变有钙化、血管内膜粥样硬化及颗粒性嗜伊红小体,这些大概是畸形周围脑实质的反应。组织学上,脑血管畸形病灶的陈旧性出血迹象,并不一定表明临床上有出血病史。脑实质内某些组织病理发现如颗粒性嗜伊红小体,提示为脑血管畸形(通常为出血的血管畸形)的邻近组织。

大的脑动静脉畸形是由血管组分隔构成,各组皆有自己的供血动脉及引流静脉。各血管组之间并不交通。有时只是畸形血管团的一部分引起症状,可选择性地栓塞这一部分。

正常灌注压突破综合征(NPPB):由于脑动静脉畸形盗血,造成畸形周围的正常脑供血不足,使脑组织慢性缺血。因而这部分血管处于扩张状态,丧失了自动调节能力。一旦动静脉畸形被切除,或其主要输入动脉被闭塞,原来被动静脉畸形盗取的血液重新流入慢性扩张的血管,以高流量注入微循环,使病理性扩张的血管不能耐受这种改变,导致血管源性水肿,毛细血管破裂,脑实质出血。这一理论可解释某些术后数小时或数天内发生的颅内血肿和脑水肿。这种情况在手术病例中仅占3%~4%。

用锝单光子断层扫描检查颅内动静脉畸形病人手术前及手术后的脑血流,发现术前动静脉畸形区脑血流减少很多;其周围区域脑血流也较正常少,这表明有盗血现象。给利尿剂乙酰唑胺后使正常脑组织的血流显著增加,但动静脉畸形区不增加,表示动静脉畸形区的微循环有继发性功能减退,动静脉畸形周围区域稍有增加。手术切除动静脉畸形后1~2月再次用同样方法检查,则血液动力学没有显著变化。

将温度电流计探头放在动静脉畸形的主要引流静脉上测血流,并放到距离病灶3~5cm的皮层上测血流,结果是:①夹闭输入动脉时,靠近病灶的脑皮层血流突然增加5例,血流增加

25％～50％;突然减少1例;无变化5例。②将刚刚开始切除病灶的脑皮层血流与完全切除病灶后即刻的脑皮层血流比较,切除后脑皮层血流增加的6例;减少的5例。③夹闭输入动脉时,主要引流静脉的血流减少2～5分钟,以后在开始切除病灶时又恢复到以前水平,病灶切除完了,血流显著减少。这些对了解动静脉畸形切除后发生突破现象的病理生理有帮助。

通过研究了大的高流量动静脉畸形的手术。选择动静脉畸形大于4cm;供血动脉粗,有高流量的短路;周围脑组织血循环不足的病人13例,夹闭供血动脉后,4例动静脉畸形附近脑皮层血流增加,其中3例术后出现了脑内出血和一过性运动性失语并发症,这可能是由于灌注压突破的结果;另9例在夹闭供血动脉时,动静脉畸形附近脑皮层血流不增加,术后未发生任何并发症。上述说明夹闭供血动脉时,动静脉畸形附近脑皮层血流量增加,表示有发生灌注压突破的趋势。所以,测定脑皮层表面血流可帮助预测高流量动静脉畸形被切除后,是否会发生灌注压突破综合征。

通过研究了18例动静脉畸形手术切除前后病灶周围的皮层血流。病灶<2.5cm的2例;>2.5cm的16例。发现距离灶周边2～4cm远的皮层血流量是:切除动静脉畸形前较正常低;切除后显著增加。用穿刺法测皮层的"供血动脉"压力;67％的病人在切除前是正常皮层动脉压的60％以下,切除后恢复正常。

高血流量动静脉畸形由于动静脉短路分流严重,血流量大,血液流速快,供血动脉会逐渐扩张及变长。使周围脑组织的血液供应减少,但仍不能满足分流需要,故常通过脑底动脉环的吻合血管,向畸形血管盗血。如一侧大脑中动脉动静脉畸形,可有同侧大脑前动脉,甚至椎基底动脉系统的盗血现象,使远离动静脉畸形部位的脑组织供血也减少。

三、动静脉畸形的部位和分类

按部位颅内动静脉畸形可分成六个区域,即硬脑膜、单纯皮层、皮层至脑室、半球深部、小脑及脑干。

以上部位中,浅部的手术较容易;深部者较困难,且有一定危险;脑干的最危险。浅部功能区的手术容易出现神经功能障碍。

Stein按部位分为:

1.表浅型(软膜、皮层):主要累及脑膜及皮层。

2.深或中央型:累及皮层下灰质及邻近的白质。

3.髓质型:主要累及髓质动脉及静脉。

4.旁中央(基底节及脑室)及中线型(胼胝体、脑干、小脑)。

5.单一的、多发的或广泛的动静脉畸形分级:根据神经外科手术的难易程度,按照动静脉畸形大小、部位及深浅、供血动脉及引流静脉分级。

四、临床表现

小的动静脉畸形常无症状,甚至动静脉畸形相当大也可无症状。除非出血或引起癫痫才被发现,绝大多数是出血后才诊断出来,其次是寻找癫痫原因发现的。有的由于长期顽固性头痛而发现。其症状因动静脉畸形的部位、大小、有否出血或缺血等而定。

1.出血　这是颅内动静脉畸形最常见的症状,约占 52%～77%,半数以上在 16～35 岁之间发病。出血与季节无关,通常发生在正常活动时。怀孕期间的出血危险增加。出血可至脑实质或脑室内和蛛网膜下腔。血管畸形的大小、部位与出血的发生有关:很大的动静脉畸形较较小的动静脉畸形出血少,中心型动静脉畸形较边缘型易出血。因是扩张的静脉出血,所以不像动脉瘤出血那样剧烈。一般出血不多,大量出血者仅占 16%。出血前数周至数年内可出现头痛、癫痫和某些局灶体征等。血管畸形破裂时的蛛网膜下腔出血症状与其他各种原因引起者无大的差别。发生脑内血肿时有压迫症状出现,严重时造成脑疝而死亡。脑室内出血病人常昏迷,其神经系统体征亦较危重,急性脑积水发生率高。颅内动静脉畸形患者如任其自然发展,第一次出血约有 10% 死亡,以后每 10 年由于再出血死亡的也为 10%。总的说来,动静脉畸形的出血机会比颅内动脉瘤少,初欠出血的死亡率也较动脉瘤低得多,预后较好。

2.癫痫　可在颅内出血时发生,也可单独出现。约占全部病人的 15%～47%,也有人报告颅内动静脉畸形患者 70% 发生癫痫而无出血。癫痫大发作与局灶生癫痫的发生率几乎相等,精神运动性发作和小发乍较少出现,一般由病变和出血的位置和范围而定。

动静脉畸形病人发生癫痫原因是:动静脉短路吏脑局部缺血,邻近脑组织胶质样变;颞叶动静脉畸形的点火作用。

3.头痛　多数是颅内出血的结果,除此而外,约 43% 的病人在出血前即有持续性的或反复发作性头痛,往往是顽固性头痛。头痛与动静脉畸形部位符合的仅占 13%～36%,所以定位的意义不大。

4.局灶症状　由血管畸形部位、血肿压迫、脑血液循环障碍及脑萎缩区域而定。

(1)额叶:常易出现癫痫大发作、额部头痛、智力和情感障碍。优势半球病变可发生语言障碍等。或有偏侧肢体及颜面肌力减弱。

(2)颞叶:常见的有颞叶癫痫、幻视、幻嗅,优势半球的病变可有命名性失语、听觉性失语等。

(3)顶枕叶:局灶性癫痫较为多见。一般常见的顶枕叶体征如皮质性感觉障碍、失读、失用、计算力障碍、像限盲、偏盲、幻视,还可有空间定向障碍。

(4)基底节:可有震颤、不自主运动、肢体笨拙、运动增多综合征等,出血后也可发生偏瘫等症状。

(5)桥脑及延髓的动静脉畸形:常有颈痛、恶心及呕吐发作、锥体束征、共济运动失调、颅神经麻痹(听力减退、吞咽障碍等)。严重的出血则可造成四肢瘫、角弓反张、呼吸障碍等。

5.其他症状　颅内血管吹风样杂音占所有动静脉畸形患者的 2.4%～38%,压迫同侧颈动脉可使杂音减弱.压迫对侧颈动脉则增强。主要发生在颈外动脉系统供血的硬脑膜动静脉畸形。精神症状出现率也很高,约占 30%～72% 之间,主要因额叶、颞叶损害所致。有的动静脉畸形位于额或颞部,累及眶内或海绵窦,可有眼球突出及血管杂音。横窦及乙状窦周围的动静脉畸形,可有颅内血管杂音,继发性颅内高压。脑干动静脉畸形可有复视。在婴儿及儿童中,因颅内血循环短路,可有心力衰竭出现,特别是累及大脑大静脉者,心衰甚至可能是唯一的临床症状。

五、诊断

动静脉畸形的诊断依靠脑血管造影或磁共振扫描（MRA 及 MRI）。CT 扫描也有帮助。还应结合临床症状及体征及其他检查手段来全面考虑。

1.脑血管造影　蛛网膜下腔出血或自发性脑内血肿应行脑血管造影或磁共振血管成像（MRA），顽固性癫痫及头痛也要考虑有颅内动静脉畸形的可能性而行脑血管造影或 MRA。对于小的动静脉畸形行一侧颈动脉造影或一侧椎动脉造影，可能显示出其全部供血动脉及引流静脉，而对于大的动静脉畸形则应行双侧颈动脉造影及椎动脉造影，以了解其全部供血动脉、引流静脉及盗血情况，以便计划处理方案。除了两侧颈动脉及椎动脉造影外，还需作超选择性供血动脉造影，以了解其血管结构，和了解硬脑膜动脉供血情况。最好行数字减影血管造影，去掉颅骨影像，连续摄片，观察其动态变化。另外，MRI 及 MRA 扫描，不但能了解动静脉畸形本身，还能了解缺血及出血的情况。

为了提高血管造影效果，可用导管法进行造影，Serbenenko 用内径 1.5mm 或 1.3mm 的穿刺针，经皮穿刺颈总动脉，再插入不同直径的微导管，可同时插入三根。管前端有球囊，如欲插入大脑前动脉时，可将进入大脑中动脉的导管球囊充盈起来阻塞血流，同时压迫对侧颈动脉，使另一导管被血流带入大脑前动脉。由于导管较细，可以插到大脑动脉的周围支中，选择性强，对明确供血动脉很有帮助。造影的同时还能进行颅内动静脉畸形的栓塞治疗。

半数以上的动静脉畸形同时有深、浅静脉双向引流。颞部动静脉畸形常接受大脑中动脉、后动脉及脉络膜前、后动脉的供血，所以颞部动静脉畸形要同时做颈内动脉及椎动脉造影。额叶动静脉畸形常为双侧颈内动脉供血。顶叶动静脉畸形常为双侧颈内动脉及椎动脉系统供血。至于巨大动静脉畸形，则往往所有脑主要动脉皆供血，所以应行全脑血管造影。

脑动静脉畸形的动脉血不经过毛细血管网而直接进入静脉系统，由动脉注射造影剂后很快（<1.5 秒）即能见到引流静脉。这种直接的短路造成以下后果：①静脉淤滞：由于大量的动静脉分流，使上矢状窦、直窦或横窦内血流大量淤积，造成皮层静脉淤滞。正常行颈内动脉或椎动脉造影，可见造影剂进入两侧横窦相等或主要向一侧横窦引流。大的脑动静脉畸形可使一侧或两侧横窦的管径扩大，如有脑膜或脑膜脑动静脉畸形，则横窦可扩大，甚至于比正常管径扩大几倍。长期静脉回流障碍使脑皮层充血，造成脑功能障碍、癫痫发作。②盗血：大量的动静脉分流使动静脉畸形周围的脑组织缺血。大脑中动脉供血的动静脉畸形往往使颈内动脉血过多地输送到大脑中动脉，而对输送到同侧大脑前动脉的血流减少。大的动静脉畸形由大脑中动脉及大脑前动脉同时供血时，往往对侧大脑前动脉的血也通过前交通支供应动静脉畸形。③脑动静脉畸形的管壁薄，再受到血流压力易于扩张，引流静脉扩大最明显，甚至局部扩张形成静脉瘤。动脉血直接进入静脉窦，也使静脉窦极度扩大。④长期的静脉淤滞，有可能造成静脉窦梗阻。

Lasjaunias 等行颅内超选择性血管造影，见到畸形血管的结构如下：①动脉直接输入病灶（血管团）。②动脉发出分支输入病灶。③与血流有关的动脉扩张形成动脉瘤。④发育不良性动脉瘤（不在动静脉畸形的供血动脉上）。⑤直接的动静脉瘘。⑥病灶内的动脉扩张形成动脉瘤。⑦病灶内的静脉扩张成静脉瘤。⑧引流静脉扩张。

富于血管的脑胶质瘤与脑动静脉畸形有时不易区别。其在血管造影上的鉴别点如下：①动静脉畸形有异常血管团,血管浓染、迂曲及缠结,管径大致相似。而胶质瘤的异常血管染色淡,管径粗细不等。②动静脉畸形因有动静脉短路,在造影的动脉期即有静脉出现。而胶质瘤罕见。③动静脉畸形的供血动脉明显增粗及迂曲,引流静脉的增粗、迂曲更显著。而胶质瘤的供血动脉不增粗或仅有轻微扩大,静脉改变不明显。④动静脉畸形只有在出血形成血肿时,才使周围血管受压移位、包绕、拉直,具有占位病变的造影特点。而脑胶质瘤本身即有此特点。

2.CT 扫描   CT 扫描对出血范围、血肿大小,血栓形成的梗塞灶、脑室内出血、脑积水也有很高的诊断价值。如同时经颈动脉或椎动脉注入造影剂,病灶轮廓常能显示出来。用 CT 对该类患者常规扫描时有 $70\%\sim80\%$ 显示异常。

脑动静脉畸形无血肿者,CT 平扫可认出团状聚集或弥散分布的蜿蜒状及点状密度增高影,其间则为正常脑密度或小囊状低密度灶。增强后上述的密度轻度增高影像更加显著,提示主要为畸形血管内含血量增多所致。如有新鲜血肿,则血管畸形的影像被掩盖,难以辨认;有时血肿附近发现蜿蜒状轻微高密度(平扫)影有助于动静脉畸形的诊断。有人报告血肿边缘呈弧形凹入或尖角形为动静脉畸形血肿的特征。动静脉畸形钙化常见:点状或小结节状,与海绵状血管瘤的钙化相似。

与颅内肿瘤之区别是:动静脉畸形本身无占位性特征,病灶周围无血肿,动静脉畸形呈密度不均的结节状或星芒状,伴有蜿蜒条状强化影,附近可见有粗大的引流静脉。

3.磁共振影像(MRI)及磁共振血管成像(MBA)   磁共振扫描 76 例,全部呈阳性发现。对动静脉畸形的供血动脉、病灶(血管团)、引流静脉、出血、占位效应、病灶与功能区的关系均能作出判断。主要诊断依据是蜂窝状或葡萄状血管流空低信号影(快速血流)。目前的磁共振有优于 CT 的功能,并且还具有血管成像的功能(MRA),不需要注射任何造影剂,便能显示脑的正常和异常血管,以及出血及缺血等,与血管成像不同,是断面上的血管显影而已,但也能通过电子计算机组合出全脑立体化的血管影像。MRA 对蛛网膜下腔出血的筛选为需行脑血管造影的病人提供了方便。

对动静脉畸形的显示,MRI 优于 CT;在血肿和畸形血管的共同显示和畸形血管与脑功能区的关系上 MRI 优于 DSA 及 CT;可以显示高流量动静脉畸形盗血后脑组织的缺血改变。

4.经颅多普勒超声   可从三个部位探测:通过颞部探测大脑中动脉、颈内动脉末端、大脑中动脉、颈内动脉末端、大脑前动脉及大脑后动脉;通过枕骨大孔探测椎动脉、基底动脉和小脑后下动脉;通过眼部探测眼动脉及颈内动脉虹吸部。正常人脑动脉血流速度最快的是大脑中动脉,以后依次递减:大脑前动脉、颈内动脉、基底动脉、大脑后动脉、椎动脉、眼动脉,血流速度最慢的是小脑后下动脉。随着年龄增长,血流平均速度下降,21～30 岁与 61～70 岁之间有显著差异($P<0.01$)。脑的一侧半球有血管病,使两半球血流速度发生明显差异。病变性质不同,血流速度可以加快,也可以减慢。血管处于痉挛状态时血流速度明显加快。脑血管闭塞时,血流速度减慢。有动静脉畸形时,供血动脉的血流速度加快。如正常人大脑中动脉收缩峰速为 $79.0cm\pm19.1cm/s$,平均速度为 $52.3cm\pm12.5cm/s$,搏动指数为 0.92 ± 0.16。脑动静脉畸形病人的大脑中动脉收缩峰速可为 $135.3cm\pm38.8cm/s$,甚至达 225cm/s,平均速度可为

95.5cm±27.6cm/s,搏动指数为 0.56±0.15,与正常人相比均有显著差别(P<0.01)。

手术中利用多普勒超声能帮助确定血流方向和动静脉畸形血管结构类型;区分动静脉畸形的流入和流出血管;深部动静脉畸形的定位;动态监测动静脉畸形输入动脉的阻断效果和其血液动力学变化。经颅多普勒超声与 CT 或 MRI 结合,有助于脑动静脉畸形的诊断。术前及术中运用经颅多普勒超声对脑动静脉畸形的血流动力学评价,可避免术中由于血液动力学变化引起的危险并发症如正常灌注压突破综合征等。

5.其他辅助检查　头颅 X 光平片上有异常发现者占 22%～40%,表现为病灶部位钙化斑、颅骨血管沟变深加宽等。脑电图异常发生在病变同侧者占 70%～80%。如对侧血流紊乱而缺血时,也可表现异常。深部小的血管畸形所致的癫痫用立体脑电图可描记出准确的癫痫灶。

六、脑动脉畸形病人的自然发展史

有人研究了 131 例脑动静脉畸形病人,其中,83 例未手术,48 例手术。随访平均 8 年。出血的占全部病人的 61.8%,第一次出血未死亡而发生第二次出血的占 67.4%。再次出血的死亡率与以后连续出血的死亡率并无显著差别。第一次出血后,头一年再出血的可能性较高,为17.9%,如未发生再出血,至 5 年后再出血的可能降至 3%/年,10 年后降至 2%/年。有的在15 年后发生再出血。未破裂的动静脉畸形,出血率为 2%/年。

未手术的动静脉畸形病人,随着临床表现不同,预后有明显差别。随访 11 年,出血组病人的死亡占 40.5%;癫痫组病人有出血的占 26.9%,死亡率为 11.6%。

后颅窝动静脉畸形的预后不好,第一次出血的死亡率为 66.7%,存活者有可能再出血,并且是致命的。儿童脑动静脉畸形的预后与成人无区别。动静脉畸形的大小与预后似无明显差别。

Mendelow 观察了 6 例脑动静脉畸形 4～20 年,在此期间动静脉畸形增大。其增大速度为 0.2%～2.8%/年。增大后可使原来能手术的变成无法手术,所以在选择治疗时,应考虑其增大速度。若计划手术而造影相隔已久,应重新造影。Glasgow 神经科学研究所随访 9 例脑动静脉畸形病人 4～25 年,其中,5 例经查血管造影证实动静脉畸形增大。我们有一例颞叶动静脉畸形,未出过血,也未手术。其主要症状为癫痫发作。27 年后再行造影,畸形增大约 1/3。

七、特殊部位的动静脉畸形

1.脑室区动静脉畸形

(1)包括脑室内及其周围的动静脉畸形,如尾状核头、丘脑、内囊、壳核、胼胝体的动静脉畸形。远不如大脑半球动静脉畸形多。脑室内动静脉畸形可仅累及脉络丛,出血至脑室内,也可破至脑实质内。脑室周围的动静脉畸形出血至脑实质内,可破至脑室内。有的即使病灶很小或无症状,也可出血致命。

该处病变多数位于侧脑室下角、三角区、体部、底面及颞叶内侧,常累及内囊、基底节和第三脑室。大多由脉络膜前动脉、脉络膜后动脉、大脑中动脉的豆纹动脉及大脑后动脉的颞后动脉供血,可为上述的一支血管供血,也可为多支血管供血。引流静脉分别回流至基底静脉、大脑内静脉、Labbe 静脉或大脑上行静脉。

(2)临床表现:24 例中,主要是颅内出血,其症状是头痛、恶心、呕吐、颈强直、意识障碍及肢体活动障碍,经腰穿及 CT 检查皆有颅内出血;其中,1 例因癫痫就诊。颅内出血次数:一次者 17 例,两次者 3 例,三次者 3 例。一次出血病例中,6 例为脑内血肿(其中 3 例为单纯脑室内血肿,3 例为脑室旁血肿破入脑室)。两次出血病例中,1 例有两次脑内血肿;1 例仅两次腰穿为血性脑脊液;另 1 例第一次腰穿脑脊液为血性,CT 未见颅内血肿,第二次有脑内血肿。三次出血者,1 例三次蛛网膜下腔出血而 CT 颅内未见血肿;1 例三次均为脑内血肿并破入脑室;另一例前二次腰穿有蛛网膜下腔出血,第三次为脑室旁血肿并破入脑室。24 例皆行手术,其中,17 例的动静脉畸形被完全切除,6 例部分切除,一例行供血动脉夹闭。治疗效果优良的 21 例,差的 3 例。

脉络膜前动脉动静脉畸形:属脑室区动静脉畸形的一种,畸形位于颞角脉络丛。因其临床上有特殊症状,故单独分出。经显微手术,可切除畸形血管而不损害周围重要结构。

症状:因损坏内囊后支及大脑脚而产生对侧半身感觉消失及偏瘫;后支包括视放射,所以也造成同向性偏盲。Fujita 报告 4 例脉络膜前动脉动静脉畸形,他们在蛛网膜下腔出血后有上述三偏症状,所以年轻人在蛛网膜下腔出血后有上述三偏症状,应想到脉络膜前动脉动静脉畸形。侧脑室颞角脉络丛的动静脉畸形可仅有蛛网膜下腔出血。

放射学检查:由脉络膜前动脉供血;基底静脉或大脑内静脉、大脑大静脉引流至直窦。可有脑内血肿、侧脑室出血。在 CT 上多能诊断出动静脉畸形。

手术由颞中回的前 1/3 及中 1/3 切开皮层,直至颞角。通常在露出颞角之前,可见有血肿腔或憩室囊围绕动静脉畸形。用手术显微镜在脑室周围确定动静脉畸形范围。在进入颞角切除畸形前先夹闭从脉络膜前动脉发出的输入动脉,尽量避免夹闭脉络膜前动脉的主干,以免出现脉络膜前动脉综合征。若动静脉畸形位于脉络丛,应将丛一并切除。只结扎脉络膜前动脉或颈内动脉是不能治愈的,以后动静脉畸形仍可扩大及引起出血,所以应彻底切除畸形血管团。

胼胝体动静脉畸形:病灶位于中线或中线旁、来自大脑前动脉的胼周动脉以下,而半球内侧动静脉畸形则是在胼周动脉以上。按累及胼胝体的部位不同,分为:①胼胝体膝部。②胼胝体体部。③胼胝体压部。通常由同侧或两侧胼周动脉及大脑前动脉的 Heubner 动脉供血。压部动静脉畸形可能还有大脑后动脉供血。静脉则通过隔静脉、豆纹丘脑静脉、大脑内静脉及基底静脉引流至大脑大静脉及直窦。

2.侧裂动静脉畸形　本组诊治 50 例。其症状是:54% 为颅内出血,30% 为癫痫,16% 为顽固性头痛。其他有偏瘫、失语、偏盲等。动静脉畸形位于侧裂前(额叶)、侧裂后(颞叶)、单纯侧裂及侧裂深部(可称岛叶动静脉畸形)。由大脑中动脉分支供血,偶为脉络膜前动脉、大脑前动脉或大脑后动脉供血。引流至侧裂静脉、大脑内静脉、皮层浅静脉。任何年龄组的侧裂动静脉畸形皆可出血,以 20~29 岁最多。38 例手术术前因脑内出血出现神经功能障碍者约占 1/3,清除血肿及切除动静脉畸形后,常有所恢复。上述四部位的侧裂动静脉畸形中,以单纯侧裂的动静脉畸形手术效果较差。深部动静脉畸形若大且深入,应称基底节动静脉畸形,此时在侧脑室体部也有动静脉畸形。在岛叶周围浅部及表面的动静脉畸形可被彻底切除。大的动静脉畸形向深部发展最难切除,因病灶不仅累及豆状核纹状体动脉,也累及基底节。后部动静脉畸形是指侧裂后下面及侧室下角背内侧的畸形。术后在侧裂及下角间留一空腔,整个下角被暴露,暴露的范同常常达到三角部外侧。前部动静脉畸形手术中牵拉皮层要轻,向前上方走行的动脉要保留,因其上面为运动区及语言中枢(在优势半球时)。若病变深在,可从颞部进入。

3.脑干动静脉畸形　多发生在桥脑,其次为延髓及中脑。动静脉畸形可累及上述两个部位,也可累及小脑。脑干血管畸形除动静脉畸形外,还有毛细血管扩张、静脉畸形及海绵状血管瘤。中脑血管畸形可局限于或主要位于顶盖或被盖,或向近端发展到丘脑。阻塞导水管时出现间歇性或进行性脑积水。早期压迫导水管开始出现症状。有人报道一例病人有50年慢性头痛及间歇性呕吐、眼震及动眼障碍。75岁死后尸体解剖,在四叠体有一动静脉畸形。中脑动静脉畸形偶合并有同侧视网膜血管瘤病及三叉神经皮痣,称中脑-眼-面血管瘤病。桥脑以基底部血管畸形较多,多为毛细血管扩张。桥延部动静脉畸形见于第四脑室底部,由小脑前下动脉(AICA)或/和小脑后下动脉(PICA)供血。由室管膜静脉引流至大脑大静脉或岩上窦。也可引流至基底静脉。许多桥脑血管畸形无症状,另一些则有进行性或间歇性症状。脑干动静脉畸形的出血可局限于脑干内或破至第四脑室,多死亡。

4.小脑动静脉畸形　位于一侧或两侧半球、蚓部及中线旁(绒球结节部)、桥小脑角、第四脑室内。常位于小脑深部白质,可很小而无症状,或出血至小脑内突然出现症状,甚至致命,出血可破至第四脑室内。靠近小脑幕的动静脉畸形可很大,将结合臂及桥脑被盖也包括在内,供血来自小脑上动脉,可压迫第四脑室造成脑积水。小脑蚓部动静脉畸形常引起躯干共济失调。位于小脑蚓部的动静脉畸形通常由双侧供血。上蚓部动静脉畸形由小脑上动脉及小脑前下动脉供血,下蚓部者由小脑后下动脉供血。通常由蚓部静脉及小脑中线静脉引流向上至大脑大静脉。

小脑扁桃体动静脉畸形:由小脑后下动脉或小脑前下与后下动脉共同供血。其动静脉畸形可在一侧扁桃体内或占满一侧扁桃体并达第四脑室内。由蚓静脉引流至大脑大静脉。

桥小脑角动静脉畸形:畸形位于蛛网膜下腔、软脑膜及蛛网膜、小脑皮层及桥脑表面。供血动脉多来自小脑前下动脉,常与侧隐窝相连或由侧孔入第四脑室。还有小脑上动脉及小脑后下动脉供血。向近端引流通过皮层静脉进入大脑大静脉;向侧方经岩静脉入岩上窦。

5.大脑大静脉畸形(表16-11)

表 16-11　Galen 氏静脉动静脉畸形的临床表现(Crowell RM)

组	病例数	年龄	症状
1	11	新生儿	严重心衰,颅骨杂音
2	3	新生儿或婴儿	轻度心衰(新生儿),颅骨增大(1～6个月)、颅骨杂音
3	22	1～12个月	颅骨增大,颅骨杂音
4	6	3.5～27岁	头痛、嗜睡
5	9	6个月～45岁	嗜睡,激惹,脑积水,痉挛

有三种类型:①大脑大静脉瘤。②脑动静脉畸形及大脑大静脉扩张。③大脑大静脉曲张。动脉及静脉间的短路位于大脑大静脉壁内,或大脑大静脉的属支(远离大脑大静脉)。上述皆有硬膜静脉异常:直窦发育不全、颈静脉孔狭窄,所以动脉瘤性扩张是血流增加及静脉回流障碍的结果。即使血管内栓塞成功,也不一定能治愈心衰。如果用药物治疗后心衰见好,水肿也不重,则栓塞后可望痊愈,这也还要看畸形是哪种解剖类型。目前在技术上治疗婴儿及儿童这种畸形很有希望。

大脑大静脉瘤:这种病多见于新生儿及婴儿,大的儿童也有。正常大脑大静脉位于松果体后方,由两侧大脑内静脉联合形成,它向后流入大脑镰及小脑幕连接处的直窦。大脑大静脉瘤是原发性静脉异常;中线静脉窦发育畸形或后方硬膜引流系统的早期血栓形成。可合并有动静脉瘘。颈内动脉或椎基底动脉系统的分支可直接与大脑大静脉短路。血流回流阻塞导致其近端的压力升高,产生扩张。这并非血流增加,而是由于扩张下方的阻塞。阻塞部位由直窦近端到颈静脉孔都可以。阻塞程度由缺如到狭窄。没有脑静脉系统的阻塞,就没有静脉扩张或曲张,这是静脉系统的继发反应。如合并有动静脉瘘,可使之进一步扩张,周同组织受压,脑继发损害。

大脑大静脉呈球形或椭圆形扩张,有的分叶状,其壁薄而光滑,纤维化,灰白色,其中,血液引流至直窦,直窦也扩大。大脑太静脉可扩张到网球大小,压迫四叠体及导水管,使之移位,造成脑积水。颈内动脉、椎动脉及基底动脉常扩大及迂曲。常是大脑后动脉分支与静脉交通,而且为双侧的。单侧者罕见。进入大脑大静脉的动脉可扩张成喇叭状,或扩张,或在大脑大静脉旁形成网状结构。在分流部位可见动脉结构逐渐向静脉结构移行:内弹力板及肌层逐渐变薄及消失。大脑大静脉瘤压迫大脑导水管,造成梗阻性脑积水;"盗血"造成脑梗死;脑深部静脉有血栓形成;周围脑组织受压、破坏、囊性化;由于动静脉瘘使心脏搏出量大为增加,患者的心脏输出量为正常的3～4倍,造成充血性心力衰竭。常见有头颅增大,有颅内杂音。其他有肝脾肿大。

这种病人常伴有其他血管异常,如脑分流动脉为双管腔,一侧发育不良,或一侧未形成吻合支。心脏可有移位、中隔缺损、动脉导管未闭,肺引流异常、广泛性血管瘤病或其他器官及系统畸形,包括先天性青光眼等。

一例新生儿大脑大静脉瘤,生下即有颅内杂音及心力衰竭(生下即有或生下2周内有,为新生儿期)。这种患儿的发病及死因是:①严重盗血。②心脏负担过重造成进行性心衰。如行手术,很易死亡,其原因是:①心脏问题。②由于盗血的突然逆转,造成过度灌流综合征。学者在小心麻醉下,阻断了80%～85%的供血动脉,使大脑大静脉体积逐渐缩小,并排除了心脏综合征。婴儿在10个月时检查,发育正常。

八、儿童颅内动静脉畸形

成人颅内动脉瘤的蛛网膜下腔出血及脑室内出血多于颅内动静脉畸形的6.5倍,而儿童(<18岁)则动静脉畸形的出血多,多于动脉瘤的3倍。100例儿童动静脉畸形中,77%有出血,出血造成25%的死亡,为成人的双倍;12%为癫痫。颅内任何部位皆可有动静脉畸形,其

中,22%在幕下。67例手术,手术死亡率8%,皆发生于畸形出血的病儿,临床分级为Ⅳ或Ⅴ的。43例术后无神经功能障碍。术后有癫痫的占25%。

九、视交叉血管畸形

视交叉可发生动静脉畸形,海绵状血管瘤或静脉畸形,但罕见,至今报告10余例。症状:突然出现视野障碍及头痛,并且同时发生。头痛通常为急剧跳痛、全头痛或眶后痛。有时伴恶心及呕吐。Lavin报告一例擤鼻涕时突感眶后痛,几小时内出现视野障碍,可能是静脉压增加而引起出血。视野障碍大多数为双颞侧偏盲,发症较急,24小时内达高峰。头痛是第一症状,但视野障碍使病人求医。检查:皆有视力障碍,一眼由轻度视力模糊至失明;皆有视交叉性视野缺损。无内分泌症状或体征,无脑膜刺激症状,无循环性虚脱或丘脑下部障碍。可能合并其他的血管畸形如面部血管瘤、球结膜血管瘤、鼻衄、鼻血管瘤、室间孔毛细血管扩张。CT显示鞍上有高密度影像,稍轻度强化。X光平片上蝶鞍正常。血管造影可能显示有鞍上肿物,但无异常血管影像,手术可见视交叉肿胀及变色,常发展到视神经或视束,切开有血肿或囊性物含陈旧血或深色液体。术后视力及视野可望进步。这种手术应开颅进行,而不是通过蝶窦进行。

十、脑动静脉畸形的治疗

目前的治疗方法仍分手术和非手术治疗两种;手术治疗包括:①供血动脉结扎术。②动静脉畸形切除术。③栓塞术。④立体定向夹闭供血动脉。非手术疗法有放射外科。

手术目的是阻断供血动脉及切除畸形血管团,解决及预防出血;治疗癫痫;消除头痛;解决盗血,恢复神经功能。

1.脑保护措施　术中用巴比妥类药物麻醉,20%甘露醇500ml、地塞米松30mg、维生素E 300mg,可能使脑动脉在正常体温下阻断40分钟而不出现神经症状。分离病灶前由血管外或血管内临时阻断颅底主要动脉或供血动脉,使分离时出血少,缩短手术时间。

2.术前及术中的功能定位　对于功能区动静脉畸形可在术前及术中进行功能定位,这包括术前头皮电极的体感记录、脑磁强检查、超选择性阿米妥试验。术中功能定位:包括清醒病人的皮层刺激、体感诱发电的皮层地图。通过这些检查来区别动静脉畸形是否累及功能区,或在功能区附近。附近者行手术切除,不造成神经功能障碍。即使术后出现了神经功能障碍,也非永久性的。累及者行手术,则术后会出现永久性神经功能障碍。

3.供血动脉结扎术　早期曾施行颈部动脉结扎术治疗动静脉畸形,以后多数学者认为脑动静脉畸形的血液循环在很大程度不受主干动脉的影响,而结扎后对预防出血效果甚微,反而能引起病灶周围组织缺血,因此目前已较少采用。继而有人改做表浅供血动脉的结扎术,效果也难以令人满意。以后又发展为结扎接近畸形血管团的供血动脉。对于供血动脉数量少的病例,还可采用定向手术,将供血动脉电凝和夹闭。结扎供血动脉后大多能改善症状及减少出血,但由于畸形血管侧支循环丰富,多半难以完全闭塞所有细小的供血动脉而使血管畸形得以根治。目前经常使用这种手术处理尚不能切除的深部及重要功能区的动静脉畸形,或者作为病变切除前的一个步骤加以利用。

4.脑动静脉畸形切除术 1936 年 Bergstrand 报告了动静脉畸形的全切除术,到目前为止此法仍是彻底治疗这种疾患的最好方法之一。

与保守疗法及结扎动脉手术相比,无论是防止再出血,或避免脑缺血及严重的神经功能障碍都更为有利。切除畸形血管只要尽量靠近病灶,保护功能区皮质特别是在显微镜下小心操作,利用双极电凝止血,切除后不会影响重要的神经功能,而且还有改善的可能。手术切除动静脉畸形,应施行显微外科手术。但对于巨大的高流量的动静脉畸形勿企图用一次手术完全摘除,有发生"正常灌注压突破"的危险。可采用分期手术或逐步栓塞术,或二者并用。Kunc 报告 68 例动静脉畸形靠近或位于重要皮质功能区的患者,其中,57 例作了切除术,术后很少遗留永久性功能障碍,而原有各种症状反而得到改善。

(1)手术时间选择:如有蛛网膜下腔出血,则待其恢复及 CT 显示蛛网膜下腔出血消失再手术。如为脑内出血而不威胁生命,也可待其出血引起继发性损伤恢复后再手术。如血肿威胁生命,应立即手术清除,可能时连动静脉畸形一并切除;如不能切除应择期手术。因立即切除动静脉畸形的死亡率及致病率均高。有的在术前还需要做脑室引流以改善病人情况。

有脑缺血表现的病人常是多支动脉供血的巨大动静脉畸形,并伴有脑血流障碍,应做 CT 扫描、全脑血管造影、局部脑血流检查,确定手术危险性。这样的病人行一次手术切除动静脉畸形,容易出现水肿及出血,应分期手术夹闭供血动脉;或行一次或几次栓塞后,过一时期再手术切除。

(2)手术适应证:由于手术显微镜和双极电凝器的应用使不能手术切除的动静脉畸形越来越少。除了少数巨大脑动静脉畸形,手术危险性很大以外,其余脑动静脉畸形的全切术的死亡率和致病率小于 5%,而且大部分术后症状能够改善。手术的选择要权衡病变本身自然发展的危险和手术危险孰轻孰重,但此点有时并不易做到。①动静脉畸形有大量出血,伴有血肿或者多次小量出血,神经功能障碍日趋严重者。②顽固性癫痫,保守治疗与药物不能控制者。③顽固头痛不能缓解。④精神智力障碍进行性发展者。

(3)病史中危险因素:①年龄:病人 20 岁以后症状进行性发展,表现为反复发作的头痛、癫痫和自发性出血应手术。80%的 40 岁以上的病人症状明显,而手术危险也增加。50 岁以上病人手术应慎重,其手术本身危险可能超过病人不治疗的危险。②脑动静脉畸形自发出血。18%的病人因颅内血肿造成脑疝,不得不急诊手术清除血肿同时切除畸形血管。0.9%的病人已达脑疝晚期,无法手术。10%左右病人死于第一次出血,死亡率随着反复出血的次数相应增加。③小的动静脉畸形、颞叶动静脉畸形以及有神经系统症状的动静脉畸形自发出血的发生率较高。大的半球病变症伏一般进展较缓慢,稳定时间较长。

手术危险主要取决于动静脉畸形的部位、范围和血液分流程度。

(4)手术技术:术前病人用肾上腺皮质激素。开颅切口应能充分显露动静脉畸形所在的脑表面。手术切除动静脉畸形过程中,保持呼吸道通畅;适度控制血压;术前 2 小时应用脱水剂如尿素或甘露醇。以上措施特点有利于减少脑牵拉,并且便于鉴别动静脉畸形的供血及引流血流。必要时可用临时动脉夹暂时阻断动静脉畸形近心端的大动脉血流,以利于手术操作。

多种双极电凝器已成为显微手术必不可少的工具。对于微细动脉使用尖端直径为0.2mm

的双极电凝器最好。但对较大的血管,这种电凝器易使动脉破裂穿孔,故应用尖端为 2mm 的双极电凝器。电源强度可根据需要调节。在脑表浅部位操作时,可使用放大镜,便于灵活地沿着病变的边缘操作。手术显微镜用于较深,又在要害部位的动静脉畸形十分有利,它的同轴照明使术者和助手同时观察手术野。①寻找动静脉畸形病灶的方法:沿着引流静脉寻找到畸形血管团,表面的引流静脉最易看到,要在显微镜下小心操作,勿弄破;沿着供血动脉寻找到畸形血管团,若供血动脉在脑表面则较容易,但其常埋在深部或位于脑沟内;若有过出血或血肿,则从脑黄染处及脑软化处进入,动静脉畸形即在其血肿或软化腔内或壁上;脑室内或脑室壁动静脉畸形可先进脑室寻找,或由动静脉畸形处进脑室。②有三种切除方法。对于很小的病变,特别是位于皮层表面的动静脉畸形,可电凝使之完全闭塞;局限于额极或颞极的大的动静脉畸形可距动静脉畸形病灶约几毫米处切除;精确地沿着动静脉畸形边缘切除,这是最主要而又常用的方法。先阻断皮层到畸形血管团的供血动脉,用双极电凝器、薄脑板和很细的吸引器,在动静脉畸形和正常脑组织之间轻柔地牵开和吸引,遇到较深的输入动脉分离清楚后电凝后切断。至少保留一条主要引流静脉直至大多数动脉供应被切断。但是在个别情况下,特别是较小的动静脉畸形,阻断其引流静脉是有利的,用这个静脉作为标记,有助于分离动静脉畸形。当然,这样做时必须估计到残留的血管将扩张充血,增加出血倾向。最棘手的问题是动静脉畸形的输入动脉主要位于动静脉畸形的最深处,难以接近。此时手术显微镜非常有用。用双极电凝处理供血动脉应注意电凝要确实,电凝血管的长度为血管直径的 3～5 倍,然后再切断。供血动脉直径>1mm,应先以特别小的动脉夹夹闭后再电凝剪断。

术后估计有可能出现"正常灌注压突破现象"危险者,可维持全身适度低血压 4～7 天,以避免术后严重脑水肿或脑出血。如果术后术野出血,一般提示仍有残余动静脉畸形。术后 1～2 周应常规复查脑血管造影。如需再次手术,应在 CT 证实脑水肿已消失或临床症状缓解后再施行。

此外,下列情况采用分期手术:高流量的巨大动静脉畸形,一期手术易造成正常灌注压突破者;术中出现严重脑水肿使手术无法继续进行者;功能区附近动静脉畸形,其病变范围难以确定者。在上述情况,最好用银夹在手术中止部位留下标志,以便再次手术。

(5)功能区及深部动静脉畸形的手术:包括半球内侧面,扣带回,胼胝体,脑室周围区,脑室内脉络丛,外侧裂以及优势半球的颞、枕叶底面的动静脉畸形。

大多数半球内侧面的动静脉畸形有静脉引流到矢状窦或深静脉系统,必要时非牺牲桥静脉不能暴露病变。扣带回和胼胝体的动静脉畸形常累及脑室,除了有大脑前动脉供血外,常有大脑中动脉和脉络膜动脉侧支供血。对于侧脑室底部和脉络丛的动静脉畸形,须经胼胝体入路,但个别情况下,也可经额入路。

近年来,国内外对功能区和深部动静脉畸形手术积累了许多经验,对于尾状核头部、内囊、丘脑和脑干部位的动静脉畸形已陆续有成功切除的报告。然而非常广泛的优势半球中部的动静脉畸形,目前手术还较困难,容易造成术后偏瘫等后遗症。Kunc 建议选择性地手术,可取得良好效果。

以下介绍、一些特殊部位的动静脉畸形的手术要点。

胼胝体动静脉畸形:多由胼周动脉供血,有时也接受脉络膜动脉供血。畸形血管穿过透明隔,引流至隔静脉。手术做矢状窦旁皮瓣及骨瓣成形,经大脑纵裂进入。切开部分胼胝体,一般不会产生严重持久的神经障碍,但应尽量保持一侧穹窿完整,否则会发生严重的近记忆障碍。胼胝体压部的手术与一般四叠体部常规手术入路相同。

胼胝体动静脉畸形常是偏于一侧,由对侧大脑纵裂进入手术较好:轻轻向外牵拉对侧脑组织,切开大脑镰,暴露动静脉畸形比由同侧大脑纵裂入路清楚且容易得多。

四叠体及附近的动静脉畸形:由大脑后动脉、脉络膜后动脉供血。大的血管畸形则同时接受胼周动脉、小脑上动脉供血,引流入脑室静脉或大脑大静脉的供应支中。一般在横窦上、矢状窦旁做皮骨瓣,把枕叶向外上方牵拉,露出胼体压部及大脑大静脉。必要时沿着直窦附近切开大脑镰、小脑幕,可以扩大暴露。

侧脑室体部动静脉畸形:侧脑室体部动静脉畸形,特别是限局于脑室内的,由顶部大脑纵裂切开胼胝体进入,最好由对侧。根据术前血管造影,顶部有无重要静脉引流至上矢状窦来选择同侧或对侧入路。供血动脉是:脉络膜后动脉、脉络膜前动脉、大脑后动脉的后胼周动脉及其他穿通支、大脑前动脉的前胼周动脉、丘脑纹状动脉等。引流静脉皆走向中线:大脑内静脉、基底静脉、大脑大静脉及直窦。手术取半坐位,在右侧或左侧顶部做 $4cm \times 4cm$ 骨瓣。内侧的钻孔稍过中线,后边的钻孔靠近人字缝顶。将硬膜瓣翻向矢状窦,尽可能保留内侧的引流静脉。分开两侧胼周动脉。将病侧胼周动脉拉开,在中线稍偏病侧、前后方向切开胼胝体 $2cm$,即露出动静脉畸形,电凝供血动脉及看到的畸形血管。最常见的术后并发症是近记忆力障碍,以后虽能恢复一些,但难恢复正常。

大脑大静脉动静脉畸形:入路同上。畸形血管主要由大脑后动脉及基底动脉分支供血。为了有良好的视野,经常需要切开胼胝体压部或大脑镰、小脑幕。这类患者应在术前纠正心衰,术中加强心电监护。为避免阻断全部输入动脉后引起心跳骤停,要逐步或分期完成对两侧所有供血动脉的阻断。全部阻断供血动脉后,大脑大静脉应变为蓝色。大脑静脉一般较结实,可作轻微的牵拉。夹闭供血动脉后如发现有血栓存在,再选择性地将血栓切除。若夹闭供血动脉后症状消失,则勿需切除血栓。若在夹闭后仍有压迫症状,则行血栓切除以减压。

丘脑及基底节动静脉畸形:由脉络膜前动脉、脉络膜后动脉、大脑前动脉、大脑中动脉、基底动脉、大脑后动脉的细小穿通动脉等供血,经豆纹静脉回流。靠近脑室的丘脑后部的中、小病灶可以切除。手术入路有两种,一是枕部入路,将扣带回后端、胼胝体压部、楔前叶下部切除,暴露侧脑室内侧壁,可见脉络丛盖在丘脑上,电凝后切除部分脉络丛,显露穹窿及丘脑后部。二是侧脑室入路,从顶叶皮层进入,然后在侧脑室中将丘脑及内囊后肢靠近脑室的畸形血管切除。三是由胼胝体后部入路切除丘脑背侧的动静脉畸形。

基底节区动静脉畸形可由侧裂进入,将大脑中动脉牵起,在其下方操作。颞叶内侧靠近小脑幕切迹及四叠体池的动静脉畸形由颞下入路,沿着大脑后动脉及脉络膜动脉追踪动静脉畸形。尾状核头部动静脉畸形可由胼胝体前部入路。

脉络膜动静脉畸形:一般呈带状,按其部位不同,选择不同的入路。对于颞角脉络膜动静脉畸形可沿颞下回作 $5\sim6cm$ 长的皮层切口。若病人已有同向性偏盲,则沿颞中回切开。脉络膜动静脉畸形常常同时占据侧脑室及脑实质,所以手术不是进入脑室,而是从脑室进入脑实质。手术中要仔细观察,以免动静脉畸形切除得不完全。

　　侧裂动静脉畸形：主要由侧裂动脉供血；有的由大脑前动脉、脉络膜前动脉和大脑后动脉供血；极少的还有硬脑膜中动脉供血。引流静脉为侧裂静脉、皮层浅静脉、大脑内静脉，它们引流至蝶顶窦、上矢状窦、岩上窦、直窦、横窦、或乙状窦。

　　根据病灶的部位，侧裂动静脉畸形可分为四组：侧裂前（额叶）、侧裂后（颞叶）、侧裂深部及单纯侧裂的动静脉畸形。这四组中以单纯侧裂组手术后易出现神经功能障碍，所以手术要慎重操作。

　　皮层功能区动静脉畸形：沿着半球侧面或底面的大引流静脉找到动静脉畸形团，电凝及切断其周围 $50\sim200\mu m$ 直径的小动脉及小静脉，勿切除脑组织。如动静脉畸形太大，可分期切除。手术中应用控制性低血压。切除颞上回大的动静脉畸形手术比较困难，因为它靠近大脑中动脉、侧裂静脉及 Broca 区。Yamada 手术功能区动静脉畸形 35 例（感觉运动区 23 例，视区 6 例，语言中枢 6 例），其中，25 例的动静脉畸形全部切除，6 例分离 95% 动静脉畸形，以后全部自动血栓形成；近全切除 4 例。随访 3 日到 9 年：1 例在等待第二期手术期间死于瘤样静脉出血；1 例视野缺失严重；所有存活者皆恢复正常生活。所以功能区动静脉畸形可选择性地全切。

　　小脑动脉静脉畸形：常规枕下入路。如病变局限于小脑上面，也可用颞下入路，切开小脑幕，切除畸形血管前能暴露大脑后动脉、小脑上动脉等，对压迫三叉神经的血管祥易于处理。小脑幕并发有畸形血管时可一起切除。也可以根据情况采用枕部幕上、下联合入路，处理幕上和幕下广泛的病变。

　　脑干动静脉畸形：较罕见。桥脑侧面小的病变可经颞下入路切除。延髓的畸形血管则用枕下入路。要弄清供血动脉是否也是重要的脑干营养血管，不能盲目夹闭。如动静脉畸形在脑干内则勿企图切除；若有血肿，可切开引流，方便时电凝或切除畸形血管。

　　5.颅内动静脉畸形的手术效果　影响手术效果的因素很多，如病变大小、深浅、部位、供血动脉的来源及多少、引流到静脉系统的方式及静脉本身的畸形、术前神经功能障碍的程度和患者健康状况、麻醉选择、显微手术技巧、手术者个人经验等等。切除畸形血管后再出血的发生率很低，仅为 2% 左右。原有癫痫的病人，术后可有好转，各家报道不一。如果术前及术中用脑电图寻找癫痫灶，手术不仅将动静脉畸形切除，也可将癫痫灶一并切除，术后则绝大部分病人的癫痫将好转或消失。如果只是切除动静脉畸形，则术后仅有约 1/3 好转，但也有术前无癫痫史的病人术后发生癫痫的。Yet 对脑动静脉畸形有癫痫的病人，术前做脑电图、神经生理试验。术中做脑皮层电图及深部电极记录。动静脉畸形在感觉运动区或语言中枢时用局麻以电刺激进行功能定位。手术同时切除动静脉畸形及癫痫灶（要找出颞叶动静脉畸形的远离的癫痫灶）。结果：2 例动静脉畸形曾行栓塞，栓塞后癫痫更加发作频繁，再行手术，癫痫消失。20 例动静脉畸形行手术切除及癫痫灶切除，其中 19 例（95%）的癫痫消失；1 例癫痫灶位于感觉运动区，未予切除，所以仍有癫痫发作。术后 2 例有轻偏瘫；1 例有矢状窦血栓形成。一般手术后因为阻断了脑循环的异常"短路"部分，常能改善术前的某些缺血症状。即使病变在脑皮层功能区，手术切除病变后，也不一定使神经功能障碍加重，相反，多半可使原有的神经功能障碍得到改善；如果术后功能障碍加重了，也多能恢复，而不一定是永久性的。Sfein 等长期随访的一组手术病人中，70% 以上效果良好。未用显微手术前，手术死亡率在 6.8%～20%，平均

10%；应用显微手术后死亡率显著下降，约为 1% 左右。手术效果与术前病人的意识状态有相应关系，术前意识状态越差，手术死亡率越高。动静脉畸形的全切率约为 80%。术后 77% 的病人能工作。不用手术治疗的脑动静脉畸形病人，5%～26% 因出血死亡；至于其致残率则比手术的致残率更高。

大的动静脉畸形切除后，常出现新的症状，而小动静脉畸形则较少。但分离病变引起的症状一般都是暂时性的。大的动静脉畸形可由于"正常灌注压突破"造成术后血肿。

Wishimof 等报告，未手术的病例在诊断后 20 年内，42% 有出血危险，29% 有死亡危险，18% 出现癫痫，27% 发生神经功能障碍。

（李荔荣）

第六节　巨大动静脉畸形

动静脉畸形血管团尺寸≥6cm 的动静脉畸形属于巨大动静脉畸形（giant AVM）。巨大动静脉畸形血管丰富、血流量高，传统外科手术切除难度大，治疗术后并发症多。

手术切除巨大动静脉畸形仍有不可替代的作用，是终结出血风险、治愈巨大动静脉畸形确切和有效方法。近年多数作者推荐手术切除、栓塞和放射治疗联合治疗巨大动静脉畸形，被认为可以降低治疗的并发症及死亡率，

巨大动静脉畸形自然病史尚不完全清楚。巨大动静脉畸形以癫痫和头痛为首发症状者常见，出血率相对较低。

巨大动静脉畸形的灌注压较低、引流静脉多，因而不易发生出血。

【诊断标准】

1.数字减影血管造影（DSA）　双侧颈动脉和椎动脉 4 支脑血管造影仍是明确颅内动脉和静脉血管解剖金标准，可以描述动、静脉畸形供血动脉和引流静脉形态学特征，以及是否合并动脉瘤。术前脑血管造影后栓塞供血动脉，为手术切除做准备。

颈外动脉或椎动脉硬脑膜分支供血的动静脉畸形需要行双侧颈外动脉造影。

2.三维 CT 脑血管造影（3D-CTA）　可与 DSA 相互补充，显示供血动脉数目、直径、走行方向，以及畸形血管团部位、尺寸、形态和引流静脉数量。

3.头部磁共振（MRI）和磁共振血管造影（MRA）　MRI 无创并能多层面成像，显示畸形血管和脑解剖学细节，测量病灶的尺寸。功能磁共振（fMRI）定位脑动静脉畸形毗邻功能区。

MRA 显示病变血管结构，静脉引流形态，但不能描述血管团内伴发动脉瘤等局部细节。

【治疗原则】

1.手术前评价

（1）患者严重头痛、难治性癫痫或神经功能障碍都是手术治疗适应证。

（2）病变紧凑、边界清楚、且未累及重要功能区。

（3）脑血管造影显示畸形血管团"紧"，其中脑组织少，手术损伤脑组织少，反之如果畸形血管团"松散"，病灶中脑组织多手术造成损伤大。

（4）病变累及范围极广，尤其丘脑、基底节、脑干等部位，术后造成重度残疾甚至死亡，此类病变一般不推荐直接行手术治疗。

（5）除非患者出现危及生命的颅内血肿，动静脉畸形应择期手术。未经脑血管造影急诊手术，应仅限于清除脑内血肿，待二期手术切除畸形血管。

2.手术治疗

（1）手术设备

①神经导航：手术前定位畸形血管团、主要供血动脉和引流静脉。剪开硬脑膜后确定畸形血管在脑皮层投影。功能磁共振导航可标明肢体运动和语言等重要脑功能区，降低手术造成神经功能损伤。

②手术中超声波监测辅助导航，确定畸形血管团、判断供血动脉并证实是否全切畸形血管团。

③自体血回收机：自体输血机是手术切除巨大动、静脉畸形不可缺少的设备。积极收集切除动静脉畸形时术野患者血液，经过自体输血机回吸收处理后，将红细胞重新给患者输回，可以减少输入异体血。

④电生理监测：皮层诱发电和脑干诱发电监测有利于手术切除畸形血管时保护脑皮层神经功能。

患者有癫痫史，手术中应用皮层脑电图监测确定癫痫灶位置，切除畸形血管后皮层癫痫灶烧灼处理。

⑤微型动脉瘤夹：巨大动静脉畸形的供血动脉和引流静脉多，由于血管内压力高，采用双极电凝很难阻断供血，应用微型动脉瘤夹夹闭细小动脉或静脉。

（2）麻醉：全麻。密切监控血压、凝血功能和颅内压变化，需要以下设备。

①放置各种监测管道和仪器。

②开放 2 条外周静脉，保证输液通畅。

③放置中心静脉导管，监测 CVP。

④动脉置管监测血压和取血化验。

⑤留置尿管监测尿量。

⑥必要时放置漂浮导管监测 PCWP 和心输出量，也可采用无创法测定心输出量。

⑦监测鼻咽温度。

⑧监测凝血功能。

⑨肾上腺皮质激素能提高患者应激能力，减轻脑水肿，手术中给予地塞米松 40mg 静脉滴注。

（3）输血

①控制性降低血压：平均动脉压降低 $7.3\sim8kPa(55\sim60mmHg)$，血管内张力降低可减少出血，术野清晰利于手术操作。

②补充新鲜冷冻血浆和血小板。回收浓缩红细胞和新鲜冷冻血浆的比例要达到 $2:1$。血小板低于 $50\times10^9/L$ 时应输血小板。手术止血时给予新鲜冷冻血浆和血小板。

③合理应用促凝血药物。纤维蛋白原可以直接补充促进凝血功能，在手术切除畸形血管

团后使用。

④自体血回收:将手术中和手术后创面流的血液回收、滤过、清洗、浓缩等处理,然后将浓缩的红细胞回输给患者。失血量达 1000ml 可以进行血液回收。

下列情况禁忌术野血液回收:血液流出血管外超过 6 小时;流出的血被细菌或消毒液污染;大量溶血。

术毕要给予速尿 20～40mg 脱水。术后 3 天内至少每天检查 2 次血常规和血气分析,必要时复查凝血功能,及时治疗异常情况。

(4)手术方法:栓塞是手术切除巨大动静脉畸形辅助手段,手术切除畸形血管前栓塞部分畸形血管,或闭塞手术不易达到深部血管,从而减少动静脉畸形内部血流,巨大高流量动静脉畸形部分栓塞后可预防手术中发生正常灌注压突破。

①体位:头位抬高 15°有利于脑血液回流。

②切口设计:骨瓣一定要覆盖巨大动静脉畸形。头皮切口局部含 1/200000 肾上腺素的盐水或局麻药浸润,患有高血压、心律失常或对肾上腺素禁忌者不用。

③神经导航或超声波引导下切除畸形血管团。采用术中栓塞、夹闭主要供血动脉,沿畸形血管团周围分离,最后结扎引流静脉。

④术前癫痫患者行术中皮层脑电监测(EcoA),根据提示切除或电灼异常病灶。

(5)手术后治疗

①患者送入神经监护病房(NICU),保持患者头高位。必要时可给予巴比妥类药物。

②预防术后 NPPB,保持收缩压控制于 90～100mmHg,维持 1～3 日。

③术后使用甘露醇、地塞米松、苯巴比妥。

④抗癫痫治疗。手术前有癫痫发作,手术后继续抗癫痫治疗 3～6 个月,无癫痫发作可逐渐减药。手术前无癫痫发作,手术后抗癫痫治疗 1～3 个月,逐渐停用。

⑤术后 2 天复查头部 CT,术后 2 周复查脑血管造影(DSA)。

(6)手术并发症

①残存畸形血管,需要再次手术切除或放射治疗。

②手术后再出血:可能原因残存血管畸形,如血肿比较大应手术清除。

(李荔荣)

第七节　颈动脉系统狭窄

【定义】

脑由两侧的颈内动脉和椎动脉供血,两侧颈内动脉供血约占脑的总供血量的 80%～90%。当其中一条动脉狭窄,而侧支循环不良,就会使局部或全脑的脑血流量(CBF)减少,当超过临界水平时,就会产生脑缺血的临床症状。当动脉内径狭窄超过原有管径的 50% 时,相当于管腔面积缩窄 75%,即可认为是足以影响血流量的狭窄程度,也就是具有外科意义的狭窄。造成脑动脉狭窄的主要原因是动脉粥样硬化,多数狭窄发生在颈内动脉,尤其是它的起始段和虹吸部。

【诊断依据】

1.临床表现

(1)短暂性脑缺血发作(TIA):TIA为缺血引起的短暂性的神经功能缺失,在24小时内完全恢复。颈动脉狭窄的TIA表现为患者突然发作的一侧肢体无力或瘫痪、感觉障碍,有的有失语和偏盲,有的发生一过性黑矇,表现为突然单眼失明,持续2~3分钟,很少超过5分钟,然后视力恢复。

(2)可逆性缺血性神经功能障碍(RIND):是一种局限性神经功能缺失,持续时间超过24小时,但在三周内完全恢复,神经系统检查可发现阳性局灶性的神经缺失体征。

(3)进行性卒中(PS)和完全性卒中(CS):脑缺血的症状逐渐加重,超过6小时才达到高峰,有的在1~2天才完成其发展过程,脑内有梗死灶存在。完全性卒中症状发展迅速,在发病后数分钟至1小时内达到高峰,至迟不超过6小时。

2.辅助检查

(1)脑血管造影:脑血管造影可以显示动脉的狭窄程度、粥样斑块和溃疡,管径狭窄程度达到50%,说明管腔横截面积减少75%,如狭窄处呈现细线征,则管腔面积已减少90%~99%。

(2)超声检查:超声检查是一种非创伤性的检查方法,B型超声可以判断管腔是否有狭窄、斑块等情况,多普勒超声可探测颈部动脉的峰值频率和血流速度,可借以判断颈内动脉狭窄的程度。但这种方法假阴性率很多,只能作为参考。

(3)磁共振血管造影(MRA):MRA是一种非创伤性的检查方法,可显示颅内外脑血管的影像。MRA诊断颈动脉分叉部重度狭窄的可靠性为85%~92%,但对狭窄的严重性估计过度。与超声探测结合起来分析,与脑血管造影的符合率可大为提高。

(4)CT血管造影(CTA):用螺旋CT进行三维重建是近年来发展的一种非侵袭性的脑血管的检查方法。与常规脑血管造影的诊断符合率可达89%。其缺点是难以区分血管腔内的造影剂与血管壁的钙化,因此对狭窄程度的估计不够准确。

(5)其他方法:其他方法包括眼球气体体积扫描法和局部脑血流量测定等。眼球气体体积扫描法是一种间接测量眼动脉收缩压的技术。脑局部血流量测定可以确定低灌注区的精确部位,测定低灌注的水平,估计脑组织功能是否可以通过提高脑血流得以改善。

【治疗原则】

颈动脉狭窄的外科治疗方法很多,主要包括动脉架桥术、动脉内膜切除术、球囊血管成形和支架治疗等。

1.动脉架桥术　动脉架桥术是治疗大动脉闭塞的常用的外科方法,治疗颈动脉狭窄的主要方法为颈总动脉-颈内动脉架桥术,锁骨下动脉-颈内动脉架桥术,主动脉-颈内动脉和锁骨下动脉架桥术,主动脉-颈总动脉和颈内动脉架桥术等,架桥所用的材料为涤纶制成的人造血管,较小的动脉之间也可用大隐静脉。

2.动脉内膜切除术

(1)手术适应证:决定颈动脉内膜切除术的适应证应根据两个条件,即血管病变情况和临床表现。

1)血管病变情况:根据颈动脉狭窄的程度和范围,有无对侧颈动脉狭窄,有无溃疡和溃疡的大小。溃疡深而面积大时易发生脑栓塞,而且有溃疡者手术中发生并发症的危险要大得多。

2)临床表现:①有 TIA 发作者,为防止以后发展为完全性卒中;②完全性卒中,有轻度神经功能缺失,为改善症状和防止再次卒中;③慢性脑缺血患者,为改善脑缺血和防止发生卒中;④无症状性血管杂音患者。

(2)禁忌证:有下列情况者内膜切除术的效果不良。

1)脑梗死的急性期,因重建血流后可加重脑水肿,甚至发生脑内出血。

2)慢性颈内动脉完全闭塞超过 2 周者,手术使血管再通的成功率和长期通畅率很低。

3)有严重全身疾病不能耐受手术者。

(3)手术:手术一般采用全身麻醉,术中应用脑保护剂和监测,切除动脉内膜和斑块后根据条件缝合动脉壁、采用动脉壁补片成形术和安置分流管。手术完毕后用鱼精蛋白中和肝素或术后继续应用 5~7 天,但必须妥善止血并密切监测凝血机制。

(4)手术后并发症:手术的并发症包括心血管并发症,神经系统并发症,切口部血肿,脑神经损伤,补片破裂和高灌注综合征等。

(5)手术效果和评价:据多中心研究的统计,颈动脉内膜切除术的手术死亡率为 0~5%,围手术期卒中的发生率为 1.5%~16%。颈动脉内膜切除术的预防意义大于治疗意义。具有发生缺血性卒中高危险因素的颈动脉狭窄患者,手术后可减少卒中的发生率。手术可较对照组的危险性下降 17%,术后 18 个月对总危险的再度评价仍然比非手术组低 7%。

3.血管内治疗 随着介入神经放射学的发展,血管内治疗的器械和材料的更新,颈动脉狭窄的血管内治疗正在日益受到重视。其中动脉内支架治疗是一种主要的治疗方法。支架放置的主要适应证大体与颈动脉内膜切除术相同,主要并发症和问题是术后的栓塞、支架移位和再狭窄。

（李荔荣）

第八节　脑血管痉挛

脑血管痉挛(CVS),为脑底大动脉的一支或多支由于动脉壁平滑肌的收缩或血管损伤引起其管腔形态学变化,从而在血管造影时表现为管腔狭窄。严重者可造成脑缺血和脑梗死,引起迟发性神经功能障碍(DIND)。

【临床表现】

脑血管痉挛的临床表现最初可能是隐匿的。也许在造影上显示明显的血管痉挛,临床上并不能发现有神经功能的受损表现,在一些严重的血管痉挛患者,主要表现为迟发性缺血性神经功能障碍,如头痛加重,颈项强直加重,意识障碍加重,神经系统症状恶化如偏瘫、失语及低热等表现。根据受累血管的不同表现为不同的临床症状。①大脑前动脉综合征:感觉系统症状较明显,如额叶释放症状,活动少,甚至可发展到缄默症及排尿、排便失禁等。②大脑中动脉综合征:偏瘫或单瘫,失语(或非优势半球的运用不能症)。③椎基底动脉系统受累时意识障碍较常见。

【辅助检查】

1. DSA、CTA、MRA　DSA 是脑血管痉挛诊断的"金标准",造影可见痉挛血管比正常管径细。但要区别动脉硬化所致的狭窄,前者主要为可逆性,集中于出血部位。CTA 及 MRA 具有无创的特性,但敏感程度较 DSA 差。

2.经颅多普勒超声(TCD)　是一种无创易行的检查手段,主要通过测定脑血流速度来判定血管痉挛的存在与否。

3. CT　主要通过 CT 所显示的 SAH 的程度来评估患者发生 cvs 的可能性。目前较常用的有 Fisher 分级和改良 Fisher 分级。

4.脑灌注成像　磁共振弥散成像和灌注成像,氙-CT 灌注成像,SPECT 检查通过 CBF 的相对差异来判定脑低灌注区,间接发现脑血管痉挛。

【诊断】

临床上主要根据临床表现、体征来判断,如在 SAH 后 3～5 天后出现难以解释的意识状态的恶化及一些新出现的局灶定位体征(如偏瘫、偏身感觉障碍、失语),在除外电解质紊乱,CT 检查除外继发性脑积水及颅内血肿等后,需高度怀疑脑血管痉挛的可能性。通过 DSA 检查加以证实。

【治疗】

对于脑血管痉挛的防治包括病因治疗、药物治疗和防治并发症等措施。

(一)病因治疗

在对动脉瘤等病因处理后,早期尽可能地清除蛛网膜下腔的积血是预防 SAH 后脑血管痉挛的有效手段。常用的方法包括反复腰穿引流血性脑脊液、脑池或脑室内持续引流、腰大池置管持续引流。

(二)药物治疗

1.血管扩张药

(1)钙离子通道阻滞药:通过阻止血管平滑肌细胞的钙异常内流来降低脑血管痉挛的发生率和严重程度,是临床防治脑血管痉挛的最常用方法。目前临床推荐使用的主要是尼莫地平。用法和用量如下:在 SAH 患者中,每个周期为 21 天,在静脉滴注 14 天,后改为口服序贯治疗。体重低于 70kg 或血压不稳的患者:起始剂量为 0.5mg/h,如耐受良好,2h 后可增加至 1mg/h;体重＞70kg 的患者:起始剂量为 1mg/h,如耐受良好,2 小时后可增加至 2mg/h。每天静脉给药剂量为 24～48mg。静脉给药建议采用输液泵持续给药,口服推荐剂量为 60mg/次,每 4 小时 1 次。

(2)镁剂:国内外一些临床研究证实 MgSO4 即硫酸镁,对脑血管痉挛有一定的防治作用。但目前镁剂防治脑血管痉挛尚未得到其他指南推荐。

(3)罂粟碱:是一种血管扩张剂,局部应用可高选择性作用于痉挛动脉。主要用于血管内介入治疗时动脉内灌注或开颅手术中局部灌洗。

(4)法舒地尔:是一种 Rho 激酶抑制剂,主要通过抑制 Rho 激酶活性,减少血管平滑肌细胞对细胞内钙离子浓度增高的敏感性。其应在导致 SAH 的颅内动脉瘤被夹闭或栓塞后再开始使用。

(5)内皮素受体拮抗剂的临床试验证实它具有缓解血管痉挛的严重程度、降低脑缺血发生率的趋势。

2.缺血损害的神经保护

(1)抗兴奋性氨基酸,如 NMDA(N-甲基-D-天冬氨酸)受体拮抗药,包括 selfotel、eliprodil 及 cerestat 等。

(2)自由基清除剂:依达拉奉。

(三)增加脑灌注压

3H 疗法:升高血压、扩容和血液稀释合称为 3H 治疗,是临床较为常用的一种方法。升高 动脉压应该在颅内动脉瘤手术或栓塞治疗成功之后开始,收缩压可维持在 140～200mmHg, 根据临床症状改善程度加以调整。常可采用多巴胺。扩容治疗必须监测中心静脉压,主要用 血浆、低分子右旋糖酐、全血或白蛋白静脉滴注,增加血容量,使中心静脉压维持在 8～ 10mmHg,即 100～130cmH$_2$O。血液稀释治疗可选用胶体溶液,使血细胞比容维持在 30%～ 35%。3H 疗法是治疗脑血管痉挛的有效方法,但有加重脑水肿、诱发梗死区出血以及肺水肿 等危险,应密切注意。在破裂的动脉瘤尚未夹闭或栓塞时,CT 显示已经出现严重脑梗死,颅 内压明显增高,合并严重脑水肿,患者合并严重的原发性心肾疾病等禁用。

(四)介入治疗

经血管造影证实药物治疗无效时可考虑经血管内途径在微导管内局部注射罂粟碱和行痉 挛血管球囊扩张术。

(五)外科手术

1.如果脑室有扩大,可行脑室外引流降低颅内压。

2.超早期行动脉瘤夹闭术,同时可清除蛛网膜下腔的血凝块和脑池内置管应用血栓溶解 药物冲洗蛛网膜下腔并引流。

3.颈部交感神经根切断术。

4.颅内-颅外动脉旁路移植术。

【预后】

临床上血管痉挛大多短暂,严重者少见,治疗效果不佳,死亡主要原因为原发损伤。

(李荔荣)

第九节　颈动脉海绵窦瘘

【定义】

海绵窦段的颈动脉损伤后,动脉血液经破损口直接流入海绵窦内,形成的异常动静脉沟 通。根据病因分为外伤性和自发性颈内动脉海绵窦瘘。根据动脉血来源的不同分为颈内动脉 主干、颈内动脉分支、颈外动脉和混合型。

【诊断依据】

1.临床表现

(1)搏动性突眼(文献 95% 以上),因为海绵窦内的压力增高,影响了眼静脉的回流造成。

(2)震颤与杂音,严重影响了患者的工作和休息,这是患者就诊的主要原因,所以治疗过程中以杂音消失为标准。

(3)球结膜水肿和充血,由眼静脉的回流受限造成,是患者就诊的原因之一。

(4)眼球运动受限(不多见),是因为通过海绵窦的脑神经受压所致。

(5)视力减退。

(6)神经功能障碍及蛛网膜下腔出血,在外伤的早期出现,与外伤的部位和程度有关。

(7)致命性鼻出血,可能与假性动脉瘤有关。

2.辅助检查

(1)TCD:TCD 检查可以发现增粗反向的眼静脉血流,提示颈动脉海绵窦瘘。

(2)颅脑 MRI:头颅核磁可以发现突眼、增宽的海绵窦以及鞍旁、眶内大量异常的流空血管影。

(3)DSA:DSA 检查是诊断颈动脉海绵窦瘘的金标准,DSA 检查时除颈内动脉系统外,还需进行颈外动脉造影。DSA 检查可以发现颈动脉海绵窦瘘的供血动脉、瘘口位置、引流静脉以及颅内血管盗血的情况。对于瘘口大的颈动脉海绵窦瘘还可通过对侧颈内动脉或椎动脉造影来确定瘘口位置。

【鉴别诊断】

脑血管造影能为血管内治疗提供全面信息,但应与其他原因引起的突眼相鉴别:

1.突眼性甲状腺肿。

2.眶内肿瘤。

3.眶内血管性肿瘤。

4.海绵窦血栓形成。

5.脑膜膨出。有经验的医生常能做出正确的判断。

【治疗原则】

CCF 的治疗目的

1.保护视力。

2.消除杂音。

3.使眼球回缩。

4.防止脑缺血或出血。

目前比较普遍的是采用血管内治疗。

CCF 的栓塞治疗效果一般栓塞治疗后,颅内杂音立即消失,数小时后结合膜充血水肿明显好转,1 周后眼球突出可恢复正常。理想的治疗效果应是闭塞瘘口而又保持颈内动脉的通畅,恢复解剖治愈。

栓塞后的处理:

1.持续输液,促进排尿,以尽快排出造影剂,减少刺激。

2.穿刺侧下肢制动 24h,以防止局部出血。

3.根据情况应用脱水、激素药物及对症治疗。

并发症:

1.穿刺部位血肿,是因为局部加压力量不够或肝素化未完全解除,所以术后应仔细检查,避免此类事情的发生。

2.脑神经瘫痪。

3.假性动脉瘤,CCF 治疗后定期造影复查是有必要的。

4.球囊早脱脑梗死。

5.脑过度灌注:患者表现为剧烈的头痛,经用控制血压药、脱水药后 3～5 天症状缓解。

(张效珏)

第十节　脑出血

脑出血是指各种原因导致的大脑实质内、非外伤性出血。又称为出血性脑卒中。自发性脑出血多为高血压引起,也有动脉瘤、AVM、烟雾病、血液系统疾病等原因所致者。

【诊断】

1.活动后、情绪激动等诱因时突然发病,伴头痛、恶心和呕吐。

2.根据出血部位不同,临床症状不同。基底核区脑出血可出现典型的"三偏征"即偏瘫,偏身感觉障碍和偏盲。桥脑出血可出现特征性的"针尖样瞳孔"表现。

3.CT 为首选检查,可迅速明确出血部位和范围,血肿量及其他伴随表现(SAH、IVH、周围水肿,梗死情况)。

4.必要时,可行 MRI 和(或)DSA 明确出血原因。

【治疗】

1.高血压脑出血为全身各器官血管均有病理性改变时的脑内出血。治疗应以内科治疗为主,手术为辅。至于手术方式,目前国内主要集中在三个方面,一是局麻钻孔穿刺血肿尿激酶注射引流术;二是所谓小骨窗开颅血肿清除术;三是开颅血肿清除术加去骨瓣减压术。至于三种手术方法的效果如何,目前尚无确切定论。目前神经导航、神经内镜、立体定向等微创方法可辅助手术清除血肿,提高手术效果。但总而言之,通常手术适应证在于血肿较大,病情不稳,经保守治疗效果不佳,且年龄较轻的患者,或者防止严重继发性损害发生。

2.对于年轻患者无高血压病史者,表现为非高血压常见部位的血肿,尤其是外侧裂附近区域血肿,应联想到可能为血管畸形或动脉瘤破裂出血,术中应有充分准备,可能发现来自大脑中动脉系统的动脉瘤或者供血的 AVM。但这类患者多因病情恶化时才进行急诊手术,术后死亡率高,效果较差。

3.其他器官并发症的治疗。例如,同时合并的应激性溃疡所致大出血、波动性血压和肺部感染等均是治疗过程中容易出现的严重问题。

【疗效标准与预后】

按 GOS 评分判定。因高血压脑出血患者年龄往往较大,病程长,多合并其他系统疾病,加之手术创伤和各种并发症,总体致残率高。

【随诊】

定期复查。对于不明原因的脑出血,不排除肿瘤早期引起出血,应定期复查 MRI 或 CT。

(张效珏)

第十一节　非创伤性脑出血

脑卒中是严重危害人类生命健康的疾病,特点是发病快、死亡率高、恢复慢,常遗留有不同程度的神经功能障碍。在美国,脑卒中是第 3 位死因,其中出血性卒中的发病率占所有脑卒中患者的 10%～15%,而在中国和日本则占到所有脑卒中患者的 20%～30%。尽管出血性卒中发生率在全部脑卒中患者中只占少数,但是发病后 30 天内的死亡率约占 35%～52%,且半数的死亡患者发生在发病的前 2 天。即使能够存活,80%幸存者会留有严重的神经功能障碍。因此,对脑血管疾病的积极预防和治疗已成为非常迫切的问题。

脑出血是指脑实质内和脑室内出血。脑出血的原因有创伤性和非创伤性两类。本章讨论非创伤性脑出血。

一、病因学

非创伤性脑出血又称自发性脑出血或原发性脑出血。引起非创伤性脑出血的病因较多,其中约半数是由高血压病所致,其他原因包括颅内动脉瘤破裂、脑血管畸形破裂、脑血管淀粉样变性、抗凝治疗、脑肿瘤出血、拟交感神经药物滥用、颅底烟雾病、血液病等(表 16-12)。以下分别叙述之。

表 16-12　非创伤性脑出血的病因

高血压病
颅内动脉瘤(前交通动脉瘤、大脑中动脉瘤、大脑前动脉瘤)
脑血管畸形(动静脉畸形、海绵状血管瘤、硬脑膜动静脉瘘)
脑血管淀粉样变性
抗凝治疗(法华林、阿司匹林、氯吡格雷、肝素等)
颅瘤内肿(胶质母细胞瘤、少突胶质细胞瘤、少数星形细胞瘤、脉络丛乳头状瘤、室管膜瘤等,转移性肿瘤)
颅底烟雾病
拟交感神经药物滥用(安非他明、麻黄碱、苯丙醇胺、可卡因、二醋吗啡、苯环利定)
血液病(再生障碍性贫血,白血病)
脑梗死后脑出血
脑灌注压突破(颈动脉内膜剥脱术后,颈动脉支架植入术后)
中枢神经系统感染
脑内子宫内膜异位症
酗酒、肝病等致凝血功能障碍

(一)高血压病

高血压病引起的脑出血简称高血压脑出血,约占非创伤性脑出血病因的 50%,其死亡率占非创伤性脑出血的首位。发病年龄多发生于 50～60 岁有高血压病的患者。高血压病引起的脑出血可能与脑血管的解剖学特点和高血压引起的病理学变化有关。

脑血管的解剖学特点是脑小动脉的管壁较薄,中膜肌纤维较少,无弹力纤维层,外膜在结构上也远较其他器官的动脉薄弱。脑底穿通动脉(直径 80～300μm)如豆纹动脉和丘脑穿通支等,为起源于主干血管的终末支,多与主干呈 90°角,这样的解剖学特点使这些血管所承受的管壁压力较脑内其他地方相同管径的血管大得多,使其成为高血压脑出血的好发部位。

高血压病可导致全身各器官血管的病理学改变,其中在脑血管病理改变是脑小动脉管壁发生玻璃样变性或纤维样变性,甚至发生局限在管壁的微小出血、缺血或坏死,内弹力纤维层受到破坏形成微动脉瘤,微动脉瘤又称"粟粒样动脉瘤"。粟粒样动脉瘤多见于基底节区、丘脑、皮质下白质、小脑齿状核、脑桥等脑区的穿通动脉,与高血压脑出血的好发部位一致。粟粒样动脉瘤是目前公认的高血压脑出血的最可能原因。

因此,高血压脑出血的发病可能是基于脑血管解剖学特点和血管壁的病理变化基础上,在血压骤升等因素作用下所致。

(二)其他原因

除高血压病之外,其他因素引起的非创伤性脑出血约占发病原因的 50%。

1.颅内动脉瘤破裂　颅内动脉瘤是颅内动脉壁上的囊性膨出,好发于组成颅底动脉环(Willis 环)的动脉分叉或分支的远侧角处。颅内动脉瘤破裂最常见为蛛网膜下腔出血,但是颅内动脉瘤破裂后脑内血肿的发生率也很高(33.5%～60%)。颅内动脉瘤破裂出血多见于 40～60 岁中老年人,青少年和 80 岁以上者少见。

脑内血肿可发生于脑池内、脑实质内、脑室内和硬膜下腔。颅内动脉瘤中前交通动脉瘤、大脑中动脉瘤和大脑前动脉瘤破裂后最易形成脑内血肿。前交通动脉瘤破裂可形成单侧或双侧额叶内侧血肿,也可破入两侧额叶间的纵裂内和脑室内。大脑中动脉瘤可破入额叶或颞叶内,也可在外囊或外侧裂间形成血肿。大脑前动脉近侧段动脉瘤与前交通动脉瘤相似,常破入额叶内,远侧段动脉瘤可发生扣带回间血肿,也可破入胼胝体。后交通动脉瘤常破入颞叶形成血肿。颈内动脉分叉部动脉瘤多破入额叶底面。动脉瘤性脑内血肿有时与高血压病引起的脑内血肿相混淆,但高血压病引起的脑内血肿多发生于基底节区和丘脑,动脉瘤性脑内血肿多见于额叶。有的血肿几乎只见于动脉瘤破裂,例如胼胝体血肿,而丘脑血肿几乎只见于高血压脑出血。

2.脑血管畸形破裂　脑血管畸形是一种脑血管的先天性发育异常。由于脑血管发育障碍引起原始血管通路持续存在,造成脑局部血管的结构和数量异常。引起非创伤性脑出血主要包括脑动静脉畸形、海绵状血管瘤、硬脑膜动静脉瘘等。

脑动静脉畸形由异常的供血动脉、畸形血管团和粗大的引流静脉构成。出血是脑动静脉畸形的最常见症状之一。由于病变常见于脑组织内,因此出血可位于皮质下,也可在脑实质深部、脑室内、脑室旁或小脑内形成脑内血肿。本病多见于青少年或青壮年。

海绵状血管瘤又称海绵状血管畸形,是由大量薄壁血管构成的异常血管团,常常缺乏像脑动静脉畸形那样的供血动脉和引流静脉。由于血管团内血流速度较慢,血管内常有血栓形成和钙化。临床上可表现为癫痫、出血和神经功能障碍。在脑干出血病因中,此病所占比例较高。

硬脑膜动静脉瘘是硬脑膜内的动静脉沟通成动静脉瘘。由硬脑膜动脉或颅内动脉的硬脑膜支供血,并回流至静脉窦或动脉化脑膜静脉。出血由动脉化软脑膜引流静脉破裂引起。可造成大脑内、小脑、蛛网膜下腔或硬膜下出血。一般出血迅猛。

3.脑血管淀粉样变性　脑血管淀粉样变性是一种选择性发生在脑血管的病变。其发生与年龄有关,尸体解剖发现,60~70 岁者脑淀粉样血管病的发生率为 5%~8%,70~80 岁者为 23%~43%、80~90 岁者为 37%~46%,超过 90 岁者达到 58%。脑血管淀粉样变性主要侵犯脑的软脑膜动脉和皮质动脉,并可波及脑实质的小动脉,受累血管的中层和外膜出现淀粉样物质沉积。这种淀粉样物质是由第 21 号染色体的一组基因编码的淀粉样 p-蛋白前体物质。因为淀粉样物质沉积在动脉的肌层,破坏动脉的收缩成分,使受累动脉失去收缩功能。脑血管淀粉样变性还可以导致动脉血管壁的透明样变性和纤维素性坏死,使血管壁的强度降低,易形成微动脉瘤。脑血管淀粉样变性多引起皮质下白质出血,最常见于额叶、顶叶和颞叶,而不累及基底节区、小脑和脑干。有时形成多发性出血病灶。由于血管壁的收缩功能丧失,使得出血后的第一相止血机制发生障碍,故出血量往往较大且外科手术后再出血的概率大。

4.抗凝治疗　脑出血是抗凝治疗最常见的并发症。目前抗凝治疗应用广泛,如血管成形术后、心房颤动、心脏瓣膜置换术后以及预防或治疗血栓性疾病等。抗凝药相关性脑出血占非创伤性脑出血的 10%~12%,约有 61% 脑出血发生在抗凝之后的 6 个月内。长期抗凝治疗可导致脑出血的风险因素高 8~10 倍。抗凝治疗造成的脑出血的病理生理过程不完全了解,可能与抗凝之后自发颅内血肿概率增加,局部血管疾病形成,正常的血管修复被抑制有关。常用的药物包括法华林、阿司匹林、氯吡格雷、肝素等。

5.颅内肿瘤出血　部分颅内肿瘤可发生肿瘤出血性卒中。原发性肿瘤如胶质母细胞瘤、少突胶质细胞瘤、少数星形细胞瘤、脉络丛乳头状瘤和室管膜瘤等;转移性肿瘤如绒毛膜上皮癌、黑色素瘤等。肿瘤出血可在原有症状的基础上突然加重,也可为首发症状。

6.颅底烟雾病　颅底烟雾病又称"Moyamoya 病",由于颅底动脉环闭塞后形成大量侧支循环,在脑血管造影时,基底节等脑区有类似烟雾状异常增生的血管网影。侧支循环建立不良时,可出现缺血性症状甚至脑梗死。异常网状血管破裂可发生脑内出血和脑室出血。本病常见于儿童和青壮年。

7.拟交感神经药物滥用　这些出血主要由短暂性血压升高及药物所致的动脉炎样血管病变有关。药物的直接毒作用和高敏感性可导致血管成动脉炎样改变。

8.血液病　血液系统疾病如再生障碍性贫血、白血病等。这些血液系统疾病同样可引起脑出血。

9.少见病因　如脑内子宫内膜异位症、结节性动脉炎等。

二、病理及病理生理学

在非创伤性脑出血中,血肿可局限于脑实质内、也可破入蛛网膜下腔形成蛛网膜下腔出血或破入脑室形成脑室出血或铸型。下面根据出血部位并结合病因来阐述非创伤性脑出血病理及病理生理学变化。

（一）脑实质内出血

脑实质内出血可以由上述的各种病因造成。现以高血压脑出血为例借以说明。

高血压脑出血多发生在脑实质内，最常见于基底节区、丘脑、皮质下白质、小脑和脑桥。出血1～2小时内达到高峰。少量出血对周围脑组织不构成明显压迫。大量出血形成脑内血肿。血肿的边缘多不规则，血肿内不含脑组织。急性期中出血区为大量完整的红细胞，大约3小时后血液开始凝固，血肿周围脑组织内毛细血管充血，并可破裂形成点状出血灶。血肿边缘脑组织受血肿压迫，局部灌注压下降，呈现缺血性改变，严重者出现软化坏死。出血24小时后，血肿周围出现大量多核白细胞浸润。随着时间的延长，血肿发生液化，红细胞破溃，释放出含铁血黄素。红细胞破碎成分连同血肿周围液化坏死的脑组织，并被由小胶质细胞和血管外膜来源的细胞吞噬，血肿逐渐吸收。血肿吸收的速度因出血量的大小、患者的年龄和全身状况而相差甚大，小的出血吸收后不遗留肉眼可见的瘢痕。大的血肿吸收需要数周时间，血肿和坏死脑组织被清除后的空间由胶质细胞、胶质纤维和胶原纤维所取代，形成永久性的胶质瘢痕，其中心常有一被称为"中风囊"的囊腔，囊内含有深黄色或淡黄色的液体。由于含铁血黄素的沉积，局部呈现棕黄色。

脑出血后血管破裂局部在机体止血机制下形成血栓，加之血肿本身张力压迫下出血可以自行停止，出血一旦停止再出血的机会较小。出血后临床症状呈进行性恶化，通常是由于出血后的继发性改变如脑水肿、脑缺血、脑积水或全身性因素所致，但是一部分患者的神经功能状态恶化也可能是血肿增大所致。血肿增大的原因可能是原出血部位的持续出血、再出血或者是因血肿推移、牵拉附近脑组织造成新的血管损伤，引发继发性新的出血。这种现象的发生率占全部高血压脑出血患者的3%～10%。再出血的时间多在24小时之内，也有少数发生在数天后。

出血对脑组织的影响可以分为原发性脑损害、继发性脑损害和颅内压增高。①原发性脑损害是指出血对脑组织造成的即刻损害。包括两个方面，一方面是因大量出血导致的脑组织直接破坏，这是由于出血产生的直接物理效应，使神经组织和纤维的联系受到中断，受破坏的部位与出血部位一致。这种损害常见于结构紧密而容易受到损伤的灰质结构，如大脑半球深部的基底节区、丘脑、脑桥和小脑的深部核群。局部神经结构破坏可导致严重的神经功能障碍，丘脑大量出血常使下丘脑遭受破坏，脑桥和小脑出血可能很快危及重要生命中枢，患者可在短期内死亡。脑组织的直接破坏是造成严重临床症状的重要因素，也是导致生存患者神经功能障碍难以恢复的主要原因。另一方面损害是血肿周围神经传导束和脑组织受压造成的移位和变形，多见于白质，是产生临床症状的又一重要原因。由于血肿的压迫、推挤，出血区周围的白质纤维被劈裂、移位、变形。大量出血形成血肿产生的急性占位效应，使重要神经结构受挤压移位，内囊结构的移位可产生完全性偏瘫、偏盲和偏身感觉障碍，中线结构的移位可产生一系列脑干和锥体束症状，严重的可形成小脑幕切迹疝或枕骨大孔疝。对于逃脱出血致命打击后病情逐渐改善的患者，神经组织移位对功能的恢复更为重要。如能早期手术清除血肿，此时血肿周围继发性缺血尚不严重，神经纤维尚未发生坏死，传导束只是被血肿劈开移位而未发生不可逆性中断,血肿清除或吸收后,神经功能障碍有望得到改善;②继发性脑损害随着出血后患者生存时间的延长而发生。主要包括两个方面,一方面是血肿周围脑组织水肿。脑水肿形成的原因是血-脑脊液屏障破坏、血液成分析出后对周围组织的刺激,以及血肿对周围脑组织的压迫,使脑组织发生缺血、缺氧,导致细胞功能障碍。因此,出血周围脑水肿的原因既有血-脑脊液屏障破坏引起的血管源性脑水肿,也有因细胞缺血缺氧,细胞功能障碍引起的细胞毒性脑水肿,后者常常是临床上对脱水治疗不敏感的主要原因。实验发现,新鲜血液本身对脑组织的毒性较低,因此在出血早期很少见到血肿周围有大范围的水肿。随着血浆成分析出和血肿的溶解,血浆成分和血细胞裂解产物对周围脑组织的刺激是造成脑水肿加重的重要原因。脑水肿形成后,消退过程非常缓慢,水肿消退所需时间远远超过血肿吸收所需的时间。脑水肿一旦发生,即使进行手术将血肿清除,也不能缩短脑水肿消退所需的时间。另一方面是脑缺血。脑缺血形成的原因包括血肿压迫周围脑组织引起脑组织灌注压下降、血液中的血管收缩成分和血肿溶解释放的血管收缩物质引起的脑血管收缩。血肿较大而又未得到及时处理的患者,继发性缺血可能非常严重而且广泛,缺血波及的脑组织体积常常超过出血量的数倍。同时,颅内压增高造成的全脑血流量减少,进一步加重了血肿周围脑组织的缺血性损害。动物实验证明,脑内出血后,在颅内压逐渐增高的同时,脑血流明显降低。由于机体的代偿作用,如脑脊液向颅外排出,在一定程度上缓解出血占位效应造成的颅内压增高,但由于继发性脑水肿的出现使颅内压很快又呈现增高趋势,加上血细胞分解释放的各种化学产物对血肿周围脑组织的作用,使脑血管收缩,脑血流量更趋于减少。持续的脑缺血又使脑水肿进一步加重,从而形成恶性循环。血肿周围脑组织的缺血性改变是导致出血后临床症状恶化的重要因素。缺血严重时,缺血区脑组织可发生液化坏死,导致神经功能障碍不可逆转;③颅内压增高是由于脑出血后形成的脑内血肿占位效应,血肿周围伴发的脑组织水肿,脑室内出血或血肿破入脑室后引起的脑脊液循环障碍等因素造成的。颅内压增高不仅使全脑血流量减少,同时血肿产生的占位效应导致脑组织受压移位,环池闭塞,使脑脊液循环受到阻碍,进一步使颅内压力增高,形成恶性循环,严重时可产生小脑幕切迹疝和枕骨大孔疝而危及患者生命。

(二)蛛网膜下腔出血

非创伤性脑出血中造成蛛网膜下腔出血的病因有动脉瘤破裂、脑动静脉畸形破裂和肿瘤出血等。现以动脉瘤破裂为例加以说明。

动脉瘤破裂出血形成蛛网膜下腔出血。其病理生理学变化包括几方面:①颅内压急剧增高:动脉瘤破裂引起的蛛网膜下腔出血时颅内压会急剧增高。出血量多时,可达到舒张压水平。引起颅内供血短暂中断。此时临床上往往出现意识障碍。蛛网膜下腔出血后颅内压升高可能与蛛网膜下腔内血块、脑脊液循环通路阻塞、弥散性血管麻痹和脑内小血管扩张有关;②脑血管痉挛:血管痉挛可能与红细胞的降解产物有关。目前认为血红蛋白的降解物氧化血红蛋白在血管痉挛中起主要作用。它除了能直接引起脑血管收缩。还能刺激血管收缩物质如内皮素的产生,并抑制内源性血管扩张剂如一氧化氮的生成。进一步的降解产物超氧阴离子残基、过氧化氢等氧自由基引起脂质过氧化反应,刺激平滑肌收缩、诱发炎症反应(前列腺素、白三烯等)、激活免疫反应(免疫球蛋白、补体系统)和细胞因子作用(白细胞介素-1)从而加重血管痉挛;③脑积水:动脉瘤破裂后约1/3的患者发生脑积水,可发生于破裂后的急性期或慢性期。急性期脑积水发生于出血后的短期内,是由于出血破入脑室系统或基底池阻塞了脑脊液通路所致。同时,血液堵塞了蛛网膜颗粒,也可使脑脊液的吸收发生急性堵塞。急性脑积水使病情发生急骤恶化,引起意识障碍,可导致死亡。慢性脑积水发生于动脉瘤破裂后2~6周,由于蛛网膜下腔积血的分解产物,特别是含铁血黄素、胆红质的刺激造成蛛网膜粘连阻碍了脑脊液的循环和吸收所致,是病情逐渐恶化的原因之一;④脑血流、脑代谢和脑血管自动调节功能:由于脑血管痉挛、颅内压升高和脑水肿等因素影响,蛛网膜下腔出血后脑血流供应减少,为正常值的30%~40%。脑代谢降低,约为正常值的75%,脑血流量下降在出血后10~14天到最低点,之后将缓慢恢复到正常。颅内压增高,全身血压下降,可引起脑灌注压下降,引起脑缺血,特别是脑血流量处于缺血临界水平的脑组织,更易受到缺血损害。蛛网膜下腔出血后脑血管自动调节功能受损,脑血流随全身血压而波动,可引起脑水肿、出血或脑缺血;⑤生化改变:乳酸性酸中毒、氧自由基生成、激活细胞凋亡路径、胶质细胞功能改变、电解质紊乱、脑内能量产生和转运障碍等。这些都与蛛网膜下腔出血后脑缺血和能量代谢障碍有关。由于卧床、禁食、呕吐和应用脱水剂,以及下丘脑功能紊乱,可引起全身电解质紊乱如低钠血症和低钾血症,内分泌改变如高血糖症;⑥全身其他系统改变:包括血压升高、心律失常、消化道出血、神经源性肺水肿等。

(三)脑室出血

脑室出血分为原发性脑室出血和继发性脑室出血。原发性脑室出血是指出血来源于脑室脉络丛、脑室内和脑室壁血管,以及室管膜下1.5cm以内的脑室旁区的出血。继发性脑室出血是指靠近脑室的脑组织内发生出血后,出血破入脑室所致。脑室附近的脑组织出血的原因,多数是由于高血压脑出血所致。其他原因有颅内动脉瘤破裂或脑血管畸形破裂以及颅底烟雾病、脑肿瘤卒中和血液病等。

根据原发性出血的部位不同,出血可经侧脑室、第三脑室和第四脑室进入脑室系统。血液进入侧脑室的途径为穿破尾状核头部和丘脑;进入第三脑室的途径,可以是血液破入侧脑室,然后经室间孔进入第三脑室,也可直接穿破丘脑进入第三脑室;进入第四脑室的血液可来自侧脑室或第三脑室的出血,然后经导水管流入,也可为小脑或脑桥出血直接破入第四脑室。

脑室出血后含血的脑脊液可经脑室系统进入蛛网膜下腔,形成蛛网膜下腔出血。脑室出血阻碍脑脊液循环引起急性梗阻性脑积水,造成急性颅内压增高。

脑室出血后临床症状严重程度主要取决于3个因素:①出血量:一般来说,出血量越大,临床症状越重;②脑室系统是否存在梗阻:出血未造成脑脊液循环梗阻者,临床症状多较轻。出血量大,甚至产生整个脑室铸型,严重影响到脑脊液循环时,可造成急性颅内压增高,导致急性脑疝而危及生命;③出血部位脑组织损伤的程度:当出血经下丘脑破入脑室,患者可出现高热、昏迷和消化道出血。脑桥和小脑出血破入第四脑室者,多伴有严重的脑干受损症状,患者可在短时间内致死。

脑室出血的吸收时间与原发灶的出血量、是否形成脑室内铸型以及患者的年龄和全身情况等因素有关:一般出血吸收需3周左右的时间,但严重的脑室出血只在保守治疗条件下,往往难以度过如此长的时间,故死亡率高达60%~90%。

三、临床表现

在非创伤性脑出血中,高血压脑出血的发病年龄多在50岁以上,尤其是60~70岁更多见。颅内动脉瘤破裂出血多见于40~60岁中老年人,青少年和80岁以上者少见。脑血管畸形破裂多发见于年轻人;脑血管淀粉样变性出血多在60岁以上老年人。脑出血多发生于引起的血压骤然升高的情况下,如情绪激动、精神紧张、剧烈运动、咳嗽、排便等,男性多于女性。

脑出血通常呈急性发病,并很快出现严重的临床症状。因出血量和出血部位的不同,可出现各种神经症状。出血量少的患者意识可保持清醒,表现为突然剧烈头痛、头晕、呕吐、语言含糊不清,一侧肢体无力,半身麻木感,优势半球侧出血出现失语。出血量多的患者可能很快出现意识障碍、偏瘫、失语以及大小便失禁,有的患者出现癫痫发作。患者呼吸深而有鼾声,脉搏慢而有力,血压升高。出血破入脑室则有体温升高。如出血量大而迅速,可在短时间内发生脑疝而死亡。有的患者在出血后稳定下来,随后有数小时到1~2日的缓解,以后因出血引起的继发性脑损害又导致症状恶化。由于出血部位不同临床表现也不同。

(一)基底节区出血

基底节区灰质核团内的血管是高血压血管病变的好发部位,因而也是高血压脑出血最常见的好发部位,主要在壳核,占高血压脑出血的35%~45%。由于壳核出血后,血肿位于内囊外侧,相对于位于内囊内侧的丘脑而言,临床上将壳核出血称为"外侧型出血"。当出血量较小,仅局限在壳核时,临床症状常较轻,可无明显偏瘫,或仅有病变对侧肢体的轻偏瘫。出血量较多时,血肿可向内侧发展压迫或破坏内囊结构时,患者会出现双眼"凝视病灶"和完全性"三偏"症状,即偏瘫、偏盲和偏身感觉障碍。血肿继续增大破入脑室者,患者常有不同程度的意识障碍,脑膜刺激症状和急性脑积水的症状。

(二)丘脑出血

丘脑出血也是高血压脑出血常见的好发部位,占高血压脑出血的20%左右。丘脑出血可局限于丘脑本身,也可扩展到下丘脑,或破入侧脑室和第三脑室。丘脑出血形成的血肿部位很深,位于基底节和内囊的内侧,故又称"内侧型出血"。小量而局限的丘脑出血,意识障碍较轻,临床上可出现丘脑损害的定位症状:内侧丘脑局限性出血可表现为垂直性眼球运动障碍,眼球垂直注视麻痹,其中向上注视麻痹最为常见;外侧丘脑出血可有明显的感觉障碍。丘脑出血直接或间接累及内囊,因此丘脑出血的患者一般都存在不同程度的感觉障碍、运动障碍和同向性偏盲。大量而迅速的丘脑出血很快出现昏迷,常导致死亡的结局。出血破入脑室者使病情加重,但有时血肿破入脑室后,可使血肿内的压力减小,实际上起到了血肿引流的作用,对周围脑组织的压迫减轻,反而临床症状出现缓解。出血侵犯下丘脑时,可引起高热、昏迷、消化道出血、高氮质血症和高血糖等症状。

(三)皮质下出血

皮质下出血又称"脑叶出血"。约占脑出血的10%左右。由于皮质下出血距离重要神经传导通路较远,且出血患者多为老年人,常存在不同程度的脑萎缩,颅内代偿空间较大,因而临床症状较其他部位的出血轻。皮质下出血的原因多系脑动脉的淀粉样变性所致。年龄愈大，脑血管发生淀粉样变性的可能性愈大。因此，皮质下出血多发生在 60 岁以上患者。皮质下出血常发生于大脑半球的周边区，尤其是额叶、顶叶和颞叶，而不累及基底节区、小脑和脑干。由于脑血管淀粉样变性，具有收缩功能的血管中层被淀粉样物质取代，血管失去收缩能力，出血不易自止，故出血量常常较大，甚至多部位出血。手术中出于血管对电凝止血的反应性差，止血常很困难，术后血肿的复发率也较高。

（四）小脑出血

小脑出血占高血压脑出血的 10％左右，好发部位是小脑的齿状核。典型的小脑出血表现为突然发作的枕部头痛、眩晕、呕吐、肢体或躯干共济失调以及眼球震颤等。出血量少未影响到锥体束时，可无肢体瘫痪症状。当出血量较大锥体束受到压迫时，可出现肢体瘫痪。由于颅后窝容积较小，小脑出血很容易影响到脑干和脑脊液循环通路，出现脑干受压和急性梗阻性脑积水，常因小脑扁桃体下疝导致突然死亡。小脑出血有 3 种临床过程：①暴发型：发病后突然昏迷，迅速死亡，小脑体征来不及表现出来，往往得不到及时的诊断和治疗；②进展型：突然起病，有头痛、眩晕、恶心、呕吐等症状，有共济失调表现，症状呈进行性加重、逐渐出现昏迷和脑干受压的体征，如不能得到及时正确的治疗，多于 48 小时内死亡；③良性型：症状突然开始或逐渐起病，发病缓慢，小脑体征多较明显。

（五）脑干出血

绝大多数脑干出血发生在脑桥，发生在中脑、延髓出血少见。脑干出血发病急骤、死亡率很高、预后很差。常突然发病，可表现为剧烈头痛、恶心、呕吐、头晕或眩晕。出现一侧或双侧肢体无力，偏身或半侧面部麻木。大量出血常迅速出现深昏迷、针尖样瞳孔、四肢瘫痪和双侧锥体束征阳性、高热、头眼反射和前庭眼反射消失等。患者可出现呼吸节律的改变，表现为呼吸不规则，呼吸浅，频率快，或出现陈-施呼吸综合征。脑桥出血超过 10ml 的血肿称为巨大血肿，巨大血肿累及的范围广，可影响整个脑桥，或向上发展达到中脑甚至丘脑，或破入第四脑室。脑干受损严重，临床表现凶险，即使经积极治疗，死亡率也很高。少数局限性出血，经治疗后逐渐好转，但常遗留不同程度的神经功能障碍。

（六）脑室出血

脑室出血的临床表现主要有三方面：①脑膜刺激症状：头痛、颈强、克氏征、布氏征阳性；②脑脊液循环梗阻引起的颅内压增高症状：头痛、呕吐，严重时昏迷，脑疝而死亡；③出血部位导致的神经功能障碍症状：基底节区出血破入脑室患者可出现偏瘫、失语、昏迷；当出血经下丘脑破入脑室，患者可出现高热、昏迷和消化道出血。脑桥和小脑出血破入第四脑室者，多伴有严重的脑干受压症状，患者可在短时间内致死。

四、影像学检查

非创伤性脑出血的影像学检查包括：计算机断层扫描（CT）、磁共振成像（MRI）和数字减影血管造影术（DSA）。

（一）CT

CT 目前是脑出血的首选检查方法。CT 可以直观地反映出血的部位、范围、周围脑组织受压的程度、继发脑水肿的程度和脑积水的程度。CT 检查时间短、数分钟可以检查完毕，无侵袭性，诊断准确率几乎 100％。

脑出血的 CT 表现有以下几种：①血肿本身的图像：正常人脑组织的 CT 值为 25～45Hu，脑内新鲜出血的 CT 值为 47～60Hu，血块凝固收缩后，CT 值为 80～90Hu，显著高于脑组织。因此急性脑内出血灶在 CT 扫描图像上呈现质地均匀边缘清楚的高密度肿块。小的血肿出血后第 4 天血肿的周边部分开始溶解，CT 图像上密度逐渐减低，2 周左右即可转变为等密度。大的血肿完全吸收需 4～6 周后方能转变为等密度。脑室系统内充满血块者，称为"脑室铸型"。出血经脑室流入或直接破入蛛网膜下腔后可见蛛网膜下腔积血；②血肿周围继发性脑水肿：血肿周围的脑水肿表现为血肿边缘的低密度带。一般在出血数小时后才开始出现，到出血后 24 小时才能比较清楚地显示。以后随着水肿逐渐加重，血肿周围低密度带逐渐增宽。水肿的程度和范围因出血部位不同而有差别，幕上较大量的出血，水肿范围一般较大，且常常在出血数天～2 周后表现得最为明显，以后逐渐消失。血肿周围脑组织水肿消失的时间常比血肿本身消失慢得多；③血肿的占位效应：由于血肿和脑水肿的占位作用，血肿周围的脑组织受压移位变形。在 CT 图像上，可见中线结构移位，脑室和脑池的受压变形，以及脑疝的直接和间接征象。例如小脑幕切迹疝发生后，可见中线结构明显移位，尤其是第三脑室和脑干的移位更为明显，环池、脚间池和鞍上池发生移位、变形和闭塞。脑疝时间较长时，有时可见因大脑后动脉受压闭塞后出现的颞枕区脑梗死，导致的大片低密度区；④脑积水：脑室内积血可使脑脊液循环受阻，形成急性梗阻性脑积水。脑积水也可由于小脑或脑干的出血压迫了脑脊液循环通路引起，表现为梗阻平面以上脑室扩张；⑤血肿量的估计：血肿量＝π/6 长×宽×层面数。可简化为：血肿量＝1/2abc，式中 a、b 分别代表最大 CT 层面上血肿的长和宽，c 代表血肿出现的CT 层面数（即血肿厚度）。

应用 CT 增强扫描和 CT 血管造影（CTA）检查，对于非高血压脑出血的病因诊断有一定价值。如动脉瘤破裂、脑血管畸形破裂、脑肿瘤出血等。

（二）MRI

由于受血红蛋白化学变化过程的影响，在 MRI 图像上急性期脑内血肿与脑组织的信号相等或差别不大，同时 MRI 检查需要患者较长时间保持不动，不适合大多数的急性期脑出血患者。因此 MRI 对急性期脑出血诊断的价值远不如 CT。但 MRI 检查仍可以提供一些对脑出血病因诊断有价值的信息。如小灶性的脑干出血、脑血管畸形血管流空影、海绵状血管瘤周围环形低密度信号、脑肿瘤出血等。

（三）DSA

DSA 虽然不是脑出血的常规检查且具有一定的侵袭性，但对一些年龄较轻、临床上怀疑脑血管畸形或颅内动脉瘤破裂出血时，DSA 仍具有其他检查无法代替的价值。DSA 检查的指征包括蛛网膜下腔出血、异常钙化、明显的血管畸形、异常的出血部位等，不明原因的出血如孤立的脑室出血也需行血管造影。行 DSA 检查的时间需依据患者病情,平衡诊断需要及外科手术干预的潜在时间。脑疝患者在血管造影检查前需紧急手术,病情稳定的颅内动脉瘤或脑血管畸形的患者,在任何干预之前应行血管造影检查。

五、监测与治疗

非创伤性脑出血患者一般病情严重,需要重症加强病房的监测和治疗。

(一)监测

1.基本生命体征监测　包括体温、呼吸、脉搏、血压和血氧饱和度的监测。

2.神经系统监测　神经系统的监测是非创伤性脑出血患者监测的重要内容。包括:①意识:意识是判断疾病严重程度的重要指标之一,也是判断疾病预后独立相关因素之一。最常采用格拉斯哥昏迷量表(GCS)进行意识评估。GCS 最高 15 分,最低 3 分,低于 9 分为昏迷状态。也可应用"意识障碍评估表"(表 16-13)进行意识监测;②瞳孔改变:瞳孔大小、形状及对光反射常反映患者病情变化。如果患者意识程度加深,瞳孔形状变为椭圆或扩大,对光反应减弱或消失,一般预示脑疝发生;③肢体功能:了解肢体瘫痪的范围和程度变化。肢体瘫痪范围增加和(或)程度加重一般预示病情加重;④反射检查:瞳孔对光反射,角膜反射和头眼反射等可以确定脑干功能。各种深浅反射可以反应意识程度;⑤颅内压监测:颅内压监测适用于 CT 提示出血量较大,或血肿周围脑组织水肿比较明显或 GCS 评分低于 9 分的患者。临床首选脑室内监测法。此法操作简单,精确度高,可放出脑脊液降低颅压。并发症包括感染、出血、仪器功能障碍、管道阻塞与移位。感染发生率为 5%,随颅内压监护时间延长而增加;⑥电生理学监测:包括体感诱发电位、脑干听觉诱发电位、视觉诱发电位、脑电图和脑电地形图。应用电生理监测可以连续观察意识障碍变化过程,判定昏迷程度,对治疗效果和预后进行评估;⑦影像学监测:影像学监测在非创伤性脑出血的治疗过程中意义重大,应用 CT 重复检查可以明确颅内血肿的变化过程,特别是在出血早期 6 小时内的复查对血肿是否增大做出明确判断,通过影像学监测可明确出血后继发的脑水肿、脑积水及其程度变化,对指导治疗极其重要。

表 16-13　意识障碍评估表

分级	疼痛反应	唤醒反应	无意识自发动作	瞳孔光反射	生命体征
嗜睡	明显	呼唤	+	+	稳定
昏睡	迟钝	大声呼唤	+	+	稳定
浅昏迷	存在	—	可有	+	无变化
中昏迷	强刺激可有	—	很少	迟钝	轻度变化
深昏迷	—	—	—	—	明显变化

3.非神经系统监测

(1)循环系统:①血压:应用动脉插管(有创)或血压袖带(无创)来动态监测。②心率和心律:通过心电监测反映心率和心律变化;③中心静脉压(CVP)的监测可指导液体治疗,肺动脉插管对于监测心输出量和输液治疗有时是必要的;④对于血流动力学不稳定的患者,应用脉搏指示持续心排出量监测(PICCO)可以准确反映血流动力学参数与心脏舒缩功能变化,对指导治疗更具有意义;⑤心肌损伤标记物监测:心肌损伤标记物肌钙蛋白 T(cTnT)、肌酸激酶(CK)、肌酸激酶同工酶(CK-MB)的监测能反映心肌损伤情况。

(2)呼吸系统:①气道通畅程度:有无气道梗阻,是否需要人工气道建立;②呼吸频率和节律:呼吸频率、节律的变化,可以反映脑干呼吸中枢功能状况;③血氧饱和度监测;④血气分析:不仅用于呼吸功能和组织氧合状态,而且用于酸碱失衡和电解质紊乱的判断;⑤影像学监测:胸片、胸 CT 和 B 超等。

(3)肾功能:①每小时及 24 小时尿量;②尿常规;③血肌酐、尿素氮;④尿蛋白定量及代谢废物清除率。

(4)肝功能:①血胆红素;②谷丙转氨酶和谷草转氨酶;③白蛋白、球蛋白。

(5)水电解质平衡与代谢:①钾、钠、氯、钙和镁离子等;②血糖;③24 小时液体出入量;④称体重及监测摄入热量、氮平衡、血浆蛋白;⑤血清乳酸及胶体渗透压等。

(6)血液系统:①血常规;②凝血四项等。

(7)胃肠系统:①腹胀、腹水、腹痛、肠鸣音和排便;②留置胃管了解有无消化道的出血;③便常规。

(8)病原学监测:各种可能感染部位的细菌学或真菌检查,有指征及时送检。

(9)深静脉血栓监测:①凝血系列;②双下肢超声。

(二)治疗

1.早期处理 首先对非创伤性脑出血患者进行意识、气道和循环情况进行评估。对于意识障碍的患者,应保持呼吸道通畅,避免因呕吐、误吸、气道内痰液不能排出等原因造成呼吸道梗阻,必要时行气管插管术开放气道。充分给氧,使血氧饱和度维持在93%以上。建立静脉通道维持循环稳定,必要时行中心静脉置管。其次尽快进行病史采集、神经系统查体和完善影像学检查,明确诊断及病因诊断,以进行下一步系统治疗。

2.内科治疗 内科治疗的主要目的:制止继续出血和防止再出血;判断是否具有外科手术指征清除血肿,以减轻压迫或化学因素造成的继发性脑损伤;减轻脑水肿,降低颅内压力;改善脑缺氧以及预防和治疗各种并发症;使患者能安全度过出血的急性期,降低死亡率和病残率。

(1)控制血压:绝大多数的非创伤性脑出血患者在脑出血后的急性期血压处在高水平。控制血压的目的是降低再出血概率和预防脑水肿的扩大。除因既往有高血压因素外,颅内压升高也可引起机体的代偿性血压升高。研究认为,脑出血后发病早期的血压增高主要是机体为了克服颅内压升高,保持充分脑灌注压的代偿性反应。因此,脑出血后对高血压的降压治疗需十分慎重。过高的血压会增加脑水肿和再次出血的危险,但不适当地降压则会导致患者脑灌注不足。长期高血压的患者脑血管本身存在继发性改变,其脑血管自体调节功能多不健全,即使小幅度的血压波动也可能造成脑组织的灌注不足。因此,对脑出血患者的血压控制,既应考虑发病后的血压增高程度,又要考虑到患者发病前的血压波动范围,同时还要考虑到出血后颅内压力增高的程度,见表 16-14。

表 16-14　非创伤性脑出血血压升高时的治疗建议

①如果收缩压>200mmHg 或平均动脉压>150mmHg,要考虑用持续静脉滴注积极降低血压,血压的监测频率为每 5 分钟一次。

②如果收缩压>180mmHg 或平均动脉压>130mmHg,并有疑似颅内压升高的证据,要考虑监测颅内压,用间断或持续的静脉给药降低血压,以保证脑灌注压>60～80mmHg

③如果收缩压>180mmHg 或平均动脉压>130mmHg,并且没有疑似颅内压升高的证据,要考虑用间断或持续的静脉给药轻度降低血压(例如,平均动脉压 110mmHg 或目标血压为 160/90mmHg),每隔 15 分钟给患者做一次临床复查

　　一般来说,要降血压首先应该降低颅内压,只有降低颅内压力后血压仍明显高于发病前血压水平时,才考虑使用降压药物,使血压维持在略高于发病前的水平,避免出现因脑灌注压不足而导致脑缺氧。在使用降压药物时,应使血压较缓慢地下降,避免血压下降过快、过低。因此对降压药物的选择既要考虑到药物的降压效果,又要考虑到药物对脑循环的影响。对能显著扩张脑血管,使脑血流量明显增加,从而诱发颅内压明显增高的药物不应作为首选药物(表16-15)。

表 16-15　脑内出血患者控制血压可以考虑的静脉用药

药物	单次静脉注射剂量	持续静脉注射剂量
拉贝洛尔	每 15 分钟,5～20mg	2mg/min(最大 300mg/d)
尼卡地平	NA	5～15mg/h
艾司洛尔	静脉推注负荷量 250μg/kg	25～300μg/(kg · min)
依那普利	静脉推注每小时 1.25～5mg *	NA
肼屈嗪	静脉推注每 30 分钟 5～20mg	1.5～5μg/(kg · min)
硝普钠	NA	0.1～10μg/(kg · min)
硝酸甘油	NA	20～400μg/min

注:NA:不适用; * :因为有可能突然血压降低,依那普利的首次剂量应为 0.625mg

　　(2)控制颅内压:颅内压增高的原因是由于血肿的占位效应、继发性脑水肿和脑脊液循环梗阻导致的急性梗阻性脑积水。颅内压增高是出血后引起血压持续升高的主要原因,也是脑出血患者死亡的重要原因。对于 CT 提示出血量较大,或血肿周围脑组织水肿比较明显或GCS 评分低于 9 分的患者行颅内压监测。当颅内压大于 20～25mmHg 时,应开始降颅压治疗。

　　颅内高压治疗方法包括:

　　1)一般性措施:包括控制体温、防治抽搐、床头抬高 30°,避免颅内静脉回流受阻、维持正常动脉血氧分压(PaO$_2$≥90mmHg)、补充血容量维持脑灌注压(CPP>70mmHg)。

　　2)药物治疗:①20%甘露醇:甘露醇目前仍是最常用且降颅压效果最肯定的药物。成人每次 0.25～1g/kg,在 15～30 分钟内快速静脉滴注完毕,用药 10 分钟后出现降颅压作用,30 分钟降到最低水平,可维持 4～8 小时。根据颅内压增高的程度,每日可给药 2～4 次。使用甘露

醇应避免收缩压低于 90mmHg，血浆渗透压控制在 320mmol/kg 以下，以防止肾脏功能损害。同时补充适量液体维持正常的血容量；②呋塞米：呋塞米是利尿性脱水剂，通过对正常肾小球滤过率的增加和肾小管重吸收的抑制达到排出大量尿液，使组织脱水。每次 20～40mg，静注，每日 3～4 次；与甘露醇合用降颅压效果好。托拉塞米与呋塞米作用机制相同而利尿作用明显强于呋塞米，有代替呋塞米的趋势；③人血白蛋白：20% 人血白蛋白可以提高胶体渗透压，治疗脑水肿。同时还可以扩容，补充白蛋白缺乏，是非常好的控制颅内压药物。每次 10～20g，静脉滴注，每日 2～4 次；④甘油果糖：甘油果糖脱水作用温和持久，对肾功能不良反应少，适用于肾功能损害的患者及脑出血后期脱水治疗。每次 250ml，静脉滴注，每日 2～4 次。

3) 脑脊液引流：脑室内置管可以监测颅内压，也是降低颅内压的有效方法。可根据颅内压的情况，间断、短时间释放脑脊液。脑室引流不宜放置过久，通常 3～4 天，病情平稳后应尽早拔除，最长时限为 7 天。放置持续性脑室引流时，引流瓶的高度很重要。仰卧位时以耳屏为基线，侧卧位时以正中矢状面为基线，引流瓶的内管高度在基线上 17～18cm，最高不应超过 20cm。脑脊液引流的主要并发症是颅内感染和继发出血。

4) 过度通气：过度通气是有效的快速降低颅内压的方法之一。$PaCO_2$ 降低使脑血管收缩而降低脑血流，进而使颅内压降低。但是过低的脑血流量会引发脑灌注压下降，脑缺血发生。过度通气超过 6 小时后，动脉 $PaCO_2$ 的正常化可导致颅内压反弹性升高。因此，过度通气适用严重或难以控制的颅内压增高情况。过度通气的 $PaCO_2$ 水平的目标值为 30～35mmHg。

5) 控制体温：脑的温度是缺血性脑损伤的一个较强的影响因素。实验研究发现，低体温可改善脑损伤。其保护机制是氧的再分配和糖的代谢减少，延长脑对氧的耐受性。治疗性降低温度作为控制颅内压和神经保护的一种策略在急性脑损伤中已得到了广泛研究。体温降至 32～34℃ 对降低顽固性高颅压是有效的，但是长时间低体温（24～48 小时）会使并发症的发生率升高，如肺部感染、血液凝固及电解质紊乱等问题。当体温恢复时，也存在颅内压反弹的风险。

6) 巴比妥酸盐：高剂量的巴比妥类药物治疗顽固性高颅内压是有效的，但是作为一线药物或预防性治疗脑损伤患者是无效的或有潜在的危害作用。巴比妥类药物可抑制脑的代谢活动。脑代谢下降，CBF 相应地减少，颅内压也下降。应用巴比妥类药物治疗顽固性颅内压升高时应加强监测，因其与高的并发症风险相关。在治疗期间，应监测脑电活动，在持续基础电活动上出现暴发性抑制活动则提示药物过量。

(3) 其他治疗

1) 维持患者每日的营养和水、电解质平衡，根据患者的意识状况，尽早行肠内营养，预防应用抗生素。

2) 止血药物：多数高血压脑出血的血肿是血管破裂后一次形成的，持续出血或再出血的患者只占 3%～10%。对大部分患者来说，使用止血剂实际上收效不大。应用止血剂的目的是预防持续出血或再出血。有报道指出重组活化Ⅶ因子（rFⅦa）能限制脑出血后血肿扩大，降低病死率、提高 90 天的功能预后。推荐剂量 40～160μg/kg。

3)镇痛镇静:躁动患者如果需要气管插管或其他操作,可以考虑给予静脉镇静措施。镇静镇痛药物还可降低升高的颅内压。给予镇痛镇静治疗需监测患者的意识状态。静脉镇静常用药物有丙泊酚、依托咪酯、咪达唑仑等,镇痛通常给予芬太尼、阿芬太尼。如果对某些患者镇静和镇痛无效,可考虑神经肌肉阻滞。肌松可以通过降低胸膜腔内压,促进脑静脉回流而降低颅内压。但是,对无颅内压升高的患者预防性应用神经肌肉阻滞不能改善预后,并发症有肺炎、败血症。神经肌肉阻滞常用药物有维库溴铵、罗库溴铵等。

4)血糖的控制:高血糖症是影响脑出血患者预后的独立危险因素。研究表明,高血糖症可以是发病前糖代谢的异常表现,或是发病后的应激反应,或其他相关的代谢异常。高血糖控制的目标值为 $110\sim150mg/dl$。

5)抗癫痫治疗:癫痫发作在脑出血患者中比较常见,一般是非抽搐性的,且与较高的(美国国立卫生研究院卒中评分量表)NIHSS 评分(NIHSS)、中线移位及预后不良有关。4.2%癫痫发作发生在早期(7 天内),而 8.1%在晚期(30 天内)发作。脑出血发病后快速、短暂性给予抗癫痫药物可降低早期发生癫痫发作的风险,尤其是脑叶出血者。预防性药物的用药途径:住院期间静脉用药,出院时口服用药。常用药物有丙戊酸钠、苯妥英钠、卡马西平等。

3.外科治疗　外科治疗的目的是:降低颅内压力,改善脑血流;清除血肿,解除对周围脑组织的压迫,除去引起脑水肿和脑缺血的原因,减轻后遗症;解除急性梗阻性脑积水;解除或防止威胁生命的脑疝。

(1)手术适应证和禁忌证:手术适应证和禁忌证的选择应建立在对患者整体状况周密考虑的基础上,根据患者的意识状况、出血部位、出血量、是否存在严重的继发性损害如急性梗阻性脑积水、脑疝和出血到入院的时间等,并结合患者的全身情况进行综合考虑。比较一致的意见是:出血量小,患者意识清醒,神经功能障碍较轻者不需要手术,内科治疗能获得满意的疗效。而深昏迷伴有双侧瞳孔散大的患者即使进行手术也无太大帮助。

(2)手术时机:脑出血患者的手术时机直接影响手术效果,主张早期进行手术,最好在出血后 6 小时内行血肿清除术。因为出血数小时后血肿周围的脑组织即开始出现有害的组织学改变,脑水肿也逐渐加重,24 小时后血肿周围脑组织即可发生不可逆性的继发性损害。即使患者能够度过出血的打击而存活,脑功能的恢复也会受到影响。如能在继发性脑组织损害之前清除血肿,神经功能可望能获得较好恢复。

(3)手术方法

1)开颅血肿清除术:根据血肿所在部位选择相应的手术入路。①经外侧裂入路清除血肿:以外侧裂为中线的翼点开颅。在显微镜下分开外侧裂,注意避免损伤位于外侧裂内的大脑中动脉及其主要分支。显露出岛叶后,在岛叶表面的大脑中动脉分支之间的无血管区,先用脑针穿刺,证实血肿后,切开岛叶皮质,切口 1cm 已经足够。用窄的脑压板分开岛叶进入血肿腔,用吸引器将血肿吸除。对已发生脑疝或颅内压增高严重者,应慎用此入路,因分开外侧裂较困难,易造成脑组织的牵拉性损伤;②经额颞皮质入路清除血肿:经额颞开颅,依据血肿位置偏额或偏颞,在额下回或颞上回前切开脑皮质,切口长约 3cm,深入 $4\sim5cm$ 就可达到血肿。脑压板分开脑皮质进入血肿腔,用显微技术清除血肿。

开颅清除血肿术中,由于手术操作损伤穿通动脉、脑压板压迫及血肿本身对脑组织的损害,血肿周围的脑组织都有不同程度的缺血水肿,即便清除了血肿,水肿仍将持续一段时间然后才能逐渐消退,故一般应做减压术以策安全。除非在很早期手术,水肿尚未发生前即已将血肿清除;或者是血肿量虽较大,但术前患者意识清醒,血肿清除后颅内压很低,可以不做减压术。但应严密监测颅压变化。当血肿破入脑室,应行脑室引流,不仅可降低颅内压力,还可经引流管进行脑室冲洗,将脑室内积存的小血块通过脑室的破口从血肿腔内冲洗出来,手术后继续引流数日。

2)神经内镜辅助血肿清除术:采用小骨窗开颅(直径2~2.5cm),穿刺血肿后,置入内径为1~1.5cm透明导引器,将内镜和吸引器置入导引器内,在内镜直视下吸除血肿,出血点应用电凝止血。术中出血50ml以内,手术时间45分钟~2小时,血肿清除率90%以上,颅内压降低满意。患者术后恢复快,一般次日清醒拔管。由于该术式创伤小、手术时间短,血肿清除满意,继发脑损伤很小,患者术后恢复满意,被认为是最有价值的术式。该术式适合基底节区出血,脑叶出血及丘脑出血,小脑出血病情平稳者也可适用。

3)锥孔或钻孔血肿引流术:此法操作简便、创伤小、不需全身麻醉,在紧急情况下可在急诊室或病房内施行,抽出血肿腔内的液体成分,解除部分占位效应,可以缓解症状。术后应用尿激酶等溶栓剂溶解血块,持续引流。尿激酶用法:6000~20000IU溶入2ml生理盐水中注入血肿腔,闭管1~2小时,然后开放引流。6~12小时一次,可重复用药直至血肿被完全溶解排出。钻孔血肿引流能在很小的创伤下,缓解或治愈一部分患者,尤其是年老体弱不能耐受手术的患者。对已经度过急性期的患者,为了加速神经功能的恢复和缩短恢复过程,也可采取此种方法将血肿吸出。钻孔血肿引流术难以完全抽出固体血块,因此血肿清除不彻底,减压也不充分,且盲目穿刺和负压吸引有可能造成新的出血。病情严重,或已发生脑疝的患者不宜采用此种治疗。

4)立体定向血肿碎吸术:在CT定位和立体定向引导下进行的血肿穿刺,穿刺导管内导入的碎化血肿装置,该装置有一外径为4mm的金属导管,导管的尖部密封。近头端开两侧孔,末端有一侧管连接吸引器,使用时将带有阿基米德螺旋的导针置入外导管内,利用负压将血凝块吸入金属管内,再用手旋转螺旋导针将血块粉碎并吸出体外。血肿吸除后,先拔除螺旋导针,将外导管留置在血肿腔内数分钟,观察有无新鲜出血。立体定向可提高穿刺的精确性,即使很深的血肿也能以最小的损伤达到目标。目前,立体定向血肿碎吸术已广泛用于高血压脑出血的治疗,但是,这种方法的缺点是需要特殊设备,操作较繁杂,因而手术时间也较长。对需要紧急处理的颅内压增高患者仍不适用。

(4)不同部位出血的手术治疗

1)基底节区出血:包括侵及内囊和外囊的血肿以及血肿扩大突入岛叶或破入脑室者。血肿较小、神志清楚的患者,内科保守治疗可以获得良好的效果。而手术治疗则可能增加创伤,影响患者的神经功能恢复;深部巨大血肿,已重度昏迷的患者,不论接受何种治疗,预后总是很差;当血肿由小变大,患者由昏睡转至浅昏迷状态时,手术疗效较好。目前普遍认为,基底节区出血的手术治疗可采用微创技术清除大部分血肿,以解除血肿的占位效应,迅速降低颅内压,减轻局部缺血,防止脑水肿发展,以利于颅神经功能恢复。因此,手术治疗一般选择70岁以下的病例,血肿量在30ml以上或血肿占位效应较大,中线移位较明显,内科保守治疗病情进行性加重,患者意识状态一般处于昏睡至浅昏迷之间,GCS 评分不小于 6 分。手术方法主要有开颅血肿清除术、神经内镜辅助血肿清除术、立体定向血肿碎吸术和钻孔血肿引流术。

2)丘脑出血:巨大的丘脑血肿预后差,小量的丘脑血肿内科保守治疗预后较好。由于血肿位置深、手术创伤大,预后差,所以血肿较小时不宜采取手术治疗。如果血肿压迫第三脑室产生急性梗阻性脑积水则须行脑室外引流术。血肿较大时可以考虑采用神经内镜辅助血肿清除术或立体定向血肿碎吸术治疗。

3)皮质下血肿:血肿大多位于额叶、颞叶和顶叶内。手术一般采用骨瓣开颅术,颞叶内侧的血肿易引起颞叶沟回疝,应积极及时手术。如血肿<30ml,临床症状稳定,可行保守治疗观察,许多患者可吸收自愈。但如观察过程中症状加重,或血肿量在 30ml 以上,中线移位,或周围水肿严重,颅高压症状明显,应考虑手术治疗。手术一般采用骨瓣开颅术,颞叶内侧的血肿易引起颞叶沟回疝,应积极及时手术。此类血肿死亡率低,早期清除血肿,有助于脑功能恢复。

4)小脑出血:由于后颅窝代偿空间小,一般认为当血肿量>10ml 时就可能对脑干产生较大的压迫作用,或压迫第四脑室产生急性脑积水。因此对>10ml 的血肿多主张采取积极的手术治疗清除。如果有急性脑积水征象可行脑室外引流术。对于深部贴近脑干的血肿,采用手术治疗还是内科保守治疗目前尚有争议。

5)脑桥出血:血肿可侵及中脑或破入第四脑室。微小的脑桥出血保守治疗预后良好。如果血肿位置偏向外侧,采用显微手术经第四脑室底等入路,切开包膜清除血肿,有时会有良好的疗效。但脑桥出血往往预后较差。

6)脑室出血:Grab 根据 CT 上每个脑室的出血量对脑室出血进行分级(表 16-16)。

表 16-16　脑室出血的 Grab 分级标准

脑室　CT 表现　评分		
侧脑室(每侧侧脑室分别计分)	有微量或少量出血	1
	出血小于脑室的一半	2
	出血大于脑室的一半	3
	脑室内充满血液并扩大	4
第三脑室	脑室内有积血,大小正常	1
	脑室内充满血液并扩大	2
第四脑室	脑室内有积血,大小正常	1
	脑室内充满血液并扩大	2
总分		12

脑室出血采用单侧或双侧脑室外引流。术后应用尿激酶溶化、引流脑室内积血。Grab 评分 9~10 分者,选择血肿量多的一侧行侧脑室额角穿刺引流,术后 6 小时,将尿激酶 6000~20000IU 溶入 2ml 生理盐水脑室内,闭管 1~2 小时,然后开放引流管持续引流,12 小时一次,应用 3 天。Grab 评分≥11 分者,作双侧侧脑室额角穿刺引流,术后 6 小时,双侧侧脑室交替应用尿激酶,12 小时一次,应用 3 天。于术后第 5~7 天复查 CT 血肿引流满意后,拔除脑室外引流。目前也有应用神经内镜辅助下脑室血肿清除,术后放置引流,效果也很好。

(5)影响外科治疗效果的因素

1)出血量:出血量的多少与颅内压、血肿周围脑组织的继发性损害程度等有密切关系。出血量愈大,病情发展愈快,手术疗效愈差。脑内血肿量达到颅内容量6%~7%时可引起昏睡和昏迷,达到9%~10%时即可出现脑死亡。一般说来,20ml以下的血肿量生存率很高,50ml以下的血肿很少引起严重的意识障碍,超过60ml的血肿死亡率大大增加,超过85ml的血肿由于原发性脑损害和继发性脑干损害,生存机会非常渺茫,即使患者能够存活,生存质量也很差,多呈植物状态生存或者严重残疾。

2)出血部位:出血部位较之出血量对预后的影响更大。皮质下出血,因深部神经结构遭受破坏的机会较少,死亡率低于其他部位出血,即使出血量较大,只要在脑疝前手术清除血肿,预后一般较好,存活患者神经功能的恢复也优于深部血肿。基底节区出血,尤其是血肿限于内囊后肢外侧,未影响到丘脑,血肿清除前患者神经功能障碍程度不十分严重者,一般预后较好。丘脑出血由于部位较深,出血可能导致深部结构如丘脑和下丘脑核团以及内囊结构的损害,而且血肿易破入第三脑室,导致急性梗阻性脑积水,使颅内压进一步增高,死亡率高于皮质下出血和基底节区出血。脑干出血造成的重要神经组织损害更为严重,因此预后最差。

3)患者的神经功能状况:入院时患者的神经功能状况是病情轻重的体现。尤其是意识水平,更能反映病情的严重程度。意识清醒者提示病情较轻,而深昏迷的患者则可能已临近死亡。

4)其他因素:年龄、有无严重的心血管疾病和严重的代谢型疾病、是否合并有严重的并发症如消化道出血等,均对手术疗效有一定影响。

4.常见并发症的预防和治疗　脑出血患者往往年龄较大,病程长,常伴有不同程度的其他全身性疾病,加之发病急骤,病情危重,全身应激反应多较严重,因此脑出血患者常出现各种严重的并发症。并发症的出现不仅增加处理的复杂性,也是加重病情或导致死亡的重要原因。常见的并发症有消化道出血、肺部感染、酸碱失衡电解质紊乱、肾功能不全、颅内感染和心律失常等。

(1)消化道出血:消化道出血是脑出血最常见的并发症之一。消化道出血是疾病严重、预后不良的征象。严重的消化道出血表现为大量呕血、便血。消化道出血可发生在发病后数小时内,但多数在脑出血后5~7天甚至更长的时间。中枢神经系统病变导致的消化道出血又称Cushing溃疡。

1)预防:积极治疗原发病,控制颅内压,清除血肿,减少血肿对脑组织的继发性损害。预防性应用对抗胃酸分泌药物如西咪替丁、奥美拉唑等。清醒患者应尽早经口进食,避免长期处于空腹状态。昏迷患者也应尽早采用鼻饲饮食。

2)治疗

①胃黏膜保护剂:胃黏膜保护剂与胃黏膜的粘蛋白结合,形成一层保护膜,有利于胃黏膜的再生。在溃疡形成后,与溃疡面带正电的蛋白质渗出物结合,形成一层保护膜覆盖溃疡面,促进溃疡愈合。常用药物有硫糖铝;

②H_2受体拮抗剂:H_2受体拮抗剂能够可逆性抑制胃黏膜中壁细胞的H_2受体,从而减少

胃酸的分泌。常用药物有西咪替丁、雷尼替丁和法莫替丁;

③质子泵抑制剂:质子泵抑制剂可与 H^+-K^+-ATP 酶(质子泵)结合使其失去活性,达到抑制 H^+ 分泌的作用。目前国内常用的质子泵制剂有奥美拉唑、泮托拉唑。奥美拉唑采用静脉给药,一般每次 40mg,每 12 小时一次;

④冰盐水洗胃＋凝血酶粉:应用 500ml 冰盐水洗胃至胃液清亮后胃管注入凝血酶粉 1000U,可以使大部分的患者出血停止;

⑤内镜:内镜可发现大量胃出血患者的出血来源,并可利于热凝或激光等方法止血;

⑥血管内栓塞:经腹腔动脉造影证实出血部位,然后采用栓塞治疗,能快速、安全地达到止血目的,但栓塞治疗有发生胃、脾等脏器坏死的可能;

⑦手术:在各种措施均不能控制出血,而患者情况允许的条件下,可进行手术探查,找到出血来源并予以消除。

(2)肺部感染:此种并发症在脑出血患者较为常见。由于患者多为高龄,长期患有心血管疾病和代谢性疾病等,全身抵抗力差,遭出血打击后,机体抵抗力进一步下降,而且出血后常伴有不同程度的意识障碍和神经功能障碍,颅内压增高引起的呕吐物误吸,以及患者的排痰能力减弱等因素,很易引发吸入性和坠积性肺炎。

1)预防:加强呼吸道的护理,强调痰液引流。对昏迷时间较长,排痰困难者,应早期进行气管切开术,以利于吸痰。如果痰液黏稠,可定时雾化气道稀释痰液。雾化液常加入的药物有盐酸氨溴索、庆大霉素、α-糜蛋白酶和地塞米松等。对卧床时间较长的患者,应加强护理,注意口腔卫生,经常翻身叩背,鼓励患者咳嗽排痰或定时吸除口咽腔和呼吸道分泌物。一旦出现肺部感染,应给予抗生素治疗。

2)治疗

①抗生素治疗:应遵循早期、充分、足量的原则。反对"从低到高"的治疗方式。最初采用强力广谱抗生素的经验性治疗。经验性治疗中一线用药包括 β-内酰胺类如三代头孢菌素加用喹诺酮类、β-内酰胺类/β-内酰胺酶抑制剂加用大环内酯类,如考虑铜绿假单胞菌感染可使用抗铜绿 β-内酰胺类,或加用氨基糖苷类,或应用碳青霉烯类。长时间的广谱抗生素应用或患者免疫力低下应注意有无真菌感染,必要时加用抗真菌药物如氟康唑等。一旦获得可靠的细菌培养和药敏结果,及时换用针对性窄谱抗生素。即"降阶梯"治疗。

②基础病和原发病的治疗:对存在心血管疾病的患者应维持循环稳定,改善心肌供血纠正心功能不全;对存在高血糖的患者积极控制血糖,血糖的有效控制对控制肺部感染非常重要。积极治疗原发病,控制颅内压。

③对症支持治疗:包括维持内环境稳定,加强营养,免疫功能调节等。

(3)酸碱失衡和电解质紊乱:脑出血患者由于卧床、禁食、呕吐和应用脱水剂,以及下丘脑功能紊乱,可引起酸碱失衡和电解质紊乱。

1)酸碱失衡最常见的是代谢性或呼吸性酸中毒,而呼吸性或代谢性碱中毒较少见。混合型酸碱失衡也不能忽视。

①代谢性酸中毒:多见于出入量负平衡、液体补充不足、肾功能不全的患者,血 pH<7.35,

$PaCO_2<35mmHg,AB<22mmol/L,BE<-3mmol/L,AG>12mmol/L$。治疗方法为补液维持有效循环血量,必要时输入碱性溶液,如碳酸氢钠、乳酸钠等,改善肾功能。

②呼吸性酸中毒:多见于昏迷窒息、呼吸道不畅、中枢性呼吸障碍和人工呼吸机呼吸比例调节不当的患者,血 $pH<7.35,PaCO_2>48mmHg$。BE 变化不明显。治疗方法为消除呼吸道阻塞的原因,建立人工气道,给氧,调整人工呼吸机吸呼比例,增加潮气量,不宜过量使用碱性液体。

③代谢性碱中毒:多见于呕吐频繁,禁食时间较长,低钾血症,个别患者由于输入较大剂量的碱性液体所致。血 $pH>7.45,PaCO_2>48mmHg,BE>+3mmol/L$。治疗方法:止吐,利尿,适量输入酸性液体如盐酸精氨酸和复方氨基酸注射液。

④呼吸性碱中毒:多见于各种原因引起的过度换气患者。血 $pH>7.45,PaCO_2<35mmHg$,BE 正常。处理方法为改善过度换气,增加呼吸道死腔以换取暂时性 CO_2 潴留,必要时可在吸氧时增加 $5\%CO_2$。可适量应用 10% 葡萄糖酸钙注射液。

2)电解质紊乱最常出现的是低钾和低钠,其次是高钾、高钠,偶尔见到低镁和低钙。

①低钾血症:血钾低于 3.5mmol/L 为低钾血症,低钾血症主要引起心律失常如室性心动过速,室颤以及低钾性碱中毒等。低血钾多见于补充不足、丢失过多。根据血钾水平采用肠内或静脉补钾。

②低钠血症:血钠低于 130mmol/L 为低钠血症。低血钠可加重意识障碍、癫痫、脑水肿。引起低血钠的原因主要有脑性盐耗综合征和抗利尿激素异常综合征。前者因尿钠排出过多导致低血钠和低血容量。治疗以补钠,补液为主;后者是抗利尿激素(ADH)分泌增多引起稀释性低钠血症和水负荷增加,治疗应限水和应用抑制 ADH 的药物如苯妥英钠针剂为主。

③高钾血症:血钾高于 5.5mmol/L 为高钾血症,高钾血症可以引起心动过缓,房室传导阻滞,严重可造成心脏停搏。多见于脑出血合并急性肾功能不全的少尿期和过多地输入陈旧性血液的患者。治疗为立即停用含钾液体的药物,输入葡萄糖液和胰岛素,使钾向细胞内转移。亦可适量补充碱性液体,使组织对钾的耐受性增强。病情严重时要采用透析治疗。

④高钠血症:血钠高于 150mmol/L 为高钠血症,高钠血症多与预后不良相关。见于下丘脑损害后的钠潴留或尿崩症水分流失过多。治疗方法:减少或不给含钠液体,输入 5% 葡萄糖液,适量使用糖皮质激素。

(4)肾功能不全:脑出血患者出现的肾功能不全一般是肾前性和肾性膘因。脑出血患者早期限制液体入量和脱水降颅压造成血容量不足,肾灌注压不足;药物性肾损害及患者存在肾脏的基础病都可造成肾功能不全。表现为少尿和无尿。出现肾功能不全首先要停用对肾功能有损害的药物。治疗包括:①早期补充有效循环血量,增加肾灌注压,如琥珀酰明胶、低分子右旋糖酐、生理盐水和林格氏液等。如果进入少尿期应进行严格的液体管理,量出为入;②血管扩张药物,如小剂量多巴胺、前列地尔等,可解除肾血管痉挛,增加肾血流量;③利尿:应用呋塞米、托拉塞米静脉泵入加强利尿;④肾脏保护药物如肾康等;⑤肾脏的替代治疗:根据病情的严重程度采用血液滤过、血液透析。

(5)颅内感染:脑出血患者经外科治疗后,有并发颅内感染的风险。原因包括手术操作中,无菌术要求不严格;脑室引流管留置时间超过 7 天以上。颅内感染多为脑膜炎和脑室炎,常合并脑积水。颅内感染治疗棘手,预后差。颅内感染处理包括:①腰椎穿刺:通过腰椎穿刺可测量颅内压,收取脑脊液化验,监测脑脊液细胞总数、白细胞数和糖含量的变化,评估颅内感染程度,同时腰椎穿刺还可以释放脑脊液起到引流作用,并通过鞘内注射抗生素治疗颅内感染。一般颅内感染的患者每天行腰椎穿刺1～2次,每次放液30ml左右。鞘内注射药物如阿米卡星20mg加入10ml生理盐水中。缓慢注入椎管。鞘内注射可有癫痫发生,必要时提前应用抗癫痫药物;②腰大池引流:腰大池引流对控制颅内感染非常有效。引流瓶应放置双耳连线水平并可根据引流量调节高度,成人每天引流量要求在200～360ml,避免引流不畅或过度引流。每日1～2次鞘内注射,闭管1小时后开放引流管。引流管放置7～14天拔除;③抗生素应用:经验性治疗包括碳青霉烯类药物如美罗培南加用盐酸万古霉素,如果患者存在肾功能不全,可以由利奈唑胺代替万古霉素。一般脑脊液培养结果多为阴性。如果病原学回报阳性,可以根据培养和药敏试验结果选用敏感抗生素;④免疫调节:严重的颅内感染可以选用丙种球蛋白、胸腺肽-α;⑤颅内感染合并的脑积水多为交通性脑积水。感染控制以后积极地行脑室腹腔分流术,只有这样,患者才能有相对比较好的预后。

(6)心律失常:脑出血患者由于颅内高压、脑水肿、血性脑脊液作用于心血管中枢和电解质紊乱等因素,常出现心律失常。包括房颤、阵发性室上性心动过速、室性心动过速和房室传导阻滞等。治疗以去除诱因,纠正电解质紊乱,降低颅内压,改善缺氧状态,合理使用抗心律失常药物以维持循环稳定。

(李世龙)

第十二节　小脑出血

【诊断】

1.突然发病,头痛以后枕部为主,呕吐频繁伴眩晕、共济失调,常无偏瘫。

2.出血多在小脑半球的一侧,少数起病更急,很快就可能昏迷及呼吸停止。早期出现梗阻性脑积水。

3.CT为首选检查,可迅速明确出血部位和范围,血肿量。

4.必要时,可行MRI和(或)DSA明确出血原因。

【治疗】

1.因小脑血肿易影响呼吸和循环中枢,一旦明确有占位效应,应积极手术清除血肿。但由于后颅窝解剖的特殊性,手术应以减压为主,对可疑血管性病变以二期手术为佳。

2.病情稳定后,再行病因治疗。

【疗效标准与预后】

同动脉瘤和脑血管畸形。其预后与术前意识状态,脑干功能受损程度,手术是否早期有效缓解高颅压直接相关。

【随诊】

定期复查。

(张效珏)

第十三节　烟雾病

【定义】

烟雾病(MMD)是一组以双侧颈内动脉末端及其大分支血管进行性狭窄或闭塞,且在颅底伴有异常新生血管网形成为特征的闭塞性疾病,病因不明。"烟雾"名称的来源是在脑血管造影时显示脑底部由于毛细血管异常增生而呈现一片模糊的网状阴影,如吸烟所喷出的一股烟雾。

该病最早于1955年由日本的清水和竹内描述,1966年由铃木命名,在中国、日本以及白种人、黑种人、高加索人中均有发现:据文献报道,以中国人、日本人为多。

【诊断依据】

1.临床表现　烟雾病发病以儿童及青少年为多见,常以卒中的形式起病,可以表现为脑血栓,也可以表现为脑出血及蛛网膜下腔出血。根据脑缺血或出血的形式、部位的不同,患者可出现不同程度的偏瘫,交叉性瘫痪,可伴有失语、饮水呛咳、吞咽困难、智能减退、痴呆、癫痫发作、头痛以及短暂性脑缺血发作。

Fukuvama 等和 maizunfi 等认为本病可分为4个临床型,其中 TIA 型占绝大多数,而癫痫型常伴梗死型,出血型主要见于成人。TIA 型起病较晚,平均5.5岁,预后较好;癫痫型或梗死型平均在1.5～2岁间起病,预后较差。

(1)TIA 型:最多见,约见于全部特发性烟雾病的70%。临床特点是反复发生一过性瘫痪或力弱,多为偏瘫,亦可为左右交替性偏瘫或双偏瘫。发作后运动功能完全恢复。病程多为良性,有自发缓解或发作完全停止的倾向。极少数病例伴有半身惊厥发作、头痛或偏头痛。罕见一过性感觉障碍、不自主运动或智力障碍。

(2)梗死型:急性脑卒中,导致永久型瘫痪、失语、视觉障碍和智力障碍。

(3)癫痫型:频发的癫痫发作,部分性发作或癫痫持续状态,伴脑电图痫样放电。

(4)出血型:蛛网膜下腔出血或脑实质出血,见于年长儿和成人病例。

以上临床分型的后三型合称为"非 TIA 型",病程复杂多变,预后较差,多表现为混合型,如癫痫型加梗死型、癫痫型加 TIA 型等。如为单纯癫痫发作,预后不一定很差。无论何种类型,4岁以前起病者预后较差。此外,临床症状及其严重程度决定于侧支循环的代偿效果,如果能够维持足够的脑血流灌注,则可能不出现临床症状,或只有短暂的 TIA 发作,或头痛。如果不能保持脑血流灌注,则症状严重,引起广泛脑损伤。

2.辅助检查

(1)实验室检查:行血清和脑脊液的梅毒、钩端螺旋体免疫反应、血沉检查,有助于了解病因。

（2）腰椎穿刺：继发蛛网膜下腔出血者,可见血性脑脊液。

（3）头颅 CT 或核磁：头颅 CT 或核磁扫描可见梗死或出血性改变。梗死常为多发性的,以额、颞、顶叶、枕叶、基底节区、丘脑等处多见,半数患者可合并额叶萎缩。出血者可以是脑叶出血、基底节出血或蛛网膜下腔出血,而高血压引起的脑出血多位于基底节区。脑出血的患者也可同时发现梗死灶和(或)脑萎缩。

（4）DSA：脑血管造影可以发现颈内动脉起始部、大脑前、中动脉起始段狭窄或不显影,基底节区可见大量细小血管团如吸烟吐出的烟雾。此外可见脑内形成侧支循环代偿支。随着病程的延长,代偿吻合支的数量逐渐减少或缩小。

（5）脑缺血评价：目前针对出血型烟雾病的治疗有争议。对于缺血性烟雾病,脑缺血评价是决定其下一步治疗的依据。目前国内普遍采用的脑缺血评价包括:灌注 CT、氙-CT、灌注核磁、核素的脑血流和脑代谢测定、PET 脑代谢的测定等。

【鉴别诊断】

烟雾病在临床上容易被漏诊或误诊,大部分患者从出现临床症状到确诊都经历了一段相当长的时间,平均需要两年半。多数患者确诊前都只是简单的症状诊断,少数患者则曾经被误诊为脑炎、线粒体肌脑病、灰质异位症、脑动脉粥样硬化等。

【治疗原则】

烟雾病的治疗因其发病原因不明,目前国内外还没有十分理想的方法。

1.内科治疗　对出现梗死的患者一般按血栓治疗。可用扩容、扩张血管、钙离子拮抗剂等治疗,也可以用激素治疗。

2.外科治疗　烟雾病可用颅内外血管吻合术、脑肌血管联合术等手术重建血运,改善预后。

（李荔荣）

第十四节　缺血性脑血管疾病

颈内动脉起始部、大脑中动脉和椎基底动脉系统为好发部位,其主要原因为动脉粥样硬化,高血压、糖尿病起着关键作用。

【临床表现和分型】

阻塞性脑血管疾病主要有三种类型:

1.短暂性脑缺血发作(TIA)　指局限性神经功能缺失,持续时间≤24 小时,约 70% 的患者≤10 分钟。

2.可逆性缺血性神经功能障碍(RIND)　局限性神经功能缺失持续时间≥24 小时,但不超过 1 周。

3.完全性脑卒中(CS)　又称脑血管意外(CVA),持久性(不可逆性)神经功能缺失,由于相应脑部或脑干供血不足所致。

颈内动脉是阻塞性脑血管疾病最好发的部位,当眼动脉的分支视网膜中心动脉供血不足时,可出现同侧短暂的单眼失明;大脑中动脉缺血则出现对侧运动或感觉障碍,累及优势半球时可出现语言缺失。椎动脉系统缺血表现为眩晕、耳鸣、听力障碍及步态不稳等。

临床上颈内动脉完全性卒中可根据血管狭窄或闭塞水平不同而分为轻、中、重型,其处理方法也不同,如颈内动脉、大脑中动脉和末梢分支三种部位的缺血有不同的治疗方案。

【诊断】

1.上述典型临床表现。

2.CT 或 MRI 在急性发作后早期可提示缺血改变。MRI 更有优势。磁共振弥散加权成像(DMI)能够在超早期(2 小时)发现脑缺血灶。

3.DSA 可显示脑动脉狭窄、闭塞部位和程度和侧支循环功能。

4.TCD 可初步判断可能的狭窄或闭塞部位。

【外科治疗】

(一)内科治疗

由于 TIA 发作时脑卒中的高危因素,处理的目的是为了防止发生完全性卒中,规范的内科治疗包括以下几点

1.控制动脉硬化的危险因素　控制血压、血糖、血脂;戒烟、限酒,减轻体重,体育锻炼等。

2.药物治疗

(1)抗血小板治疗:非心源性栓塞的缺血性卒中/TIA 患者(脑动脉粥样硬化性、腔隙性和病因不明性),为减少卒中复发或其他血管事件的风险,建议使用抗血小板药物,而不能用其他任何药物替代。

缺血性卒中/TIA 后,应尽早启动抗血小板治疗。如果没有禁忌证,应该长期使用抗血小板药物。氯吡格雷(75mg/d)、阿司匹林(50～325mg/d)、缓释双嘧达莫(200mg)与阿司匹林(25mg)复方制剂(2 次/d)均可作为首选的抗血小板药物。依据各种抗血小板治疗药物的获益、相应风险及费用进行个体化治疗。动脉粥样硬化性缺血性卒中/TIA 以及既往有脑梗死病史、冠心病、糖尿病或周围血管病者优先考虑使用氯吡格雷(75mg/d)。伴有不稳定型心绞痛、无 Q 波 MI 或冠脉支架置入术者,氯吡格雷和阿司匹林联用(氯吡格雷 300mg 首剂量此后75mg/d＋阿司匹林(75～150mg/d),治疗应持续 9～12 个月。不适于抗凝的心源性脑栓塞患者,应给予抗血小板治疗。服用抗血小板药物期间,应注意可能发生的出血事件。

(2)抗凝治疗:对于伴有持续性或阵发性房颤的缺血性卒中或 TIA 患者,推荐服用抗凝药华法林,并调整剂量(目标 INR 为 2.5,INR 范围为 2.0～3.0)。对于无法口服华法林的患者,推荐服用阿司匹林(75～100mg)/d＋氯吡格雷 75mg/d。

(3)注意事项:用药前检查血小板及凝血功能。服用阿司匹林出现过敏或既往阿司匹林治

疗失败的患者,使用氯吡格雷 75mg/d。有中高度出血并发症危险的患者,建议使用低剂量阿司匹林,50～100mg/d。轻度皮肤黏膜及消化道活动性出血,出血停止 1 周后根据临床情况调整用药。

(二)外科治疗

1.颈内动脉内膜切除术(CEA):此手术的主要对象是颈动脉粥样硬化性狭窄患者。临床可表现为 TIA、RIND、进展性卒中或完全卒中表现。B 超和高分辨率的磁共振成像可作为无创的筛选检查,后者还能对斑块中的不同病理成分(钙化、纤维化、脂质、出血)进行初步判断,但 DSA 仍是诊断的"金标准"。手术适应证包括:①多次 TIA 相关的颈动脉狭窄;②单次TIA,相关狭窄程度≥70%;③抗血小板治疗无效;④无症状性患者,狭窄程度≥50%;⑤显示钙化斑及溃疡斑块者,术中采用相关监测(TCD、EEG、SSEP)手段及脑保护措施。术后注意高灌注综合征、脑栓塞、脑缺血、术区血肿形成等并发症的发生。

2.血管内治疗(球囊或支架成形术):手术适应证包括有相关症状患者狭窄程度＞50%,无症状患者狭窄程度＞70%;内膜剥脱手术风险高,难度大及剥脱术后再狭窄的患者。术前仍需详细的造影检查了解狭窄的程度,部位,范围,侧支循环代偿等情况。术前 3～5 天行抗血小板治疗,目前常用阿司匹林 300mg＋氯吡格雷(波立维)75mg/d,以防术中血栓栓塞的并发症的发生。术后需注意血栓栓塞、再灌注损伤、斑块脱落造成急性脑栓塞、支架移位、血管痉挛、穿刺部位血肿或夹层、术后再狭窄等并发症。

3.颅外-颅内动脉吻合术。

4.对于急性"恶性"大脑中动脉脑梗死和严重出血性脑梗死可采用去大骨瓣(直径＞15cm)减压术。

(张效珏)

第十五节　急性缺血性脑卒中

无论是高收入还是中低收入国家,缺血性脑血管病都是居第二位的死亡原因。在中国,每年大约有 150 万人死于脑卒中。卒中会导致长期致残,这些患者往往无法返回工作岗位或胜任他们以前的社会角色。所以对于急性缺血性卒中患者或者重症缺血性脑卒中的救治是神经重症加强医疗病房(ICU)的重要工作之一。

一、概述

(一)缺血性脑卒中的危险因素

缺血性脑卒中的危险因素包括可干预的和无法干预的。其中可干预的危险因素包括已经充分证实的和尚未被充分证实的(表 16-17)。

表 16-17 缺血性脑卒中的危险因素

可干预的并被充分证实的危险因素

高血压	感染性心内膜炎	镰状细胞病
吸烟	非感染性心内膜损伤	绝经期后激素使用
糖尿病	心肌病	口服避孕药
血脂异常	心脏黏液瘤及其他肿瘤	饮食和营养
心房颤动	反常性栓塞和心膈缺损	缺乏体力活动
心脏瓣膜病	心脏瓣膜置入术后	肥胖和脂肪分布
风湿性二尖瓣疾病	无症状性颈动脉狭窄	

可干预但尚未充分证实的危险因素

偏头痛	药物滥用	脂蛋白(a)水平增高
代谢综合征	睡眠呼吸障碍	高凝状态
饮酒	高同型半胱氨酸血症	炎症反应

不可干预的危险因素

年龄	遗传	低出生体重
性别	种族	

(二)病因分型与发病机制

急性缺血性脑卒中的病因诊断和发病机制是预防及治疗的关键因素。目前国际上通用的病因分型为 1993 年 TOAST 分型,我国最近提出了中国缺血性卒中 CISS 分型。

TOAST 分型有助于不同亚型缺血性脑卒中患者的治疗及康复。TOAST 分型依据临床表现、梗死灶大小或类型、影像学表现以及相关的辅助检查等将缺血性脑卒中分为 5 个亚型:大动脉粥样硬化性脑梗死、心源性脑栓塞、小动脉闭塞(腔隙性脑梗死)、其他病因和病因不明。

TOAST 分型对穿支动脉梗死的病因诊断存在缺陷,同时没有涉及大动脉粥样硬化的发病机制。随着各种影像技术在不断发展,病因和发病机制诊断分型的制定以及对 TOAST 分型的改良工作迫在眉睫。结合穿支动脉病理以及近年来大动脉粥样硬化梗死发病机制研究的进展,我国制定了中国缺血性卒中 CISS 分型。

(三)临床表现

常见于中老年人,病前往往合并一种或者多种危险因素(表 16-17)。部分患者发病前可以有短暂性脑缺血发作(TIA),起病多为突然起病或者急性起病。临床表现与梗死的部位、大小有关,存在局灶性神经功能缺损的症状与体征,比如偏瘫、偏身感觉障碍、偏盲、语言障碍、失用,严重者可以合并意识障碍甚至昏迷等。

(四)辅助检查

1.一般检查 血液检查包括血常规、凝血功能、血糖、血脂等,少见病因的血液检查还应包括免疫相关检查、抗中性粒细胞胞浆抗体(ANCA)、同型半胱氨酸、抗凝血酶Ⅲ、蛋白 C、蛋白 S 等。心电图也是常规检查项目之一。这些检查有助于寻找患者的危险因素和病因。

2.头颅计算机断层扫描(CT)　头颅CT是目前急性缺血性脑卒中最常用的检查,有助于鉴别脑梗死和脑出血。发病早期(6小时以内)CT往往不能发现脑梗死的病灶,一些脑梗死的CT早期征象如大脑中动脉高密度征、岛叶以及豆状核灰白质边界不清、脑沟和脑回变浅或者消失等有助于早期诊断。发病24小时后常常可以发现低密度改变。对于恶性大脑中动脉脑梗死或者大面积小脑梗死的患者,医护人员应该早期发现病情变化,随时复查CT,早期发现占位性脑水肿,这些有助于指导脱水药物使用及外科治疗。

3.磁共振成像(MRI)　对于缺血性脑卒中,MRI在很多方面优于CT检查,对于小灶脑梗死、脑干或者小脑梗死,MRI更容易发现病灶。磁共振弥散加权像(DWI)和灌注加权像(PWI)可以在发病数分钟之内发现缺血性改变,能够进行早期诊断。PWI和DWI的错配区域(PWI-DWI)往往被认为是缺血半暗带,错配大于20%是溶栓治疗的标准之一。

4.血管造影　数字减影血管造影(DSA)、CT血管造影(CTA)和磁共振动脉成像(MRA)可以进一步了解血管情况,如动脉的狭窄和闭塞,还有助于诊断血管炎、肌纤维发育不良、动脉夹层以及烟雾病等。

5.经颅多普勒(TCD)　TCD有助于评价颅内外血管狭窄和闭塞,还可以用于微栓子监测及溶栓后的血管再通的评估。

6.颈动脉彩色多普勒超声　颈动脉超声有助于寻找脑梗死的病因,观察血管的形态、颈动脉内膜中层厚度(IMT)、粥样硬化斑块以及血管狭窄情况等。

7.超声心动图　包括经胸超声心动图(TTE)和经食道超声心动图(TEE)。通常首选TTE检查,但对心脏内血栓的检出率,TEE(敏感性为95%)高于TTE(敏感性为60%)。适应证包括扩张型心肌病、心脏内血栓、心房颤动和卵圆孔未闭等。

(五)诊断

中老年患者,存在各种脑血管病的危险因素,病前可以有TIA发作,突然或者急性起病,表现为局灶性神经功能缺损的症状与体征。头部CT早期多不能发现责任梗死灶。发病24小时后可以见到与症状体征相匹配的低密度,符合血管分布。头颅MRI有助于早期诊断,指导溶栓治疗。血管造影可以发现动脉的狭窄和闭塞。

(六)治疗

1.一般治疗

(1)密切观察神经功能及生命体征变化包括意识水平、血压、心率、血氧饱和度等。

(2)保持呼吸道通畅及吸氧:卒中患者往往是老年,肥胖、气道松弛、舌后坠阻塞气道,需要时应该放置口咽通气道。吞咽障碍,咳嗽反射和咽反射减弱或者消失,有误吸的危险,需要气道保护。昏迷或者格拉斯哥昏迷量表(GCS)≤8分和肺部感染患者,痰多黏稠,不容易吸引。需要机械通气的患者应该尽早气管插管,必要时气管切开。

(3)颅内压(ICP)监测:下列情况应该进行颅内压监测:GCS≤8分,头颅CT发现异常者;CT正常但是具备下面3种情况中的2种者:年龄大于40岁、低血压和去皮层或者去大脑发作。干预指征为ICP≥20～25mmHg。急性缺血性脑梗死ICP升高常见于恶性大脑中动脉梗死引起的脑水肿、严重小脑梗死压迫四脑室引起脑积水等,这也是干预的指征。

颅内压干预常用的药物有甘露醇、呋塞米、甘油果糖以及高张盐水等。20%甘露醇100~250ml静脉点滴,每4~8小时使用一次;呋塞米10~40mg.每4~8小时一次;甘油果糖250~500ml静脉点滴,每日2次;也可以选用23.4%高张盐水静脉注射。其他药物如白蛋白合用呋塞米治疗,这种方法价格昂贵,有效性也没有得到验证。发生颅高压危象或者脑疝时应该按程序化策略进行及时救治。但是我们也应该清楚地认识到,急性脑梗死所致水肿为细胞毒性脑水肿,使用渗透性疗法一直存在争议。其至有人认为渗透性疗法主要脱出未受损脑组织的水分,会加重中线移位。治疗高颅压过程中应保持等量体液状态。恶性大脑中动脉梗死者应早期行偏侧颅骨切除术减压,大面积小脑梗死压迫脑干时推荐脑室造瘘或者外科减压治疗。

脑灌注压(CPP)指导的脑水肿治疗方案已经成为治疗的主流。但是,单独以CPP>50~60mmHg作为治疗目标具有先天性缺陷。CPP反映了全脑的灌注情况,并没有考虑局部缺血。不惜一切代价把CPP控制在正常范围以内势必会带来不良的后果,比如容量负荷过重会导致全身损伤,使用血管升压药物会引起急性呼吸窘迫综合征(ARDS),同时会加重脑水肿等。Lund概念的核心是最大程度地增加毛细血管胶体渗透压,最大程度地降低毛细血管流体静压,以控制脑水肿。如使用β-受体阻滞剂和可乐定控制平均动脉压,以防止流体静压升高引起脑水肿,使用白蛋白维持毛细血管胶体渗透压促进水分进入血管内,通过镇静和抑制代谢控制ICP以降低组织流体静压。

(4)血压控制:一般认为急性缺血性脑卒中患者不需要常规降压治疗,特别要避免急剧降压。降压治疗有可能损害脑灌注,加重脑缺血的发生。如果血压>220/120mmHg或者合并严重的心力衰竭、主动脉夹层、高血压脑病、急性肾衰竭时可以考虑降压治疗。但是急性缺血性脑卒中的血压管理还缺少证据,血压管理存在很大的争论。如果由于容量不足造成的低血压,为了避免神经功能恶化应该扩容治疗。

(5)血糖控制:患者血糖超过180mg/dl(10mmol/L)时,应给予胰岛素治疗。患者血糖低于50mg/dl(2.8mmol/L)时,给予10%~20%葡萄糖输注。

(6)控制发热:如果体温>37.5℃,应该积极寻找病因,判断是否存在感染。可以选择药物降温治疗,也可以进行物理降温治疗。不建议使用预防性抗生素治疗。

(7)误吸与卒中相关性肺炎:急性卒中后免疫力下降是感染的根本原因。卒中相关性肺炎的主要原因是误吸,特别是存在吞咽功能障碍和意识水平下降的患者。卒中相关性肺炎重在预防。卒中患者应该积极治疗原发病,加强口腔及基础护理、无菌操作、消毒隔离防止交叉感染。加强吞咽障碍的筛查和康复。昏迷、镇静或者咳嗽反射减弱/消失的患者应该通过X线检查核实喂养管的位置,避免喂养管错位。存在误吸风险或者胃排空能力下降的卒中患者应该进行幽门后置管进行喂养。肠内营养时床头抬高至少30°并定期监测胃内容物残留量。卒中相关性肺炎应该按照医院获得性肺炎和呼吸机相关性肺炎的抗生素使用原则经验性选择抗生素,再根据病原学结果调整治疗方案。避免使用左氧氟沙星。

(8)应激性上消化道出血:抑酸药物中常用的质子泵抑制剂针剂包括埃索美拉唑、奥美拉唑、泮托拉唑、兰索拉唑、雷贝拉唑等。常用的 H_2 受体拮抗剂针剂包括雷尼替丁和法莫替丁。常规剂量如埃索美拉唑 40mg 静脉滴注，每 12 小时一次。大剂量如埃索美拉唑 80mg 静脉推注后，以 8mg/h 速度持续输注 72 小时。止血药物的疗效不确切。大量消化道出血应该及时血容量补充，常用的液体包括生理盐水、平衡液、全血或其他血浆代用品。输血条件包括：①收缩压<90mmHg，或较基础收缩压降低幅度>30mmHg；②血红蛋白<70g/L，红细胞比容（HCT）<25%；③心率增快>120 次/分。在积极补液的前提下，可以适当选用血管活性药物（如多巴胺）以改善重要脏器的血液灌注。有条件时可以进行血管内介入治疗或者外科手术治疗。

（9）深静脉血栓形成的预防：急性缺血性脑卒中患者应该鼓励早期下床活动，不能下床活动的患者应该穿弹力袜或者使用抗血栓泵。深静脉血栓或者肺栓塞高风险患者给予低分子肝素或者小剂量肝素皮下注射。

（10）癫痫的处理：常规预防性给予抗癫痫治疗是没有必要的。既往有癫痫史的患者，应该按照标准抗癫痫方案给予药物治疗。癫痫样起病的急性缺血性脑卒中患者，不建议长期抗癫痫治疗。卒中后 2~3 个月癫痫发作的患者，建议按照癫痫的标准治疗方案长期服药治疗。

2.神经保护治疗　　钙离子拮抗剂、兴奋性氨基酸拮抗剂、神经节苷脂、神经保护剂 NXY-059 以及镁剂等在动物实验中取得了良好的效果，但是都没有被临床试验证实。依达拉奉是一种自由基清除剂，抑制梗死周围局部脑血流量的减少，阻止脑水肿和脑梗死的进展。剂量为每次 30mg，每天 2 次。对于高压氧和亚低温治疗，目前尚缺乏临床试验的支持。

3.其他治疗

（1）改善血流动力学治疗：一般包括诱导性扩张血容量、血液稀释、诱导性高血压和增加心输出量治疗。急性缺血性脑卒中的改善血流动力学治疗的疗效还缺少大规模随机对照研究的证实。依照蛛网膜下腔出血后迟发性脑缺血的研究结果，诱导性高血压和增加心输出量对改善脑缺血是有效的，但是这两种方法对急性缺血性脑卒中的疗效尚不清楚。对于低血压或者脑血管狭窄的患者可以考虑扩容治疗，但是应该严密监测患者的心肺功能。

（2）中医中药治疗：中医中药还缺少大样本高质量的随机对照试验进一步证实，但是目前在国内广泛使用。

（3）康复治疗：康复治疗是急性缺血性脑卒中治疗中的重要一环，包括语言康复、心理康复、认知康复、运动功能康复以及职业和社会康复。急性期运动功能康复的目的主要是抑制异常的原始反射活动，建立正常的运动模式。

二、急性缺血性脑卒中的抗栓治疗

（一）重组组织型纤溶酶原激活剂静脉溶栓治疗

溶栓治疗是目前最重要的恢复血流、改善脑组织代谢、抢救梗死周围半暗带组织的措施。按照最新的研究结果，发病 4.5 小时内是溶栓治疗的时间窗。常用的药物为重组组织型纤溶酶原激活剂(rt-PA)。

1. **rt-PA 静脉溶栓治疗的入选和排除标准** 1995 年的美国 NINDS 试验是 rt-PA 溶栓治疗领域的"里程碑",该研究的入选及排除标准奠定了各国溶栓指南中 rt-PA 静脉溶栓标准的基础(表 16-18),溶栓指南的每年的更新主要是根据新获得的循证医学证据对 NrNDS 标准进行增补或修改。

表 16-18 NINDS 试验入选和排除标准

入选标准	发病 3 小时内的缺血性脑卒中患者;
	发作时间明确;
	有可用 NIHSS 评估的神经功能缺损(NIHSS≥1 分);
	基线头 CT 除外颅内出血;
	可获得知情同意;
排除标准	3 个月内有过脑卒中或严重的头外伤;
	14 天内经历过大手术;
	有颅内出血史;
	收缩压大于 185mmHg 或舒张压大于 110mmHg;
	症状迅速改善或轻微;
	有症状提示蛛网膜下腔出血;
	21 天内有胃肠道出血或泌尿道出血;
	7 天内不可压迫部位有过动脉穿刺;
	脑卒中发作时有痫性发作;
	脑卒中发作前 48 小时内正在服用抗凝剂或接受肝素治疗并且 APTT 时间延长;PT 时间超过 15 秒;
	血小板计数少于 100000/mm^3;
	血糖低于 50mg/dl(2.7mmol/L)或高于 400mg/dl(22.2mmol/L);
	出于特殊原因需要强力降压使血压达到特定范围

2007 年,美国心脏协会(AHA)成人缺血性脑卒中早期治疗指南提出,rt-PA 慎用于严重神经功能缺损患者,建议排除大面积脑梗死患者,即 CT 提示多脑叶梗死(低密度范围>1/3 大脑半球)的患者。该指南对抗凝治疗者要求更加明确,强调正在口服抗凝剂者应 INR≤1.5,未再提 PT 时间超过 15 秒;保留了低血糖除外标准,要求血糖不得低于 50mg/dl(2.7mmol/L),而未强调高血糖排除标准,即未再强调血糖不得高于 400mg/dl(22.2mmol/L);对于卒中起病时有癫痫性发作的患者,只要医师能够确信遗留的神经功能缺损是继发于卒中而不是癫痫发作后现象,这些患者仍然是可以接受溶栓治疗的。自从欧洲急性卒中协作研究Ⅲ(ECASSⅢ试验)公布结果以来,不同地区的治疗指南都把静脉溶栓的时间窗扩大到 4.5 小时,大大增加了 rt-PA 的使用范围。

2. **药物使用方法** rt-PA 使用剂量为 0.9mg/kg,最大剂量为 90mg。将总剂量的 10% 在注射器内混匀,1 分钟内肌注。将剩余的 90% 混匀后静点,持续 1 小时。记录输注开始及结束时间。输注结束后以 0.9% 生理盐水冲管。

3.溶栓的监测(表 16-19)

表 16-19　溶栓的监测

项目	时间
测血压	溶栓开始每 15 分钟一次,检测 2 小时,其后每小时一次,检测 22 小时
测脉搏和呼吸	溶栓开始每小时一次,检测 12 小时,其后每 2 小时一次,检测 12 小时
神经功能评分(NIHSS)	溶栓开始每小时一次,检测 6 小时,其后每 3 小时一次,检测 18 小时
重复 CT/MR 检查	24 小时后
舌和唇血管源性水肿	用药 45 分钟时,如发现立即停药,并给予抗组胺药物和糖皮质激素
神经系统检查	24 小时后每天进行

4.静脉溶栓 24 小时内血压的管理　溶栓 24 小时内维持血压低于 185/110mmPT,有研究认为维持收缩压在 140~150mmHg 之间能够降低患者的病死率和致残率。如果发现 2 次或持续性收缩压>185mmHg 或舒张压>110mmHg(血压检查间隔至少 10 分钟),则给予拉贝洛尔 10mg 静注,持续 1~2 分钟以上(如果患者有哮喘、>1 度心脏传导阻滞、明显的心力衰竭或心率<50 次/分,则应避免使用拉贝洛尔)。如果血压仍>185mmHg/110mmHg,可每 10~15 分钟重复给药(同样剂量或剂量加倍),最大总剂量不超过 150mg。也可给予乌拉地尔 25mg 缓慢静注(孕妇及哺乳期妇女禁用;主动脉峡部狭窄或动静脉分流的患者禁用静脉注射)。如果血压仍>185mmHg/110mmHg,可重复给药(间隔至少为 5 分钟),最大总剂量不超过 50mg。在静脉注射后,可持续静脉点滴。液体按下列方法配制,通常将 250mg 乌拉地尔加入静脉输液中,如生理盐水、5%或 10%的葡萄糖、5%的果糖或含 0.9%的氯化钠的右旋糖酐 40;如用微量泵,将 100mg 乌拉地尔加入输液泵中,再稀释至 50ml。静脉输液的最大药物浓度为 4mg/ml 乌拉地尔。输液速度根据患者的血压酌情调整。初始输液速度可达 2mg/min,维持给药速度为 9mg/min。

如果初始血压>230mmHg/120mmHg 并且拉贝洛尔或乌拉地尔疗效不佳,或初始舒张压>140mmHg,则以硝普钠 0.5μg/(kg·min)静点,根据治疗反应逐渐调整剂量,最大剂量可达 10μg/(kg·min),以控制血压<185mmHg/110mmHg,并持续性血压监测。

无论使用何种静脉降压药物治疗,均要检查血压,2 小时内每 15 分钟 1 次,避免血压过低。

5.不可合并的药物　24 小时内不使用静脉肝素和抗血小板药物,24 小时后重复 CT/MRI 没有发现出血,可以开始使用低分子肝素和(或)抗血小板药物。禁用普通肝素、降纤及其他溶栓药物。

6.并发症处理

(1)颅内出血:治疗过程中或治疗结束后 24 小时内,如发现神经症状加重(如意识障碍加重、肌力减弱、视力减弱、语言障碍加重、严重头痛、呕吐或出现新的神经功能缺损等),应考虑发生脑出血。这时的处理包括:①立刻停止 rt-PA 输注;②复查头部 CT、血常规、PT、PTT 及纤维蛋白原;③可输新鲜冷冻血浆及血小板.特别是近期使用抗血小板治疗者;④请神经外科或其他外科会诊,明确是否需要进行外科处理。

(2)血管再闭塞的处理:在排除脑出血的前提下,给予低分子肝素 4000~5000IU,每日两次,7~10 天。如血小板记数<80000/mm³,则停用。禁用普通肝素。

(3)其他并发症的对症处理:包括降颅压、抑酸、保护胃黏膜及抗感染等。

(二)急性缺血性脑卒中的其他再灌注治疗

1.动脉溶栓治疗   急性缺血性脑卒中的治疗中,动脉溶栓是除静脉溶栓以外的另一选择。近年来,随着神经介入放射学技术不断发展,动脉内溶栓治疗的安全性及可行性不断提高,并在一些大型医学中心开展。

发病 6 小时内的急性大脑中动脉闭塞的卒中患者可以采用动脉溶栓治疗。对于急性基底动脉闭塞的患者,也可以选择性地进行动脉溶栓治疗。

2.静脉和动脉联合溶栓治疗   急性缺血性脑卒中治疗的时间窗有限,发病 4.5 小时内的静脉内溶栓治疗是目前临床上急性缺血性脑卒中的一个标准治疗方法,但是对于颈动脉或大脑中动脉主干闭塞的脑梗死患者,其血管再通率低,疗效并不能令人满意。动脉溶栓拥有较高的血管再通率,但其需求复杂的技术合作,较静脉溶栓治疗平均晚约 2 小时,所以易错过最佳治疗时机,大大影响了溶栓疗效。静脉和动脉联合溶栓疗法因兼有快速启动治疗和高血管再通率的特点而充满魅力。首先,联合治疗能够最大程度地缩短发病至血管再通的时间。其次,随即给予的动脉溶栓能够进一步明确血栓或斑块是否被溶解或者是否需要给予更多的溶栓药物及其他介入方法使闭塞血管再通。由于闭塞血管的再通是获得良好溶栓治疗效果的基础,因此,提高血管再通率是改善颈内动脉或大脑中动脉主干闭塞患者溶栓疗效的关键。

发病 3 小时内的急性脑梗死患者首先给予 rt-PA(0.6mg/kg,1 分钟内一次性给予 15%,随后 30 分钟持续追加剩余的药)静脉点滴,随后进行 DSA 检查,如果发现仍存在血管闭塞,立即给予动脉内 rt-PA(2 小时内在动脉斑块处最多使用至 20~22mg)溶栓治疗。

3.机械取栓治疗(MERCI)   经静脉 rt-PA 溶栓后进行机械取栓和仅采用机械取栓都是安全的,对于不适宜静脉 rt-PA 溶栓治疗以及静脉溶栓失败的急性缺血性脑卒中患者,采用第一代和第二代 MERCI 装置进行机械取栓,对于病变血管的开通是有效的。

(三)抗血小板聚集治疗

阿斯匹林的乙酰基与环氧化酶结合后,可通过抑制花生四烯酸而阻止血小板产生血栓烷 A2(TXA-2),TXA-2 有强的促血小板聚集作用。不符合溶栓适应证且无禁忌证的缺血性脑卒中患者,应在发病后尽早服用阿司匹林 160~325mg,每日一次;溶栓的患者,应该于溶栓后 24 小时给予阿司匹林 300mg 治疗。对于不能耐受阿司匹林的患者,可考虑选用氯吡格雷治疗。

(四)抗凝治疗

非心源性缺血性脑卒中不主张给予抗凝治疗。心房颤动所致的心源性脑栓塞应该口服华法林抗凝治疗,也可以早期使用肝素或者低分子肝索然后过渡为华法林治疗。但是抗凝治疗的时机尚不清楚,早期抗凝治疗会增加出血转换的机会。

普通肝素,100mg 加入葡萄糖或者生理盐水 500ml 中,以每分钟 10～20 滴的速度静脉点滴。低分子肝素,4000～50001U,腹壁皮下注射,每日 2 次。华法林 2.5～10mg,每日 1 次,维持国际标准化比值 INR 2～3。

(五)降纤治疗

急性缺血性脑卒中早期血浆纤维蛋白原水平增高,但是降纤维蛋白原治疗是否有效还存在争议。安克洛酶卒中治疗试验(STAT 试验,卒中 3 小时内)和安克洛酶卒中治疗试验(ESTAT 试验,卒中 6 小时内)得出了相反的结论,有人通过对 STAT 和 ESTAT 试验的数据进行分析,提出改良用药方案也许是有效的。但是按照新的改良用药方案安克洛酶卒中试验(ASP 试验,卒中 6 小时内)同样发现安克洛酶不能改善卒中患者的预后。

三、急性缺血性脑卒中的外科治疗

急性缺血性脑卒中的外科干预措施主要指对具有占位效应的幕上或幕下脑梗死行减压治疗。这方面的研究多是在大面积大脑中动脉(MCA)供血区梗死及占位性小脑梗死的患者中进行的。

(一)恶性大脑中动脉梗死的偏侧颅骨切除术

MCA 供血的全部区域或 2 个分支的大面积脑梗死后继发脑水肿,会导致严重的高颅压和中线移位,进而形成颞叶沟回疝。文献报道大面积脑梗死合并脑疝的发生率为 15%～20%,其病死率高达 80%～90%。外科减压治疗通过去除一部分颅骨,剪开硬膜,以减轻脑组织压力,降低颅内压,防止脑疝形成,同时增加脑灌注,避免梗死周围脑组织的继发损伤。

1.研究进展　2002 年发表的一项系统综述提示,外科减压治疗可增加大面积 MCA 梗死患者的生存率,但是入选的研究都不是随机对照研究。2007 年以后,欧洲进行了 3 项恶性大脑中动脉梗死偏侧颅骨切除术的随机对照试验(HAMLET、DECIMAL 和 DESTINY 试验),对这 3 项试验进行的荟萃分析显示,偏侧颅骨切除术使生存率提高了 2 倍;在生存者中,手术组改良 Rankin 量表(mRS)为 4 分的患者比例较保守治疗组提高 10 倍,mRS 为 3 分的患者比例提高 1 倍,且偏侧颅骨切除术并未增加生活完全依赖(mRS＝5 分)的风险。尽管样本量较小且未使用盲法,但该荟萃分析仍表明,对 60 岁以下患者行偏侧颅骨切除术可挽救生命并能获得较好的神经功能恢复。目前尚缺乏年龄超过 60 岁的患者外科手术的资料。针对此问题,于 2009 年 7 月启动的 DESTINYⅡ期试验通过序贯设计的方法,研究 60 岁以上患者早期实施偏侧颅骨切除术的益处,样本量达 160 例,结果有望在 2013 年公布。

2.手术时机和指征　决定手术成败和远期功能恢复的一个关键因素是手术时机的把握。许多学者认为一旦有手术适应证,尽早手术可减少梗死体积,降低并发症。早期的大样本非随机病例研究表明,24 小时内启动外科治疗由于避免了大面积脑梗死后脑水肿对脑干的压迫,可减少死亡率并改善预后。但是荟萃分析结果显示,24 小时内实施手术并不优于稍晚时(24～48小时)手术。对 HAMLET 试验的亚组分析发现,在卒中发生后 48～96 小时实施手术不能增加临床获益。因此,目前认为,对于影像学提示大面积 MCA 脑梗死、入院后临床情况发生恶化的患者,提倡在发病后 24～48 小时内施行外科手术。

　　手术指征的确定应以个体化为基础。有研究表明,在 CT 上的低密度影大于 MCA 供血区的 50%,临床上表现为早期的恶心、呕吐,美国国立卫生研究院卒中量表(NIHSS)评分在左侧半球梗死的患者≥20 或在右侧半球梗死的患者≥15,可能预示会产生严重的脑水肿。临床实践过程中,应以 DESTINY、DECIMAL 和 HAMLET 这 3 个随机对照研究的入选标准(表16-20)作为手术指征。2008 年欧洲卒中组织(ESO)指南建议,对于年龄≤60 岁、发病 48 小时以内的恶性大脑中动脉梗死患者,应该实施偏侧颅骨切除术。治疗时间窗是患者预后的重要因素之一,无须等待出现占位性水肿再考虑偏侧颅骨切除术。

表 16-20　DESTINY、DECIMAL 和 HAMLET 研究的入选标准

临床试验	NIHSS	意识水平	CT/MRI梗死大小
DESTINY	非优势侧梗死>18 优势侧梗死>20	NIHSS 1a≥1	>2/3MCA+基底节
DECIMAL	NIHSS>16	NIHSS 1a>1	>50%MCA DWI>145cm^3
HAMLET	右侧梗死 NIHSS≥16 左侧梗死 NIHSS≥21	右侧梗死 GCS≤13 左侧梗死 GCS≤9	>2/3MCA+占位性水肿 ±中线移位

(二)占位性小脑梗死的外科减压治疗

　　小脑梗死占全部脑梗死的 1.9%～10.5%,其在发病早期可能症状较轻,但当产生后颅窝占位效应后,将压迫脑干及第Ⅳ脑室,如不尽快解除梗阻性脑积水和肿胀小脑组织对脑干的压迫,患者病情可急剧恶化,病死率高于其他部位的脑梗死。小脑梗死发生后应送至神经 ICU 密切观察 72～96 小时。如药物不能控制脑水肿和梗阻性脑积水,患者出现意识改变时,脑室造瘘或手术减压是有效的治疗方式。

　　目前尚缺乏随机对照研究评估小脑梗死外科减压治疗的临床效果。有研究对 84 例占位性小脑梗死的临床过程和影像学进行了分析,在病情恶化、发生昏迷并且接受了脑室引流或外科减压治疗的患者中,47% 在 3 个月时恢复情况良好(mRS≤2 分)。2009 年公布的 2 项回顾性研究,分别回顾分析了 56 例和 52 例小脑梗死且接受幕下外科减压治疗的患者。在长期随访过程中,分别有 36% 和 40% 的患者 mRS≤2 分,预后良好。据此,2008 年 ESO 指南与 2010 年中国指南指出,对于大面积小脑梗死压迫脑干时,推荐脑室造瘘或者外科减压治疗。

　　但是单独进行脑室造瘘而不进行外科减压治疗的方法存在争议。对于意识迅速丧失的患者,后颅窝外科减压治疗(去除或不去除梗死的小脑组织)明显优于脑室造瘘术。单独实施脑室造瘘术仅是缓解脑积水的临时措施,并不能减轻脑干压力和对四脑室的压迫,长期留置脑室引流管增加了颅内感染的机会。

（李荔荣）

第十七章　先天性疾病

第一节　先天性脑积水

【定义】

先天性脑积水又称为婴儿脑积水,是指婴幼儿时期由于脑脊液循环受阻、吸收障碍或分泌过多使脑脊液大量积聚于脑室系统或蛛网膜下腔,导致脑室或蛛网膜下腔扩大,导致头颅增大、颅内压力过高和脑功能障碍。先天性脑积水主要由畸形引起,较大儿童和成人脑积水无头颅扩大表现。发生率为 3%～5%。

【诊断依据】

1.临床表现

(1)进行性头围扩大:出生后数周～12 个月有脑积水患儿表现为前囟扩大、颅缝增宽、头围增大。正常婴儿在最早 6 个月中头围增加每月约 1.2～1.3cm。在先天性脑积水的患儿则可为正常的 2～3 倍。

(2)头发稀少、额颞部头皮静脉怒张。晚期出现眶顶受压变薄和下移,使眼球受压下旋,以致上半部巩膜外翻,呈"日落征"。双眼上、下视时出现分离现象,并有凝视麻痹、眼震等。有时出现眼球运动障碍。

(3)可反复出现呕吐、视力障碍及眼内斜,进食困难,头下垂、四肢无力,或痉挛性瘫痪、智力发育障碍,甚至出现惊厥与嗜睡。视神经乳头水肿在先天性脑积水中不明显并且少见,但眼底检查可见视网膜静脉曲张。

(4)运动异常:主要为肢体痉挛性瘫,以下肢为主。轻者双足跟紧张,足下垂。严重时呈痉挛步态,亦称剪刀步态;

2.辅助检查

(1)头颅 X 线片:可见颅腔扩大、颅面比例失调、颅骨变薄、颅缝分离、前后囟扩大或延迟闭合,尚可见蝶鞍扩大、后床突吸收等颅内高压征。

(2)头颅 CT 检查:可直接显示各脑室扩大程度和皮质厚度,判断梗阻部位。若为中脑导水管狭窄引起者,仅见侧脑室和第三脑室扩大,而第四脑室正常。

(3)MRI 检查:除能显示脑积水外,还可准确显示各脑室和蛛网膜下腔各部位的形态、大小和存在的狭窄,有无先天畸形或肿瘤存在。

(4)放射性核素检查:脑池造影显示放射性显像剂清除缓慢,并可见其反流到扩大的脑室。目前已较少应用。

(5)透光试验:先天性脑积水的脑实质厚度小于1cm者,表现为全头颅透光。

【鉴别诊断】

本病需要与硬膜下积液或血肿或积脓、佝偻病、脑穿通畸形和大脑发育不良鉴别。

【治疗原则】

1.手术治疗

(1)手术方法:种类较多。目前有脑脊液循环通路重建手术、脑脊液分流手术、减少脑脊液分泌的手术。

(2)禁忌证:①颅内感染者。②近期曾行开颅手术或分流术,颅内有积气或血性脑脊液者。

(3)术后并发症及处理:①颅内感染明确时,最好取出分流装置,给予抗生素治疗。②分流装置障碍或分流管阻塞,酌情行分流矫正术或更换分流管。③颅内血肿多继发于颅内压过低,因此需选用合适压力的分流管。

2.非手术治疗　目的在于减少脑脊液的分泌或增加机体水分的排出。一般常用脱水药物以及减少脑脊液分泌药物。

(赵德涛)

第二节　狭颅症

一条或多条颅缝的早期闭合,从而影响脑和颅骨的正常发育,出现各种头颅畸形和颅压高的症状为狭颅症。

一、病因学

到目前为止,本病的病因不明,尚无圆满的解释。有的学者发现本病有家族性,故认为本病与遗传有关。病变部位多集中在冠状缝或多条骨缝骨化。有的学者将原因不明,出生时就存在的颅缝骨化称为原发性狭颅症,而将继发于身体其他疾病的颅缝早期骨化称为继发性狭颅症,如伴随过度使用甲状腺激素替代治疗的克汀病病人出现的早期颅缝骨化。

二、临床表现

婴儿出生后脑发育非常快,到1岁时脑重量增加135%,3岁时约达成人的80%。通过X线发现,颅缝的骨化从6岁时开始,至30岁时基本完成,当颅骨和脑的发育不同步,不协调时,如颅缝的早期骨化、闭合,就限制了脑组织的发育,而出现各种临床症状,本病男、女患者比例为 3：1，主要表现为：

1.头颅畸形　某一颅缝的早期骨化，造成与骨缝垂直方向的颅骨成长不全，而顺骨缝方向的其他颅缝周围的颅骨代偿性过度生长，根据闭合的颅缝不同，出现各种不同形状的头颅畸形，另有部分病人在患狭颅症的同时常合并有面部畸形。

（1）舟状头畸形：头颅的前后径增长，而横径缩短，一般为矢状缝早期闭合。

（2）短头畸形：主要表现为颅腔的前后径缩短，横径代偿性增长，额骨后缩，多由冠状缝早期闭合造成。

（3）尖头畸形：额骨扁平、后缩，颅腔穹隆顶部凸起，多见于冠状缝伴其他颅缝的早期闭合。

（4）斜头畸形：由一侧冠状缝早期骨化所致，表现为一侧额骨扁平，两侧不对称。

（5）三角头畸形：因额缝早期闭合所致，额骨呈三角形。

人字缝早期闭合少见，表现为枕部扁平。

2.颅内压增高　颅缝早期骨化闭合，颅腔的容积变小不能适应脑组织生长发育的需要，而产生颅压高，颅腔越小，颅压高就越明显。X 光片检查不仅可见骨缝的闭合，还可显示指压痕，提示有颅内高压，而颅内压监护直接观察到颅压增高的程度。一般认为矢状缝和额缝早期闭合的病人无颅压增高，因矢状缝早闭头呈舟状，前后径增大，其头围和颅腔容积不小于正常人，甚至有报道超过正常人。

3.眼部症状　眼球突出、视力下降和视神经萎缩，常见于冠状缝早闭的病人，这主要是因为颅压高和眼眶发育异常所致。另有合并面部畸形的病人可有眼距的改变及斜眼等。

4.精神障碍　脑组织发育受阻，受压和慢性颅内压增高均可产生精神障碍，特别是额叶发育受限者更易出现。

三、诊断与鉴别诊断

本病多在婴儿出生时或出生后一月内，通过观察头颅形态即可做出诊断，在骨化的骨缝处可能摸到骨化隆起的骨嵴，X 光片可显示骨缝的闭合和邻近骨边缘的硬化，同时可出现颅内压增高的征象，如指压痕等。

本病诊断困难时，主要与小头畸形相鉴别，小头畸形的头颅虽小，但形态正常，X 光片可显示无骨缝早期闭合。

四、治疗

狭颅症主要靠外科手术治疗，其目的一是给脑组织正常生长、发育的空间；另一是改善头颅畸形，为整容性的，减少头颅形状异常给病人心理上带来的痛苦。

1.手术时机　因小儿在 1 岁内大脑生长发育非常旺盛，因此，手术越早越好，一般认为出生后 4～6 周可实施急症手术，而早期手术的适合年龄为 6～9 月。3 岁以后，大脑生长旺盛期已经结束，晚期手术的主要目的是整复颅面部畸形。

2.手术方法　切开头皮后,首先辨认出已骨化的骨缝,然后在骨缝处线状切开,并超过邻近的正常骨缝,在骨缝中镶入聚乙烯塑料,以延长两侧颅骨彼此愈合的时间。另一种方法是在原骨缝处开一条沟槽,宽约1cm,切除早闭的骨缝,两侧颅骨断端,用聚乙烯薄膜包裹,骨槽和包膜的长度均要超过相邻的骨缝,此种方法效果比较肯定。

(1)额缝早闭手术:手术时面向上,发际后冠状皮切口,从一侧颞弓到另一侧,皮瓣前翻,露出鼻根部,从冠状缝到鼻根部沿额缝切除3cm宽骨膜,切除1cm宽的颅骨,其中包括额缝,妥善止血。也有的学者在此基础上,用咬骨钳或锯自冠状缝中点向两侧咬开颅骨经颞部转向眶上,在鼻根部汇合,游离双额骨。额缝和眶上缘处颅骨用聚乙烯薄膜包裹,复位,每侧眶上固定1~2针,两骨片之间也松散地固定1针,这样骨瓣既不会移位,又可随脑组织生长向前膨出,维持头颅正常形态。

(2)冠状缝早闭手术:体位和手术切口同上,沿冠状缝剥离切除3cm宽骨膜,切除1cm宽颅骨,长度超过两侧鳞缝,然后用聚乙烯薄膜包裹两侧颅骨。

(3)矢状缝早闭手术:侧卧位,沿矢状缝切开头皮,沿矢状缝剥离,切除3cm宽骨膜,切除1cm宽颅骨,前部要超过冠状缝,后部要超过人字缝。因骨槽下方即为上矢状窦,故手术需十分小心、细致,防止窦破裂、出血。也可不在矢状缝处开骨槽,可在矢状缝两侧各开一1cm宽的骨槽,要超过冠状缝和人字缝,骨边缘均用聚乙烯薄膜包裹,这可避免上矢状窦损伤造成的大出血。

(4)人字缝早闭手术:俯卧位,切口从矢状缝的最后方至两侧鳞缝的后方,同样切除3cm骨膜,咬开或锯开一1cm宽的骨槽,最好在上矢状窦两侧各打一孔,后咬开,避免上矢状窦的损伤,两侧乳突附近需小心,以避免损伤导静脉,骨缘用聚乙烯膜包裹,骨槽必须经过上矢状缝,并超过两侧鳞缝。

(5)多发骨缝早闭手术:方法同上,根据骨缝的位置确定手术步骤,可一次完成,也可分次完成。如额缝伴冠状缝早闭,可通过冠状切口,一次完成;冠状缝伴矢状缝早闭,需冠状和矢状切口,两次完成;矢状缝伴人字缝早闭,需做矢状和后顶切口,也需分两次完成;所有的骨缝均闭合,分两次手术,做冠状切口和一侧耳部至另一侧的后顶切口。二次手术时间至少要相隔一周以上。

术后如再出现颅压高和X光片检查显示颅骨再次融合,可在术后6个月行二次手术。

近些年,有的医生对狭颅症病人行全颅再造术,先将额骨截断拆下,矫正后再固定在正常的位置,这样可以有效地矫正额骨、眶上缘及额鼻角的畸形。游离大块颅骨骨瓣后作随心所欲的重新排列,可以塑造出一个符合正常解剖的头颅,从而为手术治疗狭颅症开辟了一条新的、切实可行的途径。

(刘文祥)

第三节　蛛网膜囊肿

蛛网膜囊肿是一种先天性囊腔,位于脑脊液池和主要脑裂中,其边界由蛛网膜构成。囊肿内充满了无色澄清的、几乎与脑脊液一致的液体。应用CT和MRI可诊断蛛网膜囊肿。治疗方案建立在解剖和临床表现的基础上。所有年龄组中的有症状患者确诊后均推荐手术治疗。

【发病原因】

胚胎学研究中,蛛网膜囊肿的产生原因可能有以下两种:

1.蛛网膜下腔形成的早期,脑脊液流动发生改变,这可能导致正在发育的网状蛛网膜破裂,此时出现了内陷的小囊并有脑脊液流入此囊中,形成蛛网膜囊肿。

2.在蛛网膜发育过程中,蛛网膜从硬膜上分离,此时可发生分裂从而形成蛛网膜囊肿。蛛网膜囊肿可能伴有大脑静脉和胼胝体的发育异常。

另外,创伤也可能是发病原因。婴儿期创伤可能导致未发育完全的脑池内的蛛网膜撕裂,从而使脑脊液流入并形成蛛网膜囊肿。

【病理学】

蛛网膜囊肿的囊壁与正常的蛛网膜相似,包含层状胶原束。膜上可能含有明显的静脉和毛细血管丛、室管膜或柱状上皮。极少见到炎症细胞或含铁血黄素沉着物。毗邻蛛网膜囊肿的大脑皮质基本上是正常的。大多数蛛网膜囊肿内是静态的液体,但也有一些可因以下原因增大并导致占位效应。

1.囊肿内可能存在残余脉络膜丛、蛛网膜颗粒或硬膜下神经上皮,可活动性分泌脑脊液(CSF)从而导致囊肿增大。

2.蛛网膜囊肿内液的蛋白浓度可高于正常 CSF,正常 CSF 可因此内流而使囊肿膨胀。MRI 上可观察到囊肿内液呈 T_2 高信号。

3.蛛网膜囊肿可与蛛网膜下腔交通并形成单向活瓣,在 Valsalva 动作或短时颅内压升高期间 CSF 可进入囊内,从而导致囊肿增大。

【临床表现及治疗原则】

蛛网膜囊肿大约占颅内占位性病变的 1%。多数囊肿是偶然发现的。蛛网膜囊肿多在 20 岁前发现,近 3/4 的患者在儿童期出现症状。男女发病比例超过了 2∶1。大多数囊肿内的液体保持静止状态,但也有一些囊肿呈进行性增大,对相邻的神经结构产生占位效应。有极少数囊肿随着时间进程出现退化和消失。蛛网膜囊肿可能因创伤而发生破裂,导致硬膜下水囊瘤及颅内压升高,可合并急性或慢性创伤性硬膜下血肿。

蛛网膜囊肿可在蛛网膜下腔内的任何位置出现,与蛛网膜池密切相关。在成人和儿童中,近一半囊肿发生在大脑外侧裂,幕上囊肿的数量远远超过幕下囊肿。较少发生于大脑纵裂和斜坡区。鞍区蛛网膜囊肿儿童较成人更常见。

对于无症状或偶然发现的蛛网膜囊肿患者,应密切观察并规律随访影像学检查。若患者出现局灶神经体征或颅高压症状,应及时行外科治疗。对于儿童患者,若出现进行性头围增大及囊肿相关的癫痫发作,应考虑进行治疗。外科治疗的目标是减少蛛网膜囊肿对周围脑组织的占位效应。囊肿的外科治疗技术包括开颅囊壁切除术、立体定向抽吸术、囊肿腹腔分流术以及内镜下囊肿-蛛网膜下腔或脑室开窗。上述每一种手术都各有明显的优势和缺陷。

囊肿-腹腔分流术(CP)的优点为操作相对简单、分流的致病率较低。常见并发症为:感染、过度引流、枕骨大孔疝、低颅压头痛综合征和分流失败。蛛网膜囊肿与脑皮质、血管结构可能紧密粘连,这可限制开颅囊肿切除术中囊壁的完全切除。随着内镜设备和外科技术的改进,蛛网膜囊肿在内镜下切除可能成为供选择的治疗。无论治疗方式,手术后囊肿总体复发率可达25%。

【影像学检查】

1.头颅X线平片 大脑外侧裂的囊肿可使中颅窝膨胀或蝶骨移位上抬,导致毗邻的颅骨呈局部增大。大脑凸面和前颅窝的巨大囊肿常导致颅骨变薄。鞍上或四叠体池囊肿可导致脑积水,间接导致骨缝分离及鞍背、颅盖骨变薄。

2.头颅CT 蛛网膜囊肿在CT上表现为边界平滑、充满囊液的占位。囊液密度与CSF几乎一样,增强CT显示囊壁不增强;骨窗像显示颅顶及颅底可出现骨性改变。蛛网膜下腔注射造影剂后行增强CT可显示孤立囊肿或囊肿与正常蛛网膜下腔有交通。

3. MRI 是蛛网膜囊肿的首选检查。T_1像能清晰显示囊肿位置及与皮质、血管的关系。囊液呈长T_1短T_2信号,与CSF相近。增强MRI扫描、FLAIR、T_1像和质子像可用以鉴别囊性肿瘤、皮样囊肿、室管膜瘤、表皮样囊肿以及脂肪瘤。MRI还可以轻易显示所有的相关畸形,例如胼胝体发育不全或前脑无裂畸形。

【常见蛛网膜囊肿】

1.大脑外侧裂囊肿 近一半成人患者及约1/3儿童患者的蛛网膜囊肿位于大脑外侧裂。囊肿的大小不等,巨大囊肿可压迫颞极和岛叶并使中线移向对侧。大脑外侧裂囊肿可在任何年龄出现症状,常见于儿童和青少年。男女患病的比例是3∶1,左侧大脑半球受累比右侧更常见。最常见的症状是单侧头痛,以眶上或颞区的疼痛最典型。1/4以上的患者可以出现各种类型的癫痫发作,包括局灶、复杂.局部或全面发作。造成蛛网膜囊肿患者癫痫发作的原因尚不明确,但可能与囊肿相邻的颞叶皮质受压、发育不良或软膜下胶质增生有关。蛛网膜囊肿患者很少出现发育延迟或学习困难。

幼儿巨大外侧裂囊肿可以导致巨颅症和骨缝分离。在很多患者中可见颞骨局部隆起,颅骨X线片显示颞骨鳞部变薄和蝶骨翼移位。CT显示在外侧裂内颞尖处存在不被增强的CSF聚集。外侧裂囊肿分为3个亚型:

(1)Ⅰ型囊肿在颞尖处呈椭圆形,中颅窝无结构异常。这些囊肿可与蛛网膜下腔的CSF自由交通。

(2)Ⅱ型囊肿是巨大的四边形囊肿,对相邻的神经和骨性结构有一定的占位效应。

(3)Ⅲ型囊肿呈巨大圆形,造成岛盖和岛叶皮质严重受压,使侧脑室变形和中线偏移。这些囊肿不与蛛网膜下腔的CSF相交通。

MRI影像中囊液均不强化,并与CSF的信号相似。MRA和MRV可观察到大脑中动脉及皮质静脉的分支因囊肿的占位效应而变形、伸长。

根据患者临床症状及影像学分型决定治疗方案。典型的Ⅰ型囊肿一般无临床症状,无需外科手术治疗。建议保守治疗,每年定期行神经影像学随访检查;对于儿童患者,每6个月应行神经影像学随访检查,持续18个月。巨大且有症状的Ⅲ型囊肿的成人或儿童患者需外科手术治疗。Ⅱ型囊肿患者若出现严重的或与囊肿体积不相符的临床症状,也应行外科手术治疗。

外科治疗包括CP分流术、开颅囊肿切除术及神经内镜下囊肿开窗术。CP分流术可在超声或导航辅助下置入分流管,导管侧孔有助于分流管的长期开放,并能促进囊肿不同分隔内的液体引流,推荐使用带低压瓣膜的分流管;在分流术后,移位的皮质和中线可迅速回位。在放置分流管时囊壁上的桥静脉可能损伤,导致囊肿内或蛛网膜下腔出血。其他并发症包括感染、囊肿复发和低颅压头痛。开颅手术可切除囊肿的侧壁并将囊液引流至基底池,可在导航辅助下定位开颅的范围。神经内镜下可行囊肿.脑池造瘘术,并用球囊导管扩张,在基底池放置脑室引流管。

2.鞍上囊肿 最常见的鞍旁区囊肿发生在鞍上池内。近50%的病例是5岁以下的儿童,其中1岁以下的占大约20%。最常见的症状包括脑积水、视力损害和内分泌功能障碍。鞍上巨大囊肿可压迫中脑使其抬高和后移,并可能出现局灶神经系统体征,包括步态共济失调和角弓反张。男女发病比例为2:1。

在婴儿期,囊肿向上迅速增大可抬高第三脑室且阻塞 Monro 孔(室间孔)及 CSF 循环,因此产生脑积水,可导致大头畸形和骨缝分离。眼科检查可发现视神经萎缩、视神经乳头水肿、单侧或双侧视力下降和视野变窄。内分泌功能障碍包括性早熟和身材矮小。内分泌检查提示生长激素和促肾上腺皮质激素缺乏,少数情况下可出现全垂体功能减退。

超声及 CT 可发现鞍上池囊性占位,伴第三脑室、蝶鞍受压。鞍上囊肿可伴脑积水和脑干移位。MRI 扫描可清晰显示囊肿与周围脑组织的关系,并可鉴别颅咽管瘤、皮样囊肿、表皮样囊肿和 Rathke 囊肿。

治疗方面,对有脑积水的患者可以采用CP分流术。脑室-腹腔分流术(VP)可以控制脑积水,但约40%的患者囊肿体积可继续增大。Y 形连接管可以连接囊肿和脑室,普通低压分流系统可引流每个腔内的液体。越来越多的鞍上囊肿使用内镜下神经外科治疗。鞍上囊肿合并脑积水可行神经内镜下脑室-囊肿造瘘术。

(王 凡)

第四节 脊髓分裂症

一、概述

在胚胎时期,由于脊髓或椎管发育畸形,使脊髓分裂为两半,称为脊髓分裂症。此症极为少见,病人可无明显临床症状,部分可出现脊髓分裂综合征。

1.脊髓先天性发育缺陷 胚胎早期中央管闭合异常,若左、右背侧的神经壁在未接触之前都向前大弯曲,先与底板接触,即形成两个神经管,以后发展成为脊髓分裂症。也称为二重脊髓症。

2.椎管内骨质发育异常 在脊椎管的发育形成中,由于骨质的异常增殖而长入脊髓的中央部位,使脊髓分隔成为左右两半,形成了脊髓非全长性脊髓分裂症,即为部分性脊髓分裂症。

此现象系作者近年来在临床实践中所发现的:这是一名 5 岁的女孩,因下肢功能障碍而收入院治疗。经 MRI 扫描诊断为脊髓分裂症,由手术证实系椎管内骨质发育异常引起的本病。

这种脊髓分裂多为部分分裂者,全裂的情况极少,可见于胸下段与腰段,并可因此引起脊髓栓系综合征。

二、病因

脊髓先天性发育缺陷。胚胎早期中央管闭合异常,若左、右背侧的神经壁在未接触之前都向前大弯曲,先与底板接触,即形成两个神经管,以后成为脊髓分裂症,也称为二重脊髓。

三、病理

按脊髓分裂症的病理表现,此症有两种表况,一种是分裂为二的两半脊髓,各自有硬脊膜鞘,其中有骨与软骨组织分隔;另一种是在一个硬脊膜鞘内,包含两半脊髓,其中由纤维组织中隔分开。两半脊髓可各含中央管,也有的是一半粗,一半细。这种全裂的情况极少。脊髓部分分裂者较多。此情况可见于胸下段与腰段。可因此引起脊髓栓系。

四、临床表现

脊髓分裂症多见于婴幼儿和少年,偶见于成年人,可无明显症状。但部分病人有脊髓栓系综合征的相似表现,包括下肢感觉、运动障碍及疼痛,严重者出现下肢瘫痪和大小便功能障碍。

五、诊断

脊髓分裂症一般在术前很少能从临床表现作出正确诊断。X 线平片与 CT 扫描多难以显示。而采取 MRI 扫描可较明确显示脊髓分裂症,以及其间的骨嵴或骨刺。本病应与脊椎裂相鉴别。

六、治疗

由脊髓分裂症引起的脊髓栓系综合征者,适于手术治疗。

手术的目的是切除分裂脊髓之间的骨性或纤维性中隔,及时解除使脊髓受压和脊髓栓系的因素。如存在脂肪瘤,终丝增厚等病理情况,也应一并手术切除。可取得较好的临床治疗效果。

(宁显宾)

第五节　神经管肠源性囊肿

神经管肠源性囊肿,也称为肠源性囊肿、神经上皮细胞囊肿、内胚层囊肿或前肠囊肿,是发育过程中因内胚层罕见的变异畸形形成,主要发生在颅内或椎管内。颅内神经管肠源性囊肿常位于腹侧及轴线上,脊柱神经源性囊肿可伴随脊柱的发育畸形(半椎体、椎体缺如、椎体融合、蝶形椎、脊髓纵裂等)。下颈椎上胸椎的脊柱神经源性囊肿发病率较颅内高。

【临床表现】

神经管肠源性囊肿可在任何年龄段出现症状。该病无性别趋势。临床表现主要取决于病变位置及与周围组织的关系。成人患者病情发展隐匿、缓慢,儿童患者进展迅速。出现瘘管时,患者可反复出现脑膜炎症状。患者可能出现胸膜痛、肋肌痛等症状,但无明确定位体征。

【影像学检查】

MRI 是首选检查方法。神经管肠源性囊肿在 MRI 上表现为脑脊液信号,有时也表现为混杂信号。增强扫描囊肿不强化,部分囊肿壁可强化。囊肿可浸润周围组织。颅内神经管肠源性囊肿常位于后颅窝、中线四脑室腹侧或桥小脑脚。脊柱神经管肠源性囊肿可位于脊髓腹侧或背侧,极少出现在髓内。需与表皮样囊肿、皮样囊肿、蛛网膜囊肿、室管膜囊肿、胶质囊肿、Rathke 囊肿及其他囊性占位相鉴别。

【治疗原则】

主要治疗方式为手术治疗。手术目的是彻底切除肿瘤。但囊肿与周围组织明显粘连,手术常难以彻底切除。勉强切除囊肿壁可导致神经症状进一步加重。若无法完整切除囊肿壁,可行囊液吸出术、囊壁缝合造袋术、囊肿蛛网膜下腔分流术。术后可出现无菌性脑膜炎。即使肉眼完整切除囊肿,仍有复发可能。该病对放疗及化疗均不敏感。

(许新强)

第六节　颈　肋

一、概述

颈肋是先天性的畸形肋骨,其发生率约为 0.5%～1%,以女性多见,男女之比为 1:2～3,初诊年龄为 20～40 岁。约半数为双侧性,单侧者以左侧居多。

解剖学上,臂丛及锁骨下动脉穿过由前斜角肌、中斜角肌、第一肋骨上缘所构成的三角形间隙,进入腋部,臂丛的下组位于锁骨下动脉的后方,二者形成神经血管束。颈肋多见于第 7 颈椎,有时也见于第 6 颈椎,其长短不一。一般根据颈肋的形态分为四型:Ⅰ型,颈肋短小,刚超过横突，一般无压迫症状出现。Ⅱ型，颈肋超过横突较多，末端游离并能直接抵触或压迫臂丛。有时由纤维束带与第一肋相连，此纤维带压迫臂丛神经。Ⅲ型，颈肋几乎完整，并以纤维带与第一肋软骨相连，常压迫臂丛神经和锁骨下动脉。Ⅳ型，颈肋完整，并以肋软骨与第一肋软骨连接，亦常致臂丛神经及锁骨下动脉和静脉受压。

二、临床表现

大多数颈肋无任何症状，只有当血管、神经受挤压时才表现症状，其原因有外伤、肩部负重、骨膜炎、肩下垂、第一肋骨畸形、前斜角肌肥厚、异常纤维束带等。此病的一般体征为患者肩部多肌肉饱满，锁骨上窝浅有时可触及隆起的包块或肥厚的斜角肌。此外，根据受累的成分不同分为三种类型。

1.神经型

(1)手、肩钝痛是最常见的首发症状，为间歇性。当上肢及肩向下牵引，或手拿重物时疼痛加重，因此病人常把上肢举起置于头顶之上。受第Ⅷ颈神经和第一胸神经支配的肌肉肌力减弱，表现在握、捏及细小的动作方面。晚期可见手骨间肌和大小鱼际肌肉萎缩，无腱反射改变。感觉障碍以尺神经分布区为主。

(2)由于交感神经受压，出现血管舒缩功能障碍，如手下垂时皮肤变色，呈灰蓝色，出汗，浮肿，上举后则消失。遇冷手指变苍白。有时出现颈交感神经麻痹综合征。

(3)颈肋有时可触知，压迫该处可引起局部疼痛并向手臂放射。

2.血管型　较少，间歇性上肢皮肤颜色改变或静脉怒张，严重者发生溃疡或坏疽，伴随疼痛或痛觉障碍。锁骨上窝常能听到杂音是一重要体征，有时双侧均可听到，患侧声大。牵引上肢上述症状加重。前斜角肌试验(Adson试验)：取坐位，臂自然下垂，头用力转向病侧并后伸，嘱深吸气并屏气，病侧桡动脉搏动减弱或消失，为阳性。

3.神经血管型　指神经型与血管型混杂的病例。

三、诊断和鉴别诊断

中年患者，特别是女性患者，有上述临床表现者应怀疑此病，进一步行X线检查。颈椎X线正位片可确定颈肋的存在及大小。有时X线片未发现颈肋的存在，但可能有异常纤维束引起压迫。

颈肋为胸廓上口综合征组成内容之一，应与下列情况鉴别：

1.肋锁综合征　肋锁试验为阳性，即当肩部受重压，使肩关节向后向下时，由于第一肋骨与锁骨间隙变窄，桡动脉搏动变弱或消失，是鉴别本征的依据。

2.胸小肌综合征　是胸小肌与胸壁挤压神经血管束而引起的综合征，可依据超外展试验阳性，即肩外展、后伸、牵引胸小肌而出现桡动脉搏动消失，而作出诊断。

3.椎间盘脱出症　多发生于壮年，发病较急，常有外伤史，经牵引后，症状可缓解，脊髓造影显示椎间盘组织压迹。

4.颈椎关节病　颈椎 X 线片显示椎间孔狭窄或椎体后缘有骨质增生。

5.腕管综合征　压迫腕管时,则正中神经分布区出现感觉障碍。

四、治疗

1.非手术治疗　包括按摩、理疗、止痛剂,加强提肩胛肌的锻炼,避免手提重物,减少患侧上肢过度外展活动,适当休息。颈椎牵引对此症无效。

2.手术治疗　如经过 3～6 个月非手术治疗无效,症状较严重者可考虑手术治疗。具体适应证如下:①持续性剧烈疼痛者。②上肢及手的神经征或血管征在发展者。③锁骨下动脉明显受压而引起手指苍白及青紫的短暂发作,甚至有栓塞现象出现者。④臂丛神经下束受压出现感觉障碍或手的小鱼际肌肉萎缩者。

手术方法包括:①颈肋切除术:适合于发育较完全的Ⅲ型和Ⅳ型颈肋。一般经锁骨上路切断前斜角肌及颈肋。②第一肋骨切除术:适合于Ⅰ、Ⅱ型颈肋伴纤维束带致神经血管受压者。一般经腋窝入路施行。

（王　凡）

第七节　寰枕部畸形

本病也称枕骨大孔区畸形,主要是指枕骨底部及第一、第二颈椎先天发育异常。此病包括多种多样的畸形,除骨骼为主的发育异常外还合并有神经系统和软组织发育的异常。其中有:扁平颅底、颅底陷入、寰枕融合、颈椎分节不全(Klippel-Feil 综合征)、寰枢椎脱位、小脑扁桃体下疝畸形(Arnold-Chiari 畸形)。

一、扁平颅底及颅底陷入

【定义】

1.扁平颅底　蝶骨体长轴与枕骨斜坡构成的颅骨基底角变大。基底角是蝶鞍中心点和鼻根部及枕大孔前缘边线连线所构成的角度。基底角小无临床意义,该角超过 145°即为扁平颅底。

2.颅底陷入　也称颅底凹陷,是寰枕区畸形中最常见的类型,主要是以枕大孔为中心的颅底骨组织内翻,寰椎向内陷入,枢椎齿状突向前、向上突出进入枕大孔。颅底陷入常伴有其他畸形及小脑扁桃体下疝。

【诊断依据】

1.临床表现

(1)扁平颅底:扁平颅底畸形单独存在时一般不出现临床症状。

(2)颅底陷入:由畸形程度来决定。多数为青壮年,在 18 岁以后才出现症状,病情进展缓慢,进行性加重。表现为:①头颈偏斜,面部不对称、颈短、后发际低和脊柱侧弯;②颈神经根刺激症状:颈项部疼痛,活动受限及强迫头位。部分患者出现上肢麻木、疼痛,肌萎缩及腱反射减弱等;③第Ⅸ～Ⅻ对脑神经受累时出现:声音嘶哑、吞咽困难、喝水发呛、舌肌萎缩;④严重者累及第Ⅴ、Ⅶ、Ⅷ对脑神经出现:面部感觉减弱、眩晕、听力下降等症状;⑤小脑症状:眼球震颤,步态蹒跚,Romberg征阳性等;⑥椎动脉供血障碍:突然发作性眩晕、视力障碍、呕吐和假性球麻痹等;⑦晚期出现颅内压增高表现:头痛、呕吐、双侧视神经乳头水肿。

2.辅助检查

(1)头颈部X线检查:自硬腭后缘至枕骨大孔的后上缘做一连线,如枢椎齿状突起在此线3mm以上,即可确诊为颅底凹陷。其中有七种测量方法:钱氏线、麦氏线、Bull角、Fishgold线、Klous高度指数、外耳孔高度指数。

(2)过去常用脊髓碘油造影、气脑造影及脑室造影来诊断,目前已很少施行,现基本被CT和MRI代替。

(3)CT扫描:可见脑室的大小、导水管是否通畅、第四脑室及枕大池的改变。

(4)MRI检查:是目前最好的检查手段,在矢状位可以清楚地看到导水管、第四脑室和脑干的改变,小脑扁桃体下疝的程度和颈髓受压的情况,便于决定手术方式。

【鉴别诊断】

1.脊髓空洞症 此病常与颅底陷入同时存在。临床表现主要是颈胸段有明显的痛温觉分离,手部肌肉萎缩和畸形,MRI检查及颅颈部X线检查多可鉴别。

2.枕大孔区或上颈段脊髓肿瘤 可有颈部疼痛、活动受限或四肢上运动神经元性瘫痪。MRI检查可鉴别。

3.原发性侧索硬化 主要是双侧锥体束受累,表现为上运动神经元性瘫痪,但无感觉障碍,颅颈部X线检查正常。

【治疗原则】

1.扁平颅底单独存在、不出现临床症状,无需特殊处理。

2.颅底陷入若无明显神经系统症状、体征,也不需特殊治疗,但需防止颈部外伤,禁做颈部按摩及强制性颈部旋转活动,以免出现突然的延髓压迫、导致呼吸中枢衰竭。

3.有神经结构受压症状和(或)颅内压增高症状时需手术治疗,目的在于消除压迫和降低后颅窝压力。

4.手术在手术麻醉及安放患者体位时,应避免头部过伸,以免出现小脑扁桃体疝加重延髓损害而致呼吸停止或死亡。

二、寰枕融合

寰枕融合即寰椎枕化,是胚胎期枕骨和寰椎发育异常,使寰椎的一部分或全部与枕骨融合在一起。单纯寰枕融合,虽然枢椎齿状突位置也上升,但一般没有临床症状,无需特殊处理。如与颅底陷入等其他畸形同时存在,尤其是并发寰枢脱位出现延髓和脊髓症状时,需行检查及手术治疗。

三、颈椎分节不全（Klippel-Feil 综合征）

此病又称颈短畸形,临床可见颈椎数目比正常的七节少,又有颈椎不同程度的融合。表现为颈部短,活动受限,后发际低,头颈部倾斜。单纯颈椎分节不全可没有神经系统症状。如合并颈肋、脊椎裂、颅底陷入或其他枕大孔区畸形,可出现临床症状。一般无需特殊治疗。

四、寰枢椎脱位

【定义】

枢椎齿状突发育不良和寰椎横韧带发育不全是先天性寰枢椎脱位的基础,若有轻度外伤、头颈部活动过度、反复多次损伤,即可发生脱位,使寰椎向前、枢椎向后脱位,形成该处椎管腔变窄。

【诊断依据】

1.临床表现　脱位本身可引起颈项部疼痛,头部活动受限,枢椎棘突有压痛,可出现强迫性头位;脊髓受压时可出现上颈段脊髓压迫症状。多数患者是在较轻外伤后出现四肢麻木或疼痛,根据脊髓受压程度可出现四肢不同程度的瘫痪、在寰椎脱位时可使椎动脉迂曲,发生椎基底动脉供血不全的症状。

2.辅助检查颈部　正位张口 X 线检查:显示齿状突与寰椎两侧间距不对称;在侧位片上,寰椎前弓与枢椎齿状突间距成人超过 25mm,儿童超过 45mm,有时可见游离的齿状突。

【鉴别诊断】

需与之鉴别的疾病:颈椎病、颈部肌肉劳损等,常可因缺乏典型表现使得临床诊断相当困难;故鉴别诊断应结合 X 线的异常表现进行全面分析。MRI 显示各个方向的断层,提供清晰的解剖图像,对颈椎病的诊断最为有利。

【治疗原则】

1.对于无神经系统体征或轻微体征的轻度半脱位患者,可使用颌枕带行颈椎牵引。

2.对于先天性齿状突分离或齿状突发育不全患者应采用颅骨牵引。

3.对于脱位久及脊髓压迫症状严重者,经牵引不能复位或中枢神经系统症状改善不明显的患者,需行手术减压治疗。

五、小脑扁桃体下疝畸形（Arnold-Chiari 畸形）

【定义】

小脑扁桃体下疝畸形是指小脑扁桃体下疝到椎管内或伴延髓和第四脑室延长下移,从而引起一系列症状。主要临床表现有神经损害症状和颅内压增高症状。病情发展缓慢,多在青年期才出现神经损害症状。该病主要手术减压治疗,预后大多良好,但症状出现越早(如在婴幼儿期),预后越差。

临床上分三型:

1.轻型　仅小脑扁桃体下疝到椎管内。

2.重型　小脑扁桃体下疝到椎管内,并伴脑桥、延髓和第四脑室延长下移。

3.最重型　在重型基础上伴有腰脊椎裂和脊膜膨出,并发梗阻性脑积水。

【诊断依据】

1.临床表现

(1)声音嘶哑、吞咽困难、颈项部疼痛及活动受限。这是由于小脑扁桃体下疝致使脑神经和颈神经根受压所引起。

(2)延髓和脊髓上颈段受压迫可出现肢体运动障碍、偏瘫、四肢瘫、四肢感觉障碍,腱反射亢进,病理反射、大小便障碍。

(3)合并有脊髓空洞时可出现感觉分离(痛温觉消失,触觉正常)或双上肢肌肉萎缩。

(4)小脑受累出现共济失调,表现为走路不稳、眼球震颤。

(5)脑脊液循环受阻可出现脑积水,表现为头痛、呕吐,视神经乳头水肿等颅内压增高症状。

2.辅助检查　在头颈部矢状位 MRI 上,小脑扁桃体下缘超过枕骨大孔 5mm 以上即可确诊;同时显示有无延髓及第四脑室下疝,脑干的移位,有无脊髓空洞和脑积水等。

【鉴别诊断】

该病可与颅内肿瘤或颈椎管内占位相鉴别,行头颈部 MRI 检查即可确诊。

手术目的是解除枕大孔及颈椎对小脑、脑干、脊髓、第四脑室及其他神经组织的压迫。并发脑积水者,应作脑脊液分流术。

由小脑扁桃体下疝畸形引起的空洞,在枕大孔减压术后仍未改善者,可考虑行空洞分流手术。

(宁显宾)

第八节　颅裂及脑膜脑膨出

【定义】

颅裂系先天性颅骨发育异常,表现为颅缝闭合不全,留有缺损、缺口。凡颅缝遗有缺损处均可发生。自缺损处有组织外溢称为显性颅裂,是较常见的先天畸形,反之为隐性颅裂。隐性颅裂因症状轻很少就医。

【诊断依据】

1.临床表现

(1)局部症状:可见头颅某处囊性膨出包块,大小各异,包块表面软组织厚薄相差悬殊。薄者可透明甚至破溃,引起脑脊液漏,反复感染。厚者软组织丰满,触之软而有弹性,其基底部蒂状或广阔基底;有的可触及骨缺损边缘。触压包块时可有波动感,患儿哭闹时包块增大。透光试验可呈阳性(脑膜膨出)或阴性(脑膜脑膨出)。

(2)神经系统症状:轻者无明显症状。重者可出现:智力低下、抽搐、不同程度瘫痪,腱反射亢进,不恒定的病理反射。另外视发生部位不同,可出现该处脑神经受累表现。

(3)邻近器官的受压表现:膨出发生的部位不同,可有头形的不同改变。如发生在鼻根部出现颜面畸形、鼻根扁宽,眼距加大,眶腔变小,有时出现"三角眼"。

(4)隐性颅裂:仅在局部皮肤有藏毛窦,周围有色素沉着或毛细血管痣。

2.辅助检查

(1)CT 检查:可显示颅骨缺损及由此向外膨出具有与脑脊液相同密度的囊性肿物,可见脑室大小,移位变形等。

(2)MRI 检查:可从横断面、冠状面、矢状面观察缺损的范围、大小、膨出物的性质及颅内其他结构改变和畸形表现。

【鉴别诊断】

1.鼻咽部脑膜膨出应与该部位的肿瘤鉴别。

2.眶内脑膜膨出应与眶内肿瘤鉴别。

3.头皮及颅骨外生性肿物。

以上行头颅平片及 CT、MRI 检查即可鉴别。

【治疗原则】

1.单纯隐性颅裂一般无需治疗,合并膨出者均需手术治疗。手术时间最好在出生后6～12 个月为宜。目的是切除膨出囊,还纳膨出的组织等内容物,修补不同层次的裂孔。根据需要有的需二期手术以整形。

2.若巨型脑膜脑膨出或脑膜脑室膨出,合并神经系统症状,智力低下,有明显脑积水者,因预后差,手术不能解决其畸形及智力低下问题,故无需手术治疗。

3.若合并脑积水,可先治疗脑积水。

4.预防感染、对症等治疗。

(王　凡)

第十八章 功能性疾病

第一节 帕金森病

一、概述

帕金森病(PD)是一种多发于中老年人,以肌肉震颤、肌肉僵直、运动活动起动困难,姿势反射丧失为特征的中枢神经系统疾病。它由英国医师帕金森于 1817 年首先描述,1841 年 Hall 称为震颤麻痹,1892 年 Charcot 称为帕金森病。目前对病因不明者称为原发性帕金森氏病(帕金森病、震颤麻痹)。由脑炎、脑动脉硬化、脑外伤及中毒等产生类似临床表现,称继发性帕金森氏综合征(症状性帕金森氏综合征、帕金森氏综合征)。所有帕金森病都具有下列共同特征:它们隐匿起病并不断加重,震颤在静止时最明显;肢体僵硬,引起运动减少,逐渐丧失正常工作和生活能力;面部表情改变,表现为面具样脸,而不能表示情感反应;讲话慢、声调低、音色单调;流涎;躯体俯曲姿势,不易维持直立姿势;油脂溢出皮肤伴有脂溢性皮炎倾向。

本病患病率综合世界各国资料在 10～405/10 万之间,从我国资料来看,居民患病率为 44/10 万,属于 PD 低发生地区。最近我国 15 城市随机调查,并非先前认为是低发生区,其结果与其他西方国家报道结果相近似。PD 发病率和患病率随年龄增长而增加。PD 发病年龄 0～39 岁为 20/10 万左右,70～79 岁为 1100/10 万左右,好发于 50～65 岁,青年型极少。男女之比接近 1 或男性比女性略高。

过去对 PD 的病因和发病机制一无所知,直到 1957 年,Carlsson 根据利血平可激发 PD,1960 年 Ehringer 和 Homykliewicz 对 PD 病人尸检进行了单胺类物质测定,发现纹状体的 DA 严重不足,DA 不足引起 PD 的说法而得到确认。从此,对该病的研究速度大大加速,目前,已知黑质和纹状体中多巴胺能神经元变性是本病的主要病理变化。

二、分子生物学

1.兴奋性氨基酸与帕金森病　近年来研究,兴奋性氨基酸(EAA)及其受体介导的兴奋性毒性,在 PD 的发病机制中可能发挥重要作用。

在中枢神经系统内,EAA 主要是 L-谷氨酸(Glu)和 L 天门冬氨酸(Asp),二者大部分为中间代谢产物,只有少部分为神经递质。Glu 和 Asp 是脑内含量最多、毒性最强的兴奋性氨基酸,这部分 EAA 主要储存于突触前神经末梢内,其释放是通过突触电压门控性通道 Ca^{2+} 依赖的,作用于突触后膜的 EAA 受体。突触间隙内的 Glu 主要通过神经末梢和胶质细胞高亲和摄取系统主动重摄取,或在酶的作用下灭活。脑内含有大量 EAA 受体(EAAsR),目前已发现五种类型:①N-甲基 D-天门冬氨酸(NMDA)受体;②L-氨基-3-羟基-5-甲基-4-异恶唑丙酸(AMPA)受体;③海人藻酸(KA)受体;④L-2-氨基-4-磷酸丁酸(L-AP4)受体;⑤代谢型受体。

Porras 和 Karler 等均对 DA、Glu 和 GABA 之间的关系进行了研究,发现三个系统之间有相互作用:谷氨酸激动剂可引起大鼠纹状体 DA 的释放,DA 能系统可激活 Glu 及 GABA 能系统。因为 DA 能紊乱是 PD 等运动系统疾病的基础,同样说明了 EAA 与 PD 发病有联系。

在某些情况下,谷氨酸受体的过度刺激会导致神经元的损害和死亡,NMDA 受体介导的神经毒性作用,显然是由胞外 Ca^{2+} 的过度内流造成的,胞质 Ca^{2+} 增加,激活大量钙离子依赖性酶,包括蛋白激酶 C,磷酸脂酶 A_2、C、Ca^{2+}/钙调蛋白依赖性蛋白激酶 II,NO 合成酶和各种蛋白激酶、核酸激酶。钙离子诱导的与蛋白、磷酸脂和核苷酸分解代谢有关的酶的激活,通过各种途径导致细胞死亡。

兴奋性损害最早出现的征象是线粒体肿胀的功能失调,研究表明线粒体也是自由基形成的场所。当胞质浓度增加时,线粒体便作为 Ca^{2+} 储存池,当受体长久激活时,线粒体 Ca^{2+} 隔离的能力便受损,出现功能失调,生物能量缺乏。神经元对兴奋性毒素的损害变得敏感,伴随着细胞器的肿胀和细胞溶解,神经元便走向了死亡。

EAA 的大多数递质通路与基底节和边缘系统有直接关系,EAA 的兴奋毒性与 PD 的发生机理密切相关。因此,目前临床应用 NMDA 受体拮抗剂治疗 PD 的目的在于阻断丘脑底核(STN)过度兴奋性,同时起到对 DA 神经元保护作用。

2.多巴胺代谢障碍　黑质致密区(SNc)——纹状体 DA 系统调节锥体外系运动功能,它与 PD 发生有密切关系。在基底节中,具有调节作用的神经环路有两种,一是直接环路:大脑皮层 $\xrightarrow{Glu}$ 纹状体 $\xrightarrow{GABA}$ 苍白球内侧区(Gpi)和黑质网质区(SNr)两神经核 $\xrightarrow{GABA}$ 丘脑 $\xrightarrow{Glu}$ 大脑皮层。另一种为间接环路:大脑皮层 $\xrightarrow{Glu}$ 纹状体 $\xrightarrow{GABA}$ 苍白球外侧区(GPe) $\xrightarrow{GABA}$ 底丘脑(STN) $\xrightarrow{Glu}$ 苍白球内侧区(Gpi) $\xrightarrow{GABA}$ 丘脑 $\xrightarrow{Glu}$ 大脑皮层。

正常时,两者功能处于平衡状态,当黑质 DA 神经元退变,超过 80% 以上,锥体外系运动功能失去自我平衡调控,产生 PD。

正常人脑内的纹状体中 DA 及其代谢产物高香草酸(HVA)的含量最多。在 PD 病人中,纹状体 DA 水平下降,纹状体的 DA 含量越少,PD 的症状就越重。相应地,HVA 亦减少,并伴有 5-羟色胺(5-HT)及去甲肾上腺素(NE)的含量下降。DA 的这种降低主要由于 DA 的合成减少,也可与 DA 的分解加速有关,或两者兼而有之。DA 合成的主要调控作用的中心环节是酪氨酸羟化酶(TH),TH 催化儿茶酚胺合成的第一步,即酪氨酸的羟化。

DA 的分解是在单胺氧化酶(MAO)和儿茶酚-氧位-甲基转移酶的催化下进行的,其最终产物为 HVA。当引起黑质—纹状体变性因素存在,可导致 DA 的神经元脱失,使残存的神经元中 DA 的形成和释放代偿性增多;另一方面,NAO-B 活性的增高.使 DA 的分解加剧,在转化为 HVA 的同时,并伴有自由基的生成,后者将对神经细胞产生进一步的毒性作用。

3.其他

(1)自由基与帕金森病:自由基(包括超氧自由基 O_2、羟自由基 OH)是氧在线粒体代谢过程中生成的,适量的自由基对机体有许多有用的作用,过量的自由基则会对细胞产生损害。当 DA 能神经元的脱失可通过自由基对神经元起进一步的毒性作用。事实上,在 PD 的发生中,自由基代谢的病理生理学远比此复杂。正因为如此,自由基已成为另一个备受关注的 PD 发生发展假说。

(2)遗传缺陷与帕金森病:PD 的发生是源于遗传缺陷一直存在着争论,但是 PD 有明显家族史,目前正在进行 PD 易感基因筛选和克隆工作,倾向于大多数 PD 病人的病因符合多基因遗传。

三、病因与病理

1.病因 目前虽然已查明本病的主要病变是黑质变性,至于引起黑质变性的原因至今不明。近几十年来,对 PD 发病因素的调查,为病因学研究提供了重要线索。如社会人口因素中,PD 与职业关系,可从农民与 PD 发病率之间,存在着较密切关系,主要是他们与杀虫剂、除草剂使用接触有因果关系。至于受教育程度,社会经济地位,性等无显著差异。PD 的患病率和发病率随年龄增长而增加,这是 PD 的危险因素之一。在遗传因素中,PD 患者的家族发病率为 7.5%～94.5%,众多学者倾向于 PD 是遗传易感性与环境因素相互作用的结果。

目前认为环境因素中,农业环境中神经毒物(杀虫剂、除草剂),工业环境中暴露重金属与 PD 发病率有因果关系,是 PD 的重要危险因素,然而也有相反的结论。因而人们对环境病因假设提出了质疑,至于吸烟、饮食习惯、头颅外伤、病毒感染等因素,至今仍未取得一致意见,需要进一步深入研究。

但是,在 PD 的病因学研究中,MPTP 的神经毒性作用,氧化应激和自由基产生,线粒体功能缺陷和个体的遗传易感性,是比较公认的几种学说。特别是 1997 年相继发现 a-Synuclein 基因的突变,可引起常染色体显性遗传性家族性 PD,而 Parkin 基因的缺失和点突变则可引起早发性常染色性隐性遗传性帕金森氏综合征,这两个可引起多巴胺神经元变性死亡和家族性 PD 基因的发现,对研究 PD 的遗传和细胞凋亡机制起了极大的作用。

2.病理 帕金森病的病理变化主要在黑质、纹状体,也有在苍白球、壳核、尾状核、丘脑底核、第三脑室周围、大脑皮质等处。黑质细胞退变和破坏,黑色素消失,黑质中神经细胞数量减少、破坏及神经胶质增生。上述变化在苍白球、纹状体及脑干的蓝斑等处亦可见到。另一个病理变化是进行弥慢性脑萎缩,通过脑室造影也可证实这一点。安徽省立体定向神经外科研究所对 156 例帕金森氏病患者进行气脑或脑室造影,结果发现本病有脑萎缩者占 90% 以上,并证明脑萎缩程度与年龄的大小、疾病的严重程度、类型和病期的长短有明显的相关性。

关于 Lewy 小体,过去认为是 PD 最常见的病理改变,近来研究发现,Lewy 小体是由正常细胞成分组成,并非由致病物或生物因子所引起。必须指出 Lewy 小体并非 PD 的特征性病变,它尚可见于其他疾病,如多系统萎缩、进行性核上性麻痹、运动神经元变性、毛细血管扩张性共济失调、亚急性硬化性全脑炎、阿尔茨海默病、先天痴愚症等。

从免疫细胞化学方面也揭示黑质多巴胺能神经元减少。帕金森病不仅多巴胺含量减少,而且基底神经核中多巴胺代谢产物高香草酸(HVA)、多巴胺合成的限速酶(酪氨酸羟化酶)和多巴胺脱羧酶也明显减少。脑内多巴胺能神经元大量丧失,多巴胺含量下降,使多巴胺绝对和相对不足,促使乙酰胆碱的作用相对增强,引起肢体震颤、肌僵直、运动减少等运动障碍。

四、临床表现与体征

临床表现基本形式有三:①静止性震颤,在静止时可看到 4～6 次/秒,粗大的节律震颤,多数以手指开始,呈捻丸样动作,上肢比下肢容易出现,下肢以踝关节开始较多,逐渐扩展到全身(下颌、口唇等震颤的出现)。病情早期震颤于静止时出现,运动减轻或消失,情绪激动时加重,夜间睡眠时消失。晚期强烈的震颤在运动时也不消失,还有 5.6%～10% 帕金森氏病人无静止性震颤。②肌僵直,因患肢肌张力增高,关节被动运动时,可感到均匀的阻力,称为"铅管样僵直";若合并有震颤则似齿轮样转动,称为"齿轮样僵直"。躯干、颈面部肌肉均可受累,病人出现特殊姿势,头部前倾,躯干俯屈,上肢之肘关节屈曲,腕关节伸直,前臂内收,下肢之髋及膝关节均略为弯曲。手足姿势特殊,指间关节伸直,手指内收,拇指对掌。③运动减少,病人上肢不能做精细工作,表现为书写困难,写字弯弯曲曲,越写越小,称"写字过小症"。步态障碍甚为突出,首先下肢拖曳,然后步伐变慢变小,起步困难,一旦迈步则向前冲,且越走越快,出现慌张步态。④其他症状与体征,主要是植物神经功能紊乱的临床表现,如油脂脸、多汗、垂涎、便秘、尿频或失禁,直立性低血压,皮肤网状蓝斑、吞咽困难、阳痿等。在精神症状上有忧郁、多疑、痴呆、智能低下及幻觉等。以后生活上不能自理,起床、穿衣、解纽扣、洗脸及刷牙都困难。步伐障碍突出,站立时低头屈背,膝稍屈,有时进进退退,走路慢,脚几乎不能离地,步伐小。由于起步困难,一旦迈步就向前冲,随重心越走越快,不能停止或转弯。这类病人,面部呈假面具脸,失去联合运动,行走时上肢前后摆动减少或完全消失。

五、影像学表现

1. CT、MRI 影像表现　由于 PD 是一种中枢神经系统退行性变疾病,病理变化主要在黑质、纹状体、苍白球、尾状核以及大脑皮层等处,所以,CT 影像表现,除具有普遍性脑萎缩外,有时可见基底节钙化。MRI 除能显示脑室扩大等脑萎缩表现外,T_2 加权像在基底节区和脑白质内常有多发高信号斑点存在。

2. SPECT 影像表现

(1)通过多巴胺受体(DAR)的功能影像:多巴胺受体广泛分布于中枢神经系统中多巴胺能通路上,其中主要是黑质、纹状体系统,DAR(D_1)分布于纹状体非胆碱能中间神经元的胞体;DAR(D_2)位于黑质、纹状体多巴胺能神经元胞体。

SPECT 是把放射性核素,目前主要是^{123}I-IBZM,^{131}I-IBZM,特异性 D_2 受体标记物,静脉注入人体后,通过在基底节区域的放射活性与额叶、枕叶或小脑放射活性的比值,反映 DAR 受体数目和功能,来诊断早期 PD。如果早期采用多巴制剂治疗患者,起病对侧脑 DARD$_2$ 上调。长期服用多巴制剂的中晚期 PD 患者,脑中基底节/枕叶和基底节/额叶比值减少,SPECT 功能影像只能检测 DAR 受体数目,不能帮助确诊是否为原发性帕金森病,但是可以区别某些继发性 PD,还可用作 PD 病性演变和药物治疗效果指标。

(2)通过多巴胺转运蛋白(DAT)功能显像:多巴胺转运蛋白(DAT)如何转运多巴胺(DA)尚不清楚,DAT 主要分布于基底节和丘脑,其次为额叶……。DAT 含量与 PD 的严重程度是存在着正相关性,基底节 DAT 减少,在早期 PD 患者表现很显著。

SPECT 采用^{11}C-WIN35428、^{123}Iβ-CIT,通过静脉注入人体后,检测基底节/小脑活性比值,丘脑/小脑活性比值,反映中枢不同区域 DAT 数量。早期 PD 患者,基底节区域 DAT 数目明显减少。

3. PET 功能影像　正电子发射断层扫描(PET)诊断 PD,其工作原理和方法与 SPECT 基本相似,目前主要是依赖脑葡萄糖代谢显像,一般采用^{18}F 脱氧葡萄糖(18FDG)。

因为,在 PD 病人早期,纹状体局部葡萄糖代谢率就中度降低,晚期葡萄糖代谢率进一步降低。用 PET 的受体显像剂很多,PET 神经递质功能显像剂主要是用^{18}F-多巴-PET(^{18}PD-PET)等核素,基本原理同 SPECT,在此从略。

PET 可对 PD 进行早期诊断,可作 PD 高危人群中早期诊断,对病情严重程度的一种客观指标,了解多巴制剂应用疗效,鉴别原发 PD 和某些继发 PD 均有很大作用。

六、诊断和鉴别诊断

1.诊断　诊断帕金森病主要依据:①有遗传性,但是原因多不明。②多数在 40～69 岁发病。③多从一侧静止性震颤开始,逐渐发展到两侧,呈现肌僵直,运动减少,静止性震颤三大症状,尤其伴有姿势反射障碍。④脂性假面具脸,上肢屈曲,伴有前屈姿势,步行时躯干向前,小步,缺乏联合动作。⑤限于没有合并症,不伴有锥体束症、假性球麻痹、眼颤、共济失调、感觉障碍、肌萎缩、癫痫、尿失禁、痴呆、情感失调及幻觉等帕金森综合征以外的症状。⑥病程进展缓慢。⑦脑脊液、血液生化及脑电图等检查无特殊异常。⑧应用左旋多巴有效。但是,诊断帕金森病要注意,只要其他条件具备,个别病人服 L-dopa 无效或三大症候不完全具备或有精神症状,也要高度怀疑此病。

(1)关于帕金森病分类和分级诊断:根据我国在 1984 年 10 月全国锥体外系疾病讨论会上决定帕金森病及帕金森综合征的分类(草案)如下:①原发性(帕金森病、震颤麻痹)按病程分型:a.良性型:病程较长,平均可达 12 年。运动症状波动和精神症状出现较晚。b.恶性型:病程较短,平均可达 4 年。运动症状波动和精神症状出现较早。按症状分型:a.震颤型。b.少动和强直型。c.震颤或少动和强直型伴痴呆。d.震颤或少动和强直型不伴痴呆。按遗传分型:a.家族性帕金森病。b.少年型帕金森病。②继发性(帕金森综合性、症状性帕金森综合征):感染性(包括慢性病毒感染);脑炎后帕金森综合征(嗜睡性脑炎,其他脑炎等);中毒性(一氧化碳、锰、二硫化碳、氰化物、甲醇等);药物性(抗精神病药物,如吩噻嗪类、丁酰苯系等);脑血管性病变;脑肿瘤(特别是脑部中线肿瘤);脑外伤;中脑空洞症;代谢性(甲状旁腺功能减退,基底节钙化、慢性肝脑变性等)。③症状性帕金森氏综合征(帕金森叠加综合征):进行性核上性麻痹、纹状体黑质变性、皮层齿状核黑质变性、橄榄桥脑小脑萎缩、Sky-Drager 位置性低血压综合征、皮层纹状体脊髓变性、Alzheimer 及 Pick 病、正常颅压脑积水、遗传性疾病(肝豆状核变性,Hallerrorden-spatz 病,Huntigton 病,脊髓小脑黑质变性等)。

(2)PD 临床分级诊断:Hoehn&yahr;Matsumoto 帕金森病分级法。见表 18-1。

表 18-1 帕金森病分级法

Hoehn&Yahr	Matsumoto.etal	临床表现
一级	Ⅰ级	只是一侧症状,轻度功能障碍
二级	Ⅱa级	两侧和躯干症状,姿势反应正常
三级	Ⅱb级	轻度姿势反应障碍,日常生活还可独自处理,劳动力丧失
		明显姿势反应障碍,日常生活和劳动力丧失,可起立,稍可步行
四级	Ⅲ级	借助他人帮助起床,限于轮椅生活
五级	Ⅳ级	

[注] Hoehn 和 Yahr 量表,将疾病演变过程分 5 个阶段,对病情进展认识有很大帮助,这种分阶段是简单和实用的;但是,这个量表对测定疗效非常粗糙。

帕金森病的诊断依据:凡中老年发病,具有静止性震颤、肌僵直、运动迟缓和姿势反应异常 4 大主征中 2 项以上,而找不到确切病因者,即可诊断。左旋多巴药物试验反应可协助诊断。实验室检查无特异性,CT 和 MRI 亦无明确诊断价值。PET 有助于其他变性疾病鉴别。

2.鉴别诊断 本病首先应与各种震颤症状群鉴别,按照和随意运动的关系,将震颤分为生理性震颤和病理性震颤。当肢体或躯体的其他部位处于静止时所出现的震颤为静止性震颤。在一定体位时,如将手臂向前伸展而出现震颤称体位性震颤。若仅出现在向某一个目标运动时称为意向性震颤。体位和意向震颤都可称为运动性震颤。而帕金森病为一节律性静止性震颤,应与以下疾病鉴别。

(1)肝豆状核变性(Wilson 病):往往以急性、亚急性或慢性起病,开始出现情感改变,记忆力减退,注意力不集中,继而出现震颤,肌张力增高,构音困难,此震颤以动作性震颤为主(扑翼状),静止性震颤很轻微,有时表现为徐动样动作或特殊性挛缩或强直性痉挛。角膜上有 K-F 环可资鉴别。

(2)Huntington 性舞蹈病:开始为行为笨拙和不安,间歇性出现轻度耸肩,手指的抽搐和"鬼脸"等不自主动作。随后舞蹈样动作逐渐加重,此舞蹈动作是迅速的,跳动式和多变的,此种病人肌张力正常,在情绪紧张时加重,静坐或静卧时减轻,它是一种慢性进行性的遗传性疾病。

(3)老年性震颤麻痹:见于老人,四肢、下颌及舌头等均可受累,震颤以速率快、节律更规则、幅度更小为特征,一般无强直,可有痴呆表现。

(4)Alzheimer病:早期表现为记忆力减退,定向障碍,缺乏主动性。2~3年后出现明显智能障碍和精神症状,逐渐加重。约有1/4病人表现有锥体外系症状,表现有肢体静止性震颤。

由于临床上很多神经系统疾病表现为不同程度震颤、强直、运动缓慢症状与体征,如纹状体黑质变性(SND)、Lewy体痴呆,进行性核上性麻痹(PSP),橄榄桥脑小脑萎缩(OPCA),脑炎后帕金森综合征,血管性帕金森综合征等,在此不能一一阐述。

七、药物治疗

1.药物治疗原则　帕金森病应强调综合性治疗,包括药物、理疗、水疗、医疗体育和日常生活调整和外科手术等,不应强调单一治疗方法。

(1)应该依据病情个体化,选择抗帕金森病药物,如静止性震颤选择抗胆碱能药物;少数动作性震颤选用心得安,此二药无效可用左旋多巴类。

(2)用药剂量应该以产生满意疗效的最小剂量,必要时根据病情缓慢增加剂量。

(3)不宜多品种抗PD药同用,也不宜突然停药。

(4)应用左旋多巴类药物,Ⅰ~Ⅱ级病人不需要用药,Ⅲ~Ⅴ级病人才使用左旋多巴类药。

2.临床药物应用　治疗帕金森病药物至今已发展到第三代。第一代抗胆碱能药;第二代左旋多巴;第三代是多巴胺受体激动剂和增强剂。

(1)抗胆碱能药物:安坦(苯海索、Artane)2~4mg,3次/d;苯甲托品2~4mg,1~2次/d;开马君5~10mg,3次/d;比哌立登(安克痉)2~4mg,3次/d;东莨菪碱0.2mg,3次/d。

(2)抗组织胺药:苯海拉明25mg,3次/d;非那根25mg,3次/d。

(3)多巴胺替代疗法——左旋多巴(:宜从小剂量开始,125~250mg,3次/d,通常每3~5天增加250mg,常用剂量3g/d,最大量5~8g/d。口服左旋多巴有较多副作用,临床使用应注意。

(4)多巴胺能增强剂:应用左旋多巴增强剂,与左旋多巴合并治疗本病,可以减少左旋多巴剂量,减少副作用,提高疗效,常用药物如下:①苄丝肼:此药与左旋多巴以1:4的比例混合,又称美多巴或苄丝肼多巴或羟苄丝肼或多巴丝肼。治疗剂量:美多巴125mg,3次/d,以后可逐渐增大剂量,最大量不超过800~1500mg/d。②α-甲基多巴肼。③帕金宁控释片(卡比多巴/左旋多巴、息宁、sinemet CR):每片中含卡比多巴50mg,左旋多巴200mg。剂量:轻度患者sinemet CR每次一片,2~3次/d,用药间隔4~12小时,最大用量每日可达12片。由于本药在4~8小时可较均衡地释放,从而保持多巴的稳定血清水平,可较好地解决由于峰值波动出现的开关现象。

(5)多巴胺释放促进剂:金刚烷胺,剂量100mg,3次/d,用药数日后才产生效果。

(6)多巴胺受体激动剂:常用药物有:①溴隐亭,通常剂量为25~45mg/d。低于8mg/d往往无效。②培高利特(协良行)剂量范围在0.75~5mg/d,开始剂量0.05mg/d,每3~4天增加一次剂量,直至每日3次,每次0.25mg,最大剂量小于5mg/d。多巴胺能增强剂还有很多,临床应用很少。

（7）单胺氧化酶抑制-B 型（MAO-B1）：司来吉兰：通常用量为 10mg/d，个别可达 15mg/d。如每日剂量超过 20mg，可引起阵发性高血压反应。

（8）儿茶酚-氧位-甲基转移酶抑制剂：托卡朋（答是美）初期用量 50mg，3 次/d，增至每次 100mg，3 次/d。恩他卡朋，用量每次 200mg，3 次/d。

（9）其他药物辅助治疗帕金森病：普萘洛尔（心得安），可控制帕金森病的动作性震颤。一般剂量为 40～80mg/d，分次口服，最大用量可达 200mg/d。心得安有减慢心率，降低血压的作用，宜审慎。还有 PLG 三肽，纳洛酮，GMi 神经节苷脂，拉莫三嗪，CPP，维生素 E，维生素 C，脑复康等。

八、外科治疗

1.帕金森病的立体定向术

（1）概述：自从 1947 年 Spiegel 和 Wycis 临床开展立体定向手术以来，很多学者为治疗帕金森氏病，于脑内寻找有效靶点做了大量工作，从早期脑定向手术开始到目前，对震颤、僵直等运动障碍进行毁损的靶点有：苍白球、豆状襻、内囊、福雷尔氏区、丘脑腹外侧核、丘脑底核、丘脑腹前核以及小脑齿状核等。就目前所知，大脑基底节和丘脑内这些靶点，显著地存在着两个不同的联系纤维，一是苍白球到丘脑外侧核群径路，大概与僵直有关。另一条从小脑到丘脑腹外侧核径路，大概与震颤有关。

目前公认丘脑腹外侧核治疗帕金森病有效率达 80％～90％。根据手术时观察破坏此核的前部（相当 Voa、Vop 核团）对僵直有效，后部（相当 Vim 核团）对震颤最好，破坏偏内时对上肢有效，偏外时对下肢有效。而 Vim 核是包括在丘脑腹外侧核群里，也是目前治疗帕金森氏病定向毁损最主要靶区。Vim 核它的位置前方是 Vop 核，后方是 Vc 核，背侧是 Lp 核，腹侧在 Ac-Pc 线稍下方，外侧是内囊，内侧与 Ce 核连接。它前后径为 4mm，高度 10mm，宽度 10mm，从侧面看，此核在后连合的前方 4～8mm 处，与 Ac-Pc 连作一垂直线，此线从外向内倾斜 20 度，向前斜 20 度，所以对帕金森氏病的肢体震颤的病人，选用此核进行毁损时，要注意上述解剖特征。

但是，帕金森病第二次对侧脑内靶点毁损术，若仍以丘脑腹外核中 Vim 核为毁损区，易产生嗜睡、言语障碍、吞咽困难、记忆力减退等严重并发症。所以帕金森病二次对侧靶点应选择 Forel-H 或 Gpi 核团为靶点较适宜。假如选择对侧脑深部电刺激术更适宜。

（2）立体定向毁损手术适应证和禁忌证：根据多年手术经验，认为该手术的适应证为：长期药物治疗无效；疾病进行性缓慢性发展已超过三年以上；工作和生活能力受到明显限制，根据 Hoehn 和 Yahr 分级为 Ⅱ～Ⅳ 级病人，且没有下列手术禁忌证者，如年高体弱，严重关节挛缩；明显精神障碍病人，严重心、肝、肾和高血压脑动脉硬化者，均可作为手术病例选择对象。

若病人需要再次对侧脑内定向毁损术，一定要具备以下条件：第一次手术效果好；术后震颤消失，僵直缓解，又无任何并发症；手术疗效保持在一年以上；目前无明显植物神经功能紊乱症状和严重精神症状；病情仍维持在 Ⅱ～Ⅳ 级。这样可减少二次手术并发症发生。

（3）手术步骤：采用立体定向毁损术治疗帕金森病，目前多数医院利用 CT 或 MRI 进行导向，在 CT 片水平面上找出 AC-PC 长度和大脑中心 0 点，再指出靶点在框架上 X、Y、Z 坐标数值。若用 MRI 扫描，在 T_1W 中线矢状片上求出 AC-PC 长度和大脑中心 0 点，Y、Z 靶点以及它们在框架上坐标数值。在水平面质子像上或 T_1W 像求出 X 靶点以及在框架上坐标坐值（过去采用脑室造影方法导向目前基本淘汰）。

然后重新消毒、局麻、钻孔，利用定向仪定向装置，就可准确地把手术器械或微电极或毁损电极送到颅内靶点。

进行靶点电生理描记或毁损，目前毁损手段，都是射频温控热凝仪。进行毁损前靶点位置核对确实后，首先作靶点区 43～45℃可逆性毁损，若无感觉、运动障碍，再将温度提高到 70～75℃，持续 60～100 秒。当临床检查达到预期效果，拔除电极，拆除定向仪。例如毁损后效果不佳，要立刻行相应调整 X、Y、Z 数值，核对、再毁损，直达到临床满意，才可手术结束。

（4）靶点毁损前验证与鉴别：进行脑立体定向手术的病人多无生命危险，术后仍可长期生存。对这种选择性立体定向手术首先是不能造成明显的神经功能障碍，其疗效、并发症与毁损术有密切关系。因此，在定向手术靶点毁损时，必须对靶点进行验证，术中常用靶点核对方法如下。①微电极记录又称核团的单位放电记录：脑深部的核团中有单位放电，在白质或脑室中无单位放电，此点可作为电极是否入神经核（团）的依据，一般无特异性，目前经过很多学者努力，已初步掌握 Gpe、Gpi、Vim 等核团一定规律放电特征，安装微电极记录系统，靶点上 10mm 开始进行记录，根据情况记录 3～4 个针道（一般为 8 针道）。通过导针，送入微电极，用微推进器以 $1\mu m$ 数量级向靶点方向送入，计算机显示沿途记录细胞电生理信号的变化，依次可见和听到苍白球外侧部、苍白球内侧部的特异电生理信号，并可见到苍白球中的震颤细胞群产生的特异电生理信号，待记录到"视束"电信号时，停止微电极进针，并记录所进的深度。放电频率、背景噪声水平、放电幅值在内苍白球、外苍白球、髓板、豆状核绊中差别显著。髓板与豆状核绊在放电频率及幅值上差别不显著。②电刺激试验，通过用侧方开口能伸出弯曲的"搜索"电极，对靶点及其周围结构进行适当刺激。脑部不同结构的电刺激后产生反应不同，可作为核对电极位置的依据。当给予一定刺激参数时，可产生对侧肢体运动。电刺激 VP 核可产生对侧肢体麻刺的感觉。电刺激苍白球，丘脑底核、Forel-H、VL、CM，可加强或减弱患者运动状态。一般电刺激参数：频率用于运动 2～5Hz，脉宽 0.5～1ms，波形是方脉冲，电压 0.5～2.0V，电流量是 0.9～1.0mA。用于感觉刺激参数，50～100Hz，脉宽 0.5～1ms，电压 0.3～0.5V。③临床神经、精神功能检查法：利用临床观察和询问仍是不可缺少的基本核对方法。如作丘脑腹外侧核毁损时，令病人作对侧肢体上抬、握拳、抬手、讲话、睁眼等运动，并进行感觉、反射、肌力、肌张力、眼震、意识、记忆、思维等神经和精神方面功能检查。若靶点正确，对侧肢体震颤消失，肌僵直缓解，活动自如。若对侧肢体无力，有感觉障碍，语言困难，症状仍存在，提示定位不准或有并发症的出现。此外，还有立体定向脑电图，诱发电位，电阻抗，暂时性功能阻滞法等。

2.神经细胞脑内移植治疗帕金森病 神经组织移植已有一百多年的历史。1890 年，美国生理学家 Thompson 开展了世界上第 1 例神经组织异种移植，将成年猫大脑皮层组织移植到成年狗大脑皮层内。1979 年 Perlow 等首先报道了将胎鼠中脑腹侧多巴胺能神经元组织移植到帕金森病大鼠模型尾状核内,能使大鼠的异常旋转减少,激发了人们对脑组织移植治疗神经退行性变病症的兴趣。

1982年Backlund进行了自体肾上腺髓质脑内移植治疗2例帕金森病,术后6个月症状改善,它标志着神经组织移植进入了临床实验研究阶段,开创了脑移植治疗帕金森病临床研究的先例。尤其是近年来,现代分子生物学和基因治疗学的发展,使神经组织移植富于新的内容,转基因细胞脑内移植的研究越来越受到重视。

神经组织移植治疗帕金森病成功的关键取决于移植多巴胺能神经元细胞存活的数量,尤其与TH细胞数目密切相关,多巴胺神经功能的恢复,患者的临床症状才能改善。通过提高成活率和降低排斥反应,使宿主脑内多巴胺水平和神经营养因子的水平提高,成为神经组织移植治疗帕金森病研究的热点和趋势。同时由于胎儿脑组织移植受到伦理道德和供体来源的问题,因此,人们正试图进行基因工程化的细胞或永生化的胚胎中脑细胞系以及神经干细胞作为神经组织移植治疗PD的供体来源。

3.伽玛刀治疗帕金森病　γ刀治疗PD是一种方法。通过立体定向放射外科原理,进行靶点毁损,达到治疗目的。1991年,Lindquist等首先报道应用γ刀治疗2例PD病人,经过1～4年随访,震颤均有改善,引起世界神经外科医师广泛重视,以后相继有较多学者报道,我国姚家楣、潘力、陈吉相等学者,相继报道了γ刀治疗PD经验和随访结果。

目前立体定向放射外科治疗帕金森病仍属探索和经验积累阶段。上海医科大学华山医院治疗帕金森病12例,其中震颤为主型11例,强直为主型1例。随访10例,随访10～18个月,平均15个月,9例震颤有不同程度减轻,6例强直有缓解。很多学者γ刀治疗效果类同,大约在61%～75%。放射后脑水肿为其并发症,脑水肿引起严重症状和体征,适当应用脱水剂,随时间延长症状会消失。

4.深部脑刺激术治疗帕金森病(DBS)　法国的Benabid于1987年开始应用丘脑腹外侧核刺激来治疗震颤,这项技术在近10年已逐渐发展并得到了普遍应用。

目前DBS治疗帕金森病的生理基础亦不清楚,人们提出了多种的解释。DBS刺激Vim核,减轻震颤,可能通过受刺激部位失活发挥作用,而这种失活又是通过一种去极化阻滞机制而发挥效应。刺激Gpi引起PD运动症状改善,可能是Gpi输出减少引起,这种输出减少也是通过去极化阻滞直接抑制神经元活动产生。刺激STN治疗PD,可能电刺激直接使STN失活,或改变Gpi的神经元活动来激活STN,阻滞其传导。真正机理尚不清楚。

应用慢性丘脑刺激治疗帕金森病,目前多数学者以丘脑腹外侧核中Vim核团或Gpi核团、STN核团为靶点。术前准备,适应证、禁忌证以及手术步骤,除了同定向毁损术外,下列情况也属于禁忌证:已使用心脏起搏器的病人;有免疫缺陷的病人;病人情绪易紧张或不愿接受此方法者,年龄方面没有严格的限制。

脑深部电刺激为帕金森病或其他运动障碍性疾病提供了一种新的治疗手段,它具有可逆性和可调性特点,大大地提高了治疗的安全性,减少了副作用的发生。为了进一步对其机制了解和研究,找出合适的刺激参数和电极位置,进一步改善治疗效果,扩大治疗的范围,我们还有很多工作要继续进行。今后对 DBS 刺激位置是 Vim,还是 Gpi、STN,随着病例积累,会有满意答复。由于此套刺激器价格昂贵,电池寿命有限等,在我国目前尚难以普遍推广。

5.帕金森病的转基因治疗 随着分子克隆和基因重组技术的发展,帕金森病实验动物模型的建立,使导入目的基因治疗帕金森病成为可能。近年来基因治疗研究的不断深入,在目的基因的选择、靶细胞的确定,载体和转染途径的选择上向安全、高效的方向发展,基因治疗帕金森病实验研究有了较快的进展,为临床治疗奠定了基础。

帕金森病基因治疗进入临床实验阶段尚未成熟,而对这样一种全新的治疗手段来说,临床实验的经验对技术的发展成熟是十分必要的。由于帕金森病黑质退行性变的真正原因和发病机理目前仍不清楚,一般认为是遗传易感性与环境因素共同作用的结果,帕金森病的致病基因分离至今仍未成功,目前进行 PD 基因治疗只能是根据发病机制中的某些外围因素确定目的基因,主要是一些与多巴胺合成有关的酶基因。因而不可能进行真正意义上的基因治疗,其治疗效果必然会受到一定影响。

南于分子生物学技术的突飞猛进的发展,加上帕金森病病理改变的特殊性,从基因角度来纠正该病的病理、生化异常,帕金森病的基因治疗将极具潜力,但必须深入研究帕金森病的致病基因,转基因载体需进一步的改进,努力寻找理想的靶细胞,可以深信基因治疗将是 PD 治疗的一种有效的途径。

(赵德涛)

第二节　面肌痉挛

面肌痉挛是面神经支配的一侧面部肌肉发作性不自主反复抽动,无法自控,发作时颜面随意运动受限,常因精神紧张及劳累时加重,入睡时消逝,多见于中年女性。

【诊断标准】

1.临床表现

(1)病史:一侧面部肌肉快速频繁的抽动,发作数秒或数分钟,间歇期一切如常。发作严重者可终日不停。

(2)体征:发作时可见面部肌肉抽动;间歇期正常,部分患者可伴有轻度面瘫。

2.辅助检查

(1)神经影像检查:头部 CT、MRI 检查,除外颅内器质性病变。

(2)肌电图检查。

3.鉴别诊断

(1)局限性癫痫:抽动幅度较大,抽动范围较广,如累及颈、上肢等;脑电图可见棘波。

(2)面神经炎:伴同侧面肌不同程度瘫痪,观察数月可恢复。

(3)Meige 综合征:属于局限性肌张力障碍的一种,表现为双侧眼睑、面部或下颌肌肉抖动。

(4)肿瘤:伴有其他脑神经损害症状,头部 MRI 检查可显示肿瘤。

【治疗原则】

1.术前处理　同开颅术。

2.手术治疗　CPA 开颅探查,行显微血管减压术。

3.术后处理　同一般开颅术,一般不用脱水药。

(宁显宾)

第三节　颞叶内侧癫痫

【定义】

起源于颞叶内侧的癫痫,多数为海马硬化。

【诊断依据】

1.临床表现

(1)表现为复杂部分性癫痫发作。

(2)发作初期有内脏活动改变的先兆,如上胃气上升的感觉,钩回致癫灶引起听觉或前庭先兆。

(3)颞叶癫痫发作通常有自动症,表现为咂嘴、流涎、摸索动作等,常持续 1～2 分钟。

2.影像学检查　MRI T_2 flair 像显示颞叶内侧有增高信号,出现颞叶内侧硬化颞角扩大,海马体积缩小。

3.脑电图检查　采用头皮电极、蝶骨深部电极,有条件时进行 24 小时动态录像脑电监视,有助于诊断癫痫灶的位置。在脑电图上表现为发作间歇期一侧颞叶或一侧为著的尖波或慢波节律。发作前可以看到一侧前颞叶起源的节律性尖波或者低电压高频率(LVF),逐渐演变为波幅渐高,频率渐慢并扩散到全脑的异常放电。

4. SPECT 检查　致痫区在 SPECT 上的表现为:发作间歇期呈低血流灌注,发作期呈高血流灌注。

5. PET　发作间期,致痫区在 PET 上表现为低代谢区域。

6.脑磁图　脑磁图记录的是脑电异常放电时产生的脑磁波动,可以判断致痫区;并可以对脑功能区进行无创监测定位。

【鉴别诊断】

应与其他部位(额叶、枕叶、顶叶或混合性)癫痫相鉴别。

【手术指征】

1.经采用药物规范化系统治疗 2 年以上,仍不能有效控制癫痫发作者。

2.临床症状和辅助检查符合颞叶海马硬化或颞叶内侧癫痫者。

【治疗原则】

首先采用系统规范的药物治疗,如果仍不能有效控制症状时(2年间采用2种药物仍无法控制),在致病区定位明确时采用手术治疗。手术可以采用前颞叶切除术。通常非优势半球侧采用标准前颞叶切除术,优势半球侧采用选择性海马杏仁核切除术。

(王　凡)

第四节　三叉神经痛

三叉神经痛属于神经根性疼痛,多见于中老年,是颜面部的反复发作性疼痛。病因明确者(如该神经根近脑干段受异常血管压迫或肿瘤、多发性硬化、蛛网膜粘连、带状疱疹后)称继发性三叉神经痛,原因不明则称原发性三叉神经痛。临床多以血管压迫为常见病因。

【诊断标准】

1.临床表现

(1)疼痛:局限于感觉根分布区,多以单侧牙痛或颜面、下颌鼻旁疼痛起病。

(2)在三叉神经1支或多支的分布区呈刀割样、电击或烧灼样剧烈疼痛。突发而持续数秒或数分钟后骤停,或伴发同侧流涎、流泪、面肌反射性痉挛。

(3)疼痛区常有扳机点,因洗脸、刷牙、进餐、说话等机械性因素而诱发疼痛发作。

2.辅助检查　头部CT和MRI检查可以明确病因。

【治疗原则】

1.非手术治疗

(1)药物治疗。

①卡马西平0.1～0.2g,每日2～3次,口服。

②苯妥英钠0.1g,每日3次,口服。

③野木瓜片3～4片,每日3次,口服。

(2)经皮穿刺三叉神经周围支封闭术使用无水乙醇、甘油或石炭酸阻滞。

(3)经皮穿刺三叉神经根射频损毁术三叉神经半月节热疗(60℃～75℃,30～60秒)。

2.手术治疗

(1)经耳后枕下入路:探查三叉神经根近脑干端,如有血管压迫,则行微血管减压术。如无血管压迫,则行感觉根切断术。

(2)经颞下三叉神经感觉根切断术。

(3)三叉神经脊髓束切断术。

(4)三叉神经根岩骨段γ刀治疗。

(5)对继发三叉神经痛应采取病因治疗。

(许新强)

第五节　周围神经损伤

近年国内外对周围神经损伤的显微解剖学和手术学均有长足进展。此领域在我国多属骨科学范畴,在此仅对其基础及某些进展作一简要介绍。

一、外周神经的解剖

神经纤维是外周神经的基本结构单位,神经内膜包裹于神经纤维之外。许多神经纤维组成神经束,包被神经束膜。神经束组成神经干,其外包被神经外膜。

轴突是核周质向外的延伸,可达到数尺长,其外被覆半透膜,称轴索膜。后者被基底膜包被,基底膜外是 Schwann 氏细胞形成的髓鞘,对神经的传导功能有重要意义,同时 Schwann 氏细胞也是产生神经营养因子的主要细胞,该因子在神经损伤时产生的数量为平时的 15 倍,整个轴索被神经内膜包裹,是外周神经结缔组织的最内层结构,许多轴索被结缔组织膜包裹成一根神经束,此膜称之为神经束膜,具有半透膜性质,可调节神经束内环境。许多神经束组合成一根外周神经,由神经外膜包被。

轴索的直径 $1\sim20\mu m$ 不等。神经的传导速度(NCV)与其直径的平方根成正比。Gasser 根据传导速度和动作电位的形态将神经纤维分 A、B、C 三类。Lioyd 将其分成四类,两种分类对照如表 18-2。

表 18-2　轴索的分类

Lioyd 分类	直径	成分	Gasser 分类
1~2 类:	6~20	运动纤维	Aa
		大的感觉纤维	
3 类:	1~6	痛觉纤维	Aδ
4 类:		延迟性痛觉	C
		神经节前纤维	B

外周神经的咀液供应:神经干是由神经纤维、血管、淋巴和结缔组织等组成的复合结构,含有营养需要各异的各种组织。神经纤维从轴浆流得到代谢底物,同时也需要神经内微循环提供的氧。神经是一个富于血管的结构,各层内均含血管丛。神经内的血管系有各自独立的两个完整系统:非固有系统和固有系统。前者为节段性分布的血管,数目和口径各异,呈螺旋状或迂曲状进入神经外膜内,然后向近侧和远侧同时发出分支,形成固有系统的一部分。后者是神经外膜内发育良好的血管丛,是由许多细小的血管分深、浅两层纵行走行于神经内,血流无一致方向。

实验表明,家兔坐骨神经-胫神经拉长 8%,神经内的血流变缓,拉伸 15%,血流停止,这说明作用在神经干上的张力对神经的微循环有很大损害。因此,神经的缺损应用移植物桥接的方法比勉强拉拢断端吻合的办法要好。

神经结缔组织鞘膜组成不同,其内容及机能也不同。见表 18-3。

表 18-3　神经结缔组织鞘膜的比较

鞘膜	组成	内容	机能
神经外膜 Epineurium	疏散排列的长胶原纤维束、cfu 管、淋巴和脂肪	神经束	编入和支持神经束形成,神经干
神经束膜 Perineurium	两层:外层致密结缔组织胶原纤维平行神经长轴走行,内层细胞层为多层的神经束膜上皮	神经束内含神经纤维血管神经内膜	主动运转扩散屏障正压,支持
神经内膜 Endoneurium	胶原纤维成纤维母细胞,血管	有髓和无髓纤维轴索 Shwann 氏细胞	参与弹性,神经-血液屏障

神经内环境有两层屏障:一是神经内毛细血管的内皮;二是神经束膜。后者对于隔离神经束内环境与周围环境,保证神经束的正常机能不受影响有重要作用。一旦屏障破坏,血管内的蛋白质渗透到神经束膜鞘内,造成神经束内的水肿。由于神经束膜的屏障作用,水肿液体不能扩散到神经束外,导致神经束内压力增高,其内的微循环进一步受损。水肿持续较久时引起神经束内的纤维化和疤痕形成。同时,神经束膜对机械损伤有一定的抵抗力。一旦破裂,神经束内容膨出。神经束膜可耐受 24 小时的缺血。

动物实验证明动物肢体神经遭受 30～90 分钟的压迫性缺血可造成神经功能完全丧失,但如果动脉缺血不超过 6 小时,当压迫性缺血解除后,神经内的微循环在 2～3 分钟内部分恢复。解除一小时后,小动脉和毛细血管约有 50% 再通,神经的功能相应随之恢复。静脉在缺血不超过 4 小时,尚可恢复血运,否则,因血栓形成或栓塞很难恢复血流。神经内膜内的血管对蛋白的通透性在缺血 6 小时内仍保持完好,但缺血 8 小时后循环再通,神经内膜内的血管内皮屏障即遭破坏,蛋白沿轴索广泛地渗漏到神经内间隙中,神经遭受到不可逆性损害。因此,神经内膜内的水肿发生与神经功能损伤的不可逆性是一致的。与神经内膜内的血管相反,神经外膜的血管正常时就有少许蛋白通过。在再灌注后,水肿发生较早,但由于神经束膜的屏障作用,水肿被限局在神经束外间隙,蔓延不到神经内膜内的间隙中。

神经干内的神经纤维不断地在神经束间丛状穿梭、交织,致使同一种成分和功能的纤维,即在不同水平截面上的分布有很大区别。神经束按功能分为运动束、感觉束和混合束。在神经干的近端多数为混合束,在神经干的远端不同功能的神经束已分开。因此,通常神经干的近端宜选用外膜缝合,远端宜采用束膜缝合法为妥。

二、外周神经损伤的分类、原因、分级

1.外周神经损伤的分类　　尽管显微神经外科进步已使外周神经损伤的治疗有很大的改善,但神经损伤的机理和范围仍旧对损伤的预后起重要作用。目前尚无满意的分类能兼顾到从损伤到治疗的时间、损伤的范围及神经元、运动终板和靶器官的变化等各方面。如损伤部位

至靶器官的距离和损伤至处理的时间长短对同样严重程度的神经损伤可能有不同的预后结果。现介绍常用的分类。

外周神经损伤的 Saddon 氏分类是较早期的分类并被广泛采用。他将神经损伤按程度分为三类,见表 18-4。

表 18-4　三类神经损伤的比较

	神经失用	轴索断裂	神经断裂
常见原因	压榨	压榨	撕裂
	牵扯	牵扯	火器
	冻伤	火器	注射
	缺血	冻伤	缺血
病理	限局性脱髓鞘	轴索断裂	轴索和髓鞘均断裂
临床表现	无轴索损害运动完全瘫痪感觉部分丧失	运动和感觉均完全丧失	髓鞘完整完全性的运动和感觉丧失
肌电	鲜有纤颤,无自发动作电位	纤颤>3 周,无自发动作电位	纤颤>3 周,无自发动作电位
术中所见	神经连续性保存	连续性保持,偶见神经样肿胀需手术修复	解剖学上的缺损
恢复与时间	4~6 周,神经化无次序	1mm/天,有次序	无恢复
恢复质量	正常	大体正常	手术后可能恢复正常

神经失用:短暂的不完全的可逆性的神经功能丧失,在数小时或数周内恢复。轻者神经生物膜的离子通透性紊乱,重者节段性脱髓鞘,肌电图检查有纤颤电位。好发于臂丛、桡神经、尺神经、正中神经和腓神经。

轴索断裂:轴索和髓鞘完全断裂但膜性结缔组织结构尚保存,即轴索的基底膜、神经束膜和神经外膜尚完好。损伤近侧的神经尚可,但损伤处以远的神经的感觉、运动和植物神经功能立即全部丧失,随之发生 Waller 氏变性。肌电图检查肌肉随意动作电位消失,2~3 周后显示去神经状态。在损伤远侧残存的神经管道内,轴索再生和髓鞘形成自发进行。其再生能力取决于损伤部位到效应器间的距离、再生的速率和病人的年龄等因素。再生速度平均 1~2mm/day,临床上的精确判断很困难。病史、临床表现和肌电的随访常有助于判别。

神经断裂:是指解剖学上的完全离断,或神经及其结缔组织成分的断裂的范围达到无法自发再生的程度。

另有 Sunderland 氏分级:

第一级:相当于 Saddon 的神经失用,在损伤部位有可逆性的局灶性的传导阻滞而无Waller 变性。可能有局灶性的脱髓鞘改变。临床表现为运动和感觉的轻度的不完全性或完全性的瘫痪及麻痹,在数小时或数天内开始,4~6 周内就出现恢复征象。运动性的损伤常重于感觉性的损伤,感觉性损伤中有髓的较大纤维重于较小的无髓纤维。肌电检查显示传导阻滞仅发生在损伤部位,远端正常。

第二级:相当于轴索断裂、轴索和髓鞘断裂,但尚保留三层被膜和周围的结缔组织的完整性。轴索的断裂导致远侧 Waller 变性和运动、感觉及植物神经功能的完全丧失。由于神经内的鞘膜尚存,可望有较好的恢复,恢复速度取决于损伤部位至效应器官的距离。高位损伤的恢复较差,可能超过 18 个月才能使再生的轴索达到终末。次序是从近端向远端恢复,常需数月甚至是数年时间。由于轴索再生不完全,常在长期内遗有部分功能缺失。

第三级:除轴索和髓鞘断裂外,神经束内在结构也受到损害。神经内膜丧失完整性,神经束膜和外膜可保留。包括 Saddon 分类中的轴索断裂和神经断裂。恢复取决于神经束内的纤维化程度。后者是神经传导和再生的主要障碍。此级损伤常见于神经束内的损害如注射后,缺血,牵拉—压迫性损伤等。尽管外观上未看到明显损伤,但内在的损害可能很严重。临床上神经的各种功能均丧失,肌电显示去神经状态。恢复取决于神经束内的纤维化程度,往往迟缓而且不完全,甚至全无神经再生的迹象。

第四级:除神经外膜外,所有神经及其支持组织均断裂,神经固有的束状外观丧失,呈薄片或散在的发束状,或呈神经瘤状。需要外科修复或神经移植。

第五级:神经连续性完全丧失,损伤远侧神经功能完全消失。再生的轴索从伤处长出形成神经瘤。即使有少数轴索穿过伤处达到远端,也全无功能可言。常见于撕脱伤和切割伤,也见于严重的牵拉或压榨伤。在最好的外科修复条件下,功能也很难实现完全性的恢复。

外周神经损伤的手术中分类:根据神经束损伤程度和从受伤到处理的时间长短,用于手术中神经损伤的分类如下:

(1)离断性神经损害:①受伤至就诊时间在 3 周内;②受伤至就诊时间大于 3 周。

(2)连续性尚保持的损害:①受伤至就诊时间在 3 周内;②受伤至就诊时间大于 3 周。

(3)混合性损伤,部分离断,部分连续。

离断性神经类损伤神经束断裂,两段或分离或仅有结缔组织相连,相当于 Sunderland 分类的第五级。此类损伤均需要残端的切除及吻合,必要时须采用神经移植。受伤距就诊时间在 3 周以内者,其修复方法取决于损伤的范围。锐器的切割伤主要是即刻缝合断端。如伴有广泛的挫伤、牵扯或污染,需要延迟 3~4 周后等待病损范围可以明确判定时再作二期处理。

连续性尚保持的损伤平时常见,神经外观看来正常或直径变细或肿胀增粗,保持连续性的神经损伤的病理变化的严重程度常难确定。较明智的办法是等待一段时间,观察其运动或感觉的恢复与否。3 个月后无恢复迹象,应二次手术探查。术中有时仅凭外观不足以判别神经的功能和再生能力。神经的色泽、直径、质地和神经束的连续性在术中可以沿神经追踪观察。触诊发现的硬结常是纤维化的结果,提示神经束已断裂。在手术显微镜的放大观察下损伤处两侧神经外膜和神经束膜间的游离有助于判别神经束的连续性和神经外膜,神经束膜间和神经束膜内的瘢痕范围。术中的电生理学的检测能精确确定受损神经的功能,对手术方案的确定极有帮助。如果神经束的连续性仍然存在,受伤部位两端的电生理测验有电位反应或对应肌肉有收缩反应,则应避免做切除或广泛的松解术。连续性尚保持的损伤在 12~16 周后仍无电位反应或在细致的显微解剖探查发现神经束的完整性已丧失,可判定为神经断裂,作适当切除及吻合处理。

(4)类损伤应细心显微解剖及松解,辅以电生理学检测有助于判定神经束的完整性及是否有不可逆性损伤存在。

2.外周神经损伤机理和原因　肢体因锐器切割而造成的开放性损伤中,合并神经损伤的发生率很高。损伤程度从完全的断裂到不完全性的离断差异很大。裂伤如果是完全的,归入离断性神经损伤类。如果是不完全性的,归入连续性尚保持类的神经损伤。处理神经裂伤时重要的是致伤性质。神经损伤是仅由于锐性的切割还是伴随广泛的捻挫、撕脱等情况?对于切割伤,损伤部位的长径和横径的范围是明确的,仅需缝合。如同时伴有广泛的捻挫或撕脱,应进行清创术,神经损伤留待 3～4 周损伤范围明确后二期处理。因锐器切割造成的神经损伤的位置往往与表面的创口有一段距离,术中应耐心寻找,并且很可能伴随其他组织的损伤,因此,手术方案在术前应周密计划。骨折复位时术中暴露的牵拉、压迫、电凝时的过热温度均可造成神经的继发损害。

火器伤时尽管神经功能即刻丧失,但不一定就是神经断裂,常是连续性尚保持的神经损伤,半数可望有部分神经功能的恢复,因此,并不急于做一期吻合处理。由骨折引起的裂伤虽常可造成广泛的神经挫伤,造成广泛的功能障碍,但仍可望有较好的功能恢复。钝器伤,闭合性骨折等造成的神经挫伤常采取非手术的疗法。

牵张性损伤(见表 18-5):可造成广泛的神经损伤。当外在的牵张超过神经的耐受力,如骨折、脱位时神经可受到不同程度的损伤,神经失用或轴索断裂。骨折或手术牵拉造成的轻度的牵张性损伤预后良好,但严重的牵张性损伤常伴随广泛的神经内的纤维化,需要手术切除纤维化的神经,代之以神经的移植。此类机制的损伤常见于臂丛、桡神经和腓神经。股神经和坐骨神经有时因困难的臀部手术也造成牵张性损伤。伴有轻度移位的肱骨骨折 80% 可自行恢复。因此,由于很难判定损伤是原发的神经损伤或继发于骨折或脱位后的牵张性损害,最初,较明智的作法是选择保守治疗,多数在 3～4 个月神经功能自行恢复。恢复不佳者多是由于神经在骨折部位被绞窄或被骨折断端锐性切割造成裂伤。骨折后还可因为手术时过度牵拉,缝合错位或盲目电凝造成神经损伤,这样的损伤区别于牵张性损伤的广泛性,具有局灶性特征,两者同时存在时,就形成了两处损伤中间夹有一段正常神经节段的病变分布特点。伴有其他损伤机制的神经牵张性损伤需要有完整详尽的记录和临床与电生理学的密切随访,如无神经再生征象,3～4 个月后行二期手术探查。

表 18-5　外周神经常见的牵张性损伤的原因

部位	原因
臂丛	
婴儿	产伤
成人	交通肇事
腋神经	肩部的骨折或脱位
桡神经	肱骨骨折
腰骶神经	骨盆骨折或脱位
股神经	疝修补术或臀部手术时误伤
坐骨神经	臀部骨折、脱位或手术误伤
腓神经	膝关节骨折或脱位,腓骨骨折

压迫性缺血：对神经组织压迫的同时，对神经的血运也造成损害。后者是短暂的可逆性损害，持续性的机械性的压迫是造成神经压迫性麻痹的主要原因，但局部缺血在受压神经局部损伤中也起一定作用。严重或持续的缺血可使神经产生广泛的纤维化，造成广泛的脱髓鞘和 Waller 变性。中度缺血性损伤因大的有髓纤维的中断造成神经纤维数目的减少。四肢神经压迫性缺血形成不可逆性损伤的时间阈值大约为 8 小时。在神经外膜、神经束膜和神经内膜的纵行血管间有丰富的侧支吻合，允许松解很长一段的神经而不造成缺血，但对无经验的外科医生在神经内过度操作造成神经内的微循环障碍，常可导致神经的缺血性损害，尤其是神经横断或受到张力作用时对缺血变得十分敏感。因此，神经吻合不应过多破坏微循环，并应避免张力下的吻合。神经的压迫性损伤的病理主要是有髓纤维的变化，髓鞘结节化，轴索变薄，节段性脱髓鞘，严重时产生 Waller's 变性。神经的压迫缺血性损伤在某些临床情况下可以预测神经的恢复程度。多数麻醉状态下由于体位不当引起的或因止血带造成的压迫缺血性神经损伤多可自行恢复。臂丛、尺神经、坐骨神经和腓神经易发生压迫性缺血损伤。在另外一些情况，如清除血肿或解除动脉瘤对神经的压迫后，因有许多因素影响其预后，神经功能恢复的预后很难断定。例如，损伤的神经及损伤的平面，病人年龄、损伤的严重程度和手术时机等。严重的钝性挫伤，骨折伴有血管损伤等造成的筋膜腔隙内压力增高的闭合性筋膜腔隙综合征常会导致神经和其他组织的严重缺血性损害，应立即进行减压术。

注射性损伤：是医疗工作中时常见到的神经损伤。其机制推测有注射针头的直接损伤，瘢痕挛缩引起的继发损害和化学药物对神经纤维的毒性作用。损伤后果轻重不等。治疗包括保守治疗，立即手术冲洗，早期神经松解，延期神经切除及松解。坐骨神经最易遭受此类型损伤。症状包括立即发生的注射部位的剧烈疼痛并沿神经走行放射，随之是感觉和运动的完全或不完全性损害。神经损伤的后果取决于注射部位及注射剂的成分。神经功能的恢复与损伤的神经的种类、范围和受伤平面有关。由于此类损伤发生迅猛，即刻手术治疗似乎少有价值。最初应按保持连续性的神经损伤的原则进行保守治疗，密切随访时如发现未能按预料的时间恢复，即考虑手术治疗。大宗病例的随访表明，多数病人都遗留不同程度的运动功能缺失。最易引起注射性损伤的药物是青霉素钾盐、苯唑青霉素、安定、氯丙嗪等。

三、外周神经损伤的病理生理学

轴索损伤后染色质溶解、核偏心、核仁扩大和细胞肿胀是退变的最常见的形态学改变。这些变化伴随着胞浆 RNA 的增加，蛋白重组以及轴浆的重建和轴索连续性的恢复。重建过程从 DNA 转换为 RNA 开始，RNA 转换氨基酸以获得适当的多肽来合成轴浆的蛋白质，用于递质功能的物质减少而再生需要的物质增多。如肾上腺能神经元内的单胺氧化酶、多巴胺脱羧酶和酪氨酸羧化酶减少，同样，胆碱能神经元内的胆碱脂酶也减少。相反，6-磷酸葡萄糖脱氢酶这一核酸和磷质生物合成的关键酶活性却显著升高。这些蛋白从神经元核周体内产生，经轴浆流运送到轴索。神经元细胞再生在其生物合成中伴随显著的水解过程，与神经递质贮存颗粒的消化有关。

神经再生的代谢受很多因素影响。病人年龄是一显著因素，可能与不同年龄病人的去轴索神经元在细胞分化调控能力的区别有关。

胶质细胞参与调节神经元外的代谢过程。在轴索损伤后不久小胶质细胞增生,反映了损伤神经元周围的胶质细胞代谢活动的增加。

外周神经损伤后的反应首先是退变,而后是再生。损伤的轴索需要大量的脂类和蛋白质,神经元合成这些物质并通过运输系统运送到轴索。这些物质运送的速度不同,运输慢的成分与被神经干内的胞质调节而运输快的成分参与微管系统的活动。在伤后 24 小时内运输物质在损伤部位形成终泡,进而形成生长锥,后者是因肌原和肌凝样蛋白的收缩而能运动,最终使轴索的尖端再生。快速运输的蛋白经过受伤部位进入再生的神经芽速度为 400mm/day。这些物质在神经芽处固化。与轴索的其他部位不同,轴索再生尖端的流动性大,对钙离子的通透性大、能量消耗较高。神经元胞体内用于合成递质的蛋白减少而用于修复过程的蛋白增多。伤后一周可见轴索旺盛的芽生现象;1～3 周后,轴索芽胞开始穿过神经吻合处并在此延缓数日。在神经再生的高峰期是神经吻合的理想时机。

神经和靶组织间存在相互作用以促进神经的再生。普遍认为靶组织产生某些物质促进神经的芽生,这种物质又被轴浆流运送到神经的终末,对神经生长因子的释放起负反馈作用。此假说用于解释"去神经芽生"和侧支芽生现象。

为维持再生所必需的轴索延长和化学物质的运送是神经再生研究的中心课题。轴索的延长从尖端的生长锥开始,轴索显示的分支及数量受细胞表面的粘性和生长物质的影响。因此,轴索的延长也涉及细胞表现的变化。

生长锥近旁的环境因素不仅包括理化过程,还有促进生长和抑制生长的因子参与。去神经的肌肉组织释放增生因子,死亡的细胞、坏死组织等释放抑制因子。

在有先前受损的轴索再生的背景下,第二次损伤后的再生将加速进行。这说明神经元代谢因前次轴索再生已作调整。

当轴索断裂数小时后,损伤区附近的 Shwann 氏细胞开始吞噬髓鞘,数天后变得更明显。损伤 2～3 天后轴索两断端的所有细胞成分均有增生。Shwann 氏细胞,神经束膜的上皮细胞及神经外膜的代谢活动都增强。细胞的这些反应在某种程度上与损伤的严重性成正比。

损伤部位两端的支持细胞对损伤早期的轴索再生代谢反应有重要影响。坏死的 Shcwann 氏细胞清除后,中胚层细胞增生的趋势取决于创伤部位和局部条件而不是趋化性。众所周知,细胞结构可被索带或管腔约束成纵向形状。

神经的修复将引起远近两端的肿胀,可超出正常神经截面积的三倍。硅胶管可使神经沿着其长轴生长。较大的硅胶管为神经的肿胀留有余地并能使之沿其长轴生长。神经外膜的谨慎吻合也有这样的作用。神经外膜的精细吻合胜过外加套管的优点。水肿消退后,神经元发芽并伸入细胞间隙。需要强调的是支持细胞对损伤立即作出反应,伤后三周就有厚层胶原形成,但损伤部位的神经元的反应却很迟缓,直到轴索发芽时才开始再生。因此,良好的手术修复计划应能使神经元的再生与支持组织的再生同步。

断裂神经的神经元的远端发生 Waller 变性,但神经干的部分成分尚存活。而近端则不发生这样的变化。伤后一周轴索内的消化酶就将神经元成分消化掉,Shcwann 氏细胞也将髓鞘破坏成碎片。伤后六周末,吞噬细胞将坏死细胞清除净。远侧神经束膜的结构存在。整个神经皱缩,随时间的流逝这种皱缩逐渐变得不可逆,将影响过分延迟的神经修复的预后。神经上皮和中胚层成分部分依靠神经纤维来维持其解剖及代谢。

伴随轴索延伸,Schwann 氏细胞的代谢活性增强,新生髓鞘围绕轴索形成,原始解剖得以重建,外周神经生长速度为 1mm/d,在轴索通过吻合口断端时延迟。在某些情况下再生速度有时可达 3mm/d。当神经与效应器官连接时,则再度变缓。

外周神经干再生所有代谢物质都是通过轴浆流来自核周体,在损伤后核周体的体积变大,代谢活动增强,达到高峰,当完成髓鞘连接时再度达到高峰。这是因形成神经突触、构筑感觉器等活动的需要所致。

外周神经影响肌肉的代谢和电活动。神经损伤后,神经的营养作用丧失、肌内膜和肌束膜增厚、静息膜电位降低、磷酸肌酸减少等。这些变化的时程取决于神经断裂水平和肌肉去神经的类型。动物实验表明,通常在伤后头三天开始,2～16 周后肌肉开始萎缩。两年后肌纤维断裂丧失完整性,无论如何进行物理治疗或电刺激,肌肉去神经性萎缩由于肌鞘的增厚阻碍了终板的形成,周围纤维组织的形成也妨碍了神经再生和肌肉收缩。神经与肌肉的联系建立得越快,肌肉将越可能得到保存。肌肉的再神经化延迟一年,其功能恢复不良,延迟两年,肌细胞变化不可逆,即使神经再生,也很难指望运动功能的恢复。

与肌肉不同,终末感觉器对再度神经化的依赖较小,它不受神经损伤的恢复时间的影响。

影响神经恢复的一般因素:病人年龄、创伤类型、受损神经的种类均可影响神经的再生。其中,最重要的是病人的年龄。甲状腺素促进神经再生。创伤类型如火器伤会引起伤口延期愈合并缺血。多发性损伤因分解代谢的增强引起神经再生的延迟。

另外一个因素是生理的种系越高级,再生过程越难取得好的效果。

局灶性的神经损伤也可像脑损伤那样,分成震荡、挫伤和裂伤。神经震荡是指无器质性改变的一过性功能障碍;神经挫伤是指轴索在受伤部位断裂,尽管神经束断裂,但外观可以正常,此类损伤需要再生才能恢复神经功能;神经裂伤是指物理学上的完全离断,如果未行吻合术,神经根本无法再生。

压迫性和缺血性神经损伤可由许多机理引起,其再生取决于损伤程度和持续时间。

神经创伤的治疗必须同时考虑中央和外周局部的病理生理反应及其相互间的作用,所有这些对治疗效果均有重要影响。

四、外周神经损伤的诊断及伤情评估

病史调查:外周神经的损伤常因麻醉而掩盖或因患其他严重的复合伤而被忽视。有时不能在受伤的当时即刻检出,因此,病史中除受伤当时的情况外,还有必要追问从受伤到就诊被检出这段时间内运动和感觉功能的变化情况。肢体伴随的其他损伤和造成的后果严重影响神经的再生,病人的职业,先前的功能,受伤的环境和机制和有无疼痛等均应记入病史中。

临床检查:伤口位置、疤痕的特征、组织的类型,关节的活动范围和挛缩程度等。记录应详尽、准确、标准。

外周神经损伤后的功能丧失及恢复程度的评估通常采用下述 BMRC 记分法(见表 18-6)。

表 18-6　神经功能恢复的分级评估

分级	描述
运动功能的恢复	
M_0	肌肉无收缩
M_1	近端肌肉有可察觉的收缩
M_2	远近两端有可察觉的收缩
M_3	远近两端肌肉收缩达到主要肌肉可以对抗阻力的程度
M_4	同上,另外,有协同肌群和独自的运动
M_5	完全恢复感觉功能的恢复
S_0	支配区感觉丧失
S_1	支配区皮肤深部感觉恢复
S_2	支配区皮肤温痛觉和触觉恢复
S_3	同上,外加该部原有的任何感觉过敏反应的消失
S_3+	同 S_3,外加该部两点辨别觉的恢复
S_4	完全恢复

电生理检查:包括肌电图,神经传导速度的测定,及体感诱发电位(SEP)。

辅助检查:包括 X 光平片、CT 和 MRI,必要时血管造影以明确合并的其他损伤。

五、神经修复技术

历史:神经修复的历史长而曲折。在第 9～10 世纪阿拉伯医生就曾尝试将断裂的神经用缝合方法再接。虽然中世纪西方医学开始发展,但对神经吻合的有关知识所知甚少,19 世纪中叶才了解到神经可以自行再生,手术和缝合会影响神经功能的恢复。20 世纪中期,Waller 等学者的对外周神经解剖和病理学的研究为神经修复奠定了基础。Hueter 在 1873 年描述了缝合神经外膜的修复技术,但由于感染等原因,结果很不满意。直到第一次世界大战人们开始认识到切除损伤的神经直到健康的部分,在无张力下端一端吻合等原则的重要性。1916 年 Foerster 首次进行神经移植术。神经束间吻合虽在 1917 年就已提出,但到 1953 年 Sunderland 进行神经束内的局部解剖研究才引起重视,但由于器械的原因尚无法付诸实际,1961 年我国成功地进行了世界第一例断手再植。此后,我国学者在此领域中有诸多世人瞩目的成就。1964 年 Smith 将手术显微镜应用到外周神经外科,Bora 在 1967 年首先用猫完成了神经束间吻合。Millesi 在 1960 年指出结缔组织对神经吻合的不良影响并证实其增生程度与张力有关。至此,神经修复的技术发展为神经外膜吻合,神经束及神经束膜吻合,神经束间移植等。

神经修复:在神经修复中,损伤神经的特殊性,损伤节段的水平,损伤的严重程度和范围,伴随其他组织损伤的严重程度,病人年龄,神经细胞对损伤的反应,所有这些因素在损伤的当时就已决定,无法人为干预。外科医生仅能控制两个因素:手术的时机和手术技术。

与神经修复有关的有三个基础问题:神经干内在的解剖,轴索的生长和再生,神经内的结缔组织对损伤的反应。简言之,神经内在的解剖不是均一的,是由许多轴索和结缔组织组成的,后者占神经干的断面面积的 20%～40%,轴索被神经束膜包裹成神经束。每个神经束约含 10000 根轴索,在神经干内不规则穿梭走行,集合成丛,通过连接支与其他束结合,因此,在不同节段水平上同一轴索的位置有很大不同。我国学者对此有详细研究,为神经吻合提供了极有价值的解剖学基础。

在神经断裂后,外周神经需要复杂的修复过程。严重神经损伤后的 72 小时内,远端的传导性丧失,轴索和髓鞘崩溃并开始被巨噬细胞和 Schwann 细胞吞噬。这一主动的过程称之为Waller 变性。Schwann 氏细胞和神经内的纤维细胞增生造成近侧断端的膨大。随时间的推移,受损神经的远侧细胞数目的减少和神经内管道的收缩和胶原分解使损伤远侧的神经直径变细。同时,神经元胞体也发生了不同程度的变化。通常 RNA 制造增加为再生作准备。轴浆流溢出髓鞘,胶原无序性分布最后在损伤的近侧端形成神经瘤。如两断端一期吻合,远侧的支持组织纵向取向生长,Schwann 氏细胞和成纤维细胞也可达到近侧端。Schwann 细胞管的开放可保持 6 个月的时间,但随时间的延长,其直径和数量逐渐减少。在去神经期间,运动和感觉终末器官均发生退变,肌肉去神经后功能恢复的时间阈为 18 个月,感觉的时间阈较长,年青人在伤后 5 年进行修复术也是值得的。从近端再生的轴索必须通过吻合接口,寻找远端的神经内鞘,然后沿其内鞘到达其对应的终末器官——感受器或运动终板。如果错误地到达终末器官或结缔组织内,仍旧达不到功能恢复。损伤神经内的结缔组织的增生与损伤的严重性有关,也与手术的精细程度和缝合张力相关。在断裂的两端均有结缔组织形成,凡结缔组织过度增生均可使轴索再生发生阻挡或变形。

手术修复的目的是提供损伤神经的近端到远端目的地的最佳连接,使再生的轴索获得功能上的连接和恢复,并使错构性的连接减少到最少的程度,最佳的技术因不同的临床情况而不同。

修复时机:外周神经损伤的最佳修复时机尚有争议。有人主张伤后即刻修复,有人主张延期到伤后 3 周再修复,主张延期修复的经验是从战伤的治疗中获得的,这类损伤多伴随严重的软组织损伤和污染,延期治疗是妥当的。但和平期的神经损伤多为切割伤,断端整齐,创口污染不重,伴随的软组织伤也不严重,因此,可以一期缝合,由此看来,神经创伤的修复时机的选择与创伤的类型有密切关系,神经损伤为清洁而不超过 24 小时的锐器伤,应考虑一期修复。因手术无需在疤痕中解剖,断端锐利,回缩很少,不用过度分离即可使断端在无张力下吻合。一期修复有两个优点:一是可使轴索再生较早地通过吻合口,二是轴索可进入正常大小的神经鞘内。Crabb 也已证明对同一神经的损伤一期修复的结果优于二期修复。当然,一期修复也有某些缺点:难以准确判断神经两断端的损伤程度,如果吻合的是挫伤的断端将导致吻合处疤痕组织的过多形成。臂丛和坐骨神经损伤一旦满足一期修复条件即应即刻修复。因在二期手术时其断端的回缩很难拉拢,另外,损伤平面距效应器官很远,只有早期修复才能保证末梢器官的有功能的神经化。延期手术的理由:①损伤的远近端需要时间来鉴别,以便辨识神经内的疤痕组织,明确切除的范围,以便修复;②伴随的损伤有恢复的可能,感染已被控制,病人在修复前学会运用肢体;③神经鞘膜增厚,便于吻合。

手术指征:①开放性损伤,特别是锐器伤,神经断裂不可能自行恢复。②损伤平面较高,即使有自行恢复可能,但因再生到终末器官耗时过长,应行手术修复,防止其去神经后的不可逆性退变。③未作手术经保守治疗不见好转或手术后经观察不见恢复,或恢复到一定程度后即停止。④损伤部位痛性神经瘤引起明显的临床症状。

手术禁忌证:①保持连续性的神经损伤有自限性恢复的可能或仅为不完全性功能丧失者。②经观察有逐步恢复征象者。③损伤部位严重污染或软组织挫伤严重者。

上述手术适应证和禁忌证是相对的,实际选择时还应考虑病人的多方面因素,如肌肉严重萎缩,修复时间与上述时间阈相去甚远;感觉存在或功能并不重要,运动功能部分存在,其余功能可用肌腱转移的方法替代,此点尤适合于手内在肌群的麻痹;某些预后不良的损伤,如成人外侧膝副韧带断裂伴随的腓神经牵扯性损伤,较明智的作法是观察一段时间视其恢复情况再作决定;有时做肌腱转移术或某些矫形手术会更好些,如老年病人患桡神经的高位撕裂伤时可从肌位转移术立即获得伸腕和伸指功能,远比神经吻合和神经移值为佳。但正中神经损伤多年的年轻病人尽管神经修复后可能恢复不了运动功能,由于正中神经的感觉功能更重要,因此,即使距伤后 5 年也应手术修复。

儿童神经损伤经神经修复后的功能恢复较成人为佳,因此,应积极修复。

损伤肢体的局部条件也很重要,如软组织覆盖将会形成过多疤痕,影响神经的再生。

伴随骨折或关节脱位的神经损伤分为两类:闭合性损伤,骨折是造成神经损伤的原因;开放性损伤,骨折和神经损伤可能由同一致伤原因引起,前者的神经损伤少有神经断裂,可观察治疗,后者的神经损伤常需手术治疗。

此外,病人的职业和心理因素等均应综合考虑,最后作出恰当判断。

手术分类:按伤后到手术的时间长短分为一期手术、早二期手术和晚二期手术。伤后 3 个月内的吻合称之为早期的二期缝合,3 个月后为晚期二期缝合。有人将伤后 1~3 周内的手术称为延迟一期手术。

Schawann 细胞管的开放可保持 6 个月的时间,但随时间的延长,其直径和数量逐渐减少,在去神经期间,运动和感觉终末器官均发生退变,肌肉去神经后功能恢复的时间阈限为 18 个月。感觉器的时间阈限较长,年青人在伤后 5 年进行修复术也是值得的。

按手术方法分类如下:

神经松解术:手术从正常的部位开始,然后向病变部位解剖,这样才能找到正确的解剖层次和结构并利于识别正常与病变组织的界线。手术主要是切除神经外膜和束膜间的疤痕组织并应注意保存神经的血运。

神经缝合术:神经完全断裂,或切除两端疤痕后缺损<2cm,远近两端游离后端一端对位的无张力缝合。可分为外膜缝合、束膜缝合和外束膜联合缝合。

神经外膜缝合:断端应在轴位上准确对位。神经外膜上的血管可作为解剖对位标记。180°两定点对位神经外膜的全层缝合,如有张力,断端可做少许松解。避免缝线穿入神经束膜下。打结时注意张力恰好使断端对合即可。过分的结扎张力会使神经束变形或堆积。创口闭合后,肢体用夹板固定 3~4 周,夹板拆除后,关节每周伸开 10~15 度。用手术放大镜完成上述手术,如用手术显微镜更好。

神经束的修复:根据外周神经不同水平断面的不同性质和成分的神经束分布位置,将两断端的同一性质的神经束按单根神经束或多个神经束组分别对位缝合。

缝合方法的选择视神经束的性质、神经干的部位、神经组织与结缔组织的比率而定。混合束,神经干的近侧,结缔组织含量少则宜采用神经外膜缝合方法;较单纯的运动或感觉束,神经干的远侧,结缔组织含量多则采用束膜缝合为佳。

神经移植:视其移植物来源不同分为异种、同种异体神经移植和自体神经移植。前两种方法因目前尚未能克服免疫排斥问题尚未广泛应用于临床,下面仅介绍自体神经移植方法。

游离神经移植:神经缺损超过 2cm,两断端的勉强吻合会因张力过大而影响再生。宜采用游离神经移植。通常取材于感觉皮神经,如隐神经、腓肠神经、肋间神经等。

带血管蒂的神经移植:可采用与神经伴行的动静脉血管蒂的吻合以提供神经移植体的供血,如桡神经浅支与桡动静脉、腓浅神经和腓浅动静脉,也可采用静脉动脉化的方法,顾玉东报告用小隐静脉动脉化的游离腓肠神经移植。

非神经性组织的桥接术:血管桥接和肌肉桥接。国内钟世震等人将缺损的神经两断端植入就近的健康的肌束内,观察到骨骼肌内有再生的神经纤维生长,结果有待进一步观察。

神经植入术:在神经的远侧和肌肉的近侧均已毁损的情况下将神经的近侧断端分成若干束植入肌肉内,或接长后分束植入。

神经移位替代术:用一功能相对次要的神经切断后缝合于近侧已损毁的重要神经的远侧断端,以期替代其功能。

手术治疗的辅助措施:除显微外科技术外,下列辅助措施对于手术的成功也是不能忽视的因素。术前应有充分时间规划手术,特别是与肌腱、骨骼和血管损伤合并存在时。选择恰当的体位,应用显微外科的设备和坐椅以克服因手术时间过长引起术者的疲劳。皮肤的准备和上止血带时应考虑手术范围,包括移植物取材部位。应用气带止血带使术野无血,以便辨认各精细结构对于疤痕区尤其重要,但合并血管损伤者避免应用。通常,上肢气囊压力为 33.33～50kPa(250～375mmHg),下肢气囊压力为 46.66～73.33kPa(350～550mmHg),同时应结合系统血压和肢体的大小作适当调整。对于上肢气囊压迫时间不应超过 2.5 小时。如术中需做神经电刺激应在气囊松解后 20～30 分钟进行,连续性尚保存的神经损伤应用术中电刺激和其他如诱发电位等电生理学检查十分必要。

影响神经修复结果的因素:除术者的经验和技术外,下列因素显著影响神经的修复结果:①年龄:儿童的神经生长和调整的潜能远大于成人。②损伤的性质:一般来说,钝挫伤对神经的损伤大于锐器伤。③缺损或切除的长度:越长,神经束截面上的解剖定位的差异越大,越需要精细的操作,结果也相对较差。④损伤到修复的时间:通常在损伤 3 个月后修复,修复越推延,结果越差。⑤损伤的部位及平面:越靠近脊髓或损伤的平面越高,预后越差。如前所述,神经的逆行退变,轴浆流产生的衰竭,终末器官的萎缩均影响预后。损伤部位到神经元的距离越远,再生速度越慢。尺神经损伤,如是在腋窝部,再生速度 3mm/d,如是在腕部损伤,则为0.5mm/d。

神经再生早期征象的检查:最近侧肌肉的功能恢复是该支配神经再生的最初和最好的标

志。临床的肌肉的自主运动功能检查应用神经电刺激方法证实。肌肉自主运动的缺失同样需要神经电刺激的证实,因为生理学的恢复和病人实际能够活动之间尚有一段间隔时间。

神经刺激:金属针置于靠近肌肉的神经支配点的皮下,相距 1cm,采用低强度的电流刺激该神经。

肌电:可以作为动态观察神经再生的常规检查方法。神经再生时,纤颤和去神经电位减少,代之以新生的动作电位。这是肌肉再度神经化的最早的电学变化。应间隔一段时间再检查。由于各神经纤维达到所支配的肌肉的距离不同,它们也不能同时到达所支配肌肉的终板,造成了单个肌肉纤维放电的不同步,呈多相性和低电压的运动电位。肌电检查比临床肌肉运动恢复要早数周乃至数月。

神经电图:记录运动电位通过病损的情况。

神经的恢复以运动功能的恢复为标志,在运动功能恢复后有时还需要神经电刺激试验。感觉功能的恢复需要了解分布区域的感觉恢复情况。电生理检查示跨越损伤部位的神经电位出现。

再生的时间限度:受损的神经显示再生不良或断裂的神经是否需要切除并吻合?需要了解自发再生的恢复时间是多少?肌肉去神经后发生不可逆变化的时间各异,通常为 12 个月。损伤部位远离重要肌肉时,应尽早手术治疗。

六、臂丛及其他外周神经损伤

臂丛损伤是近年周围神经损伤研究热点,也是临床处理困难的问题。"臂丛损伤"这一名词包括了程度差异很大的非常广泛的传入和传出性损害。应用时应精确限定采用手术的种类及手术的范围才能便于总结交流,学术界对于臂丛损伤的态度形成了保守和积极的两大观点,对其有效的治疗和争议的最终统一,有待于神经再生的生物学研究成果。

臂丛损伤的诊断:

病史:受伤后即刻发生的症状,伤后第一天的运动和感觉障碍,以便比较。

查体:精确确定损伤部位。臂丛的哪些成分损伤?这些损伤是部分性的,还是完全性的?

电生理学检查:神经动作电位和运动及体感诱发电位。

其他检查:X 线平片用于骨折,血管造影用于血管损伤。

臂丛神经损伤的诊断分四层考虑:①有无损伤? ②损伤部位是在锁骨上抑或锁骨下? ③进一步明确该损伤是根、干、束、支的损伤? ④如果根性损伤,在节前抑或节后?

耸肩无力,斜方肌萎缩提示上干节前的根性撕脱伤;Horner 征提示下干的节前性损伤,电生理学检查有助于节前和节后损伤的鉴别,在决定手术是否对臂丛损伤有益时,判定损伤是否累及神经根及是背根神经节前或节后是十分必要的。损伤部位椎间孔内的根性损伤还是椎间孔外的脊神经或神经丛损伤,抑或同时存在? 神经根的撕裂往往造成入口处的脊髓损伤。这种损伤常是慢性疼痛的原因。如近侧神经根受累,损伤可能很难恢复,至少造成椎旁肌、前锯肌(C_5,C_6,C_7-胸长神经)、菱形肌(C_5,C_6-肩胛背神经)和膈肌(C_2,C_3,C_4-膈神经)麻痹,Horner 氏综合征常提示 T_1 和 C_8 的节前损伤,正中、桡、尺神经分布区的感觉丧失,但这些神经的感觉诱发电位存在提示节前损伤。如感觉诱发电位也消失,节前和节后双重损伤不能除外。一般说来,累及 C_8 和 T_1 神经根,下干,和内侧索的损伤手术效果较臂丛上部成分的损伤差。

臂丛损伤的预后与多种因素有关,主要取决于神经损伤部位距离所支配的肌肉距离,损伤的严重性和损伤范围。在考虑损伤范围时,除损伤水平外,还与累及的特定结构有关。如 C_6 神经根、中干或后索。当决定手术适应证和手术时机时,应具体研究在臂丛不同水平上的不同成分神经的连续性,功能丧失的完全性的损伤的局限性如何。锐性切割伤适合一期手术吻合,钝性撕裂伤适合二期修复,火器伤或外科意外的损伤适合临床和肌电随访数月后,视其恢复情况再作决定。牵拉伤常无局限性损伤,应随访更长时间,如 4~5 个月。此外,从受伤到手术的间隔时间对预后也有严重影响,迁延时间很长的去神经状态造成终板和肌肉的不可逆性变化。由于神经再生由近至远缓慢地进行,远侧的结构遭受较长的去神经状态。丧失感觉的手,即使运动功能恢复,也很难使用。这一时间距离概念对于臂丛损伤的治疗尤其重要,手术应在伤后尽早进行。

臂丛损伤的症状:

臂丛神经损伤多为上臂过度牵拉所致损伤,如产伤。按受累的范围分为:

臂丛完全性损伤:手、前臂和上臂全瘫,感觉除上臂部分保留外其余也全部丧失。

臂丛上部损伤:C_5~C_6 受累,上肢下垂,内收,不能外展。前臂不能旋前旋后和屈曲,手的运动保留。

臂丛中部损伤:C_7 受累,肱三头肌和前臂伸肌瘫痪。

臂丛下部损伤:C_8~T_1 受累,前臂屈肌和手的内在肌群瘫痪。

外科治疗计划:神经损伤后应立即进行临床检查,常规 X 线检查,并制定康复治疗计划,第 8 周时应有电生理的检查。第 12 周时病人应达到恢复的高峰。这样的病人可以随访 6 个月,每月检查一次。如果在伤后第 12 周仍无恢复表现提示手术探查指征。入院病人进行病史、临床及电生理检查,必要时进行椎管造影或 MRI 检查。比较臂丛的手术能够解决什么问题? 骨骼和软组织的再建又能解决什么问题? 如果是多个神经根的撕裂,就没有必要进行神经再建而应考虑矫形科手术重建其功能。

肌皮神经损伤:肱二头肌、喙肱肌和肱肌瘫痪,前臂不能屈曲和旋后。

桡神经损伤:常见于肱骨中段骨折,应用止血带和麻醉术后的合并症。高位损伤在肱三头肌支之上,整个桡神经完全瘫痪。表现为上肢各伸肌全部瘫痪。损伤位于上臂中部,肱三头肌功能保留,垂腕,损伤在上臂下 1/3 至前臂上 1/3,肱桡肌、旋后肌和腕伸肌运动功能保留。损伤在前臂中部,伸掌指关节功能的丧失,无垂腕。在腕部的损伤不造成运动功能的缺失。桡神经损伤不影响由骨间肌及蚓状肌控制的指间关节动作。桡神经支配大块肌肉并且距离损伤部位较近,自发神经再生和手术修复均可获较好结果。在肱骨中段的损伤伴随功能的完全丧失应随访,如无好转,伤后 2~3 个月手术暴露,远端易位吻合或移植。肘关节水平的损伤常累及后骨间神经,手术较近侧损伤要复杂,手术效果仍较好。但拇长伸肌的功能较难恢复。前臂背侧损伤常累及后骨间神经的分支,造成手术修复的困难。

正中神经损伤:常见于前臂的切割伤。在上臂的损伤前臂不能旋前,前三指无力,拇指和示指不能过伸和对掌在前臂的损伤拇指不能外展、屈曲和对掌。大鱼际萎缩,桡侧三个半指掌面的感觉丧失或减退,尤其是食指和中指远端实体觉丧失是正中神经损伤的重要特征。多数正中神经的损伤都需要手术修复。即使是近侧水平的损伤,这样拇指和食指的感觉和对掌功能可望恢复,前臂和腕关节水平的损伤均应修复,此神经有较强的再生倾向。

尺神经损伤:肘以上的损伤拇指外展掌指关节过伸末节屈曲小鱼际萎缩小指不能对掌骨间肌萎缩,指间不能开合形成爪形手状,如合并正中神经损伤出现"猿手"。尺神经近侧的损伤较难获得手的功能恢复,但在肘关节及以下水平的损伤应手术修复,以避免尺侧的爪形手畸形。

胫神经损伤:跟腱反射消失足和趾不能屈曲,不能内收行走时足跟着地,骨间肌萎缩呈爪形足。小腿后面,足及足跟外侧,足底感觉障碍。

腓总神经损伤:在同一或同等致伤条件下,较之胫神经更易受损。症状为足和趾的背屈功能丧失,呈内翻垂足状,行走时呈跨阈步态,小腿的前外侧,足背感觉障碍。

坐骨神经损伤:后果严重。除兼有上述两个神经损伤的症状外,膝关节强直性过伸,大腿外旋无力。髋关节骨折和脱位或此区的手术意外损伤由于极靠近端,手术困难,自发再生因过长,也很难获得良好功能。发生在臀部水平的注射性损伤,如果其分支或全部神经的功能永久性丧失,或是非灼性神经痛经药物治疗不见好转,均应早期手术探查。坐骨神经的锐器损伤最好的治疗是手术修复。钝性的断裂伤最好在伤后2～4周手术,端-端吻合常难以实现,需神经移植。

股神经损伤:极少见,多因手术损伤,支配髂腰肌、股四头肌、缝匠肌和部分耻骨肌,损伤后屈胯和伸膝,功能丧失。通常采取较积极的态度手术修复。

(刘文祥)

第六节　颞叶外癫痫

【定义】

颞叶外癫痫是指除颞叶癫痫外的所有其他脑区产生的癫痫。包括额叶癫痫、顶叶癫痫、枕叶癫痫等。

【诊断依据】

1.额叶癫痫　额叶是脑叶中最大的一叶,额叶癫痫发病率也较高。

(1)临床表现

多无先兆。

通常发病时间较短。

发作频率高,每天可以发作十数次、数十次甚至上百次。

易于引起全面性发作。

姿势性发作或者运动性症状为主。

(2)脑电图表现为额部异常放电;影像学有时可以发现额叶异常信号;PET 和 SPECT 可

以看到发现额叶低代谢和低血流灌注。

（3）治疗：药物无效的额叶癫痫可以考虑进行手术治疗。致痫区定位困难的患者可以行颅内电极植入，行有创脑电图监测。

2.枕叶癫痫

（1）临床表现多有视觉先兆，致痫区位于第一视觉皮质附近，临床表现为原始性视觉元素，如闪光等。致痫区位于颞顶枕结合部的视觉整合区，产生复杂的视觉先兆，表现为视错觉或幻视。

（2）脑电图表现为后头部异常放电；影像学可以发现枕叶异常；PET 和 SPECT 提示枕叶局部低代谢和低血流灌注。

（3）手术治疗

手术指征：药物难治性枕叶癫痫

枕叶有病变的枕叶癫痫

手术方法：可以行致痫区切除术或枕叶部分切除术。

（刘春雷）

第七节 舌咽神经痛

舌咽神经痛是指舌咽神经分布区的阵发性剧痛，病因常为舌咽神经根近脑干段受血管刺激、肿瘤压迫或不明原因所导致。

【诊断标准】

1.临床表现

（1）疼痛：发作突然，起于一侧舌根部、扁桃体区、咽后壁，呈刀割样、烧灼状剧痛，尚可向外耳道、耳后区或颈部放射。持续数秒钟，呈间歇性发作。

（2）扳机点：舌根部、扁桃体区、咽喉部可有疼痛扳机点，常因进食、吞咽、说话等机械性动作而诱发。

（3）偶见疼痛发作时伴晕厥、抽搐及心脏停搏。

（4）用 4％丁卡因喷射咽后壁或扁桃体区，如疼痛减轻可与三叉神经痛下颌支痛鉴别。

2.辅助检查 头部 CT 和 MRI 检查可以明确病因。

【治疗原则】

1.药物治疗

（1）卡马西平 0.1～0.2g，每日 2～3 次，口服。

（2）苯妥英钠 0.1g，每日 3 次，口服。

2.手术治疗 药物治疗无效者或愿意首选手术者，可考虑如下手术。

①经颅后窝探查：如发现有血管压迫，可行微血管减压。

②经枕下入路：舌咽神经根切断术。

3.病因治疗 查明肿瘤者行肿瘤切除，同时行舌咽神经根切断术。

（王　凡）

第八节   外伤后癫痫

【定义】

外伤性癫痫是颅脑损伤的一种严重并发症。根据发病机制不同,临床上将其分为早期和晚期两类。

【诊断要点】

1.外伤后早期癫痫   这类癫痫在颅脑损伤后 1 周内出现症状。发病原因与颅内血肿、颅骨凹陷性骨折、脑挫裂伤、脑水肿、颅脑手术、术后再发出血、颅内感染等有关。尤其是硬膜下血肿、脑内血肿和颅骨凹陷骨折容易伴发早期癫痫。

外伤后早期癫痫可出现于受伤当时,也可出现于伤后 2 周内的任何时间,但发病的高峰时间是在受伤后的第一天内,约有 1/3 患者第一次发作往往发生在伤后 1 小时内,另外 1/3 发生在第一天内稍后的时间,儿童和有颅骨凹陷骨折者,容易在伤后第一天内发生癫痫,脑损伤较重和伴有急性颅内血肿者,癫痫发作较晚,可延迟至伤后 24 小时之后。表现为四肢抽搐。

2.外伤后晚期癫痫   指外伤 2 周以后出现的癫痫。发病时间不一,短者在伤后几个月出现,长者可延迟至伤后数年。绝大多数患者发病在伤后 6 个月至 3 年之间。

晚期癫痫的发病率与颅脑损伤类型密切相关。以火器穿通伤的发病率最高(33%～88%),其次为开放性颅脑损伤(20%～50%),发病率最低者为闭合性颅脑损伤(1%～5%)。

脑的任何部位都可引起癫痫,但最易发生癫痫的损伤是在中央前后回和其邻近皮质区域。

发作类型有局限性、全身性、Jackson 发作及精神运动性发作等,其中以局限性运动性发作、Jackson 癫痫和全身痉挛发作最为常见。

【鉴别诊断】

需要与原发性癫痫相鉴别。

【治疗原则】

1.对于颅脑损伤早期患者,不论有无早期癫痫发生,均应重视预防后期癫痫发作,尽量消除可能导致后期癫痫的各种隐患。

2.对于颅脑火器伤和开放伤患者,早期进行创口清创,彻底清除创口内异物,切除无生机脑组织,保护脑和软脑膜血运,缝合或修补硬脑膜,防止创口感染等。

3.对于颅骨凹陷骨折较深的患者,尤其是骨片凹陷发生在运动区附近者,要积极进行凹陷骨片整复,解除脑受压。

4.正确掌握颅内血肿的手术指征,及时进行血肿清除;积极控制脑水肿,减轻脑组织缺氧性损害,防止颅内感染。

【手术指征】

1.在使用正规抗癫痫药物治疗的情况下,1 周内仍有 1 次以上发作或明显加重者。

2.临床、脑电图和放射学检查有局限致癫灶者。

3.病灶的切除不至于引起或加重原有神经功能障碍者。

4.对于癫痫灶位于功能区,而药物又不能控制发作的患者,可以选择作致痫灶区域软膜下横切术。

5.临床发作虽然不频繁,但是发作时引起严重外伤的灾难性癫痫。

【手术治疗】

晚期癫痫的手术治疗,须视不同病因采取不同的方法。

1.如果是由于陈旧性凹陷骨折,则进行手术复位;复位方法以在凹陷部位开骨瓣为宜,以便进行探查硬脑膜和脑组织有无损伤。如果骨折下方硬脑膜完整,则仅行凹陷骨折整复,解除脑受压即可;如果硬脑膜有损伤,有脑膜和脑瘢痕形成,则应切开硬脑膜,用电极探测癫痫灶范围,再根据癫痫灶区脑功能情况,选择性对癫痫灶进行切除或多处软脑膜下横切术。

2.由于创伤瘢痕是引起癫痫的主要原因,但引起癫痫放电的是瘢痕周围的脑组织,故在切除瘢痕时应将该部分脑组织一并切除。

3.如果瘢痕较大,部位靠近功能区时,大块切除会加重中枢神经症状,不强求切除瘢痕,仅须切除附近的癫痫灶即可。

(宁显宾)

第九节　脑性瘫痪

脑性瘫痪是指包括多种大脑病变所导致的,自出生起即已存在的肢体肌张力异常和运动障碍。

【诊断标准】

1.临床表现

(1)病史:出生前产妇曾有过如一氧化碳中毒、围生期病毒感染及难产史。

(2)体征:常表现为四肢肌张力增高,腱反射亢进,以双下肢为著,伴有双侧病理征阳性(Babinski 征阳性)。上肢呈肘部内收,下肢股部内收,步行时呈剪刀或交叉步态。往往有马蹄内翻足存在。

(3)肌张力的测定(改良的 Ashworth 5 级法)

①Ⅰ级正常肌张力。

②Ⅱ级肌张力轻度增高,腱反射亢进。

③Ⅲ级肌张力中度增高,踝阵挛(+),关节活动"折刀感"。

④Ⅳ级肌张力明显增高,关节屈伸受限。

⑤Ⅴ级为完全僵直,关节活动能力丧失。

Ⅲ级以上者,有手术指征。

2.辅助检查　头部 CT、MRI 检查除外颅内器质性病变。

【治疗原则】

1.术前检查

(1)头部 CT、MRI 检查。

(2)脑电图。

(3)神经心理检查(IQ 值低于 50 为手术禁忌)。

2.手术治疗

(1)立体定向脑内核团损毁术。

(2)选择性脊神经后根切断术(SPR)。

(3)脊髓埋藏电极刺激术。

(刘春雷)

第十节　疼痛及肌张力障碍的治疗

一、三叉神经痛

【定义】

三叉神经痛是一种在三叉神经分布区反复发作的阵发性剧痛。国内统计,本病发生率约为 182/10 万人,多于中年后起病,男性多于女性(国外报道相反),疼痛大多位于单侧,以三叉神经Ⅱ、Ⅲ支分布区最常见,双侧痛仅占 1.4%～4.2%。临床上通常将三叉神经痛分为原发性和继发性两种。继发性三叉神经痛一般指可发现与疼痛发作有关的器质性病变,如桥小脑角肿瘤、颅底蛛网膜炎、颅中窝肿瘤、颅底转移癌、颅骨肿瘤、畸形、多发性硬化、三叉神经根炎等,继发性三叉神经痛常表现有神经系统阳性体征。

原发性三叉神经痛的病因和发病机制至今尚不明确,目前认为可能有以下两种机制:

1.周围性学说　认为大多数三叉神经痛是由于微血管压迫三叉神经感觉神经根入脑干段,引起该处神经根出现脱髓鞘变,可造成轴突见出现短路,在神经纤维见形成"假性突触"。而一些相邻的上下行非痛性刺激通过"假性突触"传递形成疼痛感觉。小脑上动脉是最主要的压迫因素;在青少年患者中,静脉或静脉与动脉联合压迫为主。

2.中枢性学说　认为三叉神经根受到刺激,会造成节段性兴奋性升高,导致三叉神经中枢核团过度兴奋,出现三叉神经痛。目前越来越多学者认为,三叉神经周围支血管异常和中枢核团过度兴奋共同导致三叉神经痛。

【诊断依据】

1.三叉神经分布区发作性疼痛:疼痛发作前常无先兆,为骤然闪电样发作,性质犹如刀割、烧灼、针刺或电击样,历时 1～2 分钟后骤然停止,二次发作间期完全无痛,发作期过后自然间隙期可达数月至数年。随着病程延长,发作频率增加,疼痛程度加重,自然间隙期缩短,甚至终日发作。疼痛发作时患者疼痛剧烈,有的突然木呆而不敢多动,常以手掌紧按面部或用力揉搓。疼痛90%为单侧,右侧居多,绝不扩散过中线。半数以上患者可有疼痛"触发点"或"扳机点",常位于上唇、鼻翼、口角、尖牙、上腭、颊黏膜等处,对轻触极为敏感,可引起疼痛发作。此外,面部的机械性刺激如谈话、进食、洗脸、刷牙或风吹等也可引起发作。发作时患者尚可出现流泪、流涎、面部抽动等伴随症状。

2.患侧面部皮肤表现为粗糙、增厚,眉毛脱落或稀少,神经系统检查多无阳性体征,少数久病后患者疼痛区呈现感觉减退。

3.影像学检查(头颅CT、MRI等)没有引起三叉神经痛相关的器质性病变。

【鉴别诊断】

由于引起颜面部疼痛的疾病很多,因此在诊治三叉神经痛时,应注意与以下疾病鉴别:

1.颅外疾病

(1)牙痛:多为炎症所致,如急性牙髓炎、牙周炎、龋齿等。不分性别、年龄都可发生。典型的牙痛表现为牙龈及颜面部阵发性疼痛,后期为持续性胀痛或跳痛。牙齿对冷热敏感。口腔检查可明确诊断,治疗患牙疼痛可消失。

(2)丛集性疼痛:本病亦表现为一侧面部疼痛,主要位于眼、颞部,该病发作时间长,可伴有颜面部潮红、结膜充血、流泪、局部多汗及脉缓等,而且颞浅动脉波动明显。用抗组胺药物治疗有效。

2.脑神经痛

(1)舌咽神经痛:疼痛性质与三叉神经痛相同,易与三叉神经第Ⅲ支痛相混。舌咽神经痛部位在一侧舌根、软腭、扁桃体和咽部,少数表现为耳部疼痛,但多位于耳深部或耳后。如对咽部进行表面麻醉,疼痛消失即可确诊。此外部分舌咽神经痛也可伴发三叉神经痛,需正确辨认。

(2)中间神经痛:表现为一侧外耳道、乳突部灼痛,局部常有带状疱疹,此外还可见到周围性面瘫,味觉及听力下降。本病疼痛发作持续时间较长,重者可向面部、舌外缘、咽部及颈部放射。

(3)蝶腭神经痛:疼痛发作时鼻黏膜充血、阻塞、流泪,疼痛限于颜面部下部,可向颈、肩、上肢放射。蝶腭神经节麻醉可止痛。

3.颅内及鼻咽部肿瘤所指的颜面部疼痛

(1)桥小脑角肿瘤:以胆脂瘤最多见,其他有听神经瘤、脑膜瘤等。发病年龄较轻,持续时间较长。有面部痛觉减退或其他脑神经受累症状。头颅增强CT或MRI检查是诊断的重要依据。

(2)颅底恶性肿瘤:如鼻咽癌、其他转移癌等。多为持续性剧痛,可伴有淋巴结肿大。颅底摄片或是CT检查可发现骨质破坏,鼻咽部检查可发现原发性肿瘤。

【治疗原则】

原发性三叉神经痛的治疗原则:应在明确诊断后,首选药物治疗;在药物治疗无效后方选用非药物治疗。

药物治疗:对于初发的原发性三叉神经痛首选药物治疗:主要药物有卡马西平。初次服用

200mg,每天 1～2 次,症状不能控制,每天增加 100mg,直至疼痛缓解或出现不良反应。每天最大剂量为 1000～1600mg,不良反应包括头晕、嗜睡、药物性肝炎、骨髓抑制、皮疹等。周期性检测血象非常重要。其他药物有苯妥英钠(每天 200～500mg),巴氯芬(5mg tid)。

药物治疗无效或服药后副作用过重而无法继续服药者,可考虑手术治疗。

三叉神经显微血管减压术是原发性三叉神经痛的首选治疗方法,如治疗无效或复发时,可采用后根切断术、半月节甘油注射及射频毁损术。

对于年老体弱,全身其他系统性疾病不适合于开颅手术及拒绝开颅手术者,可选用封闭术、射频毁损术。

二、癌痛

【定义】

因身体各部位的癌肿压迫或侵犯神经、神经干、骨膜及骨的神经束而导致相应部位的顽固性疼痛,称为癌痛。对于每一个癌痛患者都应仔细地进行生理及心理方面的评估,大致了解其生存期,认真进行体格检查,对疼痛性质做出明确诊断,选择最适宜的手术方法来治疗。

【治疗原则】

对于癌性疼痛的患者应先进行规范的三阶梯镇痛治疗,如疗效不佳或副作用过大,可考虑手术治疗。目前应用较广泛的癌痛止痛手术有:

1. 破坏性手术

(1)脊髓后根(感觉根)切断术:适用于疼痛较局限的病例。手术应包括疼痛水平上下各两个神经根方可保证止痛效果。后根切断术后各种感觉均消失,对肢体运动功能及膀胱排尿功能有影响。术前应行椎旁阻滞,以判断该部位感觉根切断后能否达到预期止痛效果。

(2)脊髓后根进入区毁损术:采用显微外科技术在后根进入区的外侧区制造一处破坏性损伤。这种手术方式至少能够部分保留后根进入区中的抑制性纤维(即到达后角的丘系纤维和走行于后外侧束外侧部的胶状质脊髓固有的联络纤维),并能够防止触觉和本体觉的完全丧失和避免神经传入阻滞现象。

(3)脊髓前外侧束(背丘束)切断术:是目前止痛效果最肯定的一种。但在高颈段不宜行双侧脊丘束切断术,以免引起术后呼吸功能障碍。如确有必要时,可行一侧高颈段、对侧下颈段或上胸段脊丘束切断术,一侧 T_2 段对侧 T_4 的联合手术可用于下半身双侧止痛。目前使用更广泛的是经皮穿刺脊丘束射频毁损术,有前侧入法、后入法和前入法。适于体衰的患者,操作简便,安全性大,并发症少。如疼痛部位位于肩或颈部,可在延髓或中脑将脊丘束切断,以达止痛效果。手术主要并发症有呼吸功能抑制、排尿困难、同侧肢体无力、术后感觉异常等。

(4)脊髓联合切开术:颈至腰的各脊髓节段均可采用此术式。由于止痛效果不能持久,对于生存期较长的患者,不宜行此术式。这种术式亦可分为机械切割法及射频毁损法。

(5)颈髓后联合毁损术:采用立体定向或开放射频毁损,止痛效果不持久。

(6)丘脑破坏术:应用立体定向术毁损丘脑中央中核.束旁核复合体,可缓解定位不清的癌性疼痛,手术需双侧进行。

(7)扣带束切断术:用立体定向术,射频电凝破坏,手术应行双侧。

2.刺激性手术

(1)经皮硬脊膜外脊髓刺激术:适用于肿瘤压迫引起的神经病理性疼痛。手术在 C 型臂或 CT 引导下通过穿刺置入刺激电极,亦可以通过外科手术方式置入电极,经过体外测试有效后,再植入脉冲发生器(IPG)。脊髓电刺激术具有不破坏正常的神经组织、可程控等优势,已在国外广泛开展,逐渐取代了脊髓破坏性手术。

(2)丘脑刺激术:采用立体定向术,植入深部刺激电极刺激中脑被盖外侧、丘脑内侧后下部、室周灰质及丘脑腹后外侧核等部位,可治疗顽固性癌痛。

(3)尾核头部刺激术:通过立体定向术将深部刺激电极植入尾核头部。

3.中枢神经系统内注射吗啡类止痛药物

(1)椎管内注射吗啡类药物:经皮将特制的导管插入硬脊膜外腔,并与埋藏在皮下的药物储存器连接,间隙性或持续注入止痛药物,适用于吗啡类药物敏感但药物用量较大,副作用多的患者。持续性注入吗啡类药物可通过皮下植入程控泵的方式实现,具有药物注入速度稳定可程控的优势。

(2)皮下埋藏 Ommaya 储药囊将导管连接至鞘内或脑室内注射吗啡类药物:每天向 Ommaya 囊内注射 1～4mg 吗啡,药物缓慢透过 Ommaya 囊向鞘内或脑室内释放,止痛效果可持续 10～14 小时。

三、偏头痛

【定义】

偏头痛是一种周期性发作的头痛,多在青春期起病。偏头痛的原因可能为头颅血管的变化及神经递质的改变。偏头痛发作时,颅内动脉收缩,相应的供血区出现缺血症状,继之颅外动脉主要是头皮动脉扩张而发生剧烈头痛。偏头痛发作时血中 5-羟色胺含量明显下降,其含量下降时导致颅外动脉扩张。

【诊断依据】

1.临床表现为周期性的一侧前额、颞、眼眶部位的跳痛或胀痛,可有先兆症状,如眼前闪光、黑蒙等。疼痛时可伴有面色苍白、畏光、畏声、恶心、呕吐等。偏头痛患者可有家族史。

2.神经系统检查无阳性体征。

3.神经电生理检查(脑电图、诱发电位等)和脑血流检查(TCD 等)正常或轻度异常改变。

4.头颅影像学检查(头颅 CT 或 MRI)无阳性发现。

【治疗原则】

1.首选药物治疗　主要药物有麦角胺制剂、镇痛剂、氟芬那酸等。预防性用药可用抗 5-羟色胺制剂、β-受体阻滞剂、血管张力稳定剂、抗抑郁剂、阿司匹林、钙通道阻滞剂、前列腺素拮抗剂以及丙戊酸钠等。

2.药物治疗　无效者可考虑手术治疗。手术方式有患侧颞浅动脉主干及颞、额分支一段切除,同时切除耳颞神经;根据疼痛部位分别在枕大神经点、耳颞神经点及眶上神经点切开探查,切断该处可能存在的异常血管,切除局部可能存在的瘢痕或肿物,解除局部神经的压迫等。近年来外周神经电刺激开始用于偏头痛的治疗,将刺激电极放置在枕大神经或眶上神经分布区,取得了良好的治疗效果。

四、灼性神经痛

【定义】

灼性神经痛是指周围神经干部分性损伤后引起的疼痛综合征。常见于战时,以正中神经和坐骨神经部分性损伤时发生率较高。神经遭受损伤后,在神经支配区出现营养性改变,敏感性极高,很轻微的刺激、情绪激动、声光影响等都能诱发灼性神经痛发作。发病机制不明确,多认为与周围神经中的交感纤维损伤,致神经传导产生短路,病理性冲动反馈至丘脑与大脑皮质感觉区,引起剧烈的发作性疼痛。灼性神经痛于伤后短时间即可出现,有时在伤后数日出现。

【诊断依据】

在周围神经损伤的基础上,出现受损神经分布区的烧灼样疼痛,有时扩展到该侧整个肢体。每次发作持续数分钟或稍长时间,有间歇期。疼痛发作时还有情绪激动、不安、出汗多、瞳孔扩大等交感神经兴奋的表现。

【治疗原则】

1.首先应用药物治疗,主要药物有氯丙嗪、苯妥英钠、卡马西平以及其他镇痛药物。

2.药物治疗效果不佳,可试用交感神经封闭术。上肢痛,做星状神经节封闭;下肢痛作腰交感神经封闭。如有效而不能持久,可采用胸交感神经或腰交感神经切除。同时,应对周围神经损伤作适当的处理,如神经瘤、周围神经粘连的切除与分解。

3.脊髓电刺激术。术前需行测试试验,对敏感者可行永久电极植入。

五、幻肢痛

【定义】

幻肢痛是截肢痛的一种,患者因创伤,虽已截肢,但仍出现该侧肢体发作性剧痛,因此,称之为幻肢痛。截肢痛中另一种呈残肢痛,是因末端神经痛以致该残端十分敏感所致。幻肢痛则不一定存在残端神经痛。患者不仅感觉幻肢痛,同时,仍感到已截去的肢体存在。疼痛性质如闪电刺激样,非常剧烈。精神不安时发作更加频繁。发病机制不明。

【治疗原则】

此症一般给予镇静药物后,有自然缓解之趋势。如有截肢末端神经痛,可予切除。交感神经封闭有效者可重复采用。脊髓电刺激术也可试用,如无效,可考虑行脊髓后根进入区切开术。

六、雷诺综合征

【定义】

雷诺综合征是肢端小动脉痉挛引起的一组局部缺血性症状与征象,多因寒冷诱发。多发生于青年妇女,并以两手指为主,两脚很少累及。发病原因不完全明了,有人认为系自身免疫性疾病的范畴,以及血管运动调节所致。由于动脉痉挛,导致指端缺血与缺氧,所以发作时,常有其特殊的过程与表现。指端先是发白,继之发冷、麻木、发绀、疼痛,随之潮红,而后症状缓解。发作持续数分钟至数小时不等。根据此症见于妇女以及特殊的疼痛与指端变色的特点,易于诊断。硬皮病、红斑狼疮等有时也出现类似的指端缺血发作。

【治疗原则】

治疗此症应对肢体保温、减少寒冷刺激加重发作。酌用血管扩张药物。可以试用交感神经封闭术,必要时作交感神经切除术。也可采用脊髓电刺激术。尚需针对症状采用免疫抑制剂等治疗方法。

七、红斑肢痛病

【定义】

红斑肢痛病是一种发作性肢端小动脉扩张引起的肢端疼痛性疾病。肢端受热为起病诱因,但有时并无明确诱因。病因不明确。可能与自主神经中枢紊乱,血管运动调节异常有关。

【诊断依据】

1.多发生于下肢,常见于青年人。上肢发作者较少。

2.发作时,两足及小腿部发胀、发热、红晕,伴以剧烈的烧灼痛与跳痛,数分钟至数小时后缓解。抬高肢体,手足置于冷处,疼痛能够减轻。

3.一般均无感觉与运动障碍。

根据本病是发作性及发作的特点,临床诊断易于确定。

【治疗原则】

治疗可用促血管收缩药物,如麦角制剂。药物治疗效果不佳可试用交感神经封闭术,必要时采用交感神经切除术,也可采用脊髓电刺激术。

八、血栓闭塞性脉管炎

【定义】

血栓闭塞性脉管炎是肢体中、小动脉和静脉的慢性炎症,血栓形成,使血管腔逐渐狭小、闭塞所致的肢体缺血性疾病。多见于中青年,男性多见,而且多数是吸烟者。病因不明确。下肢疼痛较上肢为多,尚有累及腹腔血管者。

【诊断依据】

1.症状　　常为肢体远端发凉,麻木与肌肉疼痛,尤以步行之后为重。日久,血管病变加重,出现间隙性跛行。肢体缺血性改变始于两侧足趾。肢端发凉发绀.发生营养性变,并常破溃形成慢性溃疡。双足逐渐萎缩。久之发生双足坏疽,皮肤颜色变暗、变黑,而坏疽之上部皮肤紫红。坏疽常由远端向近端扩展。腹腔动脉受累者,常出现腹痛发作。

2.查体　　可见双足背动脉搏动减弱或完全消失,抬高下肢,肢端颜色即刻变白,显示缺血征。

3.多普勒超声检查或肢体动脉造影　　可发现局部动脉闭塞征象。

【治疗原则】

1.绝对戒烟。

2.应用血管扩张剂。

3.手术治疗:可采用交感神经封闭术,还可采用交感神经切除术、大网膜移植术、脊髓电刺激术等。有研究表明脊髓电刺激手术除了能够缓解疼痛外,还能一定程度上改善肢体循环情况,推迟截肢的时间。

九、难治性心绞痛

【定义和诊断】

难治性心绞痛是一种常见疾病,据估计至少 2/3 的患者其疼痛难以获得充分缓解。在欧洲,其发患者数达 3 万～5 万,意味着有许多患者因不能获得疼痛的缓解而遭受巨大痛苦。这些患者也给社会增加了负担。难治性心绞痛的定义、诊断标准及鉴别诊断参考内科有关书籍。

【治疗原则】

对于难治性心绞痛,可以采用脊髓电刺激术使之缓解。其确切机制目前尚不清楚。有研究证明脊髓电刺激术除了可以缓解心脏性疼痛外,还能改善冠状动脉缺血情况,改善心脏乳酸代谢,使心电图回复,并能使运动实验出现心绞痛的时间延长。用于脊髓电刺激的多极电极中心常置于 T_1 和 T_1 周围,在 C_2 水平刺激也可获得很好的疗效。进行脊髓电刺激手术后,患者心绞痛发作的频率显著降低,疼痛程度也显著降低,对速效硝酸盐的需求也显著降低,而生活质量改善。

十、糖尿病性周围神经病的外科治疗

【定义】

糖尿病性周围神经病(DPN)是指糖尿患者中出现的一系列远端感觉和运动神经系统功能紊乱的神经病变。在糖尿病众多的并发症中最常见的是糖尿病性周围神经病。尽管血糖控制良好,DPN 也会发生。随着病情进展,30%～85% 的糖尿病患者会发生 DPN。一旦发生,它会逐渐加重。目前,其发病机制尚未完全明了,并且没有任何方法可以预防它发生。临床缺乏特异性治疗 DPN 的有效方法。

【临床表现】

1.早期症状有指或足趾的麻木或刺痛,起初这些症状会间断发生,之后症状会持续存在并且会导致患者失眠或从睡梦中惊醒。经过一段时间后这些症状会加重并出现感觉缺失。出现四肢末端手套、袜套样分布区域的发凉、麻木、疼痛及感觉异常。症状以夜间为重。上肢症状晚于下肢。

2.四肢肌力减退。足部肌力减弱会导致患者摔倒或足弓塌陷。手部肌力减弱,患者会出现手的协调性变差和经常掉东西,不能启开瓶子或用钥匙开门。

3.糖尿病性周围神经病是糖尿病患者足部溃疡和感染发生的主要原因。同时也是患者截趾甚至截肢的主要原因。

【辅助检查】

主要包括神经感觉量化试验(QST)、神经传导速率(NCV)和定量自主功能测试(QAFT),必要时可采用神经活检。

【治疗方法】

1.保守治疗　包括控制血糖、镇痛、神经营养以及理疗等。

2.手术　外周神经松解术是治疗神经受压常采取的手术,通过它来恢复感觉和肌力。手术可以在手臂、手、腿和脚上进行,通过切开韧带或纤维组织松解神经通路上的受压部位。这使神经所受的压迫减轻,改善神经的血供,并使神经可以随邻近关节的运动而滑动。周围神经松解术并不能解决因糖尿病代谢异常导致的神经病变。但是如果在神经受压的早期即接受手术,可以恢复神经的血运,使麻木和刺痛的症状消失,并使肌力得到恢复。如果在神经受压晚期进行手术,虽然这时神经纤维已经开始死亡,手术仍然能有助于神经的再生。如果到病变很晚期才进行手术,则很难恢复。如果患者已经出现足部溃疡,或是已经因此行了截趾或截肢手术,那么感觉基本上不可能恢复,因为这时候神经的损伤已经是不可逆的了。

(1)手术方式:腓总神经、腓深神经及胫后神经等多处外周神经松解术。

(2)手术适应证:糖尿病患者出现四肢末端麻木、疼痛及异常感觉时。经肌电图或神经感觉量化试验(QST)明确 DPN 诊断。无严重四肢血管并发症。

(3)手术的风险主要有出血、感染、瘢痕形成、神经再生时症状加重和伤口愈合延迟。

(4)手术疗效:总体来说,85％的接受此项神经减压术的糖尿病患者的疼痛减轻,感觉运动及平衡能力得到改善。78％的下肢神经受累的患者的感觉功能得到改善。

十一、面肌痉挛

【定义】

面肌痉挛是不自主的阵发性一侧面部肌肉抽搐,可分为原发性和继发性两种。继发性见于桥小脑角区肿瘤、蛛网膜炎、Bell 面瘫恢复期等。原发性为面神经出脑干处受血管压迫所致。

【诊断要点】

1.多为中年以后起病,女性稍多于男性。

2.首发症状多为一侧眼轮匝肌不自主收缩,逐渐累及同侧面部其他肌肉。

3.典型症状表现为单侧面肌不随意、阵发性抽搐,严重时呈强直性发作,发作间歇期完全正常。

4.情绪波动、劳累等可能为诱发因素。

5.病程长者,神经系统查体可有患侧面瘫。

6.影像学检查除外桥小脑角区占位性病变。

【鉴别诊断】

1.继发性面肌痉挛 从病史、体检常可鉴别,CT 和 MRI 是重要的鉴别手段。

2.局限性运动型癫痫 为大脑半球病变所致的运动性癫痫发作,程度轻时仅表现为一侧口角处抽搐,需要与面肌痉挛相鉴别。脑电图可见到尖波发放,CT 和 MRI 也可明确病灶部位和性质。

3.眼肌痉挛 常见原因是用眼过度或劳累、精神过度紧张,如操作电脑时间过长、用眼太久、精神压力过大等。此外眼睛屈光不正、近视、远视或散光也可引起眼肌痉挛。这些症状主要是神经末梢受刺激的表现,因此症状往往局限于一侧的上眼睑或下眼睑。只要通过缓解压力、适当休息就可得到恢复。与面肌痉挛早期较难鉴别。

【治疗】

药物治疗:常用的药物有抗癫痫药物及各种镇静药,仅对少数症状较轻的患者起到减轻症状的作用。

手术治疗:常用微血管减压术,解除近脑干处面神经受压。

十二、舌咽神经痛

【诊断要点】

1.疼痛局限于舌咽神经及迷走神经耳支、咽支支配区,即咽后壁、扁桃体窝、舌根和外耳道深部等。

2.诱发疼痛的原因包括吞咽、谈话、咳嗽。

3.疼痛性质及持续时间类似于三叉神经痛。

4.咽部、扁桃体处表面麻醉能够明显缓解疼痛。

5.无神经系统阳性体征。

【鉴别诊断】

1.三叉神经痛 疼痛性质相似,但疼痛位置不同。

2.继发性舌咽神经痛 继发于扁桃体肿瘤、鼻咽癌、颅底肿瘤等疾病,往往伴有以上肿瘤的其他临床表现。CT 和 MRI 多可协助诊断。

【治疗】

治疗原则同于三叉神经痛:适用于原发性三叉神经痛的药物也适用于舌咽神经痛;用法和剂量基本相同。

手术治疗:首选微血管减压术,少部分行舌咽神经根切断术。

十三、肌张力障碍

【定义】

肌张力障碍是一种以肌肉持续收缩、扭转、重复运动和姿势异常为特点的运动障碍疾病。可以按病因或者受累躯体部分来分类。没有明显病因的肌张力障碍被称为原发性或特发性肌张力障碍。有明确的病因的如外伤、代谢异常、变性疾病、药物或者卒中的肌张力障碍称为继发性肌张力障碍。肌张力障碍还可以按受累躯体部分来分类。例如局部肌张力障碍、节段肌张力障碍,偏身肌张力障碍,全身肌张力障碍。

【诊断依据】

肌张力障碍的诊断主要依靠临床症状,目前无特异的影像学或实验室检查,部分原发性肌张力障碍可以检测到 DYT-1 基因的突变。典型的特发性肌张力障碍病例常以肢体的某一部分出现不自主运动起病,先后扩展到同侧及对侧肢体,发生不自主扭曲运动;肌张力障碍运动发作是缓慢的、不随意和无目的的四肢及躯干的强烈扭转运动,往往造成步行缓慢,步履困难。随后,即使安静休息时扭转痉挛状态仍持续存在,通常表现为踝关节跖屈、旋转,膝关节伸展或屈曲,髋关节轻度屈曲,肘关节伸展,前臂内旋,拇指旋外屈曲。这样的扭转痉挛姿势很难被意志控制或被动地纠正,仅在睡眠中方消失。晚期,由于肌腱挛缩及肌肉纤维化引致固定畸形,虽睡眠中也持续存在。本病患者的肌力并不减弱,但往往因不自主运动或肌肉挛缩而影响随意运动。深反射无改变,无病理反射,深浅感觉正常。常可因不自主运动引起肌肉肥大,但晚期往往出现废用性萎缩。

【鉴别诊断】

肌张力障碍严格意义上是一种症状,原发性肌张力张力障碍需要与其他锥体外系疾病如亨廷顿病、舞蹈症、面肌痉挛等相鉴别。

【治疗原则】

肌张力障碍患者行手术治疗前,必须行药物治疗试验。主要的药物是抗胆碱药物(例如安坦和普罗盼胺),其通常和苯二氮草桌类药物(例如地西泮、劳拉西泮、氯硝西泮)、多巴胺抑制剂(例如,四苯喹嗪)以及抗惊厥药和肌松药(例如,卡马西平、巴氯芬)等联合运用。安坦是治疗肌张力障碍最有效的口服药,对于不同病因的肌张力障碍均有疗效。治疗局部肌张力障碍可考虑使用肉毒毒素,对于痉挛性斜颈最有效的治疗是肉毒毒素,它通过使肌肉瘫痪而起效。药物或者肉毒毒素治疗效果不佳的肌张力障碍患者应该考虑外科治疗。手术治疗包括:外周神经减压术、脊髓背根刺激、苍白球毁损术和脑深部电刺激术(DBS)。近年来,DBS 已经逐渐成为首选的手术方式。

【手术指征】

对于 DBS 手术治疗肌张力障碍,目前尚无统一的手术指征,但学者们普遍认同以下观点,可以为选择合适的患者提供一定的帮助。

伴有或不伴有 DYT-1 基因阳性的原发性肌张力障碍患者适合 DBS 手术,特别是颈部受累的肌张力障碍。

肢体症状为主的肌张力障碍患者比躯干症状为主的患者更适合 DBS 手术。

继发性肌张力障碍的患者一般 DBS 疗效不理想,特别是存在颅内结构性异常的患者。

少量迟发性肌张力障碍的患者可能对 DBS 有良好的效果。

(许新强)

第十一节　扭转痉挛

一、概述

扭转痉挛又称扭转性肌张力障碍、变形性肌张力障碍、豆状核性肌张力障碍。1893 年 Gowers 首先报告 2 例儿童患者,1908 年 Schwalbe 将该病确立为一种独立性疾病。扭转痉挛临床上以肌张力障碍和四肢、躯干甚至全身缓慢而剧烈的不随意的扭转为特征,是一种慢性、进行性发展的严重疾病。

二、病因与病理

1.病因　扭转痉挛按病因可分为原发性和继发性两型,以前者为常见。

(1)原发性扭转痉挛:又称变形性肌张力障碍(DMD)。病因不明,多为散发,部分病人可有家族史,尤其在 Ashkenazic 犹太人中。1970 年 Eldridge 等发现两种遗传类型,一种是常染色体显性遗传,另一种是常染色体隐性遗传。扭转痉挛的常染色体隐性遗传具有下列特点:①在少儿期就可以发病。②在数年后病情已明显进展。③通常发生于智力正常或较高的犹太人中。而扭转痉挛的常染色体显性遗传者的特点:①起病较晚,发病于年长儿童或少年期。②病情进展十分缓慢。③并不限于人种,世界各地均可发病。Adams 等认为许多原发性扭转痉挛不能肯定其遗传类型。

(2)继发性扭转痉挛:可能是感染或中毒引起,其次是胆汁色素沉着于基底神经核、外伤、基底节区肿瘤、血管畸形亦可诱发。

2.病理　扭转痉挛病理尚未发现特殊形态学改变,非特异性的病理改变包括基底节的尾状核和壳核的小神经元变性和萎缩,基底节的脂质及脂色质增多。Zweig 等报道 3 例扭转痉挛(变形性肌张力障碍)的尸检病理材料,2 例扭转痉挛无特异性异常,1 例在蓝斑中有大量神经元纤维缠结,细胞外神经黑色素的着色和小神经元细胞丧失。在黑质致密部、背侧缝核、脑桥脚核中也可见有神经原纤维缠结。

三、分子生物学

关于扭转痉挛分子生物学研究的文献资料很少,在遗传基因研究方面显示在犹太人和非犹太人中本病的异常基因(dyt1)定位于染色体 9 长臂上(9q32-34)。由于多巴胺反应性肌张力障碍造成的扭转痉挛,异常基因(dyt5)位于常染色 14q22.1 上。在生物化学方面认为中枢神经系统多巴胺能活性增加或减少都可以引起本病,有报道在扭转痉挛的病人中下丘脑、乳突体、丘脑底核、苍白球外侧、蓝斑中去甲肾上腺素减少,而在其他一些区域如丘脑、背侧缝核、黑质、隔区、四叠体区等,去甲肾上腺素含量增多。在肌张力障碍的鼠的遗传动物模型中也证实在小脑中存在去甲肾上腺素能的失神经支配,另外在常染色体显性遗传的扭转痉挛者中发现血浆多巴胺 β-羟化酶增多。

四、临床表现

本病常见于 7～15 岁之间儿童和少年,40 岁以上发病罕见,男性多于女性,约为 1.4：1。其原因不明,可能是基因的外显率在男性中略高。

临床表现主要是躯干和四肢的不自主痉挛和扭转,但这种动作形状又是奇异和多变的。起病缓慢,往往先起于一脚或双脚,有痉挛性跖屈。一旦四肢受累,近端肌肉重于远端肌肉,颈肌受侵出现痉挛性斜颈。躯干肌及脊旁肌的受累则引起全身的扭转或作螺旋形运动是本病的特征性表现。运动时或精神紧张时扭转痉挛加重,安静或睡眠中扭转动作消失。肌张力在扭转运动时增高,扭转运动停止后则转为正常或减低,变形性肌张力障碍即由此得名。病例严重者口齿不清,吞咽受限,智力减退。一般情况下神经系统检查大致正常,无肌肉萎缩,反射及深浅感觉正常,极少的病人可因扭转发生关节脱位。

大部分病人病情发展缓慢,可持续许多年,极少数病情不进展或自行缓解。有少数病人因严重的扭转痉挛造成关节软组织的纤维化和退行性变,使关节呈永久性挛缩畸形,关节周围的肌肉萎缩。

原发性扭转痉挛的转归差异较大,起病年龄和部位是影响预后的两个主要因素。起病年龄早(15 岁以前)及自下肢起病者,大多不断进展,最后几乎都发展为全身型,预后不良,多在起病若干年后死亡,自行缓解甚少。成年期起病且症状自上肢开始者预后较好,不自主运动趋向于长期局限于起病部位。常染色体显性遗传型或散发型的预后较隐性遗传型好,因为前者起病年龄晚且多自上肢起病。

五、影像学表现

原发性扭转痉挛影像学无特征性表现,继发性扭转痉挛可因病因不同呈现不同的影像学表现,主要是基底节区的信号改变。

六、诊断与鉴别诊断

扭转痉挛是以颈部、躯干、四肢、骨盆呈奇特的扭转为特征,因而诊断可一目了然。本病应与下列疾病鉴别:

1.肝豆状核变性 多发生在 20～30 岁之间,病程进展缓慢不一,继之出现肢体震颤,肌张力增高、构音困难。肝豆核变性肢体震颤多为意向性震颤,有时为粗大扑翼样。肌张力增高为逐渐加剧,起初多限一肢,以后扩散至四肢和躯干。若肌强直持续存在,可出现异常姿势。此类病人常伴有精神症状,角膜上有 K-F 氏环。

2.手足徐动症 若为先天性多伴有脑性瘫痪,主要是手足发生缓慢和不规律的扭转动作,四肢的远端较近端显著,其肌张力时高时低,变动无常。扭转痉挛主要是侵犯颈肌、躯干肌及四肢的近端肌,而面肌与手足幸免或轻度受累,其肌张力时高时低,变动无常。症状性手足徐动症,常由脑炎后、肝豆状核变性或核黄疸引起。

3.癔病 癔病性的不自主运动容易受暗示的影响,而且往往有精神因素为背景。再者症状的长期持续存在可有力地排除癔病的可能性。

七、药物治疗

扭转痉挛的药物治疗是对症性的,其目的是改善功能,减少异常运动,减少肌痉挛引起的疼痛。药物治疗的疗效也很难正确评价,原因如下:扭转痉挛为一种少见疾病很少有大宗治疗结果;缺乏双盲性对比分析;扭转痉挛自发性的短暂缓解影响药物疗效的评判。常用的药物包括:

1.左旋多巴类 对常染色体显性遗传的多巴反应性痉挛(DRD)可明显改善症状,通常小剂量即可有效。左旋多巴类药物对其他类型的扭转痉挛效果较差。

2.抗胆碱能药 如安坦(苯海索)、三乙芬迪等。抗胆碱能药物可在左旋多巴类药物治疗无效时选用对继发性扭转痉挛有较好疗效。

3. GABA 能药物 如氯苯丁氨酸(巴氯芬,Baclofen),可对三分之一的扭转痉挛患者有帮助,5～40mg/d,分次口服。他主张对于继发性痉挛伴有疼痛和僵直的患者可考虑采用鞘内注入 Baclofen,但此法的长期疗效未得到证实。

4.其他药物 如中枢性肌松剂、安定类(氯硝安定、氯羧安定)、止痛药等均可能缓解本病的某些症状,抗多巴胺能类制剂的应用存有争议,因为有可能诱发肌僵直。

八、外科治疗(Surgery)

凡年龄在 7 岁以上;病程超过 1~1.5 年;应用各种药物(包括暗示疗法)治疗无效者,又无其他严重疾病,才考虑手术。对于单侧肢体扭转,且能独立生活,还可参加劳动者;或双侧严重疾病伴有明显球麻痹,智能低下;学龄前儿童均不宜手术。

1.立体定向毁损术　1955 年 Cooper 在应用丘脑定向毁损术改善帕金森病肌张力障碍的基础上,首先应用丘脑毁损术治疗扭转痉挛,其后有使用不同靶点治疗扭转痉挛的报道,目前立体定向毁损术治疗扭转痉挛主要破坏苍白球内侧部或丘脑腹外侧核头部或中央中核外 1/3,躯干症状严重者要做双侧手术,复发者可再次定向毁损,但要扩大毁损范围。

2.脑深部电刺激术(DBS)　DBS 可以有效地缓解肌张力障碍,改善扭转痉挛患者的症状。而且 DBS 具有可递性和可调节性等优点,对组织无永久性损害,尤其适用于脑发育尚未完全的儿童患者。刺激靶点包括 Vim 核、Gpi、STN、Vop 等,刺激频率 130~180Hz 左右,可单侧手术,也可双侧同时植入电极刺激。

3.脊髓慢性电刺激　采用慢性脊髓刺激治疗扭转痉挛,刺激电极安装在颈段硬脊膜外腔,使用刺激频率为 100~1000Hz,多数在 500Hz 左右、慢性刺激前均应经过 1~2 周试验刺激期,试验刺激有效,方可进行慢性刺激,无效者取出电极。Waltz 经过两组术后随访,结果令人失望。随着 DBS 在临床上广泛应用,脊髓刺激治疗扭转痉挛目前已基本弃用。

(许建新)

第十二节　癫痫

一、癫痫的病因

癫痫是由多种病因引起的综合征。按病因不同可分为原发性和继发性两大类。

原发性癫痫,又称特发性癫痫,是应用目前诊断技术不能找到明确病因的癫痫。这并不意味着无原因,仅是尚未找到病源,所以又称之为隐源性癫痫。随着医学影像学和医学生物技术不断发展,一些先前认为的原发性癫痫找到了原因,原发性癫痫的范围越来越窄。临床上原发性癫痫多有家族遗传倾向,也有称之为遗传性癫痫或家族性癫痫。

到目前为止,已明确的单基因遗传性癫痫有 7 种,可由 10 种单基因突变导致;多基因遗传性疾病目前已明确 6 种基因,涉及 3 种癫痫类型;已明确与癫痫有关的易患基因有 70 多种。这些基因绝大部分表达的是离子通道或离子通道调节因子,见表 18-7。

表 18-7　部分单基因及多基因遗传性癫痫

癫痫类型	致病基因	基因产物
单基因遗传性癫痫		
良性家族性新生儿癫痫（BFNS）	KCNQ2	M 型钾通道 Q2 及 Q3 亚单位
	KCNQ3	
良性家族性新生儿婴儿癫痫（BFN IS）	SCN2A	Ⅱ型钠通道 α 亚单位
伴热性癫痫发作的不全面癫痫附加症（GEFS＋）	SCN1R	钠通道 β 亚单位，Ⅰ型、Ⅱ型钠通道 α 亚单位
	SCN1A	
	SCN2A	
	GABAG2	GABA$_A$ 受体亚单位
婴儿重症肌阵挛癫痫（SME）	SCN1A	Ⅰ型钠通道 α 亚单位
常染色体显性遗传夜发性额叶癫痫（ADN-FLE）	CHRNA4	烟碱型乙酰胆碱受体 α$_4$ 及 β$_2$ 亚单位
	CHRNB2	
青少年肌阵挛性癫痫（ME）	GABRA1	GABAα 亚单位
常染色体遗传性伴听觉特征的部分性癫痫（ADPEAF）	LGⅡ	富亮氨酸胶质瘤失活蛋白
多基因遗传性癫痫		
特发性全面性癫痫（GE）	CLCN2	氯离子通道
	GABRD	GABAδ 亚单位
儿童失神性癫痫（CAE）	CACNA1H	T-型钙通道
青少年肌阵挛性癫痫（ME）	BRD2	转录调节因子
	EFHC1,EFHC2	钙感受器等

继发性或症状性癫痫，是指有明确病因的癫痫，也可称为获得性癫痫。在这类疾病中，癫痫发作只是全身或脑部疾病的表现之一，此类癫痫占整个癫痫的 30％～40％，常见继发性癫痫病因如下。

（一）中枢神经系统先天性异常

中枢神经系统的先天性异常是癫痫常见原因，也是构成精神发育迟滞的重要因素。是由于胚胎形成后种种原因导致的脑结构发育异常，常见的有无脑回、巨脑回、小多脑回、神经元异位症、脑穿通畸形、巨脑症和脑小症等，这些畸形可以同时存在，也可以与其他先天畸形共存。此外，胼胝体发育不全、单一脑室症、透明隔缺损或囊肿等中线结构异常也可有癫痫发作。此类癫痫多见于婴幼儿及青少年。

1.神经管闭合障碍　神经管闭合障碍引起的畸形可有无脑畸形、脑膜膨出及脑膜脑膨出，最易引起癫痫发作的是丘脑下部错构瘤，除痴笑性癫痫发作外，还常伴有性早熟。

2.脑回形成障碍　常见有无脑回、巨脑回及多微小脑回畸形。无脑回表现为完全的脑回缺如。巨脑回表现为宽而扁平的脑回，这是两种程度不等的脑表面异常畸形，可以同时存在。是由于较晚移行的神经元未能穿过皮质深层，使皮质的浅层形成异常。CT 和 MRI 显示病变部位皮质的增厚，其下面的白质变薄，灰白质交界缺乏正常的指状突起而呈平滑状，病变侧的脑常较对侧小,脑室常呈中度扩大,巨脑回畸形还常常呈不对称分布,临床常有显著的局灶体征。多微小脑回畸形是指脑回的数量增多而无正常的空间排列,是由于神经元已经到达皮质但分布异常所致。CT常常难以显示病灶,MRI可以显示多个较小的脑回,呈局限或弥漫性分布。这些患者除有癫痫发作外,还可有发育迟滞。

3.神经元异位　又称灰质异位。在过去常诊断为原发性癫痫,MRI应用于临床后,发现此类癫痫患者有好像"脑回位于白质"的现象,为此类癫痫找到了病因。1859年,Tungel首先报道灰质异位的病理。在胚胎发育期,神经元来自胚胎脑室表面增殖区的生发基质内的神经母细胞,在胚胎3~5个月时神经胶质细胞纤维沿放射状向皮层移行,此过程需要10~16周,于胎儿6个月时形成大脑表面的6层神经元,在此期间如果孕妇感染病毒、接受X线、中毒、缺血、缺氧等,可以使此过程受阻,造成神经元停滞在异常位置上,导致灰质移位。异位的灰质可以见于从室管膜到软膜之间的任何部位,大脑和小脑同样可以发生。异位的灰质结节位于室管膜下称为结节型,位于白质内侧称为板型,位于侧脑室旁并延伸到大脑皮质称为带型。以前两者多见,病灶可以为单个或多个。临床上表现为癫痫、智力低下或神经系统损害的其他表现。

4.脑裂畸形　是指大脑原始沟、裂的附近可见对称性裂隙,是该处神经元移行过程根本没有发生所致。CT和MRI常表现为中央沟附近对称存在裂隙,从皮质表面延伸到脑室,裂隙也可仅见于一侧。裂隙常呈楔形,以脑表面处裂隙较宽,与裂隙相通的脑室常呈局限性扩大。这种裂隙分为闭唇型和开唇型两种。闭唇型者脑裂两侧壁非常靠近或完全融合,脑裂端的脑室呈漏斗状向外突出。开唇型者裂隙两侧彼此分开,裂隙内充满脑脊液,常常伴有脑积水,裂隙的两侧壁为异位灰质,临床上可有轻偏瘫、癫痫及精神发育迟滞。

5.先天性外侧裂周围综合征　CT及或MRI图像显示外侧裂周围脑皮质增厚,表面光滑,外侧裂增大,常表现为两侧性,还可扩及顶叶和颞叶,偶尔也可为一侧外侧裂皮质。临床表现为癫痫、认知缺陷、不同程度的神经系统损害。

6.胼胝体发育不全　胼胝体可在胚胎早期因感染或缺血等因素导致其发育不全,可分为全部或部分缺如,常合并其他脑发育异常,如基亚里Ⅱ型,丹迪-沃克畸形,扣带回、透明隔缺如,神经移行障碍等。单纯胼胝体发育不全多无明显症状,在合并有其他畸形的情况下常有癫痫、免疫力低下等表现。

7.视-隔发育不全　视-隔发育不全是指视神经发育不全和透明隔缺如或发育不全,此类患者可有视神经发育不全的眼部症状,包括视觉活动减少、视敏度减弱、眼震、色盲、视盘发育不良等,此外半数患者可伴有癫痫发作,2/3患者有丘脑下部及垂体功能障碍。

8.脑穿通畸形　脑穿通畸形多由于胚胎期脑组织破坏所致和脑组织局部缺失形成非典型囊肿,多位于额后、顶前叶,常与脑室和(或)蛛网膜下腔相交。主要症状有癫痫、轻偏瘫等。

(二)神经皮肤综合征

神经皮肤综合征是一组遗传性疾病,常见者如下。

1.结节性硬化　结节性硬化(TSC)为常染色体显性遗传病。是以多种器官的组织缺陷和错构瘤为特征的系统性疾病,临床特征为面部皮脂腺瘤、癫痫及智力减退。脑CT扫描可见脑室周围及颞叶等部位的高密度钙化影。其癫痫发作类型因年龄不同而异。乳儿期出现症状者呈婴儿痉挛及全面强直-阵挛发作;发作年龄较大者可表现为全面强直-阵挛发作、单纯部分发作和复杂部分发作等多种形式。

2.神经纤维瘤病   神经纤维瘤病是一种原因不明的少见的遗传性疾病,常染色体显性遗传,1882 年,vonRechlinghausen 首先报道,又称 von Rechlinghausen 病。主要特征是皮肤的咖啡牛奶色素斑,周围神经和脑神经的多发性神经纤维瘤,常合并神经系统肿瘤,如脊膜瘤或脑膜瘤,脊髓或脑实质的胶质瘤。神经纤维瘤的外显多从青春期以后出现,成年期明显增加,晚年停止或减少,可能与体内的雌激素分泌的生理特征相关。因颅内肿瘤存在,故常伴有全面强直-阵挛发作和智力障碍。脑 CT 检查有助于颅内肿瘤的早期发现。

3.斯德奇-韦伯综合征   又称脑面血管瘤病或脑三叉神经血管瘤病,属于常染色体显性遗传病,也有散发者。本病也属于脑血管畸形的一种特殊类型。表现为出生即存在面部红葡萄酒色扁平血管痣,沿三叉神经第一支分布,可以波及第二、三支,严重蔓延到对侧面部;神经系统表现,50％有智能减退,60％有偏瘫、偏盲,患者还可有对侧肢体部分性癫痫发作;眼部表现,有 30％患者伴发先天性青光眼,还可并发脉络膜、巩膜、视网膜血管瘤等。影像学具有特征性改变,颅脑 CT 见一侧或双侧枕叶锯齿状或轨道状钙化,可累及同侧颞叶、顶叶后部。半数以上患者 DSA 有同侧大脑血管瘤。

4.进行性单侧面萎缩症   又称 Romberg 病,是一种罕见病,病因不明。多在青春期起病,表现为慢性进行性单侧面部皮肤及皮下组织萎缩,偶可蔓延至躯干半侧,萎缩皮肤常有色素沉着;部分病例伴有癫痫部分发作或全面发作,脑电图异常;同侧颜面痛或感觉障碍。

(三)脑部获得性疾病

中枢神经各类疾病导致的癫痫与年龄有关。1987 年,张保樽等对自然人群中 3593 例癫痫患者进行调查研究,发现中国人群癫痫发病是以儿童和青少年多见,相关致病因素如妊娠高血压综合征(妊高征)、产后窒息,其中母亲妊高征患儿出生后癫痫发病率是正常母亲所生患儿的 11 倍,产后窒息是无产后窒息者的 30 倍。常见与年龄有关的癫痫病因如下,见表 18-8。

表 18-8   与年龄有关的癫痫的常见病因

年龄	病因
生后 1 周	围生期窒息、围生期外伤、早期中枢神经系统感染、低血钙、低血糖、其他早期代谢异常
生后 2 周	早期中枢神经系统感染、低钙血症、胆红素脑病
3 周～3 个月	早期中枢神经系统感染
4 个月～2 岁	热性惊厥、早期中枢神经系统感染、先天性代谢障碍、脑血管病
3～10 岁	儿童良性癫痫、早期中枢神经系统感染后遗症、中枢神经系统感染、外伤、中毒
11～20 岁	外伤,早期中枢神经系统感染后遗症,中枢神经系统感染,动、静脉畸形
21～40 岁	外伤,颅内肿瘤,早期中枢神经系统感染后遗症,中枢神经系统感染,慢性酒精中毒,动、静脉畸形
41～60 岁	颅内肿瘤、外伤、中枢神经系统感染、脑血管病、慢性酒精中毒
60 岁以上	脑动脉硬化、颅内肿瘤、颅内转移瘤

1.颅脑损伤

(1)分娩时颅脑损伤:由围生期脑损伤所引起的儿童癫痫并不少见,这主要与新生儿或初生儿对缺氧、缺血耐受性差之故。妊娠高血压、子痫、药物使用;胎盘早剥离、胎盘老化、脐带过长绕颈;急产、滞产、早产、过期产;难产时使用产钳、胎头吸引器;胎儿吸入羊水、胎粪等均可致胎儿脑缺血、缺氧。此外,胆红素脑病亦可致脑损伤.引起癫痫发作。

(2)颅脑外伤:颅脑外伤是癫痫的常见原因之一,脑外伤后癫痫的发病率各家报道不一,通常颅脑损伤程度越重,癫痫发病率越高,一般为 2%～5%,重症颅脑外伤伴有颅内血肿者可达25%～30%。开放性颅脑损伤较闭合性者高。外伤性癫痫可由各种外伤引起,战时多由枪伤所致,和平时则与交通或工矿事故有关。癫痫发生与外伤部位亦有关系,以大脑额叶皮质运动区及颞叶尤其颞叶内侧面损伤发病率更高。此外与受伤者的年龄、遗传因素及颅内血肿、感染、粉碎性或凹陷性骨折等也有一定的关系。

颅脑外伤后出现癫痫的潜伏期长短不一。有 3 种情况:①外伤后即刻发作;伤后数小时出现癫痫,约占 3%,多见于严重脑外伤,可能是脑挫裂伤、颅内血肿、粉碎或凹陷骨折等物理性刺激,致瞬间脑神经元异常兴奋有关。可表现为全面发作或部分发作,多数患者发作 1 次后不再发作,多数不遗留脑外伤后癫痫。预后良好。②外伤后早期发作,伤后数小时至 1 个月内引起癫痫发作,约占 13%。③外伤后晚期发作,伤后 1 个月乃至数年内出现的癫痫,约占 84%。晚期发作主要与脑挫裂伤、脑膜脑瘢痕、脑萎缩、颅内异物和(或)骨片、颅内感染甚至外伤性颈内动脉闭塞等有关。临床上以部分发作或复杂部分发作最为常见,可以继发全面发作。

2.颅脑肿瘤　是继发性癫痫常见原因之一,癫痫由于脑肿瘤引起者占 0.43%～0.6%,而脑肿瘤引发癫痫的发病率为 35%,其中以癫痫为首发症状的占 12.3%。幕上肿瘤癫痫发病率高,大脑半球不同部位的肿瘤癫痫发病率依次为额叶>颞叶>顶叶。癫痫发作类型与脑瘤部位有关。额叶肿瘤多为全面性强直-阵挛发作,中央区者多为单纯部分发作和(或)继发性全面强直-阵挛发作,颞叶者多为复杂部分发作。肿瘤的性质影响癫痫的发生,其中少突胶质细胞瘤发生癫痫概率最高,其次为星形细胞瘤和脑膜瘤。在小儿以脑胶质瘤多见,成年人脑胶质瘤最多,其次是脑膜瘤和转移瘤,还可见于颅咽管瘤、神经鞘瘤、海绵状血管瘤、脂肪瘤等。总之肿瘤性质为良性,生长缓慢且靠近大脑皮质者,癫痫发病率高。

手术切除脑肿瘤后,可使 80%患者的癫痫发作缓解或改善。但原无癫痫发作的脑肿瘤在手术后引起癫痫发作者也较常见。

3.脑血管疾病　脑血管病是引起老年人癫痫的最常见原因,随着脑血管病发病率的增加,卒中后癫痫的发病率也随之增高。

卒中后癫痫是指脑卒中后才有的,反复多次的癫痫发作。按照其发生的迟早分为卒中后早期癫痫和迟发性癫痫。前者是指卒中后 2 周内出现的癫痫反复发作,后者指卒中 2 周后出现的癫痫。

Dhanuka 对卒中后癫痫进行前瞻性临床研究,发现卒中后早期癫痫发作主要在发病后立刻出现或 48h 内出现,此类癫痫大约占卒中后癫痫的 77%。卒中后早期癫痫常可自动缓解。迟发性癫痫发作大多在卒中后 2 年内发生。

不同的卒中类型癫痫发作形式不同。出血性卒中以全面发作最常见,多为早期癫痫。缺血性卒中以部分发作多见,也可由部分发作继发全面发作或直接全面发作,多为晚发癫痫。皮质或皮质下受累的卒中癫痫发病率远高于其他部位受累。大面积脑梗死、病情严重、脑水肿明显者易发癫痫;脑栓塞比脑血栓形成更易发生癫痫发作。出血性卒中较缺血性卒中的癫痫发病率高,尤其是蛛网膜下腔出血(SAH)。

有报道,缺血性卒中患者早期癫痫发作以后发展为癫痫者为35%,而迟发性癫痫发作为90%。同样出血性卒中患者中,早期癫痫发作后发展为癫痫者为29%,迟发性癫痫发作为93%。皮质损害以及第一次癫痫发作在迟发期者,其发展为癫痫的可能性较大。

脑动、静脉畸形常在成年期出现癫痫发作。颅内静脉或静脉窦血栓形成亦可发生癫痫,发作类型多为全面强直-阵挛发作,可伴有颅内压升高及偏瘫、失语等。

4.颅内感染　任何年龄的中枢神经系统感染都可以是癫痫的原因。病原体可以是病毒、细菌、真菌、立克次体、螺旋体、寄生虫等。

(1)病毒感染:常见的急性病毒性脑炎有流行性乙型脑炎、单纯疱疹病毒性脑炎、带状疱疹病毒性脑炎、狂犬病毒性脑炎,它们都是癫痫的常见原因;慢性病毒感染引起的亚急性硬化性全脑炎、进行性多灶性白质脑病;传染性海绵状脑病(朊蛋白病),包括Jacob-Creutzfeld病、库鲁病等也可引起癫痫发作。此外,病毒感染后所致的急性脱髓鞘性脑病、HIV感染引起的机会感染性脑炎,可以以癫痫首发。

(2)细菌感染:常见的有结核性脑膜脑炎、流行性脑脊髓膜炎、布鲁杆菌性脑炎、炭疽杆菌性脑脊髓膜炎、脑蛛网膜炎、硬脑膜外脓肿及结核瘤等。急性期可作为其临床表现的症状之一,晚期亦可遗有癫痫发作及脑电图痫性放电。癫痫发作形式多为全身或部分发作。

(3)螺旋体感染:梅毒螺旋体侵犯神经系统引起神经梅毒。脑膜血管型梅毒、慢性进展性麻痹痴呆(梅毒性脑膜脑炎)均可有部分性或全面性强直-阵挛发作。由钩端螺旋体感染引起的脑膜脑炎或血管炎也常伴有癫痫发作。

(4)真菌感染:较常见侵及神经系统的真菌有隐球菌、念珠菌、毛霉菌、曲菌、酵母菌、球孢子菌、荚膜组织胞浆菌及放线菌等。常在长期使用抗生素或肾上腺皮质激素及全身衰竭的情况下发生。其中由新型隐球菌引起隐球菌性脑脊髓膜炎最常见。临床除表现全身中毒症状及脑脊髓膜炎症状外,亦可有癫痫发作。

(5)寄生虫感染:脑寄生虫感染的脑囊虫病在我国东北、西北、华北地区常见,并且是这些地区癫痫的常见原因,癫痫可以作为脑囊虫病的一种临床表现类型,发病率为50%～70%;脑血吸虫病和脑肺吸虫病在南方地区是癫痫的一种原因;另外,脑包虫病、脑弓形体病、脑旋毛虫病及脑型疟疾等也可有癫痫发作。癫痫发作形式可以是全面发作或部分发作。

(6)免疫接种:包括狂犬病、麻疹、乙型脑炎、流感、百日咳、白喉、伤寒、脊髓灰质炎等预防接种后所引起的脑炎或脑病,均可表现癫痫发作。

5.脑变性疾病

(1)阿尔茨海默病(Alzheimer病):多见于50岁以后,其病理改变为大脑皮质弥漫性萎缩,故又称弥漫性大脑萎缩症,主要表现为进行性痴呆,常伴有癫痫发作及偏瘫。

(2)皮克病(Pick病):又称脑叶萎缩症。多于中年后起病,主要为额、颞叶萎缩。除进行性痴呆外,少数可有癫痫发作。

（3）家族性进行性肌阵挛：又称 Unverricht Lundborg 综合征。为一隐性遗传性疾病，青年和成年早期发病，常以全面强直-阵挛发作开始，逐渐出现进行性加重的肌阵挛和进行性痴呆。

（4）肌阵挛性小脑协调障碍：又称拉姆齐-亨特Ⅱ型综合征，为常染色体显性遗传。主要病理改变为小脑齿状核、红核变性。半数患者伴有肌阵挛及全面强直-阵挛发作。

此外，脑白质营养不良等脑变性疾病均可有癫痫发作。

（四）中毒性疾病

1.酒精中毒　一次大量饮酒可造成急性中毒，长期超量饮酒可引起慢性中毒，两者均可致癫痫发作。我国陈爱琴曾报道 6 岁男孩偷饮 60°白酒 200ml 后出现急性酒精中毒，抽搐、昏迷，经抢救成功后，留有痴呆和继发精神运动性癫痫。慢性酒精中毒性脑病是长期大量饮酒引起的营养性精神、神经疾患。主要表现为人格障碍和智能衰退，少数患者以震颤、谵妄、幻觉、科萨科夫综合征精神障碍为主要表现，患者多数合并周围神经损害，部分患者伴有肌肉萎缩、癫痫发作等。影像学改变以脑皮质萎缩或脑室扩大。妊娠妇女酒精中毒所生婴儿除发育障碍外，也可有癫痫发作。戒酒亦可诱发癫痫发作。

2.药物中毒　中枢兴奋药如戊四氮、贝美格（美解眠）、士的宁、印防己毒素、樟脑、尼可刹米等中毒也可引起惊厥发作；抗抑郁药如丙米嗪（米帕明）、阿米替林；抗精神药物如三氟拉嗪、氯普噻吨等过量也可致癫痫；异烟肼消耗体内大量维生素 B6，后者是合成抑制性神经递质GABA 的重要辅酶，长期使用较大剂量异烟肼可诱发癫痫发作；长期服用较大剂量镇静安眠药或抗癫痫药突然撤除时也可引起癫痫发作，甚至呈持续状态；青霉素刺激大脑皮质可致抽搐；中药苍耳子、白果、曼陀罗中毒时常引起癫痫发作。

3.金属中毒　如铅、铊、汞及砷等中毒可致惊厥发作。

4.其他中毒　如有机磷中毒，毒鼠药中毒（如氟乙酰胺），动物类如河豚、蜘蛛毒及蜂毒等中毒均可导致癫痫发作。

（五）原发或系统性疾病所致癫痫

1.代谢及内分泌疾病

（1）糖尿病：糖尿病是引起癫痫发作的危险因素，有时癫痫可以作为糖尿病的首发症状，孙作斌等观察 240 例临床确诊的糖尿病患者，癫痫发作 15 例，占 6.3%。

非酮症性高血糖患者 25% 可以出现癫痫，部分发作多见，也可全面发作。并且癫痫的发作与血糖水平直接相关。

低血糖脑病可致癫痫发作。研究发现大脑的尾状核、豆状核、大脑皮质、海马和黑质对低血糖敏感，最易受累。新近研究发现，敏感区可能还包括胼胝体和皮质下白质。所谓的低血糖脑病是指低血糖反复发作或持续时间长（>6h），上述敏感区脑组织发生严重的或不可逆的对称性损害，患者遗留中枢性瘫痪、锥体外系症状、智能减退、痴呆、癫痫等后遗症。

（2）尿毒症：慢性肾功能不全尿毒症神经系统损害高达 65%，癫痫发病率为 8%，脑萎缩、脑白质脱髓鞘是尿毒症脑病病理表现形式。临床表现包括全身强直-阵挛发作、局部抽动、扑翼样震颤、肌纤维颤搐和肌阵挛等。尿素、酚类、代谢性酸中毒和脑水肿、肌酐代谢产物胍类物质和中分子物质、甲状旁腺激素、微量元素、各种急慢性脑循环障碍及水、电解质、酸碱平衡等代谢紊乱参与了尿毒症时肌阵挛的发生。是尿毒症引起多种代谢障碍影响了皮质、皮质下、脑干网状结构、小脑、脊髓等有关结构联系环路。

(3)甲状旁腺功能减退症:任何原因引起的甲状旁腺功能减退症,导致钙磷代谢异常,临床上表现为反复癫痫样抽搐发作。脑 CT 可见基底节区对称性钙化斑。这类疾病包括 Fahr 病、甲状旁腺功能减退症、假性甲状旁腺功能减退症。

2.结缔组织病

(1)风湿性脑病:风湿热发病率近几年明显下降,但是该病演变预后较差,应引起注意。风湿病可累及神经系统出现风湿脑病,后者占风湿病 0.74%,脑病的发生是风湿活动的标志。主要临床表现是癫痫发作和精神异常。

(2)系统性红斑狼疮:SLE 早期神经性系统损害占 25.5%,晚期达 60%,可出现狼疮脑病。脑病多数发生在 SLE 活动期或晚期,也可为 SLE 的首发症状。脑病的主要表现是癫痫发作和(或)精神症状(淡漠、抑郁、兴奋、思维混乱),也可出现神经系统定位体征。

(3)贝赫切特综合征:贝赫切特综合征(BD)又称白塞综合征,是以口腔溃疡、眼葡萄膜炎和外阴溃疡为特征的慢性进行性、复发性全身性炎症性病变。神经系统受累时称神经贝赫切特综合征,国外报道占贝赫切特综合征的 10%~28%,国内占 6.5%,其中中枢神经系统受累占 70.8%。如果中枢神经系统受累可出现弥漫性或局灶性脑损害的症状,表现类似急性脑血管病或脑炎,患者可出现癫痫发作。

(4)结节性多动脉炎:是累及多系统多器官的自身免疫性疾病,大约 30% 侵犯中枢神经系统。颅内动脉受累可出现一系列的脑缺血或出血症状,临床上出现脑局部定为体征、局限性癫痫等。

3.营养缺乏 维生素 B_6 缺乏在成年人中很少见.多见于人工哺乳的婴幼儿,常同时有维生素 B_1、维生素 B_2 缺乏,患儿早期出现兴奋、不安、惊厥等中枢神经系统症状,发作频繁者可引起智能减退。

4.心血管疾病

(1)高血压脑病(HE):是引起癫痫发作的常见原因。HE 是指血压急剧升高引起急性全面性脑功能障碍,是脑血流自动调节机制崩溃,脑血管由收缩变为被动扩张,脑血流量增加,引起过度灌注,最后导致血管源性脑水肿。临床表现除血压明显增高外,头痛、呕吐、意识障碍、癫痫发作为主要症状。血压控制后症状及头部影像学迅速改善。影像学特点是大脑半球的后部在 CT 上呈低密度改变,MRI T_1 加权像低信号或等信号 T_2 加权像高信号改变,病变可以累及脑干和小脑。上述影像学表现可以随着临床症状的改善而消失,有学者将其命名为可逆性后部白质脑病综合征。

(2)子痫:妊娠高血压患者出现抽搐,并排除其他疾病,称为子痫。高血压脑病在其中扮演了重要角色。

(3)阿-斯综合征:是一组心源性疾病引起的急性脑缺血综合征。表现为突然晕厥,意识丧失,严重者常伴有抽搐及大小便失禁。常见病因有心肌梗死、高血压性心脏病、心肌炎、心肌病、风湿性心瓣膜病等。

5.缺血、缺氧性脑病

(1)一氧化碳中毒:CO中毒引发的癫痫多发生在中毒的急性期。有报道称发病率大约在12%。临床表现多为全身强直阵挛发作,少部分为单纯部分运动发作。发作频繁者预后不良。早在20世纪50年代就有学者对CO中毒死亡患者进行神经系统形态学研究,80年代白求恩医科大学第一医院张淑琴等对2例CO中毒后7~8d死亡的患者进行CT扫描和病理对照研究,生前CT显示双侧苍白球及内囊膝部低密度改变。病理所见:脑水肿、脑疝,切面见双侧苍白球坏死灶,与周围界限较清。双额、颞、岛叶皮质及苍白球等处散在点状出血。镜下见软脑膜、蛛网膜下腔血管扩张充血,额叶皮质细胞脱失;皮质下白质疏松水肿,伴弥散胶质细胞增生;毛细血管扩张、出血。坏死软化灶周围见大量吞噬细胞。病灶周围白质水肿。双侧海马锥体细胞层有不同程度的缺血性改变,锥体细胞脱落,毛细血管扩张充血。白质区脱髓鞘改变。小脑浦肯野细胞部分脱失,贝格曼胶质细胞增生。

(2)其他:溺水、自缢、心搏骤停、麻醉意外、致死性哮喘等原因引起的急性脑缺氧可引起癫痫发作。脑缺氧严重者在心肺复苏后可留有癫痫后遗症状。

6.其他　脑膜白血病、各种全身感染等均可引起癫痫发作。

二、癫痫发作的临床表现

(一)自限性发作

1.全面性发作

(1)全面性强直-阵挛性发作(GTCS):GTCS旧称大发作,是以意识丧失和全身肌肉强直-阵挛为主要特征,可同时伴自主神经功能紊乱。

凡属从发作伊始即有意识丧失,双侧肢体同时抽搐,两侧半球对称性同步放电者,可列为原发全面性强直-阵挛性发作;如为局部起始,继之意识丧失四肢抽搐,脑电图上可见有局灶性痫样放电者,则属继发全面强直-阵挛性发作。

全面性强直-阵挛性发作约15%报称有一种含糊的、描述不清的先兆,但大多数意识丧失前无先兆。先兆并非癫痫的预警,而是癫痫的先行军或者说是尚未扩布的癫痫源性放电,因而可以把有先兆的全身惊厥发作都看作是继发性的。

全面性强直-阵挛性发作可分下列三期。

1)强直期:全身骨骼肌呈现持续性收缩,双眼上睑抬起,眼球上窜。喉部痉挛,胸腹肌突发收缩,迫使空气通过狭窄的声门而发出叫声。口部先强张而后突闭,可能咬破舌尖。颈部和躯干先屈曲后反张。上肢自上抬、后旋,转变为内收、前旋。下肢自屈曲转变为强烈伸直。强直性收缩抑制了呼吸,从而出现了面色青紫、口唇发绀。强直期持续10~20s后,在肢端出现细微的震颤。

2)阵挛期:待至震颤幅度增大并延及全身,成为间歇的痉挛,即进入阵挛期。每次痉挛都继有短促的肌张力松弛;阵挛频率逐渐减慢,松弛期逐渐延长。本期持续0.5~1min。最后一次强烈痉挛后,抽搐突然停止。

在以上两期中,并出现心率增快,血压升高,汗、唾液和支气管分泌增多,瞳孔扩大等自主神经征象。呼吸暂时中断,皮肤由苍白转为发绀。瞳孔对光反应和深浅反射消失;跖反射伸性。

3)发作后期:阵挛期以后,尚有短暂的强直痉挛,造成牙关紧闭和大小便失禁。呼吸首先恢复,口鼻喷出泡沫或血沫。心率、血压、瞳孔等回至正常。肌张力松弛,意识逐渐苏醒。自发作开始至意识恢复历时5～10min,但真正的强直-阵挛过程仅约1min。醒后感头痛、全身酸痛和疲乏,对发作全无记忆。不少患者在意识障碍减轻后进入昏睡。个别患者在完全清醒前有自动症或情感变化,如暴怒、惊恐等。在药物不全控制下,发作的强度和时程可能减少。

脑电图在强直期表现为振幅逐渐增强的弥漫性10Hz波,阵挛期表现为逐渐变慢的弥漫性慢波,附有间歇发生的成群棘波。惊厥后期呈低平记录。发作间期为多棘-慢波或棘-慢波,有时为尖-慢波。如为部分性发作继发泛化的全面性强直-阵挛发作,则开始时有相应的局限性脑电图改变。

(2)强直性发作:全身进入强直性肌痉挛。肢体直伸,固定在某种紧张位置,头后仰,躯干的强直造成角弓反张。常伴自主神经症状如苍白、潮红、瞳孔扩大等。痉挛使胸腔固定而呼吸停止时,面色可变青紫。

脑电图示低电位快活动,或约10Hz波,逐渐降低频率,增加波幅。发作间或多或少有节律性尖-慢波放电,有时不对称,背景活动不正常。

(3)阵挛性发作:此种发作仅有重复的全身阵挛而无强直成分,频率逐渐变慢而强度不变,惊厥后期一般较短。这种发作偶然引致强直-阵挛发作,从而形成阵挛-强直-阵挛发作。

脑电图见快活动、慢波,偶有棘-慢波。发作间期为棘-慢波或多棘-慢波放电。

(4)肌阵挛发作:突然、短暂、触电样肌收缩,可能遍及全身,也可能限于局部、躯干、肢体或个别肌群,最多见于上肢,也可影响双侧肢体,对称或不对称地出现,可能单个发生,但常见快速重复,晨醒和将睡时最常发生;自主动作也能诱发,通常在肌阵挛泛化成全身抽搐之前不造成明显的意识障碍。

肌阵挛可能是某些综合征的一个组成部分,如在West或Lennox-Gastaut综合征均可在其主要症状表现之外伴有肌阵挛。在单纯部分性运动发作或全面性强直-阵挛发作,肌阵挛也可能成为其发作的先驱,以肌阵挛为主要发作形式的癫痫称为肌阵挛性癫痫。

有许多肌阵挛性跳动及动作性肌阵挛不能诊断为癫痫发作。由脊髓疾病、小脑性协同失调性肌阵挛、皮质下节段性肌阵挛、多发性肌阵挛状态及眼阵挛-肌阵挛综合征所引起的肌阵挛性跳动必须和癫痫发作相鉴别。

(5)失张力性发作:部分肌群或全身肌张力突然降低,造成颈垂、张口、肢体下垂或全身跌倒。发作通常持续1～2s,随即患者可迅速恢复。此外,儿童还有一种发作时间较长的失张力发作,患儿突然出现意识障碍和肌张力丧失,跌倒时肌肉完全处于弛缓状态,持续数秒至数分钟或更长,双眼可上翻或半睁状态。发作结束后意识很快恢复,有些作者认为该发作亦可无意识障碍或在意识模糊状态时发生。

失张力发作常与强直、非典型失神交替出现于有弥漫性损害的癫痫症,如Lennox-Gastaut综合征、Doose综合征(肌阵挛-猝倒发作性癫痫)、亚急性硬化性全脑炎等。脑电图示多棘-慢减或低电压快活动。发作间为多棘-慢波。

2.局灶性发作　局灶性发作是指由皮质灶性异常放电所致相应躯体部位的发作性症状，可能是运动性的、感觉性的、自主神经性的或精神性的。其可分为以下几种。

(1)局灶性感觉性发作。

(2)局灶性运动性发作。

(3)局灶性癫痫综合征中的反射性发作。

(二)持续性发作

1.全身性发作持续状态

(1)全身性强直-阵挛持续状态：反复的全身肌肉强直-阵挛发作，发作间歇期意识不能恢复；单次发作持续时间长(动物实验数据是 3min，国外专家从临床角度确定为 5min)。发作期脑电图通常是以连续的棘波和棘-慢复合波、节律性尖波或节律性慢波的形式出现。常突然停止于周期性的低平电位，这种电位随着发作期的缩短而延长。最终脑电图表现为低平背景上出现的周期性癫痫样放电，这种脑电图变化对诊断昏迷的 CTCSE 是很重要的。

(2)阵挛发作持续状态：阵挛发作几乎均发生于低龄儿童，主要是新生儿和婴儿。这种阵挛通常是泛化的、不同步的。以一侧或某个肢体为主，其幅度、频率和分布变化多端。持续性的阵挛发作，即持续状态。常发生于发热性疾病。脑电图主要表现为快波或多棘-慢复合波。

(3)失神发作持续状态：失神发作属全身性，持续时间＞30min，呈持续状态，通常持续数小时至数天。脑电图伴随规则、对称性、弥漫性 1～4Hz 棘波或多发性棘-慢复合波发放。临床分型包括：特发性典型失神发作持续状态、症状性/隐源性典型失神发作持续状态、症状性/隐源性不典型失神发作持续状态。共同表现为意识改变、认知行为异常、节段性肌阵挛(眼睑、口角)。

(4)强直发作持续状态：强直发作多见于有弥漫性器质性脑病的患儿，表现为全身或部分肌肉的持续、强烈、非颤抖性收缩，使得肢体维持某种姿势和位置。持续性的强制发作，即持续状态。脑电图为泛化性低波幅快节律多棘波。

(5)肌阵挛发作持续状态：主要是指继发性肌阵挛持续状态，肌阵挛持续数天、数月，甚至数年，为非同步和不对称，伴严重意识改变和进行性智能减退。脑电图为持续性棘波和棘-慢波发放，常见于癫痫性脑病。

2.局灶性发作持续状态

(1)Kojewnikow 部分发作连续状态：即 Kojewnikow 综合征。临床特征是身体局部肌肉持续性、节律性收缩，时间可达数小时、数天，甚至数年。肌阵挛抽动频率为 1～2Hz，睡眠中也存在。60%的患者除了上述类型发作外，还有继发性全身性发作和复杂部分性发作类型。除了传统定义(临床表现)，其电生理概念需要皮质肌阵挛证据。常见病如 Rasmussen 脑炎。

(2)先兆连续状态：是指持续性放电局限于某个脑区。先兆是主观症状，先兆连续状态临床上分为四类：①体感(即感觉异常，累及躯干、头部和肢体)；②特殊感觉(视觉、听觉、味觉、嗅觉和眩晕)；③自主神经症状；④精神症状。

(3)边缘叶发作持续状态(精神运动性发作持续状态)：反复精神运动性(原复杂部分性)发作，发作间期意识未完全恢复，或者持续性(持续时间＞30min)"意识朦胧状态"(介于无反应和部分反应之间)。发作期脑电图反复出现类似孤立复杂部分性发作的异常放电。发作间期脑电图见一侧或双侧颞叶有持续性癫痫灶发放。

(4)伴偏瘫体征的偏侧发作持续状态:首发症状是持续性偏侧抽搐(持续状态),好发于5个月至4岁患儿。常伴发热,主要表现为单侧阵挛、频率不定、非同步,也可以扩延至对侧肢体,意识障碍不是持续性的,可伴有自主神经症状。发作后出现抽搐,侧肢体偏瘫,80%为持久性瘫痪。80%的病例局灶性发作可持续1～3年,继发性全身性发作并不少见。伴有不同程度的智能障碍。病因多种(如炎症、血管性、外伤等),预后不定。脑电图和脑影像学检查有助于诊断。

三、癫痫综合征的临床表现

(一)特发性(婴儿和儿童)局灶性癫痫

1.伴中央颞区棘波的良性儿童癫痫　本型癫痫有遗传倾向,是小儿良性癫痫中最常见的一种类型,发病率占小儿癫痫的15%～25%,起病年龄为2～13岁,76%在5～10岁起病,男孩多于女孩。不管治疗与否,在15岁前多停止发作。常为口咽发作,如唾液增多,喉头咕咕作响,口唇及舌抽动,下颌关节挛缩,不能张口,不能说话,舌僵硬,不能吞咽,有窒息感;肢体抽搐可限于一侧,也可同侧上下肢抽动;常伴有躯体感觉障碍。部分发作时意识不丧失,可有不同程度的意识障碍,若继发全身发作则意识完全丧失。75%患儿在入睡后不久或清晨刚醒时发作,发作比较稀疏,一般隔月或更长时间发作一次。脑电图表现为背景波异常,在脑中央区或中央颞区有典型的高幅棘波或尖慢波,睡眠期发作频率明显多于清醒期,自然睡眠脑电图容易记录这种异常,过度换气和闪光刺激可以诱发。

2.良性早发性儿童枕叶癫痫　发病率占儿童局灶性癫痫的6%～10%。起病年龄1～8岁,通常12岁前完全缓解。首发症状为呕吐,继之眼球偏斜,伴或不伴全身性发作。发病前发育正常,影像学检查无异常。随着年龄增长,脑电图异常发放由枕区向中央颞区、额区移行。

3.迟发性儿童枕叶癫痫(Gastaut型)　发病年龄自15个月～17岁,多见于4～8岁。

47%有癫痫家族史,92%病例在19岁以前缓解。发作是以视觉症状开始,如黑矇、光幻觉,接着出现半侧阵挛、精神运动型发作或全身性强直-阵挛发作,发作后常有恶心、呕吐、头痛等。发作可在入睡或清醒时发作,青春期后可自动停止发作,但有5%可转变成其他类型发作。异常发放局限于枕区,典型的枕区发放为高波幅(200～300μV)双相棘波。枕区棘波通常仅见于儿童期,以3～5岁儿童最明显。闭目时棘波明显,睁眼后抑制或消失。棘波的位置可以发生变化,可以从枕区、后颞区,逐渐向中央颞区移行。

4.良性婴儿癫痫发作(非家族性)　出生后3～20个月发病,表现与良性家族性婴儿癫痫发作(BFIS)类似,主要为部分性发作。发病前智力发育、神经系统体格检查和代谢指标均正常,母亲妊娠期和围生期无特殊,病因不明确。早期诊断有一定困难。

(二)家族性(常染色体显性遗传)局灶性癫痫

1.良性家族性新生儿癫痫发作　为家族性疾病,多在2～3d至数周内起病,个别可在生后3个月时出现频繁的惊厥发作,发作形式为部分性或全身性,表现为阵挛性、强直性抽搐或呼吸暂停。家族中数代连续多人在新生儿期有惊厥，一般 3 周内停止发作，个别可达生后 8 个月，约 15％的患婴至儿童期或成年期又发生癫痫。与门控钾离子通道基因突变有关，即 20q13.3 的 KCNQ2 基因和 8q24 的 KCNQ3 基因。

2.良性家族性婴儿癫痫发作　呈遗传异质性，与染色体 19q 和 16p12～q12 连锁，最近发现本病患儿 2 号染色体上门控钠离子通道 α_2 亚单位（SCN2A）有基因突变。本病多在出生后 4～7 个月发病，以部分性发作常见，可自愈，无发热和脑电图异常，无神经系统后遗症。

3.常染色体显性夜发性额叶癫痫　本病一般从儿童阶段起病，多数持续到成年，典型病例的发病年龄在 10 岁左右。特征是夜间短暂、反复出现的局灶性发作。均在睡眠中发病，主要累及额叶。发作时脑电图缺乏典型的癫痫波。与乙酰胆碱烟碱样受体 α_4 亚单位（CHRNA4）和 β_2 亚单位（CHRAB2）基因突变有关。

4.家族性颞叶癫痫　分为内侧型（FMTLE）和外侧型（FL-TLE）。青少年至中年起病，内侧型主要表现为颞叶内侧先兆，如似曾相识感、感觉改变或自主症状；外侧型主要表现为听幻觉或错觉，或视觉性感觉障碍，或言语紊乱等。外侧型基因位点与 10q22～24 连锁，其中与音韵处理有关的基因 LGI1 发生突变，目前内侧型无连锁位点。

5.不同部位的家族性局灶性癫痫　临床特征与 ADNFLE 类似，不同之处在于脑电图除了额叶常受累外，颞区、中央-颞区、枕区均可以受累。家族遗传分析与 22q12 连锁。

（三）症状性（或可能为症状性）局灶性癫痫

1.边缘叶癫痫

（1）伴海马硬化的内侧颞叶癫痫（MTLE-HS）

①先兆：上腹部和胸骨下上升不适感（70％）、麻刺感、恐惧和焦虑（15％～50％）、陌生感和似曾相识（＜20％～30％，非主侧半球）、自主神经症状（瞳孔扩大、心悸、心律失常、起鸡皮疙瘩等），而嗅-味觉异常（＜5％）少见，腹痛伴恐惧更多见于儿童，有杏仁核、岛叶放电。

②意识改变常见，但难以量化。

③记忆缺失和失语。

④口咽部自动症。

⑤若放电扩散到同侧外侧裂上部，可以出现对侧面部上臂阵挛，头、眼向对侧（或同侧）偏斜，继发性全身性发作（阵挛-强直-阵挛）。

⑥发作后可出现认知受累、记忆缺损、情绪改变和语言紊乱。

⑦偏侧定位体征包括：托德瘫痪、失语和命名不能价值较大；上肢呈"4"字征、先兆持续状态和精神运动发作持续状态也有助于诊断 MTLE-HS。

头皮或蝶骨电极脑电图、头颅 MRI/MRS、SPECT、PET 有助于诊断和手术前评估。

（2）其他：根据特定病因确定的内侧颞叶癫痫（如肿瘤、血管畸形、瘢痕、外伤、炎症等），根据部位和病因确定的其他类型（如杏仁核、岛叶等）。

2.新皮质癫痫

（1）Rasmussen 综合征：病因可能与病毒感染有关。儿童期发病，年龄为 1～10 岁，男女无差别。半数患儿有上呼吸道感染前驱症状，首发表现多数为全身强直-阵挛发作，局灶性发作也占相当比例，20％患儿中主要表现为癫痫持续状态。属于难治性癫痫，最终半数患儿会出现局灶性发作连续状态,发作后会出现短暂或持久性偏瘫。进行性智能减退和语言障碍也是特征之一。早期诊断有困难,脑电图、MRI、SPECT 和脑脊液寡克隆带检查有助鉴别。

(2)偏侧抽搐-偏瘫癫痫综合征:首发症状是持续性偏侧抽搐(持续状态),好发于 5 个月～4 岁。常伴发热,主要表现为单侧阵挛,频率不定,非同步,也可以扩延至对侧肢体,意识障碍不是持续性的。可伴有自主神经症状。发作后出现抽搐侧肢体偏瘫,80％为持久性瘫痪(以 7d 为界来区分托德瘫痪)。80％的病例局灶性发作可持续 1～3 年,继发性全身性发作并不少见。伴有不同程度的智能障碍。病因多种(如炎症、血管性、外伤等),预后不定。脑电图和脑影像学有助于诊断。

(3)婴儿早期游走性局灶性发作:发病年龄为出生后 13 天～7 个月,主要临床特征是癫痫发作和精神运动发育迟滞。早期发作表现为局灶性运动和自主神经症状,后期表现呈多样性(如眼球偏斜、眼睑抽动、肢体阵挛、咀嚼动作、呼吸暂停、面部充血、流涎等),可以相互转化,也可以连续数周成簇发作。发作间期脑电图背景节律变慢,在中央颞区可以出现多灶性棘波。发作期多个脑区均可以受累,且异常发放由某个脑区向其他部位迁移,视频脑电图检查发现与临床相关。

(四)特发性全身性癫痫

1.良性婴儿肌阵挛性癫痫　良性婴儿肌阵挛性癫痫(BMEI)少见。多发生在 5 个月～5 岁发育正常的儿童,男、女发病率之比为 2：1。表现为低头、眼球上翻、短暂手臂跳动。发作间期脑电图通常正常,发作期可见到弥漫性快棘波或多棘波发放。散发病理目前尚无遗传学发现,家族性 BMEI 呈常染色体隐性遗传,与 16p13 连锁。预后相对好。

2.伴肌阵挛-站立不能的癫痫　伴肌阵挛-站立不能的癫痫(EMAS)又称 Doose 综合征。发病年龄为 7 个月-6 岁,占儿童癫痫的 1％～2％,绝大多数患儿 5 岁内发病,男、女发病率之比为 2：1。发病前智力、运动功能正常。发作形式多样,多数患儿起病表现为热性惊厥;常见轴性肌阵挛发作,表现为突然快速低头、向前弯腰,同时两臂上举;有时肌阵挛轻微,仅表现为眼睑和面部肌肉抽动或眼球的快速运动;失张力发作时表现为屈膝、跌倒、不能站立;半数患者可以发现有失神发作;可出现阵挛-强直-阵挛发作。早期脑电图可正常,或有 4～7Hz θ 波发放。随着疾病进展,发作期及发作间期可以见到 2～4Hz 棘波或多棘波发放。本病可能是多基因遗传。预后不定,半数能最终控制和缓解,智力一般不受累。

3.儿童失神癫痫　儿童失神癫痫(CAE)具有明显遗传倾向,与 6p、8q24、15q14 多位点连锁,易感性基因未确定。国外 16 岁以下发病率为 1.3/10 万～6/10 万,占儿童癫痫的 2％～10％。好发年龄为 4～8 岁,其中 6～7 岁为高峰,女孩多见。失神发作表现为突然发生的意识丧失,但不跌倒,正在进行的活动中断,持续数秒,发作后不能回忆。根据临床表现可分为简单失神和复杂失神。后者可伴有轻微肌阵挛,或伴失张力,或伴强直,或伴自动症或伴自主神经症状。脑电图具有诊断意义,发作时表现为高波幅节律性 3Hz 的棘-慢复合波,双侧同步对称,起止突然。有时为多棘-慢波。发作间期脑电图背景正常,或可见 3Hz 的棘-慢复合波发放,但不产生症状。过度换气可诱发(95％有效),可以让患儿闭眼数数,发作时出现睁眼和数数中断。

4.伴肌阵挛失神癫痫　伴肌阵挛失神癫痫少见。1 岁至青春期均可以发病。半数患儿有神经系统异常发现,主要特征包括意识丧失、肌阵挛、强直。肌阵挛可以不对称,强直主要影响上肢近端,出现上臂上抬。典型患者每天发作数次,每次 8～60s。发作期脑电图可记录到泛化性 3Hz 棘波发放,发作间期可有泛化性、局灶性或多灶性棘波。染色体异常(三联体)、Angelman综合征、大脑畸形可以有类似表现。通常 5 年内缓解。病前正常的患者其中半数会出现认知受累,提示可能是癫痫性脑病。

5.伴不同表型的特发性全身性癫痫

(1)青少年失神癫痫(JAE):好发年龄 9～13 岁,与 CAE 相比,频率低、程度轻,但持续时间长。脑电图检查发现泛化性棘波或多棘波,频率为 3～4Hz 发放。多数患儿可伴发全身强直-阵挛发作,1/5 患儿可伴肌阵挛发作。与 CME、青少年肌阵挛癫痫相似具有遗传倾向,已有证据表明与 5、8、18、21 号染色体连锁。

(2)青少年肌阵挛癫痫(JME):发病年龄多在 12～18 岁,男女发病率无差异。肌阵挛是主要表现,常清晨时发病,主要累及颈、肩、手臂或下肢,上肢明显,特别是伸肌,意识不影响。肌阵挛可以演变为全身强直-阵挛发作。1/3 患者可伴有短暂失神发作。脑电图检查可类似失神发作,表现为弥散的不规则阵发性棘-慢复合波或多棘-慢复合波,频率 3～6Hz;肌阵挛发作时,可出现 10～16Hz 多棘-慢复合波,发作后有短程 1～3Hz δ 波。1/3 病例经闪光刺激诱发痫样放电,甚至临床发作。未经治疗的病例几乎均存在脑电图检查异常,治疗后 2/3 病例脑电图检查转为正常。具有明显遗传异质性,存在多个位点基因突变,如 5q34～q35 的 GABRA1 基因、2q22～q23 的 CACNB4 基因、3q26 的 CLCN2 基因、6p12～p11 的 EFHC1 基因。此外,还发现 2 个连锁位点即 15q14 的 EJM2 和 6p21 的 EJM3 位点。

(3)仅表现为全身性强直-阵挛性发作的癫痫(EGTCSA):这是一个新概念。发病年龄为 6 岁至中年,发病高峰年龄为 16～17 岁。可以在一天中任何时间发作,主要表现为全身强直-阵挛发作。发作间期可见到 3～4Hz 棘波或多棘波发放。

6.伴热性癫痫发作的全身性癫痫　伴热性癫痫发作的全身性癫痫(GEFS+)。该术语并非临床综合征诊断,就临床表型可以是肌阵挛-站立不能的癫痫(EMAS)和婴儿严重肌阵挛癫痫(SMEI)。毋宁说它开启了遗传学研究的一扇门,相关基因 SCNIA、SCNIB 和 GABARG2 突变已见诸报道。

(五)癫痫性脑病

1.早发性肌阵挛性脑病　本病少见。生后 3 个月内起病,男、女发病率相似。常有家族史,提示可能为先天代谢异常。常见表现:不固定或部分肌阵挛、大范围的肌阵挛、单纯部分性发作、强直性婴儿痉挛。肌阵挛可表现为肢体或面部肌肉抽动,有时表现为眼睑或手指快速微小的抽动。肌阵挛发作频繁,呈持续状态。强直性婴儿痉挛常在病程较晚期出现,生后 3～4 个月时出现,多在睡眠时发生,可连续反复发作。脑电图背景波消失,表现为"暴发-抑制"。暴发波是由无规律的高波幅慢波混有尖波、棘波所组成,持续 1～5s,随后为持续 3～10s 低波幅的平坦波形。入睡后特别是深睡眠,可见到暴发性抑制,3～5 个月后消失,以后可再度出现,而且可以维持较长时间。脑影像学检查正常或皮质萎缩、脑室扩大。预后不良,多数早期死亡,很少活到 2 岁。

2.大田原综合征　多种病因均可引起,发病年龄为新生儿及小婴儿,频繁的、难以控制的强直和(或)强直痉挛发作,脑电图呈暴发性抑制,伴严重的精神运动障碍,可转变为婴儿痉挛症。须与早期肌阵挛性脑病和婴儿痉挛症相鉴别。

3. West 综合征(婴儿痉挛症)　许多因素均可以引起本病,包括产前、产后因素,围生期因素,代谢性疾病,颅内感染等。绝大多数病例在 1 岁内发病。惊厥表现为突然快速的颈部、躯干及肢体肌肉对称性收缩。发作时头前屈、弯腰,两臂前伸或屈肘,两手握拳,下肢屈曲至腹,全身呈虾状。肌肉收缩速度很快,短于 2s,形成的姿势维持 2～10s,然后肌肉恢复至原状。此过程不同于肌阵挛,肌阵挛时,肌肉快速收缩,立即恢复至正常状态(缺乏强直期)。强直痉挛可成串出现,这是本病特点之一。

大部分患儿发作时表现为前屈动作,少部分表现为伸展性动作,或兼有屈曲和伸展性动作。部分病例可伴有喊叫,发作时瞳孔散大。对光反应迟钝,面色苍白或发红、出汗。发作后极度疲乏、嗜睡。

发作频率不等,每日数次或 10 余次成串发作。清醒或睡眠中均可以发作,尤其在入睡或清醒后不久容易发生。发作间期脑电图为高度节律失调,这是本病的重要特征之一,提示大脑有弥漫性器质性病变。发作期脑电图可表现为短程低波幅快节律,有时为暴发性高幅棘-慢复合波或尖-慢复合波。需要指出的是,高度节律失调并非婴儿痉挛症所特有,也并非所有患儿均有此种改变。

本病严重影响患儿智力发育。智力低下严重程度与发作形式、确诊早晚及治疗手段无关。

4. Dravet 综合征[婴儿严重肌阵挛癫痫(SMEI)]　多数 1 岁内发病,首次发病与单纯热性惊厥难以区分,表现为全身性或单侧强直-阵挛、阵挛发作,后期可以表现为非典型失神、肌阵挛或部分性发作。2 岁左右精神运动性发育迟缓明显。早期脑电图可正常,后期可出现泛化性棘波或多棘波、局灶性发放。71.4% ～ 100% 患者存在门控钠离子通道 α_1 亚单位(SCNIA)基因突变。

5. Lennox-Gastaut 综合征　病因多种。起病年龄为 1～7 岁,高峰起病年龄为 3～5 岁。发作形式多样,包括短时间的强直发作、失张力发作和不典型失神发作;大多伴有智力发育迟滞;发作间期脑电图表现为全导 1～2.5Hz 的棘-慢复合波,在慢波睡眠期可见到双侧同步出现的 10Hz 快节律或多棘波,持续数秒,在快速眼动期消失。强直发作或不典型失神发作可见到 20Hz 低幅电活动。肌阵挛或失张力发作时可见到多棘-慢复合波。本病预后不良。

6. Landau-Kleffner 综合征(获得性癫痫性失语)　病因尚未明确。绝大多数于 2～8 岁起病,多无家族史。主要特点为获得性失语和脑电图异常。首发症状失语和癫痫发作各占50%。约 70% 患者失语发生在 6 岁前,约 80% 的病例有癫痫发作。70% 的病例有精神行为异常,多发生在失语后。脑电图异常是诊断本病的重要条件,异常脑电活动可见于单侧或双侧颞区,也可呈弥漫性分布,表现为单个或成簇的棘波、尖波或 1.5～2.5Hz 的棘-慢复合波。睡眠时异常发放明显,阳性率几乎为 100%。多数患者在慢波睡眠期出现持续性棘-慢复合波发放。本病预后较好,癫痫发作一般均能在青春期前后终止,语言恢复并不乐观。

7. 慢波睡眠中伴持续棘-慢复合波的癫痫　起病年龄 2 个月～12 岁,高峰在 4～5 岁。病因不清,发病时神经精神发育正常或已经存在脑病(先天性轻偏瘫、痉挛性四肢瘫、全身肌张力低、共济失调)。主要临床特征是癫痫(局灶性和全身性发作)、高级皮质功能受累(语言、记忆、定向力、智力和精神症状)和运动障碍(失用、肌张力障碍、共济失调、偏瘫等)。疾病早期清醒脑电图主要在额颞区或中央颞区可见到弥漫性或局灶性及棘-慢波;睡眠脑电图上述部位异常发放增加。随着疾病进展,清醒期脑电图频率发放增加,进入睡眠突然双侧出现持续性棘慢复合波,在整个 NREM 期均存在(85%～100%),而进入 REM 期上述异常发放突然消失或仅在额区呈阵发性、单侧或双侧发放。整个睡眠周期中 NREM 占 80%,REM 占 20%。癫痫发作和脑电图异常呈自限性,多在 15～20 岁时消失。

8.非进行性脑病的肌阵挛持续状态　癫痫发作在出生后 1 天至 5 岁出现(平均 12 个月)。首发类型多数为局灶性运动性发作,也可以是肌阵挛持续状态,或肌阵挛失神发作、大范围肌阵挛,全身性或单侧阵挛发作相对少见。肌阵挛持续状态被识别通常在 4 个月～5 年(平均 17 个月)。男、女发病率之比为 1∶2,发病前已经存在脑病如运动功能障碍、智力发育迟缓等。慢波睡眠期癫痫发作和运动障碍症状消失。视频脑电图诊断价值较大。预后较差。

(六)进行性肌阵挛癫痫

1. Univerricht-Lundborg 病　分为地中海型和波罗的海型,临床表现类似。多数起病在 9～13 岁,起病隐匿,开始仅在清醒前有肌阵挛发作或夜间肌阵挛,也可为肌阵挛-强直肌阵挛发作。肌阵挛发作逐渐加重,在清醒前后或运动时发生,特别是在改变运动方式时,以致引起运动困难,逐渐进展到进食、饮水困难。全身阵挛发作或阵挛强直-阵挛发作也逐渐加重,很少有失神发作。常伴发共济失调,少数病例体格检查时可发现弓形足、腱反射消失,部分病例可有轻度精神症状。早期脑电图背景正常,随着病情进展,慢波增多,可见短程棘-慢复合波。对闪光刺激呈阳性反应。生理睡眠周期存在,NREM 期发放并不增多,在 REM 期 83% 病例在颞叶可见到快的棘-慢复合波和多棘-慢复合波发放。病情继续进展,异常发放逐渐减少,背景活动逐渐减慢。预后与病情进展速度相关。CSTB(21q22.3)基因突变,影响其编码蛋白 CystatinB(半胱氨酸蛋白酶抑制剂)功能,即抗凋亡作用。

2.拉福拉病　少见。大部分病例发生在南欧、北非和印度南部。发病年龄为 6～19 岁,初期表现为全身强直-阵挛发作,约半数病例伴有发作性视觉异常,如幻视、暗点等。随着病情进展,出现严重肌阵挛发作和认知功能障碍。早期脑电图背景活动正常,有散在单个棘-慢复合波或多棘-慢复合波,闪光刺激常有阳性反应。数月内脑电图迅速变化,背景活动变慢,棘-慢复合波和多棘-慢复合波发放增多,呈局限性异常,尤其是枕部,生理性睡眠周期消失。确诊本病要在组织内查到拉福拉小体(多聚糖沉积),推荐皮肤活检,在腋窝取材,在汗腺导管细胞中可检测到特征性的过碘酸希夫(PAS)染色阳性的包涵体。本病预后不良,病情逐渐恶化,肌阵挛和痴呆呈进展性。EPM2A(6q24)基因突变,其编码蛋白 Laforin,一种蛋白酰胺酸磷酸酶(PIP)功能缺陷,影响糖原代谢。

3.神经元蜡样脂褐质沉积症(NCL)　4～10 岁发病。临床以进行性中心视力减退或失明为主要表现,伴进行性肌阵挛癫痫、失神发作或全身强直-阵挛发作等。2 年后出现共济失调、构音障碍和智力减退。脑电图为慢波背景上的阵发性发放。病理可见溶酶体内大量脂褐素堆积。皮肤、直肠、脑组织活检可明确诊断。致病基因存在多个连锁位点(16p、1p、13q)。

4.Ⅰ型神经氨酸沉积症　青少年型于 8～15 岁起病,表现为进行性视力减退和难治性肌阵挛癫痫。眼底黄斑区可见到樱桃红色的斑点,可伴晶状体混浊、共济失调和轻度周围神经病。脑电图为 10～20Hz 的低电压正相尖波,肌阵挛发作时可同步发放。病因是基因突变致

α-N-乙酰神经氨酸酶缺陷。

5.戈谢病　又称脑苷脂沉积病。仅少年型有癫痫发作,表现为严重的肌阵挛、眼肌麻痹和小脑体征。还可见部分和全身性发作、智力障碍。脑电图为弥漫性 6～10Hz 的棘-慢复合波和节律性尖波发放。致病基因位于 1q21～31,导致葡萄糖脑苷酶缺陷。

6.肌阵挛癫痫伴破碎肌红纤维(MERRF)　为母系遗传病,以进行性肌阵挛性癫痫、线粒体肌病伴破碎样红肌纤维(RRF)和慢进性痴呆为特征。RRF 为骨骼肌活检所见,为肌纤维膜下大量积聚的线粒体,用改良 Gomori 三铬酸和氧化酶染色后在光学显微镜下很容易被发现,而电子显微镜下线粒体形态正常或仅轻微异常。RRF 为反映原发或继发性 mtDNA 缺陷(大量重排或点突变)影响线粒体内蛋白合成的特征性形态学改变。本症一般在 20 岁以前发病,首发症状表现为肌阵挛、惊厥和共济失调。肌阵挛可由随意运动诱发或加重,惊厥多为肌阵挛表现。神经学体检可发现下肢深部感觉障碍,表现为脊髓痨性全身麻痹性共济失调,类似于弗里德赖希共济失调。其他症状包括痴呆、感音神经性聋、视神经萎缩、身材矮小和肌肉软弱。乳酸酸中毒和破碎样红肌纤维为本症必备的特征。神经病理改变为齿状核和小脑脚上、脊髓小脑束神经元变性等,与拉姆齐-亨特综合征相似。CT 扫描可见基底核钙化,脑电图特征为广泛性异常放电和波形紊乱,体表诱发电位振幅增大。

80％～90％MERRF 病例发现第 8344 位核苷酸点突变(G→A),影响编码 tRNALys 的 mtDNA 基因。有复合体Ⅰ、Ⅳ、Ⅲ多个呼吸链酶的部分联合缺陷。

7.齿状核-红核-苍白球-路易体萎缩(DRPLA)　是一种以不同程度的痴呆、语言障碍、共济失调、癫痫和不自主运动(包括舞蹈样动作、震颤和肌阵挛等)为临床特征的常染色体显性遗传病(OMIM:125370)。日本人群的发病率约为 0.6/10 万人口,其他种族及人群罕见。目前,DRPLA 的疾病基因已被克隆,发现位于染色体 12p13.31 区域内的 DRPLA 基因中的一段不稳定三核苷酸序列(CAG)n 的杂合性扩增是 DRPLA 患者发病的分子遗传学基础。正常等位基因为 7～34 次重复,DRPLA 等位基因为 49～88 次重复。

主要临床症状包括精神发育迟滞、癫痫、肌阵挛、舞蹈徐动症和痴呆。不同的患者可能出现不同症状的组合。通常发病越早,进展越快,而晚发病者只有很轻的共济失调和痴呆表现。根据发病年龄和临床症状,将 DRPLA 分为以下"三型一征"。

(1)少年型:本型患者的临床症状、体征与进行性肌阵挛性癫痫(PME)综合征完全一致。主要表现有精神发育迟滞、痫性发作、肌阵挛和共济失调,也可出现光反射性癫痫。20 岁前起病,大部分患者 5 岁前精神发育迟滞即较明显。病情进展迅速,10 年左右可发展成为植物状态。

(2)早发成年型:20～50 岁发病,主要症状有共济失调和舞蹈徐动症。大多数在 30 岁左右出现构音不良、共济失调和手指震颤,痫性发作出现较晚。步态不稳、轮替运动不能、锥体束征、肌阵挛和痴呆等进行性加重,并逐渐出现个性改变,患者有时可出现攻击行为和欣快表现。该型患者的临床变异较大,有时与亨廷顿舞蹈症极为相似,常被误诊为亨廷顿病。特别是在高加索人群中,又被称为假亨廷顿型。

(3)晚发成年型:50 岁以后出现共济失调步态和构音不良,痴呆通常较轻。临床特点包括共济失调、构音障碍、肌阵挛和舞蹈徐动症,较少出现痫性发作。

(4)HR综合征(HRS):也是一种定位于12号染色体短臂的常染色体显性遗传病,因在美国北卡罗来纳州的Haw江畔发现而得名。典型的临床表现有共济失调、舞蹈样动作、癫痫和痴呆等。本病多于15～30岁起病,临床类似早发成年型DRPLA,但仅50%的早发成年型DRPLA患者具有HRS所应有的强直-阵挛性癫痫。神经病理学研究发现,HRS与DRPLA都存在豆状核和下丘脑核团的变性脱失,但不同的是HRS还有基底节钙化、神经元轴突萎缩和脑白质脱髓鞘等改变。分子遗传学研究证实,DRPLA基因(CAG)n结构在HRS患者中也发生了杂合性扩增,介于(CAG)63～68。目前认为,HRS可能是DRPLA的一个变种。DRPLA基因(CAG)n结构扩增的临床表现和病理改变并不局限于日本人群中的DRPLA患者,而是应包括HRS等其他一些综合征在内,但也不排除存在其他的基因或环境因素起作用的可能。

辅助检查:头颅MRI检查均显示小脑萎缩并有第四脑室扩大、大脑皮质萎缩并有侧脑室扩大和小脑脑干萎缩。少年型患者MRI检查可显现明显的小脑萎缩并有第四脑室扩大和脑干萎缩。早发成年型患者MRI的特征性改变为大脑白质的弥漫性低密度影。少年型患者MRI显示严重的大脑与小脑萎缩并第四脑室扩大。晚发成年型患者的MRI T_2 加权像上大脑白质、苍白球、丘脑、中脑和脑桥可出现对称性高信号。

体感诱发电位(SEP)显示中枢传导时间延长、皮质电位波幅减弱。少年型DRPLA患者的脑干听觉诱发电位(BAEP)除潜伏期延长外,中枢部分的波形、波幅减弱甚至消失。

少年型与晚发成年型DRPLA患者的脑电图存在明显差异。超过90%的少年型患者有痫性发作,脑电图可见杂乱的高波幅慢波和阵发性非典型棘-慢波放电。发作间期睡眠脑电图上可见弥漫性多灶性棘波和棘-慢综合波,以中央颞区明显。光刺激可诱发重复棘波发放和临床痫性发作的开始。随着年龄的增长,这种异常脑电图上的棘-慢综合波可逐渐消失,但光刺激诱导的痫性发作和脑电图改变不会随年龄而改变。晚发成年型患者通常没有痫性发作,脑电图也无异常。但70%的早发成年型患者有时可出现痫性发作,脑电图可发现不规则背景活动和棘波。

(七)反射性癫痫

1.特发性光敏性枕叶癫痫　是最常见的一种反射性癫痫,病因不清,1/3的患者有癫痫家族史和热性惊厥史。青春期发病,常表现为局灶性发作,或继发性全身性发作。几乎所有发作是由熟悉环境的光刺激诱发。最常见的促发因素是电视和视频游戏,其他因素如闪烁、明亮的阳光,水或其他界面反射的阳光,夜总会灯光,计算机屏保。情绪刺激,特别在电视机和游戏机前也会诱发。典型病例脑电图呈光敏暴发性反应。背景脑电图正常,发作时可以出现棘波或棘-慢复合波,单侧或双侧,同步或非同步,以枕区受累为主。

2.其他视觉敏感性癫痫　除了闪光刺激外,其他如图案(电脑屏保、移行电梯、条纹状墙纸和布料)刺激、眨眼均可以诱发。主要表现为全身性发作、失神发作或短暂肌阵挛。本病好发于儿童和青少年。药物控制相对好,早期停药容易复发,仅1/4病例30岁时停药后症状消失。

3.原发性阅读性癫痫　青少年起病,仅在阅读时诱发,与阅读内容无关,是一种特殊的视觉反射性癫痫。发作时首先表现为下颌运动感或不自主痉挛,若停止阅读,症状消失,继续阅读可发展为全身强直-阵挛发作,此类患者对光刺激并不敏感。发作时单侧或双侧额叶中央、顶叶中央或颞顶叶区有阵发性 θ 波或棘波。继发性阅读性癫痫,对光刺激和图形刺激敏感,发作前一般无下颌运动感或肌阵挛样发作。似与阅读的内容有关,还与阅读时光线刺激、眼球运动、情绪活动有关,可能是综合刺激诱发。

4.惊跳性癫痫　常被突然的意想不到的感觉(通常是声音)刺激所诱发。发作时间<30s,主要特征为惊吓后伴短暂肢体强直,常不对称。也可出现阵挛发作,导致站立或坐立时容易摔倒。常伴有脑器质性病变,如偏瘫和智能受累。本病属难治性。

四、多脑叶切除和大脑半球切除术

多脑叶切除和大脑半球切除术主要用于药物治疗无效,癫痫发源区弥漫,累及多个脑叶但又位于一侧半球的顽固性癫痫。

(一)多脑叶切除

1.手术对象和目的　多脑叶切除主要适用于癫痫活动广泛、涉及多个脑叶的药物难治型的癫痫患者,病变种类可包括大脑胶质增生、脑萎缩、脑发育不良(脑异位、皮质发育不良、半侧巨脑畸形等)和脑面血管瘤病(斯特奇-韦伯综合征)等。

多脑叶切除的目的在于完全终止癫痫发作或显著减少发作频率,并防止进一步脑损害,因此合理选择病例、精确定位和早期手术就显得非常重要。患者癫痫控制满意,就会有更好的神经心理表现和社会参与能力,从而提高生活质量。

2.术前准备

(1)电生理研究:手术前应做常规的头皮脑电图记录,包括睡眠脑电图、药物减量试验以及长期视频脑电图等。多脑叶癫痫的典型表现为广泛的多灶的发作,间歇期异常。确定癫痫发源灶非常困难。电生理检查结果应与癫痫发作类型及影像学结果相符,如果影像学上的病灶较为局限而痫样电活动却比较广泛,应再行 PET 检查或创伤性监测,如深部电极或网格电极等,有助于精确定位。术中皮质电图可记录到脑电背景异常和发作间歇期电活动,对切除病源病灶和受损大脑有积极的指导意义。

(2)神经影像学:CT 检查能显示萎缩、某些脑病变的部位和范围,如脑沟增宽、脑室增大及脑实质异常密度等。MRI 能更清晰地显示钩回结构和脑内病灶,而且还能提供更多的解剖信息,近来,随着 MRI 检查清晰度的提高,各种脑发育不良性的疾病及其部位都能准确显示。应用 18F 放射性脱氧葡萄糖的 PET 检查对婴儿痉挛症者的皮质病灶和功能定位有一定价值,有时 MRI 检查结果阴性,而 PET 检查的结果与异常的脑电活动相符,也可作为定位的证据。

(3)功能定位的作用:多脑叶切除的手术目的是尽可能完全切除致痫区域,同时又要保留功能性解剖结构,以避免出现或加重神经功能障碍。因此,必须在术前及术中确定支配言语、运动和感觉的解剖范围。常用的方法有深部电极或硬膜下网格电极刺激致痫部位以及运动、感觉和言语区。术中的皮质电刺激或感觉诱发电位对精确定位功能区也有帮助。功能磁共振检查能无创伤地定位功能区,临床上已逐渐成为术前功能定位的常规检查方法。由于需要行多脑叶切除的患者其大多数病灶弥散,且容易引起正常解剖移位,所以功能区的确定是至关重要的。

3.手术原则和指征　多脑叶切除手术需要切除脑组织的范围主要取决于脑病变的性质和程度、致痫区的大小以及重要的功能区边界的限制，以确保脑切除后不会引起或加重神经功能障碍。手术前应仔细确定最佳切除范围，尽可能地使致痫病灶完全切除而又能保留神经功能。

术前应详细询问病史，癫痫的发作形式对推断致痫区域有一定参考意义。CT 和 MRI 检查能提供病变的范围和病理学线索。如果影像学可显示出病灶，该部位往往是病源区，当然有时也会略大于或小于病灶。侵袭性或非侵袭性电生理检查是确定致痫区域的重要方法，检查结果应与影像学检查结合起来综合考虑。若明显的局部病变与临床及电生理提示的致痫区域相符合，则可不必做创伤性监测。有时致痫区域无法以肉眼所见，或者影像学改变比较轻微时，创伤性检查就有指导性意义；临床医师还可根据病情做分阶段手术，先切除局部的、脑叶内的或多脑叶的致痫病灶。如癫痫控制不满意，再决定进一步扩大切除。

另外，病灶的病理类型对确定手术方式和预计手术效果也有指导意义。术前应判断病变是先天性(发育不良性)或获得性(如感染、外伤)、稳定的(如脑血管病)还是进展性的(如 Rasmussen 脑炎)。对于稳定型病变，如因产前大脑中动脉前支或后支阻塞，引起较大的脑穿通畸形而导致癫痫的患者，通过 2 叶或 3 叶脑叶切除可较好地控制癫痫；广泛的发育不良性病变也与多脑叶致痫性病灶有关，多脑叶切除也可满意地控制癫痫。进展性病变则比较复杂，如果已存在偏瘫并伴有指(趾)活动障碍，而脑电图提示病变弥漫，涉及整个半球，MRI 检查也显示结构性病变分布广泛，则应做半球切除。Rasmussen 脑炎在发病初期，致痫病灶并未完全稳定，该疾病会不断进展，最终将累及整个半球。因此，早期行多脑叶切除并不能获得永久的癫痫控制，而须做半球切除；同样，对于半侧巨脑畸形也应做半球切除，否则癫痫很难得到控制；而如果皮质发育不良未达到巨脑畸形的程度，且患者也没有出现偏瘫的表现，应选择多脑叶切除；相当部分的斯特奇-韦伯综合征的患者并没有整个半球的累及，如果感觉运动皮质并未受损，应行单脑叶或多脑叶切除。不过，在癫痫频发的患儿出现单侧肢体无力可能是一种持续的托德麻痹的表现，不应视作偏瘫。对于婴儿痉挛症的患儿，临床的癫痫症状和高度节律失常的脑电图表现均提示该病是全面性的癫痫活动，手术治疗显然不合适。

尽管各种创伤、非创伤性监测以及先进的影像技术已广泛应用，但不少癫痫患者的发源病灶是否为多脑叶起源仍很难断定。对这些患者，最初的手术应仅限于一个脑叶，加强术后随访，以确定第 1 次手术切除是否足够。

4.手术技术　多脑叶切除常涉及额颞、额顶、顶枕颞或顶枕等脑叶，手术技术为皮质切除或单脑叶切除加脑叶间切断术。皮质切除术可用吸除的方法，去除与癫痫有关的灰质皮质；脑叶切除时应切除致痫病灶所在的脑白质和灰质及与癫痫有关的结构异常；脑叶间断离术或脑叶孤立术仅切断癫痫的传播，而不须切除脑叶。手术中应注意在脑叶切除的同时力求一并切除致痫病灶。术中体感诱发电位能清楚地划出感觉运动皮质的范围，皮质脑电图可进一步确定切除皮质的边界，并与术前所做的定位相参照，以确保致痫病灶的完全切除和功能区的保留。

(二)大脑半球切除术

所谓大脑半球切除术从解剖上讲应是大脑半球皮质切除术，但习惯沿用大脑半球切除术这一术语。

1.适应证　下列病例适宜行大脑半球切除术。

(1)婴儿偏瘫伴顽固性癫痫,行为障碍者。

(2)斯特奇-韦伯综合征。

(3)半侧巨脑症。

(4)Rasmussen 综合征。

选择病例时应注意:①药物治疗无效的癫痫患者;②癫痫发作起源灶位于一侧半球的数个脑叶;③局限于一侧半球的结构性病变(如一侧半球萎缩);④对侧肢体瘫痪;⑤经颈动脉异戊巴比妥钠试验证实语言中枢位于对侧正常的大脑半球;⑥智能障碍程度轻,智商在 60 以上。

2.手术

(1)大脑半球切除术和改良式大脑半球切除术

1)麻醉方式及体位:全麻,取仰卧位或侧卧位。

2)手术步骤:作一大的额颞顶枕弧形切口及骨瓣,中线离矢状窦 1～2cm。马蹄形切开硬脑膜,翻向矢状窦侧。肉眼可见蛛网膜增厚,脑萎缩,呈多囊性改变。此时可先行脑室穿刺放出脑脊液,使脑塌陷,以利于操作。沿大脑外侧裂向鞍旁探查,显露颈内动脉大脑中动脉及大脑前动脉,在豆纹动脉、穿通动脉以上结扎大脑中动脉,在前交通动脉以远结扎大脑前动脉。然后将 Labbe 静脉结扎,抬起颞叶后部,沿颅中窝底向小脑幕切迹探查,打开环池,在大脑后动脉分出后交通动脉的远端结扎大脑后动脉。继而在矢状窦边缘将桥静脉——电凝切断。沿大脑纵裂将胼胝体切开直达侧脑室,沿侧脑室外侧缘围绕基底节外侧白质切开,保留基底节。最后将海马及杏仁核切除,电灼或切除脉络丛。仔细止血,原位严密缝合硬脑膜,残腔充满生理盐水。复位骨瓣,缝合头皮。Adams 改良将未原位缝合的硬脑膜翻向中线缝于大脑镰、小脑幕和颅前、中窝底的硬膜上,以缩小硬膜下腔,并用肌片堵塞同侧 Monro 孔,并固定于颅底硬膜上,隔开硬膜下腔与脑室系统的交通,防止血液流入脑室,减少并发症,称为改良式大脑半球切除术。

(2)功能性大脑半球切除术:此术式为 Rasmussen 所创,指功能上完全,但解剖上是一个次全半球切除术而言。将残留的额叶和枕叶与脑连合纤维(胼胝体)和上脑干分开。

1)麻醉方式及体位:全麻,仰卧头侧或侧卧位。

2)手术步骤:沿矢状线内缘作一较大"U"形皮肤切口,骨瓣要够大,使之易于在胼胝体嘴部平面显露额叶和在胼胝体压部平面显露顶叶。骨瓣下缘近于颞叶下面。马蹄形切开硬脑膜。行皮质脑电图(ECoG)检查,特别注意额叶及枕顶两部分的棘波灶,结合形态学改变,决定保留额前及枕顶叶多少。然后,首先在大脑外侧裂以上将额叶、中央区及顶盖区的皮质切开,最好用 CUSA 切除,深至岛叶为止,继而切开额叶及顶叶直到中线的软脑膜止。当脑室显著扩大时,通常皮质切开时已通入脑室,其切口缘常达大脑半球内表面至扣带回的顶部。保留扣带回,防止损伤胼胝体表面的大脑前动脉,将额叶后部、中央区、顶叶脑组织整块切除。然后将扣带回及胼胝体下回行软脑膜下切除,达到将胼胝体嘴部以前的额叶用吸引器吸除至大脑镰软脑膜层,在胼胝体压部以后,向下至大脑镰、小脑幕处切开顶叶白质。将残留的前额叶及后顶枕区与上脑干和胼胝体切开而失去连接。最后,将颞叶于顶叶皮质切开的平面切除,保留岛叶,吸除杏仁核,切除海马,保留其内侧软脑膜、蛛网膜层,预防损伤基底池中的神经和血管。切除脉络丛,严密缝合硬脑膜,将骨瓣复位,缝合头皮。

(3)经外侧裂(锁孔)经脑室功能性大脑半球切除术

1)该入路有几个特点:①小骨瓣开颅及经侧裂显露岛叶皮质;②切除前内侧颞叶(杏仁、钩回、海马);③通过脑岛环状沟经皮质进入脑室系统,从颞角顶至额角顶;④在大脑前动脉的前端切开额底部;⑤沿大脑前动脉于内侧切开胼胝体直到压部;⑥在三角区沿小脑幕缘的轮廓切开后内侧脑组织至切除的颞叶内侧残腔为止。

2)手术步骤:患者侧卧位,头位略低,行小的额颞部开颅,切口正好在额叶盖部之上,如此正好,外侧裂暴露在开颅的最低部分。切口大小取决于胼胝体长度、岛阈至丘脑后结节(枕)的前后直径和脑室扩大的程度。骨窗大小为 4cm×4cm~5cm×5cm。但应用锁孔原理开颅可以短些(从岛阈至丘脑后结节)。神经导航技术有助于开颅的合理设计安排。开放外侧裂,显露岛叶环状沟,利用以下的优点,颞叶盖部覆盖在中央沟的下肢上,仅 0.5~1.0cm,而额叶盖部覆盖于环状沟的额肢上 3cm,通过岛叶环状沟下部进入颞角,吸除或整块切除钩回、杏仁核外侧部和海马。保留大脑中动脉的主要分支,围绕着岛叶皮质打开脑室正好到额角,牵开岛盖部。此时,可从额角顶看到额叶底面和大脑中动脉从深处发出。用吸引器和双极电凝横断额角直到基底的蛛网膜层,正好达大脑前动脉,最终达半球间裂的蛛网膜,并暴露出大脑前动脉,继而沿着大脑前动脉,围绕胼胝体在内侧切开,但保留蛛网膜完整。这样从脑室内将胼胝体切开至压部。重要的是不要进入太深部,要看到压部,如此在后部,沿前镰幕边缘横跨禽距,保留大脑后动脉,切除海马尾部达颞叶内侧切除侧脑室脉络裂为止。在切开线处可用止血纱布止血,应反复冲洗脑室,大脑中动脉分支可能已松动,可用吸引器或超声吸引器移除岛叶皮质。此手术方式最适宜于有脑室扩大的病例,脑室穿通畸形囊肿和有脑池、脑沟扩大的显著脑萎缩患者。

3.并发症 术后常见的并发症有切口感染、颅内出血、急性脑干移位;晚期有梗阻性脑积水和脑表浅含铁血黄素沉积症。含铁血黄素沉积症常在手术后 4~20 年出现。表现精神迟钝、嗜睡、震颤、共济失调及慢性颅内压增高征。X线及 CT、MRI 检查发现残留脑室扩大,半球切除的腔内液体含高蛋白及含铁血黄素。常因轻微的头部外伤,神经系统症状恶化而突然死亡。故目前经典的大脑半球切除术在有的医院(如蒙特利尔神经病研究所)已摒弃不用,而采用改良式大脑半球切除或功能性大脑半球切除术。

总之,多脑叶切除和大脑半球切除手术主要针对继发于单侧或半球弥漫性损害的顽固性癫痫,病因多样,可以稳定,也可以呈进展型,手术切除范围较广,目的在于清除所有导致癫痫的病变脑组织。手术方式决定于患者癫痫的性质、神经功能和神经心理状况以及脑电图和影像学结果。当患者仍保留正常运动视觉等功能时,医师应选择行多脑叶切除,清除致痫性区域,避免造成新的神经功能障碍;如患者的疾病发展已造成半球功能损害,则不应因功能问题而限制手术范围,可考虑切除病变半球,以取得最佳的癫痫控制。

五、胼胝体切开术

胼胝体切开术目前已得到世界各地学者公认,是治疗癫痫的一个有效手术方法。一般认为是一姑息手术。

(一)理论基础

切开胼胝体控制全面性癫痫发作的理论依据是胼胝体为癫痫放电从一侧半球扩散至另一半球的主要通路。1940 年 Erick-son 首先叙述了这个扩散方式,并经大量实验工作所证实。经过 Pandya 对灵长类动物的研究,从解剖上证实胼胝体在两半球的连接上具有同位性和非同位性连接。然而,在不同部位投射纤维有些重叠。因此,切断胼胝体,阻止癫痫放电扩散,即可以控制癫痫发作。但癫痫放电扩散还有其他通路,如皮质下径路(丘脑、中脑),故手术后还得用抗癫痫药。

(二)适应证

胼胝体切开术原则上适用于无明显病灶的难治性发作类型癫痫,且癫痫大发作可能通过破坏癫痫的传播途径而缓解的难治性癫痫患者。对强直和强直阵挛大发作也适合做胼胝体切开术;而对有临床症状、电生理检查、神经影像学检查和神经心理检查显示脑内癫痫灶可以切除的患者,不应行胼胝体切开术。胼胝体切开术的手术适应证至今仍未能完全统一,但一致认为它是一种安全、有效的手术方法。目前认为选择胼胝体切开术患者首先要排除无须切除脑内致痫灶的病例,此外包括以下标准。

1.各种抗癫痫药治疗无法控制发作的难治性癫痫,内科治疗病程至少 2~4 年。

2.全身性癫痫发作,常为运动性或无张力性发作。

3.癫痫发作缓解后,患者的功能可能得到改善。

4.适用于行胼胝体切开术的综合征有:①先天性和婴儿偏瘫伴顽固性癫痫;②Rasmussen 综合征;③Lennox-Gastaut 综合征;④斯特奇-韦伯综合征;⑤单侧半巨脑症;⑥脑皮质发育不全。

以下情况不宜做胼胝体切开手术,如智力低下、年老、优势半球不清、无局部起始的全身性癫痫、双侧非依赖性脑电图异常患者。

(三)手术

胼胝体切开的具体方式繁多,最大的差异是胼胝体切开的范围。早期常切开整个胼胝体、海马联合、前联合,甚至一侧穹窿。现在,对胼胝体切开的部位以及切开的长度仍然不尽一致。目前有 4 种基本术式,包括全胼胝体切开术、胼胝体前部切开术、胼胝体后部切开术和选择性胼胝体切开术。手术切除的范围与术后效果有一定的联系。

1.胼胝体前部切开术　对于胼胝体前部切开的患者,一般取头正中位,对后部切开的患者头侧偏 20°,以利于暴露。Spencer 偏好将患者头部侧偏,使得需要牵拉侧的自然脑组织下垂,减少脑组织损伤。于右额冠状缝前 2.5cm 处作一与矢状窦垂直的直线切口,长 10~11cm,约 1/3 横跨过中线。但对右大脑半球占优势的患者或有显著的左半球病变的患者,可于左额部作切口。作皮肤直切口和 5cm 大小的骨窗,一般已能满足手术要求,且方便易行。但具体的切口和骨瓣并不强求一致,用自动牵开器牵开头皮。在冠状缝前环状切开颅骨膜,用直径 5cm 的环钻钻开颅骨。骨孔后缘刚好在冠状缝处。环钻直径的 2/3 放在中线右旁,取出颅骨瓣。在切开头皮或环钻锯骨时应静脉快速滴注甘露醇 1g/kg 及地塞米松 10～20mg。矢状窦出血用吸收性明胶海绵覆盖止血。弧状切开硬脑膜,硬脑膜基底部翻向矢状窦,暴露右额叶表面。若脑组织压力较高,可行过度换气,使 $PaCO_2$ 维持在 25mmHg,亦可穿刺右脑室放出脑脊液。手持牵开器将右额叶向外牵拉,用吸收性明胶海绵和脑棉片保护好右额叶皮质,沿大脑镰进入大脑纵裂,仔细分离两侧扣带回之间的粘连,通常很易分开。但当患者曾有外伤或感染史时分离相当困难,此时须在显微镜下仔细操作。对于胼胝体后部或大脑镰比较深的患者分离则相对容易些。注意不要误认扣带回为胼胝体,胼胝体的外观比扣带回要白,具有朦胧的白光,借此可以与扣带回区分。胼胝体要暴露至前联合。胼周动脉沿胼胝体走行,注意避免损伤。

手术显微镜的放大和照明对手术非常重要。对供应胼胝体的小动脉可以电凝。胼胝体一般在两侧胼周动脉之间切开,如果方便也可以在动脉的一侧切开。胼胝体切开可以使用小的脑压板或细的吸引器,从后向前切割胼胝体纤维。胼胝体前部切开时,在胼胝体膝部的最后端或胼胝体体部的前部最为容易。切开的方向不太重要。在侧脑室外尽可能地切开膝部和胼胝体嘴。将胼胝体嘴部分离成像一张纸的厚薄,剩余一点纤维无关紧要。

膝部后的切开沿正中裂进行。若严格沿胼胝体中线切开,即可进入透明隔腔,可避免进入侧脑室。室管膜的发蓝,早期曾以此作为胼胝体切开下界的标记。但根据中线结构作标记则有更多的优点,包括对纤维切开是否彻底更明确;手术不容易侧偏;减少进入侧脑室的机会;手术时间更短。方法是使用钝性显微器械轻轻横扫胼胝体的表面,此时常能发现正中裂。一旦找到正中裂,也就找到了中线标志。胼胝体切开的范围以胼胝体的前 3/4 比较合理。为精确切开一定长度的胼胝体,人们想出了许多方法,包括测量所暴露胼胝体的长度,辨认标记性结构(如胼胝体后部逐渐变薄的后联合或穹窿),术中透视,以及最近的术中导航系统。当胼胝体切开结束,止血满意后,将一块敷有吸收性明胶海绵的金属片放在切开的胼胝体的后缘,这对防止以后手术由于胶质增生而难以判别上次手术的范围时非常有意义,所放金属不应影响核磁共振检查。严密缝合硬脑膜,骨瓣复位,缝合骨膜,头皮分 2 层缝合,头皮下放置皮片引流 24h。

2.胼胝体后部切开术 患者半坐位或俯卧位。于鼻根至枕外隆突连线中点后 5cm 处作一 10cm 与矢状窦垂直的线状切口,横过中线。环钻开颅,切开硬脑膜,骨窗前缘的中央静脉不能损伤。将右顶叶从大脑纵裂向外牵开,显露出胼胝体及压部后的 Galen 静脉和小脑上的蛛网膜,切开胼胝体后部及压部和其下的海马连合纤维。缝合硬脑膜,复位骨片,缝合头皮。

上述手术一般分两期进行或选择性地实施。目前,各个学者的意见是,先采用前部胼胝体切开术,控制癫痫的效果差时,可隔几个月(一般为 2 个月至 6 个月)后,再行胼胝体后部分切开术。既可提高控制癫痫的疗效,又能减少失连接综合征发生。

(四)术后处理

1.术后 1～2d 肌内注射地西泮和苯巴比妥钠,防止手术后血中抗癫痫药浓度减少,引起癫痫大发作。次日可口服抗癫痫药,药量同术前。半年至 1 年后根据癫痫发作情况及脑电图变化,酌减药量。

2.给予激素(地塞米松),定时行腰椎穿刺,放出血性脑脊液,减轻对脑室的刺激。

3.给予抗生素预防感染。

4.密切观察脑水肿、脑梗死和颅内血肿的发生。

5.术后最好应进行 MRI 检查,以判断胼胝体切开的长度。

6.术后应定期进行脑电图检查及神经心理学试验。

7.若术后 1～2 个月内癫痫发作仍无好转,应考虑行全部胼胝体切开,二期手术通常在 2～6 个月后进行。

(五)并发症

手术损伤小,患者术后恢复快,很少并发症。人格行为障碍在术后不会加重,神经病学临床检查不能发现患者在认识、记忆、性格、思维等方面有何改变。术后仍应继续用抗癫痫药治疗。但可能出现下列并发症。

1.无菌性脑室炎及交通性脑积水　多为脑室穿破所致,应给予类固醇,多次腰穿放出脑脊液(血性)治疗。

2.颅内血肿　术后应观察病情,及时发现,必要时 CT 扫描检查,手术清除之。

3.感染　切口感染或细菌性脑膜炎。用抗生素预防及治疗。

4.严重脑水肿　多为广泛显露、损伤引起。

5.脑梗死　多为额叶或矢状窦旁区梗死。

6.失连接综合征　①急性失连接综合征:胼胝体切开后的患者均可发生暂时的失连接综合征,一期进行的全部胼胝体切开后症状更突然和持久。特征是非优势侧腿瘫痪、尿失禁、自发性语言减少(缄默)、眩晕、对周围环境反应下降(虽然神志清醒)等。此综合征可持续数天至数个月,可完全恢复。推测为大脑半球内侧面受到牵拉或是脑功能区失连接之故。②后部失连接综合征:胼胝体后部切开后可出现感觉性失连接综合征,主要是语言半球和非优势半球接受的触觉、视觉、听觉信息相对孤立而不能协同分析。特殊触觉及特殊视觉刺激常被患者否认。但由于这些感觉输入为双侧性,故无重要临床意义。

7.裂脑综合征　两侧半球的感觉联系及运动功能丧失连接,患者日常生活能力(如穿衣、吃饭、购物等)几乎完全丧失,随着时间推移而逐步好转。极少数患者遗为永久残废,但大多数不遗留或不出现此并发症。

8.神经系统后遗症　多在全部胼胝体切开后发生。有运动功能障碍(左手失用、腿无力、轻偏瘫加重),发病率为 15%(全部切开胼胝体)。语言障碍(表达性失语、书写不能、永久性缄默),发病率占 15%。认知功能障碍(记忆力、注意力下降),发病率占 8%。行为障碍(易怒、攻击、凶暴等),多在手术前已有行为紊乱和额叶有病变的患者中易发生。

(六)疗效

评定胼胝体切开术的疗效,要考虑手术目的是只能降低癫痫发作的频率和严重度,并不能完全终止癫痫发作。Engel 综合 563 例,癫痫发作消失仅占 7.6%,但改善者占 60.9%,无改善者占 31.4%。

六、顶-枕叶癫痫的外科治疗

顶-枕叶癫痫只占手术治疗癫痫患者的约 7%,随着高灵敏和高分辨率的神经影像学技术等的发展,同时加上脑电监测技术的改进,使越来越多致痫灶位于顶-枕叶的患者能够准确定位,并且行外科手术治疗。

(一)临床特点

迄今为止,大多数顶-枕叶癫痫患者脑内均有病灶,伴有肿瘤的顶叶癫痫发作多会以体感症状起始,而以肢体强直扭转、局部阵挛、头歪斜、自动症和消化道症状为临床表现的一般表示癫痫放电有传播。因此,要寻找没有病灶的癫痫放电起始部位就需要一定的努力。顶叶癫痫通常的特点是单纯部分性发作和继发性全身性发作。多数起源于顶叶的发作为单纯部分性发作,但复杂部分性发作可能引起单纯部分性发作,并扩散到顶叶以外的部位。起源于顶叶的发作具有以下特点:发作主要是具有很多特点的感觉症状。阳性现象包括麻刺感和触电感,这种感觉可局限于一个部位或可呈杰克逊发作方式发展。患者可能出现移动身体某一部分的想法或者感到自己身体的某一部分移动,肌张力可能丧失。最常受累的部位是具有最大皮质代表区的部位(如手、臂和面区),可能出现舌蠕动、舌发硬或发凉的感觉,面部感觉现象可出现于两侧,偶尔可发生腹部有下沉感、阻塞感或恶心,这在顶叶下部和外侧部受累时特别常见。在少数情况下可出现疼痛,呈浅表烧灼样的感觉障碍,或呈境界不清非常严重的疼痛感觉。顶叶视觉现象可构成多变的幻觉而出现,如变形扭曲,变短和变长均可出现,这在非主侧半球放电时更为常见。

在枕叶癫痫患者中,2/3 的患者不仅有临床表现,如视觉先兆、发作性失明,而且还会出现定侧体征,如对侧头扭转和视野缺损。但是,超过 1/3 的患者不只是一种发作类型,这说明放电已经传播到额叶或颞叶。颞叶外致痫灶的复杂性和病灶与功能区重叠使得有必要进行详细的术前评估。视觉异常发作是枕叶癫痫患者特征性表现,包括发作性视物模糊、黑蒙以及幻视,而这些症状常提示枕叶有结构性改变。枕叶癫痫患者亦有其他发作特点,一是发作形式多种多样,Williamson 等报道 25 例中的 22 例出现颞叶癫痫的多动症,12 例出现额顶叶癫痫的张力性或阵挛性运动表现,这是由于枕叶的棘波可以通过侧裂上或下等途径进行传播,因此出现颞叶样或额顶叶样癫痫发作。二是不仅不同的患者出现不同的发作形式,而且同一患者也可出现不同的发作形式。Salanova 报道 42 例,其中 1/2 存在两种癫痫发作形式。三是在枕叶癫痫发作时,经常可以见到眼球和头部向一侧偏转,这点对病变的侧别判定有一定的帮助,Munaric 等观察到多数向病变对侧偏转。枕叶癫痫可出现不同程度的视野缺损,这点患者常常没有陈述,在查体时可以发现。Williamson 等报道 25 例中有 14 例存在视野异常,虽然与患肿瘤的患者比较,视野缺损发生率较低,但是一旦出现,对于定位有重要的意义。

(二)诊断性评估

1.头皮脑电图 在枕叶癫痫诊断中的作用目前观点不同,Palmini 等认为头皮脑电图对枕叶癫痫无定位价值,并且有误导作用。而 Williamson 等认为尽管单纯依靠头皮脑电图作出枕叶癫痫定位的不多,但是头皮脑电图资料能提供非常重要的信息,如一侧枕叶区域脑电波波幅减低、不对称或出现尖波和棘波。另外由于枕叶区域异常脑电波极少在额颞叶癫痫中出现,因此一旦出现则高度提示枕叶癫痫的可能。由于枕叶痫波易向前(颞或顶)传播,因此在枕叶出现痫波的前提下,颞顶叶痫波应该考虑为枕叶痫波传播的结果。

2.神经影像学检查　在枕叶癫痫的诊断中以及手术方式的选择中起重要的作用。大多数枕叶癫痫患者的影像学检查有阳性结果,Williamson 报道的 25 例中有 18 例被 CT 或 MRI 证实枕叶有形态学异常。

3.颅内电极记录　最近一项重要的研究发现就是颅内电极的发展、与之相关的方法学进步以及对脑内结构的定位。颅内电极主要用来明确癫痫放电的起始区以及播散区,同时通过电刺激来明确重要功能区以及视觉和听觉传导区。颅外脑电图描记经常不能有效地定位癫痫起源,因为它信号差,且癫痫放电容易传导到导电的部位。上纵束(弓状束)在脑岛上前后走行,同时也有一些纤维传到颞叶。它在顶、枕、颞以及额叶皮质之间形成一个快速的交通环路。同样,下纵束在枕叶和颞叶的外侧和背侧之间浅形行走。额枕上束(胼胝体下束)位于半球的深部并被胼胝体、内囊、尾状核尾以及侧脑室包围,它分布于额叶和顶枕皮质之间。额枕下束位于豆状核和脑岛下的颞叶主干内,并与额和顶枕皮质的下部相连接。最后,含有新皮质交叉纤维的胼胝体提供了双侧同等大脑皮质以及相关功能皮质的快速连接。

颅内脑电描记的主要指征包括:①脑电和影像学检查不一致,需要进一步明确癫痫放电起始的;②脑电描记对放电起始的定侧模糊不清,或定位于一侧半球的;③放电明显有扩散,伴或不伴有重要功能区的重叠。

与额叶相比,顶枕皮质面积大。有人经常认为可以通过以前的脑电图和其他辅助检查来使电极充分覆盖皮质。然而,对于无病灶的患者而言,临床表现通常只提示致痫灶在后部。硬膜下条状和栅状电极对致痫灶的定位是十分有用的,同时它对相关的重要皮质也有一定的定位作用,多个条状电极可以通过颅骨钻孔来进行放置,这样可以覆盖大脑的凸面、基底面和内侧面,或者通过开颅将栅状电极作为辅助进行放置。硬膜下描记使电极在皮质表面放置均匀,使所有表面尽量覆盖。硬膜下条状电极,连同顶枕区的基底面和内侧面,依天幕曲面来放置。很少有血管穿过此间隙来阻止电极通过。录像脑电图对大脑表面的采样用处不大,因为检查部位经常偏向内侧,同时可能随机地覆盖非致痫区。很明显,对于深部病灶周围的致痫组织的描记是非常有用的,当然电极准确放置是必要的。

无框架立体定向的方法不仅有助于术中电极的放置,而且为脑内投影的相关电极注册提供了一种方法。后者按照脑回的解剖和放电的传播方式为癫痫灶的情况提供了一个真实的显示,同时也提供了紧邻的致痫灶区域电刺激后的功能反应情况。术前癫痫灶和功能皮质的定义要求切除时患者应清醒,这对有些患者如精力旺盛的年轻人、精神异常或心理不健全的人来说是不适合的。对于儿童患者,年龄和放电后阈值以及体感功能间是有联系的。因此皮质刺激的参数应该考虑到提高阈值会出现不同的反应。

尽管电极埋藏后会使皮质功能发生异常,但脑电描记一般在电极埋藏后就应该开始。

不过,尽管术后对硬脑膜进行了彻底缝合,但多个电极通道和头皮处理不好的话会造成脑脊液漏,有时漏会持续到术后 4d。如果不使用抗生素的话,可能会出现感染的并发症,且感染与电极置入的数目(超过 100)直接相关,也与导线的数目、导线的出处以及电极放置的时间(超过 2 周)有关。

(三)手术治疗

顶-枕叶癫痫常需要长程埋藏电极记录来确诊,且患者要再次入手术室取出电极,然后行致痫皮质切除。大多数患者在影像学上有异常发现。除了肿瘤和血管畸形外,其他许多患者仍然需要长程颅内电极描记来确定致痫灶(如灰质发育不良、小脑回、卒中、外伤或感染后的病变)。

枕叶癫痫患者的手术方式的选择分两种情况考虑。一种是枕叶有形态学改变时,应在切除病变的基础上,再尽可能地切除周围的病灶,因为它是启动癫痫发作的关键。另一种情况是枕叶无形态学改变时,应该仔细分析临床表现和头皮脑电图结果,区分颞叶癫痫和枕叶癫痫,因为后者容易引起低阈值的边缘结构产生二级癫痫。手术者在以切除枕叶为主的同时,应该根据皮质脑电的结果沿侧裂上下适当向前扩展。

在局麻下暴露皮质能够进行术中语言和体感功能区定位,而在全麻下可以通过神经肌肉阻滞逆转和表面皮质刺激衰减来进行体感功能区定位。术中皮质描记一般将 16 导电极分别放置于暴露的皮质表面来逐个进行,在刺激前和整个刺激过程中都要有基线描记,这样可以识别诱导出的放电后轨迹,因为这些会干扰后面的电刺激。为了不使大脑皮质过度兴奋,刺激的间隔不能少于 5s,两次位置的间隔不少于 2cm。在清醒的患者中,中央后回的刺激阈值小于中央前回,且在脑回下 2cm 能够很容易辨别出舌头的体感反应。随后皮质电极描记出的致痫灶电活动可以通过将硬膜下条状电极额外放置于半球的内侧面和基底面来完成。

软膜内皮质切除可以通过确定最近的脑回边界来完成,如果不存在脑回边界的话,可以通过确定致痫灶的范围来进行。用双极电凝来确定切除线,此线在脑回的中间且与其轴平行。将脑组织切开并慢慢吸除,在软膜下向外进行操作直至脑回的边缘,再向下到基底面,这样形成了切除残腔的底面。切除的体积包括几个脑回,切除线也可能跨几个脑沟。研究发现切除中央后回下 2.5cm 并不会出现舌和嘴唇的感觉异常,如果没有手指自主活动、腿瘫痪或体感缺失的话,整个中央区皮质都可以去除。但从中央区和中央后回出来到上矢状窦的升静脉应该保留,同样,优势半球顶下小叶的静脉回流也应保持完整。当原先枕叶已经有外伤或病变导致偏盲时,可以行枕叶切除。在非优势半球,切除的范围可以包括邻近的顶叶和颞后区,且不会出现功能缺失。在优势半球,应该尽量保留颞顶盖区,以减少语言缺失的可能性。如果脑白质不保留的话,切除顶盖区会出现对侧下象限偏盲。在优势半球的顶叶内,只有顶内下沟附近的顶上小叶才能切除,如果致痫灶广泛分布于非优势半球的顶叶,可以将其全部切除,当然这可能会给患者遗留一些空间分析、运动和视觉注意方面的障碍。

对于位于顶叶的致痫灶,若不能切除的话,可以行多处软膜下横纤维切断术(MST)或皮质热灼术。

(四)疗效评估

影像学上发现顶叶有病变的致痫灶切除后手术效果较好,最近有研究对 11 例患者行了颅外皮质电极描记,其中 5 例在顶叶或双顶有病灶,6 例没有病灶,检查发现 3 例患者致痫灶局限在顶叶。7 例行了顶叶皮质切除,4 例加行软膜下横切术,64% 的患者术后疗效为 Engle Ⅰ级,27% 的为 Engle Ⅱ级。神经功能缺失包括体感运动异常,伴有麻木、轻度失语、从下象限盲到同侧完全偏盲、左右失定向、对侧注意不能或术前功能缺失加重,如阅读不能或失算。

枕叶癫痫的手术效果也是比较满意的,与顶叶癫痫的疗效基本相当。

(赵德涛)

第十九章　神经外科治疗方法

第一节　水、电解质与酸碱平衡

一、神经外科水、电解质平衡

1.神经外科病人水、电解质平衡的处理特点　神经外科病人水、电解质平衡失调与其他各科相比有其特殊性,具有下述特点:

(1)颅脑疾病病人常有意识障碍,伴有高颅压时呕吐频繁,影响正常进食,易引起水、电解质平衡紊乱。

(2)长时间使用高渗性脱水剂和利尿剂,持续脑脊液外引流,可导致钠、钾等电解质的大量丢失。

(3)病人伴有高颅压和脑水肿时,输液必须注意限定输液的量、速度,稍有忽视即可加重脑水肿,严重时可引起致命的脑疝。

(4)病理状态下血脑屏障的完整性遭到破坏,通透性增加,水、电解质平衡的紊乱会进一步加重脑水肿,故必须及时加以纠正。

(5)丘脑下部、垂体部位的病变往往对神经内分泌调节系统产生影响,造成中枢性水、电解质平衡紊乱,引起中枢性尿崩症、抗利尿激素分泌不当综合征(CSWS)、高钠血症等特殊类型代谢紊乱。

2.神经外科病人水、电解质监测指标和理化检查

(1)定期测量体重,准确记录水分出入量。

(2)尿液检查:测量尿比重、尿电解质量、尿渗透压。

(3)血液检查:血清钠、钾、氯等电解质浓度、血糖、尿素氮、肌酐、血红蛋白、红细胞压积、血浆(清)蛋白、血渗透压。

(4)血气分析:血液氧分压(PaO_2)、二氧化碳分压($PaCO_2$)以及 pH 等。

3.不同颅脑疾病对体液平衡的影响

(1)丘脑下部及鞍区病变:病人体内水分常减少,血浆电解质轻度增高,相对的 K^+ 增多,

Na^+ 与 K^+ 的比值小,血浆蛋白浓度、红细胞压积呈浓缩倾向。在没有尿崩症、意识障碍的情况下,看不到明显的变化。伴有尿崩症时,可出现严重的水、电解质代谢紊乱。对肾上腺皮质机能低下、血液浓缩明显者,病人易出现脱水,但突然快速多量补液是很危险的,要引起注意。

(2)幕上脑肿瘤:颅内压增高明显时,多有细胞外液减少,循环血量轻度减少,水分向组织间隙移动致组织间液相对增多,而红细胞压积往往停留在正常范围内。补水过多使血浆渗透压降低,可导致脑水肿状态恶化。

(3)幕下脑肿瘤:颅内压明显增高的病人因频繁呕吐、进食差易发生脱水,血浆蛋白、红细胞压积都减少,细胞外液、循环血量、血糖量增加,称为细胞外液扩张。术前应输血、补充电解质液体。

(4)颅脑外伤:对低血压休克病人要保证维持好血压,防止脑缺氧造成脑不可逆损害。但多数病人血压升高,由于血管收缩,循环血量减少,长期使用脱水剂可造成血浆蛋白、红细胞压积、血清电解质浓缩。脑外伤严重出血血管麻痹阶段,毛细血管内压低下,循环血量增加,可引起急速贫血和低蛋白,细胞外液扩张,加重脑水肿。这种现象在重度颅脑外伤病人中潜在存在,切勿促其恶化。

(5)蛛网膜下腔出血:颅内动脉瘤发生蛛网膜下腔出血的病人可出现低钠血症或高钠血症,可能与下丘脑损伤有关。

4.颅脑手术术中、术后的体液处理

(1)术中处理:此项工作一般由麻醉师负责处理。术中如有大量输血、输液,细胞外液增加,血浆蛋白减少,电解质也因细胞外液低张而被稀释。术中应按出血量、红细胞压积、血浆蛋白、尿量等作为输液的考虑。估计术中不感觉蒸发水分,每小时约为 200ml。

(2)术后水、电解质代谢的变化及补充:①钠:脑手术后钠潴留可持续 2~3 天,以后数日为钠负平衡。术后 3 天内,不要简单地把血浆钠的测定值作为补充钠的标准,因为术后常有水分潴留,且一部分钠进入细胞内,虽然有钠潴留,血浆钠测定值还可能比较低,只要血钠不低于 125mmol/L,就不必补充钠盐,水潴留消失后,血钠浓度可恢复正常。尿钠排出增加后需注意补钠,防止出现低钠血症。术后第一天钠必要量是 60~120mmol/kg(相当于氯化钠 3.5~7.0g),术后钠每天持续量 1.6mmol/kg(相当于氯化钠 0.09g),应参考血钠变化酌情增减。②钾:脑手术后钾排除量增加,术后 2~3 天钾呈负平衡,进食后转为正常。术后由于反复使用高渗脱水剂可使钾的丢失进一步增加,钾及钠向细胞外释放,肾功能正常便保留钠排除钾,尿中大量排除钾,故补钾应从术后第一天开始。使用肾上腺皮质激素或输入大量葡萄糖时需注意补充钾。如出现代谢性中毒,尿内排钾增加,常伴有缺钾,需要补钾。一般情况下每日约补钾 40~60mmol,能口服者尽量口服。静脉补钾时,每日不超过 100~150mmol,每 1.5g 氯化钾需用 500ml 液体稀释,静滴不超过 20mmol/h,防止输钾过快引起心脏停搏。凡有尿闭及肾功能不全者禁忌静脉补钾。③水代谢:术后因机体的应激反应,ADH、醛固酮分泌增加,致体内水潴留。补液时需严格计算水分排出量(包括尿量、不显性失水量、外引流量等),以免水分输入过多加重脑水肿。术后第一天补液量为不感蒸发水(平均 940ml/d)减去体内氧化内生水(200ml/d)加尿量(以术前 24h 尿量计算约 1500~2000ml)。以后观察体重改变、红细胞压积、血浆蛋白、尿量、尿比重及血液电解质浓度来决定补液量。脑手术后血脑屏障受损,补液不当,容易招致脑水肿。近 10 年来有人提倡用 0.45％氯化钠加 5％～10％葡萄糖的混合液。

(3)颅脑手术后水电解质失衡的几种类型及处理:①普通型:出血量在 500ml 以下的脑手术后,其水和电解质改变与一般外科手术基本相同。术后 1～2 天水分潴留,尿量减少,尿比重增加,这与术后抗利尿激素 ADH 分泌增加有关。术后 3～4 天开始尿量增加,此时水代谢呈负平衡,以后逐渐恢复常态。②幕上、幕下脑肿瘤型:手术时间长,出血量多,术中输血量超过 200ml 的脑肿瘤手术后,出现全身水分及细胞外液量扩大,术后 2 周左右显示水分潴留,血钠低,尿钠排泄多,类似 ADH 分泌不当综合征。如病人有意识障碍,不能经口进食,输液时葡萄糖输入过多,以及长时间使用脱水药,可造成低钠性脱水,应结合电解质情况来补充。③丘脑下部-垂体型:A.中枢性尿崩症:由于手术损伤垂体后叶、垂体柄及下丘脑,造成 ADH 合成、分泌减少,使肾脏对水的重吸收减少。尿崩症可以为暂时性或长期性,临床特征为:病人口渴明显,饮水增多,尿量明显增多(每日可达数升以上),尿比重低(小于 1.005),尿渗透压低(小于 150mOsm/L);血电解质检查,血钠可在正常范围内或稍高。治疗原则:a.适当给予 ADH,如垂体后叶素、弥凝等,持续尿崩者需长期替代治疗;b.补充水分,维持体液平衡。B.抗利尿激素分泌不当综合征(SIADH):手术刺激下丘脑渗透压感受器、垂体后叶,ADH 分泌增加,造成肾脏对水重吸收增加,导致体内水潴留。SIADH 亦可见于颅脑外伤、蛛网膜下腔出血等情况。临床特征为:血容量增加,血压正常或增高;低血钠(小于 130mmol/L),低血渗透压(小于 270mOsm/L);肾功能正常,尿钠排除量增加(大于 80mmol/d),尿渗透压增高(大于 300mOsm/L)。治疗原则:a.限制液体入量(小于 1000ml/d),使用利尿剂以纠正稀释性低钠血症;b.对于严重低钠血症(小于 120mmol/L),应在利尿同时补充高渗盐水。C.脑性盐耗综合征(CSWS):发病机制尚不明确,可能与利尿钠因子的分泌失衡有关。临床特征有:血容量减少,血压降低,呈脱水状态;尿量增加,尿钠高,尿比重正常;血钠降低。治疗原则:补充血容量,纠正低钠血症,严重低钠者可使用高渗盐水。D.脑性潴盐综合征:亦称神经源性高钠血症,主要与下丘脑渗透压感受器、渴中枢受损有关。亦见于颅脑外伤、前交通动脉瘤、中枢性感染等情况。临床特征为:血容量减少,低血压;高血钠(大于 150mmol/L),且限盐后仍不降低;肾功能正常,低尿钠。治疗原则:治疗原发病,补充水分以恢复血容量;限制钠盐摄入,在血钠高且血容量充足的情况下可使用利尿剂,以促进钠的排出。

二、神经外科酸碱平衡

酸碱平衡是靠血液的缓冲系统、肺呼吸和肾的排酸来调节,维持血浆 pH 值在 7.35～7.45。有关血液的缓冲系统和肾的排酸调节请参考外科学。肺呼吸是由呼吸中枢来调节的,延髓呼吸中枢对肺泡内 $PaCO_2$ 和 PaO_2 敏感,为适应血液 pH,出现呼吸深度、次数的改变。同样血液中 PaO_2、$PaCO_2$、pH 的改变通过颈动脉体及主动脉体化学感受器,作用于延髓呼吸中枢。二氧化碳约达到 9kPa 呼吸相反受到抑制。在缺氧的情况下呼吸中枢受到影响引起换气过度,呼吸深度和次数增加,血液中 $PaCO_2$ 下降。另外,血脑屏障具有保护呼吸中枢作用,而且不与血液 pH 值变化直接联系。

在神经外科中由于脑部病变、颅脑外伤、呕吐、昏迷不能进食、呼吸道及肺部感染,常常引起酸碱平衡紊乱。

1.代谢性酸中毒

(1)病因:因病人有意识障碍不能进食、高热、缺氧及脱水等原因,机体内脂肪大量分解,酮体蓄积,酸性代谢产物过多,缓冲这些物质时,[HCO_3^-]消耗过多。

(2)临床表现:往往被脑部病变掩盖,表现为疲乏、嗜睡、感觉迟钝,烦躁不安。呼吸深而快,面红,心率加快,血压常偏低,尿少,尿液呈酸性。重者伴有昏迷、腱反射消失,伴有严重缺水症状,出现休克。

(3)诊断:结合病情、临床表现及血气分析结果可帮助诊断。血 pH 下降或正常(代偿期),[HCO_3^-]降低,二氧化碳结合力下降。

(4)治疗:关键在于病因的治疗,轻度的代谢性酸中毒(血[HCO_3^-]在 16~18mmol/L)在补液后自行纠正。重症酸中毒者(血[HCO_3^-]<10mmol/L),在纠正容量的同时应选用碱性溶液作静脉注射。常有三种药物如下:①碳酸氢钠:1.25%碳酸氢钠溶液,适用于酸中毒伴有明显脱水而需补液较多的病人。急需纠正酸中毒时,可采用 5%碳酸氢钠溶液。其公式为:HCO_3^- 需要量(mmol)=[HCO_3^- 正常值(mmol/L)−HCO_3^- 测量值(mmol/L)]×体重(kg)×0.4。②乳酸钠:与碳酸氢钠相比,无优越之处,而且病人需要有良好的心脏和肝功能,现已较少使用。③三羟甲基氨基甲烷(THAM):不含钠的强有力碱性缓冲剂,作用较碳酸氢钠为强,既能纠正代谢性酸中毒,也能纠正呼吸性酸中毒。常用浓度为 3.6%THAM(即 0.3 克分子量),每升约含 300 毫当量。一般供应 7.2%溶液,稀释 1 倍后即可静脉滴注。补给量公式:

$$补\ 3.6\%THAM(毫当量数)=\frac{二氧化碳结合力下降容积值}{2.24}×体重(kg)×0.6$$

(＊0.6 为男性患者取值,意即体液占体重的 60%;女性患者取 0.55)

2.代谢性碱中毒

(1)病因:颅脑病变引起频繁呕吐,胃液大量丢失;大量使用利尿剂时钾大量丢失,造成细胞外碱中毒;输入大量碱性药物。

(2)临床表现:轻者症状不明显,有时呼吸变慢且浅、嗜睡及精神异常,较重病人常伴有低渗性缺水症状,伴有谵妄昏迷,但易被脑部病变症状掩盖。血 K^+ 低,Ca^{2+} 减少,可出现手足麻木,手足抽搐.跟腱反射亢进。

(3)诊断:依据临床症状,血中 K^+、Na^+、Cl^- 减少,血气分析:二氧化碳结合力增高,pH 增高或正常(代偿期),[HCO_3^-]增高。一般尿液呈碱性,尿 Cl^- 减少。

(4)治疗:治疗原发病变的同时纠正碱中毒。尽快恢复血容量,纠正体液代谢失调,改善肾功能。对轻度病人,在补充等渗盐水和氯化钾后,多能纠正碱中毒。对血钾低的纠正,尿量每 h 超过 40ml 时,可补给氯化钾溶液,根据病情结合血 K^+、Na^+、Cl^- 和二氧化碳结合力的测定结果来判定纠正情况。对重症碱中毒病人(pH>7.65,[HCO_3^-]45~50mmol/L),可采用稀释的盐酸溶液(0.1~0.2mmol/L)。注意:盐酸溶液须经静脉导管缓慢滴入,一般 24h 滴完,纠正碱中毒不可过快,亦无需完全纠正。在输入期,根据钠、钾欠缺情况给予等渗盐水和氯化钾溶液,必须强调 4~6h 重复测定血钠、钾、氯和 HCO_3^- 浓度,随时调整治疗方案。有手足抽搐者用 10%葡萄糖酸钙 20ml 静脉注射。

3.呼吸性酸中毒

(1)病因:常见于呼吸中枢受损,呼吸道梗阻及并发肺炎时,肺的换气功能降低,致使血中CO_2蓄积,$[HCO_3^-]$增多。

(2)临床表现:表现为呼吸困难、换气不足、气促、紫绀、头痛、胸闷、躁动不安,有时以突发心室纤颤为第一表现。严重时出现血压下降、谵妄、昏迷。

(3)诊断:呼吸性酸中毒可根据病史和体征作出诊断。血气分析:pH值下降和$PaCO_2$增高。

(4)治疗:解除呼吸道梗阻为最重要,注意预防并治疗肺内感染。对肺不张者需定时翻身叩背,加强排痰。必要时可行气管切开,呼吸机辅助呼吸。如果有呼吸中枢性抑制,可使用呼吸中枢兴奋剂,如尼可刹米每小时0.25~0.5g,或者回苏灵每次8mg,肌注或加5%葡萄糖中静脉滴注。呼吸性酸中毒严重的病人应用碱性药物,用法同前。

4.呼吸性碱中毒

(1)病因:主要由于肺通气过度所致,使体内CO_2排除过多,血$PaCO_2$降低。在神经外科常见的:有应用人工呼吸器或手术麻醉时过度换气,颅脑外伤或高热不退者。

(2)临床表现:典型的表现为呼吸急促,病人感觉头晕,胸闷,手足、面部麻木或针刺样感觉异常,心率加快。严重时呼吸由快深转为浅或短促,间以叹息样呼吸,出现昏迷、肌肉强直、四肢抽搐。

(3)诊断:易被脑神经外科原发病变掩盖和互相混淆,依靠病史和临床表现来明确诊断。血气分析:pH值升高,$PaCO_2$降低,二氧化碳结合力减弱。

(4)治疗:主要是积极处理原发疾病,对症治疗,减少二氧化碳呼出,或采用吸入含5%CO_2的氧,有可能改善症状。

(刘文祥)

第二节 脱水疗法

脑水肿是构成颅内压增高的主要因素之一,所以,控制脑水肿的发生和发展是降低颅内压关键之一。其目的是为了减轻脑水肿,争取时间进行病因治疗。要使颅内压控制在较低水平,保证正常的脑灌注压及能量供应,防止或减轻脑移位或脑疝形成,有4种脱水疗法。

一、高渗脱水剂

高渗脱水剂应用的目的在于缩减脑体积,减轻脑水肿。目前常用的有甘露醇、甘油。

1.甘露醇 脱水作用快、作用强、作用时间较长。成人每次用量为20%~25%甘露醇200~250ml,30min内静注完,6h后可重复使用1次。注药后10~20min内颅内压开始下降,半小时降到最低水平,可使颅内压降低50%~90%。约1h后颅内压开始回升,约4~8h回升到用药前水平。

这种高渗脱水剂应用后有明显利尿作用,使钠的排除量比正常时显著增加。如果不用高渗脱水剂,手术后病人当天一般是少尿,钠排除量为 44 ± 17mmol,钾排除量为 55mmol。但使用高渗脱水剂后,其尿量达 2840 ± 860ml/d,钠排除量为 77 ± 37mmol(增加 1 倍),钾的排除量达到原来的 1.5 倍。所以使用高渗脱水剂的病人,钠的补充要达到每日 $90\sim180$mmol(相当于氯化钠 $5.2\sim10.4$ 克),钾则术后早期即需补充。

使用高渗性液体后,由于血容量突然增加,可增加心输出量 $50\%\sim100\%$,可因循环负担加重而导致心力衰竭或肺水肿,特别是儿童、老年人及心脏衰竭者,更应注意,此时用速尿是有益的。

2.甘油   可口服,亦可静脉滴注。一般认为很少导致电解质紊乱,很少出现反跳现象。口服剂量,一般为 $1\sim2$g/(kg·d),亦可大剂量 5g/(kg·d)。一般首次量 1.5g/(kg·d)。每日可服 4 次。口服副作用为恶心、呕吐。

静脉注射为 10% 甘油溶液 500ml。成人每日 10% 甘油 500ml,共使用 $5\sim6$ 天。甘油浓度大于 10%,可产生注射部的静脉炎,或引起溶血、血红蛋白尿甚至急性肾功能衰竭等副作用。

二、利尿脱水剂

利尿剂因有利尿脱水作用,导致血液浓缩,渗透压增高,从而使脑组织脱水与颅内压降低。常用者为速尿和利尿酸。应用剂量为 $0.5\sim2.0$mg/(kg·次),肌注或静注,每日 $1\sim6$ 次。成人 1.0mg/kg 速尿可排尿约 $1\sim2$L,注射后 $5\sim10$min 开始利尿,$1\sim2$h 发挥最大作用。

三、碳酸酐酶抑制剂

乙酰唑胺(醋唑磺胺、醋氮酰胺)是一种碳酸酐酶抑制剂,它能使脑脊液的产生减少 50% 而达到降低颅内压的目的。成人剂量为 250mg,每日 3 次,儿童剂量为每日 5mg/kg。

四、肾上腺皮质激素

近 20 年来肾上腺皮质激素被广泛用于预防或治疗脑水肿,但其机理尚不十分清楚,可能与改善血脑屏障功能、降低毛细血管通透性有关。

地塞米松:成人首次剂量为 12mg,以后每 6h 4mg,1 周后停药,儿童 $0.5\sim1.0$mg/(kg·次),每天 $3\sim6$ 次。

氢化可的松:为次选药物,成人剂量 $100\sim800$mg/天,儿童 $8\sim10$mg/(kg·次),每天 $1\sim2$ 次。

肾上腺皮质激素副作用为消化道出血或溃疡,降低机体抵抗力,故应以抗生素加强抗炎。也有抑制纤维细胞的生成作用。

(宁显宾)

第三节　激素疗法

自从 1945 年 Prados 报告了肾上腺皮质激素能防止脑水肿及可以引起脑电图变化以来，不少报告认为应用激素有临床效果，但也有人对疗效持怀疑态度。在中枢神经系统的外伤和手术后，多种原因可引起神经细胞损伤、膜结构崩解，溶酶体释放水解酶等多种因子，加重细胞的损伤。而激素具有抗炎、抗免疫反应、抗休克等功能，可以保护生物膜结构，减轻细胞水肿，阻止创伤后局部缺血的发展。目前激素疗法在神经外科治疗中主要用于阻止脑水肿形成和促进脑水肿的消散，在一些肿瘤主要是垂体腺瘤手术前后防止或纠正功能低下可用激素进行治疗。神经外科治疗中尤其强调控制颅内压力，防止诱发脑疝。激素尤其是肾上腺皮质激素通过一系列环节对防治脑水肿起一定的作用。

治疗原理：研究表明，肾上腺皮质激素可改善或调整血脑屏障功能与降低毛细血管通透性。因此，对血管源性脑水肿疗效较好。同样，它对神经组织损害较少的脑水肿疗效也较好，如对脑瘤或脑脓肿周围的水肿效果明显一些。对重型脑创伤及脑水肿的病人，有作者主张用大剂量激素，通过激素抗脂质过氧化反应，增加局部血流和改善离子通过等作用而减轻创伤脑组织的继发性损害。许多作者指出，大剂量激素可阻止去甲肾上腺素或五羟色胺等生物胺的血管收缩作用，还可通过阻止前列激素的生成及促进具有对抗血栓烷素 A_2 血管收缩和血小板凝集作用的前列环素的生成而增加局部血流量。Fox 报道大剂量激素有直接的血管扩张作用。

脑创伤时，由于脂质过氧化反应增强，局部血流量减少和钙离子在细胞内积聚等致伤因素的存在，引起创伤周围水肿组织的继发性坏死。膜的脂质过氧化反应的增强在脑的继发性损伤中起关键作用。大剂量激素之所以能治疗脑外伤及创伤性水肿，最主要的也在于它能作用于各种膜结构，促进膜的稳定性，从而达到抗脂质过氧化，稳定离子通道及增加局部血流量等作用。总之，激素的作用可以归纳为下述三点：①由于激素的抗炎作用，能强化细胞及细胞膜。②预防病变血管壁及细胞膜透过性亢进。③对于血脑屏障的损害有防卫作用和修复作用。

基于上述三点，激素治疗的抗脑水肿效果还是有根据的。另外，在垂体腺瘤等鞍区手术前后均需给予皮质酮类药物，以利于顺利过渡手术期。手术有尿崩症者，有时也需给予垂体后叶素治疗。

1.应用原则

（1）种类选择：激素为体类激素物质，具有双极性，借助于疏水力可镶嵌在膜内，从而阻止自由基攻击不饱和脂肪酸。由于激素类分子具有不完全相同的结构，所以它们怎样精细地嵌入膜内也不完全一致。这就解释了为什么并不是所有的激素都有稳定膜的作用，也说明了为什么不同的激素其稳定膜的作用大小不完全一致。强的松龙由于强的松的结构上引入了 1,2 位双键，从而使其抗炎作用增加 4 倍。而 6 位再引入甲基的甲基强的松龙其抗炎作用又比强的松增加 5 倍。地塞米松所以被广泛地应用于治疗脑创伤，则是由于 9-α 氟基使其抗炎作用比强的松增加 30 倍。由于 16-α 甲基使其盐皮质功能（排钾保钠、升高血压）减弱，又由于 1,2 位双键使其血清半衰期延长到 5h。

(2)制剂与剂量:根据激素作用机理不同,神经外科治疗中一般应首选地塞米松(氟美松),因其抗炎作用最强。一般成人首次剂量 12mg,以后每 6h 4mg,1 周后逐渐停药。儿童每次 0.5~1mg/kg,每日 3~6 次。成人口服剂量 2~4mg,每日 3~4 次,小儿 0.1~0.25mg/(kg·d),分 3~4 次服用。次选药物为氢化可的松,以 5% 葡萄糖或 0.9% 盐水稀释后静脉滴注。成人常用剂量 100~800mg/d,儿童每次 8~10mg/kg,每天 1~2 次。其他强的松或强的松龙等口服制剂,可在急性期症状缓解后服用。

2.副作用与注意事项

(1)应用皮质激素的病人有发生消化道出血、形成溃疡的可能,故在治疗过程中常规的应用抑酸治疗是有益的。

(2)应注意维持用药时间,保证维持脑创伤局部的激素含量,必须重复给药,必须选择适当的给药方案。应用皮质激素时,可暂时抑制人体内分泌的活动,短期应用停药后正常内分泌可于数日内恢复,但长期应用则缓慢恢复,故应逐渐减量后停药。

(3)由于激素有抑制成纤维细胞生成的作用,可影响手术伤口的愈合,故应予以重视。

(4)肾上腺皮质激素有降低机体免疫的作用,故可增加局部或全身感染的机会,对昏迷或已有感染的病人,应及时加用抗生素预防或治疗感染。

(王 凡)

第四节 冬眠低温疗法

冬眠低温疗法是应用药物和物理方法使患者体温降低,以达到治疗的目的。其作用机理为降低脑耗氧量,维持正常脑血流和细胞能量代谢,减轻乳酸堆积与降低颅内压力。1990 年 Diethich 等报道了低温对脑缺血后血脑屏障功能的影响,证明低温具有保护血脑屏障功能,低温还具有抑制白三烯 B_4 生成,减轻脑水肿作用,抑制脑损伤后内源性有害因子的生成和释放。另外,低温还能调节脑损伤后钙调蛋白酶 II 活性和蛋白激酶的活力,并且可能与低温脑保护机理有关。当体温降至 30℃,脑的耗氧量为正常的 50%~55%,脑脊液压力较降温前低 56%。一般以体温下降至 25℃ 效果显著。但在这样温度下容易出现心室纤颤,故临床都以降温至 30~32℃ 为限,但它的效果不很显著。

近年来轻中度低温(27~35℃,简称亚低温)对缺血性和外伤性脑损伤后的脑保护作用再次引起国内外学者的关注。他们发现亚低温能显著减轻脑缺血和脑外伤后脑形态和功能损害,并且无并发症。1989 年 Moller 等发现 27℃ 亚低温能有效地保护缺血性脑损害。1991 年以来 Hoffman 等观察了低温(31℃)对脑缺血伴低血压动物脑组织病理形态和神经功能预后的影响。他们发现,31℃ 低温能显著减轻脑缺血后神经功能障碍和病理损害程度,并且神经功能障碍程度与脑病理损害程度呈正相关。该研究结果表明,亚低温不但能减轻脑缺血后病理损害程度,而且能改善脑缺血后神经功能。

降温方法:一般对颅内压增高伴有躁动不安,体温升高,抽搐、去大脑强直等现象的病人,应及时配合采用冬眠低温方法,以获得更好的疗效。亦可用冰帽选择性地降低颅内温度,可单独应用或与降低全身体温联合应用。应用冰帽可使脑温低至 28℃,而体温保持 32℃。具体方法是:根据病人需要首先给冬眠Ⅰ号或Ⅱ号,首次可能需要全量,也可能半量就充分达到冬眠低温要求。给药后,在颈动脉、腋及肱动脉、股动脉等主干动脉表浅部位放置多个冰袋或水袋。如果病人不出现寒战及皮肤鸡皮反应就说明用药量已充足,如出现这些反应可适当追加用药。经过这样处理之后体温便渐渐下降,当达到需要的温度时(最好测肛温)即可转入维持阶段,适当减少水袋,每 4~8h 追加用药(1/2~1/3 剂量)。追加用药时多数用冬眠Ⅱ号,因为Ⅰ号含有杜冷丁,对呼吸有抑制作用。低温冬眠持续时间一般为 2~3 天。如果需要更长时间低温冬眠,可在每 2~3 天按时升温解除一次,观察状态。如需要,可再次低温冬眠。

具体用药:神经外科病人应防止杜冷丁引起呼吸抑制,一般慎用冬眠Ⅰ号,多采用冬眠Ⅱ号,但其降温效果不如冬眠Ⅰ号。

目前低温治疗具体方案,治疗机理及临床疗效尚未有定论。深低温已不太使用,亚低温有再次兴起的趋势。

(许新强)

第五节　高压氧治疗

高压氧治疗,系指在高压氧仓内,给予 1 个大气压(101.33kPa)以上的纯氧,通过人体血液循环以携带更多的氧到病损组织和器官,增加血氧弥散和组织内的氧含量,迅速改善和纠正组织缺氧,防止或减轻缺氧性损害的发生和发展,促进病损组织的修复和功能恢复,从而达到治疗或抢救的目的。

现代生理学认为:正常肺泡通气量可维持肺泡气氧分压(PO_2)约 14.0kPa(105mmHg),在体温 37℃时,每 100ml 血浆能溶解氧 0.3ml;在吸入纯氧、肺泡 PO_2 达 89.5kPa(673mmHg)时能增加到 2.0ml,即增加了 1.7ml;在氧分压达到 20kPa(150mmHg)时,所有的血红蛋白浓度为 14g/100ml 计算,此时血红蛋白能负荷的最大氧容量应为 14rl.34＝19ml/100ml。按照氧离曲线的特点,在 PO_2 从 150mmHg 下降到 70mmHg,O_2 饱和度的下降并不明显(由 97.4％下降到 94.1％)。由此看到,一般情况下人体所需 O_2 主要靠血红蛋白结合氧。

脑为机体代谢最为旺盛的器官之一,脑的耗氧量较高,约为机体总耗氧量的 20％,而灰质的耗氧量较白质高 5 倍。在常温常压下,一般组织的储氧量为 13ml/kg,而脑储氧量仅为 7~10ml/kg,一旦发生血氧供应障碍,常压下脑缺氧往往不易纠正。但在高压氧状态下,由于脑组织氧分压和储氧量明显增高,可迅速改善脑缺氧的发生和发展,纠正脑缺血缺氧性损害。

一些动物实验和临床研究结果给高压氧治疗以鼓舞。Weinstein PR 等曾对沙土鼠的急性脑缺血模型进行高压氧治疗研究:在双侧颈动脉结扎 20min 过程中,置高压氧仓内 15min(纯氧,1.5 个大气压),死亡率为 16％,而对照组死亡率为 100％,P 值为 0.001。表明高压氧治疗对急性缺血型脑损害有明显的保护作用。组织学检查也显示,双侧缺血型神经元损害的范围,治疗组中存活者要比对照组小得多,有统计学意义。该作者对猫进行临时性大脑中动脉阻塞后高压氧处理对照研究,处理组神经功能缺损状况较非治疗组有改善,且其效果持续于阻塞继续存在期间。组织学检查也显示处理组梗塞病灶范围要小于非处理组,又提示效果早期处理为好。Contreras FL 等对经冷冻致死的大鼠脑组织就葡萄糖的利用进行研究,结果表明:高压氧处理前葡萄糖的利用受抑制,处理后较对照组明显改善,统计学意义明显。并指出,这种变化不仅存在于治疗期间,于治疗以后也继续存在。脑外伤性损伤后出现缺血缺氧性损害是常见的病理过程,损伤后即可出现低氧血症、低血压、贫血等,缺血和低氧血症的影响更多地是对于继发性脑损伤的病理学改变上。ReckswoldGL 等人曾对 168 例闭合性脑损伤的病人进行了高压氧治疗的前瞻性研究。他们应用单室仓,1.5 个大气压氧,每 8h 治疗 1h,持续 2 周或直到病人醒转,平均治疗 21 次。随机分治疗组和对照组对结果进行卡方检验,并随访 12 个月。其结果是治疗组 84 例,对照组 82 例;治疗组死亡率为 17%,对照组死亡率为 32%,P 值 0.037;GCS4～6 共分 80 例,治疗组死亡率 17%,对照组死亡率 42%。随访结论:就良性恢复和轻度致残转归来说,高压氧治疗和非高压氧治疗并无明显差异。他们还指出,高压氧治疗的不同治疗参数,可能会影响治疗的质量。在颅内外动脉架桥手术前行高压氧治疗,如果神经症状出现改善,提示脑损伤是可逆的,架桥手术可能有效;反之,如果高压氧治疗后神经症状不见改善,说明神经损伤已处于不可逆状态,架桥手术难以收到效果。另外,神经外科手术后,脑血管痉挛、血管阻塞和脑水肿等原因导致神经精神功能障碍,应用高压氧治疗神经外科手术后并发症也有一定效果。大量的临床和实验证明,高压氧可以增加脑组织和脑脊液的氧含量和储氧量;提高血氧弥散能力和增加有效的弥散距离;高压氧下通过提高氧分压,降低脑血流,增强脑的氧化代谢等综合作用,可以改善脑缺氧所致的脑功能障碍,促进脑功能的恢复;通过使脑血管收缩降低颅内压,高压氧下既可以提高血、脑组织和脑脊液的氧分压,又有减轻脑水肿降低颅内压的双重作用,从而打断脑缺血、缺氧的恶性循环,促进脑功能恢复;促进周围神经再生。

高压氧治疗的副作用主要有气压伤、氧中毒和减压病等,只要按照一定的治疗方案,严格操作,均可以防止发生。

高压氧治疗和其他临床疗法一样仅在一定的范围内发挥作用,所以必须与临床上其他各种治疗措施密切结合才能取得良好的疗效。

(王 凡)

第六节　血管介入技术

血管介入技术是应用选择性或超选择性血管造影,先明确病变部位、性质、范围和程度之后,根据适应证,经插入血管内的导管进行栓塞、血管腔内血管成形术和灌注药物等治疗。

神经血管介入治疗是指在 X 线下,经血管途径借助导引器械(针、导管、导丝)递送特殊材料进入中枢神经系统的血管病变部位,如动脉狭窄、动脉瘤、动静脉畸形、动静脉瘘、急性脑梗死以及头颈部肿瘤。治疗技术分为血管栓塞术(固体材料栓塞术、液体材料栓塞术、可脱球囊栓塞术、弹簧圈栓塞术等)、血管成形术(血管狭窄的球囊扩张、支架植入)、血管内药物灌注(超选择性溶栓、超选择性化疗、局部止血)。

神经介入治疗的适用范围:

1.颅内动脉瘤。

2.脑血管畸形及动静脉瘘。

3.外伤性颈动脉海绵窦瘘。

4. Galen 大脑大静脉动脉瘤样畸形。

5.脊柱脊髓血管畸形及血管性肿瘤。

6.颅面部高血运肿瘤。

7.颈部动静脉瘘及大血管异常。

8.缺血性脑血管病变。

9.其他。

【神经介入血管造影术】

(一)全脑血管造影术

1.适应证

(1)颅内外血管性病变。如出血性或闭塞性脑血管病变。

(2)自发性脑内血肿或蛛网膜下腔出血(SAH)病因检查。

(3)头面部富血运肿瘤,术前了解血供状况。

(4)观察颅内占位性病变的血供与邻近血管的关系及某些肿瘤的定性。

(5)头面部及颅内血管性疾病治疗后复查。

2.禁忌证

(1)对碘过敏者(需经过脱敏治疗后进行,或使用不含碘的造影剂)。

(2)有严重出血倾向或出血性疾病者。

(3)有严重心、肝或肾功能不全者。

(4)脑疝晚期,脑干衰竭者。

3.术前准备

(1)常规术前检查:包括血、尿常规,出、凝血时间,肝、肾功能,心电图及胸部 X 线片。

(2)术前 8h 禁饮食,特殊情况,如急诊可经麻醉师酌情适当缩短。

(3)碘过敏试验:造影拟使用的造影剂 1ml,静脉推注。无心慌、气短、荨麻疹及球结膜充血等过敏体征,注射前后测量血压搏动低于 $10\sim20$ mmHg 者为阴性。碘过敏试验阳性而必须行造影者,应术前 3d 进行激素治疗,并尽量使用非离子碘水溶液造影剂。

(4)双侧腹股沟及会阴区备皮:操作时间长的患者要留置导尿管。

(5)术前 30min 肌肉注射苯巴比妥。

(6)酌情术前 24h 静脉持续给予钙离子拮抗剂。

(7)器械准备:血管造影手术包 1 个,压力袋 2 个,软包装等渗盐水 500ml×4 袋,Y 形阀 1 个,三通接头 2 个,脑血管造影导管 1 根(SF 或 4F,血管迂曲者酌情选不同形状的造影导管),导管鞘 1 个(5F,6F),30cm 短导丝和 160cm 长导丝各 1 根。高压注射器及连接管,100∼200ml 造影剂。穿刺针(成人选 16G 或 18G,儿童选 18G 或 20G)。

4.操作方法

(1)经股动脉穿刺操作步骤:①常规双侧腹股沟及会阴区消毒铺单,暴露两侧腹股沟部;②至少连接 2 套动脉内持续滴注器(其中 1 个与导管鞘连接,另 1 个备用或接 Y 形阀导丝)。接高压注射器并抽吸造影剂。所有连接装置要求无气泡。肝素盐水冲洗造影管;③穿刺点选腹股沟韧带下 1.5~2cm 股动脉搏动最明显处,局部浸润麻醉,进针角度与皮肤呈 30°~45°;④穿刺成功后,在短导丝的辅助下置血管鞘。持续滴注调节,滴数为 15~30 滴/min;⑤全身肝素化,控制活化部分凝血活酶时间(APTT)>120s 或活化凝血时间(ACT)>250s。肝素化的方法可参照以下方法:首次剂量每公斤体重 2/3mg 静脉注射,1h 后再给半量,2h 后再加1/4 量,以后每隔 1h 追加前次剂量的半量,若减到 10mg 时,每隔 1h 给予 10mg;⑥在透视下依次行全脑血管造影,包括双侧颈内、颈外动脉,双侧椎动脉。必要时可行双侧甲状颈干及肋颈干造影。对血管迂曲者,导管不能到位时,可使用导丝辅助;⑦老年患者应自下而上分段行各主干动脉造影,必要时以猪尾巴导管行主动脉弓造影;⑧造影结束后用鱼精蛋白中和肝素钠(1~1.5mg 可对抗 1mg 肝素钠)。

(2)术后处理:①压迫并加压包扎穿刺点,卧床 24h,保持穿刺侧下肢伸直;②监测穿刺肢体足背动脉搏动,1 次/0.5h;③适当给予抗生素及激素。

(二)脊髓血管造影术

1.适应证

(1)脊髓血管性病变。

(2)部分脑蛛网膜下腔出血而脑血管造影阴性者。

(3)了解脊髓肿瘤与血管的关系。

(4)脊髓富血管肿瘤的术前栓塞。

(5)脊髓血管病变的复查。

2.禁忌证

(1)对碘过敏者。

(2)有严重出血倾向或有出血性疾病者。

(3)有严重心、肝或肾功能不全者。

(4)有严重高血压或动脉粥样硬化者。

3.注意事项

(1)造影前,必须在透视下贴铅号或其他标记物,明确相应椎体的位置。

(2)造影必须包括所有的脊髓动脉,如双侧椎动脉、甲状颈干、肋颈干、各肋间动脉、腰动脉、髂内动脉。

(3)肋间动脉和腰动脉的常规注射剂量是 1ml/s,共 2~5ml。若有高血流的病变,可适当加量。

4.并发症　同脑血管造影。个别患者可致瘫痪及感觉障碍等症状加重,可能与导管刺激引起动脉痉挛及血流被阻断,从而加重脊髓缺血所致。造影前,应用地塞米松及钙离子拮抗药。选择导管不能过粗,以 4F~5F 为宜。

【血管栓塞术】

经导管栓塞术是介入治疗中的重要技术,它是将一些人工栓塞材料有控制地注入病变或器官的供应血管内,使之发生闭塞,中断血供,以达到控制出血,闭塞血管性病变,治疗肿瘤以及清除病变器官功能的目的。为适应不同部位、不同性质病变的需要,研究了种类繁多的栓塞物质。完成一项栓塞手术要由以下几个方面的因素构成:①导管;②栓塞材料;③操作技术;④监控设备。

栓塞材料的分类:

目前,栓塞材料种类繁多,可以适应不同的部位、不同性质病变的需要,总的来说,可以按以下几种方式进行分类:

1.按材料性质分类可分为对机体无活性材料、自体材料及放射性颗粒三类。

2.按物理性状可分为固体和液体栓塞材料两类。

3.按使血管闭塞的时间长短可分为短期、中期和长期三类。

4.按材料能否被机体吸收,分为可吸收性和不可吸收性两类。

理想的栓塞材料应符合以下要求:

1.无毒、无抗原性、具有较好的生物相容性。

2.能迅速闭塞血管,能按需要闭塞不同口径、不同流量的血管。

3.易经导管传送,不粘管,易得、易消毒。

各种栓塞材料介绍:

1.非吸收性固体颗粒栓塞材料

(1)PVA颗粒:由聚乙烯醇与甲醛经交联、干燥、粉碎、过筛而制成,为非水溶性,遇水性液体可膨胀,体积将增加20%,生物相容性好,在体内不被吸收。PVA颗粒大小在140～1000μm,使用时将其混入造影剂以悬浮液的形式经导管注入病变部位,机械性阻塞并诱发血栓形成,从而将血管闭塞。PVA的弥散性或穿透性和其颗粒大小及悬浮液的浓度有关。小颗粒和低浓度的PVA多用于闭塞小的血管,大颗粒高浓度的多用于闭塞较大的血管。

PVA颗粒的优点是:注射时相对不受时间的限制,在微导管不能完全到位的情况下仍能进行栓塞治疗,注射过程相对简单,易于控制。

缺点是:输送注射PVA需要较大直径的导引微导管,对如脑AVM这样的病症,微导管不能理想进入畸形团,另外,由于畸形血管的直径粗细不一,需选用不同大小的颗粒进行栓塞,效果势必受影响。

(2)弹性微球:弹性微球的优点是直径可以压缩,便于输送。

2.可吸收性栓塞材料

(1)自体血块:自体血块是短期栓塞物,具有易得、易经导管注入,无菌和无抗原性等优点。血块在通过导管内腔时,可能破碎成许多小碎片,碎粒状小血块随着注射压力呈阵雨式地进入血管小分支内,因而能较好地控制胃肠道小动脉出血,而不能用于需一定大小栓子的血管畸形治疗。自体血块作为栓塞材料的主要缺点是不能预计闭塞血管的时间。

(2)明胶海绵:明胶海绵是外科手术止血剂,属蛋白基质海绵,能被组织吸收,明胶海绵堵塞血管后,起网架作用,能快速形成血栓。闭塞为非永久性闭塞,时间约为几周至几个月。明胶海绵的剂型有薄片和粉剂两种。明胶海绵的优点在于它无抗原性、易得、廉价、能消毒,可按需要制成不同大小和形状,摩擦系数低,用一般的血管造影导管即可快速注射,闭塞血管安全有效,是一种应用广泛的栓塞材料。

(3)藻酸盐微球:藻酸钠溶于水形成黏稠胶体,在钙离子作下产生大分子链间交联固化,可根据临床需要加工成固态微球。藻酸钠微球具有良好的生物相容性,无毒、无抗原性,栓塞后不引起化学或免疫作用,微球在3~6个月内无毒降解。

3.机械栓塞材料

(1)微弹簧圈:按弹簧圈控制方式分类可分为游离弹簧圈、电解可脱性弹簧圈(GDC)、机械可脱性弹簧圈(MDS-N)和水解脱弹簧圈。

游离弹簧圈:它与推进器之间无连接装置,推进器只能推动弹簧圈而无法撤回弹簧圈,因而使用时危险度大,限制了其应用。

电解可脱性弹簧圈:推进器与微弹簧圈的连接采用微焊接技术。该弹簧圈极柔软,对瘤壁压力小,可以反复调整弹簧圈的位置,直到位置合适后,推送器接电源正极通弱直流电(0.5~2mA),铂弹簧圈与推送器间的未覆盖绝缘层的不锈钢即被电解,使弹簧圈在动脉瘤内不需拉动就可解脱,整个过程约需4~12min。它的这种特性可减少弹簧圈误入载瘤动脉造成的误栓。

机械可脱性弹簧圈:它的性能和效果与GDC相似,主要区别是用机械方法解脱钨丝螺旋圈,能够自由拉回或重新放置螺旋圈,直到位置满意后,将推进器头端超出微导管,螺旋圈可立即解脱于瘤腔内。目前,有3种不同的解脱装置,即钳夹型、套环型和内锁型,其中内锁型在微导管中摩擦力小,解脱时稳定性好,优于前两种。

水解脱弹簧圈:通过增加水压使导管扩张,从而解脱弹簧圈无需另外的电源,稳定可靠,只需两个注射器。

新型弹簧圈:Hydro Coil表面涂有水凝胶层,放入动脉瘤后,水凝胶开始膨胀,充分填充动脉瘤空间,随着水凝胶的膨胀,血液中促进愈合的成分(如蛋白质等)被吸入水凝胶中,提高了愈合率。Matrix Coil表面涂有可降解高分子材料,在动脉瘤内造成血流阻滞,诱发血栓形成,提高栓塞效果。

(2)可脱球囊:有乳胶球囊和硅胶球囊两种,应用时要使用永久性填充剂填充球囊,与微导管配合使用,待球囊进入瘤体并充胀后,轻轻后拉导管,即可解脱球囊。由于球囊的使用技术较为复杂,还有较多缺陷,目前临床上只适合于颅底基底动脉分叉部动脉瘤、眼动脉瘤、闭塞试验及颈内动脉.海绵窦瘘的栓塞治疗。另外,还有使用不可脱性球囊进行动脉栓塞的,方法是当球囊置入瘤体后充盈球囊而不解脱球囊,将球囊连同所附微导管固定在颈动脉鞘上,这种方法引起的损伤较大,故现已较少应用于临床,并被新的栓塞方法代替。

4.液体栓塞材料　从理论上讲,液体栓塞材料可直接注入动脉瘤瘤腔内,可以完全适应不同形状和大小的动脉瘤腔,使瘤壁和栓塞材料之间不留任何空隙,从而达到永久性栓塞。另一方面,由于易于操作,可通过细长微导管直接注入血管,因而液体栓塞材料相对其他栓塞材料来说是比较理想的栓塞材料。近年来,在血管内治疗领域受到了相当多的关注。液体栓塞材料分为两种,黏附性液体栓塞材料和非黏附性液体栓塞材料。

(1)黏附性液体栓塞材料:黏附性液体栓塞材料中最具代表性的是氰基丙烯酸酯类组织

胶,目前应用临床的主要是 α-氰基丙烯酸正丁酯(NBCA)。它在血液中可瞬间聚合,在盐水中聚合需 15～40s,而在 5% 的葡萄糖溶液中却不发生聚合。这给栓塞操作带来了方便,在栓塞前后用 5% 的葡萄糖溶液冲洗导管,可避免其在导管内发生聚合,阻塞导管。同时加入适量钽粉,可进一步增强显影效果而不会影响组织胶的聚合时间。以 NBCA 为代表的氰丙烯酸酯类液体栓塞材料的最大缺点是"粘管"问题,这一问题是黏附性栓塞材料所特有的。由于其黏附性,注胶时间受到限制,注射后,必须立即撤管,否则将有微导管黏附于畸形团的危险。这就要求术者具有丰富的注胶经验,掌握好胶的浓度,把握注射速度和注射时间,严格控制反流,及时撤除微导管。另一方面,NBCA 聚合时会放出热量,这也是此类栓塞材料的一个缺点。

(2)非黏附性液体栓塞材料:为了克服黏附性液体栓塞材料能将微导管黏附于血管壁的危险,非黏附性的液体栓塞材料已被不断地开发并应用到实际的栓塞治疗中。这类栓塞材料大多是由已经聚合的非水溶性的大分子聚合物溶于某种有机溶剂中配制而成的。当与水性溶液接触时,有机溶剂很快弥散至水溶液中,聚合物沉淀析出成固体而起到栓塞作用。目前,已用于实验和临床的非黏附性材料主要有以下几种:

1)无水乙醇:无水乙醇是 20 世纪 80 年代初开始使用的一种液体栓塞材料,可造成血管永久性闭塞和器官、肿瘤的梗死。乙醇注入血管后,使血管蛋白成分发生变性,损伤血管内皮,血管内可迅速形成血栓。作用部位主要为末梢血管,大血管继发性闭塞。无水乙醇所造成的栓塞是持久性的。乙醇易于通过细导管注射,适于选择性栓塞,如用球囊导管注射会更安全、可避免反流。注射速度既不能太快、又不能太慢。注射结束后,应立刻用少量盐水冲洗导管,防止导管内残存乙醇而发生凝血。另外,无水乙醇还有使用方便、价廉、具有无菌和灭菌的优点。可用于肾肿瘤、肾切除、食管静脉曲张、精索静脉曲张以及支气管动脉栓塞治疗大咯血等。

2)碘化油:植物油与碘结合的一种有机碘化合物,本品为淡黄色和黄色的澄清油状液体,微有类似蒜的臭味。主要用于末梢血管病变栓塞,作为缓释药物载体用于肝癌、子宫肌瘤等的治疗。

3)乙烯乙烯醇共聚物(EVAL):乙烯乙烯醇共聚物(EVAL)是由乙烯和醋酸乙烯酯聚合再经水解而成。它可溶于有机溶剂二甲亚砜(DMSO)。当与水溶液接触时,DMSO 很快弥散在水溶液中,EVAL 沉淀析出固体而起到栓塞作用,沉淀析出成固体后并无黏附性,这一点与 NBCA 完全不同。加入显影剂可使其在 X 线下显影。EVAL 和 DMSO 的比例不同,所组成溶液的黏度、密度以及沉淀时间不同。EVAL 在应用时,为防止微导管堵塞,注射前要用 DMSO 冲洗管腔,来替换微导管内的水性溶液。因 EVAL 为非黏附性的液体栓塞材料,注射过程中无"粘管"之虞,可经同一微导管多次注射栓塞。EVAL 的最大的缺点在于有机溶剂 DMSO 的血管毒性反应,由于 DMSO 的血管毒性,其用作溶剂的非黏附性液体聚合物能否用作栓塞材料成为目前争论的焦点。但有报道指出,相关研究证明小剂量、慢速注射 DMSO 是安全的,DMSO 及相关非黏附性材料的安全应用,关键在于注意掌握注射速度和注射剂量。国外产品牌号为 Onyx,用钽粉作显影剂。

【血管成形术】

经皮血管腔内血管成形术(PTA)是经导管等器械扩张再通动脉粥样硬化或其他原因所致的血管狭窄或闭塞性病变,这一疗法是 20 世纪 60 年代开始应用的,在 20 世纪 80 年代前主要采用球囊导管进行治疗,称为球囊血管成形术。在 20 世纪 80 年代陆续出现了几种血管成形术的新技术,主要是激光血管成形术、粥样斑切除术、血管内支架成形术等。

(一)颈动脉狭窄支架成形术

适应证:

1.无症状者,血管管径狭窄程度＞80％,有症状者(TIA 或卒中发作),血管管径狭窄程度＞70％。

2.血管管径狭窄程度 50％～70％,但有溃疡性斑块形成。

3.某些肌纤维发育不良者,大动脉炎稳定期有局限性狭窄。

4.放疗术后狭窄或内膜剥脱术后、支架置入术后再狭窄。

5.急性动脉溶栓后残余狭窄。

6.由于颈部肿瘤等压迫而导致的狭窄。

禁忌证:

1.3 个月内有颅内出血,2 周内有新鲜脑梗死灶者。

2.不能控制的高血压者。

3.对肝素、阿司匹林或其他抗血小板聚集类药物禁忌者。

4.对造影剂过敏者。

5.颈内动脉完全闭塞者。

6.伴有颅内动脉瘤,且不能提前或同时处理者。

7.在 30d 内,预计有其他部位外科手术者。

8.2 周内曾发生心肌梗死者。

9.严重心、肝、肾疾病者。

术前准备:

术前 6h 禁食禁水。

双侧腹股沟区备皮。

术前 3～5d 口服抗血小板聚集药物,氯吡格雷 75mg＋阿司匹林 100mg。

术前评价:

包括颈部血管超声、TCD 评价。

全脑血管造影或 CTA、MRA。

操作方法:

1.经股动脉采用 Seldinger 技术穿刺,一般放置 8F 导管鞘,导管鞘连接加压等渗盐水持续滴注冲洗。

2.8F 导引导管后面接 Y 形阀或止血阀,并与加压等渗盐水连接,在 0.089mm(0.035inch)泥鳅导丝小心导引下,导管放在患侧颈总动脉,头端位置距离狭窄约 3～5cm。对过度迂曲的颈总动脉可以使用交换导丝,将导引导管交换到位。

3.通过导引导管血管造影测量狭窄长度和直径,选择合适支架,并行患侧狭窄远端颅内动脉造影,以备支架置入后对照。

4.通过导引导管将保护装置小心穿过狭窄段，并释放在狭窄远端4～5cm位置，撤出保护装置外套后，选择合适的球囊行预扩张，扩张后造影。扩张前静脉给予阿托品0.5mg，以防心律失常。

5.撤出扩张球囊后置入支架，造影检查置入支架后残余狭窄管径，酌情做支架内后扩张。

6.最后撤出保护装置，行颈部及患侧颅内动脉造影，并与术前对比。

注意事项：

1.动脉狭窄段过度迂曲或高度狭窄，保护装置到位困难时，可以选择导丝交换保护装置或使用直径较小的冠状动脉球囊，行扩张后置入保护装置。

2.术前心率＜50次/min或伴有慢性心功能不全者，可以预先放置临时起搏器。

3.对侧颈内动脉完全闭塞，其血流完全依赖于患侧者，有条件者应尽量选择全身麻醉。

4.高度狭窄病变，狭窄远端无任何侧支循环者，扩张后要适当控制血压，收缩压维持在基础血压的2/3。若同时还伴有其他血管狭窄，在同期手术中不能处理或不适合血管内治疗者，血压不能控制过低。

5.保护装置的使用已经被大量的研究所证实，其能够降低栓子脱落所导致的栓塞并发症，对有条件的患者可以尽量使用。

6.术后不中和肝素，3～6h后拔鞘。

术后用药：术后维持术前抗血小板聚集药物（氯吡格雷75mg＋阿司匹林100mg）3～6个月，3～6个月后酌情减量。

并发症及其处理：

1.心律失常　为最常见并发症，一般发生在球囊扩张时或支架置入后，可出现心率下降，应在扩张前5min静脉给予阿托品0.5～1mg。术前心率＜50次/min者或伴有心功能不全者，可以在术前置入临时起搏器，术后3～6h左右拔出。

2.血压下降　若下降不超过20mmHg，可以暂不处理，支架置入6h内收缩压持续下降＜100mmHg者，可以给予肾上腺素或多巴胺治疗。

3.栓子脱落　无症状者可以不做特殊处理。

4.血栓形成　在确定没有颅内出血或出血倾向时，可以做动脉内溶栓。

5.过度灌注　在术前分析有过度灌注高风险的患者（极度狭窄、假性闭塞、狭窄远段没有侧支循环者），在扩张之后要控制血压（收缩压维持在100～130mmHg）。有条件者应做TCD监测。

6.血管痉挛　使用保护装置或较硬的交换导丝，0.46mm(0.018inch)可能会导致狭窄远端血管痉挛，一般不做特殊处理，撤出导丝和保护装置后，痉挛会解除。有严重痉挛时，若远端血流受阻，可局部给予解痉挛药物。

备注：

狭窄血管测量方法，采用北美症状性颈动脉内膜切除协作研究组（NASCET）的标准：狭窄率(%)=(1-最狭窄动脉直径/狭窄远端正常动脉管径)×100%。计算由数字减影血管造影机的机载软件自动完成。

（二）颅内动脉狭窄支架成形术

适应证：

1.症状性颅内动脉狭窄程度＞60％。

2.狭窄远端血管正常，后循环血管病变长度＜20mm；前循环血管病变长度＜15mm。

3.急性动脉溶栓后残余狭窄。

禁忌证：

1.脑梗死后遗留有严重的神经功能障碍。

2.慢性完全血管闭塞。

3.狭窄段呈锐角。

4.狭窄段血管正常管径＜2mm。

5.颈内动脉弥漫性狭窄。

6.先天性发育不良。

7.烟雾病、动脉炎等少数不明原因的病变。

8.脑梗死后2周内。

9.2周内曾发生心肌梗死。

10.严重全身系统性病变。

11.预计生命存活＜2年。

术前准备：同颈动脉支架置入术。

狭窄血管测量方法：同颈动脉支架置入术。

操作方法：

1.有条件者，尽量做气管插管和全身麻醉。

2.经皮股动脉穿刺，使用6F导管鞘。

3.全身肝素化，术后不中和肝素。

一般使用单导丝技术，导丝要求在0.36mm(0.014inch)，长度180～190cm。导丝头端软头长度＞10cm。若狭窄段存在夹层或动脉瘤样扩张，使用微导管技术，超选择造影证实微导管穿过狭窄段，进入血管真腔后，用0.36mm(0.014inch)交换导丝(300cm)，然后再置入支架。

可以选择球囊扩张式支架，也可选择自膨式支架。选择自膨式支架一定要进行预扩张。

球囊扩张式支架释放压力为所选择支架的命名压，逐步缓慢加压。若释放支架后，在血管内仍有残余狭窄，可以选择扩张球囊行支架内后扩张。

高度狭窄的患者伴有侧支循环欠佳者，在支架释放前应注意控制血压，收缩压为基础血压下降20～30mmHg，支架置入术后24h仍然维持低血压。但若存在其他血管狭窄，应注意血压不能过低，以免造成低灌注性梗死。

术后不中和肝素，3～6h后拔出导管鞘。

注意事项：

对45岁以下的症状性颅内动脉狭窄患者，若动脉粥样硬化证据不足，应严格掌握适应证。

术后用药：

围手术期3d抗血小板聚集药物同术前，同时给予低分了肝素钠0.4ml×2次/d。3d后维持术前抗血小板聚集药物 3～6 个月,3～6 个月后酌情减量。

并发症及其处理:

1.血管破裂　发生在球囊预扩张或支架置入过程中,根据情况采取补救措施,可以先用球囊封闭破裂处,并立即中和肝素,酌情给予外科修补;在无穿支动脉部位,可以尝试带膜支架。

2.血栓形成　处理方法同颈动脉支架置入术。

3.穿支动脉闭塞　可以用扩容、升高血压等方法治疗,慎用动脉内溶栓。

4.再狭窄　评估后可以用球囊扩张或再次支架置入。

5.脑出血或蛛网膜下腔出血　酌情给予对症处理。

【血管内药物灌注】

血管内药物灌注术可以简单地定义为:通过介入放射学方法,建立可由体表到达靶病变血管的通道(导管),再由该通道注入药物达到局部治疗的一种方法。

血管内药物灌注术常用的器材包括常规器材如穿刺针、导丝、血管鞘、导管等,此外特殊器材还包括有同轴导管系统、球囊阻塞导管、灌注导丝、灌注导管、全植入式导管药盒系统、药物注射泵及脉冲式注射泵等。血管内灌注常用的药物根据病种不同而异,包括肿瘤化疗药物、血管收缩剂、血管扩张剂、溶栓药物及抗炎药物等。

在行血管内药物灌注时,先常规进行选择性动脉造影,了解病变的性质、大小、血供及侧支情况,必要时进行超选择性插管进行治疗。入路主要有股动脉、桡动脉及锁骨下动脉等。经股动脉插管操作方便,成功率高,主要用于短期的血管内药物灌注治疗;经锁骨下动脉穿刺难度较大,技术要求高,但不影响行走,故可保留导管用于长期持续间断性药物灌注。

血管内药物灌注的治疗方式分一次冲击性及长期药物灌注两种。前者是指在较短时间内,通常 30 分钟到数小时将药物注入靶血管内,然后拔管结束治疗的方法,主要用于恶性肿瘤化疗及溶栓治疗等。后者相对于一次冲击治疗而言,导管留置时间长,一般在 48 小时以上,灌注可为持续性或间断性,常用于肿瘤的姑息治疗、胃肠出血及溶栓治疗等,因其药物与病变接触时间长,可重复多次给药,疗效上强于前者,但对于留置导管的护理要求比较高。

血管内药物灌注能使药物高浓度进入病变区,从而提高对局灶性病变的治疗效果,减少药物的毒副作用,临床疗效明显优于全身化疗,且明显降低了化疗药的毒副作用。

血管内药物灌注目前在临床上常用于治疗恶性实体瘤,动脉痉挛、狭窄或闭塞引起的缺血性病变,动脉内血栓形成等;也可以用于治疗难治性局灶性炎症。

(刘春雷)

第七节　CT/MRI 介导脑立体定向术

【CT/MRI 介导脑立体定向术临床应用指征】

1.应用于功能性颅脑疾患指征

(1)锥体外系疾病引起的运动障碍,单纯药物治疗难于控制,或者患者对药物反应过重者。

(2)顽固性疼痛。

（3）药物难于控制的癫痫。

（4）常规治疗难于控制的精神疾病。

2.应用于器质性颅脑疾患指征

（1）颅内病变的活检。

（2）在活检基础上行脑肿瘤的间质内治疗,包括间质内放疗、化疗,间质内热疗和光疗等。

（3）囊性病变(包括各种囊肿、脓肿)和脑内血肿的穿刺引流。

（4）摘除颅内异物。

（5）应用脑室内镜对脑室及其周围病变,以及脑实质内囊性肿瘤取活检标本或应用激光将病变切除。

（6）立体导向开颅切除颅内,尤其颅内深部肿瘤、脓肿,钳夹、栓塞或切除脑血管畸形、动脉瘤等。

【CT/MRI 立体定向术的术后处理及并发症的防治】

1.术后处理　严密观察生命体征,全麻者宜按全麻术后常规护理;密切观察神经系统症状体征的变化;预防感染,防止合并症与并发症等。

2.主要并发症　颅内出血、感染、脑水肿和神经功能损害,其他并发症与颅脑手术并发症相似。

（1）术前适量应用激素对脑水肿有一定治疗作用;严格消毒,无菌操作可以避免发生感染;为减少重要功能损害,入颅点宜选择在非重要功能区,离病灶最近处,缩短穿刺针在颅内的行程,并尽量减少穿刺次数。

（2）出血的原因一般有两种:一是凝血功能障碍;二是血管损伤。后者可以是肿瘤实质内血管损伤,也可以是肿瘤实质以外的穿刺道血管损伤。所以术前做好出凝血功能检查是必要的,异常时应先予以纠正;对于血运丰富、CT 或 MRI 增强扫描明显强化的病灶,活检等操作宜慎重。穿刺术中如发现套管针出血,有些可自行停止,否则可立即用套管针进行压迫止血。也可用 1000～2000U/ml 浓度的凝血酶盐水局部灌注治疗术中出血。应用立止血或其他止血药局部灌注也有效。上述止血方法均不能奏效时,则应立即行 CT 检查观察出血灶的大小,病情发展血肿扩大时应在开颅直视下清除血肿和止血。术后还需密切观察生命体征和神经系统症状体征的变化,定时复查 CT,确保患者康复。

【CT/MRI 脑立体定向术应用于功能性颅脑疾患】

CT/MRI 导向脑立体定向术应用于功能性疾病,常需结合 CT 或 MRI 扫描、头颅正侧位 X 线片、神经电生理监测和深部微电极记录相结合的方法进行手术靶点定位。其治疗原理主要是对有关结构进行毁损术或植入刺激电极或移植物,从而达到治疗目的。

1.应用于锥体外系疾病　CT 立体定向术应用于治疗锥体外系疾病主要针对以下情况:

（1）原发性帕金森病。

（2）肌张力障碍,如手足徐动症、舞蹈病、半身投掷症等。

（3）扭转痉挛与痉挛性斜颈等。

（4）其他锥体外系疾病,具有震颤、强直、不自主运动者。

上述疾病经长期内科治疗疗效减退,或患者对药物不良反应过大,以及药物已引起严重的不自主运动时,均可考虑行手术治疗。

用于治疗锥体外系疾病的靶点多是通用的,均选在锥体外系有关的神经通路上,如苍白球,丘脑腹中间核,Forel H 区与丘脑底核等。治疗又分以下几种:

(1)对目标点进行毁损术,早年采用冷冻、机械切割,近年采用温控射频热凝、激光、γ 刀或 X 刀等方法制造毁损灶。

(2)向目标点植入电极,应用深部脑刺激方法改变神经通路的神经传导功能。

(3)向目标点植入移植物,如自体或异体肾上腺髓质、胎脑黑质等。

2.应用于某些顽固性疼痛　通过神经毁损术或神经刺激术可以改变痛觉传导通路,从而控制疼痛。目前使用 CT/MRI 立体定向术治疗疼痛的方法及其适应证如下:

(1)通过神经束切断术、中脑和丘脑腹后外侧核毁损术,可以有效控制恶性肿瘤引起的癌痛。

(2)通过向脑室和导水管周围的灰质核团以及丘脑的腹后外侧核(感觉投射核)植入刺激电极并给予刺激,即深部脑刺激,可以有效控制慢性疼痛,如患肢痛、腰椎蛛网膜炎、臂丛痉挛、带状疱疹和癌性疼痛。

3.应用于癫痫　立体定向术应用于癫痫适于下列情况:

(1)原发性癫痫,药物治疗难于控制发作。

(2)精神性发作,尤其是攻击型的精神运动性发作,精神自动症。

(3)频繁的发作,已影响智能与行为。

(4)钩回发作,颞叶未查出明确的器质性病变。凡有器质性病变,如脑瘤、血管畸形、明确的瘢痕者,仍适于开颅病灶切除术。

立体定向手术治疗癫痫的原理主要是破坏脑内的局限性的致痫灶以及阻断癫痫放电的传播。目标点选在杏仁核、海马(颞叶癫痫)、穹隆、前联合以及内囊前支、苍白球等部位。应用前述方法对目标点进行毁损术或脑深部电刺术,对控制癫痫发作有一定的效果。

4.应用于精神疾病　目前应用立体定向术治疗精神疾病,主要适用于情感反应性精神病,如抑郁症、慢性焦虑、紧张状态、强迫观念与躁狂抑郁状态等。其手术适应证尚未完全统一。大致包括:

(1)严重的攻击行为与焦虑状态。

(2)幻觉与强迫观念,并有情感压抑表现。

(3)儿童兴奋性增高性痴愚症,存在攻击与破坏倾向。

(4)严重性欲障碍,如异常亢进、嗜童癖性同性恋、顽固性露阴癖等。

立体定向手术治疗精神病的原理主要是对与情感反应密切相关的边缘系统的有关结构进行毁损术或脑深部电刺激术。目标点可选在杏仁核、扣带束、内囊前肢、丘脑背内侧核和后内侧核、隔核等部位。

【颅内异物的立体定向摘除】

在颅脑火器伤的清创术中,大多数位于深部的颅骨碎片和弹片最好不予处理,留置体内,可以防止进一步损伤脑组织。只有当其成为颅内感染源或引起阻塞性脑积水时,才考虑外科手术摘除异物。应用脑立体定向手术(主要应用 CT 立体定向术)可以减小损伤或减轻术后并发症。

对颅内异物的摘除,既可经原创道,又可避开原创道进行。对慢性期颅内异物,为防止对创道瘢痕的干扰引起出血的并发症,宜尽量避开原创道进行摘除术。但也有观点认为,经过原创道应用立体定向开颅显微激光手术系统摘除颅内异物,可以避免造成新的脑组织损伤,并且术中出血少。

颅内异物的摘除方法主要有:

1.磁性导针吸引法适用于带有铁磁性的异物。

2.异物钳摘除法应用特制的异物钳将异物摘出。但因慢性期异物周围往往有纤维包膜,其上有血管,故有并发出血的可能。在钳出异物以前,先电凝异物周围的瘢痕组织,对防止出血有一定作用。

3.应用脑室内镜摘除异物　此法仅适用于位于脑室及其周围的异物。

4.应用CT立体定向开颅显微激光手术系统,可经原创道摘除位于第三脑室并引起阻塞性脑积水的子弹头。其特点是定位准确、出血少和不增加新的脑损伤。

5.对脑室内可移动性异物(如子弹头),有条件时可将患者置于离心场中,使异物离心沉淀固定于室管膜或周围脑实质内,以防止发生阻塞性脑积水。

【颅内病变的 CT/MRI 立体定向活检术】

适用于部位深在、诊断困难或开放性手术不易到达或无法切除的病变,以明确诊断和指导治疗。国内外有些单位甚至将其作为常规的诊断手段。

CT/MRI立体定向活检术目的:

1.准确定性,避免误诊(肿瘤与非肿瘤),防止错误或贻误治疗。

2.对于肿瘤病变,可进行肿瘤的分类和分级,根据它们对放疗和化疗的敏感性不同,选择正确的治疗方案;还能明确肿瘤周围反应区的大小,鉴别水肿和胶质增生;并可根据活检局部脑组织对放疗的反应进行局部放疗剂量的确定。

3.肿瘤的囊性部分可借穿刺抽液减小体积,或进行间质内照射。

靶点的选择:靶点的选择至关重要,一般选择病灶中心和其边缘组织作为靶点。以下经验可作为确定活检靶点的参考:

1.病灶的实质性部分、脑肿瘤的结节、CT 或 MRI 增强扫描的强化部分。此处活检标本大都具有典型的肿瘤细胞形态,易于明确诊断。

2.病灶中心密度较低时,在病灶边缘取样成功率大。

3.囊性病变的厚壁:此处组织较韧,活检阳性率高。只是术中如穿破囊壁,囊液排空后易造成靶点的移位。如结合术中再次 CT 扫描证实或根据扫描结果调整靶点,仍可获得准确定性。

4.颅内病灶与周围正常组织的交界处:此处取材可观察到细胞形态学的变化,如炎性反应带、胶质增生等。

5.考虑炎性病变时,在病变外 5mm 的正常组织就要取标本,炎性病变时在正常脑组织的边缘即可见炎性细胞浸润。

设计入颅点和穿刺轨道的一般经验是:病变在额叶、鞍区、视丘前部,采用冠状缝前 2cm,

中线旁开 2cm 处钻孔;病变在顶、枕、颞叶或视丘后部,入颅点选在离矢状中线 2cm 靠近顶穹隆最高点或颞后;病变如在松果体区,选择顶部穿刺途径虽然路近,但易造成大脑内静脉、大脑大静脉损伤引起脑内出血,而采用前额入路,经侧脑室、三脑室的穿刺途径上多为空腔,可避开大血管与功能区,穿刺时损伤小且安全;脑干病变的穿刺轨道可经前额侧室入路、经大脑半球后部—小脑幕入路或经后颅凹入路;第四脑室的穿刺途径可选在枕外粗隆上方 10cm,旁开中线 2cm 处入颅,经过小脑幕切迹进行。

活检的方法有多种,如活检针抽吸法、勺形活检钳钳夹法、杯口状活检钳钳夹法、尖端螺旋活检针活检法、带侧孔活检导管抽吸法。其中 1mm 杯口状活检钳和带侧孔的活检导管应用最为普遍。一般沿穿刺轨道在靶点上下每隔 5～10mm 取一处活检标本,直到获得确切的病理诊断为止。使用带侧孔的活检导管时,还可通过转动导管改变侧孔的方向,在靶点周围吸取活检标本。

取得确切的活检标本并经冰冻病理检查明确诊断,确定无出血后拔除穿刺针,结束手术。如经多条穿刺轨道活检未获得明确诊断,为防止引起并发症,应放弃进一步穿刺,结束手术,以后再决定诊疗方案。

【脑肿瘤的间质内放疗】

脑肿瘤的间质内放疗,系指将放射性同位素置入脑肿瘤组织内,直接对肿瘤组织起到杀伤作用的一种治疗方法。

目前应用最普遍的置入性同位素是[125]碘和[192]铱,其他的置入性同位素还有[32]磷、[198]金、[90]钇等。β射线和γ射线均参与了其肿瘤杀伤作用。

间质内照射后产生三个组织反应区:中心为凝固性坏死区,大约需要 20000cGy 的照射剂量;中间为坏死带,表现为脱髓鞘和星形细胞与血管的改变,约需 4000～15000cGy 的照射剂量;外层为不完全反应区,表现为不规则性脱髓鞘,约需 200～4000cGy 的照射剂量。[125]碘和[192]铱置入肿瘤内后,它们的放射活性在其周围能迅速衰减。但胶质瘤在放射源以外 1～2cm 仍可复发。

间质内放疗的治疗原则仍在不断发展,不像外照射那样有标准的治疗方法。不同肿瘤的放射生物学特性不同,但目前的研究表明,为了抑制肿瘤的有丝分裂和生长,同时又不对周围脑组织产生损伤,必须达到 40～60cGy/h 的放射剂量发生率,肿瘤的边缘总照射剂量需达到 5000～6000cGy。

脑肿瘤间质内放疗分为永久性置入法和暂时性置入法。无论采用何种方法,都要求肿瘤组织内部达到高放射剂量,而周围正常脑组织却损伤轻微。

1.永久性置入法　是将低度放射活性的同位素颗粒,如[32]磷、[90]钇、[186]镭及[198]金等永久性置入肿瘤内。这些同位素主要靠 β 射线的电离辐射作用而杀伤肿瘤细胞,因而穿透作用较弱。在注入前,要先将其制成混悬胶体或制成颗粒状。这种方法技术操作简单,其缺点是一旦置入体内便不能去除,而且当肿瘤发生坏死时还会造成放射颗粒的移位。目前国内大多数医院采用的是永久性置入法。

2.暂时性置入法　是短期内置入高放射活性的同位素(如[192]铱和[125]碘),达到治疗量的放射剂量后又将其取出。这些同位素主要靠 γ 射线的电离辐射作用而杀伤肿瘤细胞。其特点是可以将置入的同位素取出和重复利用。它又分为两种方法：一种是将同位素连续置于肿瘤间质内数天，达到总放射剂量后再将其取出；另一种是应用高剂量近距离遥控后装机，将总剂量分隔成数次置于肿瘤间质，每次放置数分钟到十余分钟后又将其取出。它提高了暂时性置入法的精度，改变了脑肿瘤靶区放射剂量的分布状况，避免了医护人员接触过多的放射线，便于对患者的医疗和护理工作。不足之处是需要特制的软硬件设备。

肿瘤间质内放疗的适应证：目前有不同的看法。一些机构认为，最适于行间质内放疗的是那些低度恶性、形态规则和组织学比较局限的颅内肿瘤患者，而且肿瘤的体积不能超过 $5cm^3$。而其他的机构则认为，既然间质内放疗能达到与标准外照射同样的照射剂量，更恶性的脑肿瘤也适于间质内放疗。一般认为，适于间质内放疗的脑肿瘤的最大直径不能超过 $4\sim5cm$。大致说来，间质内放疗不仅适用于治疗囊性肿瘤（如颅咽管瘤、星形细胞瘤等），也适于治疗实质性肿瘤（如生殖细胞瘤、胶质瘤等）；既适用于原发性脑肿瘤，亦适用于复发性脑肿瘤和手术未能全部切除的脑肿瘤；尤其适用于治疗脑深部的和重要功能区的肿瘤以及年老体弱不能耐受开颅手术者。而肿瘤最大直径大于 $5\sim6cm$，肿瘤富含血管、容易出血，肿瘤广泛浸润、转移或已有蛛网膜下腔扩散者，颅内压明显增高者，肿瘤位于下丘脑、低位脑干以及视交叉胶质瘤，伴有其他严重并发症、或出血倾向等情况均不宜采用间质内放疗法。

CT 立体定向植入放射性同位素大致包括以下过程：

1.术前计划

（1）计算肿瘤的体积：应用 CT 立体定向扫描和影像重建技术，计算肿瘤的体积。大多数作者把肿瘤作为规则的椭圆体来计算。有些作者则采用直接测量法。

（2）计算治疗剂量：应用各种治疗计划系统，根据肿瘤大小和其放射生物学特性以及同位素的放射活性，设计等剂量分布曲线。等剂量分布曲线应覆盖肿瘤和其周边 1cm 以外的正常组织，以达到适当的边缘放射剂量，并杀死侵入正常脑组织内的肿瘤细胞。根据等剂量分布曲线求出置入的同位素颗粒或施源管的数量和置入的位置，设计穿刺轨道。

2.同位素的立体定向置入　根据预先设计好的穿刺轨道与施源管（或颗粒）的量和置入的靶点位置，将等剂量的同位素置入靶点。

3.放疗剂量的验证　术后再次进行 CT 扫描，利用治疗计划系统，计算实际等剂量分布曲线，如有偏差可以将同位素颗粒取出或进行纠正。

需要提及的是，脑肿瘤间质内放疗精确的术前和术后设计，往往需要放射物理学专家、肿瘤学专家、神经影像学专家和神经外科专家们的通力合作才能更好地完成。

【脑肿瘤的其他间质内疗法】

1.间质内热疗　间质内热疗是通过立体定向术向肿瘤内置入电极，然后通以热凝电流，通过热力作用产生肿瘤杀伤作用或抑制作用。可单独应用，或与间质内放疗联合应用。

研究表明，在 $42\sim43℃$ 的温度下，肿瘤细胞会溶解。其机制不详。可能与高温干扰肿瘤的微血管、直接的溶解作用或者刺激局部免疫反应有关。缺氧、低 pH 环境和营养不良的细胞（如肿瘤中心细胞）比正常细胞对温度增高更敏感。但还不清楚间质内热疗是否能优先杀伤侵入正常脑组织的肿瘤细胞。电极周围的坏死灶能延伸 5mm，所以对大型肿瘤，需多点置入热凝电极。

2.间质内化疗　　间质内化疗是将化疗药物注入肿瘤实质或囊内以达到肿瘤杀伤或抑制作用。如应用 CT/MRI 立体定向术向肿瘤组织内注入 BCNU,以治疗胶质瘤、转移瘤和颅咽管瘤,可以提高肿瘤局部的药物摄取量,使较高浓度的药物直接进入瘤细胞而杀死肿瘤细胞。

3.间质内光疗(光化学疗法或光照射法)　　多种类型的肿瘤似乎能优先摄取或滞留光敏药物,如血卟啉提取物或阳离子嗜脂性染料,如 rhodamine,当这些物质受到光的激发时,它们能形成一些副产物而杀伤敏感细胞。间质内光疗应用于颅内肿瘤,还有许多问题有待研究。比如,如何使光敏物质更好地通过血脑屏障,如何让肿瘤细胞优先摄取光敏物质,如何使光穿透组织,以及怎样才能产生足够的光能等,因此,其应用仍为探索性。

【内镜立体定向术】

内镜与立体定向术相结合称之为内镜立体定向术。内镜立体定向术所需的仪器与设备大致有:

1.立体定向设备　　包括 CT、MR 立体定向仪和相配的导向管以及有关的显微手术器械等,后者还包括各种特制的活检器械,显微剪、剥离子、电凝器头以及激光光导纤维等。

2.内镜　　分硬性镜和纤维镜两种。硬性镜清晰度好和立体感强,纤维镜则光导效应好,头端有较大的活动度。它们均可配有独自的冲洗道、吸引道和工作道,分别供冲洗、吸引和进行各种显微操作之用。内镜直径从 1.5~8mm 不等。

3.术中录像与屏幕显示装置等。

内镜立体定向术的临床应用:

1.颅内病变的活检　　各种颅内肿瘤,尤其是脑中线深部肿瘤、脑室内肿瘤和脑实质内囊性肿瘤,或其他病变,均可通过内镜立体定向术活检;在活检的基础上还向肿瘤内定向植入同位素或化疗药物等进行脑肿瘤的间质内治疗。其优点是可以在直视下取活检,提高活检成功率,减少了盲目性;可以避开血管,减少并发症发生率。

2.颅内病变的激光切除　　在内镜直视下,应用激光,可以切除脑室内及其周围脑深部的肿瘤、血管畸形等。手术损伤小,并发症少,并且术后恢复快。

3.脑室脑池造瘘　　可以重建脑脊液循环,治疗梗阻性脑积水。肿瘤引起的梗阻性脑积水,可在造瘘同时活检。

4.囊性病变(如鞍上蛛网膜囊肿、胶样囊肿等)的穿刺引流,或同时行造瘘术,甚至应用激光完全切除胶样囊肿。

【CT 立体定向手术治疗自发性脑出血】

立体定向术治疗自发性脑出血主要是应用 CT 立体定向术。

1.手术适应证　　目前对 CT 立体定向手术清除自发性脑出血主要是高血压性脑出血的适应证有不同的观点。有学者认为 CT 立体定向脑内血肿清除术适用于各种类型的高血压脑出血,甚至适用于 75 岁以上或危重患者,认为对位于基底节、病情分级为Ⅲ和Ⅳa 的高血压脑出血也适合采用 CT 导向立体定向抽吸术治疗。一般来说,对于病情分级Ⅰ~Ⅲ级、伴神经功能障碍者,为改善功能预后,提高生存质量,降低死亡率,应选用本疗法;而病情分级Ⅳ级以上病例应列为本疗法的禁忌证,应急行开颅血肿清除术,在直视下及时彻底清除血肿,充分止血,解除脑受压,以改善预后。

2.手术时机 大量研究证明高血压脑出血后 6 小时以内有的出血尚未完全停止,早期行立体定向抽吸术容易发生再出血。因此,有些作者主张在发病后 6 小时或 24 小时内不宜手术,有报道在 5~48 小时内行血肿抽吸术的再出血发生率分别为 3% 和 4%。但发病后 6~7 小时开始出现血肿周围脑组织学的变化,8~24 小时为脑水肿加重期,并逐渐出现周围脑组织的继发性损害,如海绵样变性、坏死和继发性出血等,随着时间的延长,继发性脑实质损害如缺血水肿也越来越明显,术后脑功能的恢复也越差,如在出血后 6~7 小时脑实质损害前清除血肿则可获得较好的功能恢复。因此权衡得失,许多作者主张在发病后 6~12 小时手术为宜。对发病 6 小时以内出现深昏迷、脑疝、脑干功能障碍需立即降低颅内压者也可超早期行血肿抽吸术。

3.术中术后有关问题

(1)如果根据术前有关资料(如年龄、病史、血肿部位和形态等),怀疑为 AVM 或动脉瘤破裂引起的脑出血,应另行脑血管造影检查。如确实为 AVM 或动脉瘤引起的,禁忌使用血肿纤溶疗法。

(2)靶点应选择在血肿腔中心部位或偏后,以利引流。

(3)入颅点和穿刺轨道可参照活检术。

(4)多数作者主张第一次抽吸的血肿量以占血肿总量的 50% 左右为宜(30%~70%),剩余的血肿再采用纤溶疗法,每 12~24 小时灌注 1 次尿激酶或每 24 小时灌注 1 次人重组纤溶酶原激活物,剂量根据情况定,直到血肿排空满意为止,一般五天以内血肿能完全清除。总的抽吸量一般要达到血肿总量的 60%~80% 以上。本手术的主要目的是解除血肿压迫,故不要求彻底清除血肿。

(5)血肿腔内再出血是术后最常见的并发症,发生率可达 4%~16%。再出血可能原因有:超早期手术、术中损伤血管、血肿排空太快或排空太完全致原破裂动脉失去血块依托又破裂出血、高血压未能控制引起再出血等。因此,宜严格操作规程,血肿排空速度以 1~2ml/min、排出血肿总量的 60%~80% 为宜,术后应定期 CT 复查,积极控制血压。

4.关于纤溶药物 目前已被报道应用于高血压脑出血的纤溶药物有尿激酶(UK)和重组人体组织纤溶酶原激活物(rtPA)两种。

(1)尿激酶(UK):UK 是非选择性的纤溶剂,静脉应用时既作用于血栓局部,又作用于全身。它是由肾脏产生的一种活性蛋白酶,分子量大分子为 54000,小分子为 31600,可从尿中提取,也可由培养人肾胚细胞提取,由后种方法产生的 UK 低分子成分多。UK 可直接激活纤溶酶原使之转化为纤溶酶。它在血中的半衰期为 18~22 分钟,但是降解纤维蛋白酶和凝血因子的作用可以持续到 12~24 小时。UK 无抗原性,不引起过敏反应,血中也不存在抗 UK 抗体,因而可以重复应用。国内外已都可生产,价格较便宜,是目前国内外首选的纤溶剂。

临床应用 UK 行血肿纤溶疗法的原则尚未标准化,每次剂量、夹闭时间和重复应用间隔时间尚未统一。进口 UK 用量为每次 5000~20000U,国产 UK 每次用量为 10000~30000U,溶于 2~5ml 生理盐水灌注。每次灌注 UK 后需夹闭导管 6~8 小时再开放引流,每 6~8 小时重复灌注一次,直至血肿引流完全,约需 3~5 天。或每次灌注 UK 后保留 2 小时,每 12~24 小时重复应用一次。也有作者经研究后发现,进口 UK 有效浓度在 200U/ml,国产 UK 有效浓度为 400U/ml,6 小时后血块开始溶解,12 小时达到最佳溶解状态,24 小时保持最佳状态,因而认为,临床应用 UK,以夹闭导管 12～24 小时后引流为佳。由于血肿量有大有小,不同患者的病情也各不一样,所以 UK 的具体用量、夹闭和重复使用的间隔时间还有待进一步的研究,应做到个体化。

(2)重组人体组织纤溶酶原激活物(rtPA):rtPA 是选择性的纤溶剂,静脉应用时主要作用于血栓局部,全身作用少。它是通过基因重组技术,利用携带 rtPA 的基因在大肠杆菌中表达而产生的,是一种分子量为 65000 的糖蛋白,有单链和双链两种,单链的活性稍差,半衰期短,因此在全身应用中剂量较大。由于国内尚未生产,进口 rtPA 价格昂贵,在国内其临床应用受到限制。

近年的药理实验证明,局部应用 rtPA 比局部应用 UK 的纤溶作用更强。实验研究还发现,rtPA 能有效溶解 SAH。研究还认为,鞘内注射 rtPA 治疗动脉瘤引起的 SAH 和脑室内出血有效且安全。可根据血肿直径大小确定每次应用的 rtPA 剂量,即每 1cm 直径相当于 1mg rtPA,术后直接灌注 rtPA,夹闭两小时后放开引流,以后根据残余血肿大小每 24 小时重复一次。

CT 立体定向高血压脑出血清除术后,仍需严格控制血压,积极管理心、肺、肝、肾功能,防止合并症和并发症。

(王 凡)

第八节 神经导航技术

【定义】

神经外科手术导航是由有框架立体定向手术演变发展而来的,它是应用卫星导航的原理(GPS)实现了无框架的立体定向,因此被形象的称为神经手术导航系统。

【原理】

神经导航的基本原理是将虚拟的数字化影像与实际的神经系统解剖结构之间建立起动态的联系,从而对于神经外科的手术起到指引和导航的作用。其基本步骤包括影像采集、注册联系和实时导航几部分。影像采集的基本技术包括:三维重建、图像分割、图像显示、图像融合等;而建立联系主要采取的是遥感器(最常用的是光学,尤其是红外线传感器)采集技术、注册以及匹配算法等;实时导航主要是为了克服脑漂移现象,主要采用的有激光扫描跟踪皮质、术中超声、术中 CT 和术中 MRI 技术。

【应用范围】

应用神经外科导航技术可以在神经外科手术术前进行虚拟手术规划、训练,手术进行当中对皮肤切口、皮质切口以及手术路径等进行设计及引导,明确功能区位置,在术中实时判断肿瘤切除程度。广泛应用于神经外科的各种病变,如:颅内肿瘤、血管病、颅内感染性疾病、脊髓肿瘤、脊髓感染病变、癫痫以及功能神经外科范围内的疾病等,适应证十分广泛。前文所述的有框架立体定向手术,如异物取出、活检、间质内放化疗、神经内镜、脑出血血肿清除等均可应用神经导航技术完成。但目前神经导航技术的精度低于有框架立体定向技术,在功能神经外科的应用仍受到较大的限制。

【优缺点】

对于各种神经系统病变,尤其是颅内深部、体积较小、位于重要功能区的病变,能够准确定位,进行安全的入路选择和显露,掌握切除的范围,从而最大限度地减少副损伤,提高手术的成功率,最大限度地减少手术的并发症。近年来 MRI 技术不断发展,功能 MRI,白质纤维束示踪(DTI),MRA,MRV 等扫描已可以与普通的 MRI 相结合,用于神经导航技术,从而能够更好的满足临床工作的需要。神经导航的主要缺点是结构漂移,特别是脑漂移,使得定位出现偏差,从而不能准确地提供定向导航。以往解决漂移的方法主要是开颅前在颅骨上进行标记,术中再注册;近来磁共振复合手术室在世界上的逐渐普及,通过术中 MRI 的辅助可以有效矫正结构性漂移,是目前解决这一问题最佳的方法。

(刘文祥)

第九节　神经内镜

【概述】

神经内镜技术是微创神经外科整体的一部分。应用神经内镜技术的优势在于可以采用微小的创伤处理脑深部的病变(尤其是脑室内病变和颅底病变)。最早将内镜技术应用于人中枢神经系统治疗的是由芝加哥泌尿科医生 L'Espinasse,他在 1910 年通过应用儿童膀胱镜观察侧脑室并将双侧脑室脉络丛凝固,用于治疗先天性脑积水并取得了一定的成功。Walter Dandy 被认为是神经内镜之父,他在 1922 年最早运用膀胱镜对 2 例患者的侧脑室进行检查,其中 1 例做了脉络丛凝固术。1923 年,Fay 和 Grant 运用内镜技术成功地获得了 1 例儿童脑积水患者的脉络丛和透明隔的图片。Mixter 成功地为 1 例 9 月龄脑积水患者施行第三脑室造口术;但器械缺陷再次阻碍了内镜技术的发展,以后分流管方法很快成为治疗脑积水的主要方法。1960 年,英国物理学家 Hopkins 完善了硬性内镜和软性内镜,并由此发展演化了更小的内镜和一些更有效的相关器械。随着技术的改进,术野的易达性和操作能力的提高,神经内镜检查、治疗的适应证也不断扩大。

【组成】

神经内镜的主要由神经内镜镜体、光源及成像系统、监视器及图像记录装置构成。

1.神经内镜镜体　根据神经内镜的结构和形状,主要将神经内镜分为硬性内镜和软性内镜两种。硬性内镜通过多个柱状透镜成像,其外径约 2~8mm,内有多个通道可进行照明、冲洗、吸引和工作等,物镜有不同视角,如 0 度、30 度、45 度、70 度、120 度。硬性内镜焦距短,视野宽,有良好的照明和成像质量。软性内镜通过纤维光缆传送影像,头端直径约 2~4mm,非常灵活,能够抵达硬性内镜无法到达的位置。可提供更好的可操作性。

在上述基础上还有笔式观察镜、脊髓内镜,可用于脊柱手术即颅内蛛网膜下腔观察,以及专门用于脑室-腹腔分流术的内镜,主要用作脑室-腹腔分流管的管芯,将其导入正确位置。

2.光源及成像系统神经内镜　光源有氙灯和卤素灯。其成像系统为:硬性内镜通过多个柱状透镜成像,软性内镜通过纤维光缆传送影像。电子内镜成像主要应用微型图像传感器(CCD)将图像数据传至图像处理器后显示在电视监视器上。电子内镜的图像比普通光导纤维内镜图像清晰。

3.监视器及图像记录装置　神经内镜手术过程是在电视监视器屏幕呈现给术者,因此监视器的大小、分辨率的高低对顺利开展手术十分重要。术中进行图像记录的装置有磁带录像机,数码照相机和数码摄像机以及进行图像处理的多媒体工作站。

【辅助器械和设备】

内镜器械包括:①用于活检和囊种、脓肿壁切开的器械,如显微钳和显微剪;②切取病变的器械,如夹钳和取瘤钳;③用于囊种穿透、脑室造瘘的器械,如球囊导管;④用于止血的器械,如单、双极电凝;⑤用于组织凝固、汽化或切割的器械,如光导纤维激光等;⑥冲洗设备。

内镜的固定和导向设备:内镜操作需要安全和稳定的固定设备,主要为多向调节并能固定镜体的支持臂系统。随着数字化时代的到来,通过数据共享,神经内镜可以与立体定向仪、导航设备和超声设备配合使用,以增加精确性。

【临床应用】

神经内镜技术已经应用于整个神经系统中。这些应用可分为头部(轴内或轴外技术)、脊髓和周围神经三方面。

头部:头部有轴内和轴外两种手术方式,前者包括脑室系统和脑实质组织。内镜技术在轴内操作上已经取得了很大成功,适应证为:第三脑室造瘘治疗梗阻性脑积水,内镜引导下放置脑室内导管和分离脑室内粘连,导水管狭窄的成形术,部分颅内囊肿的神经内镜手术治疗(如蛛网膜囊肿、脑室内孤立囊肿、透明隔囊肿、脑室相关性囊性病变及脑实质内囊性肿瘤等),部分脑室内肿瘤神经内镜治疗(如第三脑室胶样囊肿、部分脑膜瘤、胆脂瘤),部分颅内寄生虫病的内镜治疗(如脑室内囊虫),脑内血肿及脑室内血肿的神经内镜治疗等。

头部轴外神经内镜的手术适应证有:内镜经鼻-蝶窦入路手术(如切除各类垂体腺瘤、Rathke囊肿、颅咽管瘤等蝶窦内、鞍内及向鞍上扩展的肿瘤以及近年来广泛开展的扩大经蝶窦入路治疗向前颅窝底,两侧海绵窦以及斜坡区域生长的病变等);硬膜下血肿有复杂腔室者;神经内镜眼眶减压术即视神经减压术。

脊髓手术中的应用:脊髓分为硬膜内和硬膜外两个腔室,硬膜内包括髓内和髓外部分。脊髓内镜已被用于动静脉畸形和肿瘤的诊断以及观察脊髓损伤情况;通过脊髓内镜可以治疗部分脊髓空洞症和脊膜膨出;内镜下椎间盘摘除术等。

在周围神经系统的应用:内镜在周围神经系统的应用有限,应用较多者为内镜下颈胸交感神经切除术和腕管减压术等周围神经松解术。

神经内镜辅助的神经外科手术包括:神经内镜辅助的锁孔手术,颅内胆脂瘤的内镜辅助手术以及术中超声、立体定向技术、导航技术与神经内镜联合应用的手术。

【神经内镜检查术并发症】

同内镜有关的并发症和常规神经外科治疗发生的并发症一样,包括出血、感染或神经功能障碍。治疗的成功不仅在于患者的合理选择,也在于对神经内镜手术局限性、各个器械的性能和内镜治疗何时应改为开放手术要有所了解。

内镜技术是微创神经外科手术的重要组成部分。虽然内镜的历史仅起始于20世纪初,许多技术仍不成熟,但随着技术的改进和手术适应证的发展演化,神经内镜技术在常规神经外科实践中将占据更重要的地位。

(许建新)

第十节　术中磁共振

近20年来随着物理学、材料学、微电子学、计算机以及生物学发展,微创理念或理论日益完善,并开发出多个神经外科微创技术平台,包括:显微解剖及神经外科、神经内镜(脑室镜及脊柱内镜)、影像引导外科(IGS)、立体定向神经外科(包括间质内介入治疗)、血管内介入神经外科、术中神经电生理监测、放射神经外科及分子及干细胞神经外科。其中进展最快技术含量最高的是影像引导外科(IGS),IGS的核心在于将术中病灶及注册后手术器械位置同步显示于术前或术中的影像学图像上,用以指引手术医师处理病灶;基于此,IGS所应用的主要技术为神经导航系统。但在神经导航及其他微创神经外科手术操作实践过程中发现单凭神经导航仍有不足之处:神经导航认为达到全切除者中,术后复查仍有30%～60%发现残余肿瘤;而在导航认为还有残瘤而进一步切除时,则可能误伤正常脑组织,术后出现神经功能障碍。这促使专家们大力开发术中磁共振系统(iMRI)。

一、iMRI 的作用及发展

1993年,世界上第1台iMRI由哈佛医学院伯明翰及妇女医院放射科Ferenc Jolesz教授及包括神经外科在内6个科室及美国GE公司联合研发,并于1995年成功进行了第一例神经外科手术。

iMRI在神经外科手术中的主要作用在于:①纠正导航过程中出现的脑漂移;②监测及控制肿瘤间质内高温治疗的进程;③在iMRI引导下聚焦超声波进行病灶毁损;④确认肿瘤残余的解剖部位及大小状态;⑤预防及早发现手术相关并发症的发生;⑥高场强iMRI还在于:iMRI血管成像技术及灌注成像技术实时了解动脉瘤夹闭是否完全以及动静脉畸形切除后有否责任血管支配区域缺血。

按照磁场强度,可以将iMRI分为低场强iMRI(0.12～0.23T),中场强iMRI(0.5T)及高场强iMRI(1.5T及3.0T)。虽然低场强及中场强iMRI具有体积小、能够完成常规MRI的诊断定位功能并有较好的性价比,但由于中、低场强iMRI时空分辨率不高、成像时间长、多数需要MRI兼容手术器械以及无法进行功能成像等缺点,而逐步为高场强iMRI所取代。

移动 MRI 对于患者的医疗安全有益。而使用安全高效转运系统与不同的结构影像学与代谢影像学设备以及与多种治疗设备如术中放疗设备组成杂交手术室确实是未来趋势。

二、iMRI 在立体定向神经外科手术中的应用优势及进展

1.增加活检的准确率,减少并发症发生:在 20 世纪 80 年代利用 CT 引导立体定向神经外科发展很快,已成为微创神经外科平台之一。1995 年 6 月实施了第一例应用 iMRI 技术进行立体定向活检术。此后大量位于脑深部(如脑干、基底节、小脑、丘脑及深部白质)的病变得以采取此技术明确诊断。MRI 介导立体定向活检方式包括框架式和无框架式,目前发展趋势是利用无框架立体定向技术,其诊断正确率在 79%～97%,手术病死率约 0.7%,致残率为 3.5%。而 iMRI 指引立体定向手术的发展主要动力就是为了进一步增加诊断准确率和降低手术病死率和致残率。

在立体定向活检手术中应用 iMRI 后其优势在于:①由于硬膜开放后即可产生偏移,iMRI 能实时可以纠正靶点移位造成的误差;②如果术中快速病理检查回报结果是阴性,则能在同台手术中再次通过 iMRI 勾画进一步活检的靶区;③使得手术医生明确活检病灶所在的解剖区域;④iMRI 能够显示穿刺道的位置,避免沿同一穿刺道进入靶区;⑤可及时发现穿刺引起的出血等并发症。

2.利用 iMRI 精确控制立体定位病灶激光加热治疗及超声波的射频治疗对于开放手术不易到达或风险很高解剖部位的恶性肿瘤及功能性疾病,可在有条件的单位采用立体定向下的激光热疗或超声波射频治疗,由于 iMRI 信号可反映温度及病灶坏死程度,因此利用 iMRI 精确控制上述热疗及超声射频治疗是可行的。

三、脑肿瘤切除术应用 iMRI 的优势及进展

1.胶质瘤外科手术中应用 iMRI 优势及进展　iMRI 开始运行以来主要应用于指导胶质瘤的切除,有 62.1% 的高级别胶质瘤和 41.4% 的低级别胶质瘤 iMRI 扫描发现有肿瘤残留需进一步切除。

高场强 iMRI 成像清晰度和工作流程均好于低场强 iMRI,更重要的是高场强 iMRI 手术组患者中 41% 通过 iMRI 检查发现肿瘤残留而行扩大切除,而低场强 iMRI 组主要因成像清晰度缘故,只有 29% 的患者发现肿瘤残留而扩大切除。由于高场强 iMRI 可以完成 DTI、BOLD 等新型结构成像功能及代谢成像,相比低场强、中场强 iMRI,其优势是明显的。

微创外科理念要求胶质瘤外科手术治疗原则是以最小的神经功能影响达到肿瘤最大化的切除。由于人脑功能复杂性及可塑性,使得术中识别功能区、神经传导束成为目前 iMRI 的研究热点。有关高场强 iMRI 环境中进行神经电生理定位的安全性及有效性也在近年得到证实。

2.垂体腺瘤外科中应用 iMRI 的优势及进展　利用 iMRI 指导垂体腺瘤切除首先由 Matin 等在 1999 年进行报道。研究表明,iMRI 确认首次经蝶窦入路切除垂体腺瘤的切除率为

69.4%,而经 iMRI 确认后有肿瘤残留者再次经蝶窦入路手术,则可使全组的肿瘤全切除率升高至 91.8%。由于受术者经验、光线视角及肿瘤质地生长方向缘故,垂体大腺瘤、巨大腺瘤或侵袭性腺瘤的完全切除仍然是个难题,只有将多项先进微创技术相结合,才能真正提高垂体腺瘤的治疗效果。

四、脑血管病外科应用 iMRI 的优势及进展

脑电急剧变化的临界脑血流值为 $17\sim18\text{ml}/100(\text{mg}\cdot\text{min})$ 或正常值的 25%;应用量化脑电图(qEEG),感觉诱发电位可以对术者进行预警,能够降低术后发生缺血性卒中的发病率,但病理性 SEP 异常与缺血性损伤及神经功能缺失是否直接相关目前不能肯定,因此 MRI 所见异常还被认定为金标准。动脉瘤夹闭后 MRA 能够敏感地反映出动脉瘤夹闭情况及载瘤动脉通畅情况,而夹闭术前后的 PWI 均明确显示了双侧大脑半球血流动力学及灌注状态,特别是动脉瘤载瘤动脉的远端区域。可见应用 iMRI 能够及早发现脑灌注状态的改变,和及早促使术者进行治疗方案的调整。

五、功能神经外科手术应用 iMRI 的优势及进展

Liu HY 等报道利用高场强 iMRI 以准确引导 30 多例患者的丘脑内或苍白球内神经刺激器植入术以抑制运动性震颤,刺激电极均准确放到靶点,有效抑制震颤。应用 iMRI 指导进行手术治疗药物难治性癫痫,可以显著提高癫痫的治愈率。

近两年来,国内完成安装及立项安装的高场强 iMRI 适应了微创外科技术平台发展趋势,相信结构影像学及代谢影像学的多模式神经导航与 iMRI 的有机结合,必将使得广大的神经肿瘤患者及神经系统功能性疾病患者充分受益。

（王　凡）

第二十章　神经外科特殊治疗方法

第一节　神经外科放射治疗

同开颅手术一样,放射治疗多年来一直是脑恶性肿瘤、脑转移癌等的主要治疗方法,是神经外科治疗中的一个主要组成部分。放射治疗对许多脑瘤都有一定的疗效,主要是经过放疗杀死或抑制肿瘤的生长,达到缓解临床症状,延长病人生命的目的。

神经外科放射治疗可分为:普通放射治疗、立体定向放射治疗、同位素间质内放疗及聚焦Gamma 射线放射治疗等。

一、普通放射治疗

1.概念　普通放射治疗,是一种非侵入性治疗手段,在颅外远距离照射,多采用高能光子、质子、中子或电子束,以外部 X 线机、钴^{60}机、加速器做放射源。放射率为每 min 2.0～3.0Gy。病人每天接受 1.8～2.0Gy 的放射剂量,一般常规放射治疗量需要 50～60Gy(5000～6000rd),照射 5 周左右的时间。如果高于这一放射剂量,虽对脑瘤的治疗效果可以进一步提高,但可能引起肿瘤周围正常脑组织的坏死、全身性造血组织的抑制等并发症,因此,选择适合的放射源,既能使脑瘤得到最大最均匀的照射,又使正常脑组织受到最低的损害是人们关心的课题。现就常用放射源、深部 X 线治疗机、钴^{60}治疗机、电子直线加速器、电子回旋加速器、高 LET 射线等的治疗原理与适应证分述如下。

2.放射治疗原理　X 线治疗机发射出的 X 线有两种成分,即①特征辐射。②韧致辐射。韧致辐射形成的谱是连续的,是 X 线谱中的主要成分,自最大能量以下在任一能量范围内,光子均有一定的强度,而在某些特定能量处强度最大。X 线管的加速电压越高,线谱越向高能方向移动,治疗越是有利。但要增加管电压有一定困难,因此,为获得满意的能谱分布,往往要加一些滤过,把低能的谱线去掉。

临床治疗用的 X 线机根据能量高低分为:临界 X 线(6～10kV);浅层 X 线(60～160kV);深部 X 线(180～400kV);高压 X 线(400kV～1MV)以及高能 X 线(2～50MV),后者主要由各种形式的加速器产生。普通 X 线机与钴^{60}机、加速器相比,由于深度剂量低、能量低、易于散射、剂量分布差等缺点,逐步被后者取代。

钴⁶⁰治疗机:1951年在加拿大第一台钴⁶⁰远距离治疗机建成使用,40多年来得到了迅速而广泛的使用。钴⁶⁰γ线的特点:钴⁶⁰源的γ线半衰期为5.27年,平均能量为1.25MeV单能。外照射用的钴⁶⁰源通常由1mm×1mm的柱状源集合在一个不锈钢的圆筒形的源套内,其源套直径一般在2~2.6cm范围,其高度决定于整个源的总活度。钴⁶⁰与深部X线机比有如下独特优点:①穿透力强,由于高能射线通过吸收介质时的衰减率比低能X线慢,因此,比低能X线有较高的百分深度量。②保护皮肤,钴⁶⁰γ线最大能量吸收发生在皮下4~5mm深度,皮肤剂量相对较小,因此,给以同样的肿瘤剂量而引起皮肤反应轻微。③骨与软组织有同等的吸收剂量:普通X线由于光电吸收占主要优势,而钴⁶⁰γ线以康普顿吸收占主要优势,故每伦琴剂量吸收在每克骨中与软组织近似相同,这样当射线穿过骨组织时不致引起骨损伤。由于具同等吸收能力在一些组织交界面处等剂量曲线形态变化较小,治疗剂量比较准确。④旁向散射小,因此,保护了射野边缘外的正常组织和减低了全身积分量。

医用加速器:随着高能X线、高能电子线在肿瘤放射治疗上的应用及其优点,近年来加速器有了广泛的发展,迄今已有数十种之多,但在医疗上应用最多的有电子感应加速器、电子直线加速器和回旋加速器。它们既可以产生高能电子束,又可以产生高能X线和快中子,其能量范围在5~50MeV内。现以直线加速器为例述之:

电子直线加速器:是采用微波电场把电子加速到高能的装置。一般使用的频率为3000MHz(波长10cm),由于加速管是一个微波波导管,其激励的电磁场为TMO1波。在电子加速过程中有一种波称为行波,利用这种波加速电子的直线加速器称为行波电子直线加速器。当适当调节反射波的相位和速度,可以产生驻波,利用驻波来加速电子的直线加速器称之为驻波电子加速器。在加速器中有一个耦合腔,所有时间内电场为零,是起耦合作用和输送微波功率的作用;另有一个为加速腔,起加速作用。这种驻波加速器由于利用了行波的反射波,因此,功率消耗比行波加速器的要小,所以同样能量的加速器其长度可进一步缩短,是医疗上应用最理想的加速器。低能单光子(4~6MV)直线加速器和中(高)能量(单)双光子带电子束的直线加速器,约80%的深部肿瘤6MV-X线可满足治疗要求,因此,6MV-X线低能直线加速器仍是当今肿瘤放射治疗的主流机器,而对某些较深部位的肿瘤,使用较高能量的X线(16~18MV)仍有一定的物理优点。使用电子能量(4~20MV)范围时,治疗深度以1~6cm为好。医用加速器性能比较:电子感应加速器的优点是:①技术上较简单。②制造成本低。③电子束输出量大。④能量调节范围宽,对使用电子束治疗最理想。但其缺点是:X线的输出量比较低,对于20cm×20cm照射野来说,调整后只能得到20cGy/min左右,虽国外用三倍频的办法提高输出量,但也提高了成本并带来技术上的问题,另外,它体积大,重量沉,也给安装使用带来一定困难。而直线加速器的电子束,X线均有足够高的输出量,且也扩大了照射野(40cm×40cm)采用偏转系统后,按等中心安装,便于使用。电子直线加速器能量不仅可达20MeV以上,而且可以产生双能,甚至三能的X射线,并能提供能量多档可变的电子束,做到一机多用。但其主要缺点是:结构复杂,维护要求高,成本昂贵。电子回旋加速器,既有电子感应加速器的经济性,又有电子直线加速器的高输出特点,能在很大范围内调节。由于它综合了感应加速器和直线加速器的优点,结构简单,体积小,成本低,无疑是今后医用高能加速器的发展方向。

高 LET 射线:深部 X 线,钴⁶⁰γ 线,加速器的 X 线电子束,其特点是在组织中沿着次线粒子径迹上的线性能量传递(简称 LET)较小,一般称之为低 LET 射线。这些射线的生物效应大小对肿瘤乏氧细胞和 G 期细胞作用小而高 LET 射线的生物效应大小对细胞的含氧情况和生长周期依赖较小。高 LET 射线的特点:高 LET 射线系指快中子、质子、负 π 介子以及氦、碳、氮、氧、氖等重粒子。除快中子不带电外,所有具他粒子都带电。带电粒子的物理特点就是在组织中,水中或其他介质中具有一定的射程。当粒子线束射入介质时,在介质表面能量损失较慢,随深度增加粒子运动速度减低,粒子能量损失率逐渐增加。接近射程最后一段距离时粒子能量很小而运动很慢,能量损失率突然增加,形成电离吸收峰,即 Bragg 峰,其峰值深度处的 LET 值最大,但 Bragg 峰值区较窄,需加宽峰区范围,才能适合放射治疗的要求,可用两种方法完成:①调节能量,治疗期间使粒子能量在一定范围内连续变化使 Bragg 峰拉宽,能量可根据其具体大小而定。②固定粒子能量在粒子束途径加一个山形滤过器,加宽 Bragg 峰区范围。这样只用一射野就可获得理想的剂量分布,简化射野的设计,提高肿瘤治疗剂量的准确性。

细胞对高 LET 射线及低 LET 射线放射敏感性不同。由于电离密度高生成高 LET 射线的氧增强比低 LET 射线低,故高 LET 射线放射敏感性对细胞中含氧状态的依赖性较小;另一方面高 LET 射线生成的细胞亚致死损伤的修复比低 LET 射线的低。因乏氧细胞存在着影响低 LET 射线治疗的治愈率,故使用高 LET 射线就可提高乏氧细胞的治疗增益。细胞动力学研究证明放射敏感性随细胞分裂周期而变化,高能 LET 照射可杀死对 X 线抗拒期的瘤细胞,以达放疗目的。

3.普通外放射治疗的适应证

(1)中枢神经系统白血病(脑膜、脑白血病):可行外放射治疗;采用高能射线行全脑＋全脊髓放疗,延长生存期,提高治愈率。

(2)脑胶质瘤的放射治疗:星形细胞瘤 Ⅰ～Ⅱ 级,可在术后进行预防性放疗;星形细胞瘤 Ⅲ～Ⅳ 级是常见脑恶性肿瘤,此类肿瘤对放疗较敏感,放疗可提高存活率,手术时在肿瘤残存处用银夹定位,利于术后放疗。射野面积应包括瘤床边缘外 2cm,剂量应为 5000～5500cGy/5～6 周,通常可先行全脑放疗 3500cGy,局部小野追加 1500～2000cGy,术后尽早放疗是防止复发和提高疗效的有效途径。

(3)各部位的室管膜瘤,一般主张对恶性程度高及位于后颅窝的室管膜瘤需行全神经系统(全脑、全脊髓)照射(4000～4500cGy),局部加量达 5500cGy,对低度恶性的幕上室管膜瘤采用局部照射,但照射野应大些。

(4)髓母细胞瘤对放疗敏感,在术后放疗是公认的有效方法,一般应行术后全脑、全脊髓范围的放射治疗加局部原发部位小野追加剂量的方法。因髓母细胞瘤是一恶性很高的肿瘤,单纯手术疗效不佳,而术后配合放疗可使疗效提高。

(5)脑干肿瘤:由于脑干结构重要,手术将肿瘤完全切除很困难,因此手术加术后放疗是治疗脑干胶质瘤的主要方法。放射剂量以 5000～6000cGy 为宜。

(6)脑膜瘤:过去认为脑膜瘤对放射抵抗,故手术是治疗脑膜瘤的主要手段。但近年来越来越多的实例证明对性质较恶的脑膜瘤放射治疗可减轻头痛,改善症状,对不完全切除者可延迟术后复发,提高存活率,有人报告对恶性脑膜瘤,放射治疗剂量为 6000～7000cGy/50d,疗效满意,可使复发率降低。

(7)颅咽管瘤:是鞍区常见肿瘤,70%以上为囊性,是囊内同位素治疗的最好指征。但有人主张对颅咽管瘤进行手术切除,残留部分行外放疗,放射治疗方法多采用两颞侧野,照射剂量为 5000～6500cGy/6～7 周,每次剂量应低于 200cGy。

(8)脊索瘤:是一种罕见的低度恶性瘤,起源于胚胎脊索,适合手术切除,对难切除部分需行术后放射治疗,放射剂量以中等剂量为宜,可采用分割放疗为好,即每日 2 次分割,每次100cGy,总剂量 4000～4500cGy。

(9)垂体腺瘤:垂体腺瘤按大小可分为微腺瘤和大腺瘤,按生长方式又可分为良性腺瘤,浸润性腺瘤,垂体癌。早年照射治疗是治疗垂体瘤极重要的方法之一,随近年来显微外科手术的开展和新药物的发现,放射治疗只用作辅助治疗,绝大多数是在术后配合外放疗,外照射多采用钴[60]或加速器,对小的肿瘤一般采用三野照射或两颞侧野对穿照射。总剂量4500～5000cGy,4.5～5 周完成。

二、立体定向放疗

1.概念　立体定向放疗就是利用立体定向技术对颅内肿瘤进行立体定位,精确地定出脑深部肿瘤的大小形态及其与脑组织的关系,然后通过导向系统把放射性核素或放射线源引入肿瘤,进行瘤内放疗,或用立体定向引导聚焦外放疗,这些方法就称之为立体定向放疗术。

2.原理　脑立体定向是霍偿氏利根据人的头呈球形,脑组织被密封在坚硬的圆形颅骨内的特点,用解析几何学原理,将颅腔比拟为一个空间而形成脑立体定向的概念并研制成功脑立体定向仪,开创了立体定向技术的新纪元。1949 年 Leksell 采用直角与极线坐标相结合研制成功 Leksell 脑立体定向仪并用于临床,使立体定向技术由实验阶段进入临床应用的发展时期。立体定向的基本原则是三维正交原则,用直角或极线坐标定位,立体定向仪有二类:①设计构造较简单的小型立体定向仪,即在病人颅骨上钻一小孔,把定向仪固定在颅骨上,采用颅骨标记与 X 线脑室造影片相结合进行定位。②设计构造复杂的圆形、方形、柱式或框式的大型立体定向仪:安装使用复杂,一般用 4 根短螺钉把病人头固定在定向仪底座环内,在柱或框架上刻有供定位用的三维(X、Y、Z)坐标参数,定位及导向系统齐全,前后、左右、上下旋转活动灵巧,精确度好,一般许可误差在 1mm 范围内,可作脑的全方位定位。

由于脑结构在 X 线片上的不可显影性,故多年来立体定位都是借助 X 线脑室造影条件结合脑室形态的变化来推测脑肿瘤在颅内的方位进行立体定向放疗。近 10 多年来随着影像学技术的飞速发展,CT、MRI、DSA、MRA 血管成像在临床上的广泛应用,特别是立体定向技术与 CT,MRI 或 MRA 血管成像相结合为一体,用立体定向进行脑瘤立体定向放疗变得极为容易,并提高了定位与肿瘤测量的精确率,推动立体定向技术发展进入一个新时期。

立体定向内放疗就是用立体定向技术,把脑瘤在颅内空间位置,用三维坐标(X、Y、Z)系数计算测量好,然后根据肿瘤性质,恶性程度,对放疗的敏感性等而采用定点引导外放疗,立体定向引导下行肿瘤间质内放疗,或立体定向行引导瘤内置管进行内照射,也可用立体定向导向远距离 Gamma 线聚焦放疗。

3.适应证

(1)对恶性胶质瘤在立体定向定标后行外放射治疗。

(2)对恶性脑胶质瘤、脑转移瘤、实体性肿瘤(<3cm)行立体定向,向肿瘤间质内注入同位素进行间质内放疗。

(3)对恶性或囊性胶质瘤,用立体定向技术向囊腔内注入胶体同位素进行内放疗。

(4)对各种恶性脑瘤(实体性>3cm),用立体定向技术引导置入导管进行 Gamma 射线源进行内放疗。

(5)对良性听神经瘤或转移瘤,用立体定向技术引导聚焦的 Gamma 射线进行远距离聚焦放疗(γ 刀或 X 刀放射手术)。

三、同位素间质内放疗

1.概念 同位素脑瘤间质内放疗,就是将放射性同位素制成胶状液体或微小固体颗粒,用手术的方法将其置入瘤体内或瘤腔(囊)内进行放射治疗,故又称瘤内放射性核素治疗,与远距离外放射治疗相比又称近距离瘤内放疗。另外,向脑恶性肿瘤内插入导管用后装机引导 Ir^{192} 同位素进行 Gamma 射线瘤内照射,总称之为脑瘤间质内放疗。

2.原理 理想的放射性同位素治疗脑肿瘤应具备:①产生纯 β 射线,作用范围仅限于瘤内。②不溶于水,不易扩散入血。③半衰期不宜过长,利于准确计算放射剂量。④物理性能稳定,无毒,便于消毒与使用。

由此看来,P^{32}、Yt^{90} 是目前较理想的用于间质内放疗的同位素,因它们产生纯 β 射线,依同位素能量的不同,β 射线对软组织的穿透距离在 4～12mm 之间,故只对注入肿瘤的局部起放射作用,而对周围正常脑组织极少损害,手术操作与术后护理也相对容易。

目前采用同位素间质内放疗的方法有三类:①瘤腔内或囊内放疗,即从瘤内抽出囊液,然后注入胶体同位素进行囊(腔)内放疗。这多指囊性颅咽管瘤或星形细胞瘤可采用 P^{32} 同位素治疗。P^{32} 同位素是一种纯 β 粒子源,平均 β 射线能量为 1.7MeV,软组织最大穿透力为 7～9mm,平均 4～5mm,物理半衰期为 14.2 天。应用时将其放射性胶体 P^{32} 直接注入瘤腔内,注入的胶体磷酸酪约在 71.5 天 95% 的能量衰尽(5 个半衰期)。每次局部放射剂量可高达 10000～12000cGy 而囊壁外脑组织则很少受到影响,是较理想的囊(腔)内放疗用的同位素。②脑深部实体性小肿瘤(直径<3cm):可先行穿刺取瘤组织进行组织学诊断,然后根据肿瘤病理性质及肿瘤大小与形态,进行人工制造注药腔洞,一般肿瘤直径在 1cm 左右时可作一腔洞注药,对直径 2～3cm 的肿瘤视形态可作 2～3 个腔洞,把整个瘤体所需注入同位素的剂量,分等份分别注入进行放疗。这种方法多用于丘脑或基底节区胶质瘤、第三脑室后部肿瘤、脑室内室管膜瘤或胶样囊肿等。可采用 Yt^{90} 同位素,它也是一种纯 β 射线粒子,有 2.25 兆千伏特能量(MeV),最大组织穿透力为 11mm,半衰期 2.7 天,90% 的能量在 12 天(5 个半衰期)内衰尽。每次局部放射剂量可高达 10000～12000cGy 而周围正常脑组织则较小受影响,是理想的脑深部较小的实体性肿瘤用的同位素。③脑深部较大(直径>3cm)实体性或实体与囊性并存的恶性肿瘤,可先行穿刺或立体定向取出肿瘤组织进行病理学诊断,当确定为恶性肿瘤后可向肿瘤内置入

I^{125}，或 Ir^{192} 的导管，用后装机 afterloaded 进行瘤内近距离 Gamma 线放射治疗。这种方法可用于脑深部、丘脑、基底节、视丘下部的胶质瘤，大脑半球深部白质内胶质瘤，小脑半球内星形细胞瘤，多发部位的转移癌等。I^{125} 是一种 Gamma 射线，有 28～35 千伏特能量(keV)，最大组织穿透力为 20mm，半衰期 60.2 天。整个治疗过程需在有防护设备的治疗室进行。Ir^{192} 也是一种 Gamma 射线，有 300～610 千伏特能量(keV)，最大组织穿透力为 50mm，半衰期为 74.2天。多在有特殊防护设备的治疗室内接受放疗。Ir^{192} 后装机放疗特别适合脑胶质瘤经过外放疗后复发的病例，每日给以 1000～1500cGy 可分两次或一次给之，在这个水平的瘤组织内放射量比外放射量大得多，可使复发的瘤细胞遭受毁灭性的破坏，而对接受过最大耐受量周围脑组织则是相对安全的。

同位素间质内放疗的适应证：①囊性颅咽管瘤或垂体腺瘤囊变形成。②大脑半球各部位小型囊变胶质瘤。③脑深部基底节，视丘下部小的各类型胶质瘤(实体或囊性)。④第四脑室后部松果体瘤或星形细胞瘤。⑤脑干内的囊性胶质瘤。⑥手术难达及部位的小型恶性肿瘤。⑦多发或单发性转移瘤或转移癌。

由于同位素间质内放疗可在 3～10 天使瘤内放射性剂量达 6000～7000cGy，平均 30～100h，1cGy/min 在短时间则可达所希望的剂量，这样低剂量间质内放疗比远距离外放疗有两个优点：①放出的射线为低剂量。②放射源在肿瘤内。低剂量率是由所给的电离放射剂量有效生物学而决定的。一般认为若剂量率低于 1cGy/min 以下就不能抑制瘤细胞的核分裂，瘤细胞周期能被抑制核分裂的剂量应是 72～990cGy，有效剂量率是 1～100cGy/min。

有效剂量率是受 4 种情况的影响：①亚致死性损伤(SLD)。②细胞周期性再分布。③细胞再氧合。④肿瘤细胞再增殖。

细胞有亚致死损伤修复(SLD)的能力，即在标准放射靶点位置若无电离现象，细胞就不会受损；若在靶点上出现电离现象，细胞将被杀死；如有时损伤不是在所有标准靶点上又不再进一步给以损害，这种细胞就应看成是亚致死性损害，可以修复。但一定因素影响着 SLD 的修复。微粒射线 AlPha、Beta、Fast Neutrons(快中子)，已知是高 LET 射线，引起的细胞损伤几乎不能修复，且低氧细胞比高氧细胞修复难得多。

细胞周期性再分布：肿瘤细胞在正常温度下不会处于静止状态，而是细胞周期性在增加，细胞在 G$_2$ 和 M 期对放疗敏感，而在 G$_1$ 期和 S 期则放射线耐受最强，这些细胞粒体很难被杀死，这些生存的细胞将不停地同步进入 G$_2$ 和 M 期，这种细胞周期性再分布对低剂量的延长放疗使之从耐放射细胞期进入对放射线敏感期，以达到最大程度地杀伤肿瘤细胞的目的，这是间质低剂量率放疗的长处。

细胞的再氧合：绝大多数瘤细胞都能阻抗急性离子辐射。延长低剂量放疗期，瘤细胞的缺氧部分进入充氧区域就变为最好的再氧合细胞，提高放疗的敏感性。

肿瘤细胞再增殖：在连续低剂量放疗期间，生存的瘤细胞仍可以继续增殖，一般细胞的生长与细胞的死亡相平衡，因此，想达到一次就使整个肿瘤细胞全杀死是很困难的。

因此，间质内放疗对肿瘤组织可给予连续性放射，使瘤细胞没有机会修复其亚致死性损伤，且将引起细胞周期进行性延长(有丝分裂延迟)。虽剂量单位时间不变，而剂量对每个细胞的周期则进行性增加，因此，肿瘤细胞的被杀死，大大超过肿瘤细胞的再增殖，就使肿瘤新生的瘤团能有效地被抑制。

氧自由剂的形成是由于氧分子显露到离子辐射而产生的,它是引起细胞损伤的催化剂,缺氧细胞多位于肿瘤内血管稀少的中心区,已知该区对常规外放疗的单剂量有耐受性,而给以低剂量率放疗对杀死缺氧细胞最有效,其有效是因放疗能引起缺氧细胞变为再氧合,提高对放疗的敏感性。

四、伽马刀放射外科

伽马刀是一种立体定向放射外科治疗装置。通过一次性高剂量放射线聚焦照射,达到不开颅而精确破坏颅内病灶目的;这是瑞典的神经外科专家 Lars Leksell 教授在 1951 年首先提出的立体定向放射外科的概念。他与生物物理学家 Boje Larsson 共同将这一设想付诸实践。第一台以 ^{60}Co 为放射源的放射外科治疗装置于 1967 年在斯德哥尔摩问世,它采用 179 个同心的 ^{60}Co 放射源,球形排列,所发出的射线聚焦在中心点,照射后的脑组织形成一个盘形坏死灶,其边界清晰尤如刀切一般,且治疗风格如同手术一样。20 世纪 70 年代的 γ 第二代和 80 年代以后的第三代伽马刀,设计了 201 个 ^{60}Co 放射源,能产生近球形的射线剂量分布靶区,更适合治疗颅内占位性病变。90 年代中国也设计、生产了 OUR 旋转式伽马刀。

1. Leksell 伽马刀的组成及工作程序　　Leksell 伽马刀由主机,头盔准直器(4mm,8mm,14mm 和 18mm 4 种),立体定向头架,治疗计划工作站和操作控制台组成。主机的半球形铸铁屏蔽中的射线发放装置含 201 个放射源,以 7.5°的空间夹角排列成 5 圈,再通过不同口径的头盔准直器,将射线精确聚焦在半球体的中心。前方两扇屏蔽门可被电动开启。

伽马刀的治疗步骤:

(1)固定立体定向头架:合作的病人在清醒状态下,取坐位,局部消毒、麻醉(1%~2%利多卡因);借以 4 个螺钉将头架固定在病人的颅骨上。尽量将病灶位于头架的中心。

(2)定位影像扫描(MRI,CT 或 AG):带有标识的影像扫描,将病人的头颅置于三维空间;根据可能的病灶性质,选择不同的扫描序列;原则是更好地显示病灶及其周边的组织关系。

(3)治疗计划设计:将所有定位影像和测量数据输入计算机系统,然后根据病灶大小、形态选择射点坐标及准直器,计算机自动描绘出叠加的等中心剂量曲线分布;最后给予剂量,计算软件根据钴源衰减情况,给出当前的治疗时间。

(4)上机照射治疗:将病人的头架衔接到主机上,按照治疗计划的靶区设计,实施定时照射治疗。

治疗后可以给予适当的对症药物,无急性反应者及没有其他系统性疾病的患者,可在治疗后数小时内出院;休息数日便可恢复治疗前状态。

2. 伽马刀的放射生物学研究　　单次高剂量的放射外科与常规分次的放疗在放射生物学表现上没有本质的区别,只是治疗靶区体积的不同。放射外科适于小的病灶,一次性用有效的放射剂量精确地覆盖病灶,破坏无论是良性的还是恶性的病变组织;而使靶区以外的剂量曲线陡峭衰减,保证病变周围组织的功能正常。可以说,伽马刀立体定向放射外科主要通过病变组织与正常组织所受放射线剂量的差异达到治疗目的,这与主要通过两者对放射线敏感性的差异实现治疗目的常规放疗有所不同。

颅内的许多病变对射线反应不敏感,如良性肿瘤、动静脉畸形(AVM)等病灶,与脑组织同为晚反应组织。Larson等为放射外科总结了4种不同靶区类型,Ⅰ型:晚反应的病灶包埋在晚反应的正常组织中,如AVM;Ⅱ型:晚反应病灶被晚反应的正常组织围绕,脑膜瘤等;Ⅲ型:早反应病灶包埋在晚反应的正常组织中,如星形细胞瘤等;Ⅳ型:早反应病灶被晚反应的正常组织围绕,如转移瘤等。与常规放疗比,立体定向放射外科更适宜Ⅰ型和Ⅱ型的病例,也可以作为Ⅲ型病例的辅助治疗;对Ⅳ型的病例放射外科治疗的异议是:单次有效剂量可以杀死氧合细胞,却对乏氧细胞作用小,一旦乏氧细胞再氧合后就得不到相应的控制。但也有动物实验证明:单纯的放射外科治疗无论是在延长生存期,减小肿瘤体积上,还是显微镜下减少肿瘤细胞的密度方面,均不亚于传统的分次放射治疗,甚至有更好的生物学效应。

放射线的生物学效应颇为复杂,目前认为肿瘤的放射生物学反应主要为:细胞毒性作用(细胞死亡)和延迟的血管反应(一般认为发生在90天以后)。近期研究认为放射外科治疗的早期反应中,瘤细胞的凋亡起重要作用。凋亡是以细胞的皱缩和固缩为特征,不伴有明显的炎症反应以区别坏死。这种作用可能是细胞早期的DNA损伤很快加入细胞增殖周期中,导致瘤细胞凋亡性的死亡。一些临床资料也证实对某些恶性肿瘤仅给予边缘8Gy的剂量,就能使肿瘤很快缩小,其实这样的剂量不太可能引起细胞坏死的炎性反应或血管反应。另外,放射外科治疗后的肿瘤中心失强化表现及AVM受照射后发生的血管内皮的增生反应均被认为是延迟的血管性反应,一般发生在治疗后的3～24个月。

3.选择治疗剂量的原则 放射外科剂量的选择是在有效治疗病灶而又不引起那些不可接受的并发症之间作权衡。就是说,给予病灶有效放射剂量的同时又不破坏周围正常组织的功能。在探讨及规范放射外科剂量的研究中,人们用剂量-效应曲线评价不同剂量时疗效与并发症的关系;用线性二次方程试图说明细胞坏死与放射剂量的关系;还有Kjellberg的1%等效线和逻辑整合公式预测产生放射性脑坏死的剂量-体积相关危险。但这些研究方法仍不能把所有选择剂量的因素考虑周全。通过数十年的临床实践,目前普遍认为对良性肿瘤,放射外科治疗的周边剂量12～18Gy(习惯用50%的等剂量曲线包裹),长期的肿瘤控制率可达80%～90%;对单发较小的转移瘤周边剂量可为20Gy,甚至更高;但对多发者,需要考虑综合治疗的因素;还有当瘤周围有重要组织结构时,给予剂量往往受限。对颅内AVM的血管巢,用16～20Gy的边缘剂量,2年的AVM完全闭塞率70%～90%。在功能神经外科中,用小靶点极高的剂量(最大可达180～200Gy)摧毁特定的核团,达到修正异常运动功能或止痛等作用。总之,目前尚没有统一标准的剂量模式让临床医生遵守,剂量的选择是多因素决定的。

(1)体积因素:放射外科剂量选择时,体积因素最重要。任何小体积病灶尚未对周围正常组织造成严重损害,且与小病灶相接触的正常组织的体积亦小;在实施剂量的范围内,可适当的选择高剂量。

(2)性质因素:虽然肿瘤的病理性质及对射线的敏感程度在放射外科中不如传统的放射治疗中显得重要,但也是要考虑的重要因素。良性肿瘤的治疗目的是使病人终生受益;治疗剂量选择是依据肿瘤的大小,并参照瘤周正常脑组织所能耐受的剂量,应用过高的剂量造成影响生存质量的副作用是不可取的。而治疗恶性肿瘤是为了延长病人生命,提高有限生存期的生活质量;此时射线引起的远期及轻度的神经功能障碍就变得不那么重要。

（3）部位因素:像外科手术一样,额叶的胶质瘤可能切除范围较广,为了防止这种浸润性肿瘤的复发,甚至牺牲一些"非功能"区的脑组织。而下丘脑的肿瘤,哪怕是过多的肿瘤牵拉就有可能致命。对放射外科而言,脑内的各种组织对射线的承受力是不一样的,颅神经相对较差,且损伤后病人有明显的残疾表现,所以在治疗颅底、鞍上及脑干等颅神经密集区病灶时,要注意控制放射剂量。

（4）计划质量因素:在一定的治疗剂量下,过多包含正常组织的靶区受照射后会引起严重的副反应;而对病灶不完全覆盖的规划也会导致不佳的治疗结果。只有对肿瘤的病理学及影像学有很好的认知,才能保证高质量的治疗计划。

（5）综合因素:既往的治疗史包括手术、放疗及化疗等都会对治疗个体产生影响,在选择治疗剂量时应予充分考虑;同时对需要后续综合治疗的也要留有余地。

（6）颅神经的耐受性:颅神经的功能重要,损伤后引人注目。经长期大量实践证实:特殊感觉神经对射线最敏感,如视神经和听神经;其次为躯体感觉神经;再者是运动神经。其中视神经为最敏感的颅神经,受线量 10Gy 以上,就大大增加了视神经损害的可能。再由于对听神经鞘瘤的伽马刀治疗,直接验证了听神经、面神经及三叉神经对放射外科的反应不同;从早年给予肿瘤周边 18~20Gy 的剂量,逐步降至近些年的 12~14Gy;这个剂量范围内可以很好地保护面神经的功能,并有效控制肿瘤。另外,颅神经受损的风险与神经受照射的长度紧密相关,小肿瘤与相关颅神经接触少,可以选择允许范围内较大的剂量;反之,用较小的剂量。除了对视路及面听神经的关注外,对颅底及海绵窦颅神经出入密集区域,选择治疗剂量时应该慎重。

4.伽马刀的临床适应证及疗效分析　不论从伽马刀的设计上,还是放射生物学角度讲,伽马刀适合治疗颅内深在的、中小型的、边缘清楚的病变;并且治疗效果一般不是立即出现的。

（1）颅内动静脉畸形（AVM）:伽马刀治疗 AVM 的机制是射线损伤畸形血管巢的内皮细胞,使其不断增生,管壁增厚、玻璃样变,最终使畸形血管巢管腔完全闭合达到治愈目的;这个过程需要 1~2 年,甚至更长的时间。

伽马刀最适合颅内深部的,平均直径<2cm（体积<4cm³）的 AVM;对于平均直径>3cm 病灶应首选考虑手术治疗,如果不能承受手术,或高风险手术区域的 AVM,治疗方法可选择:①首次伽马刀给予较低的边缘剂量（15Gy 左右）覆盖病灶,观察 2~3 年后再次对缩小的畸形团治疗;②先血管内栓塞治疗,减小畸形体积后紧接着伽马刀治疗;③对多间隔供血的 AVM,分次伽马刀治疗。正确地选择适应证及合理的治疗计划,2 年的治愈率可达 80% 以上;如此时血管造影仅残存极小病灶或仅有早期引流静脉,随时间推移,病灶仍有完全闭塞的机会。一般讲较高的剂量可使畸形血管闭塞得更快,但太大的边缘剂量（>25Gy）非但不能改善闭塞率,还可使相关并发症的机会大大增多。

伽马刀治疗 AVM 的最大缺点是:等待完全疗效期间的再出血,虽然这种可能性不多于未经治疗者（AVM 的自然出血几率每年 4%）,但一经出血,需要得到及时治疗。还有一些病例在伽马刀治疗后 8 个月左右,出现病灶周围正常脑组织水肿等并发症,多数经过对症治疗可缓解;极少数会留有永久性的神经系统功能障碍。

另外,伽马刀还应用于某些硬脑膜动静脉瘘的治疗,尤其是累及海绵窦的动静脉瘘,或与血管内栓塞配合治疗。

(2)海绵状血管瘤：伽马刀治疗尚有争议。因为病灶的病理为薄弱的管壁窦状扩张，管壁上间断地附着少量内皮细胞，射线可能难以使血管内皮增生，较快地达到血管腔闭塞；病人在较长等待完全疗效期间不能避免再出血。海绵状血管瘤为血管造影隐匿性的血管畸形，而MRI显示的出血信号会自行吸收，尚缺乏有效的影像学资料证实伽马刀治疗后的靶区变化。此外，当病人因症状性出血就诊时，影像上的出血信号往往大于实际病灶，这时对靶区的规划是有影响的。

伽马刀治疗的可行性：一些深部的、非软膜及室管膜表面的病灶往往体积较小；掌握好病灶影像学特征的治疗规划，可以降低治疗相关的副作用；治疗本身的安全性好；更有较多的资料经长期随诊证明放射外科可以明显地减少病灶再出血的发生。

(3)听神经鞘瘤：治疗的选择：①中、小型的肿瘤，影像上肿瘤平均直径一般小于3cm；②术后残留或复发的肿瘤；③年老及身体状况不宜接受开颅手术者；④小型的、多发的神经纤维瘤病。但是，如果肿瘤使脑干严重受压，或第四脑室变形可能引起高颅压的患者，应首先选择显微外科手术。对于完全囊性的听神经鞘瘤，必要时可先行立体定向穿刺，有效地缩小肿瘤的照射体积。

就当今的设备和认知水平，伽马刀对听神经鞘瘤的生长控制率可达到90%以上；面神经功能的保留率96%～100%，一过性轻度面瘫和(或)三叉神经功能障碍的几率＜10%，听神经的功能在治疗后近期不会受到破坏；长期随诊显示维持治疗前听力的约50%，再有15%～20%的病人虽听力降低，但仍维持部分听力，失聪者10%～15%。治疗后有效听力的保留及发生面瘫率的几率与治疗时间听神经束受照射的长度及剂量有关。另外，在肿瘤近脑干的病例中，少数病人治疗数月后出现一过性眩晕、平衡障碍，休息及对症治疗可帮助尽快缓解。极个别的病例治疗后可能出现梗阻性高颅压，需要行脑脊液分流术缓解症状。

(4)脑膜瘤：脑膜瘤绝大多数为良性，对周围组织为压迫性而不是浸润性生长；肿瘤边界清楚，有利于伽马刀治疗的剂量规划；肿瘤生长缓慢，有足够的时间产生照射治疗后的延迟血管反应，也有时间临床观察疗效或考虑其他治疗方法。伽马刀治疗可减少开颅手术可能发生的神经功能障碍及各种并发症，它适宜小型的、部位深在的，尤其颅底的(包括手术后残存或复发的)脑膜瘤；老年患者及开颅手术风险大的可积极考虑伽马刀治疗。对大的，特别是凸面的、前颅窝底的脑膜瘤，如有明显的影像学占位效应，或认为手术能较快地缓解相应临床症状时，则应首选开颅手术治疗；术后残留的肿瘤再辅以伽马刀治疗或放疗，治疗要尽量减少并发症，稳定患者现有的症状和体征，提高治疗后的生存质量。

严格掌握适应证，伽马刀治疗脑膜瘤的总控制率可大于95%；由于脑膜瘤本身的病理特性，治疗后使肿瘤开始皱缩时间及其程度均不如其他良性肿瘤。另外，少数脑室、脑凸面等部位的脑膜瘤，治疗一段时间后可能出现瘤周组织的水肿，甚至发生相应的临床症状，需要对症治疗。

恶性脑膜瘤和血管外皮细胞瘤，后者为一种来源未定的脑膜肿瘤，有酷似脑膜瘤的影像学特征，对放射外科治疗有较明显的反应，即在数月至数年的期间肿瘤体积可以缩小，但由于肿瘤本身的生长习性，治疗往往是多方面的综合治疗，尽管如此，其远期疗效远不及良性脑膜瘤者。

(5)垂体瘤:治疗目的为控制肿瘤生长和使垂体功能正常,同时又不能破坏周围组织的功能。伽马刀治疗应选择:①手术后残留及复发的,或对海绵窦有侵犯的垂体腺瘤;②有手术史并常规放疗后肿瘤再增大的;③不愿意接受开颅手术或药物治疗无效的垂体小腺瘤;④老年或伴有内科疾病不能承受手术者。但对急需视神经减压和需要使内分泌立即恢复正常的患者,不适宜首选伽马刀治疗。

伽马刀治疗无功能型垂体瘤的平均边缘剂量 12~16Gy,就可以很好地控制肿瘤生长;而对分泌型垂体瘤的平均边缘剂量 20~30Gy。视神经及视交叉的受线量<9Gy,海绵窦侧壁的剂量最好<15Gy。伽马刀治疗的垂体瘤生长控制率 94%~100%;平均随诊 2 年的肿瘤明显缩小率可超过 60%。对内分泌功能异常的改善与多因素有关,以治疗后 2 年的时间为基准,报道 GH 值降至正常的约 57%~70%,较治疗前下降者 23%~42%;PRL 值降至正常的为 50% 左右,较治疗前下降者约 20% 左右;而对 ACTH 的微腺瘤,控制肿瘤高分泌的有效率可超过 80%,且对 Nelson 综合征的治疗有一定价值。对异常激素水平下降不满意者,可以综合药物治疗。

伽马刀治疗的主要并发症:①新的视觉或其他颅神经功能障碍:只要适应证选择得当,控制好视神经及海绵窦外侧壁颅神经的辐射剂量,可避免这样的并发症;有些肿瘤治疗后,瘤体在皱缩前略有膨胀,或者肿瘤未被控制的再度生长,都可能引起新的视觉障碍,MRI 的复查可以帮助诊断,必要时尽快手术减压,以恢复病人的视力。②垂体功能低下:与手术和传统的放射治疗相比,伽马刀治疗造成垂体功能低下的几率低得多,各家报道 0~19% 不等。

(6)颅内转移瘤:治疗目的是延长患者生存期,提高有限生存期的生存质量。目前神经外科对脑转移瘤治疗的选择趋向:①少于 3 个中小型的转移瘤,尤其是原发病灶尚未处理者可以首选或单纯伽马刀治疗;②3 个以上多发的、对射线敏感的转移瘤可首选全脑放疗,或伽马刀治疗后择期全脑放疗(30Gy,10~15 次);③全脑放疗和(或)手术野外的及复发的肿瘤可辅助伽马刀治疗;④如果肿瘤较大,引起明显的影像学占位效应及临床症状,类固醇药物不能使其缓解,又无手术禁忌证者可开颅手术尽快缓解症状。

脑转移瘤通常边界清晰,是放射外科治疗的良好靶灶;建议肿瘤的平均边缘剂量 16~18Gy,对肿瘤的局部控制率可>90%;一般患者的中位生存期 9~14 个月。伽马刀治疗的副作用小、致残率低,方法简单不费时,使在脑转移瘤的治疗中占重要地位。提高转移瘤患者的总体疗效,更要重视原发病灶的控制,和放疗、化疗、放射外科等综合治疗相互间对病人个体的作用。

(7)胶质瘤:对于分化较好的胶质瘤,如毛细胞型星形细胞瘤、低级星形细胞瘤及良性室管膜瘤等,肿瘤的影像边缘清楚,且病变允许较长时间的临床观察;不论对手术后残存或复发的,还是那些无明显影像占位效应的小型肿瘤,伽马刀应视为主要治疗手段。

目前对于恶性胶质瘤,如星形细胞瘤Ⅲ~Ⅳ级、多形胶质母细胞瘤尚无特效的治疗方法。传统的手术、放疗及化疗还在延续,免疫及基因治疗也在研究之中。任何一种或多种方法治疗后,使肿瘤的体积缩小,但又没有完全控制肿瘤时,可以考虑局部辅助伽马刀治疗。

(8)松果体区肿瘤:松果体区肿瘤主要包括松果体实质的肿瘤,生殖细胞的肿瘤和其他肿瘤;此区域肿瘤组织学习性差异大,如良性的脑膜瘤,恶性胶质瘤,易播散、游走的生殖细胞瘤等等。治疗方法的选择:①无论良、恶性的小型的肿瘤,影像学无浸润生长迹象;临床上无明显梗阻性高颅压表现者,可以首选伽马刀治疗。这样,对良性肿瘤可达到长期控制生长作用;对恶性的及易游走播散的肿瘤,还需后续的放疗或化疗等综合治疗。②对射线敏感的、并有沿脑脊液播散倾向的肿瘤应首选常规放疗或化疗,如有明显高颅压症状,应先行脑脊液分流术;对不能完成全脑放疗、或肿瘤复发的患者,局部辅以放射外科治疗。③对堵塞脑血管引起高颅压的良性肿瘤,应首先开颅切除肿瘤缓解症状;如有肿瘤残存,可辅以伽马刀治疗。

MRI 定位扫描能清晰显示肿瘤及其临近重要组织的关系;肿瘤可向下压迫中脑,一般掌握剂量≤15Gy,这个剂量可以控制肿瘤生长;而对生殖细胞瘤边缘平均 10～12Gy 的剂量,一个月后可使肿瘤缩小 90% 左右,但一定要有后续的综合治疗。放射外科技术使用得当,既克服了手术的致残及死亡率,又避免了传统放疗引起的脑坏死、智力减退等恶性并发症,特别是对那些正在生长发育的儿童。

(9)其他:伽马刀也应用于颅内的颅咽管瘤,血管网状细胞瘤,三叉神经或后组颅神经鞘瘤,颈静脉孔球瘤,脊索瘤等骨性肿瘤等等,并对一些颅外的肿瘤,如鼻咽癌,颅外的胆质瘤,骨软骨瘤和一些视网膜的肿瘤有肯定疗效。

(10)功能神经外科方面:①对原发的三叉神经痛,或药物及各种手术治疗无效者均可实施伽马刀治疗。在 MRI 的定位下,用 4mm 准直器照射三叉神经根近脑桥段,最大剂量 70～90Gy;或聚焦于半月神经节处。治疗的可能机制是阻断神经元突触间的电生理传递;治疗后疼痛的缓解率可达 80%～90%,而面部麻木或感觉丧失的并发症不足 10%。②对顽固性疼痛和帕金森氏病等引起的运动障碍有相当的疗效;精确的靶区定位至关重要,因为有些靶点在MRI 影像上不能直接看见,如丘脑腹侧核群的 voa,vop,vim 等。③对癫痫的治疗,人们在用伽马刀治疗肿物的同时,发现对症状性癫痫有所控制;又经动物实验证明,较低剂量的射线能从生物理化及形态上抑制致痫神经元活动,减少或阻止癫痫发作。④在精神病、戒毒等方面伽马刀治疗均有所应用、探索。

伽马刀治疗作为一种综合学科的治疗方法,还在不断进展,并向多个学科中的一些传统观念提出新的挑战。临床的放射外科生物学研究,神经保护剂和病变放射致敏剂的研究等都将进一步完善这种治疗方法。

五、脑和脊髓的放射性损伤

1.放射生物学

(1)组织耐受性:肿瘤所能接受的放射剂量主要受周围正常脑组织对放射线的耐受力限制。组织耐受剂量(TTD)常以最小 TTD 剂量和最大 ITD 剂量表示正常组织和器官所能耐受的放射剂量。最小 TTD($TTD_{5/5}$)是指标准放疗后 5 年内,放射性损伤并发症率不超过 5% 的照射剂量。最大 TTD($TTD_{50/5}$)是指标准放疗后 5 年内,放射性损伤并发症率不超过 50% 的照射剂量。标准放疗的条件为:①百万伏特照射:1～10MeV。②放疗计划:每天 2Gy,每周 5

次,其后间歇 2 天。③疗程:6~8 周。脑和脊髓的 $TTD_{5/5}$ 和 $TTD_{50/5}$ 见表 20-1。

表 20-1 脑和脊髓放射损伤的剂量(Gy)

组织	损伤程度	照射野	$TTD_{5/5}$	$TTD_{50/5}$
脑	梗塞、坏死	全脑	60	70
		25%脑	70	80
脊髓	梗塞、坏死	10cm	4.5	5.5

(2)每次分割量与放射损伤的关系:放射生物学所指的细胞死亡是指细胞经照射后失去持续增殖能力;反之,受照射细胞保留完整的增殖能力,可无限分裂产生子细胞形成一个克隆的细胞称为存活细胞。一般使细胞丧失增殖能力的致死剂量小于 2Gy。每次分割量与放射性损伤的关系可用单次 X 线照射体外细胞生存曲线来说明。在治疗剂量(2Gy)以下,曲线呈一平缓下降的初始肩区,随剂量增大,曲线呈急剧下降的直线。细胞杀灭由两部分组成,一部分是与剂量成比例(αD),另一部分与剂量的平方成比例(βD^2),用公式表示为:$S = e^{-(\alpha D + \beta D^2)}$。S 表示生存细胞率;系数 α 代表初始斜率,决定低剂量照射下的损伤程度;系数 β 代表急剧下降的直线斜率,决定大剂量照射下的损伤程度;D 为照射剂量。α/β 值是指 αD 和 βD^2 在杀伤部分相等时的剂量,即 $\alpha/\beta = D$。低 α/β 值说明在低剂量照射下可产生明显的分割效应,高 α/β 值预示在低剂量照射时其分割效应很小。

一般对射线有急性反应的组织(如肠黏膜、口咽上皮和精细胞)的 α/β 值较高,为 7~13。晚期反应组织(如脑和脊髓)的 α/β 值较低,为 1.6~5,即在此范围内不同剂量的分割,将产生明显不同的细胞杀伤分割效应。大剂量分割产生的晚期放射反应比低剂量分割要严重;中枢神经系统对放射线的晚期反应(坏死)主要是由于每次分割量过大所致。当每次分割量大于 2Gy,中枢神经系统所能耐受的总量急剧减少;而每次分割量小于 2Gy,耐受总量呈非常缓慢的增加。

2.放射损伤的类型 依照症状出现的时间,将中枢神经系统放射性损伤分为:急性放射损伤、亚急性放射损伤和晚期放射损伤。影响损伤的危险因素主要有三个:照射范围(脑)和照射长度(脊髓)、每日分割量和照射总量。

急性放射性坏死是指在放疗后数 h 或数日内,被照射的组织发生急性坏死。病人多表现为恶心和呕吐,继之出现定向力错误、肌肉协调丧失、呼吸抑制、腹泻、癫痫、昏迷和最终死亡。此情况多为在短时间内接受大剂量(≥100Gy)的射线照射,一般为放射意外事故所致,很少发生在有控制条件下的临床治疗中。在常规放疗中,每天剂量小于 2Gy,病人在治疗过程中可发生脑水肿反应,给予激素治疗可得到缓解。

亚急性放射反应多出现在放疗后数周至数月,这种亚急性放射反应是由于照射后神经组织发生脱髓鞘病变的结果。脑照射后,病人可有嗜睡综合征,表现为:嗜睡、厌食、低热、情感淡漠、头痛、眩晕、恶心和呕吐,极少有颅神经麻痹症状。脊髓照射后,病人表现为拉米特氏综合征,表现为:当头颈屈曲时,突然有麻刺样电击感觉向下扩散。这些症状通常是暂时性的,经过数周到数月后可自行缓解或消失。对出现上述症状的病人可给予激素治疗。要特别注意的是,这些反应性症状并不预示着肿瘤复发,因此,不应中断或改变原定的治疗计划。

3.晚期放射损伤

(1)晚期放射损伤的临床表现:中枢神经系统晚期放射性损害的效应多发生在放疗后半年至数年间,高峰为1～3年,晚期效应的首发症状很少发生在4～5年以后。脑组织的晚期放射性损伤主要病理改变为神经组织的纤维增生和放射性坏死,从而导致神经功能障碍甚至死亡。延迟性放射性脑坏死有以下特点:①治疗剂量40～70Gy,疗程2～7周,照射后可发生部分组织坏死。②从放疗到发生坏死,中间没有临床症状期。③有明显的组织病理改变。一个疗程的放疗(72.5～75Gy,分割量2Gy)后,约有25%的病例可发生脑坏死。

脊髓的晚期放射性损伤有三种类型:急性完全性截瘫、下运动神经元病和慢性进行性放射性脊髓炎。急性完全性截瘫表现为:数h到数日内,病人从无神经功能障碍发展为完全性神经功能缺失。下运动神经元病表现为:肌萎缩、深腱反射消失和肌束震颤。慢性进行性放射性脊髓是最可怕的脊髓放射性损伤的晚期并发症,病人表现有:感觉异常和痛、温觉丧失,在以后的半年内,症状加重,甚至所有脊髓功能丧失。脊髓放射性坏死的剂量见表20-1。不同节段的脊髓对放射线的敏感程度不同,胸段脊髓最敏感,其次是颈段和腰段脊髓。因此,对胸段脊髓的照射总剂量要相应地减少。脊髓照射的范围越长(>10cm),则其耐受力下降。

中枢神经系统组织本身有病变,可使其对放射线的耐受力下降。如脑瘤病人接受50～60Gy总剂量的照射,每次分割量2Gy,肿瘤周围的脑白质有发生坏死的倾向,说明此区域组织对放射线损伤更敏感。全身或鞘内应用抗肿瘤药物后,也可以显著降低神经组织对放射线的耐受力。年龄也是影响神经组织耐受力的一个重要因素,3～5岁以下的儿童接受颅脑照射后,引起功能障碍或丧失的危险性增大。

(2)晚期放射损伤的病理改变:迟发性放射脑坏死的形态学改变主要是组织缺损,由于脑白质层发生空洞,导致脑皮层皱缩和塌陷。也可有毛细血管扩张和局部出血。迟发性放射脊髓坏死引起脊髓变细,灰质柱呈边缘弥散样,白质传导束所占区域缩小。在显微镜下可见白质和深层融合、凝固,血管上皮细胞变形或缺失,血管增厚,毛细血管扩张和血管增生。

放射性坏死病灶多发生在肿瘤附近的白质,因此需要与治疗性肿瘤坏死或自发性肿瘤坏死相区别。放射性坏死灶的特点为坏死灶周围有星形细胞增生,且病灶内有典型的放射性血管改变。

中枢神经系统发生迟发性放射性坏死的机制主要有三种学说:①血管损伤学说;②放射线直接杀伤神经细胞学说;③免疫反应学说。血管损伤学说认为神经组织的坏死是继发于血管损伤改变,由于血管损伤导致脑和脊髓局部缺血缺氧。原发性神经细胞损伤学说认为脱髓鞘病变先于血管损伤出现,迟发性放射性坏死多原发在白质,而不是血供丰富更易受放射损伤的灰质。缓慢增殖的少枝胶质细胞由于放射损伤导致死亡,改变了氧化酶对星形细胞的活力,从而导致脱髓鞘改变。放射引起的血管内皮死亡也同时促进了神经坏死。免疫反应学说的观点是基于在一些病例中发现:迟发性放射坏死是由中央坏死灶和其周围散在的脱髓鞘斑块组成,偶尔有斑块状出血。可见到许多未闭塞的血管和血管周围呈套管状浸润的淋巴细胞和浆细胞。由此认为,由于少枝髓鞘质和它的抗原物质的刺激而产生了炎性细胞的积聚。上述三种学说都不能完整地解释迟发性放射坏死的发病机理,对某一病例的解释需要综合此三种学说。

（3）晚期放射损伤的影像学检查：在头颅 CT 扫描上，脑放射性坏死的特征为无占位效应的低密度区，注射对比剂后病灶有增强现象。病灶呈局灶性，也可以呈弥散性，一般在放疗后 9～28 个月出现 CT 改变。当照射剂量较大时，病灶可提前出现。上述 CT 改变无特异性，不易与肿瘤复发的影像相鉴别。在 CT 或 MRI 扫描上，脊髓有增宽改变，提示为放射性脊髓病，这种增宽可在数月后回缩到正常脊髓的直径。

在头颅 MRI 扫描上，放射性脑坏死也没有特异性，病灶在 T_1 相呈低信号，在 T_2 相呈高信号，不易与复发肿瘤相鉴别。

正电子发射扫描（PET）可以将放射性脑坏死和恶性胶质瘤复发相鉴别。主要是依据两者的代谢状况不同，复发肿瘤比周围脑组织的代谢率要高，而坏死灶的代谢率低于周围脑组织。PET 对诊断低恶性胶质瘤的价值有限。

（4）晚期放射损伤的治疗：手术活检的组织学检查是鉴别放射性脑坏死和肿瘤复发的唯一可靠方法。对位于脑非功能区的局限性病灶，或由于高颅压导致症状加重的病人，手术切除病灶可使病情得到明显改善，甚至完全恢复。对弥散性病灶，或位于脑重要功能区（如脑干、视神经等），不适合手术治疗，可做内科治疗。

对不适合手术的放射坏死灶，皮质激素治疗可改善/减轻临床症状和放射影像上的不正常表现。一般常用地塞米松，12～16mg/d，疗程 4～6 周，以后在 4 个月内逐渐减量直到停药。高压氧对治疗神经组织放射性损伤有一定的疗效，对脑的放射性损伤的疗效尤其明显；对脊髓炎可改善感觉功能，而对运动功能的改善不明显。

（马晓明）

第二节　显微神经外科技术

显微神经外科技术的经典概念是使用手术显微镜，在显微神经解剖理论指导下，应用显微手术器械，力图在尽可能减少对病人的创伤下达到手术目的。

一、手术显微镜

手术显微镜经过不断改进和变化，目前已是种类繁多功能渐趋齐全，最基本结构为显微镜、镜臂与基柱三部分。显微镜上有镜体、目镜、物镜、光源以及调节焦距和使镜体倾斜的旋钮等。目镜为双筒，故可获得良好的立体像；目镜的放大倍数或为固定式，或为可更换式以改变放大倍数。目镜镜筒有直式和角式两种，角式镜筒与镜体形成一角度，用于俯视手术时，手术者的头部可保持正直以免颈部酸痛疲劳；目镜镜筒与目镜上尚有调节瞳孔距离和补偿屈光不正的装置；有的还附有标尺，可用来测量物体的大小。物镜的焦距可通过更换镜头来改变，常用的焦距有 200mm、300mm 及 400mm 等。大多数手术显微镜的镜体内设有变倍系数，可通过手控旋钮改变放大倍数，常见固定的倍数是 4、6、10、16、25 及 40 等，或为无级变倍。手术显微镜的放大倍数是综合目镜与物镜的放大倍数以及镜体内的变倍系数来计算的。较高档的手术显微镜常有助手镜(双筒)、参观镜(单筒)以及摄影和电视摄像的接孔,如果是通过镜体内的分光镜共用一个物镜,则与手术者的视野和放大倍数是一致的;如果助手镜是通过另加接的物镜与镜体连在一起,则其视野和放大倍数可能与手术者的不完全一致。手术显微镜的光源可为卤素灯泡,灯泡有的装在镜体内,由于其功率较大(50～150W),有产热的问题,须有散热装置来降温;较新的产品大都将灯泡装在远离镜体的镜臂或基柱内,经由光导纤维将光线引至镜体,称为冷光源。手术显微镜的光束与视线方向以及光照面积与视野大小都是一致的,其光照度可达到 30000 勒克斯,一般的手术照明方法都不能与之相媲美;有的手术显微镜的亮度可以调节或附有另一辅助光源,作为深部手术或摄影等用途。镜体上的旋钮,除了为对焦距之外,还有改变镜体的俯、仰角度和改变左、右倾斜角度的旋钮,较高档的产品,尚可通过脚踏开关,电动升降镜臂在基柱上的高度来调节显微镜的焦距。镜臂一般是由带关节的多根杆状结构组成,它将镜体连接在基柱上,并可活动其关节而移动镜体的位置;也可重新组装杆状结构形式,而使镜体有上下或前后位置的颠倒,以适应不同手术的需要。基柱的作用除了维持手术显微镜的重心以及装有轮子可以移动和有制动装置外,其内部尚安排有变压器等电器线路装置以及附有电源开关,亮度调节旋钮等。有的基柱是固定在手术室的天花板上,可不占地面位置。还有一种所谓平衡式的支架,在其基柱的另一侧有一重锤装置,与显微镜形成天平样平衡状态;手术者用门齿咬住镜体上的开关,不仅可以毫不费力地移动镜体改变方向及进行对焦,而且通过口咬的开关控制支架上磁性关节,使镜体可动或固定;这样,手术者在改变镜体的方向和对焦时,不需停下手术,两眼和双手都可不离开手术野,可节省时间。手术显微镜的设计上有适应各专科共同使用的、也有适应某一专科使用的,在选购时须加以考虑。用于神经外科的手术显微镜应具备:①物镜焦距为 300mm。②镜体可做俯、仰及左、右倾斜活动。③镜体可装成水平方向,以满足后颅窝坐位手术需要。④亮度以能达到物面照明 30000 勒克斯为宜。此外,如条件允许,最好能配备电视摄像,以便手术助手、器械护士及麻醉师等工作人员能通过电视来配合手术进行,还有利于教学。

二、显微手术器械

1.双极电凝在神经外科的应用　双极电凝的问世早在 1940 年,它与单极电凝的区别在于取消了与病人臀部接触的无效电极,而将两个电极分别接在一把镊子的两叶片上,此镊子的两叶片之间是绝缘的。应用时电流只经过镊子两尖端之间的组织,故所需电量大为减少,一般只需单极电凝的 1/4 到 1/3,重要部位如脊髓内止血时甚至可将电量减低到不及单极电凝的1/10,因而热的扩散和邻近损害均相应减少。此外,双极电凝在有液体如生理盐水、脑脊液或血液存在的情况下,能同样地起电凝止血作用,这也是单极电凝所不及的。

(1)对电凝镊的规定:①镊尖宽度为 0.9mm、0.6mm 和 0.4mm 3 种。②镊子的总长度为16cm 和 23cm 两种,为适合显微手术,多采用膝状。③镊尖的形状分为直形、直角向下弯曲形和直角向上弯曲形 3 种。④除镊尖外,其余部分经绝缘处理。⑤使用中保持镊尖的光滑、清洁和湿润。

(2)对电凝输出的规定:一般止血用的电凝输出为 1～4(负载 100 欧姆时,相当于 6~22W),

常用的电凝输出为 2～3(相当于 12～17W)。

(3)电凝血管是否完善的术中观察标准:

电凝完善:①血管颜色由白到黄,管壁仍保持一定的柔韧性。②血管皱缩,血管直径明显变小,约为原血管直径的一半。③电凝完毕时,镊尖与血管壁不发生粘连。④一般的外力如牵拉、吸引或血压、颅压升高等作用,不致引起出血。

电凝过度:①血管颜色由黄到黑,管壁硬而脆。②血管剧烈皱缩,直径不及原来的 1/3。③镊尖与管壁发生粘连。④经不起外力的轻微影响,易断裂出血。

电凝不足:①血管颜色由紫红到白。②血管皱缩很少,血管直径未明显变小或变小后立即又扩大。③经不起外力的轻微影响而再次出血。

(4)双极电凝止血方法:我们所采用的方法可归纳为六点要领:①较宽的镊尖(最常用0.9mm)和较低的电凝输出(最常用 2.5)。②间断电凝法:每次电凝约 0.5 秒,重复多次,直至达到电凝完善标准。③移行递增电凝法:从血管表面发黑为止,从发黑处剪断血管。④阻断血流电凝法:用于直径大于 1.5mm 的动脉或血流异常快速的血管(如 AVM),先用血管夹暂时阻断电流,再进行电凝。⑤血管灼闭区的长度争取大于其直径的 2～3 倍。⑥电凝前必须用生理盐水湿润血管壁。

(5)各种组织的电凝止血方法:①头皮:头皮的止血以用止血钳钳拉帽状腱膜为主,皮瓣游离侧则以使用头皮夹为主;需用电凝止血时,一般用单极,如果用双极,镊尖宽度为 0.9mm,电凝输出为 2.5 或 3.0。切口遇较大动脉时,可解剖一段后先电凝再切断。如血管已被切断,则先用止血钳夹住血管,在止血钳的缝隙内电凝血管断端后,撤去止血钳,再电凝被止血钳夹过的那段血管。距头皮表面已很近的皮内小出血点不必电凝,以免造成头皮坏死,影响愈合。②肌肉:一般用单极电凝止血,若用双极,镊尖宽度为 0.9mm,电凝输出为 2.0 或 2.5,常在肌纤维间白色的结缔组织内找到出血的血管。③肿瘤组织:肿瘤表面血管的电凝一般用 0.9mm 宽的镊尖,电凝输出 1～2,若为毁损,则需用 0.6mm 或 0.4mm 宽的镊尖和较大的电凝输出(4～8)。电凝时镊尖距离可较大(约 2～3mm),以增大毁损范围;时间可较长,以增加毁损深度,电凝时须不断用生理盐水冲洗,以避免镊尖与组织粘连。④硬膜:镊尖宽度为 0.9mm 电凝输出用 2.0或 2.5,切开硬膜前沿硬膜切口将所能见到的血管一一电凝,较大的动脉(脑膜中动脉或眶脑膜动脉等)不必将它从硬膜夹层中解剖出来,可隔着一层硬膜组织,两镊尖沿血管两旁与血管平行移行电凝,直至够长的一段血管颜色变白发黄为止,也可将两镊尖放在与血管垂直方向作移行电凝,两镊尖距离约 0.5～1.0mm。切开硬膜后如有出血,先在脑表面覆盖湿棉片,然后在硬膜夹层内电凝血管断端,止血后,再在硬膜表面将此血管电凝一段,硬膜上的电凝不宜过多,以免硬膜过度皱缩。⑤神经组织:脑组织一般用镊尖宽 0.4mm 或 0.6mm 宽的镊子,电凝输出用2.0,特殊部位如脑干、脊髓或神经上的止血,电凝输出应用 1.0。

注意事项:

(1)动脉血管直径为 0.3～0.5mm 时,适宜的镊尖宽度为 0.6～0.9mm,电凝输出为 2.0～2.5;血管直径大于 0.5mm,小于 1.5mm 时,适宜的镊尖宽度为 0.9mm,电凝输出为 3.0～4.0;如采用阻断血流电凝法,则电凝输出可减为 2.0。

(2)静脉血管:适宜的镊尖宽度为 0.9mm,电凝输出为 1.0。

(3)电凝时血管表面的湿润度：血管如浸泡在液体内，电凝时由于热能沿液体的散失，将会大大降低体电凝效力，故须在电凝的同时，用吸引器不断地吸去过多的液体；如血管暴露过久，表面干燥，则用常规电凝条件电凝时，将会发生与组织粘连等电凝过度的情况，故手术助手须在电凝前随时用生理盐水湿润暴露的手术野。

(4)电凝输出大小是否合适的判定：按操作常规对直径约 0.5mm 的动脉进行电凝时，若电凝血管达完善所需的间断电凝累积时间为 1.5～2.5 秒，电凝输出的大小为合适；如电凝累积时间超过 3 秒，尚未达到血管电凝完善程度，可认为电凝输出过小，须调大一档再试；如电凝累积时间不到 1 秒钟，血管电凝已达到完善程度，应该认为电凝输出可能过大，应调小一档再试。

几点体会：

(1)止血是神经外科手术中一种基本而又特殊的问题，自 Greenwood 设计应用双极电凝以来，神经外科的止血问题有了划时代的改观，与银夹止血相比，双极电凝止血更为方便，在组织中不留异物，术后 CT 复查没有伪影的干扰；与单极电凝止血相比，双极电凝的止血更准确，对周围组织的损伤也较小，即使在脑干表面进行电凝止血，也不影响呼吸和心脏的正常活动，基于双极电凝的上述优点，它已成为当前显微神经外科操作技术中一个重要的组成部分。

(2)实验研究表明，理想的血管闭合，在病理上应表现为管壁内层胶合紧密，结缔组织凝固，但仍保留纤维结构特征，过度或不足的电凝不能达到理想的血管闭合是止血失败的主要原因，采用较宽的镊尖和较低的电凝输出并应用间断电凝法，易于获得满意的血管灼闭，而经过大量实践的考验和实验研究所总结出的电凝是否完善的术中观察标准则便于手术医师在实际操作中掌握分寸。

(3)动脉血管特别是较大的动脉(包括 AVM)因管壁中层较厚，透热率低，加之血流速度快，在用一般电凝条件下，不易达到满意的灼闭，为此，我们采用阻断血流和移行递增电凝法来解决这一问题，移行递增电凝法有意造成血管电凝段的近端电凝不足，远端电凝过度，而中间必有一处可达到电凝的最佳境界；阻断血流后电凝，因减少了血管内血流对热能的消耗，也就抵消了管径粗、管壁厚和血流快对热能需要的增加，即使采用低于一般的电凝输出，也可获得完善的血管灼闭。

在操作常规中，我们要求血管电凝的长度大于其直径的 2～3 倍。经实验证明，这样电凝的血管，血管扩张强度明显增高，原因是血管灼闭区的增加等效于增加血管壁的厚度。

电凝前，电凝镊如何夹持血管依血管直径的不同而不同，血管直径为 0.3～0.5mm 时可以血管直径为两镊尖的间隔距离；若血管直径为 1mm 左右，应先用电凝镊轻轻夹住血管，使被夹的血管两侧壁刚好靠拢时即开始电凝，此法适用于压力较大的血管，但对初学者来说，可能在夹血管时，用力过大，这样电凝时反易造成镊尖与血管壁的粘连，故不妨以阻断血流电凝法代替之。

(4)静脉血管由于管壁薄，透热好，在常规操作电凝下，易于达到满意的灼闭；另一方面如电凝条件掌握不好则易发生血管管壁的击穿、粘连撕破等情况，手术中须特别注意在电凝桥静脉时，应远离静脉窦，靠近脑表面处电凝，以防静脉窦的破裂。

(5)电凝时发生镊尖与血管粘连，是导致止血失败的最常见原因，除因镊尖粗糙、不洁、镊尖和(或)血管过于干燥原因外，它的发生主要与镊尖过细，电凝输出过大以及连续电凝时间过长有关。其直接原因为血管受热过急或过多;专家主张用较宽镊尖(0.9mm 或 0.6mm)、较小电凝输出(1~3)和间断电凝法,它可避免血管受热过急或过多,从而可有效地防止镊尖与血管的粘连,前已述及,在对较大动脉电凝时采用阻断血流和移行递增电凝法,因为以往电凝不易成功的原因是在用一般的电凝输出时,由于大部分热能被血流带走而致电凝不足,如果加大电凝输出,又可因血管外层受热过急与镊尖发生粘连而撕破血管;阻断血流后则可采用低于一般的电凝输出,并缓慢重复加热,从而避免了镊尖与组织的粘连,并易于达到完善电凝的要求。

(6)电凝时人员的配合默契、吸引器和脑棉片等辅助措施的配合,不仅可保持手术视野的清晰,及时发现出血点,而且可及时清除故障,保持镊尖光洁,使手术得以顺利地进行,如果没有这些必要的辅助性措施,即使有适宜的电凝条件和方法也难以获得满意的止血效果。

2.激光

(1)自 1966 年 Rosmoff 和 Carroll 将激光引入神经外科以来,激光在神经外科获得广泛应用。激光是一种产生电磁辐射的电光现象。它经光学系统聚焦后,在极短时间内,使受照射组织蛋白变性,凝固坏死,甚至炭化或汽化。激光器由激光振荡发生系统,泵浦系统,冷却系统,导光系统和附件等构成。激光器种类繁多,适用于神经外科的激光器主要有 3 种:二氧化碳(CO_2)激光,氩(Ar)激光和钇铝石榴石(YAG)激光。

(2)因为激光能使病变组织凝固或汽化,与一般外科手术方法相比,其对病变周围正常组织损害较小。即使是较大或极易吸除的肿瘤,使用激光也有利于减少术中和术后出血。激光尤其适用于脑重要结构部位病变的切除。

(3)激光器在神经外科的使用

①颅内和椎管内肿瘤:激光既能使肿瘤组织坏死汽化,又能止血,因而特别适用于血供丰富的肿瘤切除。另外,因为激光具有对周围结构损伤小的特点,故有利于脑重要结构及其附近的肿瘤切除。此外,质硬难以用常规方法切除的肿瘤、与周围结构紧密粘连的肿瘤用激光处理都可获得较好效果。CO_2 激光适合于切割和汽化,YAG 激光适合于凝固止血功能。1981 年 Kelly 将激光与计算机和立体定向技术结合在一起应用于脑和脊髓深部肿瘤的切除。神经外科医生通过立体定向技术找到脑深部肿瘤,计算机对肿瘤图像进行三维重建后,在计算机指导下,用激光分层切除肿瘤。

②脑血管疾病:激光可使动脉瘤内血栓形成,而对载瘤动脉和穿通支影响极小。在脑动静脉畸形的手术治疗中,所有 3 种激光均对确定 AVM 与正常脑组织的边界有帮助,同时还能凝固供血动脉,有利于减少出血。

③疼痛:激光已用于功能神经外科,尤其是疼痛治疗。通过激光照射脊神经背根进入区,三叉神经脊束和脊髓丘脑束可治疗各种原因的慢性疼痛。

④微血管吻合:YAG 激光和 CO_2 激光均可用于微血管吻合,具有操作简便,需时短,愈合快,无异物反应,吻合口接近生理状态等优点。

(4)使用激光注意事项

①使用激光器进行神经外科手术时,病变周围的正常组织必须用湿棉片加以保护,这样有利于防止周围正常结构因手术器械反射激光和组织汽化产生的热蒸汽而引起的损害。另外,不断冲洗生理盐水和吸引也有利于防止热蒸汽损伤。

②使用激光时,应保持手术野干净,术野的血块、液体必须清除。

③手术者应根据激光的种类选用不同的防护眼镜。

④应采用精巧、灵活可以聚焦的光导纤维系统,以利于手术精确操作。

⑤注意调节切割和/或汽化的深度,避免损伤重要神经结构。

3.显微神经外科吸引装置　良好的吸引是保持手术野清晰的重要条件,显微神经外科对吸引器的基本要求有:①能持续吸引。②易保持通畅。③可调节负压,以适应不同需要。④对组织损伤小。⑤可协助其他操作。⑥使用方便,手感良好,不影响手术视野。⑦无噪音。

一般用于显微手术的吸引管径为 3F 和 5F(外径 1mm,1.7mm),外表面不反光,Yasargil设计的吸引管末端可接注射器,遇阻塞时可用水冲洗疏通,十分方便。吸引负压一般应在 15.2kPa(114mmHg)左右,负压泵的最高捕吸率应 30L/min,最大负压应大于 89.33kPa(670mmHg)。负压调节多采用控制通气孔分流量的方法,具体形式很多,如术者手指控制(拇指侧孔,指控活塞阀门)、脚踏开关、螺旋气阀、限压膜片等,拇指侧孔为最简单的形式,但有人认为它对调节负压减轻组织损伤无意义;而且,这类手指控制的吸引管,在不同的手术深度时,应用十分不便,脚踏开关也可能有误踏的可能,螺旋阀门无限压作用,即当吸引管不慎吸于组织上时,负压力上限可预先调定,为一种较好的调压方式,由助手控制负压管道侧孔以调节负压,也是一种简单有效的方法。

Yasargil 建议吸引器应为光滑钝圆,可减少组织损伤。Vallfors 将头端加开侧裂,以减少"水锤效应"而减轻组织损伤;他还认为侧裂不易被组织填塞,故能以任何角度与组织接触,组织上覆以棉片的吸引,可保护组织免受损伤,但吸引效率则大为下降(10ml/min)。

在吸引管上附加其他装置以增加其功能(如冲洗管),虽有一定优点,但在较小的显微手术野中,占据了空间,带来一些不便。

至今尚无一理想的吸引力,既能有力地迅速吸出血液、血块或肿瘤等组织碎块,而又不损伤正常组织,常见的偏差是将吸引负压调得过大,易造成脑组织损伤或血管损伤而出血,故而有经验的手术者常宁愿用较小的负压以避免危险,但负压太小不能应付大出血,且易于发生吸引阻塞。能应付较大出血(500~1000ml/min)而又不至于损伤组织的安全负压约为 150cmH$_2$O(15.2kPa 即 114mmHg),但这个负压不足以有效吸出血块或肿瘤等碎块时,可将负压暂调大,事毕,须及时调回到安全负压,在吸引血液或液体时,不应将管口与组织呈垂直方向接触,而应斜对组织,使空气和液体能同时吸入,这样可避免将组织吸进管口造成损伤或出血,也避免了吸引中断。

宜用左手执吸引管,以配合右手所执的双极电凝或其他器械的操作,在遇到大出血时(如动脉破裂),也可左、右手各用一吸引管,左手的吸引管寻找出血点,右手的吸引管清除周围血液,直至左手的吸引管对准了出血点使血不再进入手术野,这时右手换执其他器械进行止血。连接吸引管与负压瓶的胶管,宜柔软不妨碍操作,其壁须有一定厚度和韧性,不致被负压吸瘪,最好是透明的硅胶管,易于发现阻塞的部位,接头是最常发生阻塞的部位,故应选用内径较大、内壁光滑的接头,壁式的中心吸引不如电动吸引的易于调节,可使用带侧孔的接头随时调节负压。

4.超声外科吸引器

(1)超声外科吸引器(CUSA)是利用超声振荡将组织粉碎,再用冲洗液乳化,并经负压吸除来进行病变切除的手术器械。CUSA兼有振荡粉碎,冲洗乳化和吸引3种功能。

(2)CUSA主要由控制台和操作手柄两部分组成。控制台设有超声振荡强度,吸引负压和冲洗流量3个调节旋钮,可根据手术需要分别进行调节。振荡强度以肽管尖端的振幅为代表,最大为0.3mm,可调范围为0~100%,吸引负压为0~79.8kPa,冲洗流量为1~50ml/min。操作手柄呈笔状,尖端为手术探头,是一直径2mm的中空肽管,通过纵向振荡粉碎组织。控制台和操作手柄经一条缆索连接起来,缆索内有密闭的进出水管和电线。水经手术探头流入术野乳化混悬被粉碎的组织,后者经真空负压吸引入收集瓶内。超声振荡器产出的热由另一套冷却水循环降温。

(3)CUSA的基本工作原理是利用磁控超声振荡器将电能转化为机械运动,将肿瘤组织粉碎,与此同时,探头周围不断溢出的生理盐水与粉碎的肿瘤组织混合乳化,并经探头的负压吸引装置吸除。

(4)用CUSA来切除肿瘤明显优于普通吸引器或取瘤钳等切除肿瘤的方法。它对周围组织影响极小,如果操作得当,对病变周围结构不会造成损伤。另外,CUSA在粉碎肿瘤的同时,可保留直径>1mm的血管,它对细胞组织吸除效果好,对纤维组织不易吸除。因此,用CUSA切除肿瘤具有对周围组织损伤小,手术出血少,手术野清洁,操作简便和可以选择性保护神经血管等特点,十分适宜于显微神经外科手术。但是,CUSA只对质地较软的肿瘤效果良好,肿瘤质地坚韧时切除效率不高,止血也较困难。

5.脑牵开器　脑牵开器(脑压板)为神经外科必备器械,在显微神经外科手术中,脑自持牵开器尤为重要,但由于其对受牵拉脑组织的长时间压迫作用,使局部血流量改变,对脑组织可产生不同程度的损害。

Mamolo对狗的大脑进行局部压迫时,观察到皮质电活动的抑制程度与局部压力成正比,抑制50%电活动的局部平均压力为6kPa(45.4mmHg),完全抑制电活动的压力为21.86kPa(164mmHg),他还同时观察了皮质血管压闭情况,压闭皮质静脉的压力为6.46kPa(48.5mmHg),皮质动脉则需25kPa(188mmHg)。Miller观察了局部受压与局部血流和血管自身调节状态的关系:自身调节完好时,直至局部灌注压小于5.33kPa(40mmHg)时,脑血流量才有减少;自身调节受损时,局部压力有限度地升高,即可导致血流灌注量的迅速下降,此时,若撤除局部施加的压力,则发生组织充血,在产生脑水肿后,局部血流持续减少,对增加局部灌注压也无反应。

Alnin在狗脑实验中,观察到脑牵开器不仅可使受压局部血流减少,而且由于压力的传递,使对侧脑组织局部血流量几乎同等程度的减少;在体循环低压时,局部灌流减少更为显著,且易发生血流自动调节功能丧失,还有人对脑压板持续牵引和间断牵引进行了病理学和电生理学的比较,在累计受压迫时间相同情况下,间断牵引对脑组织的损伤远比持续牵引为轻,同时,还观察到最易发生损伤的部位是在白质,这可能与皮髓交界处白质血管构造和血流动力状况有关,特别是灰白质之间的静脉循环。

Rosenrn 在对大鼠脑压板压迫试验中观察了局部脑血流量变化和压迫后脑组织的病理变化:随局部压力增加,局部脑血流量减少,梗死灶病理变化也越明显。

Donaghv 观察了人脑受压迫时局部电活动变化:在压力为 $250mmH_2O$($2.45kPa$ 即 $18.4mmHg$)时,脑电图开始出现异常;$350mmH_2O$($3.43kPa$ 即 $25.7mmHg$)时,脑电图波幅抑制明显,且随压力的增大越加显著,局部受压达 $500mmH_2O$($4.9kPa$ 即 $36.8mmHg$)时,脑电图波幅抑制达 50%。他建议术中脑压板对脑组织的压力应小于 $200mmH_2O$($1.96kPa$ 即 $14.7mmHg$),以避免对脑组织损伤。

Albin 在动脉瘤和动静脉畸形手术中,观察了脑自持牵开器对脑组织的影响,得出的结论同上。因此,在神经外科手术中,应谨慎地使用脑压板,在取得良好手术暴露条件下,应尽量减少牵拉力,避免长时间的持续牵拉,减少控制性低血压时间,以避免对脑组织造成“额外”的损伤。

在显微手术时,由于有照明优越和放大等条件,脑所需牵开范围小于肉眼手术,手术入路选择的合适,也是减少对脑的牵拉的重要因素,此外,术中甘露醇应用,脑室穿刺,以及采用头高体位,过度呼吸等措施均可有效地减少脑体积,而有利于手术视野暴露,从而可减少甚至避免对脑的牵拉。脑自持牵开器的应用,不仅是节省人力,更主要的是获得稳定的可调节的压力以减轻对脑的影响。

Rosenrn 对于术中脑压板使用观察表明,手持脑压板脑组织压力常大于 $3.33kPa$($25mmHg$),远大于 Donaghy 所建议的压力限度 $1.96kPa$($14.7mmHg$),而脑自持牵开器在后颅窝颅神经探查术中,压力平均为 $1.73\pm0.66kPa$($13\pm5mmHg$),在动脉瘤手术中平均 $2.66\pm0.53kPa$($20\pm4mmHg$)。术中连续测定脑组织所受压力,可见到放置脑自持牵开器最初压力可大于 $5.3kPa$($40mmHg$),但数 min 后,约半数脑压板尖端的压力已下降到小于 $2.8kPa$($21mmHg$),脑压板中部的压力,80%小于 $2.8kPa$($21mmHg$)。因此,脑自持牵开器不仅在稳定性上,而且在减轻脑组织损伤上,均优于手持脑压板。

6.高速微型钻

(1)在显微神经外科中,高速微型钻主要用于蝶骨嵴、前床突、岩骨、内听道后壁,蝶窦前壁和鞍底、枢椎齿状突等的磨除和视神经管、面神经管、颈动脉管的开放。

(2)高速微型钻有气动钻和电动钻两种。前者大多数只能作单向旋转,后者均能双向旋转。由于神经外科手术最好能使高速钻按需要作双向旋转,如磨除右侧内听道后壁时,钻头应按顺时针方向旋转,而磨除左侧内听道后壁时,应按逆时针方向旋转,以免钻头打滑损伤脑干。因而电动高速微型钻在神经外科应用较多。高速微型钻的转速可从 6000~10000rpm(转/分)。高速微型钻的钻头有钨钢钻头和金钢砂钻头两种。

(3)使用高速微型钻应注意:①使用者事先应进行实验室训练,掌握高速微型钻的性能和使用方法;②按需要选用不同长度、大小和形状的微型钻头;③按手术部位调整不同的旋转方向,以免损伤重要结构;④按需要选择不同的压力和转速,以免钻头滑脱;⑤应用过程中,需不断用生理盐水冲洗,以免摩擦产生的高热对周围结构造成损伤;⑥周围软组织用大片橡皮膜覆盖保护,附近不可放置棉片和纱布,以免误卷入钻头上,造成组织损伤和出血;⑦磨除重要血管神经周围的骨质时,应双手握持钻柄,以免滑脱。

7.其他　应用于显微神经外科的其他手术器械,如显微刀、剪、镊、钩等应根据不同的目的和手术者的习惯挑选不同成角的显微刀、剪、镊、钩。此外,镊和剪手柄的张力也应适合手术者,这样才能保证术者得心应手地操作。一般锐性剥离采用显微刀和显微剪,钝性剥离器采用显微剥离器、显微钩。作显微剥离时,左手持低负压吸引器,右手持剥离器械,边剥离边吸引以保持术野清晰。某些特殊显微器械如动脉瘤夹更应注意其长短、成角,使其适合于动脉瘤颈的形态,同时,更应注意动脉瘤夹的夹力是否合适。

三、显微神经解剖

1.Willis环的显微外科解剖　随着手术显微镜的应用,清晰辨认Willis环各分支及其穿通支已成为可能,特别是术中细心的辨认和妥善地保护重要的穿通支,往往关系着手术的成败。

(1)与前交通动脉瘤手术有关的解剖要点:①在寻找动脉瘤颈时,Heubner回返动脉常先于大脑前动脉起始段(A_1)暴露,因为它通常是走在A_1段的前方;有78%起于大脑前动脉(ACA)的A_2段,大部分终止于前穿质及外侧的大脑外侧裂。②前交通动脉常发出穿通动脉,分布于视交叉上面。并在视交叉上方分布于下丘脑前部。③A_1段的近侧半段发出的穿通脉比远侧半段发出的多,大多终止于前穿质视交叉和视束区域。④前交通动脉的直径随左、右A_1段直径差别的增大而增大。⑤多种类型的变异,如双或三个前交通动脉、三个A_2段以及A_1段的重复等均可见。

2)与垂体肿瘤和基底动脉手术有关的Willis环后部解剖要点:①46%有Willis环后部异常。②发育不良的P_1或后交通动脉(PCOA)所发出的穿通动脉的数量大小以及分布区域,与正常的P1或PCOA所发出的是一样的;所以,在为了有助于暴露基底动脉分叉,而欲切断发育不良的P_1或PCOA时,须经过慎重考虑和小心从事。③平均有四支穿通动脉起于P_1段,大部分起于其上壁和后壁,基底动脉分叉的前壁无分支发出,大部分P_1近段分支起源在距基底分叉远侧2～3mm处,它们大多数是丘脑穿通动脉,最大的P_1分支通常是丘脑穿通动脉或脉络膜后动脉。④平均有7条分支起自PCOA的上壁和侧壁。前半段的分支比后半段多,最大的交通支有80%是供应乳头体前区。⑤两侧脉络膜前动脉均起于颈内动脉,甚为恒定。4%的人为双脉络膜前动脉。

2.脑池的解剖　脑池是蛛网膜下腔的扩大部分,位居蛛网膜与软膜之间,其中充满脑脊液,并有纤维和小梁结构横贯在这两层膜之间,颅内的主要神经和血管无不要通过基底部脑池,并被脑池内的纤维和小梁所包绕和固定。

在显微神经外科手术中,尤其是基底部的手术,其手术的入路、病变的暴露、血管神经的辨认,以及对脑动脉瘤、脑动脉畸形与深部肿瘤等病变的处理,都需要依靠脑池作为重要的解剖标志,切开脑池是进入病变部位的必要手段。例如,鞍区手术时,须依次切开外侧裂池、颈内动脉池、交叉池以及脚间池等;小脑桥脑角区的手术时,须先切开外侧小脑延髓池及小脑桥脑池等。熟悉基底部脑池的解剖结构与关系,可有助于顺利完成深部手术和避免误伤血管神经。基底部各脑池似乎是各自独立存在;其实,相互之间有由小梁形成的孔道沟通。当发生蛛网膜下腔出血或有肿瘤存在时,这些孔道可能部分或完全闭塞而形成脑脊液潴留,蛛网膜并可发生粘连与增厚。正常情况下,在动脉通过两个脑池之间的蛛网膜及其纤维,可变得增厚和坚韧,例如,覆盖在大脑前动脉起始段(A_1)和大脑中动脉起始段(M_1)上方的蛛网膜就是如此。如果用镊子进行钝性分离,不但有困难,而且有危险,必须用显微刀或剪进行锐性分离。除此以外,切开基底部脑池尚可排出大量脑脊液、使脑体积明显缩小的作用;这样,可有利于手术的暴露和减小脑牵开器对脑牵拉的压力。

　　Yasargil强调了这样一种概念:颅内手术的操作必须是从一个脑池移行到另一个脑池。他特别指出在颅内动脉瘤、脑血管畸形以及颅底部肿瘤,如颅咽管瘤、脑膜瘤、听神经瘤、脊索瘤或骨瘤等手术时,尤须注意脑池的解剖。

(马晓明)

第二十一章　神经外科重症医学

第一节　格林-巴利综合征

近年来,由于对不典型表现的认识提高,提出了格林-巴利综合征(GBS)的临床及病理谱概念。GBS已经成为一个已经被证明的或推测的急性自身免疫性多神经病的通用名词,其中包括经典的急性炎性脱髓鞘性多神经病(AIDP),不典型 AIDP,Miller-fisher 综合征及最近定义的轴索损害变异型。

一、病因

GBS病因未明,多数患者发病前几天至几周有上呼吸道或肠道感染症状。60％以上的病例有空肠弯曲杆菌感染史,其他前驱感染因素包括巨细胞病毒、EB 病毒、流感病毒、支原体、柯萨奇病毒及肝炎病毒。非感染原因包括自身免疫病、手术、外伤、分娩、免疫接种等。

二、发病机制

本病被认为是一种自身免疫性疾病,主要的致病因子为糖脂抗体。自身抗原可直接刺激B 细胞产生自身抗体,其免疫损伤机制可能是分子模拟,即空肠弯曲杆菌脂多糖的寡糖结构与周围神经髓鞘磷脂有类似的抗原决定簇,抗脂多糖的抗体与髓鞘磷脂发生交叉免疫反应。抗体与抗原结合后诱导补体系统激活,导致周围神经脱髓鞘。此外,被髓磷脂蛋白 PO、P2 或其他尚不清楚的特异性抗原致敏的外周血自身反应性 T 细胞活化后也可导致细胞免疫介导的周围神经脱髓鞘。

三、病理

主要病变部位在脊神经根(尤以前根为多见)、神经节和周围神经。病理改变为水肿、充血、局部血管周围淋巴细胞浸润、神经纤维出现节段性脱髓鞘和轴突变性。

四、分类及分型

目前已经确认的 GBS 类型包括 AIDP、不典型表现的 AIDP（肢体无力不对称、纯运动、伴有显著感觉缺失、伴有腱反射保留）、症状局限的 AIDP（咽-颈-臂受累、下肢轻瘫、伴有感觉异常的双侧面瘫）、纯感觉性神经病、纯自主神经神经病、Miller-Fisher 综合征、轴索损害变异型（急性运动轴索性神经病及急性运动感觉轴索神经病）。

五、临床表现

任何年龄均可发病，以中青年男性多见。四季均有发病，夏、秋季节多见。起病呈急性或亚急性，少数起病较缓慢。主要临床表现包括：

1.运动障碍　四肢呈对称性下运动神经元性瘫痪，且常自下肢开始，逐渐波及双上肢。病情常在 1～2 周内达高峰。四肢肌张力低下，腱反射减弱或消失。起病 2～3 周后逐渐出现肌萎缩。颈肌、肋间肌、膈肌也可受累。当呼吸肌瘫痪时，可出现胸闷、气短、咳嗽无力，严重者可出现呼吸衰竭而需要气管切开及呼吸机辅助呼吸。近一半患者伴有脑神经损害，以舌咽、迷走、单侧或双侧面神经受累多见，其次为眼动神经。

2.感觉障碍　以主观感觉障碍为主，多表现为四肢末端麻木及针刺感，可为首发症状。客观检查感觉多正常，仅部分病人有手套、袜套样感觉障碍。感觉障碍远比运动障碍为轻，是本病特点之一。

3.自主神经功能障碍　初期或恢复期常有多汗，可能系交感神经受刺激所致。少数病人初期可有短期尿潴留、便秘。部分病人可出现血压不稳、心动过速和心电图异常等。

六、辅助检查

1.脑脊液检查　典型表现为脑脊液出现蛋白-细胞分离现象（即蛋白含量增高而白细胞数正常或轻度增加）。蛋白含量一般在 0.5～2g/L 不等，常在发病后 1～2 周开始升高，4～5 周后达最高峰，6～8 周后逐渐下降。也有脑脊液蛋白含量始终正常者。

2.血常规　白细胞总数可增多。

3.血沉　血沉增快。

4.肌电图检查　其改变与病情严重程度及病程有关。病后 2 周内常有运动单位电位减少、波幅降低，但运动神经传导速度可正常。2 周后逐渐出现失神经性电位（如纤颤、正锐波）。病程进入恢复期时，可见多相电位增加，运动神经传导速度常明显减慢，并有末端潜伏期的延长，感觉神经传导速度也可减慢。

七、诊断与鉴别诊断

（一）诊断标准

1.确诊的必备条件

（1）超过一个以上的肢体进行性力弱，从下肢轻度无力到四肢及躯干完全性瘫痪，伴或不伴有共济失调、延髓性麻痹、面肌无力、眼外肌麻痹等。

（2）腱反射消失，通常是完全丧失，但是如果其他特征满足诊断，远端腱反射消失而肱二头肌反射和膝腱反射减低也可诊断。

2.高度支持诊断

（1）临床特征：进展很快的肢体瘫痪，但在4周内停止发展；病变为对称性（并非绝对），通常先一个肢体受累，而后对侧肢体亦受累；感觉障碍轻微；脑神经可受累，约50%出现面瘫，常为双侧，其他有支配舌、吞咽肌和眼外肌运动脑神经麻痹；病情一般在进展停止后2～4周开始恢复，亦有数月后才开始恢复的，多数病人功能可完全恢复；自主神经功能障碍；不伴发热。

（2）脑脊液特点：发病1周后出现蛋白增高；也可罕见发病后1～10周内无蛋白增高。

（3）电生理特征：约80%病例在病程中有神经传导减慢或阻滞，神经传导速度通常低于正常的60%，不是所有神经都受影响，远端潜伏期延长至正常的3倍，F波检查提示神经根和神经干近端受损。

（二）鉴别诊断

1.急性脊髓炎　伴有损害平面以下的感觉减退或消失，且括约肌功能障碍较明显，虽然急性期也呈弛缓性瘫痪，但有锥体束征。

2.脊髓灰质炎　本病表现为单瘫、截瘫或四肢瘫，但多为节段性且较局限，可不对称，无感觉障碍。起病时多有发热，脑脊液蛋白和细胞均增多或仅白细胞计数增多，多见于儿童。

3.周期性瘫痪　本病可有家族史，呈发作性肢体无力，伴或不伴感觉障碍。多数有引起低血钾的病因。发作时多有血钾降低和低钾性心电图改变，补钾后症状迅速缓解。

4.多发性肌炎　本病多见于中年女性，肌肉无力、酸痛及压痛，肢体近端肌肉受累为主，也可累及颈项肌及舌咽肌。血沉加快，血清肌酶（如CK等）明显增高。肌电图提示肌源性损害，糖皮质激素治疗有效。

5.肉毒中毒　有特殊食物史或接触史，眼外肌麻痹、吞咽困难及呼吸肌麻痹常较肢体运动障碍为重，感觉无异常，脑脊液无改变。

八、治疗

1.免疫治疗　激素治疗目前在国际上尚存在争议。大剂量免疫球蛋白及血浆交换是公认有效的方法。免疫球蛋白用法是每天0.4g/kg静脉滴注，5天为一疗程。血浆交换疗法开始越早，疗效越好，与丙种球蛋白效果类似，也可两者合用。

2.对症及支持治疗　预防各种并发症，辅助应用B族维生素（B$_1$、B$_{12}$等）。恢复期应加强肢体功能康复。

　　3.合并呼吸机麻痹的处置　GBS并发呼吸肌麻痹或自主功能障碍是最危重的状态。对于GBS患者,应重点评价呼吸功能(通气功能及血气分析)、自主神经功能(心率、血压、大小便功能等)、肢体残疾程度(Hughes残疾评分)、有无延髓性麻痹等,据此判断患者是否需要入重症加强医疗病房(ICU)以及是否气管插管和呼吸机辅助呼吸。在疾病快速进展、延髓性麻痹、双侧面瘫或自主功能障碍的GBS患者,极易发展为呼吸肌麻痹。对于气管插管及呼吸机辅助呼吸的患者,应加强口腔及呼吸道护理,保持呼吸道通畅,严密监测生命体征,预防并及时处理感染,保持水及电解质平衡,预防下肢静脉血栓形成,加强肢体功能的康复训练,为加快疾病恢复应及早使用血浆交换或丙种球蛋白。Hughes残疾评分主要评价GBS患者的运动功能,<3分提示在不需要帮助下患者能够行走5米以上,≥3分提示患者不能行走5米(即卧床或需要机械通气)。

九、病程与预后

　　GBS呈单相病程,疾病有一定的自限性。通常在发病1～2周内症状最重,多数在病情稳定后2～4周开始恢复。病程长短不一,儿童较成人恢复得较快且较完全。轻型患者多在数月至1年内完全恢复,或残留肢体力弱、指趾活动不灵、肌萎缩等。重者可在数年内才逐渐恢复。致死原因为呼吸肌麻痹、吸入性肺炎、肺部感染、肺栓塞或自主神经功能障碍等。预后差的因素有轴索型GBS、病情进展速度快、需要辅助呼吸、电生理检查明显异常者。

(王　凡)

第二节　神经上皮组织的肿瘤

　　来自神经上皮组织的肿瘤又称胶质瘤,约占颅内肿瘤总数的35%～40%。根据世界卫生组织(WHO)1999年的新分类方案可分为下列类型:

　　1.星形细胞瘤。

　　2.少支胶质瘤。

　　3.室管膜瘤。

　　4.混合性胶质瘤。

　　5.脉络丛瘤。

　　6.来源不肯定的神经上皮组织的瘤。

　　7.神经元及神经元神经胶质混合瘤。

　　8.松果体实质的肿瘤。

　　9.胚胎性肿瘤。

　　10.神经母细胞肿瘤。

　　其中以星形细胞瘤最为多见,约占胶质瘤的75%;其次为少支胶质瘤,约占9.0%;室管膜

瘤,约占 7.0%;髓母细胞瘤,约占 5.0%;其余的合计约占 4.0%。现分别扼要介绍于下:

一、星形细胞瘤

是神经胶质瘤中最多见的一种。约 3/4 位于幕上,1/4 位于幕下。成人的星形细胞瘤多见于大脑半球,儿童则多见于小脑。成人病例的平均年龄为 30 岁左右,儿童病例平均年龄为 10 岁左右。根据肿瘤的生长特性又可分为弥漫性与局限性两大类。属于前者有良性星形细胞瘤,又可分为纤维型、原浆型及饲肥型三亚类;间变型(恶性)星形细胞瘤及胶质母细胞瘤。局限性的有毛细胞型星形细胞瘤,多形性黄色星形细胞瘤及室管膜下巨细胞性星形细胞瘤。

1.良性星形细胞瘤

(1)纤维型星形细胞瘤:多见于儿童的小脑、脑干及成人的大脑半球,细胞分化良好,生长缓慢。瘤组织含有神经胶质纤维,内有胶质纤维酸性蛋白(GFAP),GFAP 染色呈阳性,被认为是星形细胞源性肿瘤的标记物。瘤的质地较坚韧,血供稀少。受侵的脑部可略呈肿胀,除可有少量钙化形成及囊性改变外,脑的原来结构基本保持完整。切面呈白色,与脑的原有白质不易分清。位于小脑部位的肿瘤常表现为一大囊,肿瘤的实体局限于囊壁的一部分,形成一囊壁结节。切除此结节可以获得根治。显微镜下可见细胞的密度增加。细胞的形态与正常星形细胞很相似,可能胞体略小于正常细胞。胞核的大小稍不规则,染色较深,核与胞质(浆)比例接近正常。细胞分化良好,呈浸润性生长并较弥散,无可见边界。有时可见瘤细胞集合于神经元之周围,或排列于神经束、血管周围。很少能见到组织坏死,也没有核分裂象。

此瘤生长缓慢,瘤的倍增时间较间变型(恶性)星形细胞瘤约长 4 倍,故一般病程较长。从发生至诊断确立常需数年。肿瘤位于幕上的病例以头痛及癫痫为首发症状者最多,精神疲惫乏力次之.面肌及肢体肌力减退又次之,颅内压增高出现较晚。肿瘤位于小脑半球的病人出现头昏眩晕,活动减少,步态不稳及肢体的共济失调颇为多见。

诊断有赖于神经影像学检查。在 CT 平扫中大多可见有一边界不清的低密度区,伴有周围脑的水肿带,瘤区内有时可见钙化斑块。注射造影剂后肿瘤多数能被增强。诊断需与其他胶质瘤、转移癌、近期的脑梗死、脑炎、脑挫裂伤及神经脱髓鞘病等鉴别。在 MRI 中肿瘤多数在 T_1WI 中为等信号或低信号;原 T_2WI 中为高信号,注射 Gd-DTPA 后,肿瘤部位多能增强。

治疗以手术切除,随之以放疗为首选。由于肿瘤呈浸润性生长,且无边界,故只能在尽可能保留神经功能区的前提下争取较多地切除肿瘤。残留的瘤组织将用放射治疗来解决。放射剂量为瘤床区应达到 54Gy。这样治疗的病例其 5 年生存率将可增加一倍。小脑内的囊性肿瘤只需将瘤壁结节完整切除即可获得根治。术后不必再放射治疗。

(2)原浆型星形细胞瘤:较少,主要见于成人的大脑半球。肿瘤质软,瘤细胞较大,胞浆多,胞核圆形,大小一致,分裂象少见或不见。弥漫性浸润生长,常有变性或瘤内小的囊肿形成。彻底切除可获根治。

(3)饲肥型星形细胞瘤:较少,主要见于大脑半球,瘤呈灰红色,质软,呈浸润性生长,瘤细胞体大,呈多边形,胞浆丰富并有较多胶质纤维分布于细胞的周围。饲肥细胞是一种反应性星形细胞,对损伤有较大反应。瘤细胞亦有此特性。此瘤亦常有囊变,切除完全可获根治。

2.间变型(恶性)星形细胞瘤　是星形细胞瘤中的恶性类型,相当于 Kernohan 星形细胞瘤分级的 Ⅱ～Ⅲ级,WHO Ⅲ级。约有 30% 有 p53 肿瘤抑制基因的点突变,伴或不伴染色体 17p 的缺失,部分病例还有染色体 13 和染色体 22 的部分缺失。肿瘤呈浸润性生长,多为实质性,质软易碎,血供较丰富。瘤细胞分化不良,胞体圆形或锥形,多而密集。胞核圆或椭圆,染色较深,可见核分裂象。瘤生长迅速,临床症状亦较严重,以头痛、颅内压增高及局灶性神经功能障碍为主。治疗用手术切除辅以放疗、化疗及其他辅助治疗。术后复发率高,平均寿命 1.5～2 年。

3.胶质母细胞瘤　为星形细胞瘤中最恶性的类型,相当于 Kernohan 分级的 Ⅲ～Ⅳ级,WHO Ⅳ级。p53 基因的点突变率为 29%～36%,约有 40% 以上有染色体 17q 的缺失,70% 有染色体 10 的丢失,1/3 有表皮生长因子受体(EGF-R)的扩增。多数生长于幕上大脑半球的各处。呈浸润性生长,病程发展迅速。肿瘤有可见的边界,但实际上瘤细胞早已浸润至界外较远距离。较大的胶质母细胞瘤常可穿越脑皮质并可与硬脑膜黏着,有时可被误认为是脑膜瘤。肿瘤为实质性,呈球状,质地坚韧或脆软混杂存在。切面上亦色泽多样,有灰白色的鱼肉样区、褐红色的出血区、黄灰色的坏死区及大小不等的囊变区。血供丰富,间质内毛细血管内皮增生。细胞大小不一,密集成堆,时有假栅栏状排列,有多核巨细胞可见,胞核形状及大小不一,染色较深,核分裂象多见。邻近脑表面的胶质母细胞瘤常可有瘤细胞脱落,随脑脊液被带至脑室壁或蛛网膜下腔形成种植性转移。临床表现:起病常较突然,病情进展快,以神经功能障碍为最早症状。以后相继出现头痛及颅压增高。约 1/3 的病人有癫痫发作,20% 有明显智力减退,表情淡漠,反应迟钝,认识障碍及记忆衰退。CT 脑扫描可见边界不很清楚的混杂密度肿块,伴有广泛的瘤周水肿,同侧侧脑室受压变形,中线结构向对侧移位,注射造影剂后可见病变边缘有增强。磁共振扫描可见病变信号强弱不匀,伴有周围广泛的水肿带。Gd-DTPA 增强后,可见瘤的边界增影明显,瘤内信号混杂。可见出血及坏死区。手术切除肿瘤是最基本的治疗,应力争多切除肿瘤,术后加用放射治疗、化学治疗及免疫治疗。术后极易复发,复发时间常在 2 个月～1 年之间。病人平均寿命约为 1 年,个别可存活 3 年以上。

4.多形性黄色星形细胞瘤(PXA)　为 1979 年 Kepes 等人所首先描述的一种新型星形细胞瘤。此后曾有多篇报道,是一种位于脑表浅的坚实型肿瘤,与周围脑组织分界较清,恶性程度相当于 WHO Ⅱ级。瘤细胞中等量,由梭形细胞和多形细胞混合组成,有巨细胞含有怪异的多核,细胞浆内有丰富的脂肪颗粒,使瘤呈黄色瘤样改变。间质内网织素丰富,血管周围有淋巴细胞及浆细胞浸润。大小不等的囊到处可见。核分裂象少见或不见。此瘤无血管增生或坏死。瘤细胞 GFAP 染色阳性,表明其来源于星形胶质细胞。电镜检查及免疫组化染色显示瘤细胞有形成基底层的证据,故认为此瘤亦来源于软脑膜下星形细胞。本瘤多见于青少年及儿童,病程长,预后好。本瘤开始被认为是低级别肿瘤,但近年来发现亦有向恶性间变的倾向。手术应尽量做全切除,有的病例术后 18 年仍良好存活,没有复发。

5.室管膜下巨细胞性星形细胞瘤　亦为界线较清楚的肿瘤,多与结节性硬化症伴同。瘤结节位于脑室壁上,有时可阻塞 CSF 通道,造成脑积水。瘤由巨大怪异的星形细胞组成,胞核不规则、深染。血供丰富,常有钙化,但没有坏死。生物学特性良性(相当于 WHO Ⅰ级),无侵犯性。治疗可做手术切除或 CSF 分流术。切除后一般不复发,预后良好。

6.毛细胞性星形细胞瘤 其主要组织学特征为瘤细胞呈双极长条形,平行排列成束状,细胞内含有丰富的胶质细丝,称为 Rosenthal 纤维。此瘤主要发生于儿童,偶见于成人。瘤细胞两极有许多毛发状突起,与卫星状的星形胶质细胞、少支胶质细胞交织在一起。间质内可有微囊、颗粒体及嗜伊红透明颗粒,偶可见不典型的细胞核和内皮增生,但这并不表明瘤是恶性倾向。瘤的边界清楚,生长缓慢,临床病程较为缓和。可分布于大脑半球、下丘脑区、前视路、脑干及小脑。

(1)位于大脑半球的毛细胞性星形细胞瘤:典型的是囊性的。多数位于颞、顶叶。囊内含有草黄色液体。囊壁上附有一质地较硬,灰红色的结节,没有包膜,但与周围组织分界清楚。临床表现以头痛、颅内压增高为主,少数可有抽搐。神经体征取决于肿瘤的部位。脑 CT 中可见有一低密度囊,伴有一等密度的囊壁结节,注射造影剂后该结节可有不同程度的增强。约1/3 的病例中可见有钙化斑块。在脑 MRI 中,囊肿部分在 T_1WI 呈低信号,T_2WI 中呈高信号,囊壁结节呈等信号或略低信号,注射 Gd-DTPA 后均被增强。本肿瘤的治疗以手术切除囊壁结节为主,囊壁不必切除,手术效果大多良好。

(2)下丘脑区的毛细胞性星形细胞瘤:较少见,大多位于第三脑室周围。病人以青少年为多,临床表现以内分泌紊乱多于颅压增高或脑积水。治疗以放疗为主,手术仅限于做活检。

(3)前视路的毛细胞性星形细胞瘤:可位于视神经、视交叉或视束上。临床特征为单侧突眼伴有视力损害及斜视。眼底检查可见视神经原发性萎缩。眼眶 X 线摄片可见病侧视神经孔扩大。CT 及 MRI 可见球后视神经增粗,注射造影剂后肿瘤能增强。在 MRI 中更能见整个瘤的边界。由于本瘤的病程缓慢,使处理上有多种选择:①放疗,无效者可选择性手术切除;②做活检后放疗;③活检证实后继续观察,发现瘤向后或向下丘脑方向发展时再做放疗;④活检后切除单侧病损的视神经;⑤持续跟踪观察,发现肿瘤有发展时,再做手术切除。以上选择究竟哪一种属最佳,由于缺乏比较资料,难以肯定。但为防止视力的急剧不可逆衰退,认为能事前了解肿瘤的生物学特性较为妥当。手术入路以经额切除眶板,并打开视神经管最为可取。局限的肿瘤争取全切除,不能全切除者可做姑息性部分切除或大部切除。残留肿瘤并不都需放疗,只有肿瘤在切片中提示生长活跃.或出现复发迹象时再放疗。预后:全切除者一般可获根治;瘤只限于一侧者大多预后良好,术后可长期生存;做大部切除的病例及只做减压加放疗的病例也有取得长期生存的报道。

(4)脑干毛细胞性星形细胞瘤:现已认识过去所称的"脑干极性海绵状胶质母细胞瘤实际大多为脑干的毛细胞性星形细胞瘤。病人大多为儿童。主要临床表现为头昏、患侧脑神经麻痹及对侧轻偏瘫,也有以脑积水表现为主者。病程常较缓和。成像检查可见脑干增宽,并有低密度病灶,局部可有囊变。治疗多较保守,以活检加放疗或单纯放疗为主,常可取得较长的生存期。如有较大的囊肿时也有主张做囊肿引流术后再行放疗者。

(5)小脑毛细胞性星形细胞瘤:多见于儿童及青少年,成人只占 1/4。平均发病年龄为 13岁,无性别差异。肿瘤大多位于小脑半球的旁中线处,有较广泛的微囊形成,也有形成大囊者。

后者常有瘤壁结节附着,与周围脑组织界限清楚。瘤结节呈红褐色,血管较丰富。部分病例可含有少支胶质瘤细胞成分,成为星形-少支混合瘤。临床表现主要为头痛、颅压增高及肢体共济失调。脑 CT 可显示小脑蚓部或小脑半球内有囊肿形成,囊壁上有肿瘤结节附着,注射造影剂后增强明显。钙化可见于 20% 的病例。如第四脑室被压移位或闭塞,可导致不同程度的脑积水。治疗以手术切除肿瘤为首选。脑脊液分流一般并不必需,因肿瘤切除以后 CSF 循环即可恢复正常。手术全切除后常可获得根治。术后放疗也非必须。

二、少支胶质瘤

可分为两个级别:少支胶质瘤及间变型(恶性)少支胶质瘤。合计约占胶质瘤总数的 6% 左右,男多于女,平均年龄约 40 岁左右。瘤大多发生于大脑半球的白质内。少支胶质瘤为低恶性肿瘤,相当 Kernohan 分级的 Ⅱ 级,呈浸润性生长,但发展较慢,常有可见的界线,有利于手术切除。瘤组织为实质性,色灰红,质地脆软或坚韧不等,有钙化斑块为其特征,可在颅 X 线片中或 CT 及 MRI 中显示。少数有囊变,内含黏稠液体。瘤细胞丰富,大小及形态均匀一致。胞核圆形,染色较深,有晕环。细胞浆少,染浅伊红色,缺乏细胞突。整个瘤细胞呈煎蛋状。间质内血管较多,如小梁状均匀分布于间质之内。钙化斑块多见,除见于间质内外,尚可见于血管壁上。分子遗传学检测在 1 号染色体的短臂与 19 号染色体的长臂上均有等位基因的丢失,可作为此瘤的标记物。其中 1 号染色体短臂的等位基因丢失还被认为是化疗敏感性和化疗后能较长期生存的符号。间变型少支胶质瘤的恶性程度属 Ⅲ 级,瘤细胞较不规则,胞核大而多变,染色更深,有核分裂象。本瘤生长较慢,病程长,除颅内压增高症状外,常有继发性癫痫发作。治疗以手术切除肿瘤为主,手术时应尽可能多的切除肿瘤,以缩减瘤的体积,缓解增高的颅内压;并有利于作出最准确的组织学诊断,为今后进一步选择辅助治疗提供参考。由于本瘤对化疗敏感,故术后应首选化疗作为辅助治疗。1988 年 Caimcross 等报道为 8 例复发的间变性少支胶质瘤病例进行化疗,采用卡莫司汀(BCNU),二嗪醌(AZQ)及 PCV-3 三种疗法。意外地发现 8 例均取得了较好的效果。其中 PCV 疗法最为显著。PCV-3 是洛莫司汀(CCNU)、丙卡巴肼、长春新碱(VCR)三药的联合治疗方案,是 Revin 等人首先于 1980 年设计使用。

强化方案的毒副作用较标准方案显著增多,主要为长春新碱对周围神经及自主神经所引起的损害及整个疗程中骨髓受抑制较重,遇此类情况时应适当减少剂量。据加拿大国立癌肿研究所的报道:本疗法对间变型(恶性)少支胶质瘤病人约 75% 反应良好,且可从 CT 或 MRI 中看到肿瘤缩减的效果,其有效期平均可超过 16 个月。除 PCV 联合治疗外,尚有其他多种化疗药物亦有效果,如卡莫司汀(BCNU)、顺铂、卡铂、塞替派、替尼泊苷(鬼臼噻吩苷,VM-26)等可供选用。

关于少支胶质瘤的放疗文献中很少有资料可借鉴。由于本瘤的化疗效果较好,加以近年来认识到放疗对正常脑功能的损害明显,一般均主张如化疗已取得效果,则放疗可以延缓,至少应延缓 8 周。放疗时应采用小照射野,三维投射。肿瘤剂量为 45Gy 还是 60Gy,在长期随访的病例中并未显示有多大的差异,故主张剂量小者为好。

三、室管膜瘤及间变型(恶性)室管膜瘤

为由室管膜上皮发生的肿瘤,约占脑胶质瘤总数的 4%～6%,可发生于各种年龄,男稍多于女,平均年龄 20 岁左右。分化良好的室管膜瘤有三个亚型:①细胞型;②乳头型;③透明细胞型。间变型(恶性)室管膜瘤有黏液乳头型与室管膜下肿瘤两个亚型。此类肿瘤以发生于第四脑室者为最多,侧脑室次之,第三脑室较少。肿瘤自脑室壁呈蕈样生长,很快填满整个脑室腔,使肿瘤呈"浇铸状"。在第四脑室者瘤可从正中孔或侧孔长出,呈舌状覆盖于延髓的表面,甚至可伸入椎管覆盖于上颈髓的表面。瘤色泽灰红,表面光滑,质软易碎,容易吸除。约 1/3 的瘤可有囊肿形成,另有 1/4 的肿瘤可有钙化。

显微镜下见瘤细胞丰富,主要为多边形室管膜细胞,为数量不等的胶原性间质所分隔。细胞聚集成堆,有的排列于血管周围,形成典型的假花朵样排列;有的则排列成乳头样。细胞核呈泡沫状,内含中等密度的染色质。细胞浆边界清楚,可含有少量生毛体。细胞及细胞核的多形态很少见,但核分裂象偶可见到。

黏液乳头型室管膜瘤是本瘤组织学上独立的一种亚型,最多见于脊髓的终丝。脑内极为罕见,由长形或条状细胞组成,有明显黏液状间质。室管膜下瘤确切的组织来源不明,多数认为是起源于室管膜下胶质,最多见于脑室壁,偶发生于颅后窝。细胞核的形态介于星形细胞与室管膜细胞之间。钙化很常见。

近年来在分子遗传学及分子生物学的研究下发现有 50% 以上的室管膜瘤中有 22 号染色体的片段丢失。另有研究表明有相当一部分的肿瘤与猴空泡病毒(SV40)关系密切。Bergsagel 等对 11 例室管膜瘤的检测中发现有 10 例的瘤细胞内含有 SV40 基因的相关序列,并有 T 抗原(Tag)的表达。Tag 可在 SV40 感染的细胞中有表达,它能通过与人的 DNA 聚合酶 α 作用刺激病毒 DNA 复制,并有抑制 P53 蛋白的功能,使之失去其原有的抑瘤功能。

患室管膜瘤病人的临床表现取决于该瘤的发生部位。幕下室管膜瘤主要起源于第四脑室的底部,并可从该室的侧孔(Luschka 孔)延伸入脑桥小脑角,或从该室的正中孔(Magendie 孔)长入小脑延髓池及颈脊髓的背侧。病人的主要症状为头痛、恶心、呕吐、眩晕、颈后部疼痛、行走不稳等。主要体征为小脑性共济失调及颅内压增高。小儿可有梗阻性脑积水的表现。幕上室管膜瘤以发生于侧脑室为多见。病程较长并缓和。以头痛、呕吐、嗜睡、厌食、复视及颅内压增高为主要表现。有 25%～40% 的病例可有癫痫发作。

本瘤的诊断主要依靠头颅 CT 及 MRI。在 CT 扫描中室管膜瘤呈等密度或稍高密度病灶,其中可杂有小片低密度区,代表瘤内的囊性改变或坏死区域。约 40%～58% 可见钙化斑块。瘤周水肿带比较轻微。瘤所在的侧脑室可变形或扩大。注射造影剂后可见瘤有不均匀的增强。本瘤应与室管膜下巨细胞性星形细胞瘤、室管膜下瘤、脉络丛乳头状瘤、黏液囊肿等鉴别。位于幕下第四脑室室管膜瘤的 CT 特征基本上与幕上者相似。瘤内含有低密度囊区,钙化斑块,能增强。可以从第四脑室延伸至脑桥小脑角或枕大池,可作为诊断本瘤的主要特征。但需与小脑蚓部的髓母细胞瘤、脉络丛乳头状瘤鉴别。在 MRI 中第四脑室的室管膜瘤在

T_1WI 中表现为低强度信号,在 T_2WI 中为高强度信号。但如有出血、钙化时其分辨效果不及 CT。但 MRI 在确定瘤的边界及范围较 CT 为优。

手术切除肿瘤并辅以放射治疗为当前首选治疗。位于侧脑室内或大脑半球白质卵圆的室管膜瘤以额、顶中部入路较好。位于第三脑室的瘤可经侧脑室及门氏孔,或经胼胝体入路做切除最好。幕下第四脑室内的肿瘤需经双侧枕下入路为好。术前的脑脊液分流手术并非必需。室管膜瘤是相对放射敏感性肿瘤。术后加做放疗有利于延长病人的生存期及提高生活质量。标准的肿瘤放射剂量为 54Gy。如中枢神经系统内有肿瘤扩散迹象时,应再做全脑额外放射剂量 40Gy 及脊髓放射剂量 35Gy。

在手术切除加放疗的 5 年生存率可达 49%～83%。有关预后良好的因素除肿瘤的恶性程度与手术中切除的彻底程度外,其他的因素尚知道得不多。

四、混合性胶质瘤

是一种胶质瘤包含有两种胶质细胞成分,例如少支胶质瘤与星形细胞瘤混合在一起,或少支胶质瘤与室管膜瘤混合在一起,被称为混合性胶质瘤。

五、脉络丛瘤

有脉络丛乳头瘤与脉络丛癌两类。

脉络丛乳头瘤起源于脑室内的脉络丛组织。多见于儿童,分布于侧脑室者最多。成人患此瘤者较少,部位则以第四脑室居多。瘤细胞分化良好,形成乳头状结构,生长缓慢。可手术切除,预后良好。瘤细胞容易脱落造成种植性转移。

脉络丛癌与脉络丛乳头状瘤不同,呈片状或块状生长,界线不清,切除较难。瘤细胞的 S-100 蛋白阳性,尤以分化较好的瘤为明显。癌胚抗原则在较恶性的瘤中可呈阳性。乳头状瘤细胞的 GFAP 亦为阳性,但脉络丛癌的 GFAP 多为阴性。这些免疫组化测定有助于确定肿瘤的性质。

六、来源不肯定的神经上皮瘤

包括三种病变:①星形母细胞瘤;②极性胶质母细胞瘤;③大脑胶质瘤病。

1.星形母细胞瘤　过去都将此瘤归入星形细胞的肿瘤内。自 1989 年 Boninine 及 Rubinstein 提出异议以来,多数学者都倾向于认为此瘤的组织来源尚不肯定。很多方面瘤细胞有室管膜细胞的特性,具有较宽的突起,细胞排列常呈假花朵状,GFAP 呈强阳性,但没有胞浆微丝可见。电镜下也很像室管膜瘤细胞。在间变型星形细胞瘤及胶质母细胞瘤中,常可见有这类细胞,但数量较少。因此,认为胶质瘤中出现小灶性的星形母细胞不能就命名为星形母细胞瘤。

本瘤多见于青年,瘤的界线清楚。多数发生于大脑半球的脑室周围。治疗以手术治疗为主,辅以放疗及化疗。

　　2.极性胶质母细胞瘤　为儿童及青少年的少见肿瘤。为单极及双极胶质母细胞所组成。瘤细胞胞核呈梭形,平行如典型的栅栏状排列。瘤多见于脑干及第三脑室附近。常有颅内种植转移。有人对此瘤的组织来源存有疑问,认为真正的极性胶质母细胞瘤并不存在,所见的可能都为毛细胞性星形细胞瘤,但此观点尚有争议,有待继续确定。WHO1993年脑肿瘤的新分类方案中,主张仍将此瘤暂安放于来源不肯定的神经上皮肿瘤中。

　　3.大脑胶质瘤病　约占浸润性胶质瘤的1%。为弥漫的分化不良的星形胶质细胞增生,波及整个中枢神经系统,使整个脑体积增大,脑回增宽,脑室受压缩小。神经组织的正常结构仍保存,但病变区与正常区则不易分清。本病发病率无性别差异。瘤细胞高度丰富,以分化不良的星形细胞居多数,细胞聚集于血管、神经元周围及软脑膜下,神经元被增生的胶质组织所分开,形成神经元稀少的假象。临床表现以脑功能的全面衰退较局灶症状更为突出。病人有智力及人格改变,颅内压增高及部分运动感觉障碍。少数有癫痫发作。脑CT仅示广泛的密度减低,造影剂增强后亦不易显示病变区,因此较难诊断。MRI的变化较CT为敏感,可见弥漫的异常信号。本瘤易被误诊为假脑瘤、脑炎、弥漫性脱髓鞘病等。由于病变弥漫广泛,排除了手术切除的可能。活检证实后可试做放疗、化疗及其他辅助性治疗。预后不良,平均寿命仅为1年。

七、神经元及神经元神经胶质混合瘤

　　包括:①神经节细胞瘤;②神经节神经胶质瘤;③促结缔组织性婴儿神经节胶质瘤(DIG);④胚胎发育不良性神经上皮瘤(DNT);⑤中央神经细胞瘤。这组肿瘤大多为低恶性或良性,预后良好,经手术切除可予根治。

　　1.神经节细胞瘤及神经节神经胶质瘤　由神经元或神经元与神经胶质细胞混合组成,神经节细胞瘤由分化较好的神经元组成,混有不等数量成熟的星形胶质细胞。瘤生长缓慢,不易区别是否为错构瘤。神经节神经胶质瘤则与之不同,含有较多的胶质瘤细胞。两者可发生于任何年龄,但最多见于10～30岁的青年及儿童。好发部位为大脑半球,第三脑室底、脑底部、脑干及小脑。位于小脑者又称为Lhermitte-Duclos病。肿瘤质地坚韧,色泽灰黄,分叶状,与周围组织分界清楚,常含有钙化及囊变,囊壁上可有小结节。神经节细胞瘤分化良好,生长缓慢。瘤细胞的形态及大小差别显著,含有巨大的双核,核仁明显。胞浆内有尼氏颗粒。银染色可显示神经原纤维。电镜下可见在突触邻近有致密小泡。瘤细胞聚集成团由网织素网予以分隔。有淋巴样细胞及小的钙球分散于血管周围。基质内有各种类形的胶质细胞,其中星形细胞比少支胶质细胞为多。如胶质细胞多且有新生性的表现就称之为神经节神经胶质瘤。本瘤的间变主要决定于它的胶质细胞瘤成分。临床表现取决于瘤所在的部位,癫痫发作比较多见。位于鞍周区者可有下丘脑综合征、内分泌失调、性早熟、多食、嗜睡、尿崩症,甚至肢端肥大症。Lhermitte-Duclos病则有头围增大、脑积水、颅内压增高、小脑体征等,病程较长。头颅CT示边界清楚的等密度或稍低密度的肿块,能明显增强。钙化及囊变各可见于1/3的病例。MRI示边界清楚的含有囊变的肿块,T_1WI呈低信号,T_2WI为高信号。治疗以手术切除为主,常可做到全切除而得以根治。即使未能全切除也不需放疗,除非肿瘤已有间变。本瘤预后良好,术后常可长期存活。

2.促结缔组织性婴儿神经节胶质瘤（DIG）　为最近新认识的肿瘤,发生于婴儿,多为 1 岁左右,仅偶见于较大的儿童。瘤位于大脑的浅表部位,常伴有囊肿。组织学上可呈多种形态,最突出的是神经元及胶质细胞稀少,结缔组织很多。但细胞的 GFAP 试验呈阳性。本瘤常需与另一种婴儿的脑肿瘤名促结缔组织性大脑星形细胞瘤相鉴别。后者为星形细胞瘤,不含有神经元成分。两种瘤都属良性。单纯切除即可根治,稍有残留亦很少复发。

3.胚胎发育不良性神经上皮瘤（DNT）　是 Daumos-Duport 首先描述的一种神经节细胞瘤。常见于有典型的部分复杂性癫痫发作的病例。临床上除癫痫反复发作外没有明显的神经功能缺陷,也不伴有斑痣瘤征或智力障碍。发病常在 20 岁以前。瘤主要侵犯颞额叶的皮质下,顶叶及枕叶均较少见。脑 CT 示边界清楚的肿块,少数有钙化及囊肿,不伴有瘤周围水肿。MRI 示瘤呈结节状。组成细胞主要为少支胶质细胞,其次是星形细胞,其中杂有少数神经元。瘤基质为黏液状。此瘤呈良性特征。治疗以手术切除为主,全切除或次全切除,长期随访均很少有复发。

4.中央神经细胞瘤　为 1982 年 Hassoun 所确认,为一种独立的病变。1993 年被 WHO 列入新的脑肿瘤分类中。病人大多为中青年人。瘤位于幕上,最多见于侧脑室 Monro 孔区。钙化很常见。组织学:细胞中等,圆形,形态相当均匀一致,具有向神经元分化的倾向。临床需与少支胶质瘤、室管膜瘤及大脑神经母细胞瘤相区别。手术切除效果好,但术后有复发。

八、松果体实质的肿瘤

可分为:①松果体细胞瘤及松果体母细胞瘤;②混合/过渡型松果体细胞瘤。两者均较少见。

松果体细胞瘤可发生于任何年龄,其组成细胞来源于松果体间质细胞。瘤色泽红灰,质软,与周围分界清楚。肿瘤的钙化较该区的生殖细胞瘤及胶质瘤为多见。嗜银染色可见瘤细胞有形成花朵样小体的倾向。临床主要表现为四叠体受压征[帕里诺综合征],包括瞳孔对光反应迟钝,两眼上举不能及因中脑导水管受压引起的脑积水和颅内压增高。头颅 CT 示松果体钙化增大,肿瘤呈高密度,边界清楚。MRI 可见肿瘤在 T_1WI 中为低或等信号,在 T_2WI 中为高信号。治疗包括:①定向活检;②脑脊液分流;③放射治疗(可选用 γ 刀或 X 线刀)。

松果体母细胞瘤的临床表现和治疗与松果体细胞瘤同,只是它的组成细胞分化较差,细胞较多而密集,嗜银染色性较弱及其花朵样排列较少,常有出血、坏死及囊变,局部侵犯性较明显。预后较差。

九、胚胎性脑肿瘤

在 WHO 新的脑肿瘤分类方案中属胚胎性脑肿瘤的有:①髓上皮瘤;②神经母细胞瘤;③室管膜母细胞瘤;④原始神经外胚层瘤(PNET);⑤髓母细胞瘤。现分别简介于下:

1.髓上皮瘤　为罕见肿瘤,发生于儿童的大脑半球。瘤细胞在少量毛细血管及结缔组织的支持下构成由假复层柱状上皮覆盖的弯曲的管状结构,类似胚胎期的原始神经管。此瘤极为恶性,除能随脑脊液循环向颅腔和椎管内转移外,还可向颅外转移,病程发展迅速。对放疗不敏感,预后极差。

2.神经母细胞瘤　很少见,大多发生于青少年,男性多于女性,为 5∶1。肿瘤几乎都发生于幕上,部分可位于脑室内。有两种亚型:①小圆细胞型,由小圆细胞组成。胞核小而深染,胞浆稀少,核分裂象多。Homer-Wright 花朵样排列多见。部分细胞可分化为成熟的神经节细胞;② 大细胞型,由大而不规则的细胞组成,胞核较疏松,有向神经元分化的趋势。Homer-Wright花朵样排列少见。本瘤为恶性,发展迅速,病程短。除能引起颅腔和椎管内广泛性种植转移外,少数尚可向颅外转移。颅 CT 可见密度不定的块状占位病灶。周围水肿及瘤内钙化均较普遍。对比剂增强明显。MRI 示瘤区 T_1WI 为低信号,T_2WI 为高信号。脑脊液内可查到脱落的瘤细胞,并含有瘤细胞所分泌的儿茶酚胺递质。治疗应尽可能切除肿瘤,随以广泛的放疗及其他辅助性治疗。术后复发率高,预后不良。

3.髓母细胞瘤　约占全部颅内肿瘤的 4%,神经上皮组织肿瘤的 8%。多见于儿童,约有30%发生于 16 岁以上的少年及成人。男性多于女性,约为 2∶1。瘤好发于小脑蚓部,组织来源是神经上皮基质层内的外颗粒层细胞。这种细胞最多见于胚胎小脑的后髓帆中。此瘤质软易碎,色泽灰红至紫红,血供中等,很少有坏死及囊变。肿瘤多数起源于第四脑室的后髓帆,可向下充满第四脑室,并阻塞中脑水管,引起阻塞性脑积水。少数可自第四脑室侧孔伸入脑桥小脑角。瘤与周围组织分界尚清,但向下可侵入第四脑室之底,并可伸入小脑延髓池。种植转移较多见,颅外转移只见于约 5%的病例,以骨骼的转移占多数,淋巴结转移次之,肝的转移又次之。做 V-P 分流者有时可发生腹腔转移。瘤细胞分化不良,细胞小而密集,核多形而色深,胞浆稀少,核分裂象多。Homer-Wright 神经母细胞花朵状排列可见于约 1/3 的病例。有时此瘤可杂有平滑肌、横纹肌、复层鳞状上皮、软骨或骨骼组织。间质毛细血管有内皮增生。约15%～20%的肿瘤有明显的结缔组织增生,特别当瘤很接近于脑软膜时。本瘤的发展较快,病程短。常以头痛呕吐起病,随以步态不稳,闭目难立,小儿的颅缝增宽,头围扩大。下肢的小脑共济失调征较上肢更为明显。头颅 CT 显示小脑蚓部有密度较高的肿块,有可见的边界,四周有低密度水肿带,双侧脑室呈对称性扩大。注射造影剂后,肿瘤密度增强明显。MRI 示肿瘤在 T_1WI 中信号偏低,T_2WI 中信号较高,伴有广泛的水肿带。脑脊液中约有 75%的病例蛋白含量增高,20%可查到脱落的瘤细胞。及早手术切除,并尽可能使中脑导水管与第四脑室畅通,术后辅以放疗及神经轴的全面放射。化疗可用替尼泊苷(VM-26,威猛)、司莫司汀(甲基-CCNU)及长春新碱的联合应用。由于治疗措施采取得及时,本瘤的疗效已较 20 世纪 50～60年代时大为提高。近年来报道,1 年治愈率可达 80%,2 年治愈率达 60%,5 年治愈率为 40%,10 年治愈率 20%。

4.原始神经外胚层瘤(PNET)　许多病理学家曾观察到在大脑半球上也有像髓母细胞瘤样的肿瘤。1973 年 Hart 及 Earle 指出这是一种胚胎性肿瘤,应命名为原始神经外胚层肿瘤。1983 年 Rorke 提出此瘤应包括一大组其他来自胚胎性组织的肿瘤,如小脑以外的髓母细胞瘤、室管膜母细胞瘤、神经母细胞瘤、松果体母细胞瘤、肌母细胞瘤等。1993 年 WHO 新版脑瘤的分类方案中已将上述一些肿瘤归并在 PNET 之中,但说明这是一种暂定的举措,尚待各界在实践中继续探讨研究。

(宁显宾)

第三节　重症肌无力

重症肌无力(MG)是一种神经-肌肉接头处突触后膜上因乙酰胆碱受体(AChR)减少而出现传递障碍的自身免疫性疾病。临床上主要表现为骨骼肌无力,具有晨轻暮重或易疲劳性的特点。

一、病因

病因及自身免疫触发机制不详,因为80%MG患者存在胸腺异常,因此可能与胸腺的病毒感染有关。感冒、情绪激动、过劳、月经来潮、使用麻醉、镇静药物、分娩、手术等常使病情复发或加重。

二、发病机制

发病机制与自身免疫反应有关,证据包括:①自身免疫攻击的靶是神经肌肉接头处突触后膜上的AChR,并有其相应的乙酰胆碱受体抗体(AChRAb)和被AChR致敏的T细胞及AChRAb的B细胞。临床上约85%患者血清中也可以测到抗AChRAb,但抗体浓度与病情严重度不一定平行一致;②已经从MG患者骨骼肌中提取和纯化出AChR,其分子结构、氨基酸序列等均已搞清;③用AChRAb或特异性自身免疫性T细胞可作被动转移,包括由MG患者向动物或动物相互间转移;④用从电鳗的电器官提取并经纯化的AChR作为抗原与佐剂相混合,免疫接种于兔、猴、鼠等,可造成实验性自身免疫性重症肌无力模型,并在动物的血清中测到AChRAb;⑤采用激素、免疫抑制剂等治疗可以使疾病缓解。

MG与胸腺的关系最为密切,约75%病例伴有胸腺增生,并出现淋巴细胞生发中心,15%病例伴有胸腺瘤。对胸腺的病理研究表明,胸腺内存在肌样上皮细胞,其表面表达类似骨骼肌神经肌肉接头处的AChR。推测这种受体是在特定的遗传素质和病毒感染作用下而产生,机体免疫系统对其发生致敏,产生针对AChR的抗体。这种抗体与骨骼肌神经肌肉接头处的AChR发生交叉免疫反应(分子模拟),在补体参与下,破坏突触后膜,导致突触后膜溶解破坏等一系列形态学改变,从而导致神经传导障碍,引起肌无力症状。

此外,MG患者有时也可合并其他自身免疫性疾病如格林-巴利综合征、多发性硬化、Graves病等。

部分患者可检测到抗核抗体、抗DsDNA抗体、抗甲状腺细胞抗体、抗胃壁细胞抗体等自身抗体。

三、病理

受累骨骼肌的肌纤维间小血管周围可见淋巴细胞浸润。急性和严重病例中,肌纤维有散在灶性坏死,并有多核细胞和巨噬细胞浸润。部分肌纤维萎缩、肌核密集,呈失神经支配性改变。晚期病例,可见骨骼肌萎缩,细胞内脂肪性变。电镜检查见终板的突触前神经末梢中的囊泡数目和直径均无改变,但突触间隙变宽,突触后膜的皱褶变浅变少,所以突触后膜的面积和AChR数量减少。

四、分型

目前常用改良的 Osserman 分型,主要依据受累肌群、病程及治疗反应等,此分型不能反映肌群受累的严重程度,而只能反映肌群的选择性。

Ⅰ型(眼肌型):单纯眼外肌受累,但无其他肌群受累之临床和电生理所见。对肾上腺糖皮质激素治疗反应佳,预后佳。

Ⅱ型(全身型):有一组以上肌群受累,主要累及四肢,药物治疗反应好,预后好。

ⅡA型(轻度全身型):四肢肌群轻度受累常伴眼外肌受累,一般无咀嚼、吞咽、构音困难。对药物治疗反应及预后一般。

ⅡB型(中度全身型):四肢肌群中度受累常伴眼外肌受累,一般有咀嚼、吞咽、构音困难。对药物治疗反应及预后一般。

Ⅲ型(重度激进型):急性起病、进展较快,多于起病数周或数月内出现延髓性麻痹,常伴眼肌受累,多于半年内出现呼吸肌麻痹。对药物治疗反应差,预后差。

Ⅳ型(迟发重症型):潜隐性起病,进展较慢。多于2年内逐渐由Ⅰ、ⅡA、ⅡB型发展到延髓性麻痹和呼吸肌麻痹。对药物治疗反应差,预后差。

Ⅴ型(肌萎缩型):指重症肌无力病人于起病后半年即出现肌萎缩者。因长期肌无力而出现失用性、继发性肌肉萎缩者不属此型。

五、临床表现

本病见于任何年龄,多在30岁以前发病,女性多见。多数起病隐袭。临床主要表现是骨骼肌的易疲劳性和肌无力,突出特点为活动后加重、休息后减轻,即呈现晨轻暮重现象。查体可见受累肌群力弱,疲劳试验阳性,应用胆碱酯酶抑制剂后症状缓解。

最常受累的肌群为眼外肌,可表现为眼睑下垂、眼球活动障碍、复视,严重者眼球固定。在疾病早期,特别是儿童,可出现交替性眼外肌受累的表现,即先一侧眼睑下垂,几周后另一侧眼睑下垂,而原来一侧的睑下垂消失。面部表情肌受累表现为苦笑面容,甚至面具样面容。四肢肌群以近端受累为重,表现为活动久后抬上肢梳头困难,骑自行车刚开始时能上车,但骑片刻后下车困难而跌倒于地,或走一段路后上台阶或上公共汽车困难。咀嚼、吞咽肌群受累可表现为在吃饭时,尤其在进干食时咀嚼费力,用餐时间延长;说话久后构音不清;吞咽可有困难,甚至呛咳。呼吸肌群,早期表现为用力活动后气短,重时静坐也觉气短、发绀,甚至需要呼吸机辅助呼吸。

应该强调的是,全身所有骨骼肌均可受累,但受累肌肉的分布因人因时而异,不是所有患者均先从眼肌受累开始,也有先从呼吸肌无力发病者。

当病情加重或治疗不当,导致呼吸肌无力或麻痹而致严重呼吸困难时,称为重症肌无力危象。分为3种:①肌无力危象:由各种诱因和药物减量诱发。应用胆碱酯酶抑制剂后危象减轻。②胆碱能危象:多在胆碱酯酶抑制剂用量过大所致,除呼吸困难表现外,尚有毒碱样中毒症状(呕吐、腹痛、腹泻、瞳孔缩小、多汗、流涎、气管分泌物增多、心率变慢等),烟碱样中毒症状(肌肉震颤、痉挛和紧缩感等)以及中枢神经症状(焦虑、失眠、精神错乱、意识不清、抽搐、昏迷等)。③反拗性危象:不能用停药或加大药量改善症状者,多在长期较大剂量用药后发生。

上述三种危象可用以下方法鉴别:①腾喜龙试验,因20分钟后作用基本消失,使用较安全。将腾喜龙10mg溶于10ml生理盐水中,先静注2mg,无不适时再注射8mg,半分钟注完。若为肌无力危象,则呼吸肌无力于0.5~1分钟内好转,4~5分钟后又复无力。若为胆碱能危象,则会有暂时性加重伴肌束震颤。若为反拗性危象,则无反应。②阿托品试验:以0.5~1.0mg静注,症状恶化,为肌无力危象,反之属胆碱能危象。③肌电图检查:肌无力危象动作电位明显减少波幅降低,胆碱能危象有大量密集动作电位,反拗性危象注射腾喜龙后肌电无明显变化。

六、辅助检查

(一)药理学试验

1.新斯的明试验

(1)药物用量及用法:甲基硫酸新斯的明1.0~1.5mg,肌肉注射。儿童剂量酌减(10~12岁:2/3成人量;7~9岁:1/2成人量;3~6岁:1/3成人量;<3岁:1/4成人量)。为消除其M-胆碱系不良反应,可同时注射阿托品0.5~1.0mg。

(2)观察指标及时间:按患者受累肌群作多项观察。观察指标为外展内收露白(mm)、睑裂大小(mm)、上睑疲劳试验(秒)、上肢疲劳试验(秒)、下肢疲劳试验(秒)、复视评分,左右侧分别记分。每项指标在用药前及用药后每10分钟测定一次,记录此时与用药前数据的差值。试验结束后,每项求出注射后6次记录值的均值。

(3)注意事项:①餐后2小时行此试验;②有支气管哮喘和心律紊乱者慎用;③服用胆碱酯酶抑制剂者,应在服药2小时后行此实验;④晚期、严重病例,可因神经-肌肉接头处突触后膜上乙酰胆碱受体破坏过重而致实验结果阴性。

2.腾喜龙试验
适用于病情危重、有延髓性麻痹或肌无力危象者。用腾喜龙10mg溶于10ml生理盐水中缓慢静脉注射,至2mg后稍停,若无反应可注射8mg。症状改善者可确诊。

(二)电生理检查

1.神经重复电刺激检查(RNS)
正常人低频重复电刺激(小于5Hz),其波幅或面积衰减不应超过5%~15%,高频重复电刺激(大于10Hz)时其衰减不应超过30%。若低频重复电刺激波幅递减超过 15％ 以上为阳性。检测的阳性率因 MG 型别不同而异：Ⅰ 型为 17.2％，ⅡA 型 85.1％，ⅡB 型 100％。应该注意服用胆碱酯酶抑制剂者，应停药 6～8 小时以上再进行检查。

2.单纤维肌电图检查（SFEMG）　正常人颤抖为 15～20 微秒，若超过 55 微秒为颤抖增宽。检测的阳性率为 91％～94％。进行此检查时无须停用胆碱酯酶抑制剂。

（三）血清中 AChRAb 检测

一般采用 ELISA 检测，检出率为 85％～95％，约 10％～15％ 全身型 MG 患者测不出。

（四）胸部影像学检查

胸部计算机断层扫描（CT）检查可发现前上纵隔区胸腺增生或伴有胸腺肿瘤，对于诊断及选择治疗方案均有帮助。

（五）其他

可进行自身抗体（如抗核抗体、SSA、SSB、抗 DsDNA 抗体、抗胃壁细胞抗体、抗甲状腺抗体等）、血沉、类风湿因子、抗链"O"等的检查。

七、诊断与鉴别诊断

根据活动后加重、休息后减轻的骨骼肌无力，疲劳试验阳性，药理学试验阳性，诊断并不困难。本病眼肌受累者需与动眼神经麻痹、甲亢、眼肌型营养不良症、眼睑痉挛鉴别。延髓肌受累者，需与真、假延髓性麻痹鉴别。四肢无力者需与周期性瘫痪、感染性多发性神经炎、进行性脊肌萎缩症、多发性肌炎和 Lambert-Eaton 综合征等鉴别。Lambert-Eaton 综合征与本病十分相似，但新斯的明试验阴性，RNS 低频波幅递减，而高频时波幅递增。

八、治疗

（一）治疗原则

强调个体化治疗方案。权衡临床病情与治疗效果、不良反应的发生频率、治疗费用和方便性。

（二）治疗方案

1.胸腺摘除＋激素冲击＋其他免疫抑制剂　适用于胸腺有异常（胸腺瘤或胸腺增生）的 MG 患者。首选胸腺摘除，若摘除后症状改善不理想者，可以继续用激素冲击及其他免疫抑制剂联合治疗。

2.激素冲击→胸腺摘除→激素冲击　适用于已经用激素冲击治疗的 MG 患者，待激素减到小剂量后，摘除胸腺，之后若患者仍需药物治疗，可再用激素冲击。

3.单用免疫抑制剂（如硫唑嘌呤、环孢素 A 等）　若患者无胸腺摘除指征或不愿手术，且对激素治疗有顾虑或有激素治疗禁忌证者，可选用此方案。

4.大剂量免疫球蛋白/血浆交换　适用于肌无力危象患者或者不同意上述治疗的患者。

欧洲神经病学联盟指南(2010)对 MG 治疗的推荐为:①激素:当需要免疫抑制治疗时,口服激素是首选药物(临床实践观点)。②硫唑嘌呤:对于需要长期使用免疫抑制治疗的患者,建议在激素减量的同时合用硫唑嘌呤,并尽量使激素用量最小,保持硫唑嘌呤的剂量(A 级推荐)。③血浆交换及静脉注射丙种球蛋白:在病情严重患者及胸腺切除术前推荐使用血浆交换(B 级推荐),静脉注射丙种球蛋白及血浆交换对于治疗 MG 加重均有效(A 级推荐)。④胸腺摘除:对于非胸腺瘤的 MG 患者,胸腺切除可作为增加病情缓解或改善可能性的一种选择(B 级推荐),一旦诊断胸腺瘤,不论 MG 是否严重,胸腺摘除均是适应证(A 级推荐)。⑤环孢素:治疗 MG 有比较可靠的证据,但因其不良反应较严重而仅用于硫唑嘌呤无效或不能耐受者(B 级推荐)。⑥霉酚酸酯:亦可用于硫唑嘌呤无效或不能耐受者(B 级推荐)。⑦环磷酰胺:疗效较好,但由于不良反应较多而仅用于不能耐受激素或对激素加硫唑嘌呤、甲氨蝶呤、环孢素或霉酚酸酯无效的患者(B 级推荐)。⑧他克莫司(FK-506):可用于其他药物控制不良的患者(C 级推荐)。

(三)肾上腺糖皮质激素

一般全身型 MG 多采用大剂量激素冲击治疗,常用药物为地塞米松及甲基泼尼松龙。单纯眼肌型 MG 可采用小剂量泼尼松口服。

治疗时的注意事项包括:①治疗早期病情可有一过性加重,严重时可出现危象,需要呼吸机辅助呼吸;②激素最好于早晨一次使用,大剂量快减,小剂量慢减,可采用隔日减量方法,减量速度必须根据病情而定;③加用辅助用药包括抑酸剂、补钙剂、补钾剂;④老年患者以及患有糖尿病,高血压、溃疡病者慎用或禁用;⑤用药 3~6 个月后明显缓解;⑥为了防止激素减量中病情复发,在激素冲击治疗同时加用免疫抑制剂。

(四)免疫抑制剂

1.硫唑嘌呤 开始每天 50mg,每周增加 50mg,直至达到治疗剂量[通常 2~3.5mg/(kg·d)],可较长时间应用。服药前应查血白细胞,用药中定期复查血常规,若血白细胞低于 $3.0×10^9$/L 停药。起效时间为 4~12 个月,最大效应需 6~24 个月。

2.环孢素 A 应用剂量为 2~5mg/kg,分两次应用,开始用小剂量,逐渐加量。疗程为 3 个月~1 年。起效时间为 1~2 个月,显效时间为 3~5 个月。用药过程中注意监测肾功能和高血压,并测定血中环孢素 A 浓度,调整在 100~150ng/ml。

3.环磷酰胺 可以静脉用药治疗(200mg 加入 10%葡萄糖 250ml 中,1 次/2 日,10 次为一疗程)或口服治疗[1.5~5mg/(kg·d),口服]。70%~80%的患者有效。用药后 1 个月起效,最大改善在 1 年之内。常见的不良反应包括严重的骨髓抑制、肝脏毒性、脱发、全血细胞减少、恶心呕吐、关节痛、头晕、易感染、膀胱纤维化、肺间质纤维化和出血性膀胱炎等。

4.霉酚酸酯 主要用于器官移植后,近期研究发现对 MG 疗效较好。成人剂量 1g,每天 2 次,较少受其他因素影响,除胃肠道不适外,其他不良反应较少。

5.他克莫司(FK506) 是与环孢素结构类似的大环内酯类药物,比后者强 10 倍以上,初步研究发现疗效较好且起效较快,成人用法是最初 3mg/d,病情稳定改善后可减量到 1~2mg/d。主要不良反应是高血糖和肾功能异常,也需注意其血药浓度可受多种药物影响。

6.单克隆抗体 抗 CD20 的单抗 rituximab 已用于治疗难治性 MG。

(五)血浆置换

在 3～10 天内血浆置换 3～5 次,每次置换 5％体重(50ml/kg)的血浆。每次置换大约可清除 60％的血浆成分,这样经过 3～5 次置换可以清除 93％～99％的血 IgG(包括 AChRAb)和其他物质。置换第一周内症状有改善,疗效可持续 1～3 个月。不良反应包括低血压或高血压、心动过速、发热、寒战、恶心、呕吐、柠檬酸盐导致的低钙血症、低蛋白血症、血小板减少导致的凝血异常、出血和与插管有关的静脉血栓形成。

(六)大剂量免疫球蛋白

剂量为 0.4g/(kg·d),静脉点滴,连用 5 天,IgG 半衰期为 21 天左右(12～45 天),治疗有效率为 50％～87％,用药后 4 天内起效,8～15 天效果最显著,并持续 40～106 天左右。

(七)胸腺摘除手术

药物疗效欠佳、伴有胸腺异常(胸腺增生或胸腺瘤)、发生危象的病人,可考虑胸腺切除术。疗效以病程较短的青年女性患者较佳。胸腺切除术后 2～5 年内,大约有 34％～46％的患者完全缓解,33％～40％的患者明显改善。对于胸腺瘤患者,手术目的是切除肿瘤,对 MG 改善帮助可能不大,手术后依据病理结果决定是否放疗。儿童 MG 患者胸腺摘除应从严掌握。手术方式采用纵隔镜下微创扩大胸腺切除术或传统的胸腺切除及纵隔异位胸腺清除术。

(八)胆碱酯酶抑制剂

只能起缓解症状的作用。常用的药物有溴吡斯的明及新斯的明。前者起效 30 分钟,1～2 小时作用最大,持续 4～6 小时,剂量为 60mg,每天 3 次,可增加到 120mg,每 3 小时一次,有进食障碍者,应饭前 1 小时服药。后者只用于药理学试验。对心动过缓、心律不齐、机械性肠梗阻以及哮喘患者均忌用或慎用。

(九)危象的治疗

MG 危象是临床严重情况,若处理不当可能导致患者死亡。多种因素可以导致危象的发生包括感染(特别是肺部感染)、电解质紊乱、不适当使用非去极化肌肉松弛剂、应用能加重无力的药物(如氨基糖苷类抗生素、β-受体阻滞剂、奎宁、苯妥英等)、胆碱酯酶抑制剂停药等。由于 MG 危象发生非常迅速,因此对很可能发生 MG 危象的患者应严密观察肺功能、血气分析等。一旦发生 MG 危象,应给予如下处理:

1.保持气道通畅,维持通气和氧合　首先要保持气道通畅,给氧,监测患者的通气和氧合状况。然后才区分危象类型及查找可能诱因,随时准备气管插管及呼吸机辅助呼吸。对于需要较长时间呼吸机辅助呼吸的患者宜及早气管切开。

2.正确迅速使用有效抗危象药物

(1)肌无力危象:甲基硫酸新斯的明 1～2mg 肌注,好转后根据病情 2 小时重复一次,日总量 6mg。酌情用阿托品 0.5mg 肌注。

(2)胆碱能危象:立即停用抗胆碱酯酶药物,并用阿托品 0.5～1.0mg 肌注,15～30 分钟重复一次,至毒碱样症状减轻后减量。

(3)反拗性危象:停用一切抗胆碱酯酶类药物,至少 3 天。以后从原药量的半量开始给药。

3.综合治疗和对症处理　　在呼吸机辅助呼吸的前提下,可考虑同时应用激素冲击或血浆交换或大剂量免疫球蛋白治疗,这样能有效缓解病情,及早脱机,加速康复。治疗过程中密切生命体征监测,维护重要生命器官功能。

九、病程与预后

MG 是一种慢性疾病,病情易波动,需要较长时间免疫治疗,除非发生危象,一般不会致命。由于该病对各种免疫治疗反应良好,治疗后可得到有效控制。

十、预防

平素应避免过劳、外伤、感染、腹泻、精神创伤等各种诱因,并避免使用各种安定剂、抗精神病药物、局部或全身麻醉药、吗啡类镇痛药、碘胺类药物,避免使用氨基糖苷类抗生素。应避免灌肠,以防猝死。

（刘春雷）

第四节　脊髓损伤

一、脊髓的解剖

脊髓位于脊柱内,节段分为颈 8、胸 12、腰 5、骶 5、尾 1。脊柱由一系列脊椎组成。脊髓本身的"神经"节段水平是根据脊椎之间进出脊柱的脊神经根而定的。脊椎和脊髓节段的水平并非全部一样。脊髓上端,前 2 个颈段脊髓大致与前 2 个颈段脊椎水平相当。但颈 3～颈 8 段脊髓位于颈 3～颈 7 脊椎之间。同样,在胸段脊髓中,前 2 个胸段脊髓大致与前 2 段胸段脊椎水平相当。但胸 3～胸 12 脊髓段位于胸 3～胸 8 之间。腰段脊髓位于胸 9～胸 11 椎骨之间,而骶段位于胸 12～腰 1 椎骨之间。脊髓尖或称脊髓圆锥位于腰 2 脊椎水平。腰 2 以下只有脊神经根,称为马尾。

第一和第二颈椎支撑头部活动。颈 1 椎骨支撑头颅,称为"寰椎"。头颅后部是枕骨,枕骨与颈 1 椎骨之间的关节称为"寰枕关节"。颈 2 椎骨支撑寰椎的活动,称为轴椎。颈 1 与颈 2 椎骨之间的关节为"寰轴关节"。颈段脊髓的神经支配膈肌(颈 3)、三角肌(颈 4)、二头肌(颈 4～5)、腕伸肌(颈 6)、三头肌(颈 7)、指屈肌(颈 8)以及手部肌肉(颈 8～胸 1)。

二、病因学和流行病学

脊髓损伤通常是由于脊柱的创伤导致,首先椎骨或椎间盘移位,然后压迫脊髓引起损伤。

脊髓损伤可以在没有明显脊椎骨折的情况下发生,而脊椎骨折也可能不出现脊髓损伤。脊髓损伤还可能由于脊髓缺血造成。在发达国家,包括在送往医院途中死亡的患者,大约每年每100万人口中会出现12~53个新病例。脊髓损伤最常见的原因是交通事故、坠落、暴力和运动损伤。脊髓损伤发生于交通事故的占50%、发生于坠落的占15%~20%、发生于运动损伤的占10%~25%。个别脊髓损伤的病例与误食酒精有关。与工作相关的脊髓损伤占10%~25%,暴力损伤占10%~20%。运动、娱乐活动引起的损伤在不断增加,暴力引起的脊髓损伤急剧上升(钝挫伤,穿透伤,枪、刀伤),成年人尤其是发生于坠落的发病率也在不断增加。缺血性脊髓损伤多是由于血管损伤或阻断引起,而出现于脊髓损伤前的病理变化包括骨关节炎、椎管狭窄、强直性脊柱炎、风湿性关节炎和先天畸形。有关统计数据指出55%的脊髓损伤发生于颈部(主要是第4~6颈椎水平),45%的脊髓损伤是完全性的。20%~60%的脊髓损伤患者有其他复合伤,如颅脑、胸腔损伤等。受伤的平均年龄已经从20世纪70年代中期的29岁慢慢增加到目前的40岁左右。超过80%的脊髓损伤发生在男性。在美国,现在大约有25万人脊髓损伤。在中国,脊髓损伤发生率约每年60000例。

　　55%的创伤性脊髓损伤涉及颈髓损伤。创伤性颈髓损伤3个月的死亡率为20%~21%。在美国,每年治疗脊髓损伤患者的费用估计达40亿~90亿美元。由于这种疾病在急性和慢性阶段的生存人数不断增多,脊髓损伤患者在生活中正越来越常见。每个脊髓损伤患者的治疗费用直接与脊髓损伤平面和患者的年龄有关。依赖机械通气的四肢瘫痪高龄患者的费用最高。长期生存的调查显示,高位神经水平的损伤、完全性脊髓损伤、老龄以及受伤后的前几年有更高的死亡风险,故相应的治疗费用大幅度提高。

三、发病机制

(一)原发性脊髓损伤

指外力直接或间接作用于脊髓所造成的损伤。

(二)继发性脊髓损伤

指外力所造成的脊髓水肿、椎管内小血管出血形成血肿、压缩性骨折以及破碎的椎间盘组织等形成脊髓压迫所造成的脊髓的进一步损害。造成继发性损伤的机制包括:①血管舒缩功能受损,缺血、出血、血管痉挛、血栓形成和通透性增加;②炎症趋化因子、细胞因子和类花生酸类物质的释放、细胞黏附分子表达和白细胞浸润引起炎症变化;③三磷酸腺苷耗竭、自由基产生、脂质过氧化、兴奋性氨基酸释放、细胞内钙超载和线粒体功能不全引起细胞功能障碍。

　　继发性损伤的一个标志是脊髓水肿,可能会在临床上表现为神经功能恶化,在磁共振成像(MRI)表现为实质信号异常。脊髓水肿通常在伤后3~6天最严重。除了这些急性变化,脊髓损伤在伤后数周或数月,还可出现脊髓细胞凋亡,胶质瘢痕形成,并产生囊性腔。继发性脊髓损伤的临床意义是出现了如低血压、休克、动脉血氧含量下降、儿茶酚胺释放下降、高凝状态和高热等全身改变。在受伤时即刻出现的局限性的低灌注和缺血,经过数小时以后不断向两个方向进行性扩展。除了缺血性因素外,其他如自由基、钙离子、类二十烷酸、蛋白酶、磷酸酶等的释放均可引起继发性损伤。

病理学改变表现为瘀伤处出血,首先开始于灰质,经过数小时可以发生深入脊髓的严重出血。接着脊髓出现水肿、细胞染色体溶解和空泡溶解,最终神经元坏死。细胞凋亡,尤其是少突胶质细胞的凋亡也会发生。在白质,血管源性水肿、轴突降解和脱髓鞘随之发生。出血部位出现多型晶体。接着,凝固性坏死和空洞形成相继发生。

四、临床表现

"截瘫"指脊髓胸段、腰段或骶段(不包括颈段)椎管内脊髓损伤之后,造成运动和感觉功能的损害或丧失。截瘫时,上肢功能不受累,但是根据具体的损伤水平,躯干、下肢及盆腔脏器可能受累。本术语包括马尾和圆锥损伤,但不包括腰骶丛病变或者椎管外周围神经的损伤。"四肢瘫"指由于椎管内的脊髓神经组织受损而造成颈段运动和感觉的损害和丧失,四肢瘫导致上肢、躯干、下肢及盆腔器官的功能损害,但不包括臂丛损伤或者椎管外的周围神经损伤。

在脊髓休克(当脊髓与高位中枢断离时,脊髓暂时丧失反射活动的能力而进入无反应状态的现象)期间表现为受伤平面以下出现弛缓性瘫痪,运动、反射及括约肌功能丧失,有感觉丧失平面及大小便失禁。2~4周后逐渐演变成痉挛性瘫痪,表现为肌张力增高,腱反射亢进,并出现病理性锥体束征。上颈椎损伤的四肢瘫均为痉挛性瘫痪,下颈椎损伤的四肢瘫由于脊髓颈膨大部位和神经根的毁损,上肢表现为弛缓性瘫痪,下肢仍以痉挛性瘫痪。

(一)颈段损伤

1.上颈段(颈1~4)损伤　颈椎骨折占脊柱骨折的10%。但颈髓,尤其是高颈段并发脑干损伤者死亡率很高,可占脊髓损伤死亡率的60%。

上颈段损伤与骨科相关的临床表现是,四肢呈痉挛性瘫痪,颈4损伤会导致肱二头肌和肩膀的功能明显丧失,上颈段内的三叉神经脊髓束损伤时会出现面部"洋葱皮样"感觉障碍(Dejerine综合征)。

上颈段损伤与重症监护相关的临床表现是,颈1~2的损伤导致呼吸终止,因此需要机械通气或膈神经起搏,但多立即死亡。因颈2~4段内有膈神经中枢,无论直接损伤或邻近的下颈段脊髓挫伤后水肿波及均可引起膈肌麻痹,出现呼吸困难、咳嗽无力、发音低沉,必须使用呼吸机呼吸。自主神经损伤时,可出现排汗和血管运动功能障碍导致的持续性高热或单侧或双侧的Horner氏综合征(瞳孔缩小、眼球内陷、上睑下垂及患侧面部无汗的综合征)。

2.下颈段(颈5~8)损伤　下颈段损伤与骨科相关的临床表现是,损伤时出现四肢瘫,上肢远端麻木无力,肌肉萎缩,肌腱反射减低或消失,表现为下运动神经元性瘫痪。双下肢则为上运动神经元性瘫痪,肌张力增高,膝、踝反射亢进,病理反射阳性。损伤节段平面以下感觉消失,并伴有括约肌障碍,约在伤后7~8周建立反射性膀胱,总体反射明显。颈5损伤导致肩膀和肱二头肌的功能潜在丧失,并导致腕部和手部的功能完全丧失。颈6损伤导致患者不能完全控制腕部,手部功能完全丧失。颈7损伤导致手部和手指失去灵活性,手臂的活动受限。颈7节段以上完全性损伤的患者通常日常生活无法自理。

下颈段损伤与重症监护相关的临床表现是,心率、血压、汗液分泌、体温的调节能力丧失或者降低,自主神经功能紊乱或血压不正常升高、发汗,以及其他自主神经对疼痛或感觉障碍的异常反应。

（二）胸段（胸 1～12）损伤

由于胸椎椎管较窄，脊髓损伤多为完全性，下胸段损害腹壁反射有保留或消失，如中胸段水平损害则上腹壁反射（胸 7～8）可保留，而中下腹壁反射皆消失，可作为判断损伤节段的体征之一。

胸段损伤与骨科相关的临床表现是，两下肢呈痉挛性截瘫和损伤平面以下感觉消失，胸 1～8 损伤导致患者不能控制腹肌，因此躯干稳定性受到影响。损伤水平越低，受到的影响就越小。胸 9～12 损伤导致患者躯干和腹肌功能的部分丧失。

胸段损伤与重症监护相关的临床表现是，中上胸段扭伤因部分肋间肌瘫痪可出现呼吸困难。脊髓休克阶段，如胸 6 节段以上损伤可出现交感神经阻滞综合征、血管张力丧失、血压下降、脉搏徐缓、体温随外界变动。脊髓休克期过后出现射精反射和阴茎勃起等。

（三）腰膨大（腰 1～骶 2）损伤

由于胸腰段脊椎骨折机会多，膝、踝反射和提睾反射皆消失。腹壁反射则不受累，因脊髓中枢失去对膀胱及肛门括约肌的控制，排便、排尿障碍比较明显突出。

（四）脊髓圆锥（骶 3～5）及马尾损伤

正常人脊髓终止于第 1 腰锥体的下缘，因此第 1 腰椎骨折可发生脊髓圆锥损伤。脊髓圆锥损伤后，可见臀肌萎缩，肛门反射消失，会阴部呈马鞍状感觉消失。脊髓圆锥内存排尿中枢，损伤后不能建立反射性膀胱，直肠括约肌松弛，出现大小便失禁和两下肢的感觉及运动仍保留正常。性功能也与脊髓骶段有关，脊髓损伤后性功能受到影响。在体验性幻想时，来自大脑的信号传递到胸 10～腰 2 脊髓水平，在男性，信号再转达给阴茎，这些信号引发阴茎勃起。另外，在直接接触阴茎或其他性敏感的区域如耳朵、乳头或颈部时，反射性勃起也可发生。反射性勃起是无意识的，在没有性幻想时也会发生。控制人体引起反射性勃起的神经位于骶神经（骶 2～4），在脊髓损伤后会受到影响。

马尾神经起自第 2 腰椎的骶脊髓，一般终止于第 1 骶椎下缘，腰椎 2 以下只能损伤马尾神经，马尾神经在椎管内比较分散和活动度大，不易全部损伤，多为不完全性损伤，表现为损伤平面以下弛缓性瘫痪，腱反射消失，没有病理性锥体束征，两侧症状多不对称，可出现剧烈的疼痛和不等程度的感觉障碍，括约肌和性功能障碍多不明显。

五、神经功能评估

（一）脊髓损伤分类

脊髓损伤可以分为完全性与不完全性两大类。根据是否存在肛门感觉和肛门括约肌收缩来定义是否为"完全性"脊髓损伤。这样"完全性"脊髓损伤就简单定义为：代表骶髓最低段（骶 4～5）的肛门和会阴区无运动和感觉功能。2000 年，美国脊髓损伤学会（ASIA）和国际截瘫医学会根据 Frankel 脊髓损伤分级，修订提出了一套统一的 5 级残损分级量表（AIS）。同时，ASIA 认定 5 个不完全性的脊髓损伤综合征，包括①中央脊髓综合征是上肢肌力减弱重于下肢；②布朗-塞卡综合征反映一侧脊髓损伤更重;③脊髓前柱综合征损伤主要在脊髓前束,包括前庭脊髓束;④圆锥综合征为圆锥损伤;⑤马尾综合征为脊髓根损伤。

以骶4~5是否有功能作为是否是"完全性"损伤的定义,解决的不仅是部分保留带和外侧功能保留的问题,而且还解决了功能恢复的问题。事实证明,极少有骶4~5功能丧失的患者能自然恢复这些功能。虽然这样简化了评估损伤是否是"完全性"的标准,但 ASIA 仍决定,运动和感觉水平应该在两侧分别表示,并注明部分保留带。

损伤部位以下运动和感觉功能缺失并不一定意味着没有轴突穿过损伤部位。许多医师将"完全性"脊髓损伤等同于缺乏轴突穿过损伤部位。许多动物和临床资料表明,多达5%~10%的动物或人最初损伤部位以下没有感觉和自主功能,但后来恢复了某些功能。如果是不完全性损伤,最近的研究表明,通过强化练习和操练,近90%将恢复了独立行走功能。

(二)无意识或不配合患者的神经功能评估

如果患者意识丧失或不能配合,那么神经学检查可能会比较困难。对于这些患者,一些临床表现可以提示有脊髓损伤的可能性。这些临床表现包括:①在损伤水平以上对疼痛有反应,而以下就对疼痛没有反应;②上肢和(或)下肢弛缓,反射消失;③肘部屈曲而伸展无力提示颈髓损伤;④不恰当的血管扩张(与低体温有关、或者当胸腰部脊髓损伤时在下肢出现但不在上肢出现);⑤无法解释的心动过缓、低血压;⑥阴茎异常勃起;⑦肛门部位肌肉松弛、反射消失等。但是,脊髓损伤的确诊还是要依靠 MRI 和体感诱发电位(SSEP)。

(三)脑脊液生物标记物监测

目前神经功能测定方法都是用于损伤严重程度的分级和预测神经系统功能恢复程度。然而,在急性受伤的患者,目前这些措施往往无法有效及时地进行。研究表明,神经丝蛋白 H 磷酸化亚型(pNF-H)是神经丝蛋白 H(NF-H)的磷酸化亚型,被认为是可以反映轴突损伤的潜在标志物。实验表明,各类实验性脊髓损伤和创伤性脑损伤中,可溶性 pNF-H 的免疫反应很容易在成年大鼠血清中检测到,但在正常动物血清中检测不到。脊髓损伤以后,血清 pNF-H 表达在16小时后达到第一个高峰,在3天后达到第二个高峰,第二个峰值通常更大。这些结果表明,pNF-H 在血清中的免疫反应水平,可以用来方便地监控在实验条件下和假定临床情况下的神经元损伤和变性。因此,检测这种血清或脑脊液中蛋白质,可能为判断神经元损伤的存在和程度提供有关信息。

在实验性脊髓损伤的系列研究中,生物标志物 S-100B、神经原特异性烯醇化酶(NSE)、神经丝轻链和胶质纤维酸性蛋白显著增加。在伤后2小时,血清和脑脊液中 NSE 和 S-100B 蛋白水平显著增加,并在6小时达到了最大值。在一定时间窗内,血清和脑脊液中 NSE 和 S-100B蛋白水平与损伤的严重程度是密切相关的。在实验性脊髓损伤后,NSE 和 S-100B 蛋白水平在血清和脑脊液中显著增加,并显示出时间依赖性,从而可能被视为急性脊髓损伤的特定生物标志物。有关研究人员建立了用 S-100B、胶质纤维酸性蛋白(GFAP)和白介素(IL)-8构成的生化模式,来预测损伤的严重程度。在伤后24小时内,利用这些蛋白的浓度,该模型准确地预测了89%的患者的 AIS 分级。此外,在伤后6个月,通过这些脑脊液蛋白比用 AIS 分级能更好地预测节段性运动功能恢复。在伤后的第 3～4 天,炎性细胞因子,如 IL-6,IL-8 和单核细胞趋化蛋白-1(MCP-1)的表达模式为人类脊髓损伤的病理生理提供了宝贵信息。此外,S-100B 血浆浓度的增加与不良的功能恢复密切相关。

(四)影像学检查

影像学检查的主要目标是迅速、准确地确定脊柱损伤部位及其所引起的脊髓损伤。有脊柱或脊髓损伤危险性的所有外伤患者都应进行影像学检查,这些患者可能存在:①颈、背部疼痛或压痛;②感官或运动障碍;③神志不清水平;④酒精或药物中毒等。大于 95% 的脊髓损伤患者都伴随脊柱损伤[骨折和(或)脱位]。对于 X 线平片或计算机断层扫描(CT)没有任何脊柱损伤异常的脊髓损伤患者,被称为无放射影像学脊髓损伤异常(SCIWORA)。但是,如果用磁共振成像(MRI)诊断隐匿性椎间盘或韧带损伤,将提高脊髓损伤的诊断率。

1. X 线平片 除了那些没有意识或多发伤的患者,对于有症状的疑似脊髓损伤的患者,X 线平片仍然是比较传统的检查方法。然而,没有可以察觉到的异常并不意味着可以排除脊髓损伤。摄片效果不佳、摄片技术质量不好或者阅片者缺少经验等因素都可能导致漏诊。即使没有受到这些限制,颈部 X 线片经常会无法很好显影骨折和半脱位,仍然要高度怀疑脊柱骨折和脊髓损伤。从颅底部直至包括第 7 颈椎和第 1 胸椎交界处的整个颈椎节段,都应该在平片上充分显影。通常情况下,椎前软组织异常提示细微的损伤。

对于颈椎,三位创伤系列摄片在大部分医院是标准检查方法。这种检查方法包括侧位、正位和齿状突开口位三个位置。侧位片要注意:①要将整个颈椎及颈 7～胸 1 椎间隙都摄入片中;②观察锥体对齐、骨性结构、椎间隙的异常和软组织增厚。五位系列摄片被认为可以提高诊断率而推荐应用。但是也有研究表明,这种检查方法对于诊断率并没有影响。对于胸腰段损伤,侧位和前后位 X 线摄片是标准的 X 线检查方法。

2. CT 在诊断脊髓损伤方面,CT 尤其是更先进的多排 CT 扫描的敏感性,远远强于X 线平片。CT 扫描在检测和评估脊髓损伤、排除椎间隙损伤方面有着至关重要的作用。

CT 扫描的指征包括:①X 线平片不能很好显影;②临床上高度怀疑脊髓损伤,但 X 线平片显示正常。例如出现持续性或进行性颈部疼痛或压痛,或者出现神经系统的异常表现;③对于 X 线片的检查结果表示怀疑;④存在异常 X 线表现,对于在 X 线平片上看到的骨折、半脱位或脱位做进一步的检查;⑤椎管评估。

CT 扫描应该在所有疑似或确诊的脊髓损伤患者中进行。如果患者意识障碍或存在严重的多发伤,CT 扫描应该被作为检查评估颈、胸或腰段脊髓损伤的首选影像学检查方法,而不要先进行 X 线摄片检查。应常规进行矢状位和冠状位重建。在最近的一项研究中,70 例颈 1～3 受伤的患者中,67 例通过 CT 正确诊断,而通过 X 线片正确诊断的仅为 38 例。螺旋 CT 允许矢状位和三维重建,并可能为诊断会提供更大的准确性。然而这些研究被认为存在缺陷。尽管作为单一的诊断方式,CT 是不能确定诊断的,但三位平片与 CT 相结合的阴性诊断率>99%。如果有必要,脊髓的 CT 扫描应该与其他部位的 CT 扫描相配合进行诊断。虽然 CT 骨髓造影已经被 MRI 所取代,但是如果没有 MRI 检查设备或患者有 MRI 禁忌证,就可选择 CT 骨髓造影。

3. MRI MRI 使包括韧带、椎间盘和脊髓本身的软组织形象化,从而显示脊髓损伤的位置、范围和性质。MRI 在脊髓损伤的神经损害、预后评估和手术方案设计方面都提供了重要的信息。如果出现不能解释的神经功能损害、损伤的椎骨水平与神经水平的不一致或者神经功能恶化，应及时进行 MRI 检查。

存在脊髓损伤而没有知觉、或者不能配合、或者极度兴奋、或者有相关其他创伤的患者，经常需要进一步进行颈椎影像学检查。此时可选择以下几部分：①维持颈部和（或）脊柱保护措施，直到患者恢复意识和反应；②在医生监测下的脊柱动力位成像；③应用脊髓 MRI 排除纯粹的韧带损伤。在这三个选项中，因为可以指示颈椎是否有不稳定现象，通常会选择 MRI 来使脊髓清晰成像。MRI 显示的脊髓创伤偏位及其他表现，很大程度上决定了进一步的治疗和诊断策略。

4.颈椎损伤的排除　考虑到部分颈椎节段损伤的漏诊将造成严重后果，因此须在充分影像学检查之后才能排除颈椎损伤，而且必须由有经验的专家来进行。虽然加拿大颈椎准则为急性、稳定的创伤患者提供了影像学检查指南，但不适用于重症加强医疗病房(ICU)患者。对于 ICU 患者，尤其是存在意识障碍时，排除颈椎损伤的标准方法还有争议。最佳方法似乎是螺旋多排 CT 薄层扫描与重建，选择 MRI 用于进一步检查，而不是使用屈/伸成像检测不稳定的韧带损伤。

早期颈髓清晰显像有利于早期撤除颈圈以及解除与放置颈圈相关的压疮、气道管理困难、中心静脉置管困难和头颅损伤时颅内压增高等问题。

（五）检查其他复合伤

颈椎损伤(四肢瘫痪)，可复合头部损伤。颈椎损伤的发生率占颅脑创伤的 1%～3%。所有颈髓损伤的患者中，25%合并一定程度的头部损伤，2%～3%有严重的损伤。因此，头部损伤的患者都应该先假设有颈椎损伤，直到确定排除诊断。

胸腰椎损伤(截瘫)，可复合胸腹部创伤。尽管主动脉 X 光摄影术可以更好地评估其他胸腔损伤，但胸部加强对比螺旋 CT 可以用于临床评估其他胸腔损伤，排除大血管损伤。脊髓损伤合并腹部损伤的诊断较为困难。然而，如果出现过度的低血压、背部疼痛或者在脊柱或胸腔 X 线平片中看见游离气体或液体，就怀疑腹腔脏器损伤。腹部 CT、诊断性腹腔灌洗或者超声检查均可帮助诊断。

六、脊髓损伤的急救处理

脊髓损伤急救处理的首要原则是维持呼吸和循环功能，使继发性脊髓损伤最小化。脊柱必须固定防止进一步损伤发生。这包括直线形固定，在头部两侧放置沙袋固定，用坚固的颈圈制动，以及在转运时应用背板。固定制动的目的是防止不稳定脊柱对脊髓造成进一步损伤。因为脊柱损伤可以发生在不相邻的脊柱节段，所以在相应的身体检查和影像学检查排除脊柱损伤之前，整个脊柱都应该固定制动。固定制动被广泛地作为对有脊柱损伤可能性的患者的救护标准。对于影响呼吸的颈部脊髓损伤，有时通气支持是必要的。多数情况需要紧急气管插管，用双手托颌法开放气道，插管时头颈部必须摆正。上位脊髓损伤可能会发生神经源性休克，需要大量扩容。如果血压低，必须给予输液和药物治疗，以保持脊髓内的血流。为了使患者最大限度减少水肿恶化的发生,对于怀疑并发颅脑损伤的患者,除补充生理盐水或乳酸林格氏液外,经常需要补充胶体液。

初步复苏和评价后,在维持脊柱固定措施的同时,进行 X 线平片和 CT 扫描等检查。对于精神状态改变和(或)怀疑颈椎损伤的患者,初步检查必须包括能清楚地显示颈椎直至颈 7～胸 1 交界处的颈椎正、侧位和齿状突位 X 光片。额外的脊髓检查可能需要在患者固定和更多紧急诊断检查进行以后进一步采取。在此期间,坚固的颈圈固定和背部夹板固定必须继续应用。然而,固定制动不是完全没有弊端的。在 70% 患者中,固定制动可以带来疼痛、压疮、胸壁损伤。另外,颈部固定制动可以增加呼吸道损害、插管困难、呼吸困难和颅内压增高。临床救治过程中应充分考虑这些因素对患者的影响。

常规胸腹部 X 线片可能会提供存在严重胸腰段脊髓损伤的重要信息。尽管这不能替代接下来的正规脊髓检查,但这些检查往往是例行创伤救治工作的一部分,并为脊柱创伤的存在提供早期的线索,可能有助于决定后续影像学检查的优先次序。

在颈圈固定颈部等固定措施以后,转运中仍要保持患者平稳,防止人为损伤发生。进入急诊室后,必要时可应用吗啡止痛,以利于实施进一步检查。如果病情平稳,可转入监护条件更佳的单位治疗,这可降低并发症和缩短住院时间。脊髓损伤患者应转入 ICU 严密监测治疗,进一步支持呼吸、循环等重要生命器官功能。

七、脊髓损伤患者的器官功能支持

脊髓损伤对生命重要器官功能造成影响。许多研究报告指出,脊髓损伤患者急性期应在 ICU 接受治疗,对各种潜在并发症进行监测、评估和防治。在脊髓损伤患者中可以看到不同的早期和晚期并发症,这些并发症涉及各个系统的程度,总是和脊髓损伤的水平及严重性相关。

(一)呼吸系统

呼吸系统问题是脊髓损伤者转入 ICU 的最常见原因呼吸系统并发症的发生,取决于脊髓损伤的程度、患者年龄以及是否存在潜在呼吸系统疾病和复合伤。这些并发症包括肺不张、痰液潴留、肺炎和急性呼吸衰竭。呼吸系统并发症也是导致死亡的主要危险因素,尤其是四肢瘫痪的患者。在急性受伤住院阶段,84% 的颈 1～4 损伤患者和 60% 的颈 5～8 损伤患者会发生呼吸系统并发症。膈肌受颈 3～5 神经支配。颈 3 损伤患者,膈肌的大部分神经支配已丧失,所有患者均需要进行机械通气支持,大约 50% 患者需要永久机械通气支持。斜角肌无力和肋间肌瘫痪导致矛盾呼吸形式,腹肌瘫痪导致不能咳嗽。对于截瘫患者,膈肌是完好的,但受损脊髓神经水平的肋间肌和腹肌功能下降,肺活量有一定程度下降,咳嗽功能受到不同程度损伤。

1.人工气道　有研究显示,脊髓损伤患者气管插管的决定因素包括颈 5 水平以上的损伤、损伤严重程度评分(AIS)和完全性脊髓损伤。总体而言,有 74% 的脊髓损伤患者需要气管插管。

气管插管的方式包括清醒情况下纤维光学支气管镜引导经口(鼻)气管插管,和全麻下经口气管插管。两种方法无优劣之分,决定选择的因素包括情况的紧急程度、医务人员的技术和训练、设备的可取性、患者的意识状态和复合伤。虽然麻醉下经口气管插管时颈部移动的概率会更大,但这仍是一种安全的技术,而且没有证据表明会导致神经功能。必须做好快速诱导和插管困难的准备。颈圈被拆除以保证口部充分张开,头部的人工固定必须在没有牵引力的情况下进行,并给予环形压力。琥珀胆碱在脊髓损伤发生后10天~7个月之间应该避免,以防止严重的高钾血症。罗库溴铵是更理想的肌松剂。

一般认为下列患者应进行行气管切开:上颈段损伤、出现呼吸衰竭、呼吸道感染痰液不易咳出、已经发生过窒息。另有两个因素也可能影响气管切开的应用,即是否为完全性损伤和损伤水平是否高于颈5水平。气管切开在不完全性损伤患者的概率较低(6%~33%),而在颈5水平以上的完全性损伤患者中,气管切开的概率在81%~83%,而颈5水平及以下完全性损伤发生概率为49%~60%。此外,如果需要长期机械通气(大于2周),或多次拔管失败,就要考虑气管切开。对于高位脊髓损伤、原先有肺部疾病和高龄患者,可考虑早期气管切开。文献报道多数气管切开在伤后3~10天之间。有些报道推荐在颈椎前路稳定术后再行气管切开术,主要是考虑到前路稳定术与气管切开切口部位感染风险之间的关系。

2.机械通气、呼吸治疗和感染控制 脊髓损伤患者的机械通气和呼吸治疗应遵循危重患者的总体原则。呼吸支持的目的是预防和纠正低氧血症并维持患者的通气功能。对脊髓损伤患者的呼吸治疗也具有十分重要的临床意义。具体措施包括肺部清洁措施、胸腔物理疗法、增加呼吸道湿度和持续性气道正压通气。每2小时改变卧姿可防止肺不张,强化生理支持治疗,在用非侵入性的通气支持方式时每4小时进行一次深呼吸,如有必要可用支气管扩张剂。协助咳嗽可能有利于清除痰液。有研究显示,持续体位旋转治疗能够显著降低与脊髓损伤有关的肺部并发症。采取措施增加最大呼气流速可改善咳痰效果,对于清醒患者进行呼吸肌肉阻力训练能改善最大吸气压力和肺活量。

3.机械通气的撤离 撤除机械通气应根据以下指标:①患者一般情况好转,末梢循环好,感染已控制,水电解质平衡已被纠正,肺部X线片无明显异常;②血气分析示动脉血氧分压高于80mmHg,二氧化碳分压低于45mmHg;③呼吸频率<28次/分,分钟通气量>8L,潮气量>5ml/kg,最大吸气负压>20cmH_2O;④呼吸肌力量逐渐增强,肺活量至少达到0.8L以上。

对于高位损伤引起的四肢瘫痪,机械通气的撤除通常存在困难,并且反复发生的肺不张也使病情复杂化。没有哪一种撤除机械通气的方法被视为更具优越性。撤除呼吸机过程中,最常使用的两种通气支持方式是同步间歇指令通气和压力支持通气,流量触发下的压力支持通气较方便。也可从一开始就采用T管自主呼吸试验,但需要注意的是应加强心理支持治疗以防止患者焦虑和丧失信心。几乎所有的颈4或者更低位的四肢瘫患者,和大约50%的颈3损伤四肢瘫患者可以在一定时间后撤除机械通气,但人工气道的撤除应该延后,直到明确患者已经适应脱离机械通气、肺不张不再出现、痰液分泌物明显减少和不再需要频繁气道吸引后才考虑拔管。不能撤除机械通气的颈1~3水平损伤四肢瘫患者可以通过家庭通气机进行永久性的机械通气支持。这些患者中,有些可能适合膈肌起搏。

4.膈肌起搏 在四肢瘫而膈神经完整的患者中,通过使用腹腔镜手术植入肌肉内电极引起膈肌兴奋称为膈肌起搏(DP)。有研究表明DP可成功替代正压机械通气。DP的最终目标是取代长期机械通气。DP术后,通过改变脉冲宽度、幅度、频率进行程序化控制膈肌兴奋,以最大限度地增加潮气量,同时保持患者感觉舒适。由于这些脊髓损伤患者一直长期依赖呼吸机,肌纤维萎缩的发生率高,因此需要先修复膈肌。

(二)循环系统

1.循环衰竭 动物试验证实,脊髓损伤后立即发生的低血压(急性期),原因在于副交感神经活动占主导地位的自主神经平衡紊乱。随后的偶发性高血压(慢性期)可能是自主神经异常反射状态的一部分。在脊髓休克的早期阶段,孤立的脊髓节段自主神经反射活动丧失。这些改变将导致窦性心动过缓和血管性低血压,尤其对于胸6以上节段损伤。患者对姿势改变、体液丢失和间歇性正压通气引起的进一步低血压很敏感。这些因素促使患者发生体循环衰竭。高血压是由脊髓损伤水平以下的传入刺激引起,严重有时可能导致脑出血。针对发生循环衰竭的潜在危险性,监测措施应该包括心电图、血压、中心静脉压和尿量等。扩充血浆容量对于纠正一定程度的相对低血容量是必须的。大量研究表明,脊髓损伤后低血压是导致脊髓继发性缺血损伤的重要危险因素,提高血压可以改善神经功能。现有指南建议,在发生脊髓损伤后7天内,应及时纠正低血压并维持平均动脉压在85~90mmHg。

2.心律失常 由于交感神经通路的阻断和迷走神经相对性兴奋,心律失常问题在脊髓高位损伤以后都极其常见,尤其是在脊髓损伤急性期更易发生。这些心律失常包括严重的心动过缓、房室传导阻滞和心脏停搏。在脊髓损伤的早期阶段,4.9%的人经历过心跳呼吸骤停。严重的颈髓损伤患者发生心动过缓的概率是100%,短阵心动过缓(心率小于45次/分)占71%,心脏停搏发生率占16%。在气管内吸引或体位改变时,迷走神经活动会进一步增加,特别是在受伤后的第一周。加之气管内吸引导致的缺氧,是造成心脏停搏的主要原因,对于高危患者,需要给予阿托品治疗。患者是否存在结构性心脏病和左心室功能低下,是决定预后和是否进行药物治疗的重要因素。当存在心血管疾病或引起症状的心律失常时,最初治疗包括β-受体阻滞剂。对于更严重的心律失常,需要应用抗心律失常药物或射频消融,当有危及生命的心律失常时,应考虑植入式自动除颤器。

3.自主神经功能紊乱和循环系统并发症 由脊髓损伤引起的继发性改变中,自主神经功能紊乱可能是一个发生在损伤之后的最具生命威胁的情况。在解决脊髓休克问题的过程中,胸6水平以上的损伤将会导致代偿性心动过缓的突发性高血压,原因为受到诸如疼痛、膀胱过度充盈或粪便嵌顿刺激之后引起的自主神经功能紊乱。自主神经反射亢进的产生是由于人体缺乏上位脊髓交感神经元的控制,因而在受损神经节段水平下对传入冲动的反应引起了过度的突发性自主神经反射活动。自主神经反射亢进也可发生与脊髓休克恢复之后,且通常仅发生在胸6水平以上的脊髓损伤患者。大量的交感神经传入冲动造成了短阵的血管急剧收缩而造成高血压,随之伴有颅内出血的危险性。患者可主诉头痛、恶心、呕吐、呼吸困难、颤抖、出汗、颜面潮红、鼻腔堵塞和视力模糊症状。临床检查可见心动过速、心律不齐、阵发性高血压、出汗、视野缺损等。损伤平面以上可有血管扩张,以下则为血管收缩。

自主神经反射亢进时应立即采取治疗措施,否则会导致严重心脑血管并发症,甚至死亡。一旦发生自主神经反射亢进,患者须立即取直坐位,使静脉血集中于下肢,降低心输出量,并要解除任何衣物或束缚身体的装置。根据诱发自主神经反射亢进的最常见原因,应首先检查泌尿系统,膀胱是否过度充盈。如果留置导尿管不到位,患者应重新插管。此外,如果导管引流通畅而血压仍升高,进而应怀疑是否有粪便嵌塞,这是自主神经反射亢进发生的第二大常见原因。之后,依次检查有无压疮、痉挛、局部感染等。在解除自主神经反射亢进诱因的同时,应进行药物治疗,最常用的包括硝苯地平和硝酸盐类药物。自主神经反射亢进可以在反射弧的不同部位。药物可能干扰在神经节、节后神经或传输效应器官(血管)处的神经递质。神经节阻断剂包括三甲噻方、酒石酸喷托铵、六烃季铵和四乙基氯化物。α-肾上腺素能阻断剂包括酚妥拉明和酚苄明。硝普钠可缓解自主神经反射亢进患者急性高血压危象。硝酸甘油是一个强有力的血管扩张剂,可引起血管平滑肌舒张,对外周动脉和静脉产生血管扩张作用。硝苯地平抑制钙离子跨膜进入心肌细胞和平滑肌细胞。临床可根据实际情况选择应用。

(三)消化系统

由于交感神经调节功能丧失,胃肠蠕动能力下降是脊髓损伤后一种常见的症状。脊髓损伤减慢了肠道活动,延长了食物在肠道的通过时间。在损伤急性期,急性胃扩张和麻痹性肠梗阻是常见的问题。因为肠蠕动功能下降,吞入气体导致了胃扩张和腹胀,及时插入鼻胃管可以防止这些症状出现。尽管存在这些问题,也应早期尝试性应用肠内营养。在开发肠内营养途径时,应特别注意掌握营养物给予的速度、浓度和温度。

脊髓损伤时应激性溃疡合并消化道出血的发生概率为 $3\%\sim5\%$。应用激素会进一步提高发生严重胃肠道出血的危险性。据美国第二次全国急性脊髓损伤研究(NASCISII)报道,对照组发生胃肠道出血的比例是 3%,而应用甲强龙的实验组的比例达 4.5%。H_2 受体拮抗剂和质子泵抑制剂可预防应激性溃疡的发生。

(四)泌尿系统

腰 $2\sim4$ 为排尿的脊髓反射中枢,圆锥以上脊髓损伤的截瘫患者,由于尿道外括约肌失去高级神经支配,不能自主放松,因而出现尿潴留。阴部神经中枢受损,尿道外括约肌放松,出现尿失禁。由于膀胱逼尿肌瘫痪和尿潴留会造成膀胱过度扩张的危险。导尿管应该早期插入并保持通畅。患者因尿潴留而需要长期放置导尿管,容易发生泌尿道感染和结石,男性病员还会发生附睾炎。泌尿系感染特点为起病急而快,高热,寒战,体温 $38\sim39℃$,白细胞总数及中性分类升高,出现脓尿、血尿。一般通过病史、症状、尿液常规检查,可明确诊断。但为了确诊感染与致病菌尚需做尿培养,可明确致病菌,参考细菌对药物敏感试验,可选择有效的抗菌药物。

脊髓损伤后可导致神经源性膀胱,系中枢神经和周围神经疾患引起的排尿功能障碍。正常排尿有赖于膀胱逼尿肌和括约肌的松弛,两者相互协调。神经源性膀胱的临床表现为排尿功能紊乱,包括:①运动障碍及反射性尿失禁、急迫性尿失禁、压力性尿失禁;②感觉障碍及尿频、尿急、膀胱充盈感,排尿后有不同程度缓解。治疗可采用膀胱训练、膀胱引流、膀胱封闭、药物治疗(α-肾上腺素能受体阻断剂如苯卞胺、刺激膀胱收缩药物如新斯的明、乙酰胆碱能受体阻断剂如羟基丁酸、乙酸胆碱能受体促进剂如盐酸乌拉坦碱等)、手术治疗、应用人工膀胱括约肌、人工体神经-内脏神经反射弧手术等。

(五)代谢及内分泌

1.高钙血症　脊髓损伤患者的特征性代谢紊乱主要表现为骨钙代谢异常、抗利尿激素分泌异常综合征和脑耗盐综合征。脊髓损伤导致的高钙血症,是最严重的电解质紊乱,也是制动后常见而又容易被忽视的电解质异常,发病率为 $10\%\sim23\%$,其中以青少年及年轻男性多见。该病通常起病隐匿,临床征兆多变且无特异性,极易被脊髓损伤的主要症状所掩盖,如未及时加以处理,患者会出现脱水、草酸钙肾结石,甚至发展为肾衰竭。卧床后体钙丢失途径主要是尿,其次是粪便,与骨钙丢失程度一致。血钙增高是尿排泄的必然渠道,制动后数周~数月都可以发生。卧床 4 周左右可以发生症状性高钙血症。早期症状包括食欲减退、腹痛、便秘、恶心和呕吐。进行性神经体征为无力、低张力、情绪不稳、反应迟钝,直至昏迷。过去一般认为脊髓损伤后肢体自主活动受限是引起高血钙的主要原因。但近年来有证据表明,高钙血症并非单纯的失用性血钙升高。脊髓损伤后的骨矿物质丢失比单纯卧床引起的骨矿物质丢失更加迅速。脊髓损伤患者高钙尿症会在脊髓损伤后第 1 周出现,并持续到 6~18 个月,其峰值是卧床所致高钙尿症的 4~10 倍。急性脊髓损伤激发破骨细胞活性,加速骨吸收,导致骨钙的丢失,骨钙从血经肾脏排出,钙的释放超过肾脏排泄的能力是脊髓损伤后高钙血症的主要原因。另外,脊髓损伤后肌肉收缩对骨的应力作用丧失、饮食状况的改变、神经对骨的营养作用消失、钙调节激素的变化均可能引起骨吸收的增强、血钙增高,最终将导致患者骨质疏松、泌尿系结石等。

　　脊髓损伤后高钙血症的治疗要注意让患者尽早活动,同时给予药物和水化治疗,以尽快恢复钙代谢平衡。脊髓损伤患者由于 1,25-二羟基维生素 D_3 水平很低,导致了肠道对钙的吸收不良。现在普遍认为没有必要限制食物中钙的摄入。有研究表明,患者口服 500mg 维生素C,就会增加泌尿系统草酸盐浓集和草酸钙结石的发病率。因此,尽管临床上作为常规用药的维生素 C 在创伤修复中起重要作用,但对脊髓损伤患者应谨慎,以免对钙的代谢造成影响。对于有症状的高钙血症,应尽早施行药物治疗。对无临床表现的高钙血症也应采取积极措施预防。肾钙沉着症的发生,水化治疗是重要的治疗方法,通过补充液体恢复有效血容量,同时减轻其他药物对肾脏的毒性,加快血钙自尿中排除。水化治疗过程中,尤其是应用利尿剂的同时,应当检测电解质水平,防止出现如低钾血症等的电解质紊乱。有报告指出,降钙素合并应用甲基泼尼松龙 20~40mg/d 可提高疗效。降钙素辅以依替磷酸钠可以作为脊髓损伤患者高钙血症水化疗法的替代治疗方法。二磷酸盐类药物也有降血钙作用,代表药物是依替磷酸钠和帕屈磷酸二钠。该类药物阻碍破骨细胞的分化和黏附,使骨基质溶解降低,减少骨吸收。

　　2.能量和蛋白质代谢　脊髓损伤患者早期对糖原的利用发生障碍。葡萄糖的燃烧首先要靠己糖激酶作为触媒,才能变成 6-磷酸葡萄糖,以后再分解成水及二氧化碳并释放热量。损伤早期,腺垂体促肾上腺皮质激素分泌增加,此物质有抑制己糖激酶的作用,因此不能充分利用葡萄糖,只能靠燃烧脂肪和蛋白质供应热量,使脂肪及蛋白质的消耗大为增加,组织分解代谢增加。同时蛋白质摄入减少,尿氮排泄增加,导致负氮平衡。制动后造成尿氮排出明显增加,平均每天丧失 2g,因此可导致低蛋白血症、水肿、瘦体重降低和体脂增加。由于制动期间抗利尿激素的抑制产生多尿,加上食欲减退造成的蛋白质摄入减少,可以加剧体重降低,特别是瘦体重降低。在创伤或饥饿情况下,负氮平衡可以达到 8~12g/d。氮排出增加开始于制动的第4~5 天,在第 2 周期间达到高峰,并一直持续。3 周卧床所造成的负氮平衡可以在 1 周左右恢复,但 7 周卧床造成的负氮平衡则需要 7 周才能恢复。因此,对于脊髓损伤患者,应强调早期营养的实施。当肠内营养途径开发不利时,应考虑给予肠外营养,补充足量的热量和蛋白质。

3.其他内分泌改变

(1)由于血容量向中心转移,导致身体的自动反馈调节引起抗利尿激素分泌减少。抗利尿激素在第 2～3 天开始发生抑制。

(2)肾上腺皮质激素分泌增高(可达正常水平的 3 倍),尿中排出量也增加,是机体应激反应的表现,以保证制动时能量代谢的需要。雄激素降低,减少组织合成代谢,成为应激反应的组成部分。

(3)糖耐量异常:血清胰岛素和 C 肽同时增高,在制动后 1 个月达到高峰,说明主要问题不是胰岛分泌减少,而是胰岛素的利用障碍,其中肌肉胰岛素受体抵抗为主要原因。卧床 3 天后肌肉胰岛素敏感性降低,出现糖耐量异常。血糖水平可以正常或升高。长期制动可导致胰岛素峰值水平逐步降低,最终导致高血糖。

(4)血清甲状腺素和甲状旁腺素增高或不稳,是造成高钙血症的主要原因之一。但血清降钙素和催乳素保持不变。

(六)静脉血栓栓塞

导致静脉血栓栓塞主要的相关因素,是脊髓损伤后下肢肌肉运动功能降低或缺乏,同时丧失了交感神经支配而导致了血管舒张和静脉系统血液滞留。此外,高凝状态、创伤及内皮细胞损伤也参与静脉栓塞的形成机制。完全性下肢瘫痪的患者发生深静脉血栓的可能性最大。荟萃分析显示,脊柱骨折和脊髓损伤是增加深静脉血栓(DVT)形成的独立危险因素。使用纤维蛋白原扫描、阻抗体积描记法或静脉造影发现,在没有抗凝治疗的情况下,脊髓损伤患者 DVT 的发生率可以达到 90％～100％。DVT 最严重和致命的后果在于血栓脱落造成的肺栓塞。急性脊髓损伤患者的尸检研究结果显示,肺栓塞的发生率为 37％。即使采取预防性抗凝治疗措施,仍然会有 10％的患者发生深静脉血栓,而 2.7％的患者会发生致命的肺栓塞。多普勒超声、阻抗体积描记法和血管造影是推荐的 DVT 辅助检查方法。有条件时可行彩色多普勒检查,这是一项无创性检查,可有效地了解下肢静脉血管及血栓位置、范围等情况以辅助诊断。

减少 DVT 形成风险的预防措施包括物理措施和抗凝药物。气动加压装置和弹力袜是常用的物理措施。一旦患者病情稳定,早期活动和被动锻炼也很重要。关于预防的指南建议,间歇充气加压或电刺激下肢肌肉,再根据风险因素加上依诺肝素 30mg、每日两次,或用普通肝素在伤后 72 小时内开始,持续 8～12 周。不同药物治疗方案,如阿司匹林、华法林、低分子肝素(例如依诺肝素、亭扎肝素)或普通肝素,在不同出血风险等级的脊髓损伤中营养,都能提供有效的预防作用。低分子量肝素可能在防止 DVT 和减少出血并发症方面更加有效。在脊髓损伤患者,以肝素为基础的药物预防方案中,低分子量肝素与普通肝素相比,能显著降低深静脉血栓形成和出血的概率。在脊髓损伤患者中预防血栓形成的措施应尽早开始,但由于考虑到损伤部位的出血危险,抗凝药物的使用时间尚存在争议。然而,还是应该尽早开始应用物理预防措施。一旦诊断为深静脉血栓,通常的处理方案包括尽早应用低分子量肝素治疗血栓,和预防性应用华法林至少 6 个月。凝血酶时间国际标准化比值(INR)应该保持在 2～3 之间。

(七)体温调节障碍

高位脊髓损伤后,体温调节异常,多出现体温升高,原因包括:①体温调节中枢的传导通路受到破坏,产热和散热不能保持平衡;②机体产热量不受调节,高热又可加速新陈代谢,使产热量更增加;③由于脊髓损伤后自主神经系统功能紊乱,受伤平面以下皮肤不能出汗,对气温的变化丧失了调节和适应能力,如果周围环境温度过高常易发生高热,可达 40℃ 以上,呼吸交换量减少亦可减少散热量。相对而言,许多脊髓损伤患者在损伤平面以上身体出汗会异常增多,通常发生在上部躯干和面部;④痉挛性瘫痪或肌张力增高者,肌肉收缩做功,可产生较多热量;⑤一些并发症,如褥疮、泌尿系感染及肺部感染亦可引起高热。

四肢瘫患者不仅可出现高热,在早期也可出现低体温,尤其在寒冷季节,因为血管不能收缩,更易发生。颈髓损伤患者,伴有体温降低者多同时有低血压,与患者既往心血管系统病史有关。低温时发生的低血压与全身血管包括小动静脉和毛细血管舒张,周围阻力降低,循环量减少有关。肌肉瘫痪后,由于小动脉后毛细血管、小静脉和静脉失去肌肉支持而舒张,使静脉回流减少,右心房压力降低,影响心室充盈,减少心搏量。颈髓损伤后,低温尚可引起心率减慢。

高位脊髓损伤体温调节异常的患者,常规的体温监测结合保持体温的措施是必要的。首先应注意室温,使其维持在 10~30℃ 之间,室温高于 30℃ 时,应利用风扇或空调调节。低于 10℃,则应保温,还应注意增加被褥加以保护。高热患者宜用物理方法降温,可用酒精浴或用多数冰袋分别置于颈部、腋部及腹股沟等大血管走行部位。还可以应用冬眠合剂(氯丙嗪 50mg、异丙嗪 50mg、哌替啶 100mg 各 2ml 混合),每 4 小时静脉注射 1ml。冬眠合剂除有降温作用外,还有止痛及安眠作用。对低温下出现的低血压,因有效循环量减少,升压药只起暂时作用,应注意补充血容量。

八、脊髓损伤治疗

(一)皮质类固醇激素治疗

皮质类固醇激素治疗的目的是为了降低继发性损伤的发生,促使受损神经元恢复。美国性急性脊髓损伤研究(NASCIS)I 检验了小剂量(100mg)和大剂量(1000mg)的甲基泼尼松龙用药 10 天后的效果。但是,这项试验没有设立对照组,结果显示大剂量用药患者中出现了大量伤口感染,此外无其他阳性发现。随后的 NASCIS II 研究设计为前瞻性、随机、双盲、多中心临床试验,对象为非穿透性脊髓损伤患者,在接受甲强龙治疗后 6 周、6 个月和 1 年的神经功能状况。该研究应用甲基泼尼松龙 30mg/kg,15 分钟静脉注射完毕,休息 45 分钟,之后的 23 小时内以 5.4mg/(kg·h)的剂量持续静脉注射。结果表明,脊髓损伤发生 8 小时内开始应用甲基泼尼松龙,可以轻度改善活动能力,并提高 6 个月和 1 年的感官评分。该研究结果提示甲基泼尼松龙降低脊髓损伤后的继发性损伤。随后在 NASCIS III 试验中发现,如果在脊髓损伤后的 3~8 小时内开始使用甲基泼尼松龙,持续应用 48 小时而不是 24 小时,结果表明可出现进一步的运动评分改善和神经功能改善。有学者认为,如果受伤后 8 小时内还没有开始应用甲基泼尼松龙,就不要再使用,8 小时后开始治疗无助于功能恢复。通过这些多中心临床研究,甲基泼尼松龙在 20 世纪 90 年代已经成为急性脊髓损伤的标准治疗方法。然而,重新评估

NASCIS Ⅱ 和 NASCIS Ⅲ 试验关键数据显示,其阳性结果可能是基于统计学上的假象。且许多研究并未复制出相同的结果,使得早期应用甲基泼尼松龙受到质疑。由于存在剂量相关性不良反应,全身应用高剂量甲基泼尼松龙治疗急性脊髓损伤,仍然是有争议的。近期有研究报告表明,局部持续给予纳米粒子形式的甲基泼尼松龙,大大超过全身给药的疗效。相对于全身给药而言,甲强龙—纳米粒子治疗显著降低病变范围和改善活动能力,给以具有纳米粒子功能的甲强龙为脊髓损伤后治疗提供了一个局部给药的有效方法。尽管如此,早期大剂量甲基泼尼松龙仍然在多数治疗中心采用。

(二)神经节苷脂和其他神经保护药物

神经节苷脂是含糖脂的唾液酸,在神经细胞膜中高浓度存在。这些复合物涉及各种细胞表面现象,如细胞底物结合及受体功能。过去 15 年的研究已经阐明了这些复合物的一些作用,包括:①在细胞培养中促进神经元的生存;②在细胞培养中增加神经突起的数量、长度和分支;③改善周围和中枢神经系统损伤性和缺血性伤害的恢复。动物实验显示,脊髓损伤后应用神经节苷脂,对羟色胺神经元的再生有适度的影响。前瞻性、随机、双盲、单中心研究发现,脊髓损伤患者伤后 72 小时内应用神经节苷脂,改善神经功能。然而也有研究显示了阴性结果。试验和临床研究中尝试的其他神经保护药物包括:环氧合酶抑制剂、免疫亲合蛋白配体、抗氧化剂、蛋白酶和细胞凋亡抑制剂、促红细胞生成素、促甲状腺激素释放及其类似物和牛磺酸等的药物。有些药物已经在动物实验,甚至在临床研究中显示出价值。然而,在将它们应用于急性脊髓损伤患者临床治疗之前,尚需进行严格评价。未来的研究倾向于评估不同治疗药物的联合应用,阐明可能的辅助药物及药物之间的协同或拮抗作用机制。

(三)高压氧治疗

多数临床中心应用高压氧(HBO)治疗辅助神经功能恢复。实际操作中应注意:①应脊髓损伤后早期进行 HBO 治疗,最好在 6～12 小时之内;②第一个 24 小时内行多次治疗,最少 2 次,可以 3 次或更多;③应用 2～2.5 个标准大气压;④每次治疗不超过 2 小时,两次治疗间隔 2 小时以上,以避免氧中毒。

脊髓损伤的早期数小时内,组织出血、水肿、微循环障碍,使脊髓组织缺氧。因此,早期应用 HBO 治疗,将充分携氧的血流带至脊髓损伤区域,具有理论上的合理性。然而目前尚无临床对照研究证明其有效性。

(许新强)

第五节　脑血管性肿瘤

在过去的各大组脑肿瘤统计资料中都包括有脑血管性肿瘤一项,其中含有脑血管的先天性病变,如脑动脉瘤、脑动静脉畸形、脑海绵状血管瘤、大脑大静脉瘤、静脉性血管畸形等。这些病变都没有肿瘤的生物学特性,实际上都是一种瘤样病变,应属于错构瘤的范畴。在 1993 年 WHO 的《中枢神经系统肿瘤的新分类》中已把这些病变排除在脑肿瘤之外。本节中所指的脑血管性肿瘤是真性肿瘤,包括脑血管网状细胞瘤及脑血管外皮细胞瘤。目前这两种肿瘤在 WHO 的中枢神经系统肿瘤新分类中归属于脑膜的非脑膜上皮细胞肿瘤之中,今后是否还有更改尚有待继续研究。兹将较常见两种脑血管性肿瘤介绍于后。

一、脑血管网状细胞瘤

脑血管网状细胞瘤最早是 1923 年 Lindau 在一例病人的小脑半球内发现,并作了详细的描述,命名为小脑血管母细胞瘤。后人曾一度称它为 Lindau 瘤。此瘤常与视网膜血管瘤、内脏发育异常、特别是肾脏与胰腺的多发性囊肿伴同存在,形成临床上一种特殊的综合征,称为视网膜血管瘤病(VHL)。VHL 实际上是一种遗传性疾病。在一个家族中往往有多人发病,已为众所周知的事实。近年来又发现这类病人具有 VHL 的遗传基因,故凡有家族史的脑血管网状细胞瘤病例,不管它是否有视网膜血管瘤或内脏的病变,也都可诊断为 VHL。但没有家族史的病例就不能诊断为 VHL,而称为散发性脑血管网状细胞瘤病例。1952 年瑞典的资深神经外科医生 Olivecrona 曾对此瘤的临床、生物学、放射学等表现作了系统而全面的描述,并提出此瘤是一种良性肿瘤,手术切除以后可获得根治。认为长期以来沿用血管母细胞瘤来命名不恰当。因母细胞瘤一词容易给人以一种分化不良,核深染、分裂象多、细胞多形态、易转移等恶性肿瘤的概念,与本瘤的良性生物学特点不很相称。建议改名为脑血管网状细胞瘤较为确切。我国在 20 世纪 70 年代已采用此名。此次 WHO 的新版 CNS 肿瘤分类中也已改用此命名。但在国际文献中迄今用小脑血管母细胞瘤的名称仍相当普遍,似有长期共存的趋势。为使读者明确这两种肿瘤实际上是同一种瘤,特作此说明。

【发生率】

本肿瘤约占全部颅内肿瘤的 1%～2%,约占颅后窝肿瘤的 7%～8%。自新生婴儿至 80 岁老人均可得病,高峰年龄为 30～40 岁。在青年人中此瘤占所有颅内肿瘤的 3%。病人可分两类:①有家族史的,即所谓的 VHL 病例;②散发性的,即只有脑血管网状细胞瘤,没有伴发其他内脏或视网膜病变的病例。文献中报道过的与 VHL 伴同的病变有:视网膜多发或单发的血管瘤(von Hippel 病)、多囊肾、胰腺囊肿、肾脏的肾细胞癌、嗜铬细胞瘤、肝脏囊肿、附睾炎、附睾的管状腺瘤、红细胞增多症、迷路的内淋巴囊肿瘤等。据 Conway 等报道,VHL 病例约占38%,散发性病例占 62%。

【病因】

确切的病因尚不很清楚。一般公认瘤细胞起源于中胚层细胞的残余。这种细胞在胚胎的第 3 个月时应发育为中枢神经的血管组织。有人甚至确认这种原始细胞是参与形成第四脑室的脉络膜组织。从这瘤时常与视网膜血管瘤及内脏囊肿等伴同,且具有家族性来看,可以肯定它具有遗传基因。调查病人的家谱,发现约有 20% 的病人具有家族倾向。文献中报道由一个家族多至 27 人得此病。笔者也有一张姓家族,全家祖孙四代共 122 人中有 11 人得此病,其中6 例经病理确诊为此瘤,其余 5 例为未手术但有类似症状的临床病例。一般认为本病是按常染色体显性遗传方式遗传,男女具有相等的外显率。VHL 基因位于 3 号染色体短臂 25-26 区段(3p25-26)。

【病理】

脑血管网状细胞瘤虽具有先天特性,但它是一种真性新生物而不是错构瘤。它好发于幕下小脑半球组织内,少数可见于脑桥、延髓及脊髓,仅个别发生于幕上。幕下血管网状细胞瘤的分布为小脑半球内80%,小脑蚓部13%,脑桥、延髓及第四脑室底部7%。幕上的血管网状细胞瘤可分布于大脑半球的各叶。肿瘤具有囊性与实性两类,以囊性者居多,约占全数的80%。多数位小脑皮质下,囊内有草黄色至深黄色液体,数量自10~100ml不等,放置后可自行凝固。测定囊液蛋白质含量每100ml可达3~4g。囊液的血红细胞生成素测验呈阳性。囊壁内面光滑,与周围脑组织无明显分界。常可见有1个或1个以上的圆形豆状结节,大小可自直径数毫米至1~2cm不等,是为肿瘤的主体。此结节常靠近脑表面,与软脑膜有粘连,表面的血管供应异常丰富,引流静脉怒张,外观有些像脑动静脉血管畸形。实性肿瘤约占20%,体积较大,与周围脑组织分界清楚。血供比囊性者更为丰富,色泽鲜红,容易出血。大多数病例只有1个肿瘤,但少数病例可有多个肿瘤,分布于脑的不同部位。

显微镜下可见瘤组织系由高度丰富的幼嫩血管组织组成。其中很多纤细的血管近似毛细血管。但也有较大管腔的血管及血管腔隙,腔内有血液充盈。覆盖的内皮细胞呈均匀一致饱满外形,可呈圆形或梭形,部分突入管腔,引起狭窄。间质细胞呈圆形或多角形,胞质透亮,常含有脂肪颗粒,使整个切片呈泡沫状,被称之为假黄色瘤样细胞。核圆或椭圆形,染色不深,分裂象和多形核都很少见。偶有形成巨核细胞者。用特殊酸性PAS染色未能显示细胞内物质。用碳酸根纤维染色可见许多嗜银的细小原纤维,呈小圆状环绕于内膜细胞外。有的甚至将一组细胞固定于管壁上。个别瘤组织中可见有散在的骨髓外造血中心,内含有成红血细胞。

在电子显微镜下,可见幼嫩的毛细血管均由内皮细胞所覆盖,细胞体突入管腔。间质细胞的胞质内含有许多网状物质,并有很多圆形有薄膜包裹的小体,其直径在120~200nm之间,很像胰腺细胞内的酶原颗粒。另外,细胞质内还可见分布不均的原浆纤维。

实性血管网状细胞瘤的肉眼与组织学形态常与血管瘤性脑膜瘤及肾脏的肾细胞癌很相似,必须注意区别。用电子显微镜检查可提供明显的鉴别依据。一般在血管瘤性脑膜瘤中常可见大量胶原纤维,细胞呈旋涡状排列,细胞质内没有分泌颗粒;而肾细胞癌的特征是细胞质内没有酶原颗粒,也没有带包膜的颗粒小体,只有大量糖原颗粒,这是血管网状细胞瘤中所不见的。

【临床表现】

本瘤的发病常较晚,男病人以40~60岁者为多见,女病人则以20~40岁者为多见。青春期以前发病者较少见,还不到总数的10%。这点与胶质瘤有明显差异,后者多数是在20岁以前发病,可作为鉴别的参考。病人的病程长短不等,自数周到数年,但一般年老病人的症状常较年轻病人为轻。主要症状因肿瘤所在部位而异,幕下血管网状细胞瘤的起病症状多数为头痛、头晕、呕吐,以后逐渐出现视力减退、颅内压增高等症状,然后再出现小脑症状。在整个病程中当以头痛为最具警觉性,几乎每例有之。呕吐约见于80%的病例。小脑症状如步态不稳、强迫性卧位等见于80%。复视及眼球运动不全麻痹40%,视力减退30%,颈强直15%。个别病人可有延髓症状出现,表现为吞咽困难、喉音嘶哑、呃逆、咽喉反射消失、饮食呛咳等。伴有红细胞增多者,除上述症状外,可由面颈部皮肤潮红、血压增高、四肢疼痛、脾大,有时并发胃、十二指肠溃疡病的症状。

体检时少数病人可有脑神经功能障碍,表现为三叉神经分布区的感觉减退,Ⅲ、Ⅳ、Ⅵ脑神经部分麻痹。眼底检查90%可有视盘水肿,少数可见视网膜上有血管瘤(von Hippel 病),或因该病出血所引起的一些痕迹。其他内脏的一些先天性疾病,如多囊肾、胰腺囊肿、肝囊肿、肾细胞癌、肾上腺嗜铬细胞瘤、附睾炎、附睾管状腺瘤、红细胞增多症等均需注意一一查清。

幕上的血管网状细胞瘤是罕见的。它的临床表现与大脑半球其他胶质瘤相似。在文献中报道并经大家认可的少数病例中来看,其病程自 1 个月至 10 年不等。大多数均有视盘水肿及同向性偏盲,也可有轻偏瘫,但很少伴有红细胞增多症。有时肿瘤可呈多发性,分布于大脑半球的各叶及小脑半球。这时症状更为复杂、弥散,常以颅压增高为最突出的症状。

【诊断】

男性成人有明显的小脑症状及颅内压增高症状者均应考虑到此瘤的可能。如追问病史发现有家族史,或在体检中发现有视网膜血管瘤或其他内脏的先天性异常时,则诊断基本可以确定。CT 或 MRI 扫描对澄清诊断有帮助。CT 有两种表现:①为有一低密度的囊肿区,增强后可见囊壁上有增影的结节,部分突入囊内;②为一等密度的或不均匀密度的异常区,注射造影剂后有明显的增强。MRI 图像表现为肿瘤区为长 T_1,长 T_2 的信号异常区,周围有水肿带;增强后可见囊壁结节。实性血管网状细胞瘤在 MRI 中呈高强度信号肿瘤,边界清晰,增强明显。脑血管造影对进一步确定病变性质有帮助。在动脉期中可以见到有分界清楚的圆形瘤结节由细小而规则的血管网所组成。其大小自直径数毫米至 1~2cm 不等,常有一支或多支较大的动脉供血,周围有一圈微血管形成的病变区。四周的正常血管被推移,提示此处可能有囊肿存在。也可显示有一血管较少的相对空白区,表示囊腔的部位,有一明确的血管化的结节突入此区内。性肉瘤等相鉴别。实性血管网状细胞瘤应与血管瘤性脑膜瘤、髓母细胞瘤、脑动静脉血管畸形、脑干肿瘤等鉴别。特别容易混淆的是血管瘤性脑膜瘤,尤其当瘤发生于幕上。文献中曾有不少报道认为是幕上血管网状细胞瘤的病例,后经仔细鉴定,发现证据不足,实际是血管瘤性脑膜瘤。除了上述电镜中的鉴别要点外,在手术中血管网状细胞瘤很少与脑膜有粘连,而血管瘤性脑瘤则多数附着于脑膜上。

【治疗】

血管网状细胞瘤是一良性肿瘤,治疗应以彻底切除为原则。手术时囊性血管网状细胞瘤,应先将囊液吸出并予保存,留做血红细胞生成素测定。然后切开囊壁,在囊内仔细寻找囊壁结节,予以全切除。一般囊壁结节只有一个,但偶可有多个,应分别一一切除,囊肿壁不必切除。经这样治疗的病例可以得到根治。如手术中未能找到囊壁结节,则应于术后做囊液的血红细胞生成素测定,以确定该病变是否为血管网状细胞瘤。对试验为阳性的病例应定期随诊,以便确定有复发症状时可尽早再次手术。实性血管网状细胞瘤的切除要比囊性者困难得多,手术危险性也较囊性者为大。切除应从瘤的外围入手,先阻断或结扎其供应动脉。逐步循瘤的包膜四周深入分离,力求将瘤完整取出。切忌做肿瘤穿刺、活检或过早切开肿瘤,做分块切除。因这样往往会导致术中严重出血而使手术陷入困境,使手术死亡率及病残率均与之俱增。分离时如发现肿瘤已侵入延髓或脑干,确认不能切除时应即终止手术,亦不宜做活检或部分切除。放疗仅适用于未能切除的病例,但其效果难以预计。对多发的肿瘤如能查清部位应分期切除,以资根治。复发或再发的病人只要情况许可,可再次手术。有红细胞增多症者于手术全切除肿瘤后,血象变化即自动消失;肿瘤复发时血象变化可再次出现。对位于脑深部或脑干部位的肿瘤,近年曾有用放射外科(γ刀、X线刀)治疗,有的报道疗效尚满意。实性肿瘤亦有人提出先做术前血管栓塞,可增加手术的安全性。但应根据脑血管造影所示的情况,并由医生权衡利弊决定之。

二、脑血管外皮细胞瘤

脑血管外皮细胞瘤为1942年由Stout及Murray首先描述,认为是一种神经组织外的肿瘤,见于身体各部软组织中,由丰富的正常内膜细胞覆盖的毛细血管所组成。在血管的周围间隙之中有许多新生的圆形、卵圆形或长条形的肿瘤细胞环绕于血管之外。此瘤虽大多发生于软组织,但也有报道发生于颅内、脑膜上、脑实质内、椎管内、脊髓及眶内等处。瘤都呈实性。具体形态很像1928年Bailey及Cushing所报道的血管母细胞型脑膜瘤,有人甚至认为过去Bailey等所报道的血管母细胞型脑膜瘤实际上就是血管外膜细胞瘤。但Lovlovo等从组织学及组织化学方面研究,Muller等从瘤组织培养方面研究,都认为此瘤不同于血管母细胞型脑膜瘤。近年来由于此瘤的形态及生物学特性已逐步为病理学家们所共识。故文献中报道的病例逐渐增多。瘤的形态有多种亚型,但有关此瘤分级标准迄未确立。瘤细胞的组织起源不很清楚,目前普遍接受的为Stout所提出的设想,认为它是起源于毛细血管上的Zimmerman细胞。

【病理】

肉眼所见本瘤为一实性坚韧的血管性肿瘤,能压迫及推移脑组织,但较少侵入神经组织内。中枢神经系统的好发部位为脑膜、脉络丛。80%位于幕上,也可发生于幕下脑桥小脑角、枕大孔处、小脑半球、脊椎及椎管内。约有10%的肿瘤可与脑膜完全无联系而存在于脑实质内。此瘤亦可从脑沟深部的软脑膜上发生。还有一些迄今尚不能确定它发生部位的病例。瘤的外观灰红色,有完整的包膜,很像脑膜瘤。在切面上瘤质粗细不均,有色泽灰红至红褐的环形区,散在见有出血、坏死或小的腔隙灶。显微镜下主要表现为由许多毛细胞血管组成的肿瘤。血管内膜细胞多呈正常,在血管周围有密集的圆形、长形或不规则形的瘤细胞环绕。细胞核不规则,有双核、多核或多形性核。分裂象多,每一高倍镜下可超过5个。银网状纤维染色见有丰富的网状纤维环绕于肿瘤细胞之外。有散在坏死及出血区。由于瘤细胞密集、分裂象多,并有坏死及出血灶,提示此瘤为恶性。电子显微镜下示瘤细胞的形态很像血管壁上的平滑肌细胞,只是缺乏收缩能力。免疫学研究证实瘤细胞不是来源于血管内膜细胞。Brown等曾总结此瘤的显微镜下特点,主要有三:①瘤细胞环绕血管生长;②瘤细胞分布限于血管外面,并有网状纤维包绕;③血管的内膜覆盖血管内壁,表现正常。

【临床表现】

发生于中枢神经血管外皮细胞瘤的表现与脑膜瘤很相似。最常见的起病症状是头痛,约见于50%的病例。瘫痪见于25%的病例,抽搐则见于约20%的病例。由于此瘤属恶性,病程一般较血管网状细胞瘤为短。自症状出现到手术的平均时间为8个月,而血管网状细胞瘤平均为 2 年。

【诊断】

与颅内肿瘤及脊髓肿瘤相同,诊断主要依赖 CT 及 MRI 扫描,可见有增强明显的肿瘤。常被误诊为脑膜瘤。其他的诊断性检查均与脑膜瘤相同。最后诊断需经病理学检查才能确定。脑血管造影有助于决定术前是否需做人工栓塞辅助治疗。

【治疗】

治疗首选手术全切除。因瘤的血供丰富,估计术中出血多,有碍瘤全切除时,可于术前先做人工栓塞治疗。全切除后有 75% 的复发率,复发时间平均在 5 年左右,大部分均为局部复发。复发病例如情况许可,可再次手术。10%～26% 可有远处转移,以肺及骨骼系统为最多见。本瘤的预后取决于瘤的恶性程度及治疗的彻底性。放疗对中枢神经的血管外皮细胞瘤有辅助作用,但对神经系统以外的肿瘤无效。

(刘文祥)

第六节　颅内压增高

颅内压(ICP)是指颅腔内容物对颅腔壁所产生的压力。由于存在于蛛网膜下腔和脑池内的脑脊液介于颅腔壁与脑组织之间,并与脑室、脑池和脊椎管内蛛网膜下腔相连通,因此,临床上常以侧脑室内、小脑延髓池和腰段蛛网膜下腔所测得的脑脊液静水压来表示 ICP。正常成人在身体松弛状态下侧卧时的腰穿或平卧时侧脑室内的压力高度约为 $0.78～1.76kPa(80～180mmH_2O)$,儿童为 $0.39～0.88kPa(40～90mmH_2O)$;坐位时腰穿压力约为 $3.43～4.41kPa(350～450mmH_2O)$。用 ICP 监护仪测定 ICP 曲线上显示的平均 ICP,是曲线图上相当于波宽的 1/3 处,也就是曲线下缘的舒张压处加上 1/3 的脉压(曲线图上、下压力之差),相当于 $0.67～2.0kPa(5～15mmHg)$。

平卧时成人 ICP 持续超过正常限度 $200mmH_2O$ 或 $1.95kPa(15mmHg)$,即为颅内高压。ICP 生理性增高可发生于咳嗽、喷嚏、体位变化或压迫颈静脉等情况。这些升高有时可很显著,但因其为一过性且压力通过颅脊轴均等分布,一般耐受良好。病理性升高可表现为慢性进行性、突然升高或持续性稳态颅内高压。如不能及早发现和及时处理,则可导致脑灌注压降低,脑血流量减少,因缺血、缺氧而造成中枢神经系统功能障碍,甚至可因颅内高压而引起脑疝,危及患者生命。

一、颅内高压的发生机制

颅缝闭合后,颅腔容积已相对固定。颅腔内容物包括脑组织(1400g)、脑脊液(75ml)和血液(75ml),正常情况下,此三者的总容积与颅脑总容积保持动态平衡,维持 ICP 在正常水平。三种颅内容物均不能被压缩,但在一定范围内可以相互替换。所以三者中任何一种体积的增加,均可导致其他一种或两种内容物体积代偿性的减少,从而使 ICP 仍维持在相对平稳的状态,不致有很大的波动,这是颅内容积(或空间)代偿基本的概念,即 Monroe-Kellie 原理。

因为脑组织体积比较恒定,尤其是在急性 ICP 增高时不能被压缩,ICP 的调节就在脑血容量与脑脊液量间保持平衡。在正常情况下,为维持脑组织最低代谢所需的脑血流量为 32ml/(100g·min)[正常为 54～65ml/(100g·min)],全脑血流量为 400ml/min(正常约 700～1200ml/min),脑血管内容量应保持在 45ml 以上,脑血容量可被压缩的容积约占颅腔容积的 3%左右。脑脊液是颅内 3 种内容物中最易变动的成分,在脑室、脑池和颅内蛛网膜下腔的脑脊液量,约在 75ml 左右,约占颅腔容积的 5.5%。当发生颅内高压时,首先通过脑脊液减少分泌,增加吸收和部分被压缩出颅以缓解 ICP 升高,继之再压缩脑血容量。因此,可供缓解颅内高压的代偿容积约为颅腔容积的 8%左右。

使颅腔容积缩小的各种伤病如大面积颅骨凹陷骨折、向颅腔内生长的骨瘤或骨增生性疾病如颅骨发育不良症,或先天性狭颅症和颅底凹陷等,均可有一定程度的颅内高压症状出现。最常见的还是颅内容物体积增加或颅腔内病理性地出现第 4 种内容物(如血肿、肿瘤),当其容积超过代偿容积后,即可出现颅内高压症。

二、颅内高压的常见病因

ICP 增高是神经系统多种疾病所共有的一种综合征。由于 ICP 增高主要是颅腔空间与其内容物体积之间不平衡引起,故引起 ICP 增高的具体病因不外乎两大类:各种引起颅腔空间狭小的情况和颅内容物体积扩张的各种情况。

(一)引起颅腔狭小的原因

在颅脑损伤情况下,主要是广泛性颅骨凹陷骨折,其他尚包括各种先天性狭颅畸形、颅颈交界畸形、颅骨向内的异常增厚,如向内生长的颅骨骨瘤、颅骨结构不良、畸形性骨炎等。

(二)引起颅内容物体积增加的原因

1.脑体积增加　临床上最常见的是脑水肿,可由脑损伤、炎症(脑炎、脑膜炎)、全身性疾病如休克、窒息、小儿中毒性肺炎或中毒性痢疾引起的中毒性脑病等。

2.脑血容量增加　各种原因引起的二氧化碳蓄积和碳酸血症;颅内各种血管性疾病如动、静脉畸形、血管瘤、脑毛细血管扩张症;下丘脑、鞍区或脑干等处血管运动中枢附近受到刺激后所导致的急性脑血管扩张(急性脑肿胀),以及各种类型的严重高血压症等均可因脑血容量增加而引起 ICP 增高。

3.脑脊液量增多　脑脊液分泌和吸收功能障碍所引起的交通性脑积水,常见的有婴幼儿先天性脑积水,静脉窦栓塞或蛛网膜粘连后引起的交通性脑积水,蛛网膜下腔出血后因红细胞堵塞蛛网膜颗粒所引起的脑积水等。较多见的是因脑脊液通路上受阻塞的阻塞性脑积水,或先天性延髓及扁桃体下疝畸形、第四脑室闭锁症等。

4.颅内占位性病变　常见的有颅内血肿、自发性颅内出血(出血性脑卒中、血管瘤或动、静脉畸形引起的蛛网膜下腔出血)、颅内肿瘤(胶质瘤、脑膜瘤、神经纤维瘤、巨大的颅咽管瘤或垂体瘤、松果体瘤、皮样或上皮样囊肿、脊索瘤和转移瘤)、颅内脓肿、颅内肉芽肿(结核瘤、真菌性肉芽肿等)、寄生虫病(颅内血吸虫、囊虫、包虫及肺吸虫等)。

这些疾病可由于上述 4 种因素之一或两种以上的因素而产生 ICP 增高,如颅脑创伤患者可同时或在疾病发展过程中先后出现脑血管扩张、脑水肿、颅内血肿等。

三、颅内高压的病理生理学

各种原因所引起颅腔容积与颅内容物容积之间的稳态平衡遭到破坏,且超过一定的代偿限度,就发生 ICP 增高。由于颅内容积代偿功能的存在,随着各种引起 ICP 增高的情况出现,早期即可启动脑脊液量的被置换出颅内和调节脑血流量的代偿过程,压力和容积间的关系,通过 ICP 的持续监测,可以颅内容积/压力关系曲线来反映 ICP 增高的过程和生理调节功能。如 ICP 增高超过了颅内代偿功能限度,ICP 不断持续升高,则可引起脑血流量调节功能发生障碍,脑组织缺血缺氧严重,加重了脑水肿,使脑组织体积增加,ICP 更上升,可使脑组织移位形成脑疝,终致脑干受压造成呼吸、心血管中枢衰竭而死亡。

(一)颅内容积代偿

可以从 ICP 监测所示的容积/压力曲线反映出临床特点。容积/压力曲线是 1965 年 Langfitt 用狗为实验动物,硬脑膜外腔置入一小水囊,每小时向囊内注入生理盐水 1ml,观察 ICP 变化曲线。曲线的水平部分代表 ICP 增高时的代偿期,垂直部分代表失代偿期,转折点即为两者的临界点。在临界点前虽颅内容物容积有增加,但可借脑脊液置换和脑血流量减少来代偿,不致出现明显的 ICP 增高症状。若一旦达到临界点后,增加的颅内容积仅少量,但 ICP 上升的幅度却明显加快,说明此时的生理调节功能已渐丧失。临床上可见到缓慢生长的肿瘤,可较长时间不出现颅内高压症状,一旦出现 ICP 增高症状,病情发展明显加速,短期内即可出现颅内高压危象或发生脑疝。在一些进展迅速的占位性病变,ICP 短期就开始升高,并随着病变的发展使 ICP 持续上升。

压力-容积关系也可用颅内的回缩性和顺应性来表示。两者是一对矛盾。回缩性来自颅脊髓腔内结构的可塑性与弹性所产生的阻力,即单位容积的变化所产生的 ICP 变化;顺应性表示颅内的容积代偿能力,即允许颅腔内所能接受的容量,是单位 ICP 的变化所需的容积量,即颅腔内可供调节 ICP 升高的容积量。当代偿功能较多地保留时,则顺应性强而回缩性弱;反之,则顺应性弱而回缩性强,两者成反比。在颅腔内容积压力代偿过程中,ICP 的上升速率依赖于脑的顺应性。严格地讲,顺应性定义为压力变化时功能性的体积变化。因此,言及 ICP 最合适的说法应是可塑性,即体积变化时功能性的压力变化。而顺应性更多的是反映颅腔容积代偿的能力。在正常情况下,脑顺应性良好,可以耐受中度体积变化而 ICP 升幅极小。当顺应性受损时(如水肿、血肿、血管充血、脑脊液或血管通路的梗阻),微小不良刺激即引起 ICP 急剧升高。

1973 年 Marmarou 提出用压力-容积指数(PVI)来量化颅内顺应性。由于典型的容积-压力曲线表现为指数曲线,在曲线上某一点所测得顺应性不等于其他部位的顺应性。若将压力转换为对数,在半对数坐标上,可使容积-压力曲线直线化,该直线斜率即为 PVI。

PVI 是一个计算值,表示为使 ICP 升高 10 倍所需的液体量。为确定 PVI,注射或抽取 1ml 液体进出脑室系统,可发现立即产生的 ICP 瞬变值。PVI 值在 20ml 以上说明顺应性正常;PVI 值介于 15~20ml 提示顺应性下降,存在 ICP 显著增高的可能,通常适度处理后可以控制;PVI 值小于 15ml 提示顺应性很差,预示很大可能发生不可控制的颅内高压。临床上常发现颅脑创伤后由于 PVI 下降较小,血肿量增加,可引起大幅度 ICP 上升。

遗憾的是,测定 PVI 有风险。注射或抽取液体必须开放脑室引流系统,明显提高感染概率。当顺应性降低时,注射液体来测定 PVI,可诱发或加重颅内高压。抽取液体时,有将脉络丛或室管膜组织吸入导管的可能性,装置内全部液体可被迅速抽取,而不能正确反映压力变化,均影响 PVI 的准确性。这些因素严重限制了 PVI 的临床应用。

(二)脑血流量的调节

脑血液循环的主要功能是向脑组织供氧及其他营养物质、清除其代谢废物、运送激素与介质以实现脑组织对靶器官的调节功能。脑组织血液供应极其丰富,正常成人平均脑血流量(CBF)约为 60ml/(100g 脑组织·min),全脑的供血量约占心排出量的 15%,而脑组织的重量仅占身体重量的 2%,说明脑组织的复杂功能需要总体较多的血液来支持。另一方面,脑组织没有足够的能量储备,所以脑组织对缺血缺氧非常敏感,容易遭受缺血缺氧损害,但脑血流量太多也会破坏脑组织的内环境稳定而导致脑损伤。因此保证脑组织恒定适当的血流量对维持其生理功能是非常重要的。

脑血流量的大小与脑灌注压(CPP)成正比,与血管阻力(CVR)成反比。血管阻力主要取决于阻力血管管径的大小即血管的收缩或舒张,血液的黏稠度也起一定的作用,为了保证脑组织恒定适当的脑血流量,机体依靠精密的脑自动调节功能来维持这种关系。从生理上可分为两种自动调节功能:压力自动调节和代谢自动调节,两者都是通过改变阻力血管的管径(即改变 CVR)来发挥作用的。

1.压力自动调节　脑血管随管腔压力变化而改变其管径,使脑血流量在一定灌注压范围内得以保持稳定不变或少变,此调节过程称脑血流的压力自动调节。当 CPP 增高,阻力血管壁上的平滑肌受到的压力增加,阻力血管即发生收缩,使管径缩小,CVR 增大,减少过多的血流通过;反之,当 CPP 下降,阻力血管扩张,管径扩大,CVR 减少,使通过的血流量增加,使 CBF 不致减小,此即为脑血管的压力自动调节。脑血管的这种压力自动调节,对全脑血流量的稳定具有保证作用。脑血管的自动调节功能是有限度的,阻力血管平滑肌收缩都有一定限度,当阻力血管的平滑肌收缩已达极限,再增加 CPP,血管的阻力也不会再增大,这就是自动调节的上限,约相当于 CPP 为 16.0~17.3kPa(120~130mmHg),越过此上限,则 CBF 将随 CPP 的增高呈线性递增,即发生脑灌注压突破(脑过度灌注),脑血管将扩张、充血,血管渗透性增加,有血液或血细胞渗出,出现脑肿胀,使 ICP 增高。如 CPP 下降,阻力血管扩张,血管腔扩大到极限,如 CPP 继续下降,血管也不会再扩大,这就是自动调节的下限,约相当于 CPP 为 6.7~8.0kPa(50~60mmHg),CPP 低于这个水平,CBF 将随 CPP 的下降呈线性减少,发生脑缺血甚至梗死。压力自主调节在脑损伤时常被破坏。多数情况下其功能可得到部分保留,表现为自主调节的 CPP 下限移向较高的 CPP 水平(上限基本不变),低于此水平,将发生灌注不足。各种旨在提高 CPP 的治疗措施的目标是努力维持 CPP 在此范围之上。遗憾的是,对特定患者而言,无法知道可以接受的最低 CPP 值,经常应用的 CPP 治疗阈值 60~90mmHg 主要是理论上的推测。脑血管的压力自动调节功能不是固定不变的,受多种因素的影响,如神经调节功能、脑的代谢情况、颅脑损伤或病变的影响、血二氧化碳及氧分压和患者全身情况等。在自动调节功能被完全破坏情况下，CBF 与 CPP 呈正比，应尽力维持 CPP 在稍高于可保持适当充足 CBF 的 CPP 点之上的一个窄幅范围内，若 CPP 太低，将发生灌注不足，CPP 过大，CBF、脑血容量（CBV）增大，导致 ICP 增高、血管源性脑水肿加重。因此，此时估计个体患者的 CPP 值具有重要意义。

2.代谢自动调节 脑代谢自动调节系脑组织根据细胞代谢需要自动调节 CBF 水平，对脑血流量在脑内的分布起着合理分配作用，以维持脑的正常生理功能。脑代谢增高时，细胞外液内氢离子、钾离子及腺苷的浓度增高，血管便扩张，CBF 就增加；反之，脑代谢降低时，细胞外液内增高的化学物质被冲洗，便使血管收缩，局部脑血流量就减少。通过脑代谢自动调节机制，脑组织缺血缺氧或高碳酸血症时，血管便扩张，CBF 增加；过度通气时引起血中氢离子减少，促使血管收缩，CBF 减少。CBF 不足导致代谢应激，引发血管扩张，将提高 CBV，从而诱发或加重颅内高压。与自动调节功能部分保留的情况相类似的是，此时通过提高 CPP 来升高 CBF 可以实际上降低 CBV，降低 ICP。脑损伤一般不易使代谢自动调节功能受损，即使在严重颅脑损伤仍多保留。

（三）全身性血管加压反应

在急性颅脑损伤和急性 ICP 增高的患者中，为保持脑灌注的相对恒定，机体通过自主神经系统的反射作用来调节脑血流量，此时体内儿茶酚胺异常释放，又名神经性调节反应（Cushing 三主征）。即周围动脉收缩而使动脉压升高，增加每次心搏出量而出现心搏有力而慢，以达到提高脑血流的灌注压。同时呼吸变慢变深，使肺泡内二氧化碳和氧能充分交换，以提高血氧饱和度，改善缺氧情况。但当 ICP 急剧上升达动脉舒张压水平，动脉血二氧化碳分压上升近 6.6kPa（50mmHg）亦可使此神经反应丧失而发生血压骤然下降，脉搏变细弱，呼吸变浅或不规则甚至停止。这种全身性血管加压反应的中枢，不仅在延髓内的血管运动中枢和呼吸整合中枢，还受自额叶眶回、额极、岛叶尖端到扣带回前部内脏运动中枢的影响，并与下丘脑视前区、垂体漏斗、中脑等处血管运动和呼吸整合中枢相联系，也受到主动脉弓和颈动脉窦的压力和化学感受器的支配。

呼吸整合中枢较血管运动中枢的应激性为高，对缺血缺氧的敏感性也灵敏，但耐受性较差。因此，临床上呼吸的节律和幅度改变较血压、心跳等的变化为早，也易于衰竭，不易恢复。

（四）临床所见 ICP 增高的类型

由于 ICP 增高的原因及发病原理不同，临床所见的 ICP 增高可区分为两种不同的类型。一种是弥漫性 ICP 增高，颅内各部位压力普遍增高，没有明显的压力差，因而颅内结构没有明显的移位。临床上所见的外伤性弥漫性脑肿胀、全脑缺血缺氧、脑膜脑炎、蛛网膜下腔出血、各种毒血症引起的全脑性脑水肿等都属于这一类型。另一种为颅内某一部分先有局部压力升高，通过脑的移位将压力传到颅内各部，使整个 ICP 升高，在颅内的不同部位有比较明显的压力差，病变所在区域常常压力最高，并构成压力源。临床所见外伤性颅内血肿、各种颅内占位病变。

上述两种 ICP 增高时，颅内的生理调节机制是不同的。弥漫性 ICP 增高时，生理调节较为有效，机体所能耐受的压力程度较高，当压力解除后，神经功能的恢复较快。局限性压力增高时,机体调节功能较差,能耐受的压力程度较低,ICP 增高超过一定时间后,解除压力后,其神经功能恢复较慢。之所以有上述区别,可能与脑移位有关,特别是与脑干的轴性移位有关。脑干局部高压引起脑血管的自动调节功能损害,受压较久后血管张力丧失,脑血容量随血压的提高而扩张,血流淤积,血管通透性增加,压力解除后,血管调节功能不易迅速恢复,反易出现脑实质内出血、水肿,故神经功能不能较快恢复。临床上对此两类不同的 ICP 增高,应有所区别,选择适当的救治措施,有利于患者的救治。

四、颅内高压的分期和症状

ICP 增高的发展过程,根据临床症状和病理生理特点,分为代偿期、早期、高峰期和晚期(衰竭期)四个不同阶段。应该引起重视的是,有些患者分期并不明确。

(一)代偿期

病变虽已开始形成,但处于初期发展阶段。由于颅腔内有占总容积 8%～10% 以下的代偿容积,所以只要病变本身和病理变化后所占的体积不超过这一限度,ICP 仍可保持在正常范围内,临床上也不会出现 ICP 增高的症状和体征,所以早期诊断较为困难。

此期进展的快慢,取决于病变的性质、部位和发展的速度等因素。如良性肿瘤和慢性硬脑膜下血肿,病变发展较缓慢,一般产生的脑水肿也较轻,故此期持续的时间都较久,甚至数月到数年。急性颅内血肿、脑脓肿和恶性肿瘤因病变发展较快,周围的脑组织也有较为广泛和严重的水肿反应,这种原发性改变可迅速地超过颅腔的代偿容积,所以此期一般都较短。如急性颅内血肿此期仅为数十分钟到数小时,脑脓肿为数日到数周,恶性肿瘤多为数周或 1～2 个月。病变位置对 ICP 增高临床也有重要意义,如前颞叶病灶因受颞窝限制及邻近脑干之故,可在 ICP 较低状态(15mmHg)即出现小脑幕切迹疝。

(二)早期

病变发展并超过颅腔的代偿容积,但 ICP 低于平均体动脉压值 1/3,小于 4.7kPa(35mmHg),脑灌注压值为平均体动脉压值的 2/3,脑血流量也保持在正常脑血流量的 2/3 左右,约 34～37ml/(100g 脑组织·min),动脉血二氧化碳分压值在正常范围内。脑血管自动调节反应和全身血管加压反应均还保持良好。但脑组织已有早期缺血缺氧和脑血流量减少,血管管径也有明显改变,所以逐渐出现 ICP 增高症状和体征如头痛、恶心、呕吐,并可因激惹引起 ICP 的进一步增高。还可见到视神经盘水肿等客观体征。在急性 ICP 增高时,尚可出现血压升高、脉率变慢、脉压增大、呼吸节律变慢、幅度加深的 Cushing 反应。

(三)高峰期

病变已发展到严重阶段,ICP 为平均动脉压值的 1/2＝ 4.7～6.6kPa(35～50mmHg),脑灌注压也相当于平均体动脉压值的一半,脑血流量也为正常的一半约 25～27ml/(100g 脑组织·min)。如 ICP 接近动脉舒张压水平,动脉血二氧化碳分压超过 6.1kPa（46mmHg）而接近 6.6kPa(50mmHg)时,脑血管自动调节反应和全身血管加压反应可丧失,可出现脑微循环弥散性梗死。此时患者有剧烈头痛、反复呕吐、视神经盘高度水肿或出血,神志逐步趋向昏迷,并可出现眼球、瞳孔固定散大或强迫头位等脑疝先兆症状。

(四)晚期(衰竭期)

病情已发展到濒危阶段,ICP增高到相当于平均体动脉压,灌注压<2.6kPa(20mmHg),血管阻力已接近管腔完全闭塞,脑血流量仅为18～21ml/(100g脑组织·min),脑代谢耗氧量(CMRO$_2$)<0.7ml/(100g脑组织·min)[正常值为3.3～3.9ml/(100g脑组织·min)],动脉血二氧化碳分压接近6.6kPa(50mmHg),动脉血氧分压下降到6.6kPa(50mmHg),动脉血氧饱和度<60%。此时患者处于深昏迷,各种反射均可消失,出现双瞳孔散大、去脑强直等现象,血压下降,心跳快弱,呼吸浅速或不规则甚至停止,脑电图上呈生物电停放,临床上可达"脑死亡"阶段。

五、颅内高压的处理原则

ICP增高是一种继发的临床综合征,其原因和发生机制各不相同,原发病变和颅内高压本身所引起的病理生理改变也常很复杂而严重。因此其治疗方法也是多方面的,但基本的原则是患者全身状况(原发病和继发的病理生理及生化改变)和颅内高压的治疗并重,两者不可偏废。只注意降低ICP而忽略颅内高压发生的机制并给予有效的处理,则增高的ICP即使在间断的降颅压措施下,仍将继续存在而难于逆转。因此降颅压疗法是临时治疗措施,而治本的方法是除去引起压力增高的原因和终止其病理生理过程。当然ICP暂时降低本身也可消除ICP增高的不利影响(如脑缺氧所致的脑水肿)而有减少压力继续增高的可能。处理的目标是降低ICP、合理调整体动脉压以维持合适的脑灌注压。

(一)ICP监测

颅内高压合理有效的治疗必须以准确持续的ICP和CPP监测为依据。ICP监测有助于判断病情、治疗时机方法的选择、观察治疗效果、判断预后,已成为ICP增高患者救治中重要的手段。

对于具有下列情况者需予ICP监测:颅脑创伤格拉斯哥昏迷量表(GCS)评分小于8分和头颅CT异常患者,头颅CT异常是指颅内血肿、脑挫裂伤、脑肿胀或基底池受压。

对于颅脑损伤患者头颅CT正常但符合以下3种情况中的两种也应行ICP监测:①年龄大于40岁;②单侧或双侧呈去脑或去皮层状态;③收缩压低于90mmHg。

而GCS评分>8分在以下情况行ICP监测:①多发伤手术需麻醉时间延长;②机械通气使用镇静剂或肌松剂;③使用使ICP增高的治疗方法如呼气末正压(PEEP);④专科医师认为颅内高压存在概率较高的其他情况如颅内多发血肿严重脑肿胀等。

根据ICP进行相应治疗可以提高患者的预后,没有ICP监测根据经验来治疗ICP增高预后相对较差。在颅脑创伤患者ICP增高时控制不力,会导致脑灌注不足脑缺血缺氧加重致死亡率病残率上升,而ICP不高时,使用降ICP治疗如高渗性脱水、过度通气、镇静、镇痛、肌松治疗均有潜在不良反应。

临床上一次性测定 ICP 的方法,是通过颅骨钻孔穿刺侧脑室或侧卧位腰椎穿刺测定的脑室内压或椎管蛛网膜下腔的脑脊液静水压。这种方法只能一次性测定 ICP,不能连续地观察 ICP 的变化,其所测的压力为颅脊腔开放的压力,都伴有部分的脑脊液流失。虽然脑脊液流失量很少,但对 ICP 仍然有影响,特别是 ICP 越高,影响越大;腰穿测压还必须颅脊腔保持通畅,如有脑疝,则颅脊腔已不相通,测得的压力也不能代表 ICP。

ICP 监测技术主要包括植入法和导管法。植入法是将微型传感器置入颅内(简称体内传感器或埋藏传感器),传感器直接与颅内组织(硬脑膜外、硬脑膜下、蛛网膜下腔、脑实质等)接触而测压。导管法借引流出的脑脊液或用生理盐水充填导管,将体外传感器与导管相连接,借导管内的液体与传感器接触而测压。无论是体外与体内传感器都是利用压力传感器将压力转换为与 ICP 力大小呈正比的电信号,再经信号处理装置将信号放大后记录下来。由于传感器放置的位置不同,可得出不同的压力数据,因而有脑室压(IVP)、硬脑膜下压(SDP)、硬脑膜外压(EDP)、脑组织压(BTP)之分。由于颅内各部位的结构不同,组织弹性和顺应性不同,所测得的压力,有小的差异,但都被承认为 ICP 的代表。目前最常用者为脑室插管和脑实质内光导纤维尖端监测器和蛛网膜下腔螺栓。多数学者认为脑室内插管法是当前优点最多的监测方法。它能准确测定 ICP 与波形,便于调零和校准,可行脑脊液引流并可促使脑水肿液的廓清以降压,是黄金标准。脑实质内光导纤维测压,四周均为脑组织,监测到的压力与脑组织所含的血容量和含水量有很大的关系,故测得的压力与其他几种压力有较大的差别,常用以反映脑水肿的程度。ICP 监测连续记录下来的正常 ICP 波为一种脉冲波,是由脉搏波以及因呼吸运动而影响着颅内静脉回流的增减而形成的波动组成。所以 ICP 波的组成与动脉的灌流与静脉的引流两个因素有关,当快速记录时(80~200mm/min),两种波形都可以分别从图像上看出来。但进行 ICP 监护时常持续记录数日,因此压力图像常用慢记录(2mm/min)表示,则各波互相重叠,组成一条粗的波状曲线。曲线的上缘代表收缩期 ICP,曲线的下缘代表舒张期 ICP,后者加 1/3 的压差为平均 ICP,即通常所说的 ICP 值。

ICP 增高的分级如下:正常 ICP(5~15mmHg);轻度增高(15~20mmHg);中度增高(20~40mmHg);重度增高(>40mmHg)。

颅脑创伤患者 ICP 监测的禁忌证:严重凝血功能障碍,目前认为要求 INR<1.2 可行植入监测。

ICP 增高的治疗域值:无去骨瓣减压时>20mmHg,去骨瓣减压时 ICP>15mmHg 即需干预降颅压治疗。亦有的中心选择 25mmHg 作为干预降颅压治疗的域值。ICP 监测应和临床症状、脑 CT 扫描情况三者结合用于指导治疗。

ICP 监测的部位包括脑室内、脑实质内、硬膜下、硬膜外、蛛网膜下腔。以脑室内最为准确,并可用释放 CSF 来降低 ICP 兼有治疗作用,优先选用。对于 ICP 监测引起的颅内感染或出血等并发症情况,感染发生率为 1%~10%,主要为脑室炎,监测时间少于 5 天,几乎无感染。出血发生率为 1%~2%。导致患者残疾的情况极为罕见,故不应由此理由而放弃监测 ICP。脑实质内 ICP 监测准确性类似于脑室内 ICP 监测,由于不能重新标定,可能导致测量误差,在脑室内 ICP 监测不能达到的情况下采用脑实质内 ICP 监测。蛛网膜下腔、硬脑膜下、硬脑膜外 ICP 监测准确性欠佳。

对于 ICP 监测的时间,可持续监测 3～5 天,一般不超过 7 天。临床需要 ICP 监测超过 10 天时,建议换对侧重置探头监测。目前在一些大的神经创伤中心采用 ICP 增高的程序化处理,具有相对的合理性(表 21-1)。

表 21-1　脑创伤后 ICP 增高的程序化处理

1. ICP 监测,气管插管,机械通气维持 $PaCO_2$ 32～36mmHg,患者躁动不安使用镇静剂如咪达唑仑或异丙酚,肌张力增高如去脑强直时使用肌松剂如维库溴铵。
2. 保持头高脚低位 20°～30°,避免颈静脉回流障碍。
3. 脑室内 ICP 监测则开放 CSF 外引流,维持高度额角水平上 15～20cm。
4. 使用甘露醇 0.25～0.50g/kg,可反复使用,监测血浆渗透压 300～320mmol/L。
5. 维持体温 34～36℃,甚至 32～34℃,以降低脑代谢从而降低 ICP。
6. 外伤大骨瓣减压,上述处理后 ICP 仍顽固性>25～30mmHg 时采用。
7. 内减压术,一般非主侧半球颞叶或合并额叶切除。
8. 巴比妥治疗,ICP 顽固性增高,但血压平稳时采用。

(二)ICP 增高的基础治疗

临床上许多因素影响 ICP,避免这些因素加重 ICP 增高,是治疗中应注意的重要问题,不应忽视。

患者体位是护理颅内高压患者的一个重要内容。应将头部置于正中位,避免扭曲或压迫患者颈部,保持颈静脉引流通畅。头部抬高可通过加强脑脊液引流和脑静脉血回流排出颅腔而降低 ICP。但需注意的是,在某些患者,脑脊液和脑血流量置换过多可反而加重颅内高压,抵消了抬高头部的益处。合理的方案是根据患者的临床状况和 ICP 监测,个体化处理患者头位。当不能监测 ICP 时,头部抬高 15°～30°多可使 ICP 降低。

应当积极处理发热,因为体温升高可提高脑代谢、脑血流、加重脑水肿而使 ICP 升高。应尽可能及早明确发热原因,进行针对性治疗,同时应用解热镇痛药如对乙酰氨基酚降低体温,进行对症治疗。在对乙酰氨基酚耐药的病例,吲哚美辛可控制发热并降低 ICP。物理降温如降温毯对发热患者有益,但需注意寒战可加重颅内高压。当必须降温而患者出现寒战时,可应用冬眠合剂、镇静剂或非去极化神经肌肉阻滞剂。虽然人工低温有益于降低 ICP,但由体温再升高和寒战引起的反跳性 ICP 升高影响了其应用价值。

咳嗽、呼吸道不通畅或与呼吸机对抗可升高胸膜腔内压,减少颅腔的静脉引流,导致 ICP 升高。应保持呼吸道通畅,必要时行气管切开,减低呼吸道阻力。尽量减少呼吸道刺激,应用祛痰剂、湿化呼吸道便利排痰。可应用镇静剂和肌松剂来避免呼吸机对抗。非去极化神经肌肉阻滞剂优点在于没有组胺释放效应,后者可继发血管扩张和升高 ICP。

呼气末正压(PEEP)只有在平均气道压力升高、传导至纵隔时可升高 ICP。PEEP 8～10cmH2O 时,对 ICP 几乎无影响,PEEP>15cmH2O,ICP 明显升高。当肺顺应性降低时如成人呼吸窘迫综合征或肺炎时,PEEP 对 ICP 的影响降低。

应保持适当的体循环血压。低血压可直接引起脑血管扩张、ICP 升高。低血压时脑灌注压下降影响脑供血,脑缺血可加重脑水肿,严重影响颅内高压患者的预后,应尽量避免或尽早处理低血压。高血压对 ICP 的危害程度没有低血压严重。然而,当脑自动调节机制受损时,严重的高血压可导致区域性脑血流增加、脑水肿和 ICP 升高。目前非常重视合理 CPP 对脑水肿的影响,有报告提示 CPP 过高会因为增加脑毛细血管的静水压,加重脑水肿。CPP 过低会导致脑缺血、缺氧,继而造成继发性神经元损伤,加重脑水肿,所以现在主张 CPP 维持在 60～70mmHg,避免低于 50mmHg。当 CPP 在 50～60mmHg 时,需要监测颈静脉血氧饱和度或脑组织氧监测,避免出现脑缺血。然而当要求将 CPP 维持在 70mmHg 以上时,部分患者需要积极的液体治疗和血管活性药物的使用,会产生全身的不良反应,如急性肺损伤和急性呼吸窘迫综合征(ARDS)。有文献报道,与 CPP 小于 70mmHg 相比,CPP 超过 70mmHg 使 ARDS 的发生率上升 5 倍,严重影响患者的预后。目前认为在 ICP 控制的前提下,CPP 与预后直接相关。

疼痛和躁动可因提高脑血流而升高 ICP。在颅内高压危及生命的患者,不应过分强调为避免用镇静剂使神经病学检查不准确,而否定通过镇痛和镇静来控制 ICP 的合理性。当患者存在呼吸机对抗,吸痰、疼痛刺激都会引起 ICP 增高、脑水肿加重,适当的使用镇静剂如异丙酚或咪达唑仑,及止痛剂如芬太尼或吗啡,均可用助于控制 ICP 和减轻脑水肿。

重度颅脑创伤后由于胰高血糖素、肾上腺素、皮质激素分泌增多,血糖升高,为创伤性糖尿病。高血糖对神经元有损害作用,低血糖同样会导致患者预后不良。强化控制血糖在 90～150mg/dl 较为理想,静脉泵强化胰岛素治疗严格监测血糖,避免高血糖和低血糖的出现,严格血糖控制在 70～100mg/dl 会增加低血糖发生的概率,增加脑能耗危机的发生。后者是指通过脑微定量分析测定脑组织间隙葡萄糖水平低于 0.7mmol/L,丙酮酸/乳酸比值大于 40(正常值小于 25)。脑能耗危机是重型颅脑创伤预后不良的独立因子,加重脑水肿。

低钠血症会降低血浆渗透压,导致脑肿胀,症状的严重程度与低钠血症发生的速度及严重程度有关。症状可有恶心呕吐、嗜睡、谵妄、癫痫、昏迷、呼吸骤停和脑疝。颅脑创伤后低钠血症的常见原因包括抗利尿激素异常分泌综合征(SIADH)、脑性盐耗综合征(CSW)和甘露醇的反复使用。正确的病因分析应包括患者出入液量的平衡情况,输液治疗的处方情况、血和尿渗透压、尿钠浓度、肾上腺和甲状腺功能的检测。临床应注意纠正低钠血症的速度不能过快,以免出现脑桥的脱髓鞘改变和不可逆的脑损害(24 小时纠正<10mmol/L)。

颅脑创伤后,癫痫发作会增加脑继发性损害,如 ICP 增高、脑氧代谢率增加、脑血流增加、脑血液容量增加、CPP 下降。绝大多数的研究不支持预防性使用抗惊厥药物来预防迟发性外伤性癫痫,不推荐常规抗癫痫预防治疗超过 1 周。如果出现迟发性外伤性癫痫,可根据新发癫痫的规范方法来治疗。外伤性癫痫的高危因素包括:GCS 评分小于 10 分,脑皮层挫裂伤,凹陷性骨折,硬膜下血肿,硬膜外血肿,脑内血肿,穿透性颅脑损伤,外伤后 24 小时内出现癫痫者。

(三)过度通气

过度通气是用呼吸机等机械方法增加患者的肺通气量,亦称人工机械性过度通气。此法使动脉血二氧化碳分压($PaCO_2$)降低(低碳酸血症)、脑脊液碱化,促使脑血管收缩,减少脑血流量和脑血容量,从而快速降低 ICP。ICP 降低后维持的时间长短不等,但一般情况下,随着脑和血管平滑肌中二氧化碳缓冲系统的代偿性调整,使脑脊液碱中毒被纠正,在开始过度通气后数小时内,ICP 常恢复至原有水平。有研究纳入一组健康志愿者,观察机体对过度通气的正常反应,$PaCO_2$ 降至 $15\sim20mmHg$、30 分钟后,CBF 减少了 40%,4 小时后 CBF 增加到基础值的 90%,当 $PaCO_2$ 恢复正常后,CBF 超过正常值 31%。在重型颅脑伤患者中,$PaCO_2$ 每变化 $1mmHg$,CBF 变化 3%,但在 CBF 较低时变化值较小。

过度通气是通过降低 CBF 来降低 ICP 的。在重型颅脑伤患者,早期脑灌注压下降,CBF 下降,对低碳酸血症反应降低,过度通气能进一步降低 CBF,有可能造成或加重脑缺血、脑血管自主调节功能丧失。因而,虽然过度通气是降低 ICP 较为快速的方法,但应尽量少用,特别应避免应用长时程过度通气方法。对严重颅脑伤患者目前主张当使用镇静剂、肌松剂、脑脊液引流和渗透性利尿剂难以控制颅内高压,在脑受压所致的脑功能障碍进行性加重时,短暂过度通气可能是有益的。

目前不推荐使用预防性的过度通气($PaCO_2<25mmHg$)。过度通气可作为一种临时的手段来治疗 ICP 升高。在颅脑创伤后第一个 24 小时内脑血流经常显著减少,此时应避免过度通气。如果使用过度通气,$PaCO_2$ 在 $25\sim30mmHg$ 则推荐使用颈静脉血氧饱和度或脑组织氧监测,以了解脑氧输送的情况,即脑缺血缺氧的情况。轻度过度通气($PaCO_2$ 在 $32\sim36mmHg$)时极少出现脑缺血缺氧的情况。$PaCO_2$ 水平可以通过控制性机械通气达到。调整呼吸的频率、潮气量和 PEEP 可以达到血气分析满意的 $PaCO_2$。

目前没有临床试验评价过度通气对颅脑创伤患者预后的直接影响,仅限于颅脑创伤后不同阶段的预后分析。在特定的亚组患者,过度通气可增加患者死亡率。当经颅多普勒监测证实 ICP 增高是由于脑过度灌注引起时,轻度过度通气是最理想的控制颅高压的方法。

(四)高渗性治疗

高渗性治疗是指适当提高血浆渗透压,依靠相对非渗透性的血-脑脊液屏障在血液与脑实质(即脑细胞和细胞外间隙)的液体之间造成一个渗透压差,促使脑组织失水,在总体上增加脑组织的顺应性。正常血浆渗透压值为 $286mmol/kg$。

1.甘露醇 甘露醇是应用最为广泛的渗透性脱水剂,其分子量为 180.17。在体内不被代谢,经肾小球滤过后在肾小管内甚少被重吸收。静脉使用后提高血浆渗透压,使血管内和组织间产生渗透压梯度,使脑组织,主要使正常脑组织内水分进入血管内,使脑组织脱水,并降低 ICP。甘露醇的利尿作用是因为甘露醇增加血容量,并促进前列腺素 I_2 分泌,扩张肾血管增加肾血流量,提高肾小球滤过率。甘露醇在肾小球滤过后重吸收 $<10\%$,故提高了肾小管内液渗透浓度,减少肾小管对水和 Na^+、Cl^-、K^+、Ca^{2+}、Mg^{2+} 的重吸收,达到利尿目的。甘露醇还可以减低血液黏滞度,可使脑血流和脑血管容量增加,从而代偿性收缩脑血管。此外,甘露醇还可减少脑脊液形成。

甘露醇常用剂量为 $0.5\sim1.5g/kg$。使用中的注意事项包括:①注意留置导尿避免尿潴留;②快速推注会产生低血压,所以必备等张液体和血管加压素,强大的利尿作用产生低血容量,将直接导致低血压甚至肾衰竭,特别在应用其他肾毒性药物。有败血症存在或以前有肾脏疾患病史者更容易出现肾衰竭;③持续使用甘露醇可降低血镁、血钾和血磷,而短时快速利尿有时出现致命性高钾血症。长时间使用甘露醇会产生肾髓质浓缩功能紊乱以致产生肾源性尿崩症;④部分患者出现反跳,在给药后 $30\sim120$ 分钟需重复给药的患者更容易发生。长时间使用甘露醇会进入组织间隙,特别是血-脑脊液屏障破坏区域,加重血管源性脑水肿。甘露醇可以开放血-脑脊液屏障,因而甘露醇和其他循环于血液中的小分子物质可以进入脑脊液和脑组织,脑脊液和脑组织吸收和潴留甘露醇,引起反向的渗透压梯度移位,产生反跳性 ICP 升高。当甘露醇在血液内循环较长时间时,如持续灌注甘露醇时,甘露醇在脑组织中的积聚作用最明显。因此,应用甘露醇应采用间歇注射,而不应持续静注。目前许多学者主张应用甘露醇使血浆渗透压维持在 300~310mmol/L,以达到理想的脱水效果。目前并无关于甘露醇治疗神经外科危重患者的前瞻性研究。

甘露醇治疗 ICP 升高应遵循以下原则:①在确认存在 ICP 升高或高度怀疑 ICP 升高时使用甘露醇,而不是预防性使用。在 ICP 正常时盲目脱水,易导致迟发性血肿及其他并发症;②必须加强监测,避免低血容量、低血压和电解质紊乱。应强调适度容量复苏的重要性;③监测血浆渗透压,特别是重复使用甘露醇时,维持血浆渗透压在 300~310mmol/L,不超过 320mmol/L 甚为重要。超过 320mmol/L 不能增加脱水效果,易致肾衰竭。渗透性脱水治疗时,可通过监测渗透压间隙(监测和计算血浆渗透压的差值)以指导治疗。血浆渗透压间隙低于 55mmol/L,有助于避免肾功能不全的发生;④临床医师应根据 ICP 增高的病因来调整使用甘露醇,即合理结合外科的和其他降 ICP 的方法。

2.甘油果糖和尿素　甘油果糖亦可产生类似甘露醇的脱水效果,但较缓慢,可作为甘露醇脱水治疗的补充。但其缺点包括:①较甘露醇更为严重和常见的反跳作用;②产生高血糖;③在临床有效剂量时可产生溶血作用。山梨醇类似于甘露醇可静脉注射,也会产生高血糖,相对于甘露醇的作用时间 4~6 小时,其作用时间仅 1~2 小时。尿素用于脱水降颅压治疗在过去曾引起注意,现已弃用,原因在于:①存在反跳作用;②引起凝血功能异常;③会引起恶心、呕吐、腹泻等并发症;④注射时血管外渗漏引起组织坏死。

3.高渗性盐水　在 20 世纪 80 年代,高渗性盐水作为失血性休克的复苏液体受到青睐。与等渗液相比,相同量高渗性盐水由于渗透压梯度的建立,拥有更强大的容量复苏能力,而血流动力学稳定对颅脑创伤预后极为重要。最近发现其降低 ICP 的作用,机制与甘露醇相似,使血管内和组织间产生渗透压梯度。与甘露醇相比,高渗性盐水较少出现 ICP 反跳,也不会大量脱水导致容量过低。在动物实验中,高渗性盐水的降 ICP 作用已得到普遍认可,临床试验却不多。有报告提示,顽固性 ICP 增高患者对甘露醇,甚至苯巴比妥治疗无效,ICP>25mmHg 的患者对高渗性盐水治疗有效。应用高渗性盐水应注意的问题包括:①尽量维持血钠 145~150mmol/L,不超过 155mmol/L;②给药方法为持续静脉注射,密切监测血浆渗透压、电解质和肾功能;③注意容量过负荷和凝血功能异常的监测;④血钠变化显著过快可出现脑桥脱髓鞘改变,可能导致硬膜下血肿和癫痫。

4.袢利尿剂　袢利尿剂,尤其是呋塞米,能降低 ICP,与渗透剂结合使用更为有效。利尿剂的作用机制是通过轻度利尿产生渗透压梯度、减少脑脊液生成、从正常和水肿脑组织中排出钠和水。但是,利尿剂以牺牲血容量为主,不主张单独用于降 ICP 治疗。临床可作为甘露醇的辅助用药,特别是中心静脉压偏高而心肌功能受损时。因此,利尿剂在使用时应注意严密监测血压和中心静脉压,避免低血容量和低血压。

(五)镇静镇痛肌松疗法

有研究发现,大剂量巴比妥酸盐可能有益于治疗伴有颅脑损伤、暴发性肝衰竭、脑(脊)膜炎和局灶性脑缺血的颅内高压患者,以降低用其他方法难以控制的 ICP 增高,也称为巴比妥昏迷疗法。最常应用的药物是硫喷妥钠和戊巴比妥。此类药物降低 ICP 的机制是多方面的。足以引起全身麻醉的大剂量药物可抑制正常脑区的脑代谢,而减少脑的氧和能量需要,引起血管收缩和脑血流的减少,是为脑代谢-血流偶联反应,可有效降低 ICP,并使血液分流至缺血区域。另外,巴比妥类可限制脂膜的过氧化损害、清除自由基、减少血管源性水肿生成、减少脂肪酸释放、减少缺血组织的细胞内钙的含量。此外,此类药物还可抑制癫痫发作,有利于人工过度通气的施行,减低脑和全身的应激反应。巴比妥类药物降低 ICP 的作用常较迅速且明显。

巴比妥昏迷疗法不良反应多且较为严重。常因周围血管扩张和药物对心脏收缩的抑制而发生血压降低和心动过速,特别是剂量较大或用药较久(48 小时以上)者,以及心脏复苏后脑缺血的患者容易发生,有时可引起死亡。其他不良反应包括支气管收缩、明显的低钾血症、少尿或无尿、肠蠕动功能下降、免疫抑制、坠积性肺炎、抗利尿激素分泌异常综合征。因此,必须加强血流动力学监测和血液中药物浓度监测。因不能进行准确的神经体征检查,应用大剂量巴比妥类药物时应进行持续 ICP 和脑电图监测,加强神经影像检查。

尽管巴比妥治疗可通过降低脑代谢和脑氧代谢率,从而通过血流-代谢偶联作用降低脑血流和脑容量,降低 ICP,特别是控制顽固性 ICP 增高。然而到目前为止,尚无随机临床试验来验证巴比妥治疗对重型颅脑创伤患者预后的影响作用。硫喷妥钠是目前最常用的苯巴比妥类药物,负荷量 $5\sim10mg/kg$,随后以 $3\sim5mg/(kg \cdot h)$ 维持输注,以达到 EEG 爆发抑制。输注时要避免低血压的出现。重复的苯巴比妥药物治疗会导致药物在体内的蓄积和肝功能异常。在欧洲,重型颅脑创伤后顽固性 ICP 增高被随机对照研究分组成大骨瓣减压组和苯巴比妥治疗组,该试验还在进行中。有主张在重型颅脑创伤出现顽固性 ICP 增高时在脑干功能衰竭前采用该方法有效,而且需要充分的容量复苏,必要时予以血管活性药物如去甲肾上腺素等。由于该治疗存在诸多潜在并发症,因此要求医护人员经验丰富。患者治疗前必须处于血流动力学稳定状态,必须有持续的全身系统监测来避免或治疗血流动力不稳定状态。目前尚不推荐预防性使用巴比妥治疗控制 ICP。

镇痛剂和镇静剂已成为 ICP 控制常用的方法,特别针对躁动患者。与咪达唑仑相比,异丙酚在通过改善血流-代谢偶联而降低脑代谢和脑血流方面效果更为明显。阿片类药物如芬太尼,在镇痛的同时也有镇静作用。在不同的治疗中心,肌松剂的使用各有不同。目前一般不主张常规使用肌松剂。肌松剂的使用会掩盖医生对癫痫的识别和治疗。此外,长时间肌松剂的使用会导致严重的不良反应,如多发性神经病和肌病。

(六)皮质激素

皮质激素通过加强和调整血-脑脊液屏障功能、降低毛细血管通透性,减轻脑肿瘤或脓肿患者的脑水肿。但是皮质激素对与颅内高压有关的其他临床状况的治疗效果尚不明确。对脑内出血患者一般无明确疗效。有研究显示,在一组中度 GCS 评分患者治疗时使用皮质激素,没有发生死亡病例,提示可能有治疗作用,但属三类证据。目前在脑出血不推荐使用皮质激素。一类证据不推荐使用皮质类固醇激素来改善重型颅脑创伤患者的预后和降低ICP。在中重度颅脑创伤患者,大剂量甲基泼尼松龙与死亡率增加有关,被禁忌使用。CRASH试验随机收录了10008例重型颅脑创伤患者,试验过程中发现甲基泼尼松龙治疗组死亡率更高,而并发症发生率相似。目前认为,仅有在监测中发现皮质类固醇水平低下或以往因其他疾病需要皮质类固醇激素治疗的患者,在颅脑创伤时予以替代治疗。

同样,大多数研究显示,皮质类固醇激素对伴发水肿的急性半球梗死无效甚至有害。仅实验研究提示在超急性期,类固醇可通过限制膜过氧化而限制水肿形成。

对于脑肿瘤患者,类固醇激素用量应根据瘤周水肿的反应来确定,一般20～40mg地塞米松/日。

应用皮质激素潜在的不良反应包括胃肠出血、肠穿孔、免疫抑制、血糖增高、高分解代谢、创伤恶化和行为紊乱,易并发多重感染。鉴于其有害的不良反应,除非对原发疾病治疗有益,对颅内高压患者不推荐常规使用类固醇激素。

(七)预防性亚低温治疗

早期的动物实验和小规模的临床试验提示颅脑创伤后治疗性亚低温可以改善患者的预后,在Marion前瞻、对照的重型颅脑创伤试验中治疗组控制体温32～33℃持续24小时,与正常体温组相比6个月的格拉斯哥转归评分(GOS)预后评分相对较好。迄今为止,最大的临床试验由Clifton牵头的NABIS试验,368例重型颅脑创伤患者随机分为治疗组(维持亚低温33℃持续48小时)和对照组(正常体温),亚低温组出现ICP峰值大于30mmHg概率较少,但是6个月的死亡率没有差别(28%vs27%)。与正常体温控制相比较,目前没有依据证明预防性亚低温治疗能降低重型颅脑创伤患者的死亡率。目前已完成的6项前瞻对照试验提示,对于颅脑创伤患者,亚低温治疗维持目标体温大于48小时,死亡率有下降趋势,与GOS较好有关。亚低温治疗也存在一些严重并发症,主要包括:电解质紊乱、免疫抑制、凝血功能障碍、心血管功能不稳定、皮肤坏死等。近几年有日本学者提出将体温控制在35℃,能取得32～34℃亚低温的脑保护和控制ICP的效果,但不良反应更少。目前认为在顽固性ICP增高患者可将亚低温作为治疗的二线选择。

(八)脑脊液引流

脑室穿刺置管既可监测ICP,又可行外引流,甚至可以在床旁施行该手术,许多治疗中心常规使用脑室造瘘来降低ICP。由于外伤性脑水肿患者压力容积指数(PVI)下降,释放少量的脑脊液即可明显下降ICP。我们在长期ICP监测和神经重症治疗过程中,甚至发现数滴CSF外引流,即可导致大幅度ICP的下降,是控制ICP简单可靠的方法。目前主张每次少量释放脑脊液3～5ml,每天引流100～150ml为安全范围。应防止短时间大量释放CSF,ICP突然下降,CPP过高,则加重脑水肿。出现脑积水的患者脑室脑脊液引流更为重要。但ICP不高不主张脑脊液外引流,除非为引流感染或血性之脑脊液。对疑有颅内高压的患者,因存在致死性的扁桃体疝风险,诊断性腰穿和治疗性腰大池脑脊液引流应相对禁忌。如果确属必要,应做CT扫描以排除巨大占位效应和梗阻性脑积水,并且腰穿应由具备处理神经疾病丰富经验的医师完成。对于腰大池引流,目前较为公认的观点是避免在中重度和重度ICP增高(如ICP>30mmHg)时应用,当 CT 提示环池闭塞或明显中线移位禁忌腰穿。腰大池脑脊液引流仅作为综合控制轻中度 ICP 增高的辅助治疗方法。

(九)手术治疗

Harvey Cushing 在第一次世界大战前提出采用大骨瓣减压治疗重型颅脑创伤,但早期的手术结果无法显示其有改善预后的作用。近年来由于神经外科重症监护治疗的进步,使得大骨瓣减压后患者的预后有明显的改善。当顽固性 ICP 增高非手术治疗无效,进行大骨瓣减压能使相当一部分病危患者得到解救。目前主张在 ICP>25mmHg,为弥漫性脑肿胀,可采用双额高冠状大骨瓣减压,亦可采用双侧额颞大骨瓣减压。内减压主要是指非主侧半球的额叶或颞叶切除。两者均可大幅度的降低 ICP。目前有两项前瞻对照研究试验,一项为大骨瓣减压和苯巴比妥治疗对照研究(RESCUE icp 试验),观察两组对重型颅脑创伤顽固性 ICP 增高患者 ICP 控制和预后的影响。另一项为 DECRA 试验,即在澳大利亚和新西兰举行的早期去骨瓣减压的研究,其目的是为了研究早期大骨瓣减压对重型颅脑创伤顽固性 ICP 患者功能的影响,发表在 2011 年 4 月新英格兰医学杂志。结果显示,对弥漫性重型颅脑创伤顽固性 ICP 增高患者,虽然行大骨瓣减压显著减低 ICP,但死亡率无差异。与预计结果相反,减压组预后不良率更高。但其选择去骨瓣减压的 ICP 阈值为 20mmHg 备受争议,也不符合目前的一致意见。有专家认为阈值过低,25mmHg 或 30mmHg 可能更为合适。另外入组患者中减压组双侧瞳孔无光反应明显较保守治疗组高(28% vs 12%),也是造成结局混淆的重要因素。最后,在接近 8 年 15 个医学中心 3000 多例登记患者中入选试验患者仅 155 例,该试验入选患者缺乏代表性,不能代表重型颅脑创伤全貌。对于弥漫性脑损伤的手术治疗,应从适应证、时机和手术方法综合考虑。

(宁显宾)

第七节　颅内压监护

颅内压监护是将导管或微型压力传感器探头安置于颅腔内,导管与传感器的另一端与 ICP 监护仪连接,将 ICP 压力动态变化转为电信号,显示于示波屏或数字仪上,并用记录器连续描记出压力曲线,以便随时了解 ICP 的一种技术。根据 ICP 高低及压力波型,可及时准确地分析病人 ICP 变化,对判断颅内伤情、脑水肿情况和指导治疗、估计预后等方面都有重要参考价值。因此,神经外科 ICU 病房,较常应用这一监测技术,国外资料约有 1/3 的 ICU 病人采用。其他如神经科、儿科、内科、心脏骤停复苏时亦常用。

1. ICP 监护时,测压的方式分为两种

(1)植入法:通过头皮切口与颅骨钻孔,将微型传感器置入颅内,又称体内传感器或埋藏传感器法。传感器直接置于硬脑膜外、硬脑膜下、蛛网膜下腔或脑实质内等处,使之与脑膜或脑实质接触而测压。近年来应用新发展光导纤维传感器装置技术,将此型传感器代替传统压触

式传感器,具有"零点"不漂移,更适于连续监测 ICP 变化的特点。这种方法可用于硬脑膜外、蛛网膜下腔、脑实质与脑室内,且可用于去骨瓣后或小儿前囟门的头皮之上进行 ICP 监护。

(2)导管法:一般按侧脑室穿刺引流法,在侧脑室内置入一条引流导管,借引流出的脑脊液或生理盐水充填导管,将导管与体外之传感器连接,通过导管内液体对颅内压传导,及与传感器接通而测压。

2.神经外科 ICP 监护的适应证

(1)颅脑损伤:凡是颅腔损伤病人格拉斯哥昏迷分级计分≤8 分者,均适于行 ICP 监护。在诊断上 ICP 监护有助于原发性与继发性脑干损伤的鉴别,原发性脑干损伤的病人,临床表现严重而 ICP 多正常。颅脑损伤病人在 ICP 监护过程中,如 ICP 逐渐出现上升趋向,并高于 5.33kPa,提示有继发颅内血肿的可能,需要紧急手术。ICP 保持在正常水平时多无需手术。在治疗方面,如 ICP 在 2.67kPa 波动,多属一般性脑水肿的反应,首先应纠正呼吸道不畅,控制躁动,保持适宜的体位,发热时应降低体温。如 ICP>3.33kPa,持续上升,应开始降压治疗。

(2)颅内肿瘤:颅内肿瘤病人术前、术中与术后均可应用 ICP 监护,了解 ICP 的变动。术前 2~3 天,应用脑室法 ICP 监护,既可测压,又可以通过脑室引流,使 ICP 维持在 2.0~2.67kPa之间,减轻颅内淤血,改善病人周身情况,可以缓解颅内高压危象,有利于肿瘤切除及提高病人对手术的耐受力。术后监护有利于早期发现颅内血肿并发症及指导抗脑水肿的治疗。

(3)蛛网膜下腔出血:蛛网膜下腔出血后常合并脑积水。脑室法 ICP 监护,可了解颅内压变化,同时行脑脊液引流,具有减少蛛网膜下腔积血,减轻脑血管痉挛及脑水肿的作用。

(4)脑积水与脑水肿:ICP 监护可以了解 ICP 变化,反映脑积水、脑水肿的状况,以判断脑脊液分流手术效果。同时行脑脊液引流,暂时使颅内高压缓解,也可促使脑水肿消退。

(5)其他:凡因其他原因导致 ICP 增高而昏迷的病人多存在脑缺氧与脑水肿,也可考虑用 ICP 监护。

3. ICP 监护方法　常用的有脑室内压、硬脑膜外压、脑组织内压监测 3 种方法。

(1)脑室内压监护:步骤与技术:①侧脑室穿刺与导管置入。一般选择侧脑室前角穿刺,穿刺点在冠状缝前 2cm,中线旁 2.5cm 交点。切开头皮,作颅骨钻孔及前角穿刺。穿刺深度 4~6cm。进入脑室后,安置导管于侧脑室内。②将导管从另一头皮小切口引出于颅外与颅内压传感器及颅内压监护仪连接。③颅内压监测。如导管位于侧脑室内并且很通畅,即在仪器压力记录仪及示波屏上显示出脑脊液曲线,脑脊液压力搏动与脉搏同步跳动,说明仪器运转正常。④将传感器固定并保持在室间孔水平(参考零点)。颅内压监护期间,光导纤维传感器预先调零后,可以连续监测不会发生零点漂移。应用液压传感器,应定时调整零点,以保证数据的准确性。

本法的优点是方法简便,测压准确,是 ICP 监测的"金标准",可以兼做脑室引流减压,其缺点是易并发颅内感染的机会,ICP 增高,脑室受压变窄和移位时,脑室穿刺及安管较困难,一般监护时间不宜超过 5d,以免增加颅内感染的机会。

(2)硬脑膜外压监护:此法采用光导纤维微型扣式传感器,按侧脑室前角穿刺术方法,将传感器安置于钻孔下、硬脑膜外,注意将传感器放平。对手术病人,可以将传感器探头置于术区硬脑膜外。此种监测方法,由于硬脑膜完整,并发颅内感染的机会较少,因此,可以延长监护时间。但如果传感器探头安置不够平整,与硬脑膜接触不均匀,可能影响压力测定的准确性。

(3)脑组织内测压监护:将传感器直接插入脑实质内,进行压力监护,仪器连接方式同前。监护完毕时,拔出脑内导管或取出传感器。

4.颅内压波型与分析

(1)ICP波型的组成及ICP压力高低的分级:连续记录下来的正常ICP波曲线,是由脉搏波以及因呼吸影响于颅内静脉回流的增减形成的波动所组成。正常脑压波振幅大小主要取决于脉络丛血压搏动的强弱。颅内静脉回流通畅与否对压力波振幅的大小有密切影响。正常脑压波的振幅为 0.44kPa(3.3mmHg),压力上界可高达 0.8～1.1kPa(6～8mmHg),ICP 增高时,ICP 波动的振幅随之增大。颅内压高低的标准为:正常＜2.0kPa(15mmHg);轻度增高 2.0～2.67kPa(15～20mmHg);中度增高 2.67～5.33kPa(20～40mmHg);重度增高＞5.33kPa(40mmHg)。一般将压力＞2.67kPa(20mmHg)的中度增高,作为临床需要采用降低颅内压处理的界值。

如压力低于此值,即不必采用脱水治疗等措施,因此可以用于指导治疗。

(2)ICP波型:①正常波型:压力水平在正常范围,压力曲线平直,无快速与大的幅度升降,但也可有轻微的起伏变动。②A 波:又称高原波(或平顶波),见于 ICP 持续增高情况下,出现压力波型骤然升高,其波幅可达 8.0～13.33kPa(60～I00mmHg),持续 5～10min 以上。而后又突然下降至原来的水平或更低。此类高原波多呈间歇性发作。此时病人临床表现有明显的颅内压增高症状:头痛加剧、恶心、呕吐、颜面潮红、呼吸急促、脉速,有时出现烦躁、精神错乱及意识障碍等,严重时,甚至可有抽搐及强直性发作。A 波出现的机理,一般认为是脑血管自动调节功能障碍所致,是机体对 ICP 的代偿功能趋向衰竭的表现。因此,出现 A 波,是一种病情危急的信号,应采取积极有效的降低 ICP 抢救措施。③B 波:是 ICP 一种节律性波动,振幅增高不超过 0.667～1.33kPa(5～10mmHg),持续 0.5～2.0min。是正常人或病人在睡眠时出现的 ICP 波形,有时也是颅内代偿机制受损的表现,可能与脑干的血液灌注不足,导致脑干功能失调有关。④C 波:较少发生,每分钟 4～8 次的节律性振荡,振幅小于 B 波。这种波与全身动脉压不稳定引起 ICP 的波动有关,无重要临床意义。尚有一些"非典型"ICP 波,其代表意义有时难以解释。

5.颅内压监护注意事项

(1)监护前调整记录仪与传感器的零点。为了获得准确的监护数据,监护的零点参照点,一般位于外耳道水平的位置,ICP 监护时病人保持平卧或头高 10°～15°角。

(2)注意保持适当的体位,使呼吸道通畅,病人躁动时,酌用镇静药以免影响监护。高热时给予降体温措施。

(3)严密预防感染。ICP 监护整个操作过程中,从安置脑室内导管或颅内传感器,至监护期间和取出传感器,都要严格执行无菌操作技术。监护时间一般 3～5d,不宜过长。

(马晓明)

第八节   脑死亡

一、概述

传统的死亡标准认为:当人的心脏停止跳动和停止呼吸后,即为死亡,也就是我们现在普遍所说的心肺死亡标准。但由于人造心脏起搏器、呼吸机的广泛使用使得心脏停止跳动的"心肺死亡"概念大大落后于科学技术发展。于是,医学家提出了脑死亡的观点,认为"不仅呼吸和心跳不可逆性停止的人是死人,而且包括脑干功能在内的所有脑功能不可逆性停止的人也是死人。"

其实一般心脏停止搏动,脑缺血、缺氧立即发生,如超过4~6分钟就可以出现不可逆的大脑损害。心脏停搏时间愈长,如>8分钟以上,大脑功能很难恢复,成功率极小。心脏停搏后,50%左右患者死于中枢神经系统损害,即脑死亡。即使心、肺复苏成功,生命保留,约有20%~50%存在着不同程度的脑功能障碍,成为植物状态(植物人)或痴残等。还有很多患者虽然心脏恢复了搏动,但一直未再现自主呼吸,靠呼吸机帮助呼吸,实际上大脑已经死亡。

二、脑死亡的原因

很多原因可以导致脑死亡,包括外伤(例如:硬膜下血肿、硬膜外血肿和开放性脑损伤)、感染(例如:脑膜炎、脑炎和脑脓肿)、脑血管病(例如:动脉瘤或动静脉畸形引发的蛛网膜下腔出血、大脑内出血、脑梗死和静脉窦血栓)、缺氧缺血性脑病(例如:心脏停搏或溺亡)、梗阻性脑积水、肿瘤和代谢性脑病(例如:脑水肿伴有暴发性肝功能衰竭、严重低钠血症和快速纠正高渗性高血糖昏迷)。在大多情况下,脑死亡常伴发有脑疝。

三、脑死亡的分类

脑死亡依据病因可分为原发性脑死亡和继发性脑死亡,原发性脑死亡是由原发性脑疾病或损伤引起;继发性脑死亡是由心、肺等脑外器官的原发性疾病或损伤致脑缺氧或代谢障碍所致。

脑死亡依据功能丧失可为全脑死亡、脑干死亡和高级脑死亡。全脑死亡是指包括脑干在内的全部脑功能的丧失。

四、中国脑死亡诊断标准

成人脑死亡判定标准

1.判定的先决条件

(1)昏迷原因明确:包括原发性脑损伤和继发性脑损伤。

(2)排除了各种原因的可逆性昏迷:包括急性中毒、低温(肛温≤32℃),严重电解质及酸碱平衡紊乱,严重代谢及内分泌障碍等。

2.临床判定

(1)深昏迷:拇指分别强力压迫患者两侧眶上切迹或针刺面部,不应有任何面部肌肉活动,格拉斯哥昏迷量表(GCS)评分为3分。

(2)脑干反射消失:包括瞳孔对光反射、角膜反射、头眼反射、前庭眼反射、咳嗽反射等。

(3)无自主呼吸:靠呼吸机维持,自主呼吸激发试验证实无自主呼吸。

以上3项必须全部具备。

3.确认试验

(1)正中神经短潜伏期体感诱发电位(SLSEP):显示N9和(或)N13存在,P14、N18和N20消失。

(2)脑电图(EEG):显示电静息,即未出现$>2\mu V$的脑电波活动时,符合EEG脑死亡判定标准。

(3)经颅多普勒超声(TCD):显示颅内前循环和后循环呈振荡波、尖小收缩波或血流信号消失。

以上三项中必须有一项阳性。

4.判定时间 临床判定和确认试验结果均符合脑死亡判定标准者可首次判定为脑死亡。首次判定12小时后再次复查,结果仍符合脑死亡判定标准者,方可最终确认为脑死亡。

5.判定步骤 脑死亡判定分以下3个步骤:第一步进行脑死亡临床判定,符合判定标准(深昏迷、脑干反射消失、无自主呼吸)的进入下一步。第二步进行脑死亡确认试验,至少2项符合脑死亡判定标准的进入下一步。第三步进行脑死亡自主呼吸激发试验,验证自主呼吸消失。

上述3个步骤均符合脑死亡判定标准时,确认为脑死亡。

五、脑死亡立法与器官移植

确立脑死亡标准,实施脑死亡立法,是社会进步和文明的重要标志。有学者认为根本意义在于人的尊严。对一个已脑死亡的患者全力抢救并不是真正意义上的人道主义,而是一种狭义的人道主义。对社会、家庭也是沉重的精神和经济负担,对医疗资源也是一种巨大的浪费。同时随着医疗水平的飞速发展及国人疾病谱的改变,目前中国的器官移植已经成为临床手术量仅次于美国的器官移植第二大国。但由于捐献器官数量有限,器官紧缺已成为制约我国器官移植发展的瓶颈。此外,活体移植还催生了变相器官买卖。

脑死亡患者虽无自主呼吸,脑干在内的全脑功能也不可逆转地丧失,即使采取何种医疗手段都无法挽救患者生命,但随着呼吸机的应用,患者的心跳、呼吸等生命体征都可以长期维持,所以如果突破立法和伦理限制,脑死亡者的器官应该是最理想的器官来源。但目前迄今中国还没有任何器官移植法律出台。

1978 年美国颁布了"统一脑死亡法",对死亡判定作出规定：循环和呼吸功能不可逆的终止，或包括脑干在内的全脑功能不可逆的终止。目前许多国家都相应制定了有关脑死亡的法律(WHO 2001 年)，对脑死亡明确定义及诊断标准，目的就是为了规范器官移植相关工作。

我国脑死亡医疗规范起步较晚，虽然 1986 年就草拟出了第一部成人脑死亡诊断标准，但一直无实质性进展。虽然深圳等地出台了关于器官移植的地方性法规，但尚无全国性相关法规。2004 年 5 月在中华医学会第七届全国神经病学学术会议上通过的《脑死亡判定标准(成人)》和《脑死亡判定技术规范》只是判定脑死亡的医学标准，但并不具有法律效力。中国《脑死亡诊断标准》草案已多次易稿，目前正在广泛征求各方意见。随着人们，特别是医务工作者对脑死亡概念的逐步理解和认同，相信不久的将来，我们都能接受脑死亡就是死亡的概念。

(许建新)

第九节　癫痫持续状态

癫痫作为一种病程长，反复发作，且治疗困难，致残率高的疾病，由于临床表现复杂多样，使得认识和掌握它，尤为困难和重要。在当前循证医学的大背景下，国内外出版了大量指南可资参考，其中有代表性的有国际抗癫痫联盟(ILAE)指南、美国神经病学协会(ANN)和美国癫痫学会(AES)指南、苏格兰校际指南网络(SIGN)和英国国家卫生与临床优化研究所(NICE)指南、欧洲神经科学协会联盟(EFNS)指定的"欧洲成人癫痫持续状态诊治指南"以及中国全国神经外科癫痫防治协作组《神经外科围手术期和外伤后癫痫的预防及治疗指南(草案)》以及中华医学会《临床诊疗指南：癫痫病分册》。本节在概述癫痫一般知识的基础上，重点介绍重症加强医疗病房(ICU)中的癫痫问题，即癫痫持续状态的诊治与预防。

癫痫可见于任何年龄、地区和种族的人群中，但以儿童和青少年发病率较高，随着人口老龄化，老年人中发病率有所上升。世界卫生组织估计全球约有 5000 万癫痫患者。国内资料显示我国癫痫的"终生患病率"在 4‰～7‰之间，而"活动性癫痫的患病率"—即在最近某段时间，一般 1 年或 2 年内仍有发作的病例数与同期平均人口之比，为 4.6‰，年发病率为 30/10 万左右。我国约有 600 万左右的活动性癫痫患者，每年有 40 万左右新发病例，是神经内科最常见的疾病之一，其死亡危险性是一般人群的 2～3 倍。癫痫给个人、家庭和社会造成严重负面影响，不仅仅是医疗问题，也是重要的公共卫生和社会问题。世界卫生组织已把癫痫列为重点防治的神经、精神疾病之一。

一、癫痫的定义

癫痫发作是脑神经元异常和过度超同步化放电所造成的临床现象，特征是突然和一过性的症状，由于异常放电的神经元在大脑中的部位不同而有各种不同表现，可以是运动、感觉、精神或自主神经的，伴有或不伴意识或警觉程度的变化。癫痫发作的类型是一个独特的病理生理机制和解剖基础所表现出来的发作性事件,是一个具有病因、治疗和预后意义的诊断。对临床无症状仅在脑电图上出现异常放电者,不称为癫痫发作。脑部以外的身体其他部位的神经元,如三叉神经节或脊髓前角神经元,异常和过度放电也不属于癫痫发作。

2005年ILAE对癫痫的定义为:癫痫是一种脑部疾患,其特点是持续存在能产生癫痫发作的脑部持久性改变,并出现相应的神经生物学、认知、心理学以及社会学等方面的后果。理解这一定义,癫痫是一组由已知或未知病因所引起的脑神经元高度同步化,且常自限的异常放电引起的综合征。诊断癫痫至少需要一次癫痫发作,但单次或单簇癫痫发作如难以证实和确定存在脑部慢性功能障碍,诊断必须谨慎。国内对仅有一次发作的不诊断为癫痫,只称为"癫痫发作"。其特征是反复发作性、短暂、通常呈刻板性的中枢神经系统功能失常。持续存在的癫痫易感性所导致的反复发作称为癫痫。这些易感性包括有明确的癫痫家族史,发作间期脑电图有明确的痫样放电,有确切而不能根除的癫痫病因存在等。癫痫的后果对患者的心理、认知及社会功能都有明显影响。

二、癫痫的分类

目前我国和世界上普遍应用的还是ILAE在1981年提出的癫痫发作分类方案。随着近年来对癫痫发作和癫痫研究的深入,认识水平不断提高。1989年,ILAE分类和名词委员会推荐了新的癫痫和癫痫综合征的分类标准。继而在2001年ILAE及美国Engel医生提出了癫痫发作的类型和反射性发作的诱发性刺激。

(一)癫痫发作的分类方案

1.部分性发作　异常电活动从一侧大脑半球的局部区域开始,分为简单(单纯)部分性发作、复杂部分性发作和继发性全面发作。

(1)简单(单纯)部分性发作:特点为无意识障碍,又分为:

1)运动性发作:累及身体某一部位,局限或有扩散。阳性症状为强直或阵挛;阴性症状为动作停止、语言中断。部分性发作后,可能有受累中枢支配部位的局灶性瘫痪,称为Todd瘫痪,可持续数分钟至数小时。一些特征性发作如下,局灶性运动发作(多为阵挛性,即常见的局灶性抽搐。起于对侧皮质运动区,但眼睑及其周围肌肉抽搐可起自枕叶,口周或舌喉抽搐可来自外侧裂附近的放电);杰克逊发作(抽搐按一定顺序如皮质运动区的支配顺序扩展,且强刺激受累部位可终止发作。例拇指到口角的手-口扩展,用力背屈拇指可终止发作);偏转性发作(眼、头甚至躯干向一侧偏转可伴一侧上肢屈曲和另一侧伸直,起源于额、颞、枕或顶叶);姿势性发作(偏转性发作有时可发展为某种特殊姿势,如击剑样姿势。多起源于额叶内侧辅助运动区);发音性发作(重复语言、发出声音或语言中断。起于额叶内侧辅助运动区);抑制性运动发作(动作停止、语言中断、肌张力不丧失、面色不变。多源于优势侧Broca区);失语性发作(常为运动性失语,完全或不完全。起于优势侧语言中枢有关区域)。

2)感觉性发作:放电部位为相应的感觉皮质,可为躯体感觉性或特殊感觉性发作。躯体感觉性发作表现为体表感觉异常,麻木、针刺、电流/点击、烧灼感等。特殊感觉性发作包括视觉性发作(暗点、黑蒙、闪光、无结构性视幻觉。源于枕叶皮质);听觉性发作(幻听到一些噪声或单调声音,隆隆声、蝉鸣、嘤嘤声等。起自颞上回);嗅觉性发作(难闻、不愉快的嗅幻觉,烧橡胶味、粪便臭味等。起于钩回前上部);味觉性发作(苦味、金属味常见,但单纯此发作者很少见。源于岛叶或其周边);眩晕性发作(常为坠入空间或在空间飘浮的感觉,起于颞叶皮质。因眩晕原因很多,不易诊断)。

3)自主神经性发作:单纯者极少见,常常继发或本就是复杂部分性发作的一部分,可见流涎、上腹部不适或压迫感、"气往上冲"、肠鸣、呕吐、尿失禁、面色口唇苍白或潮红、出汗、竖毛(起鸡皮疙瘩)等。起于岛叶、间脑及其周围边缘系统。

4)精神性发作:高级大脑功能障碍。极少单独出现,常常继发或本就是复杂部分性发作的一部分,包括情感性发作(无因突发数分钟的极度愉快或不愉快,恐惧最常见,常伴上述自主神经性发作症状,起于颞叶前下部);记忆障碍性发作(记忆失真,表现似曾相识感、陌生感、记忆性幻觉,对过去的事出现非常精细的回忆和重现,起自颞叶、海马、杏仁核附近);认知障碍性发作(梦样状态、时间失真感、不真实感,自述发作时"我不是自己");发作性错觉(因知觉歪曲而使客观事物变形,声音或视物,如身体某部变大变小变远变近,物体变形。起于颞叶或颞顶、颞枕交界处);结构幻觉性发作(较之单纯感觉性发作,内容更复杂,表现为一定程度整合的知觉经历,如风景、人物、音乐等)。

(2)复杂部分性发作:特征为伴有不同程度意识障碍,但不是丧失,多种简单发作内容,常有自主神经和精神症状发作,常有发作后意识浑浊。脑电图(EEG)可见单侧或双侧不同步放电,大多源于颞叶内侧或边缘系统,也可来自其他部位如额叶。根据发作初始是否伴有意识障碍,分为:

1)单纯部分性发作起病,继而出现意识障碍:任何形式的简单发作后出现意识障碍或伴有各种自动症均属此类,根据起源包括:海马-杏仁核(颞叶内侧)起源(发作一般持续2~5分钟,开始和结束较慢,常有发作后意识模糊。源自海马者常开始于奇怪难述的异常感觉,继以意识障碍、动作停止、凝视、呼之不应、自动症,尤以口咽自动症多见;来自杏仁核常有胃气上升感或恶心,可有明显自主神经症状,逐渐出现意识障碍伴自动症);额叶起源(起始感觉非特异性,突出表现为多样的姿势自动症,但同一患者发作形式固定;发作常短于1分钟,开始和结束较快,发作后意识很快恢复);颞叶外侧皮质起源(以幻听、错觉、梦样状态等起始,继而意识障碍);其他脑皮质起源(常首先有相应皮质功能相关的症状,再出现意识障碍和自动症等)。

2)发作开始就有意识障碍:一部分患者仅表现为意识障碍,常有先兆后发生动作停止、凝视、呼之不应,不跌倒,面色不变,发作后可继续原来的活动。酷似"失神发作",但成人几乎均是本症,儿童需与之鉴别。EEG表现不同,常源自颞叶,也可来自额叶、枕叶等。另一部分患者表现为意识障碍和自动症,自动症是癫痫发作中或后,意识模糊状态下,出现不自主、无意识的动作,发作后常有遗忘。其内容可是发作前动作的延续,也可是新发动作,常持续数分钟。复杂部分性发作中常见,也可见于其他尤其失神发作和强直阵挛等发作后意识障碍中。常见自动症包括:口咽自动症(最常见,不自主舔唇、咂嘴、咀嚼、吞咽或进食动作,时伴流涎、清喉等动作。多见于颞叶癫痫);姿势自动症(躯体和四肢的大幅度扭动,常伴恐惧面容和喊叫,常见于睡眠。多见于额叶癫痫);手部自动症(简单重复的手部动作,摸索、擦脸、拍手、绞手、解衣扣、翻口袋、开关抽屉等);行走自动症(无目的的走动、奔跑、坐车,不辨方向,有时还可避开障碍物);言语自动症(自言自语,内容时难理解,多为重复简单词语或不完整句子。病灶多在非优势半球)。

(3)继发性全面发作:有先兆,最常继发为全面性强直-阵挛发作,但仍属部分发作,与全面性发作在病因、治疗及预后方面明显不同,需鉴别。EEG 可见局灶性放电迅速泛化为两侧半球全面性放电,发作间期为局灶性异常。又分为:

1)单纯部分性发作发展至全面性发作;

2)复杂部分性发作发展至全面性发作;

3)单纯部分性发作发展成复杂部分性发作然后继发全面性发作。

2.全面性发作 发作开始即为双侧大脑半球受累,EEG 为双侧半球广泛性放电,运动症状是双侧性的。类型包括:

(1)失神发作:典型失神发作表现为动作中止、凝视、呼之不应,可有可无轻微运动症状,无先兆,突发突止;持续 5～20 秒,罕见超过 1 分钟;发作后立即清醒;EEG 呈规律性双侧同步 3Hz 棘慢波综合暴发;见于儿童青少年失神癫痫。不典型失神发作表现为发作开始与结束较典型缓慢,可有轻度运动症状;EEG 表现为慢的棘慢波综合节律,主要见于 Lennox-Gastaut 综合征。

(2)肌阵挛发作:作为一个症状肌阵挛是指单个或多个肌肉或肌群突然、快速、短暂(<100 毫秒)、触电样不自主收缩;在此作为一种全面发作类型,肌阵挛可遍及全身,也可限于某个肌群,常成簇发生;有生理性/病理性,有放电才是癫痫;EEG 暴发出现全面多棘慢波综合节律。

(3)阵挛发作:症状学的阵挛是指同一组肌群有规律的长时间肌阵挛,频率约 2～3 次/秒,也称节律性肌阵挛;本发作类型表现为主动肌间歇性收缩,肢体节律性抽动;EEG 快波活动或棘慢/多棘慢波综合。

(4)强直发作:发作性全身或双侧肌肉强烈持续收缩、僵直、躯体背屈或前屈;持续数秒至数十秒,少超过 1 分钟;EEG 双侧低波幅快活动或高波幅棘波节律暴发;主要见于 Lennox-Gastaut 综合征。

(5)全面性强直-阵挛性发作:以意识丧失、双侧对称性强直收缩后紧接阵挛的序列发作为特征。可直接起病,也可由部分发作演变而来。早期意识丧失、跌倒,随后发作呈三期:强直期表现为全身骨骼肌持续收缩:①眼肌收缩眼睑上牵、眼球上翻或凝视;②咬肌收缩出现口强张,后猛烈闭合,可咬伤舌尖;③喉肌和呼吸肌强直性收缩致尖叫一声;④颈部和躯干肌肉强直性收缩使颈部和躯干先屈曲,后反张;⑤上肢由上举后旋转为内收前旋,下肢先屈曲后猛烈伸直,持续 10～20 秒后进入阵挛期。阵挛期表现为每次阵挛后都有短暂间歇,阵挛频率逐渐减慢,间歇延长,一次剧烈阵挛后发作停止,进入发作后期。上述二期均伴有呼吸停止、血压升高、瞳孔扩大、唾液和其他分泌物增多。发作后期尚有短暂阵挛,可引起牙关紧闭和大小便失禁。呼吸先恢复,后瞳孔、血压、心率渐至正常,肌肉松弛,意识渐恢复;发作到意识恢复约 5～15 分钟;醒后常感头痛、全身酸痛、嗜睡,部分有意识模糊,此时强行约束患者可能发生伤人和自伤。

(6)失张力发作:双侧部分或全身肌肉张力突然丧失,出现跌倒、肢体下坠等,持续数～十余秒,短者多无明显意识障碍;EEG 全面暴发出现的多棘慢波节律、低幅电活动或电抑制。

3.难以分类的发作 资料不全或所描述的类型迄今尚无法归类者,如新生儿发作节律性眼动、咀嚼动作及游泳样动作等。

4.附录　在某些情况下发生的癫痫发作,如某些情况下发生的偶然或反复癫痫发作,和持久或反复发作,如癫痫持续状态。

(二)癫痫和癫痫综合征的分类

1.与部位相关(局灶性、限局性、部分性)的癫痫及综合征

(1)特发性(起病与年龄有关):包括具有中央和颞区棘波的良性儿童癫痫、具有枕叶暴发的儿童癫痫和原发性阅读性癫痫。

(2)症状性:分为慢性进行性部分性癫痫持续状态和以特殊形式诱发发作为特征的综合征,包括:

1)颞叶癫痫:起源颞叶,常见,占成人病例50%,分内侧和外侧颞叶癫痫。多种损伤机制可致病,海马硬化最多。以自主神经症状、特殊感觉症状和精神症状为特点的简单部分发作。多伴自动症的复杂部分性发作等。部分难治病例需手术。

2)额叶癫痫:源自额叶,儿童及成人多种原因对额叶造成的损伤所致。常见不对称强直、过度运动发作、局灶性运动发作等。睡眠中易发,时程短,发作后很快清醒,但易继发全面发作。

3)顶叶癫痫:源自顶叶,相对少见,常见为占位、外伤和皮质发育不良致病。局灶性感觉性发作表现为简单感觉症状,如发作性躯体麻木、疼痛等。放电易向颞、额和枕叶扩散,而出现相应部位的发作形式。

4)枕叶癫痫:源自枕叶的发作,表现以发作性视觉症状为特征,多由于局部损伤、血管畸形等引起;儿童、成人均可发病。

(3)隐源性:无法确定发作源。

2.全面性癫痫和综合征

(1)特发性(按起病年龄次序列举):包括良性家族性新生儿惊厥、良性新生儿惊厥、良性婴儿肌阵挛癫痫、儿童失神癫痫、青少年失神癫痫、青少年肌阵挛癫痫、觉醒时大发作的癫痫、其他全身性特发性癫痫、以特殊状态诱发发作的癫痫。

(2)隐源性和(或)症状性:包括West综合征(婴儿痉挛)、Lennox-Gastaut综合征、肌阵挛站立不能性癫痫、肌阵挛失神癫痫。

(3)症状性:包括非特异性病因引起,如早期肌阵挛性脑病、婴儿早期伴有暴发抑制EEG的癫痫性脑病和其他症状性全面性癫痫;特殊综合征指合并其他疾病的癫痫发作,包括有发作及以发作为主要症状的疾病。

3.不能决定为局灶性还是全面性的癫痫和癫痫综合征

(1)兼有全面性和局灶性发作的癫痫:如新生儿发作、婴儿严重肌阵挛性癫痫、慢波睡眠中持续性棘慢波癫痫、获得性癫痫性失语症(Landau-Kleffner综合征)和其他不能确定的癫痫。

(2)没有明确的全面性或局灶性特征的癫痫。

4.特殊综合征

(1)热性惊厥。

(2)孤立稀少的发作或孤立的癫痫状态。

（3）因急性代谢性或中毒性事件引起的发作，如酒精、药物、子痫、非酮性高血糖等因素而引起的发作。

（三）癫痫发作的类型和反射性发作的诱发性刺激因素

1.自限性发作类型　分为全面性和局灶性两类：

（1）全面性发作：包括：①强直-阵挛性发作（包括开始于阵挛期或肌阵挛期的变异型）；②阵挛性发作（再分为没有强直成分和有强直成分）；典型的失神发作；不典型的失神发作；③肌阵挛性失神发作（为失神发作同时伴有肢体节律性肌阵挛抽动）；④强直性发作；⑤痉挛（突然、短暂的躯体和双侧近端肌肉强直性屈曲、伸展性收缩或两者混合在一起，多见发作性做鬼脸，点头，偶有发作性后仰；持续 1~3 秒，比肌阵挛运动长，比强直发作短，常成簇发作；常见于婴儿痉挛，也可见于其他婴儿综合征）；⑥肌阵挛发作；眼睑肌阵挛（突发性、节律性的快速眼睑肌阵挛抽动，每次多有 3 次以上的抽动；伴或不伴意识障碍；均有光敏性反应。再分为不伴失神和伴失神）；⑦肌阵挛性失张力性发作；⑧负性肌阵挛（短暂张力性肌肉活动中断，时间小于 500ms，其前没有肌阵挛证据）；⑨失张力性发作；⑩全面性癫痫综合征中的反射性发作（指发作具有特殊的触发因素，即每次发作均为某种特定感觉刺激或是复杂的智能活动刺激所诱发；符合癫痫电生理和临床特征；部分发作、全面发作皆可出现）。

（2）局灶性发作：包括：①局灶性感觉性发作：表现为简单感觉症状（例如：枕叶和顶叶癫痫）和体验性感觉症状（例如：颞、顶、枕叶交界处癫痫）；②局灶性运动性发作：表现为单纯阵挛性运动发作、不对称的强直样运动症状（如附加运动区发作）、典型的（颞叶）自动症（如：颞叶内侧发作）、多动性自动症、局灶性负性肌阵挛、抑制性运动发作；③痴笑发作（发作性无诱因发笑，内容空洞，不带感情色彩，持续半分钟左右；可见于下丘脑错构瘤、颞叶或额叶病变）；④偏侧阵挛发作；⑤继发为全面性发作；⑥局灶性癫痫综合征中的反射性发作。

2.持续性发作类型

（1）全面性癫痫持续状态：包括：全面性强直-阵挛性、阵挛性、失神性、强直性、肌阵挛性癫痫持续状态。

（2）局灶性癫痫持续状态：包括：Kojevnikov 部分性持续性癫痫、持续性先兆、边缘性癫痫持续状态（精神运动性癫痫持续状态）、偏侧抽搐状态伴偏侧轻瘫。

3.反射性发作的刺激因素

（1）视觉刺激：如闪光（如有可能说明光的颜色）、图像和其他视觉刺激。

（2）其他：如思考、音乐、进食、运动、躯体感觉、本体感觉、阅读、热水和惊吓等。

（四）癫痫发作分类方案中主要分类定义的解释

1.癫痫综合征　是由一组症状和体征组成的特定的癫痫现象，其具有独特的临床特征、病因、治疗选择和预后。

2.癫痫病或癫痫性疾病　是指单一的、独特的、病因明确的病理状态，癫痫发作是其本质和固有的表现形式。如果一个癫痫综合征是由明确的、特定基因异常造成的，就应称为"癫痫病"。比如进行性肌阵挛癫痫是一个癫痫综合征，而可引起它的 Lafora 病、蜡样褐脂质沉积症等均属癫痫病。

3."癫痫性脑病"　是指癫痫性异常本身造成的进行性脑功能障碍。

4."反射性癫痫综合征" 是指全部发作都是由一定的感觉或复杂认知活动诱发的癫痫综合征,不包括既有自发性又有反射性发作及发热、酒精戒断等特殊病理情况诱发者,单一的反射性发作不需诊断癫痫。

5."特发性癫痫综合征" 是指发作除可能与遗传易感性有关外,没有其他可寻的原因,除了癫痫,没有大脑结构性损伤和其他神经系统症状与体征的综合征。

6."症状性癫痫综合征" 指发作是由一个或多个可证实的大脑病变和损伤引起的综合征。

7."可能的症状性癫痫综合征" 是"隐源性癫痫综合征"的同义词,但近来更倾向用前者,认为是症状性癫痫综合征,但目前病因未明。

8."良性癫痫综合征" 是指易于治疗或不需治疗也能完全缓解,不留后遗症;而采用正规的药物治疗未能有效控制的癫痫称为"难治性癫痫";属于急、危、重症的癫痫持续状态,是ICU中的主要癫痫问题。

与1981年主要依据临床症状和脑电图(EEG)所见的分类方法相比,2001年癫痫发作分类方案则主要基于解剖结构和病理生理机制分类。与症状学的描述不同,重点是要建立一个可以描述诊断实体的癫痫发作类型表。这种诊断实体和综合征一样提示了病因、治疗和预后,当不能作出综合征诊断时可以单独使用。它弃用了不准确的"部分"和"全面"二分法的分类,建议用新术语"局灶性发作"和"局灶性综合征"来替代"部分性发作"和"部位相关性综合征"。不再推荐使用"单纯"和"复杂部分性发作"的概念,不再用单次发作中的意识障碍情况对发作类型做分类;弃用"惊厥"和"惊厥性",而推荐使用"发作"一词;同时也明确了"特发性"、"症状性"与"可能的症状性"和"隐源性"等名词含义和其他一些重要的基本概念。其内容更为全面,但仍需临床验证。

三、癫痫的诊断和鉴别诊断

(一)诊断原则

1.传统癫痫的诊断,分为三步 ①首先是明确是否癫痫发作或癫痫。既不能扩大化的把所有发作性症状都视为癫痫发作,也不能遗漏一些非典型的癫痫发作。②其次看是特发性的还是症状性的。③最后明确癫痫的病因诊断。

2.2001年ILAE提出的癫痫诊断新方案包括了5个层次 ①根据标准描述性术语详细描述发作期症状;②根据发作类型表确定发作类型;③根据已被接受的癫痫综合征表诊断综合征类型,但有时是不可能的;④如可能根据经常合并癫痫或癫痫综合征的疾病分类确定病因、遗传欠缺,或症状性癫痫的特殊病理基础;⑤非强制性的要求作出癫痫造成损伤程度的诊断,这经常是有用的诊断附加指标。损伤的分类根据世界卫生组织的《国际残损、活动和参与分类》(ICIDH-2)的功能和残障国际分类标准制定。

(二)诊断方法

癫痫的诊断,从病史采集、体格检查到辅助检查涉及很多重要内容,完整的病史采集包括发作史、出生史、生长发育史、热性惊厥病史、家族史、是否有过颅脑创伤史及中枢神经系统感染或肿瘤等病史;体格检查包括内科系统查体和神经系统查体,重点应放在神经系统查体上,注意检查患者的精神状态及智能、言语及眼底等。但在此只介绍一下 EEG 的应用价值和局限性。

由于癫痫发作的病理生理基础是大脑神经元的异常放电,因此 EEG 是癫痫诊断必不可少也是最普及的实验室检查。EEG 发现癫痫样放电,结合临床资料可支持癫痫发作的诊断,能较好地反映异常放电的起源和传播,可以根据典型表现协助判断发作类型和综合征类型,还有助于评价首次发作后再发的可能性,并且有助于判断治疗反应,作为减药、停药的参考。

但是不能只根据 EEG 诊断癫痫,很少数正常人也存在癫痫样放电。多数情况,癫痫放电的频度与临床严重程度不一致。存在典型癫痫样放电的同时,也存在大量不典型 EEG 表现需要鉴别。常规 EEG 检测阳性率仅有 10%～30%,国际标准化 EEG 延长描记时间,增加睡眠试验等各种诱发试验,甚至加作蝶骨电极描记,使阳性率提高到 80% 左右,但仍应注意 EEG 正常不意味着可以排除癫痫。

(三)鉴别诊断

临床上存在多种多样的发作性事件,癫痫发作应与如下非癫痫发作相鉴别。常见包括晕厥、短暂性脑缺血发作、癔病性发作、偏头痛、睡眠障碍、生理性发作性症状、器质性疾病引起的发作性症状、多发性抽动症和发作性运动障碍等。

四、癫痫的治疗

(一)药物治疗

癫痫的治疗目前仍以药物治疗为主,目标是在无明显不良反应的情况下,完全控制临床发作,使患者保持或恢复其原有的生理、心理状态和生活工作能力。接受药物治疗的新诊断病例中,约 50% 的患者是在用第一种单药治疗时发作得以控制的,约 30% 患者是在失败后转用另一种单药或多药联合治疗时发作缓解,另外约 20% 左右的患者成为所谓药物难治性癫痫。

抗癫痫药物(AEDs)的选药原则有二:根据癫痫发作类型选药和根据癫痫综合征选药。

(二)外科治疗

70%～80% 的癫痫患者通过抗癫痫药物的治疗能够得到满意的疗效,但仍有 20%～30% 的患者呈药物难治性。针对难治性癫痫患者,适当的外科治疗不仅能减轻、减少甚至会完全控制发作,在一定程度上还可改善患者的神经心理功能。随着科学技术的发展,脑电生理和神经影像的快速进步,显微神经外科技术的应用等,癫痫外科治疗的理论和方法都趋于成熟,并广为接受。

从常规 EEG、动态 EEG、视频 EEG 到应用多导 EEG 行无创的偶极子定位法定位致痫灶的演变过程,癫痫辅助检查技术不断得到突破和完善。颅内电极(包括硬膜下及深部电极)广泛的临床应用,显示出它定位致病灶的优势。术中唤醒麻醉行皮层脑电图(ECoG)、深部脑电图(dEEG)、电刺激、体感诱发电位(SEP)检查,使致痫灶定位更加精确,避免了手术造成的不必要损伤,已几乎成为常规手段。在 EEG 基础上,新近发展起来的脑磁图(MEG),可检测到 EEG 检测不到的棘波放电,其时间和空间分辨率高,能测量到直径＜3mm 的癫痫灶,时间分辨率达 1ms。MEG 在无创癫痫外科评估中已起到重要作用。

磁共振可以发现早期颞叶癫痫的海马硬化、脑皮质发育不良和某些以癫痫为首发症状的生长缓慢的混合神经元.胶质肿瘤(如胚胎发育不良性神经上皮瘤)等。磁共振波谱(MRS)可以无创的检测出脑组织代谢产物的变化,来反映病灶内的神经元损害和胶质增生的病理改变,对癫痫灶作出早期诊断和定位。新出现的利用近红外线光谱定位致痫灶,是近年发展起来的一种动态脑功能检测方法。

但手术治疗的高风险,要求严格掌握适应证和禁忌证。标准虽尚未完全统一和成熟,但适应证大致包括:①综合考虑用药种类、时间和发作频率、类型等因素后确定的药物难治性癫痫,即至少经两种适合的药物治疗两年(不包括特殊类型的癫痫综合征),仍每月发作一次以上者(尤其是全面性发作);②病灶明确的继发性癫痫;③特殊类型的癫痫综合征,比如内侧颞叶癫痫、有明确可切除病灶的新皮质癫痫和婴幼儿期适合半球切除的癫痫类型等所谓"外科可以治疗的癫痫综合征",还有一些认为手术可有效挽救生命,避免更严重残障发生的特殊综合征。

术式的选择,严格说是根据患者的病情决定的。手术的目的在于切除致痫灶或异常放电的传播通路。根据术前的定位情况,术中采用皮层脑电图 ECoG 和深部脑电图 dEEG 再定位,使得致痫灶的定位尽可能准确。对于功能区的致痫灶,采用软膜皮层横行纤维热凝或软脑膜下横切。对于局灶性颞叶病灶,可行颞叶前部切除或颞叶前部和海马同时切除。仅海马硬化者和深部脑电极检测确定异常放电来源于硬化的海马者,行选择性海马切除。双侧棘波灶有偏侧性,以一侧病灶切除为主,加胼胝体切断。双侧脑电波弥漫性异常者,可考虑迷走神经刺激术。

有关癫痫手术后是否应该停用或何时停用抗癫痫药尚未达成共识。目前主流观点认为,即使是经过成功的外科手术,大部分患者术后也需要长期服用抗癫痫药。术后短期或长期药物治疗的目的在于使用最小量的药物来维持一种无癫痫或癫痫减少的状态。

五、诊治及预防

癫痫持续状态(SE)以持续的癫痫发作为特征,是神经急危重症,一旦发生,必须紧急处理。目前国内指南中给出了一个 SE 的实用定义:一次发作没有停止,持续时间大大超过该型癫痫大多数患者的发作时间,或反复的发作,而发作间期患者的意识状态不能恢复到基线期水平。而传统定义,即凡一次癫痫发作持续 30 分钟以上,或反复发作而间歇期意识未完全恢复超过 30 分钟者称之为"癫痫持续状态"。之所以选择 30 分钟作为临界点,主要是因为在动物模型中人们发现神经元异常放电 30 分钟以上神经元出现不可逆损伤。一方面,单纯的癫痫发作极少持续超过 5 分钟以上,另一方面,为了便于临床工作中能够尽快对癫痫持续状态患者采取急救措施,目前国际上将一次癫痫发作持续 5 分钟以上,或反复发作而间歇期意识未完全恢复超过 30 分钟者亦归为"癫痫持续状态"。另外,如果癫痫发作持续 2 小时以上,或以每小时

2 次或 2 次以上的频率反复发作，虽经常规抗癫痫药物治疗，但间歇期意识未完全恢复者，称之为"难治性 SE"。

SE 有很多种分类方法，2001 年 ILAE 的分类建议已如前述，但传统分类已被广泛接受和使用。即按是否累及全脑分为全身性癫痫持续状态和部分性癫痫持续状态，全身性癫痫持续状态又可全身性惊厥（痉挛）癫痫持续状态和非惊厥（痉挛）性癫痫持续状态，部分性癫痫持续状态也可分为简单部分性癫痫持续状态和复杂部分性癫痫持续状态。临床中以全面惊厥（痉挛）性癫痫持续状态最常见。

流行病学方面，以美国为例，每年大约有 15 万例 SE 患者，其中死亡 5500 例。其发病率和死亡率与年龄、性别、环境、种族等因素有关。有报道称，SE 在美国的发病率约为 6.2/10 万～18.7/10 万。老年人发生 SE 预后较差，主要是由于其他的基础病为治疗方案的选择增加了难度。难治性 SE 占 SE 的 31%～44%，死亡率为 16%～23%。

（一）病因学

诱发 SE 的原因很多，其中惊厥性 SE 的两个最常见病因是抗癫痫药不合理应用和嗜酒。非惊厥性 SE 最常见诱因是缺氧。

（二）病理生理学

SE 过程中，神经元持续放电，脑的代谢率、耗氧量和葡萄糖摄取率成倍增加。同时，经 N-甲基-D-天冬氨酸（NMDA）受体介导，兴奋性氨基酸过度释放，对神经元产生兴奋毒性损伤。反复发作造成神经元的不可逆性损伤和死亡。惊厥性 SE 时，患者同时有强烈而持续的肌肉抽动，导致体温升高、心律失常、肺动脉压力升高、肺水肿、体内氧和能量耗竭、严重代谢性酸中毒、高血钾、高血糖、高肌酸激酶、肝肾等重要器官功能衰竭。由于脑血流灌注不足，致脑水肿和颅压增高，加剧了惊厥性脑损伤的发生。

惊厥性脑损伤的组织学改变主要表现有：①神经元丧失；②反应性胶质细胞增生；③海马齿状核颗粒细胞树突丝状芽生，后者可能反复兴奋齿状回内分子层的神经元，导致持续状态延长。

（三）诊断

诊断 SE 之前，首先是癫痫发作的诊断及鉴别诊断。患者既往癫痫发作及其他病史、发作的临床表现有重要的诊断意义。EEG 在诊断、鉴别诊断、分类、监护、疗效判断等方面有重要价值。症状持续，符合前述定义应及时作出 SE 诊断，并迅速启动相应的治疗程序。

（四）治疗

SE 属急症，须迅速处理，争取 30 分钟内终止发作，保护脑神经元，避免发生并发症。SE 持续时间越长，神经系统损害越严重，发生慢性癫痫发作的可能性越大。SE 救治应在癫痫发作持续 5 分钟，或者一次癫痫发作后意识未恢复而再次发生癫痫时开始。SE 的处理要点包括迅速终止癫痫发作、保护气道、防止误吸、去除可能的诱因、治疗并发症、预防再发。

需要注意的是，治疗方案应随着病情变化而随时调整。比如全身性癫痫持续状态，可以划分为两个阶段，第一阶段全身强直-阵挛发作，伴有肌肉强直、血糖和体温升高、出汗以及流涎。

这一阶段由于脑组织代谢的需要,脑血流增加。经过约 30 分钟后患者进入第二阶段,即阵挛期,特点是脑组织自动调节功能失灵,脑血流减少,颅内压增高和血压下降。应根据全身性癫痫持续状态患者所处的相应的病理生理阶段,选择合理的治疗方案。国际上推荐的有关全身性癫痫持续状态的临床处理规范和流程也强调了对 10 分钟内、30 分钟内和 30 分钟以上不同阶段治疗措施的不同选择与顺序增强。虽然不必过分拘泥,比如气管插管什么时候进行,异丙酚、硫喷妥或戊巴比妥等全身麻醉药物何时开始应用等,但应该强调治疗的有效性和时效性。

当发作难以控制,需要长时间镇静甚至肌松时,面对 ICU 中的危重病人,控制发作的利益和对病人脆弱的全身情况以及病情观察带来的影响需要仔细权衡。

1.常规支持治疗　首先应充分开放气道,维持通气和氧合。将患者摆放至安全体位避免自伤,开放至少两条静脉通路,当开放周围静脉有困难时,建议采取中心静脉置管。全面性强直-阵挛发作结束后,为避免出现气道梗阻,可能需要放置口咽通气道或行气管插管。同时应留置胃管,胃肠减压,排空胃内容物,避免误吸。当给予患者一线抗癫痫药物治疗仍不能有效控制癫痫持续状态时,应行气管插管术,必要时给予呼吸机支持。给予 SE 患者麻醉诱导剂量的异丙酚、咪达唑仑、依托咪酯可能终止发作,有利于插管。对于持续强直-阵挛发作的患者,应用神经肌肉阻滞剂有助于完成气管插管。罗库溴铵(1mg/kg)是一种短效、非去极化的肌松剂,它对于血流动力学影响小,不增加颅内压,是一种理想的神经肌肉阻滞剂。由于 SE 患者持续肌肉阵挛会出现横纹肌溶解,从而导致血钾升高,因此应尽量避免使用去极化肌松剂,如琥珀酸胆碱等。

应迅速除外患者是否存在低血糖,如不能迅速检测血糖水平,宜迅速静脉滴注 100mg 维生素 B_1(VB$_1$),静脉推注 50% 的葡萄糖 50ml。监测患者血压、体温和心电图变化。如患者出现显著高热(体温超过 40℃),需要进行被动物理降温。持续的肌阵挛有可能导致横纹肌溶解,从而导致大量肌红蛋白入血。应注意维持充分水化以预防肌红蛋白相关性肾衰。当出现肌红蛋白尿或血清肌酸激酶水平显著升高(大于 5000～10000U/L)时,应利尿并碱化尿液。当癫痫持续状态得到完全控制后,才可考虑行头部影像学检查,包括头部计算机断层扫描(CT)、头部磁共振成像(MRI)以及腰穿检查等。

2.药物治疗　既往经验提示,当惊厥时间超过 5 分钟,其自发停止的概率降低。药物治疗的目标是迅速而安全的终止发作,预防复发,不改变意识水平而对心血管系统和呼吸系统无明显的不良反应。文献中推荐终止 SE 初始治疗的一线药物,包括劳拉西泮(0.05～0.1mg/kg)、咪达唑仑(0.05～0.2mg/kg)、安定(地西泮,0.1～0.4mg/kg);二线药物包括苯妥英钠(15～20mg/kg)、磷苯妥英钠(相对苯妥英钠等效量,15～20mg/kg)、丙戊酸钠(15～20mg/kg)和左乙拉西坦(1000～1500mg,每 12 小时一次)。这些药物作用机制不同,药物代谢动力学也不尽相同,有些药物的推荐剂量明显高于国内的推荐意见,使用中应两相参考,酌情决定。

有循证医学证据表明,劳拉西泮在终止 SE 方面的效果明显优于地西泮。因此,目前推荐控制 SE 的一线药物是劳拉西泮 0.05～0.1mg/kg。可考虑在医院急救推车和急救包中常备劳拉西泮,每 4～6 月更换。应用劳拉西泮没有迅速逆转者,推荐苯妥英 15～20mg/kg,也可用于预防 SE 复发。对于 SE 终止后意识未恢复的患者应行持续脑电监测。

3.难治性 SE 的处理　有研究证实,一线抗癫痫药物对于超过半数以上的 SE 患者无效。对于劳拉西泮无效的患者,不应再考虑应用苯巴比妥。目前治疗难治性 SE 的药物很多,包括咪达唑仑、异丙酚、大剂量硫喷妥钠或戊巴比妥、丙戊酸钠、托吡酯、氯胺酮、异氟醚以及利多卡因等。由于缺乏相应的前瞻性临床研究,各研究机构经验不完全一致,目前国际上尚未提出明确的治疗指南。持续静脉注射咪达唑仑或异丙酚,并进行持续脑电监测,是目前最受推崇的治疗方案。但不是所有患者都必须达到脑电活动的暴发抑制模式才能控制癫痫持续状态,因而脑电活动的控制目标仍存在争议。

咪达唑仑是一种快速作用,水溶性的苯二氮䓬类药物,半衰期 4～6 小时。其主要缺点是机体对其可快速耐受,24～48 小时后需增加数倍给药剂量以控制病情,这将导致药物积聚而推迟患者苏醒时间。首先给予 0.2mg/kg 的负荷剂量,之后每 5 分钟静推 0.2～0.4mg/kg,直到癫痫停止,极量 2mg/kg,之后以 0.1～0.2mg/(kg·h) 的速度维持,同时监测脑电图变化。

异丙酚属于烷基酚,广泛用于麻醉的诱导和维持,以及 ICU 患者的镇静。推荐先给予 3～5mg/kg 的负荷剂量,之后在监测脑电图情况下以 30～100μg/(kg·min) 的速度维持。癫痫控制 12 小时后,在下一个 12 小时将药物剂量减半,若无癫痫发作,停药观察 12 小时。如果撤药期间癫痫复发,先给予 1～3mg/kg 的负荷剂量,后以适当剂量维持 12 小时以上,再试行撤药。异丙酚相对安全,极少数情况下,当儿童患者大剂量接受异丙酚静点时可能出现所谓的"异丙酚输注综合征",严重者可危及生命。间接证据证明其产生原因可能与干扰线粒体呼吸功能有关。因而,成人剂量不得超过 100μg/(kg·min)。高脂血症可能是该综合征的前兆之一,在大剂量给药时应监测血液中甘油三酯和肌酸激酶含量的变化。

由于缺乏循证医学证据,巴比妥类药物控制难治性 SE 的效果存在争议。大剂量巴比妥类药物可造成血流动力学变化和免疫抑制,因此它只用于对咪达唑仑和异丙酚无反应的患者。

4.非惊厥性 SE 的处理　非惊厥性 SE 占 SE 的 20%～25%,在 ICU 病房较为常见,临床表现多样,诊断需依靠脑电图,因而明确诊断有一定困难。有实验及临床研究证实,非惊厥性 SE 可能导致持续性神经元损害。其预后取决于病因及发病时的意识水平。目前普遍认为,如果发生非惊厥性 SE 的患者出现昏迷,或者是继发于惊厥性 SE 而出现的,预后相对较差。上述两类患者应采取更加积极的治疗措施,并遵循难治性 SE 的处理原则。尽管缺乏循证医学证据,不少学者推荐静脉应用苯二氮䓬类药物,如咪达唑仑。这类药物具有半衰期短,能与异丙酚产生协同效应从而减少其用量,以及降低死亡率等优点。

5.肝、肾衰竭患者合并癫痫的处理　国外报道肝衰竭患者合并癫痫的发生率在 2%～33% 之间。有研究认为肝衰竭时内源性苯二氮䓬类水平的升高可降低癫痫的发生率。治疗原则与其他患者相同,但必须考虑药物代谢对肝功能的影响。肝衰竭出现低蛋白血症者,应考虑选择蛋白结合力低的或者完全经肾脏代谢的药物,如加巴喷丁、普瑞巴林和左乙拉西坦等。有研究证实左乙拉西坦可对抗线粒体功能紊乱,具有神经保护作用。

急性肾衰可并发肾性脑病和癫痫,可能与代谢紊乱和血液透析后出现的透析后失衡综合征有关。肾衰行血液透析患者的癫痫发生率在 2%～10%。肾衰患者发生癫痫时,经肾脏代谢的抗癫痫药如加巴喷丁、左乙拉西坦、托吡酯以及苯巴比妥应注意减量。当肾衰原因不明时,应避免使用碳酸酐酶抑制剂,如唑尼沙胺、托吡酯等,以降低发生肾结石的风险。由于透析可明显降低蛋白结合力低的抗癫痫药物的血药浓度,因此,诸如加巴喷丁、乙琥胺、苯巴比妥和托吡酯等药物不宜用于正在进行血液透析的肾衰患者。

(五)预后

SE 的预后取决于临床表现、抽搐的持续时间、患者的年龄以及引发惊厥的原发病等。美国 SE 的总体死亡率约为 21%～22%。70 岁以上老年人发生难治性 SE 的死亡率可达 38%～76%。一次癫痫发作持续时间在 60 分钟以上者的死亡率较发作时间在 60 分钟以内者明显升高。有研究认为多数非惊厥性 SE 的预后优于惊厥性 SE。近年研究发现,血清中神经元特异性烯醇化酶(NSE)水平是神经元损伤的标志物之一。对于反复发作的癫痫患者,可以通过检测血清中该物质含量推断预后。

(六)预防

神经外科手术可导致癫痫发生,幕上手术后癫痫的发生率为 3%～37%,颅脑创伤后为 6%～53%。按出现时间可划分为早期癫痫(术后 7 天之内发生)和晚期癫痫(术后 7 天之后发生)。神经外科手术及外伤患者应从术前、术中和术后分别做好癫痫的预防。择期手术应在术前口服抗癫痫药物。苯妥英钠 0.2g,每天 3 次,7～10 天;丙戊酸钠 0.4g,每天 3 次,或丙戊酸钠缓释片(德巴金)1.0 克,每天 1 次,5～7 天。急诊手术可在术前静脉推注抗癫痫药物(如德巴金 15mg/kg)。在手术过程中应注意避免不必要的脑皮层暴露,注意术中脑皮层保护,减少血管损伤,仔细止血,缩短手术时间,控制颅内压。术毕反复冲洗术野减少蛛网膜下腔积血。在麻醉停止前 30 分钟,静脉加用抗癫痫药物,可有效减少术后早期癫痫发生。术后控制脑水肿和颅内压,保持呼吸道通畅。术后静脉用抗癫痫药物,病人清醒且能口服者可改口服抗癫痫药物。

对于采取了上述预防措施,术后 ICU 病房监护过程中仍出现癫痫的患者,尽量首选已使用过的抗癫痫药物,如已用丙戊酸钠预防的应立即再次静脉推注,并急查血药浓度。如同种药物无效可改用其他药物,如安定、苯巴比妥类等。控制欠佳,可按照难治性 SE 处理。术后或伤后未发生癫痫者,在术后或伤后 7 天,可停用抗癫痫药。如果术后脑水肿或颅内感染未控制,可适当延长用药时间,一旦上述情况控制,即可停药。如果术后和伤后发生癫痫,则按治疗癫痫处理,不能随意停药。

国外报道认为在接诊 SE 患者时,ICU 的主要任务正在发生变化。15 年前 ICU 收治 SE 患者的首要任务是终止癫痫发作,现在主要为这类患者提供机械通气支持。主要原因之一是劳拉西泮作为一线抗癫痫药物广泛应用后,多数 SE 患者在应用劳拉西泮后癫痫发作就得到了控制。转入 ICU 后应注意预防消化道应激性溃疡和深静脉血栓形成,维持循环、呼吸系统稳定,以及治疗诱发癫痫的原发病,如控制颅内压、降温、治疗颅内感染等。

(刘春雷)

第十节　脑脊液循环障碍

一、脑脊液漏

脑脊液存在于脑室系统及蛛网膜下腔内,借蛛网膜、硬脑膜和颅骨,黏膜或皮肤与外界相隔。一旦上述解剖屏障破坏,蛛网膜下腔与外界相通(鼻旁窦、中耳腔等薄弱处为脑脊液漏好发部位),有脑脊液漏出,称为脑脊液漏。常见于颅脑外伤,是其严重合并症,可导致颅内感染。

(一)分类

脑脊液漏可分为:

1.作为疾病并发症的脑脊液漏,如颅底骨折、空蝶鞍综合征。

2.手术后脑脊液漏,如经蝶手术、颅后窝手术。

3.其他。

每一种类型都要考虑合并脑积水或颅内压增高及起病的急,慢性程度。

(二)病因及临床表现

1.颅底骨折　脑脊液漏最常见于颅底骨折。鼻漏发生率为2%~3%,耳漏为3.6%。儿童脑脊液漏的发生率低于成人。颅底骨折所致脑脊液漏临床多表现为耳漏、鼻漏或两者合并发生。①耳漏多为岩骨骨折引起,脑脊液沿此流入中耳或乳突气房中。如合并鼓膜撕裂,或骨折线延伸到外耳道壁,则脑脊液直接由外耳道流出。脑脊液也可经咽鼓管流入鼻咽部,再经鼻流出。②乳突区迟发性皮下瘀斑(Battle 征)是岩骨骨折的常见体征。③骨折累及额窦、筛窦、蝶窦甚至岩骨均可形成鼻漏,但以累及额窦及筛窦者多见。脑脊液经鼻窦流入鼻腔。前额眶部骨折临床上患者外伤后常有血性液体自鼻腔流出,眼结膜出血,眼眶皮下瘀血(俗称熊猫眼),还可伴有嗅觉减退甚至丧失,偶有视神经及动眼神经损伤。另外,④颅脑穿通伤所引起的脑脊液伤口漏(皮漏),常为早期清创处理不当,硬脑膜的处理不善所致。脑脊液流失,导致创口愈合不良,不仅全身情况低下,而且往往并发脑膜炎及脑炎。

2.空蝶鞍综合征　是指鞍上蛛网膜下腔,在脑脊液压力的长时间冲压下,经扩大了的鞍膈孔,疝入鞍内;垂体被挤压变薄,出现垂体功能低下症状,鞍内被蛛网膜下腔的脑脊液所充满。长时间的鞍内压增高(来源于颅内压力增高),使鞍底硬膜、骨质破坏,脑脊液自鼻腔流出。

3.经蝶手术　多见于经蝶窦入路行垂体瘤切除术后的患者,许多研究表明,CSF 漏多因手术中撕破鞍上池蛛网膜所致。由于脑脊液流入鞍内瘤床,且鞍底修补欠佳,填塞不够严密或脱落,而形成脑脊液鼻漏。

4.颅后窝手术　脑脊液漏也常见于各种颅后窝手术及枕后入路手术病例,在处理蜂房、硬脑膜、创口愈合不当而发生 CSFB 漏。脑脊液通过蜂房、鼓室、耳咽管出现脑脊液鼻漏,有的自创口流出脑脊液。韩占强等曾报告乙状窦前入路手术后并发鼓膜完整的脑脊液耳漏病例。

（三）诊断

诊断依据：

1.外伤或开颅手术史；

2.颅底骨折史；

3.颅脑疾病史，特别是颅底疾病史；

4.鉴别诊断：a.耳疾、鼻病异常分泌物；b.脑脊液检查的特异性；

5.辅助检查；

6.临床表现；

7.寻找窦道、定位窦道；

8.确定手术方案。

辅助诊断：

1.头颅平片。

2.MRI脑池扫描　无需注射造影剂，其判定漏口的依据：①脑组织自筛板或鼻窦疝出；②通过筛板或鼻窦的高信号脑脊液呈连续性，并与基底池脑脊液的信号一致。

3.鼻内镜检查　对于临床上高度怀疑有脑脊液漏，上述方法无阳性发现，使用鼻内镜在直视下检查。有助于对诊断和治疗筛窦、蝶窦和筛板的脑脊液漏。

（四）并发症

脑脊液漏的最严重的并发症是脑膜炎，约 5％～30％。脑脊液漏超过 7 天，脑膜炎的发生率可高达 88％。一旦发生脑膜炎，死亡率很高。

1.脑膜炎症状表现为高热（＞40℃）、颈部僵硬、严重头痛、食欲不振、意识模糊、呕吐、抽搐、倦怠，严重的细菌性脑膜炎可以有休克、昏迷或抽搐（类似癫痫）症状产生。

2.CT、MRI、脑脊液常规化验有助于诊断。

3.治疗应根据药敏试验结果，正确使用抗生素治疗，积极控制炎症。炎症的持续存在影响漏口愈合，避免颅内压增高的诱因，如用力、屏气、咳嗽等。并在脑膜炎治愈后施行修补术。

脑脊液漏的另一并发症为低颅压性头痛。由于脑脊液流失，患者可变现为非常典型的低张力性头痛。头痛在立位时加重，仰卧时缓解。脑脊液外流还常可引起颅内积气。这种情况多见于严重的脑外伤及颅底骨折患者，

（五）治疗

因颅底骨折而引起的急性脑脊液鼻漏、耳漏，绝大多数可以通过非手术治疗治愈，只有少数患者经久不愈，一般超过 3～4 周以上，即应考虑手术治疗。

1.非手术治疗　一般采用头高 30°卧向患侧，使脑组织沉落在裂孔处，以利黏附愈着。同时应清洁鼻腔或耳道，避免擤鼻、咳嗽及用力屏气，保持大便通畅，限制液体入量，适当口服减少脑脊液分泌的药物如乙酰唑胺，或采用甘露醇脱水。必要时可经腰池引流脑脊液，降低颅内压，以减少或停止漏液，使漏孔得以愈合，并且可以弹力绷带加压包扎创口。预防感染，避免腹压增加的动作；亦有用脑室外引流方法。刘海生等得出结论，对于存在颅内压增高者，给予持

续腰池引流,每日引流量控制于 70～100ml;注意引流时间不能超过 5～7 天,否则将明显增加颅内感染机会;避免过度引流,引流量过大时,可引起患者低颅压,严重者可能造成硬脑膜下血肿。大约有 85% 以上的脑脊液鼻漏和耳漏患者,经过 1～2 周的姑息治疗而治愈。如果患者脑脊液漏伴气颅;则应卧床(抗感染)及避免擤鼻涕、便秘等;避免患者发热,发热后气体膨胀会导致颅压增高,适当补液;3～4 周不愈合,应手术治疗。

对于严重的脑脊液漏或慢性脑脊液漏需要手术治疗。

2.手术治疗　　手术修补脑脊液漏均需注意防治脑积水和颅内压增高,否则难以使漏口闭合。如果脑脊液渗漏量大,缺损也较大,定位又明确,则应直接修补。手术原则是修补骨缺损、缝合硬脑膜,建立不透过脑脊液的组织屏障。

手术指征:

(1)骨折裂隙超过 3mm,持续 1 周以上漏液不见减少者,或漏液持续 1 个月以上仍不能自愈者。

(2)经保守疗法已停止流液后又复发,或伤后晚期发生脑脊液漏者。

(3)曾并发化脓性脑膜炎者。

(4)合并有慢性鼻窦炎短期不能自愈者。

手术方法:脑脊液漏的修补可采用经硬膜内或硬膜外或硬膜内外结合的方法。修复材料包括骨蜡、生物胶和游离肌瓣,筋膜等自体同源的材料。自体游离的股外侧肌瓣也可以作为修复材料,其肌肉来填充死腔,筋膜用以修复硬脑膜。术后切口处不放引流,使用降颅压药物和抗菌药物,提倡留置脑脊液外引流,注意引流脑脊液的性质,是否有颅内感染发生,可作脑脊液常规,细菌培养及药敏试验,指导抗生素的应用。

内镜治疗:内镜治疗由于诸多方面的优点已越来越被临床所接受。内镜的应用基本替代了传统的开颅脑脊液鼻漏修补手术。它减少了与此病有关的并发症。治疗多数脑脊液鼻漏应优先选择经鼻的内镜修补术。无论何种窥镜的使用,治疗的基本方法都是利用鼻腔通道进入蝶窦或筛窦,进行空腔的填塞,达到治疗的目的。

对于经蝶入路手术脑脊液漏的患者,可行内镜探查鼻窦,并填塞蝶窦。去除鼻窦内黏膜并填以转移瓣或肌肉脂肪组织,这样窦道周围可形成瘢痕,并用医用胶黏着,进而消灭窦道。该手术还可以结合开颅手术,从而彻底形成瘢痕,从颅内、颅外消灭窦道。此外,还应注意防治颅内压增高,如伴有脑积水,待脑脊液化验正常,可行脑室腹腔分流术,降低颅内压,宜于窦口愈合。但是,它并不能代替常规的手术治疗,对于年轻人,嗅觉正常或减退的患者,漏口较小,则可以使用此种手术方法。但是,对于漏口较大,缺损较大,嗅觉丧失的患者来说,应狭窄常规的开颅手术。经额开颅术作为内镜手术的一种补充,应用于内镜治疗失败者或缺损较大、漏口广泛的患者,尤其是已丧失嗅觉的患者。

对于临床常见的脑脊液伤口漏(皮漏):必须首先预防和控制感染的发生,由于脑脊液外漏,漏口皮肤切口难以愈合,而且容易引起逆行感染,甚至波及颅内危及生命,应杜绝一切可能引起感染的因素,应尽快拔除引流管,更换敷料,保持局部干燥,换药应严格无菌操作,必要时局部加压包扎或加密缝合。然后可在伤口漏以外(5cm)头皮完好处进行脑室穿刺引流或经腰池引流脑脊液,伤口漏处如无急性炎症,可剪除皮缘坏死部分,再全层缝合。若有急性炎症,应清除脓液和腐败组织,待炎症控制后再择期缝合或植皮以封闭漏口。颅脑手术中爱护头皮组织,切口少用电凝,严密缝合硬脑膜,术后加强营养均可减少切口漏的发生。

二、脑积水

(一)概述

因脑脊液生成、循环、吸收过程发生障碍而致脑脊液在脑室系统和(或)蛛网膜下腔积聚称为脑积水。

1.流行病学　脑积水在人群中的总发病率尚未有明确统计,新生儿的发病率为 0.3%~0.4%。如婴幼儿单一先天性脑积水,发病率为 0.09%~0.15%;伴有脊膜膨出和脊柱裂者,其发病率为 0.13%~0.29%。一种遗传性导水管狭窄(女性遗传,男性发病)引发的先天性脑积水不足2%。获得性脑积水的发病率因原因而异。

2.病理生理　脑脊液是存在于脑室和蛛网膜下腔内的一种无色透明的液体,总量为 130~150ml,密度 1.005。人体每天分泌脑脊液约 500ml(21ml/h)。因此脑脊液每天要循环更换3~4次。正常人的脑脊液约 2/3 由脑室内脉络丛产生,其余来源于室管膜和脑实质的毛细血管。正常脑脊液的循环通路为从侧脑室经室间孔流入第三脑室,再经中脑导水管进入第四脑室,然后经第四脑室的正中孔和侧孔到达脑干及小脑周围的蛛网膜下腔,向上通过小脑幕切迹到达大脑半球的蛛网膜下腔,由上矢状窦两旁的蛛网膜颗粒吸收而进入上矢状窦的静脉血中。脊神经根周围的蛛网膜颗粒也可吸收部分脑脊液。近来发现,颅内的部分脑脊液还可通过脑实质的细胞外间隙、脑神经出颅处的蛛网膜鞘、室管膜和软脑膜进入血液中。任何引起脑脊液分泌过多、循环通路受阻或吸收障碍的病变都可以引起脑积水。

3.病因　脑积水病因,总体上可归纳为脑脊液分泌过多、循环受阻、吸收障碍或三者兼而有之。常见的有以下几种原因:

(1)先天畸形:如中脑导水管狭窄、隔膜形成或闭锁,室间孔闭锁或第四脑室正中孔和侧孔闭锁畸形,脑血管畸形,脊柱裂,小脑扁桃体下疝等。

(2)感染:胎儿宫内感染如各种病毒、原虫和梅毒螺旋体感染性脑膜炎未能及早控制,增生的纤维组织阻塞了脑脊液的循环孔道,或胎儿颅内炎症也可使脑池、蛛网膜下腔和蛛网膜粒粘连闭塞。

(3)出血:颅内出血后引起的纤维增生,产伤颅内出血吸收不良等。

(4)颅内占位性病变:如肿瘤、囊肿、寄生虫等可阻塞脑脊液循环的任何一部分,较多见于第四脑室附近,而引起脑积水。

(5)其他:某些遗传性代谢病、围生期及新生儿窒息、严重的维生素 A 缺乏等。

4.分类　按不同方法可进行以下分类

(1)按病因分类:

1)交通性脑积水。

2)阻塞性脑积水。

（2）按年龄分类：

1)婴幼儿脑积水。

2)成人脑积水。

（3）按压力分类：

1)高压性脑积水。

2)常压性脑积水。

（4）按部位分类

1)脑室内脑积水。

2)脑外脑积水(蛛网膜下腔扩大)。

（5）按病程分类

1)急性脑积水(数天)

2)亚急性脑积水(数周)

3)慢性脑积水(数月～数年)

5.诊断

（1）病史及临床表现

1)先天性脑积水出生时即有症状,如较常见的 Dandy-Walk 畸形(第四脑室孔闭锁、第四脑室扩张、头颅过长或小脑末端形成的囊肿堵塞了颅后窝),有家族史。

2)继发性脑积水可有脑炎和脑膜炎史,或生后有颅内出血史。

3)脑积水临床表现。

（2）体格检查

1)头围增大,囟门膨出,颅缝裂开,头颅外形变圆(定期测量头颅大小,包括周径、前后径及耳间径)。

正常新生儿头围 33～35cm。1 岁时头围平均 46cm,5 岁时 50cm,15 岁时接近成人头围,约 54～58cm;后囟出生后 6 周闭合,前囟于 9～18 个月之间闭合)。

叩诊有破壶音,颅骨变薄,甚至呈半透明状。额和颞部可见静脉怒张。颅骨透照试验阳性。

2)落日状,系眼眶上方受压及第三脑室的松果体上隐窝扩大,压迫四叠体所致,多数患者有眼球震颤。

3)患者常有抽动,或有反复惊厥发作。另外可见脑神经麻痹,视神经萎缩,系第三脑室前部扩大直接压迫视神经,使视神经萎缩,肢体瘫痪,肌张力高或共济失调等体征。

4)颅缝闭合后表现有颅内压增高症状。

（3）辅助检查

1)头颅 X 线检查或 CT 检查示颅腔增大,颅骨变薄,颅缝分离和前囟增大。

2)脑室造影,选用脑室内注入水溶性碘剂 ECT 对判断有无导水管狭窄、第四脑室梗阻、脑室扩大程度、有无脑室畸形,同时可以鉴别硬膜下血肿、水瘤以及交通性积水非交通性脑积水。

3)头颅 CT 及 MRI 检查可显出扩大的脑室系统及脑组织密度和信号,有助于鉴别有否颅内占位性病变。

4)头颅超声检查,侧脑室或第三脑室均有扩大,但多数中线移位。

5)腰椎穿刺测压可以区别常压性脑积水及高压性脑积水。

6.治疗

(1)非手术治疗:适用于早期或病情较轻,发展缓慢者。其方法可应用利尿脱水治疗,如乙酰唑胺、氢氯噻嗪、呋塞米、甘露醇等。经前囟或腰椎反复穿刺放液。另外,50%先天性脑积水患儿在2～5岁期间,自然缓解,称为静止型脑积水,不需治疗。其余50%逐渐恶化,称为进行性脑积水,需手术治疗。

(2)手术疗法:手术治疗对进行性脑积水,头颅明显增大,且人脑皮质厚度超过1cm者,可采取手术治疗,手术可分为以下几种:

1)减少脑脊液分泌手术:脉络丛切除、灼烧术,现已少用。

2)解除脑室梗阻病因手术:如大脑导水管形成术或扩张术,正中孔切开术及颅内占位病变摘除术等。

3)脑脊液分流术:手术目的是建立脑脊液循环通路,解除脑脊液的积蓄,可用于交通性或非交通性脑积水。常用的分流术有侧脑室-小脑延髓池分流术,内镜第三脑室造瘘术,侧脑室-腹腔、上矢状窦、心房、颈外静脉等分流术等。

(二)急性脑积水

按时间分类脑积水可分为急性脑积水(数天)、亚急性脑积水(数周)和慢性脑积水(数月至数年)。

1.急性脑积水危害　急性脑积水系短时间内(数天)由各种原因导致脑脊液通路梗阻,颅内压急剧升高,产生的一系列临床危重症状。其主要表现为:

(1)头痛、恶心、呕吐、视力障碍等急性颅内压增高症状,进行性加重。

(2)颈部疼痛,提示可能有小脑扁桃体疝形成。

(3)一过性黑矇,为大脑后动脉在小脑幕缘受压所致。

(4)Parinaud综合征。双眼上视不能、两侧瞳孔散大或不等大、对光反射,调节反射存在。

(5)进行性意识障碍。

(6)晚期呈去脑强直发作,脉缓、血压升高和呼吸深沉(Cushing反应)。如不及时治疗导致死亡。

2.病因

(1)急性单纯性脑积水

(2)其他颅内疾病引起的脑积水:

1)创伤:脑积水是重型颅脑损伤后患者常见的并发症。颅脑损伤后其发生率为1.3%～29%。其中脑干、小脑出血占95.2%。临床表现为术后骨窗压力进行性增高,意识障碍加重。外伤后脑积水的发生机制有以下几种学说:

①循环障碍学说:a.颅内血肿压迫脑脊液的循环通路,如额、颞叶底面脑内血肿压迫第Ⅲ脑室和侧脑室室间孔,颅后窝血肿或跨横窦硬膜外血肿压迫中脑导水管及第Ⅳ脑室。b.外伤

后蛛网膜下腔、脑室、脑池系统积血堵塞中脑导水管开口、第四脑室出口及基底池。

②吸收障碍学说:a.颅内血肿及其继发的脑水肿压迫脑池和脑表面的蛛网膜下腔;b.颅内血肿压迫大静脉窦,使蛛网膜绒毛受压影响脑脊液的吸收;血性脑脊液堵塞蛛网膜绒毛妨碍脑脊液的吸收;c.血性脑脊液中红细胞溶解后;d.脑脊液中蛋白含量明显增高影响脑脊液的吸收;e.颅内出血导致蛛网膜下腔粘连或大脑凸面蛛网膜循环梗阻影响脑脊液的吸收。

③其他学说:严重颅脑损伤除可产生蛛网膜下腔出血引起脑积水外,还可直接造成脉络丛和室管膜的损害,上述两结构的改变可干扰血-脑屏障和血-脑脊液屏障,并且可促进脑积水的发生和发展。去骨瓣减压可使颅骨的保护作用丧失,大气压通过皮肤直接作用于脑皮质,引起大脑凸面的脑脊液循环障碍。急性脑积水多发生于颅脑损伤后2周内,多为梗阻性脑积水,而慢性脑积水多见于伤后3~6周,或迟至6~12个月,多为交通性脑积水。

2)炎症或出血:高血压脑出血、脑动脉瘤和血管畸形破裂等引起的颅内出血。血块可迅速堵塞室间孔、导水管或第四脑室出口而形成急性脑积水,也可因上述部位继发粘连引起亚急性或慢性脑积水。

3)感染:各种神经外科引起的炎症都可阻塞脑脊液循环通路及脑脊液吸收产生急性脑积水。

4)颅内占位性病变:特别是第四脑室附近的占位性病变。

5)术后:脑水肿、颅内血肿压迫脑脊液的循环通路;脑脊液堵塞蛛网膜绒毛的吸收。

6)大面积小脑梗死脑水肿压迫第四脑室,脑脊液循环受阻,引起急性脑积水。主要分为以下三类情况:①小脑梗死因小脑急性水肿压迫第四脑室,出现急性脑积水症(如头痛、神志不清等)而来院就诊。②以眩晕症状入院,虽无明显病灶症状,治疗过程中未予重视脱水降颅压治疗,但要警惕急性脑积水和进展性卒中。③患者脱水等治疗后病情基本稳定,复查CT示小脑梗死继发出血。多在发病后2周内发生,应引起注意。

3.急/慢性脑积水鉴别　急性脑积水者主要表现为进行性颅内压增高和意识障碍;慢性脑积水表现为精神症状、智力障碍、行走不稳和尿失禁等。

4.治疗　原则强调早期治疗。脑积水可引发脑缺血、缺氧、脑水肿、代谢改变以及细胞死亡等继发损伤,早期的损害是可逆的,长期过度压迫,大量神经元发生凋亡。脑积水可导致颅压高,必然引起脑灌注压降低,脑供血不足。Dobrokhotova等发现,脑积水如能早期诊断并行分流手术,其疗效明显好于晚期诊断。因此,脑积水的早期诊断和早期治疗尤为重要。

(1)方法:

1)内镜治疗脑积水:科学技术的进步和神经内镜器械的发展,应用神经内镜技术治疗脑积水已取得了广泛的共识。对于急性脑积水神经内镜适用于解除脑室内梗阻,如脑出血破入脑室或脑室内出血,脑囊虫等寄生虫所致急性梗阻。其中经神经内镜第三脑室底部造瘘术治疗梗阻性脑积水已被公认为是理想和首选的治疗方法。

2)脑脊液分流术:手术目的是建立脑脊液循环通路,解除脑脊液的积蓄,用于交通性或非交通性脑积水。常用的分流术有侧脑室-腹腔、侧脑室-小脑延髓池分流术、上矢状窦、心房、颈外静脉、腰池等分流术等。

3)解除梗阻病因手术:如大脑导水管形成术或扩张术,正中孔切开术及颅内占位病变摘除术等。

4)减少脑脊液分泌的手术:脉络丛切除术灼烧术,现已少用。

5)脑外伤后脑积水的治疗:伴有脑挫裂伤、硬膜下血肿、蛛网膜下腔出血、脑室系统积血的患者需高度警惕继发脑积水的可能性,有下列表现时应考虑可能有脑积水存在:

①伤后持续昏迷或病情好转后再次恶化。

②减压窗膨隆,张力高,应及时复查 CT 或 MRI 早期明确诊断。

侧脑室-腹腔分流术是目前治疗交通性脑积水最为常用的方法。对于急性脑积水的患者,由于外伤后血性脑脊液的廓清需要 2～3 周左右的时间,早期行分流术极可能因血性脑脊液阻塞分流管导致手术失败,可暂行脑室外引流术、反复腰椎穿刺释放脑脊液或持续腰大池引流,一方面可廓清血性脑脊液、降低蛋白含量为分流手术做好准备;另一方面部分患者可因为血性脑脊液的廓清而获得治愈。若部分患者在经过以上处理后脑积水仍未缓解,可检查脑脊液,在确定无感染和蛋白含量不高后再改行分流术。

(2)脑室-腹腔分流术注意事项:实施脑室-腹腔分流术时应注意:

1)对因各种 SAH 和脑室出血而发生的急性脑积水患者先行滴室外引流、腰穿或腰穿置管释放血性脑脊液,等脑脊液廓清后根据脑脊液的理化指标再决定下一步手术,同时注意预防颅内感染。

2)分流术中严格无菌操作,脑室穿刺时将分流管脑室端尽量置入额角,以防脉络丛堵塞分流管;分流阀门装置放置头部切口下。

3)正确选择分流管,根据腰穿测得的颅内压的高低来选择相应的分流管。掌握可调压式分流管适应证,做到恰当应用。

4)行脑室-腹腔分流术前应确保脑脊液化验结果正常,感染者细菌培养结果阴性连续 3 次以上再行分流术。如果是因前次分流术感染的病例,应拆除已经感染的分流管后,三次 CSF 的化验和细菌培养达标后方可再次施行新的分流术。

5.脑积水术后并发症及处理

(1)分流装置的功能障碍:当 CT 扫描复查时发现有进行性脑室扩大,进而出现颅内压增高症状和体征。处理时,应先判断分流梗阻的具体部位,再酌情作分流矫正术或更换分流术式。判断方法:当穿刺贮液囊抽不出 CSF 或当压瘪阀门后不能再充盈时,表明分流管的脑室端不通,常为脉络丛或血凝块堵塞所致;若难于压瘪阀门,需虑及阀门本身或远端分流管梗阻,常为大网膜或纤维素阻塞所致;若分流装置经过的皮下通道积液时,提示腹腔管端有粘连或假囊肿形成。疑有腹腔假性囊肿者,经腹部超声确诊后,应拔除引流管,切除假性囊肿,重选在腹腔其他部位安放分流管。若假性囊肿感染,应在控制感染后再行分流术。

(2)感染:分流装置的外部感染,引起切口部位感染;若分流装置的内部感染,可产生脑室炎、菌血症和腹膜炎。分流术后一旦明确感染,就应将分流装置去除或更换新的分流装置,并应根据细菌培养和药敏结果,选用合适的抗生素作脑室内和静脉注射,对于去除分流装置后出现颅内压增高症状者,先作脑室外引流,再做下一步诊断治疗。

（3）分流过度或不足

1）裂隙脑室综合征：或称过度分流综合征，系分流泵压力过低所致。儿童多见，出现典型的体位性头痛。

2）慢性硬膜下血肿或积液，亦为过度分流低颅压所致，引起硬脑膜外。

3）血肿者罕见。如能在术中避免 CSF 过多流失，选用高压阀门，可减少和防止此并发症。

4）分流不足，术后症状改善不明显，检查发现脑室扩大依然存在或改善不明显著。

（4）脱管：连接不紧、结扎线断裂，或因儿童生长，使远端管脱出腹腔。

（5）视力障碍、展神经麻痹、眼球内收障碍。

三、硬脑膜下积液

脑脊液经蛛网膜裂孔流入硬脑膜层间，在硬脑膜内间隙聚集，称为硬脑膜下积液（水瘤）。多见于颅脑外伤，临床上常伴有颅内压增高。少数硬膜下充填性积液，为低颅压综合征的表现之一，应注意鉴别。与硬膜下血肿一样，实际上是硬膜层间剥离，形成积液或积血。

（一）病因

硬脑膜下积液多见于颅脑外伤后的老年人与婴幼儿。发生率约为 1.16%，约占外伤性颅内血肿的 10%。也可发生于蛛网膜囊肿破裂、脑积水脑室腹腔分流术术后、开颅术后、脑膜炎后。不恰当的使用高渗性脱水剂亦是硬脑膜下积液形成的原因之一。

（二）分型

在病理上可分为急性与慢性两种。急性者为脑外伤引起的硬脑膜间的积液。而慢性者为硬脑膜下血肿吸收后残留的空腔被脑脊液样液体充满形成。

（三）外伤性硬脑膜下积液

1.形成机制

（1）"活瓣"学说：蒋先惠研究表明头部损伤时，脑在颅腔内移动，造成脑表面、视交叉池或侧裂池等处与骨嵴黏着紧密的蛛网膜撕裂，并形成单向活瓣。脑脊液溢入撕裂的硬膜层间所形成的硬膜下腔内，不能通流形成积液。老年人多见的原因，就是因为脑萎缩，硬膜下间层扩大，容易脑脊液潴留。

（2）渗透学说：颅脑损伤，破坏了血-脑屏障，毛细血管通透性增强，血浆成分大量渗出，渗透压高，积液不断增大而形成。此说已被 Weir 否定。

（3）压力学说：颅脑外伤瞬间颅内各腔压力差平衡失调，导致硬脑膜/蛛网膜界面层破裂，脑脊液向低压区积聚，形成硬膜下积液。

较新的研究表明，外伤性硬膜下积液不是位于硬膜下，而是因机械力负压作用，使硬膜层间剥离，形成了裂隙，在此裂隙中新生血管伴通透性增加，便可形成积液。而压力差的产生可见于伤后休克、低颅压及脑挫伤后脑实质减少。据此可以解释积液多发生在额颞部的原因，是由于较强外伤剪力作用于该部位的结果。也可见于一些治疗颅脑损伤的方法如长时间使用过度换气，盲目使用脱水剂或者颅内巨大血肿的清除术后造成的低颅压状态。

此外,经 CT 动态观测,有时本病与硬膜下血肿合并发生。外伤性硬膜下积液可以继发性出血,演变成慢性硬膜下血肿。

2.临床分型及表现　根据 CT 的动态观察,硬膜下积液可分为消退型、稳定型、进展型、演变型。

(1)消退型:多见于青壮年,早期有轻度颅内压增高的症状,以后逐渐好转,无神经系统阳性体征。可以用蛛网膜破裂学说解释。

(2)稳定型:多见于老年人,头昏、头晕、恶心、呕吐、欣快、淡漠、抑郁、记忆力下降为主要表现,一般无硬膜下积液相关的神经系统阳性体征。长期观察此型可转变为消退型或演变型。

(3)进展型:多见于小儿。主要表现为进行性颅内压增高,可有轻偏瘫、失语、精神异常。婴幼儿可有类似脑积水表现。

(4)演变型:常发生在 10 岁以下小儿或 60 岁以上的老人。在保守治疗积液后 22～100 天中,水瘤包膜形成后发生包膜出血而导致慢性血肿。

3.诊断　由外伤所致硬膜下积液临床表现主要为伤后逐渐加重的头痛、呕吐和视乳头水肿等颅内压增高的表现,以及脑受压的局灶体征。由非外伤所致者症状则不典型,表现形式各异,高颅压及脑受压的局灶体征多不明显。患者以头晕、反应迟钝、记忆力下降、智能减退等脑功能受损为主要表现,部分病例或合并偏瘫。外伤性硬膜下积液的病程发展多为亚急性或慢性,偶尔可呈急性过程。严重时亦可导致颞叶钩回疝。平均有 30.4% 的患者出现单侧瞳孔扩大,约半数有意识进行性恶化及锥体束征阳性。硬膜下积液一般为 50～60ml,多者可达 150ml。其性状急性者多为血性脑脊液,稍久则转呈黄色清亮液体,蛋白含量稍高于正常。本病的确诊必须依靠特殊的检查,如 CT 或 MRI。

CT 表现:多发生于一侧或两侧额颞骨内板下。50% 在双额区,常深入纵裂前部呈 M 形,表现为内板下方新月形低密度区,近似脑脊液密度,无或只有轻微占位表现。周围无脑水肿。

MRI:在 T_1 加权和 T_2 加权图像上,硬膜下积液信号与脑脊液相似,部分病例在 T_1 加权图像上可表现为高信号,这可能与积液内蛋白含量有关。

4.鉴别诊断　主要与慢性硬膜下血肿和脑萎缩鉴别,特别是两侧积液者。

(1)慢性硬膜下血肿:两者均可呈现颅内压增高症状及脑组织受压的局灶体征,主要通过影像学鉴别。有时,即使采取 CT 扫描,也可能与等密度或低密度的硬脑膜下血肿相混淆,不过在 MRI 图像上积液的信号与脑脊液相近,而血肿信号较强,特别是 T_2 加权像时,血肿均呈高强信号,可资鉴别。

(2)脑萎缩:脑萎缩主要见于老年人。硬膜下积液常有外伤史,可伴有智力,行为障碍,以及脑受压症状等。

二者从影像学鉴别:从范围上讲,脑萎缩范围较广,硬膜下积液相对局限;从局部表现来讲,脑萎缩局部皮质变薄,脑沟增宽;硬膜下积液由于有占位效应,脑沟变浅,局部皮质可不变薄。从发病部位讲,脑萎缩与外伤部位无关;硬膜下积液常常发生于外伤部位周围,只是范围较大而已。脑萎缩往往伴有脑沟脑池的扩大,硬膜下积液往往不伴有脑沟脑池的扩大;硬膜下积液单侧者易于鉴别,双侧常见额颞顶区的条带状低密度区(CT)。由于占位效应,脑沟,脑回变浅,脑室缩小。对于合并脑萎缩者,积液处的脑沟,脑回也比其他部位要浅。

(3)蛛网膜囊肿:结合有关病史如头部外伤史,感染史,出血史外,借助 MRI 和 CT 检查,常是鉴别的主要手段。一般在 MRI 的各种参数成像中,原发性蛛网膜囊肿的信号与脑脊液比是等信号,肿瘤,出血或炎症引起的囊肿为低信号。再结合其他特点,如上皮样囊肿可呈分叶状,边界欠清,常把邻近结构包裹而非推移,肿瘤,炎症和出血急性期可伴脑水肿,有助于鉴别诊断。

(4)低颅压综合征:头痛因头位降低而缓解,增强 MRI 显示硬脑膜弥漫性增强。如合并严重的硬膜下积液和脑受压症状时,在外引流的同时应配合提高颅压的方法才能奏效,如采取头高脚低位,鼓励屏气和吹气球,大量补液,腰段硬脑膜外自家血注射、腰池注入生理盐水等措施。

5.治疗　硬脑膜下积液患者,原发性脑损伤较轻,如果处理及时合理,效果较好,若脑原发性损伤严重及(或)伴有颅内血肿者,则预后较差,死亡率可达 9.7%～12.5%。患者脑萎缩,如双侧硬膜下积液,可以先观察,不必急于手术。如为单侧,虽没有外伤史,亦可出现硬膜下积液,一般要手术治疗。

如果硬膜下积液量少,无明显对脑组织的压迫、无明显神经系统体征可采用保守治疗,主要是促进脑复张,改善血液循环促进积液吸收。

(1)出现硬膜下积液后,患者应尽可能地卧床休息,头位应平卧,不能过高,尽量不要下床活动,以利硬膜下积液腔闭合。

(2)慎用或不用脱水剂,以免颅压过低导致积液增多。

(3)应用神经营养药、脑血管扩张剂、抑制脑脊液分泌的药物、活血化瘀中药治疗、可给予口服乙酰唑胺 250mg,bid,po,减少脑脊液分泌,以及高压氧治疗等,以期改善脑血循环和代谢,为脑组织的膨起复位缩小硬膜下间隙提供可能。

如果积液量大(>100ml,或厚度>1.5cm),产生明显脑受压症状者,则应手术治疗。临床上一般认为有颅高压症状,神经症状,占位效应明显,癫痫发作,积液较多者应手术治疗。但老年人,脑萎缩明显,积液在颅腔内起代偿性充填作用,可能是低颅压综合征表现之一,单纯钻孔开窗手术效果不一定满意,应配合增加颅内压的措施。

1)手术适应证:

①急性期的硬脑膜下积液。

②积液量大或逐渐增大,已引起颅内压力增高或局部脑压迫者。

2)禁忌证:

①对无病灶体征,亦无颅内压力增高且临床症状已有改善者,可不手术,行 CT 复查,做好随诊。

②脑疝晚期患者处于濒死状态,估计即使穿刺引流也难以挽救生命者。

3)术式选择:目前手术方法有钻孔积液腔置管引流术、开颅手术、硬膜下-腹腔分流术、去骨瓣减压术。

①一般多采用钻孔引流术(特别适用于无包膜形成的情况),即在积液腔的低位处,放置引

流管,外接封闭式引流瓶(袋),防止气颅。于术后48～72小时,在积腔已明显缩小,脑水肿消退之前,拔除引流管,以免复发。

②对少数久治不愈的复发病例,可采用骨瓣或骨窗开颅术清除积液,将增厚的囊壁广泛切开,使之与蛛网膜下腔交通,或置管将积液囊腔与脑基底部脑池连通,必要时可摘除骨瓣,让头皮塌陷,以缩小积液残腔。

③硬膜下积液-腹腔分流术。针对难治性、复发性积液,此情况多见老年人。

术后脑膨起是关键,可通过增加静脉补液量,或适当提高血压,或腰穿缓慢注入20ml盐水。亦可行高压氧,给予钙通道阻滞剂等,从而改善脑组织的灌注压,促进脑膨起。

6.外伤性硬膜下积液演变为慢性硬膜下血肿 1979年,Yamada首先报道3例,此后陆续有人报道。演变几率为11.6%～58%,可能是同种炎症反应的不同阶段,但其机制单靠一种理论不能完全解释。目前有以下几种观点:

(1)硬膜下积液是硬膜下血肿的来源,因为长期积液可导致桥静脉断裂,或形成包膜后致使包膜壁出血。

(2)硬膜下积液可能是急性硬膜下出血转变而来,其理由是仅根据CT上的低密度不能完全排除急性硬膜下出血,从而误以为血肿是硬膜下积液导致的血肿,其实可能本身就是急性期的血肿。

(3)硬膜下积液发生性状改变,由于外伤后血-脑屏障破坏等原因,积液中蛋白和血液成分增高。

(4)可能不是硬膜下积液转变而来的血肿,是再次或三次外伤导致的血肿,只不过病史模糊,无法确定。

以上都是可能的原因,具体到每一个患者,则不一定。

其临床特点:

1)发病年龄多在10岁以下或60岁以上。

2)常发生在积液量不多,且保守治疗的患者。

3)预后良好,多主张早期钻颅引流,但对于症状不明显的少量血肿可在CT动态观察下保守治疗。

四、皮下积液

(一)概念

皮下积液是指术后1～2周内出现的手术切口及邻近部位存在的囊性、有波动感的创口隆起,可伴有不同程度的颅高压症状。皮下穿刺可抽出淡黄色或无色的液体后,不久再次膨隆。影像学检查发现局部皮瓣隆起,皮瓣与颅骨或硬脑膜之间存在大量积液。治疗不当可影响切口愈合,发生脑脊液外漏和颅内感染。

(二)病因

1.术中硬膜缺损、缝合不严密、脑脊液经漏口存积于皮下。

2.术后颅骨缺损区,与切口皮瓣皮下组织贴合不佳,预后不良,留有死腔,为术后脑脊液内漏创造了条件。

3.创口渗血、渗液较多,没有引流或引流不畅,及术后未及时检查创口所致。

4.术后脑脊液回流不畅,CSF局部循环梗阻或有形成脑积水倾向。

(三)临床表现

主要表现为头痛或局部胀痛、头晕、恶心、呕吐、周身乏力、脑脊液内漏等。CT扫描可见到局部皮下积液,可触及一柔软性包块。注意合并颅内和创口感染。

(四)诊断

1.术后1周内,手术切口及周围部位出现的囊性、有一定张力的膨隆皮瓣,有波动。

2.皮瓣与硬脑膜之间存在大量积液,皮下穿刺可抽出淡黄色或无色的液体,化验为脑脊液。

3.患者可有不同程度的颅高压表现。

4.CT或MRI检查局部皮瓣膨出,其密度与信号为脑脊液。

(五)鉴别诊断

皮下积液要与手术减压窗的脑膜膨出及脑膜脑膨出相鉴别:

手术减压窗的脑膨出是颅内压增高使颅内容物自骨缺损处疝出超越骨缘形成的隆起,期间没有积液,触诊张力高。患者有相应的颅内压增高症状和体征。头部CT和MRI检查,膨出部位均为颅腔内容物,如脑组织、脑软化灶和脑脊液包囊等。

(六)治疗

综合性治疗:

1.首先采用保守治疗。加强脱水,尽量避免颅内压增高的因素,加强营养支持,预防颅内感染,保持敷料干燥,加压包扎,口服乙酰唑胺减少脑脊液的分泌,维持水、电解质代谢及酸碱平衡,减少糖皮质激素的用量及使用时间。

2.经保守治疗无效者,皮下积液穿刺后加压包扎,配合腰大池置管持续引流,采用腰大池引流是治疗脑脊液漏可靠、有效的方法。腰大池引流可减轻或缓解颅内压力和囊腔内压力,利于积液腔脏壁两层粘连,促进愈合。

3.对颅内压过高并发脑积水的患者,无明显手术禁忌,应尽早行侧脑室-腹腔分流术,解决脑脊液循环障碍所致颅内高压,消除颅内和积液腔之间的压力差,防止脑脊液因压力差渗至皮下。有些学者认为如经脑室外引流或者脱水不见改善时必须再次手术,妥善缝合硬脑膜。按原切口探查,逐层清除坏死组织,发现硬脑膜缺损处,重新严密缝合。用人工硬脑膜或阔筋膜行硬脑膜修补术,外层组织用带生物胶的肌肉组织加固。

4.对于出现头痛、发热,强迫头位,切口脑脊液渗漏的患者,切口应严密缝合。皮下积液穿刺后加压包扎。选择透过血-脑脊液屏障、效价高的抗生素治疗;每日消毒后更换敷料,保持切口干燥,局部加压包扎。腰椎穿刺置引流管闭式引流,接无菌引流袋,每日更换。感染严重时,可给予万古霉素等抗生素鞘内注射,注意观察脑脊液的性状及流量,控制流速,避免过多过快的脑脊液流出,避免颅内血肿、低颅压和张力性气颅等并发症。

（七）预防措施

皮下积液的预防应贯穿于手术的全过程：

1.术中尽可能减轻对皮肤、皮下和肌肉组织的损伤，关颅时严密缝合硬脑膜，对于张力较大、缝合困难者，采用自体肌肉筋膜修补缝合，皮瓣各层软组织依次严密缝合，肌肉层应自下而上分层叠瓦式缝合，达到"密不漏水"，确保消灭死腔。

2.创口应用弹力绷带适当加压包扎。

（宁显宾）

参 考 文 献

1.周良普.现代神经外科学(第 2 版).上海:复旦大学出版社,2015

2.赵继宗,周定标.神经外科学(第 3 版).北京:人民卫生出版社,2014

3.周建新.神经外科重症监测与治疗.北京:人民卫生出版社,2013

4.柯开福.神经重症监护管理与实践.北京:科学出版社,2013

5.杨华.神经系统疾病血管内介入诊疗学.北京:科学出版社,2013

6.李建民.脑外伤新概念.北京:人民卫生出版社,2013

7.雷霆.神经外科疾病诊疗指南(第 3 版).北京:科学出版社,2013

8.高亮.颅脑创伤和脑科重症治疗学.上海:上海科技出版社,2012

9.张亚卓.内镜神经外科学.北京:人民卫生出版社,2012

10.王忠诚.王忠诚神经外科学.武汉:湖北科学出版社,2012

11.刘恩重.现代颅脑显微外科学.北京:中国协和医科大学出版社,2003

12.赵世光.神经外科危重症诊断与治疗精要.北京:人民卫生出版社,2011

13.赵继宗.神经外科手术精要与并发症.北京:北京大学医学出版社,2004

14.刘玉光.简明神经外科学.济南:山东科学技术出版社,2010

15.王任直.尤曼丝神经外科学.北京:人民卫生出版社,2009

16.杨树源.神经外科学.北京:人民卫生出版社,2008

17.刘大为.实用重症医学.北京:人民卫生出版社,2010

18.邱海波.现代重症监护诊断与治疗.北京:人民卫生出版社,2011

19.黎介寿.临床肠外及肠内支持.北京:人民军医出版社,2003

20.北京协和医院.神经外科诊疗常规(第 2 版).北京:人民卫生出版社,2012

21.中华医学会.临床诊疗指南神经外科学分册(第 2 版).北京:人民卫生出版社,2013

22.中国医师协会神经外科医师分会,中国神经创伤专家委员会.中国颅脑创伤病人脑保护药物治疗指南.中国神经外科杂志,2008,24(10):723-724

23.张庆荣,周建新.神经外科加强监护病房镇静剂的应用.中国微侵袭神经外科杂志,2006.11(12):573-576

24.袁尚贤.损伤导致精神损伤程度评定标准的研究.健康心理学杂志,2002.3:179-180

25.李燕芬,郑再菊.神经外科管道护理风险因素分析及防范对策.护士进修杂志,2010,13:1210-1211

26.吴云,陈隆益,龙鸿川,罗安志,张宗银,黄志敏.神经外科微创技术的临床应用.中国民族民间医药,2011,10:10-11

27. 江焕新,左德献,沈伟俊,廖颂明.神经外科患者医院感染的临床分析.当代医学,2011,33:26-27

28. 李彬.神经外科昏迷病人鼻饲反流误吸的原因分析及护理对策.临床护理杂志,2011,06:35-36

29. 任连宝.神经外科手术颅内感染的临床观察.当代医学,2013,10:102-103

30. 魏俊吉,康德智,赵元立,胡锦,江荣才,石广志,柴文昭,王宁,高亮,孙世中,彭斌,林元相,郭树彬.神经外科重症管理专家共识(2013版).中国脑血管病杂志,2013,08:436-448

31. 俞美定,周仁菊,朱艳.神经外科患者术后颅内感染的护理.护士进修杂志,2013,13:1233-1234

32. 朱伟.神经内镜在神经外科手术中的应用.当代医学,2009,10:84-85

33. 脑血管痉挛防治神经外科专家共识.中国临床神经外科杂志,2009,05:248-252

34. 刘华兴.神经外科患者术后的常见问题与对策.求医问药(下半月),2012,04:237

35. 赵新亮,申长虹,甄自刚.神经外科术后颅内感染的临床研究.中华医院感染学杂志,2006,03:277-280